受浙江大学文科高水平学术著作出版基金资助

总主编 黄先海 罗卫东

健康经济学手册

第2卷

[美] 马克·V. 波利（Mark V. Pauly）

[美] 托马斯·G. 麦克奎尔（Thomas G. McGuire）/ 主编

[葡] 佩德罗·P. 巴罗斯（Pedro P. Barros）

孙艳香 / 主译

Handbook of
Health Economics

ZHEJIANG UNIVERSITY PRESS
浙江大学出版社
·杭州·

译者序

    2018 年国庆期间，我接到了浙江大学出版社张琛老师的电话。电话中，她提及出版社有一个雄心勃勃的学术系列翻译工程，准备把美国爱思唯尔出版社(Elsevier)的"经济学手册"(Handbook in Economics)丛书引入国内，其中有一本《健康经济学手册(第二卷)》[*Handbook of Health Economics*(*Volume II*)]的译者人选颇费踌躇。由于学科的交叉性较强，需要译者既有经济学专业背景，又有医学知识背景，还要有较强的中英文驾驭能力和扎实的数学功底。诺贝尔经济学奖获得者肯尼思·阿罗(Kenneth Arrow)从 1983 年开始创立的"经济学手册"丛书在学术界鼎鼎大名，而《健康经济学手册(第一卷)》[*Handbook of Health Economics*(*Volume I*)]在全球健康经济学界又立起了非常高的标杆，这次要翻译的第二卷中还有 2019 年诺贝尔经济学获奖者阿比吉特·巴纳吉(Abhijit Banerjee)、埃丝特·迪弗洛(Esther Duflo)和迈克尔·克雷默(Michael Kremer)三位学者的文章。能够直面学术界最顶尖的学者，并把他们在健康经济学领域最具代表性的文章介绍给大家，这样的任务还是充满挑战并极具趣味的。我迅速盘点了一下自己的专业团队，主动接下了这个项目。当时的我其实并没有意识到，这个项目会有多么超乎想象的艰难和浩繁，以及旷日持久。

    所幸我们所在的浙江中医药大学人文与管理学院拥有一支堪称精兵强将的专业团队。几位毕业于北京大学、浙江大学、复旦大学的年轻博士分别根据自己熟悉的研究领域承担了部分章节的翻译。其中，蒋姝函博士一直以来致力于戒烟控烟的研究，她负责第三章"健康风险行为经济学"；荣超博士对医疗过程中的决策比较感兴趣，他负责第六章"谁来做决定？医疗保健中治疗选择的经济学"；冷志伟博士在卫生技术评估领域浸染日久，负责第七章"健康技术经济评估的相关理论"；马莎博士负责第十六章"健康与医疗保健的公平"。另外，还有"医疗保健费用的增长"和"医疗保健市场的竞争"两章由两名非常优秀的研究生金乐和刘佳丽在我的指导下进行翻译，除此以外其他十章内容均由我负责。当然，尽管几位年轻的博士承担了以上各章的翻译工作，但内容最终还是由我负责把关。

    在译书的过程中，团队克服了重重困难。在长达两年的初译过程中，我几乎所有的业余时间和精力都用在了本书的翻译工作上，密密麻麻的工作日志记录了翻译工作缓慢却坚定的推进过程。团队的成员们也非常投入，荣超博士在约翰·霍普金斯大学访学期间为团队提供了比较精准的电子版书,冷志伟博士调动至北京协和医学院后仍尽善尽美地完成了手头的工作。四次校稿中,前三轮校稿由我的学生协助完成,杨晨雨、李钰婷、吴颖瑜、梁鸿晓、赵璐明、林子涵、丁子垚这些优秀的同学都非常给力。在此,一并向他们表示诚挚的感谢。

2020 年 1 月底新冠疫情初起时,我正在南半球的悉尼一家名为 Mantro 的酒店大堂里开始第一次校稿。当时的我坐在电脑屏幕前,被宁静的夕阳和醇厚的咖啡味萦绕,和每一个人一样,完全无法想象在未来那么长的时间里,疫情会怎样深深地影响每个人的生活和家国命运。这 130 多万字的译稿《健康经济学手册(第二卷)》吸收了欧美成熟的健康经济学发展成果,将健康经济学学科范围从医疗卫生政策领域延伸至所有健康相关政策领域。本书译本的推出,正值新冠疫情全球肆虐三周年之际,中国伟大的抗击疫情实践和精神为全球协作抗击疫情提供了宝贵的经验。要构建人类健康共同体,很多重大健康经济问题,都亟待将健康经济理论与实践相结合从而去研究与阐释,此次抗击新冠疫情,给健康经济学提出更多、更深层次的需求,也暴露出我们在很多问题上认识的不足,以及相关领域人才的匮乏,本书对推动建设具有中国特色的健康经济学、培养健康经济学人才将起到重要作用。

2023 年元旦于杭州

前　言

自从《健康经济学手册(第一卷)》问世以来,世界各国对旨在提高人口健康的公共政策兴趣渐浓。与此同时,无论是健康经济学的实证研究还是理论研究,对于减缓医疗保健支出的研究实际上也在增长,有的研究领域已经从最初的萌芽成长为引人注目的成果,有的活跃领域已经走向成熟,而有的领域已经开启了新的研究方向。

这些进展促成了手册第二卷的编制。我们咨询了这一领域的顶尖学者们,查找了近年来不断涌现出的研究文献,选取了各式各样的议题、研究方法和作者。我们非常高兴最后的结果似乎可以令所有顾问满意,且每个议题作者都乐于接受。我们非常感谢每章作者为有益于本专业发展所付出的极大热忱和重要贡献。

我们在寻求什么?

我们意识到,在这卷手册里,除内容更新和增进内容的可理解性之外,我们还有另外两个明显的目标。具有历史意义的是,在美国,健康经济学已聚焦于与自愿市场(甚至是与政府保险市场)运作相关的问题,而在欧洲及其他地区,研究者更多关注计划者的需求和在健康与健康体系中对公平的渴望。我们认为,作为美国公共保险的繁荣发展和在世界其他国家政府支配计划之外更多的类市场安排的结果,这种区别已经逐渐模糊。针对这种结果,有几章我们选择了来自美国和欧洲的合著文献。这样的组合会促使很多议题有更加全面的应对方案。

在过去十年中,健康经济学的研究方法在逐渐演化,大体上反映了经济学理论和计量经济学的发展。非最大化(行为)理论在经济学中已经非常普遍,证明因果关系的标准也在普遍提高。健康经济学是应用这些新理论、新方法的天然领域,这一点在很多章节中可以看到。看到这些不断拓展的研究方法与研究热点被应用于不断涌现出的健康经济学文献中,相信所有领域的经济学家都会从中受益。

有哪些新内容?

手册所有章节几乎都有全新的贡献。第一卷中未能深入讨论的章节在新卷中有所深入,且更多地聚焦于发展中的健康与健康的决定性因素。我们招募学者们分析了医疗费用增长和费用水平的区域差异,因为这两个议题是在第一卷面世后才开始出现的。鉴于规范分析方法用于医疗技术的成本收益和比较收益分析的重要性,新卷有两章包含了这些内容,其中一章是有关方法介绍,另外一章是政策应用。这两章内容还为读者们介绍了大西洋两端正在进行的讨论。我们聚焦了近年来已取得了实质性进展的很多领域。保险作为公共选择和私人选择的共同目标,以及被各种风险挑战的制度安排,新卷也对此进行了深入分析。在医院支付戏剧性地相对变少的同时,医生支付和医生—医院联合支付这种更为广义的议题被囊括了进来。鉴于在许多国家市场选择兴趣的更新及其对美国模式的冲击,我们还纳入了关于竞争(承保人和保险人之间的竞争)及其规制的拓展性讨论。在健康经济学中,公平总是受关注度较高,因此,新卷要确保对公平概念的框架性讨论也包括其中。

方法的不同

界定手册议题的有效方法有很多。一般情况下,作者们通过设置框架组织作品。也许最直截了当的方法是最初在文献中确定几对相反的议题,然后就这些观点是如何变化以及矛盾是如何解决或推动的进行连续述评。大部分章节采用了这一方法,即结合数量可观的描述性素材和对最近研究发现的说明。由切尔纽(Chernew)和纽豪斯(Newhouse)、盖博(Garber)和斯库费尔(Sculpher)、詹诺夫(Dranove)、斯科特—莫顿(Scott-Morton)和凯勒(Kayle)、尼科尔森(Nicholson)和普罗珀(Proppor)、高德曼(Goldman)和拉克达瓦拉(Lakdawalla)等学者撰写的章节都采用了这种方法。另一种方法则设定了约束性假设或新议题的方法,这种方法将作者认为更精准的观点与传统理论区分开来。由库特勒(Cutler)、钱德勒(Chandra)和宋(Song),斯金娜(Skinner),布雷耶(Breyer)、班道夫(Bundorf)和波利(Pauly),福勒贝(Fleurbaey)和斯卡特(Schokkaert)撰写的章节在这方面开辟了新天地。第三种方法拓展了全新的包容性框架,并在此框架下展开分析。克雷默(Kremer)和格兰纳特(Glennerster)、麦克奎尔(McGuire)、巴罗斯(Barros)和西茨里安尼(Siciliani)以及梅尔泽(Meltzer)和史密斯(Smith)采用了这一方法。最后,作者们有时希望拓展一种全新的或有效的"宏大图景"式策略,综合以上诸多因素写出一篇大型综述。所有章节都做了类似的综合,但最明显的是在由考利(Cawley)和卢姆(Ruhm)、盖诺(Gaynor)和唐恩(Town)编写的综合性章节。

如何使用手册第二卷?

我们猜测读者将通过以下几种方式做到开卷有益。最常见的是将之作为熟悉健康经济学某一领域的第一步。为将某一领域的最新动态的方方面面包括进来,作者们付出了相当可观的努力。另一种方法是镜像法:一位深谙某个研究领域的读者看到一位该领域的前沿学者如何拼接知识碎片时,会学到一些新东西;无论是读者赞同还是感到惊异都将是富有成效的。最后,这本书是对于健康经济学非常广义的专业主题和议题的源文件,所以沉浸入本书、寻找目标段落,然后找到要做的事,是我们认为许多学者将会选择要做的事。按照这一思路,期待他们能尽量通过阅读上下文,找到文章里要揭示的重要发现。在此,没有哪一章可以取代更早之前库勒—纽豪斯(Culyer-Newhouse)的令人印象深刻的系统性论文。新卷各章的构思是独立的,是之前第一卷的补充,而并非对第一卷的完全更新。

此外,还有一个更深层的目的。许多文章在投稿给期刊时经常会收到"内容已悉知但恕不能优先刊用"这样的反馈。这是由于学者们常常凭直觉臆想已发表文献尚不完善的部分,把一个场合关于行为的调查结果和证据照搬到另一个完全不同的封闭场合。阅读这些章节时,我们的对策是将之作为一个整体,它们传达了这样一种常识,就是这些令人尊敬、经验丰富的学者通常是如何思考的,此外还有一个生动的感受是,目前的研究并未提供所有场景下都行之有效的证明——或者至少没有提供直觉证明。我们希望手册的这项重要目标会令读者满意。

马克·V.波利(Mark V. Pauly)

托马斯·G.麦克奎尔(Thomas G. McGuire)

佩德罗·P.巴罗斯(Pedro P. Barros)

致　谢

　　2010 年 10 月在波士顿和 2010 年 11 月在里斯本举行的两场作者会议掀开了新卷写作的序幕,也给了作者们公开讨论想法并从其他作者和会议参与者那里获得反馈的机会。非常感谢宾夕法尼亚大学、哈佛医学院和诺华商业与经济学院三家机构对会议的慷慨资助。也非常感谢来自爱思唯尔(ELSEVIER)的凯瑟琳·鲍妮(Kathleen Paoni),感谢她对本手册自始至终的引领以及整个进程中的充满智慧的建议。

Contents
目　录

第一章　医疗保健费用的增长

迈克尔·切尔纽(Michael Chernew)

约瑟夫·纽豪斯(Joseph Newhouse)

摘要:本章对医疗保健费用的增长(相对于医疗保健费用水平)进行了概念性的实证检验。考虑到均衡费用水平的存在,费用增长需改变一些变量。这种变量的一次性变动(或一次性政策干预)将产生新的均衡费用水平,而转型期的长短将取决于转型成本和信息滞后。新均衡形成后费用增长也将停止。然而,我们观测到费用持续增长。这意味着至少存在一个持续变动的变量,这一变量通常被认为是广义上的医疗技术。我们回顾了与费用增长相关的理论模型,这些模型将技术视为外生的或内生因素。最后我们回顾了与费用增长和医疗技术有关的实证文献。

关键词:费用增长;通货膨胀

JEL 代码:I19(健康,其他)

1. 引言

本章对医疗保健费用增长进行了概念性实证检验。医疗保健费用增加带来的好处无疑对社会福祉至关重要。尽管如此,全球的政策制定者们却越来越担心,费用上涨会给私人部门和公共财政部门带来日益增长的负担。如果医疗保健费用增长速度超过收入增长速度,那么就像历史上曾发生的那样,医疗保健占国内生产总值(GDP)份额较低的国家即使致力于医疗保健,最终也会被其增长的费用所压垮,尽管我们关注的是美国的背景,但对所有国家而言,许多与费用增长相关的问题都是相似的。

1.1 美国的费用增长

几十年来,医疗保健费用的高增长(相对于收入增长)一直是所有发达国家医疗保健体系的一个特点。在美国,医疗保健占 GDP 的份额(2009 年为 17.6%)远超其他国家,经通胀调整的人均医疗保健支出从 1960 年的 809 美元增加到 2009 年的 7375 美元(图 1.1),年均增长率约为 4.7%(Centers for Medicare & Medicaid Services,2011b)。

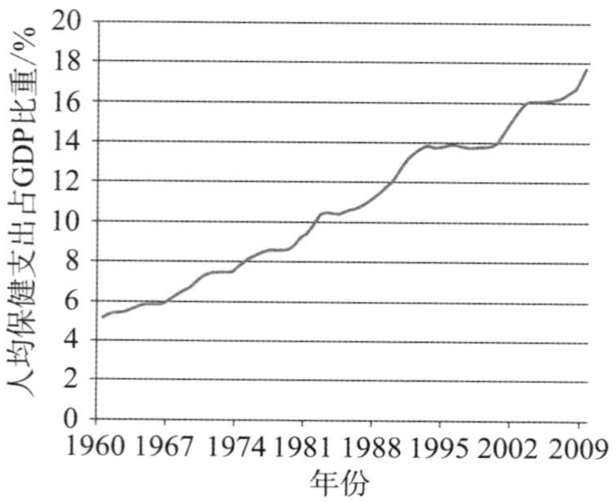

1960—2009 年人均保健支出占 GDP 比重*

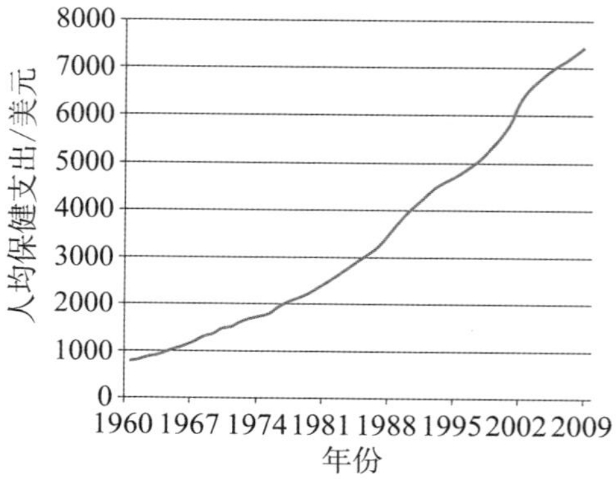

1960—2009 年人均保健支出*

图 1.1 美国医疗保健费用的增长

注：＊按 2005 年美元价格计算。

医疗保健费用和人口数据来自美国医疗保险与医疗补助的费用数据中心（2011）和纽豪斯（1992）。GDP 和通货膨胀数据来自国民经济账户的经济分析部（2011）。

尽管美国的医疗保健费用增长随着时间呈波动趋势，但它始终超过收入增长（见表 1.1）。在每十年的收入增长中，用于医疗保健的份额在 5%～42% 不等。平均而言，1970—2009 年，美国实际人均医疗保健费用增长与实际人均 GDP 增长之间的差距约为 2.2 个百分点/年（Centers for Medicare & Medicaid Services，2011b）。2010 年的预测显示，2019 年，医疗保健费用总额占美国 GDP 的 19.6%（Sisko et al.，2010）。即使收入和医疗保健费用间的差距缩小到 1 个百分点，2010—2050 年，也有大约 40% 的 GDP 增长将用于不断提高的医疗保健费用。相比之下，在 20 世纪 80 年代和 90 年代，这一比例约为 20%（Chernew et al.，2009a）。2011 年，美国 CMS（Centers for Medicare & Medicaid Services，简称 CMS）授权报告预测，根据现行法律，到 2035 年，仅联邦医保一项就将占到 GDP 的 5.6%，到 2080 年将占 6.3%（Centers for Medicare & Medicaid Services，2011a）。在一个更贴近现实的备选方案中，考虑到现行法律可能的变化，CMS 估计联邦医保到 2030 年将占 GDP 的 5.9%，到 2080 年为 10.4%（Centers for Medicare & Medicaid Services and Department of Health and Human Services，2010）。2009 年，联邦医保占美国医疗保健费用的 20%。

表 1.1　1960—2009 年实际人均收入中用于医疗保健的增加百分比＊　　　　单位：%

项目	1940—1950 年	1950—1960 年	1960—1970 年	1970—1980 年	1980—1990 年	1990—2000 年	2000—2009 年
人均保健支出的年平均增长率	4.0	3.6	5.6	4.2	4.9	3.0	3.2
人均 GDP 的年平均增长率	3.1	1.5	2.7	2.0	2.0	2.1	0.5
保健支出的超额增长率	0.9	2.1	2.9	2.2	1.4	0.9	2.7
人均收入增长中用于医疗保健的份额	5.3	5.5	12.9	16.5	25.5	18.7	91.5[a]

注：＊按 2005 年美元价格计算。

编者注：a.2000—2009 年原书数据如此，疑有误。

资料来源：医疗保健费用和人口数据来自美国医疗保险与医疗补助的费用数据中心（2011）和纽豪斯（1992）。

医疗保健费用的增加带来了健康效益，但这种增长的融资在私人和公共支付者以及许多其他利益相关者中引发了密切关注（Cutler，2004；Ford et al.，2007；Hall and Jones，2007）。例如，公共预算中分配给医疗保健的份额不断增加已对财政政策造成严重后果。彼得·奥斯泽格（管理和预算办公室与国会预算办公室前主任）在国会作证说，美国的长期财政平衡将主要受到未来医疗保健费用增长速度的影响（Congressional Budget Office，2007）。国会预算办公室（Congressional Budget Office，简称 CBO）在 2007 年的分析表明，在不削减其他公共项目的情况下，为收入和医疗保健费用增长之间即便 1 个百分点的差距提供资金，到 2050 年也需要增加超过 70% 的税收；如果完全通过按比例提高个人所得税税率来筹措资金，那么最高边际税率将达到 60%，并将产生广泛的负面经济影响（CBO and Orszag，2007）。

高昂和不断增长的医疗保健费用也威胁到提供医疗保险的私人与公共机构的生存能力。从历史上看,在美国,医疗保健费用增长与收入增长之间的差距一直与非老年人保险覆盖面的下降有关(Kronick and Gilmer, 1999; Chernew et al., 2005a,2005b)。这反映了雇主无力将医疗保健费用的增加转移成为低收入员工工资,以及公共保险弥补私人保险的失败。

2010 年《患者保护和平价医疗法案》(Patient Protection and Affordable Care Act,简称 PPACA)包括授权购买保险和资助一些家庭购买保险的补贴。假设补贴与未来医疗保健费用的增长保持同步(无论是在广度上还是在密度上),那么这可能会抑制费用增长与医保覆盖面恶化之间的关系。当然,这些补贴是通过税收来筹资的,因此,如果医疗保健费用持续增长,维持广覆盖的成本将会上升,而这些成本最终将由作为纳税人的家庭和个人来承担。另外,如果逐渐上升的费用增长没有辅之以提高补贴,那么无论是直接通过更高的溢价和成本分摊服务,还是间接通过雇主愿意支付的低工资和低养老金,个人财务负担都会随之而上升。此外,如果不提高补贴,那么随着费用快速增长,符合医保覆盖要求的授权将会减少。

1.2. 其他国家的费用增长

费用增长并不是美国独有的问题。过去的一个世纪里,在大多数现代工业化国家,无论医疗保健的资金来源和组织方式如何,医疗保健费用都在迅速而稳定地增长。1970—2008 年,以国家货币单位计算的人均医疗保健费用实际年增长率以及超出 GDP 增长的部分见表 1.2。

重要的是,医疗保健费用增长的比较结果对分析的数据年份以及衡量单位都很敏感。1970—2008 年,美国的实际人均年度支出增幅仅略高于这些国家的平均水平(0.3%),在 21 个经合组织(OECD)国家中,美国排名第 14 位。然而,在之后的几年里,美国排名上升。1980—2007 年,除了三个经合组织国家(西班牙、爱尔兰和葡萄牙),美国的增长率(3.9%)都高于其他国家,平均增长率为 3.2%(OECD, 2009)。

表 1.2 医疗保健费用和 GDP 增长率　　　　　　单位:%

国家	1970—2008 年医疗保健费用的实际人均年增长率	1970—2008 年超出人均 GDP 增幅
丹麦	2.4	1.6
瑞典	2.6	1.9
瑞士	2.8	2.7
新西兰	2.9	1.1
加拿大	3.0	0.6
荷兰	3.0	1.0
德国	3.0	1.9
澳大利亚	3.3	1.4
芬兰	3.6	1.5

续　表

国家	1970—2008 年医疗保健费用 的实际人均年增长率	1970—2008 年 超出人均 GDP 增幅
希腊	3.7	1.7
法国	3.8	1.3
日本	3.8	1.6
英国	3.8	1.0
美国	4.1	1.7
奥地利	4.2	1.7
冰岛	4.4	3.9
挪威	4.5	2.4
西班牙	4.8	0.8
比利时	4.9	1.8
爱尔兰	5.3	1.7
葡萄牙	6.4	2.1

注：澳大利亚、丹麦和荷兰的数据是 1971—2007 年。希腊和日本的数据是 1970—2007 年。葡萄牙的数据是 1970—2006 年。

2. 费用增长 VS 支出水平

当时间为 t 时的支出水平 S_t，可界定为单位价格向量 P_t 和相关数量 Q_t 的乘积。无论价格和数量如何确定，这一恒等式都是成立的。我们从最基本的观察开始，即医疗保健的价格和数量是由患者、提供者、付款人和政府之间的相互作用决定的。此外，我们认为相互作用导致价格和数量在时间 t 处于均衡状态。我们指的是传统经济学意义上的"均衡"，其广义上可界定为包括政府部门和私人部门的行为人：各方在其面临的情况下遵循行为法则，并给定其考虑到的外生性变量，他们满足于不改变自己的行为。① 我们并不求解均衡状态下的任何福利水平（即我们不讨论它是有效率的，还是公平的）。关键在于均衡的存在。因此，如果外生因素（如人口构成）不改变，医疗保健的数量和价格以及由此产生的费用将不会改变。

换言之，如果在时间 t 达到均衡，那么费用增长需要一些变量使均衡费用水平发生变动。在标准假设下，这种变量的一次性变动将产生一个新的均衡，尽管过渡期的长短将取决于转换成本和信息滞后（程度）。新的均衡实现后，费用增长将停止。然而，我们观察到的却是持续的费用增长。这意味着至少有一个持续变动的变量（或一段令人难以置信的漫长过渡期，使均衡失去了任何实际意义）。正如下文所讨论的，文献所聚焦的变量通常为"技术"。技术

---

① 行为法则并不需要理性和完全信息，甚至不需要是"最大化"的，以便在医疗保健中达到均衡。

的持续引进可能会产生持续的费用增长。尽管它留下了一个问题:经济条件在多大程度上影响技术的持续变化,即技术变迁的内生程度。

一个关键的区别是费用水平和费用增长率。一个改变均衡但不会持续变动的变量通常不会影响长期费用增长;相反,它只会产生一个新的均衡。因此,与费用水平相关的变量(即在某个时点上的均衡)不一定与费用增长率有关。例如,一个地区的初级保健医师比例与该地区某一时点的支出水平呈显著负相关(Starfield et al.,2005;Sepulveda et al.,2008),但与该地区的费用增长率无关(Chernew et al.,2009b)。

更普遍的是,实证文献表明,一个市场的费用增长率与市场费用水平没有系统性的联系。尽管大量的研究记录了医疗保健服务利用和费用水平的区域差异,但在质量方面几乎没有差异(McClellan et al.,1994;Guadagnoli et al.,1995;Pilote et al.,1995;Wennberg et al.,1996;Skinner and Fisher,1997;Tu et al.,1997;Wennberg et al.,2002;Fisher et al.,2003a,2003b;Baicker and Chandra,2004;Weinstein et al.,2006;Bynum et al.,2010;Gottlieb et al.,2010;Song et al.,2010)。切尔纽等人发现,1992 年联邦医疗保险费用水平与 1992—2006 年的费用增长之间没有关系。事实上,1992—1999 年的费用增长与 2000—2006 年的费用增长之间的相关性(p)为弱负相关(-0.12),与回归平均值一致。为了说明这一点,他们指出,一些最初联邦医疗保险费用较低的地区,如盐湖城和明尼苏达州罗切斯特市,1992—2006 年的费用增长率最高——分别为 4.3% 和 3.8%,而全国平均年增长率为 3.2%(Chernew et al.,2010)。

3. 技术和费用增长

有证据表明,长期来看,费用增长的一个主要决定因素是新医疗技术的开发、采用和扩散,尽管人们对技术的界定往往模棱两可,而且其引进后并非独立于市场条件。所有的医疗保健服务,从最简单的到最复杂的,都表现为某些"技术"在医疗保健问题上的应用。因为医疗保健服务利用的增长受到许多因素的影响,将医疗保健服务利用的变化等同于技术采用的变化,模糊了医疗技术与费用增长之间关系的实质。利用医疗技术进步所推动的变化应被视为不同于其他因素所推动的变化,例如疾病发病率或患病率的变化以及围绕提供医疗保健的激励和结构所产生的变化。

我们将新医疗技术定义为:与疾病诊断或治疗技术的新知识有关的新产品、新流程或新操作方式。这些新技术改变了所使用的医疗产品和服务的组合。因此,新技术的特点是具有不同的创新类型。第一类创新是产生新产品(如新药)或提供新服务(如用于透析的高级膜)的设备创新。第二类是使现有产品产生新应用的新知识。例如研究发现,溃疡与一种细菌有关,医生便可为其开出抗生素处方,而不是通过动手术治疗消化性溃疡;严格控制血糖和胆固醇可以改善预后,从而对这些危险因素进行更积极的治疗。第三类创新是流程创新,它是一种能够降低现有产品生产成本的新知识。

新知识往往是边干边学的结果。流程、药物或设备的反复利用可以教会医生如何更好地或者以更低的成本执行现有流程。然而，这样的学习也降低了干预治疗的临床门槛，从而能够对临床风险较高的患者进行治疗。例如，在联邦医保的老年人群中，各种流程的增长率随着年龄的增长而稳步增长（Fuchs，1999）。这一观察结果与老年患者中体弱患者占较大比例相一致，这些患者基于早期的临床风险被假定排除在外，但随着技术的改进，他们成了合适的干预人选。

产品、知识和流程创新通常会改变护理的成本、价格、效率或副作用。具体来说，流程创新往往被认为可以降低医疗成本（从而可能降低价格）。产品与知识创新、成本与价格之间的关系是模糊的。创新会左右直接受其影响的服务的需求（从而影响其利用）以及对相关服务的需求（从而影响其利用）。假设创新导致成本降低（从而导致价格下降），而且医疗保健产品需求的价格弹性如数据所示小于 1，流程创新会导致支出下降（Manning et al.，1987；Newhouse，1993a）。然而，所有发达国家费用的持续增长意味着，在医药产品和知识创新方面，成本一直在上升，并主导了流程创新。

此外，引入新医疗技术对费用增长的影响不仅体现在创新服务的价格和利用本身，还体现在这些技术的引入如何影响整个医疗保健生产过程。新技术可能会导致某些服务的利用增加，其他服务的利用减少。因为我们将新技术概念化为与新产品或服务之外的知识和信息变化有关，并且由于"价格"在医疗保健中的作用比在标准消费者理论中的作用更复杂，所以我们以非标准化方式界定替代品和互补品，使其与使用数量有关，而非与价格相关。

具体来说，我们将互补性服务定义为那些随着新技术（或新知识）的使用而增加的服务。例如，试想一下，改进诊断影像技术以提供更高质量的影像并提高手术效果，而更优效果会提高个人选择手术的可能性。由这项创新产生的费用不仅包括新影像检查费用，还包括与增加手术可能性有关的费用。在这种情况下，造影和手术是互补技术。使用互补性服务会使与创新相关环节的费用增加 50%（Lee，1992）。

一项创新往往通过改善健康结果使治疗更具吸引力，从而形成互补。反过来，这将把人们拉入一条昂贵的治疗之路。然而，如果没有创新，他们可能会以较低的成本来管理病症，这种管理甚至是在医疗保健系统之外的。例如，20 世纪 90 年代初，外科技术的进步降低了胆囊切除术的死亡率和发病率，并导致其在一些分娩系统中的使用率增加了 60%，这是医学干预门槛不断变化的一个经典案例（Legorreta et al.，1993；Chernew et al.，1997）。在创新之前，许多无症状或轻度症状的个体可能得不到治疗，因为治疗引发的风险和发病率超过了疾病引发的风险和发病率。此外，费用增加并不仅仅因为胆囊切除术的数量增加，而且还因为与此手术有关的问诊和诊断检查的次数增加。

当创新延长预期寿命时，另一种互补出现了，因为手术治愈者在他们更长的生命期间通常会消耗更多的医疗保健服务。这些增量服务虽然通常有益，甚至可能具有成本效益，但也会增加医疗保健支出。例如，一项研究表明，晚期肾病发病率上升，部分是由于治疗冠状动脉疾病的创新，因为心脏病患者有发展成肾病的风险（Port，1995）。另一项研究表明，心血管疾病死亡率的降低掩盖了癌症死亡率的提高,因为原本会死于心血管疾病的患者也面临着更高的癌症风险,结果却死于癌症(Honore and Lleras-Muney,2006)。

相反,我们将替代性服务定义为由于新技术的引入而数量下降的服务。与减少这些服务有关的费用节省抵消了与创新技术和互补服务有关的成本。在许多情况下,创新取代了现有的服务。例如,可以考虑用腹腔镜技术来取代传统的开腹手术。同样,在某些情况下,冠状动脉成形术可以取代切口更深的冠状动脉搭桥手术。新技术的净成本(或节约成本)取决于数量变化的任意幅度和两项服务的相对成本。

如果一项创新改善了健康结果,那么也可能出现替代医疗服务的情况,而这些医疗服务本应在以后才会被消费。这种替代有望伴随大多数预防服务和许多其他创新,从而长期降低发病率。例如,降低血清胆固醇的药物如果能够充分替代冠心病的治疗,就可以减少支出;否则,如果胆固醇水平过高,就会发生冠心病。然而,现有证据表明,下游医疗保健服务使用减少所节省的费用通常不足以抵消大多数预防服务的成本,因此,预防服务作为一个整体,往往会增加生命周期内的总费用(Fendrick et al.,1996;Cohen et al.,2008)。这种逻辑是双向的。最近的一项关于医疗保险受益人与补充保险费用分摊的评估发现,诊所就医和处方药自付比例的增加减少了这些(预防)服务的使用,但与住院率的增加有关(Chandra et al.,2010)。然而,住院费用的增加仅能抵消诊所就医和药物使用所节省的20%左右。这一结果带来的一个重要警告是,病情最严重的患者会发现有更多补偿(超过170%)。这表明,针对特定的高风险和高支出人群可能导致(也许是一次性的)成本节约(当然,即使这种补偿不能减免节省的费用,诊所就医和药物的减少也可能对健康造成不利影响,其价值超过了增加费用分摊所带来的费用节约)。

大多数医疗保健创新将使补充和替代服务产生变化。对于整体费用增长而言,重要的是使用方式如何转变。使用方式的转变取决于所有服务对创新的需求和服务的相对成本的反应能力。

4. 费用增长模型

无论费用增长反映的是稳态增长,还是只是从一个均衡转向另一个均衡,费用增长模型都必须强调随时间变化的变量。经验证据表明,医疗创新在推动医疗保健费用稳定增长方面扮演着重要角色,因此大多数长期医疗保健费用增长的经济模型都强调技术因素。一些模型把技术进步视为外生变量,分析随着新技术的引入不同环境下的均衡如何变化。另一些则关注技术创新的过程,以及它如何受到医疗保健系统的制度细节(如收入、保险和其他影响创新激励的环境因素)的影响。

这些费用增长模型不同于那些更常见的为比较静态分析而设计的模型,后者分析了支付政策变化对某一时点费用的影响,因为它们强调的是稳态费用增长的变化,而不是强调由于变化所导致的一次性费用变化。例如,技术驱动的费用增长模型专注于与新技术相关的生产可能性边界(production possibility frontier,简称 PPF)的变化上,而不是沿着边界滑动,甚至从 PPF 内部的低效率点移动到更接近或位于 PPF 上的点。

4.1 外生技术模型

4.1.1 管理式医疗和费用增长

鲍姆加德纳开发了一个模型,该模型比较了外源性技术变化对加入按服务收费(fee-for-service,简称 FFS)覆盖范围(共保率)的个人和加入健康维护组织(HMO)的消费者福利的影响(Baumgardner,1991)。他的模型的主要特点是,医疗保健服务的定量配给取决于某种组合,这种组合反映了医疗知识和能力限制的技术边界以及保险计划设定的价格参数。具体来说,FFS 保险计划可以设定一个共保率,它提供了一种限制医疗服务数量的激励机制,而 HMO 计划对患者可消费的医疗服务数量设定特定条件的限制(实际上,是价格相对于指令—控制配给机制)。在任何时间点,都有不同程度的未观察到的疾病冲击,两种保险计划都必须选择相应的参数,以便在考虑冲击差异的情况下对医疗服务(FFS 的共保率和 HMO 的管理边界)进行定量分配。技术进步扩大了可能的医疗服务范围,但不会影响 HMO 的福利,因为 HMO 可以通过调整管理范围来补偿。费用可能仍会增加,但仅限于 HMO 认为扩大管理边界符合其利益的范围时才会增加。因此,在鲍姆加德纳的管理式医疗环境中,健康计划控制着费用增长率(由创新率决定的最大增长率)。换句话说,尽管技术进步是外生的,但费用增长是由管理式医疗计划的行动内生决定的(鲍姆加德纳没有考虑 HMO 在美国法律下可能因未能达到现行的医疗标准而承担的潜在责任)。

与管理式医疗相比,FFS 场景下在控制技术变化的影响方面可能不那么有效,因为在均衡状态下,共保率可能不会上升到足以完全抵消新技术影响的程度。因此,技术进步可能会降低福利水平。目前还不能确定在 FFS 场景下费用的长期增长是否会更高。尽管 HMO 可能更适合选择性地使用边界拓展式的技术,并因此降低成本水平,但 HMO 对成本增长的影响尚不确定,因为增长率取决于基线成本的差异。例如,即使 HMO 降低了费用增幅,由于费用基线水平较低,因此它们的费用增长率可能与 FFS 计划处于均衡状态时相同。除了考虑保险权责,对不同保险类型的费用和费用增长的比较都必须认识到它们在争取参保者方面是相互竞争的。

以上所述考虑的是边界发生改变时的技术变迁。然而,一些技术变迁可以减少医疗保健的非货币成本,例如减少副作用。这种变迁会对 FFS 计划和 HMO 计划中患者的福利产生不同的影响。但在这种情况下,FFS 计划可以通过调整共保费率来抵消非货币成本的变化,从而控制不受技术边界限制的患者的道德风险,使他们在面对这种技术进步时能够限制费用增长。相反,(在模型中)HMO 计划没有这个工具,因此更难控制由这类创新驱动的费用增长。在这个模型中,人们会期望技术变迁能够降低非货币成本,从而在管理式医疗情境下产生更多的费用增长。

然而,在现实中,HMO 计划可以而且确实使用成本分摊、管理限制以及通过保险覆盖拒绝或限制费用增长。因此,在理论上,HMO 计划可以限制费用增长,并避免与降低非货币治疗成本的技术变迁有关的福利损失(Pauly and Ramsey,1999)。类似地,FFS 计划可能会拒绝涵盖某些技术或采用模仿 HMO 管理限制的医疗技术。然而,FFS 计划可能比 HMO 更难实现这些限制。

4.1.2 收入效应和费用增长

麦克奎尔建立了医疗保健需求模型,以调查在外生性技术变迁的存在下,收入效应将在多大程度上抑制费用增长率。假定技术通过提高医疗保健的价值和影响生产成本来改变消费者最大化问题的参数。麦克奎尔假设,由于部分医疗保健属于服务业,服从鲍莫尔的成本疾病模型(Baumol,1967),所以价值提升的变化是以增加成本为代价的。因此,技术变迁使成本曲线和需求曲线都向上平移。对(所需医疗保健服务)数量(以及支出)的最终影响取决于这两种平移的幅度和需求弹性。

最终,需求曲线会限制费用。对于价值和单位成本的任何给定变化,更大的需求弹性都会降低均衡数量,从而降低费用。需求弹性取决于医疗保健和非医疗保健服务的可替代性,关键是收入效应。收入效应越大,需求弹性越大,任何技术诱致型单位成本或价值的变动都会导致费用增长放缓。随着医疗保健在消费者预算中所占的比例越来越大,斯卢茨基方程中预算份额项乘以收入弹性可能会上升,因此,随着医疗保健费用在总收入中的份额上升,技术对费用增长的影响也会放缓。

在该模型中,收入效应的大小不受医疗服务费用是现场支付还是通过保费支付的影响。然而,许多政策变量会影响收入弹性。具体来说,如果通过降低保费或降低成本分摊的方式对医疗保健服务进行补贴,收入效应以及需求曲线的支出抑制效应就会减弱。这一点特别适用于医疗保险和其他纳税人为受益人提供补贴的公共项目。在极端情况下,保费和成本分摊都得到全额补贴,除增加税收以外,不会产生收入效应(或由于补贴而产生的成本分摊效应)。在这种情况下,技术诱致型的费用增长率将取决于价值提升型的医疗创新速度(前提是纳税人能够提供必要的税收融资)。只有减少补贴这一需求侧杠杆(这本身会给一些人带来困难),才能控制医疗保险受益人的费用增长。缺乏这种成本分摊时,将需要其他供给侧的限制。当然,为这种补贴提供资助的纳税人可能会产生抵消性收入效应,但在公共项目中,补贴的接受者通常不是相关的纳税人,而受益人和纳税人的反向收入效应也不需要完全抵消。最终,收入效应对整体费用增长的抑制程度取决于纳税人和受益人收入效应的大小。

4.2 内生技术模型

韦斯布罗德刻画了一个连接技术进步、医疗支付系统、医疗质量和医疗保健费用的模型(Weisbrod,1991)。部分技术进步可以被合理地认为是医疗保健系统的外生因素,反映了来自政府资助的研究或其他行业的知识溢出效应。例如,某些临床进展需要对人类基因组进行测序,而其他一些进展,包括医学成像方面的许多进展,则需要计算能力的开发。同样,光学的进步也促进了医学成像的进步。虽然这些进步的速度肯定会受到联邦研究支持的宏观经济变量和非医疗保健方面研究的影响,但它们似乎是医疗保健系统的外生性因素。

尽管如此,在某种程度上,受医疗保健需求参数影响所带来的技术进步是内生的。更大的需求会为创新带来更大的回报,从而产生更多的创新,特别是更多高成本创新。因此,总的来说,所观察到的技术进步往往会增加开支,这并不奇怪,因为这些技术的单价高于现有服务,或因为它们会提高利用率,或二者兼而有之。更高的价格可能反映出更高的生产成本、来自市场力量的租金可能源于专利,或者是在制定管理价格时出现错误,尤其是在通过"干中学"提高生产率时未能下调价格。

在韦斯布罗德的模型中,平均费用更高时费用的绝对方差更高。根据决定风险厌恶的效用函数参数,市场对保险的需求也可能增加,从而进一步增加对医疗保健服务的需求(Phelps,1976;Herring,2005)。[1] 需求上升促使企业进行研发(research and development,简称R&D),加快了医药技术进步的步伐。此外,保险的形式也会影响激励研发。传统保险在一定程度上保护了病人,使他们免于支付大部分的医疗保健费用,并被动地分门别类、按服务付费得到补偿,这种保险更鼓励那些提高质量和增加费用的技术。

哥德里斯正式确定了保险与技术进步激励之间的联系(Goddeeris,1984a)。在他的模型中,利润最大化的公司开发医疗技术,但假设公司选择对每一项潜在技术做最大的努力。通过给每项技术一个"成功的机会",哥德里斯将没有保险时的企业行为与有保险时的企业行为进行比较。保险通过补贴医疗保健服务来增加医疗保健服务的消费。这种需求的增长对于昂贵的医疗保健服务尤其重要,否则人们可能不会利用这些服务。通过增加利用昂贵医疗服务的机会,保险往往使企业倾向于开发增加医疗保健费用的创新。

医疗保健报销方面的变化,例如捆绑支付,即为与某一期或某一段时间(如按人均摊)有关的一系列服务支付固定费用,可能会改变技术发展的动力和性质。同样,对边际美元补贴较少的保险计划也会改变对技术发展的激励。[2] 例如,联邦医疗保险D部分,对昂贵的药物和生物制品使用25%～33%的共同保险,而不是用于大多数口服药物(即药丸)的共同支付,对开发此类药物的激励产生了影响(Berndt et al.,2011)。

哥德里斯还讨论了在有保险的情况下,技术进步对福利水平的影响(Goddeeris,1984b)。他的模型侧重于保险与技术进步之间的相互作用。在没有保险时,降低消费者或购买者效用的技术进步,即那些价格超过其收益的技术进步将绝对不会被采用。然而,补贴边际美元的保险可以使消费者免于支付全价,这使得那些至少拥有暂时市场力量的创新公司可以比没有保险的公司收取更高的费用。实际上,保险将医疗服务的成本从服务的角度转移到了购买保险的角度。在服务角度,个人将保费视为沉没成本,并在不考虑技术全价的情况下做出决策(该模型没有考虑保险需求)。这样做鼓励了创新,并意味着一些在没有保险的情况下不被采用的技术将得到采用。在该模型中,技术创新有可能通过扩大对服务的需求人口

---

[1] 因为医疗保险通常实施边际补贴,所以相对于没有保险的州,有保险的州对医疗保健服务的需求将会上升。即使保险以一次总付的方式进行偿还,由于收入转移到该州,因此发病州(相对于没有保险)的需求也会增加。

[2] 在按服务收费的情况下,新手术需要新的计费代码,这可能会导致延迟实施新进展。在按人均分摊等较综合性的赔偿计划中,由于新技术而未能及时更新赔偿额,也可能造成同样的延迟。

来降低人口水平上的效用。一些技术使一部分人受益更多,但保险可能会增加更多人的需求。这些人对服务的重视低于成本,这可能导致整体福利水平下降。盖博等人也发现了类似的结果(Garber et al., 2006)。

虽然哥德里斯关注的是保险的福利消减效应,即创新率不高,但由于收入效应和风险规避,保险也可以提高福利水平(DeMeza, 1983;Goddeeris, 1984b)。收入效应可以提高福利水平的一个很重要的例子是一种罕见病的昂贵治疗服务。假设治疗的价值足够高,个人愿意购买精算公平的保险。如果他们患上了这种罕见疾病,保险就会给他们带来回报,但没有保险的消费者不会因为有费用支持而购买这种治疗服务。在极端情况下,治疗费用可能超过个人的终身收入和资产。如果这种情况发生在许多人身上,而且将商品推向市场需要高额固定成本,那么在一个没有保险的世界里,即使许多个人愿意预先支付预期成本,这种治疗方法也可能不会出现在市场上。因此,在某些情况下,福利水平可能会由于保险对现有技术的影响而有所提高,(人们)甚至会忽略降低风险的保险价值。

费用增长的概念性框架反映了由于不断变动的变量而变化的连续均衡,这对于实证分析至关重要。具体地说,假设医疗保健系统在任何时间点均处于均衡状态,那么费用增长(这意味着均衡费用的变化)必然是由于影响价格和数量的因素变化造成的。

在任一时点,外生因素包括人口 X_t(如年龄、性别和收入),信息或知识 I_t,以及可用的技术 T_t。某些变量,如法规 R_t,对某些行为人(如个别患者和医疗机构)而言是外生的,但对医疗保健系统而言则不是外生的,因为政府是一个行为人。此外,即使我们在某一时点把技术视作外生的,随着时间的推移,技术也会对市场条件做出反应。

我们将 P_t^* 和 Q_t^* 设为导致费用 S_t^* 上升的均衡价格和数量。同理,设 S_{t+1}^* 为 $t+1$ 时的均衡费用。均衡费用增长则为 $\frac{S_{t+1}^*-S_t^*}{S_t^*}$。

如上所述,任何变量与均衡费用水平(S_t^* 或 S_{t+1}^*)之间的关系都可能不同于该变量与费用增长之间的关系。具体来说,$S_{t+1}^*-S_t^*$ 是变量变动的函数以及与这些变量相关的系数的变化。如果任何给定变量的值不变,即使它影响费用水平,也不会影响费用增长,除非该变量的系数(衡量其对费用水平的影响)发生变化。

这个公式只有两个阶段。如果在 $t+1$ 中,所有变动都保持不变,其他因素也均不变,则我们停留在 S_{t+1}^*,因为我们假设 S_{t+1}^* 为均衡状态。然而,如果 t 和 $t+1$ 之间发生变化的原因是收入等变量的持续变化,那么就会出现进一步的费用增长。我们强调这一点似乎是显而易见的,因为许多政策干预导致的是一次性费用节省,而不是费用增长率的变化,但人们通常会将二者混淆起来。我们用图 1.2 形象地说明了这一点,图 1.2 将医疗保健费用与时间联系起来。费用水平用曲线高度表示,其轨迹用曲线斜率表示。t 时使曲线更加平缓的冲击会减缓 $t-1$ 和 $t+1$ 之间的费用增长,但不一定能改变费用的稳态轨迹。例如,如果 $\ln(S_t^*) = \alpha+\beta\times t$,一次性削减 α 会影响费用,但不会影响稳态下的费用增长。

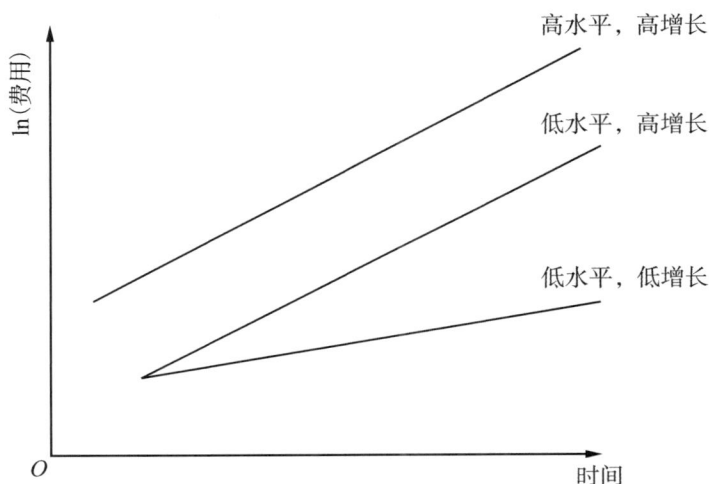

图 1.2　其他支出途径

本章下一节将考虑实证研究,作为对该节的过渡,我们将在本节的最后总结一些关于从费用增长的理论模型转向实证研究的一般性评论。许多美国研究者强调,医疗技术对医疗保健费用存在影响,但是计量经济学家却很难对其进行衡量。

当前计量经济学家无法衡量技术及其在费用增长经验模型中的遗漏,(但)这一点具有重要的计量经济学意义,因为它的影响是由包含的变量向量来体现的,并可以改变它们的系数。例如,如果竞争更激烈的市场的费用增长与竞争较弱的市场的费用增长不同,那么医疗机构竞争等不变的系统特征水平可能会影响费用增长。情况可能的确如此,因为竞争程度可能会影响医疗机构对使用新服务能力或意愿(相较于旧服务)的限制,也可能取决于技术是有创的还是无创的。例如,如果驱动费用增长的新技术是影像技术,那么竞争程度可能会影响一些医生限制使用影像技术的程度。医生可能会以不同的方式限制其他有创性更强的服务。竞争与医疗服务利用之间的关系随时间而变化的程度取决于技术变化的性质(及对此技术的需求)以及控制其使用的成本(可能随技术的性质而变化)。出于这个原因,费用模型中的参数 β 可能会随时间改变,所以最好规范使用,允许系数 β_t 随时间变化。

这种推理体现在下面的模型中,其中 S_t 是在 t 时点时可用技术的函数,它无法测算,是被测协变量的向量,参数 β 是与费用有关的协变量。技术等未测量因素的变化可能导致被测协变量与费用之间的关系随时间而变化。因此,系数 β 加了下标,以反映技术(或其他未观测到的因素)随时间变化而变化的可能。以下公式表明:一般技术驱动的费用 $S[T(t)]$,和其他因素(X_t)根据函数 θ 改变费用:

$$S_t = S[T(t)]\theta(X_t, \beta_t) \tag{1.1}$$

为得到新技术对费用增长的贡献,我们假设 $\partial S/\partial T > 0$ 和 $\partial T/\partial t > 0$。假定这个模型独立于系统因素(但是,正如我们下面看到的,我们认识到系统变量对技术开发有反馈效应)。在任何时点,可用技术保持不变,且协变量(包括系统因素,如医疗机构特征)会影响它的使用方式,并确定最终费用。例如,医疗机构竞争体现在 X 向量中,其相应参数与竞争对某一时点费用的影响有关。如果对技术进行测量,它与竞争的相互作用可以通过竞争和技术之间的相互作用来控制。然而,技术是无法测量的。但这种影响仍然可以通过包含竞争和时间之间的交互项来获得。交互项的系数可以解释为衡量竞争对技术扩散的影响程度。对于一阶微分模型中的竞争系数(或其他系统特征),也可以给出类似的解释。

简单形式的 S 和 θ 可以说明技术和系统变量之间的内在相互作用(Chernew et al., 2005a)。如果将 $S[T(t)]$ 用 $\exp(\alpha_0+\alpha_1 t)$ 表示,可得到技术的一般趋势。如果将 $\theta(X_t, \beta_t)$ 用 $\exp(\beta_0 X_t + \beta_1 t X_t)$ 表示,β_0 参数度量每个协变量在任何时点影响费用的程度,β_1 参数允许任何 X 对费用的影响随时间变化,从而影响费用增长。因此,$\ln(S_t) = \alpha_0 + \alpha_1 t + \beta_0 X_t + \beta_1 t X_t$。即使 X_s 保持不变,这个公式也会得到费用增长,而费用变化都可用技术解释。当然,其他函数形式也是可能的,但这一函数形式表明,在不同的 X_s 或不同的 β_s 的系统中,即使 X_s 没有变化,或者变化的数量相似,费用增长也可能不同。当然,费用会随着 X_s 的变化而增长,但是在这个模型中,保持 X_s 不变的费用的稳态轨迹可通过参数 α_1 和 β_1 获得。

5. 经验证据

5.1 费用增长的原因[①]

研究医疗保健费用增长原因通常依赖于两种方法。研究者通过余值法可以认识到,需要不断变化的变量才能产生稳定的费用增长。他们测算不断变化的重要变量,并将这些变量与费用增长联系起来。具体来说,测算的是随时间变化的因素,如一般通货膨胀、人口老龄化、保险覆盖面和收入增长。余值法研究一般将剩余的费用增长归因于技术(表 1.3)。[②] 索洛在 60 多年前为经济总体首创了这一方法(Solow, 1957)。施瓦茨可能是第一位将这种方法应用于医疗保健费用增长的学者,并且像索洛研究总体经济一样,他得出结论,技术变迁是医疗保健费用增长的主要决定因素(Schwartz, 1987)。纽豪斯控制了更多的非技术因素,并且比施瓦茨考察了更长的时间,得出了类似结论(Newhouse, 1992, 1993b)。

---

① 本节借鉴并更新了 Chernew et al.(1998)。1998 年以后出版的文献是通过在 Econlit 和 PubMed 数据库中运行查询以及链接在这些出版物中找到的相关引文找到的。笔者通过费用、成本、支出、增长和比率等术语进行搜索,并标记了相关标题和关键字。

② 一些余值研究中,如 Newhouse(1993a, 1993b),认识到除了技术,其他未观察到的因素可能存在于余值中,但广义上的"技术"往往被认为是余值中最突出的组成部分。

表 1.3 医疗技术与费用增长、余值及有关研究

研究文献	研究时间	方法	结论
(Newhouse,1992, 1993b)	各阶段	余值法,回顾非技术原因造成的费用增长	成本的增加似乎是医疗能力提高的主要原因
(Schwartz,1987)	1977—1984 年	剩余法,回顾非技术原因造成的费用增长	医学创新和扩散是造成医疗保健支出上升趋势的主要可控因素
(Peden and Freeland,1998)	1960—1993 年	回归分析法,采用保险覆盖水平和非商业性研究费用作为技术指标	70%的费用增长归因于医疗技术(大部分是由保险覆盖引起的)
(Newhouse,1981,1988)	—	回归分析法,考察保险覆盖与国内生产总值(GDP)的水平和变化对价格变化的影响	医疗价格上涨最重要的原因是高水平的保险覆盖导致新产品开发和使用的高比率
(Cutler,1995)	1940—1990 年	余值法	1940—1990 年技术占人均实际医疗保健费用增长的49%
(Smith et al., 2009)	1960—2007 年	余值法(更新了纽豪斯1992年的论文,对模型做了一些修改)	将27%~48%的增长归功于新技术的费用变化
(Bundorf et al., 2009)	2001—2006 年	将费用增长分解为价格增长和数量增长	将门诊服务增长100%和药品增长72%归因于数量的增加
(Frogner,2010)	1970—2005 年	评估平均医疗保健工资增长对美国、澳大利亚和加拿大费用增长的影响	工资增长并不是费用增长的重要驱动因素
(Finkelstein,2007)	1950—1990 年	估计扩展医疗保险对费用增长的影响	联邦医保费用的增长约有50%来自保险业务的扩展

纽豪斯早些时候曾提出了医疗保健单位价格的通胀模型,以便在医疗保健部门的三种费用模型中进行检验:(1)费用增长是由医疗保险覆盖范围扩大和收入增加导致的需求曲线不断上升而产生的;(2)费用增长源于保险高覆盖导致的医疗技术发展和扩散而产生的成本增加;(3)费用增长源于医疗保健市场的低效率(Newhouse,1988)。虽然他收集到的证据并没有明确拒绝以上任一种模型,但一般来说第二种模型的前提更受到支持,即强调与高覆盖率相关的技术变迁是单位价格提高的主要原因。这一解释与这样一种观点相一致,即在较高覆盖率下,尽管单位价格和市场规模都决定了创新者的回报,但更多的创新将源源不断地推向市场。[①]

其他几项研究报告的结果与技术是费用增长的主要决定因素这一结论一致。例如,班道夫、罗亚尔第和贝克尔将2001—2006年的费用增长分解为用于私人索赔的价格和数量两个组成部分(Bundorf et al., 2009)。他们发现,所有门诊服务费用的增长,以及大约3/4的药品费用的增长,都可以归因于数量的增长,而非价格的上涨。弗洛古纳尔评估了1970—2005

---

① 鲍莫尔强调医疗部门生产率落后是相对单位价格上涨的一个原因;在他的模型中,不断上涨的单位价格和缺乏弹性的需求共同导致了费用上升(Baumol,1967)。然而,纽豪斯认为虽然这个解释可能适用于类似某些慢性病的长期护理等生产率较低的医疗保健部门,但从人口统计学角度考虑,这些部门所占医疗保健费用份额并未增长,这种解释合情合理。

年美国、澳大利亚和加拿大的平均工资的增长对医疗保健费用增长的影响,发现工资的作用并不显著(Frogner,2010),虽然这一结论并未直接说明技术的作用,但它提出了另一种解释,即工资上涨并非费用增长的主要因素。

使用余值法进行研究的中心问题是如何对待可能鼓励技术发展的因素。特别是,正如韦斯布罗德、哥德里斯和上述讨论所指出的,更强大的保险会使新技术的发展出现偏差,并使其偏向产品创新,而不是偏向流程创新,但从经验上看,产品创新的成本一直在增加,后者成本一直在下降(Goddeeris,1984a,1984b;Weisbrod,1991)。因此,由于技术导致的费用增长部分,在一定程度上取决于余值法如何处理保险。正如已经指出的,就像更慷慨的保险一样,收入的增加也会使更多的创新有利可图,所以收入的增长也会引发技术变迁。

纽豪斯1992年的研究使用了兰德健康保险实验中关于费用保险弹性的结果来解释保险拓展效应(Newhouse,1992,1993b)。然而,兰德试验估计的这种弹性保持技术不变,因此并未得到提高保险所引发的技术变迁的任何影响。

芬克尔斯坦估计,1950—1990年,医疗保险的普及可能解释了实际人均医保费用六倍增幅中大约一半的增长(Finkelstein,2007)。她的估计是根据美国老年人在享受联邦医疗保险之前享有健康保险的比例变化来确定的,尤其是在南方,这一比例要低得多。因为当时的联邦医疗保险报销了在医院费用中的份额(大约是普通医院的1/3),所以联邦医疗保险有可能只是允许美国南部一次性调整至所需的资本量,而这正是芬克尔斯坦估算的效果。当然,这不是稳态增长率的变化。①

收入弹性在余值研究中是一个有问题的变量,因为文献中估计的收入弹性在很大程度上取决于总体水平。以家庭为观察单位并利用收入的横截面变化来估计收入弹性,发现相对较低的估值为0.1~0.2,尽管有一个估值明显较高(Newhouse,1993a;Acemoglu et al.,2009)。当然,这些横截面估计保持了技术不变。相比之下,使用纵向数据或国家层面(允许技术变迁)得到的估计通常发现收入弹性更高,基本超过1.0(Gerdtham and Jonsson,2000)。纽豪斯在他1992年的论文中,使用了各种对收入弹性的估计来试图界定收入增长效应。

其他研究则试图将一些原本可以归因于技术的费用分配到保险上,因为保险会引发医疗创新。这些方面的最新成果(截至撰写本章时)是由史密斯等人完成的(Smith et al.,2009)。史密斯与合作者使用1960—2006年经合组织在23个国家的面板数据,对具有国家和年份固定效应的人均GDP的人均费用、保险覆盖范围的衡量标准和人口统计变量进行了回归。这项分析的一个新特点是把固定效应解释为衡量各国普遍存在的技术变迁效应。这一解释使史密斯等人得以估计收入增长和技术变迁之间的相互作用,但他们无法精确计算保险—技术的相互作用,部分原因是难以衡量适合各国保险的适当的理论措施,包括偿付水平和方法。总体而言,史密斯等人将医疗保健费用增长的29%~43%归因于收入增长,另外27%归因于技术变迁和收入之间的相互作用。根据对收入弹性和医疗生产率的假设,他们

---

① 这一论点还指出,保险公司如何补偿医疗机构,即如何设定供给价格是很重要的;如果医疗保险预付系统在1966年生效,芬克尔斯坦可能会观察到截然不同的需求弹性(然而,兰德实验估计的需求弹性是基于供给价格的,在分析上类似于一开始使用的医疗保险,所以芬克尔斯坦与兰德的比较是恰当的)。参见下文中史密斯等人的讨论。

认为纯技术余值占比在 0 到 26% 之间。简而言之,与早期研究相比,史密斯等人将成本增长的很大一部分归因于收入。

其他研究试图分析技术进步的驱动力量,而不是简单地将余值归入一个技术筐。例如,佩登和弗里兰研究了保险覆盖和研发在影响技术发展和费用增长方面的作用(Newhouse,1981,1988;Peden and Freeland,1995)。他们估计,自 1960 年以来,大约 70% 的医疗保健费用增长可归因于新医疗技术的发展和普及,他们认为其中大部分是由保险覆盖和非商业性医疗研究费用所引起的。这些研究与余值研究一起列在表 1.3 中,因为它们与余值研究一样,没有试图直接测量技术。

与余值法相比,确认法试图评估具体技术对支出上升的贡献程度,往往侧重于具体疾病的治疗(表 1.4)。通过鉴别特定的疾病或技术,确认法提供了一种更直接的、具有临床意义的理解,即技术在医疗保健费用增长中所起的作用。这种方法的缺点是,就实际目的而言,即使是一项新技术也不可能包含所有潜在的成本影响,更不用说包括所有医疗创新的全部。

表 1.4 医疗技术与费用增长的实证研究

研究文献	研究时间	方法	结果
(Scitovsky,1985)	1971—1981 年	在帕洛阿尔托医学中心检查常见病治疗模式的变化	昂贵的新技术是费用增长的原因
(Scitovsky and McCall,1976)	1951—1971 年	在帕洛阿尔托医学中心检查常见病治疗模式的变化	低价项目是费用增长的原因
(Showstack et al.,1982)	1972—1977 年	在 UCSF 医院住院患者诊断中,检查了 1/10 的治疗模式的变化	利用率增加的主要原因是新技术的采用
(Holahan et al.,1990)	1983—1985 年	采用二阶最小二乘回归分析来检查不同专科的医保费用的变化	在技术创新体验率最高的专科,费用增幅最大
(Cutler and McClellan,1996)	1984—1991 年	检查医院对冠状动脉血管再造术的采用和患者接受情况	心脏开刀手术的扩张几乎占了心脏病发作治疗成本增长的全部
(Bradley and Komiski,1992)	1984—1991 年	将每个病例的医疗保险住院成本分解为投入价格通胀、与诊断相关组(DRGs)的成本变化以及跨 DRGs 混合病例的变化	与技术有关的因素至少占每病例实际成本增长的 35%
(Katz et al.,1997)	1987—1992 年	研究了不同临床类别的费用增长	在被认为技术成本较高的服务类别中,费用增幅最大
(Okunade and Murthy,2002)	1960—1997 年	利用总研发费用和健康研发费用作为技术变迁的代表	技术变迁是医疗保健费用的主要上升通道,并证实了人均实际医疗保健费用、人均实际收入和广义研发支出之间存在显著而稳定的长期关系
(Di Matteo,2005)	1975—2000 年	使用时间作为技术变迁的部分指标	1975—2000 年,在美国和加拿大人均实际医疗保健费用的增长中,技术变迁约占 2/3
(Mas and Seinfeld,2008)	1982—1995 年	医院对技术的获取(作为费用增长的一个指标)	HMO 市场份额的增加减少了采用新技术和已经处于稳态的技术,从而降低了技术的最终水平,并导致医疗保健费用增长的最终长期削减

斯科托夫斯基与麦考尔利用确定法分析了三个不同时期治疗各种疾病的成本,以确定与治疗这些疾病相关成本变化的幅度和原因(Scitovsky,1985;Scitovsky and McCall,1976)。他们的结论是,1951—1964年,在保持价格不变的情况下,他们所研究的大多数疾病的治疗费用增加,与实验室检测和X光等"小额"(little ticket)技术(即单价相对较低的技术)使用增加有关。他们没有试图甄别导致这些使用模式变化的具体原因。

1964—1971年的一项类似的实证分析表明,"小额"技术可继续用于解释观察到的成本增加,但有一个重要例外:治疗急性心肌梗死(心脏病发作)的成本上升33%。这主要是因为重症监护病房的引入,而这在医学上是一个明显的进步。

斯科托夫斯基发现,1971—1981年,在她研究的16种疾病中,只有7种疾病的成本大幅上升,但在大多数病例中,成本上升源于她所发现的特定医疗创新(Scitovsky,1985)。例如,分娩的成本增加是源于剖宫产率的上升。在乳腺癌治疗中,使成本增加的技术包括早期放疗技术的扩散和晚期包括化疗在内的联合治疗的引入。在心脏病治疗中,增加成本的最主要技术是冠状动脉内注射链激酶和冠状动脉搭桥手术。

修斯泰克、施罗德和松本也研究了特定疾病的治疗以描述费用增长的原因(Showstack et al.,1982)。他们在比塔尔·斯科托夫斯基更短的时间内(1972—1977年)比较了10种诊断的住院患者资源使用情况。他们报告说,在1972年普遍可用的技术在1977年也得到了类似的应用,但是一些新技术,如超声波、核医学和胎儿监测,在1977年得到了更频繁的应用。这种模式表明,总的来说,新技术是累加的而非替代的。

库特勒和麦克莱伦利用1984—1991年的联邦医疗保险索赔数据,得出治疗老年心脏病患者的平均实际报销额每年增长4%的结论(Cutler and McClellan,1996)。他们将这一增长主要归因于实施有创式血管再造术这种新技术的扩散。在研究期间,心导管插入率从11%上升到41%,搭桥率从5%上升到13%,血管成形术率从1%上升到12%。

斯科托夫斯基和麦考尔以及修斯泰克、施罗德和松本采用确定法测量了每种病例的成本变化(Scitovsky and McCall,1976;Showstack et al.,1982;Scitovsky,1985)。他们只在治疗期间使用补充和替代技术。因此,如果互补性技术增加,或者被诊断为特定疾病的个体数量增加(与替代技术相反),这种选择特定疾病患者的方法会低估技术变迁的财政影响。

修斯泰克等人报告了与低估一致的证据并指出,随着时间的推移,接受治疗的患者比例变化,表明治疗的适应证已经扩大(Showstack et al.,1982)。这一点在包括胆囊切除术(如上所述)、前列腺癌(Lu-Yao et al.,1993)和心脏病(Cutler and McClellan,1996)在内的特定手术或疾病的研究中得到进一步证明(Legorreta et al.,1993;Steiner et al.,1994)。正如莱格雷塔等人所证明的那样,即使一种新手术比潜在的替代服务成本更低,它的引入也可能会增加总支出(Legorreta et al.,1993)。当诊断测试或治疗对患者来说变得没那么昂贵或临床风险更小时,成本可能会上升,可能会通过"干中学"导致许多以前不会使用这项技术的人尝试使用它。

由于确定法侧重于个别技术或疾病,它在本质上无法评估所有技术变化对费用增长的总体影响。它也没有考虑生存受到影响时对其他疾病发病率的潜在影响;例如,如果降压药降低了致命性心血管疾病的发病率,其他疾病的发病率也会随之上升。至少在上述研究中,它也没有考虑到技术的内生性。此外,有证据表明,技术的影响因疾病而异,因此概括技术对费用的影响是有风险的。韦斯布罗德指出,在某些情况下,尤其是在预防疾病的时候,技术变迁明显降低了成本(Weisbrod,1991)。经常被引用的这类创新的例子是索尔—沙宾脊髓灰质炎疫苗,它本身价格低廉,几乎完全消除了治疗脊髓灰质炎的高昂成本;早期的类似例子是天花疫苗。然而,这些例子已经有半个多世纪甚至更久的历史了,很难想象还有其他的创新能大幅降低总治疗费用。或许 HPV 疫苗也会如此。但是,如上所述,即使在这些情况下,我们也无法清楚在整个生命周期内的医疗保健费用是否有所下降。

几项研究证明将大多数作者利用余值法得出的结论(可大概确定技术导致了医疗保健费用增长)与利用确定法得出的结论(在具体临床领域,新兴技术导致了医疗保健费用增长)联系在一起。布拉德利和科明斯基根据观察到的费用和医疗保健服务利用情况的变化,采用各种标准来确定与技术相关的支出变化,他们没有研究具体的技术(Bradley and Komiski, 1992)。他们的研究结果表明,技术变迁是每例住院患者的经通胀调整后费用增加的最主要原因,其余增加的大部分也可能归功于医疗创新。

有两项研究调查了 20 世纪 80 年代末和 90 年代初医生费用的总体增长情况(Holahan et al.,1990;Katz et al.,1997)。尽管他们没有剖析任何具体的疾病或医疗技术,但他们按医生类型或服务类型对费用增长进行了分类。在这两种情况下,他们得出结论,在技术创新较高的领域,如心脏病或整形外科,费用增长最大。因此,当我们将这一证据与余值法和确定法的证据相结合时,总的来说,医疗技术由于市场条件的调整,似乎是医疗保健费用增长的主要驱动力。因此,改变赔偿安排、费用分摊和在临床过程中的直接干预对费用增长的长期影响将取决于这些变化在多大程度上改变了医疗技术的采用和传播速度。

5.2　按保险类型划分的费用增长[①]

鲍姆加德纳的模型表明,管理式医疗可能会减缓技术采用和费用增长。尽管这些证据已经过时,而且今天的 HMO 在网络构建和管理技术方面与 30 年前已经有着很大的不同。FFS 和 HMO 系统之间的直接比较通常表明系统间的费用增长相似,但也有一些例外表明 HMO 增长较慢(表 1.5)。另见 Glied(2000)。

表 1.5　管理式医疗与费用增长研究

研究文献	研究时间	管理式医疗的类型	管理式医疗费用增长/FFS 费用增长
(Luft,1980)	1962/1963—1970/1971 年	HMO	95.8%
(Newhouse et al., 1985)	1976—1981 年	HMO	98.9%
(Ginsburg and Pickreign,1996)	1991—1995 年(Hay Huggins data) 1991—1995 年(KPMG data)	HMO	96.0% 80.4%
(Ginsburg and Pickreign,1997)	1992—1996 年	HMO PPO POS	76.7% 88.4% 83.7%

资料来源:Chernew,et al.(1998)。

---

① 本节节选自 Chernew et al.(1998)。

这两类保险之间费用增长的相似性可能反映了投入成本的普遍增长,或者,正如上文所暗示的,在反映了在 HMO 占主导性的市场中将保费与 FFS 部门收费挂钩的定价策略(在 20 世纪 90 年代之前,员工和集团模式的 HMO 通常只针对当地市场,因此只与按服务收费的制度安排竞争)。Ginsbury and Pickreign(1996,1997)提出了 1992—1996 年雇主保费增长的直接估算。他们报告说,在这四年期间,HMO 保费的年增长率(3.3%)低于传统(赔偿额)(4.3%)、PPO(3.8%)以及 POS(3.6%)等计划的保费。然而,保费增长与费用增长并不相同,因为成本分摊和覆盖福利可能而且很可能在两种制度之间发生差异变化。

相比之下,证据通常表明,在市场层面,在管理式医疗(主要为 HMO)较多的市场,费用增长较慢(表 1.6)。然而,这类文献中的许多研究只关注医院费用或收入。例如,Poloinson(1991)和 Robinson and Casalino(1996)测量了加州医院费用的变化,并根据投入价格差异进行了调整,结果发现,相对于 HMO 普及率低①的市场,在 HMO 普及率高的市场中,医院医疗保健费用增长速度慢了 44%。Robinson and Luft(1988)比较了 1982—1986 年加利福尼亚、纽约、新泽西、马里兰、马萨诸塞州以及其他所有州的医院费用增长率,其中加州的管理式医疗普及率较高。他们没有明确调整管理式医疗的普及程度。监管和管理式医疗都降低了费用增长,但在不同方式影响下,结果却各不相同。

表 1.6　管理式医疗与费用增长、市场层面的研究

研究文献	研究时间	主要观察单位	主要结果
(Robinson,1991)	1982—1988 年	加州医院	HMO 普及率每增加 10 个百分点,每次入院费用的增长率就会下降 9.4%
(Robinson and Casalino,1996)	1983—1993 年	加州医院	在 HMO 普及率较高的市场,每次入院费用增长比 HMO 普及率较低的市场低 44%,这主要是由于服务数量和组合的减少
(Robinson and Luft,1988)	1982—1986 年	医院	所有的支付利率规定都将成本降低了 6.3%～16.3%。加州的市场化战略使成本降低了 10.1%
(Gaskin and Hadley,1997)	1985—1993 年	医院	HMO 普及率高的地区的医院费用增长低于普及率低的地区(8.3%对 11.2%)
(Melnick et al.,1989a,1989b)	1980—1987 年	加州医院	竞争性市场的医院收入增长与选择性缔约前的非竞争市场相似,但选择性缔约后的医院收入增长较低
(Zwanziger et al.,1994a)	1982—1988 年	加州医院	在竞争最激烈的市场,经通胀因素调整后医院费用增幅较之竞争最不激烈的市场低 17%。这些费用增长的减少并不集中于特定成本或收入
(Zwanziger et al.,1994b)	1975—1990 年	加州医院	在选择性承包之前,竞争激烈地区的成本比竞争不那么激烈的市场高出 17%。到 1990 年,经过选择性收缩,差距缩小到 4%
(Melnick and Zwanziger,1995)	1980—1991 年	关于医院、医生和药品支出的全州和全国数据	在研究期间,经通胀调整后,加州用于医院、医生和药品的支出分别增长了 27%、58%和 41%。全国可比数据分别为 54%、82%和 65%

---

① HMO 的普及率通常足够低,因此单个 HMO 没有垄断地位。

续 表

研究文献	研究时间	主要观察单位	主要结果
(Zwanziger and Melnick,1988)	1980—1995 年	加州医院	选择性合同的引入降低了医院竞争与医院成本之间正相关关系的程度
(Melnick and Zwanziger,1988)	1980—1985 年	加州医院	1983—1985 年,在高度竞争市场中,经通胀调整的住院费用下降了 11.3%,而在竞争不那么激烈的市场中,住院费用的增幅不到 1%
(Melnick et al.,1989a,1989b)	1977—1986 年	医院	1982—1986 年,加州的医疗保健费用占人均收入的比例有所下降。加州和全美在下降和趋势上的分歧大部分在 1982—1983 年。1984—1986 年,加州和全国走势趋同
(Wickizer and Feldstein,1995)	1985—1992 年	投保员工团体	市场层面上 HMO 普及率提高 25% 将导致保费收入下降 16%
(Hill and Wolfe,1997)	1981—1994 年	提供给威斯康星州麦迪逊市的州政府雇员的健康计划	在管理式医疗迅速过渡之后的头两年,保费增长有所下降,回到了全国水平
(Cutler and Sheiner,1998)	1988—1993 年 1980—1993 年	医生、处方药和药品支出	1988—1993 年,HMO 平均普及率每增长 10 个百分点,医院费用增长就减少 0.5%,总费用增长减少 0.4%。1980—1993 年,医生和处方药开支的增长抵消了医院费用增长的减少

资料来源:Chernew et al.(1998)。

Gaskin and Hadley(1997)使用全国样本来检验医院成本随市场范围内 HMO 普及的变化。他们发现医院费用增长与 HMO 普及率成反比,他们估计 1992—1993 年,医疗保健费用增长在 HMO 普及率为 40% 的市场将比在 HMO 普及率为 5% 的市场低 3.4 个百分点。然而,HMO 普及是内源性的,因此不应推断因果关系。

由茨旺齐格、梅尔尼克及其同事们进行的一系列研究调查了 1982 年前后加州医院成本和收入的增长情况(Melnick and Zwanziger, 1988; Zwanziger and Melnick, 1988; Melnick et al., 1989a,1989b; Zwanziger et al., 1994a,1994b)。1982 年的结果显著,是因为当年加州通过了一项立法,鼓励健康保险计划与医疗机构签订选择性合同。虽然他们没有直接考察管理式医疗对费用增长的影响,但他们考察了加州选择性缔约上升的一段时期,发现在 1982 年立法通过后的 80 年代管理式医疗大幅增长。首选医疗机构组织(Preferred Provider Organization, PPO)在加州非医疗保险市场的普及率从 1983 年的 1% 上升到 1987 年的 50%,HMO 普及率从 1980 年的 17% 上升到 1987 年的 26%(Melnick et al.,1989a,1989b)。

这些研究的主要发现是,在实行选择性缔约后,医院成本和收入增长明显放缓,并且在竞争更激烈的市场中效果更为明显。后一个结果支持这样的解释,即将成本趋势的变化归因于管理式医疗的普及,特别是由于管理式医疗计划的网络,医疗机构面临的需求弹性增加。由于选择性缔约影响了管理式医疗计划的广度,因此这些研究中管理式医疗的定义比早期专注于 HMO 的研究所采用的定义更为宽泛,尤其是员工和团体模型的 HMO。事实上,早期的研究倾向于强调医疗服务提供系统的组织作用,特别是医疗保健服务的整合,而不是价格竞争(如上所述,早期的 HMO 通常不会与按服务收费的医疗机构在保费上竞争)。此外,许多研究考察的是相对较短的时间段,因此他们衡量的差异中至少有一部分可能是费用水平的一次性变化,例如医疗机构市场的租金可能下降。

侧重于医院经验的研究也没有从卫生系统的角度衡量支出,原因有两个。首先,从卫生系统的角度来看,支付者(包括患者)的支出是相关变量,而不是医疗机构产生的成本。然而,如其他研究建议的那样,如果 HMO 缩小了医疗保健服务价格和成本之间的差额,对系统支出的影响将比报告的更大。其次,这些研究显然没有涵盖非医院医疗保健服务的支出,而这是总支出的一个重要且不断增长的组成部分。

然而,一些研究采用了更广阔的视角来衡量管理式医疗对成本的影响,并得出了类似的结论。Melnick and Zwanziger(1995)在医院、医生和药品的费用增长情况方面将管理式医疗普及率较高的加州与全国以及几个依靠监管控制医疗成本的管理式医疗普及率较低的州进行了比较。他们的研究时间从 1980 年延续到 1991 年,比罗宾逊和勒夫特长很多(Robinson and Luft,1988)。他们报告说,加利福尼亚州医院费用增长较慢,同时医生和药品支出类别也出现了增长放缓,但这些服务费用增长的降幅低于医院费用增长的降幅。

Cutler and Sheiner(1998)采用了类似的广义方法,探讨了跨州 HMO 平均普及率与医生、处方药和医院费用增长之间的关系。他们估计,1988—1993 年,每增加 10 个百分点的 HMO 平均普及率,医院费用增长就减少 0.5%,而医生服务费用增长也增加了,这部分抵消了医院费用增长的减少,导致总体费用增长减少了 0.4%。他们发现 1980—1993 年的抵消作用更大,医生和处方药费用增长抵消了医院费用增长的减少。

Wickizer and Feldstein(1995)利用 1985—1992 年就业群体的数据,估计了市场层面的 HMO 普及率对保费增长的影响。他们报告说,通过多元回归,HMO 市场份额增加 25%,经通胀调整后的保费增长减少了 16%。

市场比较研究结果有一个例外,是基于对威斯康星州麦迪逊市政府雇员的分析,该州鼓励他们加入 HMOs(Hill and Wolfe,1997)。尽管只调查了市场中的一个雇主,但该雇主相对于市场的规模表明,这项研究最好包括在市场比较研究中。结果表明,过渡到管理式医疗后的头两年,保费增长率(针对所有类型的保险)均有所下降,但随后又回到与全国走势趋同。麦迪逊的研究结果意义重大,因为向管理式医疗的过渡很快。在州政府倡议之前,只有 8% 的州雇员参加了 HMO。两年后,HMO 的参加率为 85%,比其他市场比较研究中观察到的普及率要高得多。如下文所述,这一发现与 20 世纪 90 年代的美国成本趋势一致,后者显示,在此 10 年中,增长明显放缓,随后又大致恢复到历史水平,这表明管理式医疗增长的大部分影响是一次性削减支出水平,尽管一些快速增长可能一次性恢复到更高水平。这表明了将费用水平的多种变化与潜在稳态轨迹变化中分离出来是困难的。

Robinson(1991)与 Ginsburg and Pickreign(1996)的研究填补了采用角逐法比较两种支付制度下增长率和基于市场比较的增长率之间的差距。Robinson(1991)将医院层面的费用增长与市场层面的 HMO 普及和 HMO 患者在医院中的份额这两个因素都联系了起来。市场层面的 HMO 普及影响了费用增长,但费用增长与 HMO 中医院患者的份额无关。

Ginsburg and Pickreign(1996)的研究基本上是一项赛马研究,因为他们利用哈耶与哈金斯对雇主的调查数据,发现不同系统的费用增长率相似。然而,他们的研究发现,随着时间推移以及随着管理式医疗普及率的增长,费用增长率普遍降低。这表明 HMO 普及的潜在市场效应。

大多数研究估计,医疗保健费用增长减少不足以使这一增长与一般通货膨胀率保持一致。Melnick and Zwanziger(1995)报告称,加利福尼亚州(管理式医疗普及率高的市场)的人均医疗保健支出年增长率超过通货膨胀率的 3%。Cutler and McClellan(1996)报告,经通胀调整的心脏病治疗费用也出现了类似增长。Ginsburg and Pickreign(1996)以及 Robinson and Casalino(1996)也报告了在 HMO 普及率较高的市场中医疗保健支出的实际增加。

此外,所有这些研究中费用增长幅度(不仅包括医院费用)表明,费用增长率不仅超过了通货膨胀率,而且超过了国内生产总值(GDP)的增长,即使在管理式医疗普及率较高的市场中也是如此。例如,Melnick and Zwanziger(1995)报告的人均年实际费用增长率为 2.2%,而 1980—1991 年全国实际人均 GDP 增长率为 1.9%(Bureau of Economic Analysis,2011)。

这些研究可能低估了医疗保健费用增长的潜在趋势,因为它们包含了减少低效率以及转向竞争性定价带来的费用节省。特别是 20 世纪 90 年代中期,医疗保健费用增长放缓被普遍归功于管理式医疗。虽然这一结论可能是正确的,但管理式医疗的普及很可能导致价格竞争更激烈的医疗服务市场,从而降低单位价格。在美国医疗保健费用的简单时间趋势中,几乎没有证据可以表明管理式医疗对稳态费用增长有很大影响。事实上,在 21 世纪的第一个 10 年里,与国内生产总值(GDP)增长相对应的费用增长是加速的(见表 1.1)。此外,HMO 对价格的压力导致了一些市场上医疗机构的整合,这表明进一步降价将难以实现。

Wickizer and Feldstein(1995)报告称,在 HMO 普及率较高的市场中,经通胀调整后的保费年增长率为 5.5%。这远远高于研究期间的人均 GDP 的增长,尽管部分增长可能是由于在新增的参保人数中有不少是健康状况较差的患者。然而,在希尔和沃尔夫对威斯康星州的雇员研究中,到 1985 年 HMO 的普及率为 85%(Hill and Wolfe,1997),尽管如此,他们还是报告了 1985—1989 年名义保费增长率为 8.2%,1989—1993 年为 12.6%。1985—1992 年,威斯康星州人均产值的名义年增长率低于 5%。总的来说,这些研究表明,尽管就费用增长而言,管理式医疗的成功可能是相对于传统的 FFS 赔付系统的改善,但并不足以稳定或减少医疗保健费用在 GDP 中所占份额。然而,我们要提醒读者的是,大量技术创新是有价值的,因此将费用水平稳定在当前水平肯定不是一个可取的目标(Hall and Jones,2007)。不过,正如我们所强调的,费用增长不能无限期地持续超过 GDP 增长。

综上所述,管理式医疗普及对整个市场影响的研究结果支持这样一个结论:当进行直接比较分析时,HMO 费用增长与其他系统相匹配;然而,在市场层面上,更高的 HMO 普及率降低了费用增长。因此,如果 HMO 的普及确实会降低费用增长,那么非 HMO 也能做到。这表明系统之间存在溢出效应,这一结论得到了其他研究的支持(Baker, 1997;Baker and Shankarkumar, 1998;Chernew et al., 2008)。

在管理较松散的医疗服务系统中,如何解释 HMO 普及和成本之间的溢出?有几种可能性。首先,医生和医院可能倾向于以同样的方式治疗所有患者,或者至少以同样的方式治疗所有商业保险患者。因此,一些 HMO 诱致的治疗模式的变化,如缩短住院时间,可能会溢出到 FFS 或管理薄弱的系统中。事实上,Robinson and Casalino(1996)估计,HMO 普及导致的费用增长减少,近 2/3 是由于住院人数和住院时间的减少,这些行为可能受与 HMO 普及相关的治疗模式变化的影响(Baker,1997;Baker and Shankarkumar,1998;Chernew et al.,2008)。

其次,随着 HMO 普及率的增长,FFS 或管理薄弱的健康计划可能会获得一些与管理较为严格的计划相同的价格优惠。也许这种情况发生的机制是通过降低成本来影响所有支付者的共同投入。然而,要实现价格的大幅下降,将需要 FFS 或管理薄弱的计划与医疗机构进行强有力的谈判,谈判力度可能会超出其组织形式所允许的程度。这种溢出效应的存在意味着,通过管理式医疗计划所实现的价格让步不会导致成本转移到其他支付者身上。

最后,因为管理式医疗计划,特别是 HMO,会导致医疗保健基础设施(即提供医疗服务的可用资源)发生变化,所以溢出效应可能存在。大量证据表明,HMO 普及确实会影响基础设施(Chernew,1995;Robinson and Casalino,1996;Hill and Wolfe,1997)。Robinson and Casalino(1996)的研究表明,这在费用增长减少中只占了一小部分,但库特勒和麦克莱伦的研究将 HMO 效应主要归因于 HMO 引起的基础设施变化(Cutler and McClellan,1996)。引入联邦医疗保险的影响与基础设施效应是一致的。Finkelstein(2007)估计,联邦医疗保险的引入与医院费用增加 37% 有关,这是由于现有医院的费用增加和新医院的进入。这表明联邦医疗保险的引入与固定成本投资有关,固定成本投资可能会波及市场上的所有支付者。尽管如此,考虑到 21 世纪第一个十年医疗保健费用相对于 GDP 的增长,溢出效应从数量上看是否重要仍是一个值得研究的问题。

5.3 按疾病和健康状况划分的费用增长

不同疾病的费用增长并不一致。例如,Frank and Glied(2006)发现,1971—2001 年,健康总支出的增长几乎是心理健康费用增长的两倍。同样,Thorpe et al.(2004b)报告说,1987—2000 年,每例脑血管疾病治疗费用增加了约 20%,每例癌症治疗费用增加了约 40%,每例心脏病治疗费用增加了近 70%。Thorpe et al.(2004b)将费用增长分解为三个部分:人口增长、疾病发病率增加和每个病例费用增加。在最富裕的 15 个国家(总共 259 个国家)中,人口增长占费用增长的 1/5 到 2/5。在某些情况下,费用的增加主要是由于发病率的增加,脑血管疾病的发病率增加了 60%。在心脏病等其他疾病中,费用增加主要是由于每个治疗病例的费用增加(69%)。

在对联邦医疗保险受益人的类似分析中,Thorpe and Howard(2006)报告说,联邦医保费用增长主要是由那些有五种及五种以上医学疾病的人导致的。然而,费用增长从 1987 年的 31% 上升到 2002 年的 50% 以上,很大程度上是由于患有五种或五种以上疾病的受访者的发病率上升。此外,有五种或五种以上医学疾病的受访者的自述健康状况似乎有了显著改善;1987 年有 33% 的受益人报告他们的健康状况良好,2002 年这一比例达到了 60%。这可能反映出他们的病情得到了更好的治疗,但也可能反映出他们越来越倾向诊断和治疗不同病情,这表明接受增量治疗的患者的健康状况更好,从而提高了接受更多治疗的患者的平均健康状况。

治疗流行病的增加与这样一种解释是一致的:即技术推动费用增长,因为在此期间新药物的引入促进了治疗。此外,对治疗价值的新认识也增加了接受治疗的可能性。例如,1997年,全国高血压预防、检测、评估和治疗联合委员会扩大了其高血压治疗建议,把收缩压140毫米汞柱或更高的亚组患者也纳入其中,而之前只考虑160毫米汞柱或更高的患者(National Heart, Lung and Blood Institute,1997)。

一些证据表明,肥胖人数的增加推动了费用增长(Thorpe et al., 2004a)。然而,这在很大程度上反映了与肥胖有关的疾病成本的增加,而不是简单改变疾病类别中人口分布所带来的影响。例如,1987—2001年,肥胖者的名义人均费用每年增长3.6%,而正常体重者的名义人均费用每年增长2.3%。这很可能反映了为治疗肥胖相关疾病而开发的新技术(包括药物)。如果将按权重分类的费用保持在1987年的水平,并简单地按2001年的权重分布对费用进行重新加权,就会发现仅由权重分布变化引起的费用增长在1987—2001年的整个期间每年少于1%。

最后,尽管有证据表明,大部分费用在某一时点集中在健康状况较差的受益人身上,特别是那些需要住院服务、患有多种慢性病或处于生命最后阶段的受益人身上,但疾病负担与费用增长之间的关系并不是集中在病情最严重的时候。对不同年份费用分布的分析表明,健康状况较差和高成本受益者的费用比例实际上随着时间的推移而下降。例如,耗费最多的5%受益人在1975年占总费用的54%,但在2002年仅占总费用的43%。这些发现表明,对于疾病负担较轻的患者,治疗强度(和费用)增长更快(Medicare Payment Advisory Commission,2009)。这一结论也得到了切尔纽等人的支持,他们报告说,联邦医保受益人中,那些残疾程度较轻的人费用增长更快(Chernew et al., 2005a)。

6. 费用增长的价值

由于技术已被确定为长期费用增长的主要驱动力,我们有理由预期从更高的费用中获得临床效益。正如引言中提到的,经验证据支持这一观点。例如,Cutler et al.(2006)使用1960—2000年的预期寿命数据并根据文献来评估寿命每增长一年的成本,推断50%的增长是源自医疗保健。他们发现,在这一期间,平均每年增加的生命费用在出生时为19900美元,15岁时为31600美元,45岁时为53700美元,65岁时为84700美元,年龄越大,成本增长速度就越快于预期寿命的增长。他们得出结论,除去老年人费用,1960—2000年的费用增长提供了合理的价值。Hall and Jones(2007)利用一个将消费分为健康和非健康两类的模型得出结论:健康费用的增长是对人均收入增长的理性反应。

其他研究也分析了费用增长与特定患者群体价值之间的关系。Cutler and Meara(2000)评估了1950—1990年低出生体重婴儿费用增加的收益,在此期间,每位低出生体重婴儿所需要的费用增加了四万美元。他们的结论是,这种费用增长非常有价值,估计低出生体重婴儿的治疗回报率超过500%。Cutler and McClellan(2001)报告了一系列研究,比较了针对具体疾病和患者群体的医疗技术的成本和收益,这些疾病和患者群体包括心脏病、低出生体重婴儿、抑郁症、白内障和乳腺癌。假设一年寿命价值十万美元,他们得出的结论是,除乳腺癌之外,所有被分析的疾病,技术带来的额外价值都超过了治疗成本。在乳腺癌的案例中,他们得出的结论是,额外的收益大致等于成本。Eggleston et al.(2009,2011)研究了梅奥诊所的几组糖尿病患者,发现1999—2009年,每个患者的实际成本每年增长4%以上,但是由于风险因素控制的改善而避免过早死亡的收益在某种程度上超过了增加的费用。Skinner et al.(2006)比较了1986—2002年急性心肌梗死(AMI)的联邦医保成本与生存收益。尽管他们得出结论,AMI的额外支出是有价值的(治疗心脏病发作的费用增加1万美元,预期寿命增加1年),但他们指出,自1996年以来,存活率的增长一直停滞不前。除总体趋势外,他们还研究了区域内的关系。他们发现AMI治疗费用的增长与转诊地区的生存收益之间存在负相关关系,这表明高费用地区可能提供不必要和过度治疗。此外,最近的一份报告评估了2000—2004年的七种常见疾病的边际收益,发现额外的费用购买到的价值不一致(Rothberg et al.,2010)。从这些研究中,我们可以得出这样的结论:平均而言,医疗保健费用的增加可能是有价值的,但就边际而言,更高的费用未必有价值。

7. 结论

在过去几十年中,发达经济体最显著的变化之一就是医疗保健费用占GDP的份额显著上升。显然,在这些增加的费用中,有些(或许是大部分)是物有所值的。一个常被引用的数字是预期寿命的增加,自1970年以来,美国的预期寿命增长了10%以上,其中大约一半要归功于医学的进步(Ford et al.,2007)。但许多医疗服务与预期寿命关系不大,更多的是与生活质量(如髋关节和膝关节置换、白内障手术)有关。虽然很明显,在任何时候美国的医疗服务系统都存在大量的低效率(Garber and Skinner,2008),但随着时间的推移,低效率的比例是否还在增加就不太清楚了。在过去的几十年里,美国商业保险和医疗保险的大多数患者是导致医疗保健费用增加的主体,他们通常都会享受到医学进步带给他们哪怕是微量的福利。虽然这种说法有点夸张,但从某种意义上来说也并不算夸大其词。

尽管历史数据并未表明医疗保健费用增长持续放缓(Newhouse,1992;Congressional Budget Office and Orszag,2007),但医疗保健费用的增长率不能无限期地超过收入的增长率。如果我们能够在短期内提高效率,或者如果我们愿意将更多的资源用于医疗保健,那么我们就可以提前解决技术驱动的费用增长这一根本问题,这可能需要很长时间。但最终,我们将需要建立一个长期可持续的融资体系。这样一个系统将从本质上改变新的创新进入医疗实践的过程。

目前还不清楚未来的融资体系会是或者应该是什么样子。也就是说,监管和市场力量的组合将会或者应该用于减缓费用增长。答案将部分取决于不同战略对费用增长的影响,以及它们保持尽可能多获取最有益医疗创新的能力。首选战略还可能取决于全社会对不同分配结果的偏好,这些分配结果涉及全社会的医疗保健和创新,因此在不同国家可能存在很大差异。许多健康经济学文献都集中讨论了各种工具和政策干预对费用水平的影响。因此,评估这些工具和干预措施对稳定的费用增长率的影响是未来研究的首要课题。

参考文献

Acemoglu, D., Finkelstein, A., & Notowidigdo, M. J. (2009). Income and health spending: Evidence from oil price shocks. NBER Working Paper W14744.

Baicker, K. & Chandra, A. (2004). Medicare spending, the physician workforce, and beneficiaries' quality of care. Health Affairs, January–June (Web Exclusives): W4-184-197.

Baker, L. C. (1997). The effect of HMOs on fee-for-service health care expenditures: Evidence from medicare. Journal of Health Economics, 16(1), 453-481.

Baker, L. C. & Shankarkumar, S. (1998). Managed care and health care expenditures: Evidence from Medicare, 1990–1994. Forum for Health Economics & Policy, 1 (Frontiers in Health Policy Research): Article 5.

Baumgardner, J. R. (1991). The interaction between forms of insurance contract and types of technical change in medical care. RAND Journal of Economics, 22(1), 36-53.

Baumol, W. J. (1967). Macroeconomics of unbalanced growth: The anatomy of urban crisis. American Economic Review, 57(3), 415-426.

Berndt, E. R., McGuire, T. G., & Newhouse, J. P. (2011). A primer on the economics of prescription pharmaceutical pricing in health insurance markets. NBER Working Paper 16879.

Bradley, T. B. & Kominski, G. F. (1992). Contributions of case mix and intensity change to hospital cost increases. Health Care Financial Review, 14(2), 151-163.

Bundorf, M. K., Royalty, A., & Baker, L. C. (2009). Health care cost growth among the privately insured. Health Affairs, 28(5), 1294-1304.

Bureau of Economic Analysis (2011). National economic accounts: Current-dollar and "real" gross domestic product. Retrieved February 9, 2011, from http://www.bea.gov/national/index.htm#gdp/.

Bynum, J., Song, Y., & Fisher, E. (2010). Variation in prostate-specific antigen screening in men aged 80 and older in fee-for-service Medicare. Journal of the American Geriatric Society, 58 (4), 674-680.

Centers for Medicare & Medicaid Services (2011a). 2011 Annual Report of the Boards of

Trustees of the Federal Hospital Insurance and Federal Supplementary Medical Insurance Trust Funds. Retrieved June 3, 2011, from https://www. cms. gov/ReportsTrustFunds/downloads/tr2011.pdf/.

Centers for Medicare & Medicaid Services (2011b). National Health Expenditure Data. Retrieved April 25, 2010, from http://www1. cms. gov/NationalHealthExpendData/07 _ NHEA _ Related_Studies.asp#TopOfPagedownloads/tables.pdf/.

Centers for Medicare & Medicaid Services and Department of Health and Human Services (2010).Projected Medicare Expenditures under an Illustrative Scenario with Alternative Payment Updates to Medicare Providers. Retrieved October, 2010, from http://www. cms. gov/ActuarialStudies/Downloads/2010TRAlternativeScenario.pdf/.

Chandra, A., Gruber, J., & McKnight, R. (2010). Patient cost-sharing and hospitalization offsets in the elderly. American Economic Review, 100(1), 193-213.

Chernew, M. E. (1995). The impact of non-IPA HMOs on the number of hospitals and capacity. Inquiry,32(2), 143-154.

Chernew, M. E., Cutler, D. M., & Kennan, P. S. (2005b). Increasing health insurance costs and the decline in insurance coverage. Health Services Research, 40(4), 1021-1039.

Chernew, M. E., DeCicca, P., & Robert, T. (2008). Managed care and medical expenditures of Medicare beneficiaries. Journal of Health Economics, 27(6), 1451-1461.

Chernew, M. E., Fendrick, A. M., & Hirth, R. A. (1997). Managed care and medical technology: Implications for cost growth. Health Affairs, 16(2), 196-206.

Chernew, M. E., Goldman, D. P., Pan, F., & Shang, B. (2005a). Disability and health care spending among Medicare beneficiaries. Health Affairs, 24, Suppl. 2, W5R242-52.

Chernew, M. E., Hirth, R. A., & Cutler, D. M. (2009a). Increased spending on health care: Long-term implications for the nation. Health Affairs, 28(5), 1253-1255.

Chernew, M. E., Hirth, R. A., Sonnad, A. A., Ermann, R., & Fendrick, A. M. (1998). Managed care,medical technology, and health care cost growth: A review of the evidence. Medical Care Research and Review, 55(3), 259-288.

Chernew, M. E., Sabik, L., Chandra, A., & Newhouse, J. P. (2009b). Would having more primary care doctors cut health spending growth? Health Affairs, 28(5), 1327-1335.

Chernew, M. E., Sabik, L., Chandra, A., & Newhouse, J. P. (2010). Ensuring the fiscal sustainability of health care reform. New England Journal of Medicine, 362(1), 1-3.

Cohen, J. T., Neumann, P. J., & Weinstein, M. C. (2008). Does preventive care save money? Health economics and the presidential candidates. The New England Journal of Medicine, 358(7), 661-663.

Congressional Budget Office (2007). Testimony: Statement of Peter R. Orszag before the Committee on the Budget. Health Care and the Budget: Issues and Challenges for Reform.

Congressional Budget Office & Orszag, P. R. (2007). Financing projected spending in the long run. Retrieved October 12, 2010, from http://www.cbo.gov/ftpdocs/82xx/doc8295/0709-Financing_Spending.pdf/.

Cutler, D. M. (1995). Technology, Health Costs, and NIH. National Institutes of Health Roundtable on the Economics of Biomedical Research.

Cutler, D. M. (2004). Your money or your life: Strong medicine for America's health care system. New York, NY: Oxford University Press.

Cutler, D. M. & McClellan, M. (1996). The determinants of technological change in heart attack treatment. NBER Working Paper 5751.

Cutler, D. M. & McClellan, M. (2001). Is technological change in medicine worth it? Health Affairs,20(5), 11-29.

Cutler, D. M. & Meara, E. (2000). The technology of birth: Is it worth it? Forum for Health Economics &Policy 3 (Frontiers in Health Policy Research): Article 3.

Cutler, D. M. & Sheiner, L. (1998). Demographics and medical care spending: Standard and non-standard effects. NBERWorking Paper 6866.

Cutler, D. M., Rosen, A. B., & Vijan, S. (2006). The value of medical spending in the United States, 1960-2000. The New England Journal of Medicine, 355(9), 920-927.

DeMeza, D. (1983). Health insurance and the demand for medical care. Journal of Health Economics,21(1), 47-54.

Di Matteo, L. (2005). The macro determinants of health expenditure in the United States and Canada: Assessing the impact of income, age distribution and time. Health Policy, 71(1), 23-42.

Eggleston, K. N., Shah, N. D., Smith, S., Berndt, E. R., & Newhouse, J. P. (2011). Quality adjustment for healthcare spending on chronic disease: Evidence from diabetes treatment, 1999-2009. American Economic Review, 101(2), 206-211.

Eggleston, K. N., Shah, N. D., Smith, S. A., Wagie, A. E., Williams, A. R., Grossman, J. H., et al. (2009). Assessing the productivity of diabetes treatment, 19972005. Annals of Internal Medicine, 151(6), 386-393.

Fendrick, A. M., Chernew, M. E., Hirth, R., & Menonq, D. (1996). Understanding the behavioral response to medical innovation. American Journal of Managed Care, 2(7), 793-799.

Finkelstein, A. (2007). The aggregate effects of health insurance: Evidence from the introduction of Medicare. Quarterly Journal of Economics, 122(2), 1-37.

Fisher, E. S., Wennberg, D. E., Stukel, T. A., Gottlieb, D. J., Lucas, F. L., & Pinder, E. L. (2003a). The implications of regional variations in Medicare spending. Part 1: The content, quality, and accessibility of care. Annals of Internal Medicine, 138, 273-287.

Fisher, E. S., Wennberg, D. E., Stukel, T. A., Gottlieb, D. J., Lucas, F. L., & Pinder, E. L. (2003b). The implications of regional variations in Medicare spending. Part 2: Health outcomes and satisfaction with care. Annals of Internal Medicine, 138, 288-298.

Ford, E. S., Ajani, U. A., Croft, J. B., Critchley, J. A., Labarthe, D. R., Kottke, T. E., et al. (2007). Explaining the decrease in U.S. deaths from coronary disease, 1980-2000. New England Journal of Medicine, 356(23), 2388-2398.

Frank, R. G. & Glied, S. (2006). Changes in mental health financing since 1971: Implications for policy makers and patients. Health Affairs, 25(3), 601-613.

Frogner, B. K. (2010). The missing technology: An international comparison of human capital investment in healthcare. Applied Health Economics and Health Policy, 8(6), 361-371.

Fuchs, V. R. (1996). Economics, values, and health care reform. American Economic Review, 86(1), 1-24.

Fuchs, V. R. (1999). Health care for the elderly: How much? Who will pay for it? Health Affairs, 18(1), 11-21.

Garber, A. M. & Skinner, J. (2008). Is American health care uniquely inefficient? Journal of Economic Perspectives, 22(4), 27-50.

Garber, A. M., Jones, C. I., & Romer, P. (2006). Insurance and incentives for medical innovation. Forum for Health Economics & Policy, 9(2) (Article 4).

Gaskin, D. J. & Hadley, J. (1997). The impact of HMO penetration on the rate of hospital cost inflation, 1985-1993. Inquiry, 34(3), 205-216.

Gerdtham, U. G. & Jonsson, B. (2000). International comparisons of health expenditure: Theory, data and econometric analysis. In A. J. Culyer & J. P. Newhouse (Eds.), Handbook of health economics. Amsterdam: North-Holland/Elsevier.

Ginsburg, P. B. & Pickreign, J. D. (1997). Tracking health care costs: An update. Health Affairs, 16(4), 151-155.

Ginsburg, P. B. & Pickreign, J.D. (1996). Tracking health care costs. Health Affairs, 15 (3), 140-149.

Glied, S. A. (2000). Managed care. In A. J. Culyer & J. P. Newhouse (Eds.), Handbook of health economics. Amsterdam: North-Holland.

Goddeeris, J. H. (1984a). Medical insurance, technological change, and welfare. Economic Inquiry, 22(1), 56-57.

Goddeeris, J. H. (1984b). Insurance and incentives for innovation in medical care. Southern Economic Journal, 51(2), 530-539.

Gottlieb, D. J., Zhou, W., Song, Y., Andrews, K. G., Skinner, J. S., & Sutherland, J. M. (2010). Prices don't drive regional Medicare spending variations. Health Affairs, 29(3), 537 -543.

Guadagnoli, E., Hauptman, P. J., Ayanian, J. Z., Pashos, C. L., McNeil, B. J., & Cleary, P. D. (1995). Variation in the use of cardiac procedures after acute myocardial infarction. New

England Journal of Medicine, 333(9), 573-578.

Hall, R. E. & Jones, C. I. (2007). The value of life and the rise in health spending. Quarterly Journal of Economics, 122(1), 39-72.

Herring, B. (2005). The effect of the availability of charity care to the uninsured on the demand for private health insurance. Journal of Health Economics, 24(2), 225-252.

Hill, S. C. & Wolfe, B. L. (1997). Testing the HMO competitive strategy: An analysis of its impact on medical resources. Journal of Health Economics, 16(3), 261-286.

Holahan, J., Dor, A., & Zuckerman, S. (1990). Understanding the recent growth in Medicare physician expenditures. JAMA, 263(12), 1658-1661.

Honore, B. E. & Lleras-Muney, A. (2006). Bounds in competing risks models and the war on cancer. Econometrica, 74(6), 1675-1698.

Katz, S. J., Welch, W. P., & Verrilli, D. (1997). The growth of physician services for the elderly in the United States and Canada: 19871992. Medical Care Research and Review, 54(3), 301-320.

Kronick, R. & Gilmer, T. (1999). Explaining the decline in health insurance coverage, 1979-1995. Health Affairs, 18(2), 30-47.

Lee, D. W. (1992). Estimating the effect of new technology on Medicare Part B expenditure and volume growth: Do related procedures matter? Advances in Health Economics and Health Services Research, 13, 43-64.

Legorreta, A. P., Silber, J. H., Costantino, G. N., Kobylinski, R. W., & Zatz, S. L. (1993). Increased cholecystectomy rate after the introduction of laparoscopic cholecystectomy. JAMA, 270(12), 1429-1432.

Luft, H. S. (1980). Trends in medical care costs. Do HMOs lower the rate of growth? Medical Care, 18(1), 1-16.

Lu-Yao, G. L., McLerran, D., Wasson, J., & Wennberg, J. E. (1993). The Prostate Patient Outcomes Research Team. An assessment of radical prostatectomy. JAMA, 269(1), 2633-2636.

Manning, W. G., Newhouse, J. P., Duan, N., Keeler, E. B., Leibowitz, A., & Marquis, M. S. (1987). Health insurance and the demand for medical care: Evidence from a randomized experiment. American Economic Review, 77(3), 251-277.

Mas, N. & Seinfeld, J. (2008). Is managed care restraining the adoption of technology by hospitals? Journal of Health Economics, 27(4), 1026-1045.

McClellan, M., McNeil, B. J., & Newhouse, J. P. (1994). Does more intensive treatment of acute myocardial infarction reduce mortality? JAMA, 272(11), 859-866.

Medicare Payment Advisory Commission (2009). Reforming the health care delivery system. Statement of Glenn M. Hackbarth before the Committee on Energy and Commerce, US House of

Representatives. Retrieved October, 2010, from http://energycommerce. house. gov/Press_111/ 20090310/testimony_hackbarth.pdf/.

Melnick, G. A. & Zwanziger, J. (1988). Hospital behavior under competition and cost-containment policies. The California experience, 1980 to 1985. JAMA, 260(18), 2669-2675.

Melnick, G. A. & Zwanziger, J. (1995). State health care expenditures under competition and regulation, 1980 through 1991. American Journal of Public Health, 85(10), 1391-1396.

Melnick, G. A. Zwanziger, J., & Bradley, T. (1989a). Competition and cost containment in California: 1980-1987. Health Affairs, 8(2), 129-136.

Melnick, G. A., Zwanziger, J., & Verity-Guerra, A. (1989b). The growth and effects of hospital selective contracting. Health Care Management Review, 14(3), 57-64.

National Heart, Lung, and Blood Institute (1997). The sixth report of the Joint National Committee on prevention, detection, evaluation and treatment of high blood pressure. Archives of Internal Medicine, 157(21), 2413-2446.

Newhouse, J. P. (1981). The erosion of the medical marketplace. In R. Scheffler (Ed.), Advances in health economics and health services research (Vol. 2). Westport, CT: JAI Press.

Newhouse, J. P. (1988). Has the erosion of the medical marketplace ended? Journal of Health Politics Policy and Law, 13(2), 263-268.

Newhouse, J. P. (1992). Medical care costs: How much welfare loss? Journal of Economic Perspectives, 6(3), 3-21.

Newhouse, J. P. (1993a). Free for all? Lessons from the RAND health insurance experiment. Cambridge, MA: Harvard University Press.

Newhouse, J. P. (1993b). An iconoclastic view of health cost containment. Health Affairs, 12 (Suppl), 152-171.

Newhouse, J. P. (1998). UK and US health economics: Two disciplines separated by a common language? Health Economics, 7(Suppl. 1), S79-S92.

Newhouse, J. P., Schwartz, W. B., Williams, A. P., & Witsberger, C. (1985). Are fee-for-service costs increasing faster than HMO costs? Medical Care, 23(8), 960-966.

Okunade, A. A. & Murthy, V. N. R. (2002). Technology as a "major driver" of health care costs: A cointegration analysis of the Newhouse conjecture. Journal of Health Economics, 21(1), 147-159.

Organization for Economic Co-Operation and Development (OECD) (2009). Health Data 2009—comparing health statistics across OECD countries. Retrieved October, 2010, from, http:// www.oecd.org/document/54/0,3343,en_2649_201185_43220022_1_1_1_1,00.html/.

Pauly, M. V. & Ramsey, S. D. (1999). Would you like suspenders to go with that belt? An analysis of optimal combinations of cost sharing and managed care. Journal of Health Economics, 18 (1), 443-458.

Peden, E. A. & Freeland, M. S. (1995). A historical analysis of medical spending growth, 1960-1993. Health Affairs, 14(2), 235-247.

Peden, E. A. & Freeland, M. S. (1998). Insurance effects on US medical spending. Health Economics, 7, 671-687.

Phelps, C. E. (1976). The demand for reimbursement insurance. In R. Rosett (Ed.), The role of health insurance in the health services sector. Cambridge, MA: National Bureau of Economic Research.

Pilote, L., Califf, R. M., Sapp, S., Miller, D. P., Mark, D. B., Weaver, W. D., et al. (1995). GUSTO-1 investigators. Regional variation across the United States in the management of acute myocardial infarction. New England Journal of Medicine, 9(333), 565-572.

Port, F. K. (1995). End-stage renal disease: Magnitude of the problem, prognosis of future trends and possible solutions. Kidney International Supplement, 50, S3-S6.

Robinson, J. C. (1991). HMO market penetration and hospital cost inflation in California. JAMA, 266 (19), 2719-2723.

Robinson, J. C. & Casalino, L. P. (1996). Vertical integration and organizational networks in health care. Health Affairs, 15(1), 7-22.

Robinson, J. C. & Luft, H. S. (1988). Competition, regulation, and hospital costs, 1982 to 1986. JAMA, 260(18), 2676-2681.

Rothberg, M. B., Cohen, J., Lindenauer, P., Maselli, J., & Auerbach, A. (2010). Little evidence of correlation between growth in health care spending and reduced mortality. Health Affairs, 29(8),1523-1531.

Schwartz, W. B. (1987). The inevitable failure of current cost-containment strategies. JAMA, 257(2),220-224.

Scitovsky, A. A. (1985). Changes in the costs of treatment of selected illnesses, 1971-1981. Medical Care, 23(12), 1345-1357.

Scitovsky, A. A. & McCall, N. (1976). Changes in treatment costs for selected illnesses, 1951-1964-1971. Washington, DC: US Department of Health Education and Welfare, National Center for Health Services Research. Sepulveda, M.-J., Bodenheimer, T., & Grundy, P. (2008). Primary care: Can it solve employers' health care dilemma? Health Affairs, 27(1), 151-158.

Showstack, J. A., Schroeder, S. A., & Matsumoto, M. (1982). Changes in the use of medical technologies, 1972 - 1977-a study of 10 inpatient diagnoses. New England Journal of Medicine, 306(12),706-712.

Sisko, A. M., Truffer, C. J., Keehan, S. P., Poisal, J. A., Clemens, M. K., & Madison, A. J. (2010). National health spending projections: The estimated impact of reform through 2019. Health Affairs, 29(10), 1-9.

Skinner, J. S. & Fisher, E. S. (1997). Regional disparities in Medicare expenditures: An opportunity for reform. National Tax Journal, 50, 413-425.

Skinner, J. S., Staiger, D. O., & Fisher, E. S. (2006). Is technological change in medicine always worth it? The case of acute myocardial infarction. Health Affairs, 25(2), w34-w47.

Smith, S. D., Newhouse, J. P., & Freeland, M. S. (2009). Income, insurance, and technology: Why does health spending outpace economic growth? Health Affairs, 28(5), 1276 -1284.

Solow, R. M. (1957). Technical change and the aggregate production function. Review of Economics and Statistics, 39(3), 312-320.

Song, Y, Skinner, J., Bynum, J., Sutherland, J., Wennberg, J. E., & Fisher, E. S. (2010). Regional variations in diagnostic practices. New England Journal of Medicine, 363(1), 45 -53.

Starfield, B., Shi, L., & Macinko, J. (2005). Contribution of primary care to health systems and health. Milbank Quarterly, 83(3), 457-502.

Steiner, C. A., Bass, E. B., Talamini, M. A., Pitt, H. A., & Steinberg, E. P. (1994). Surgical rates and operative mortality for open and laparoscopic cholecystectomy in Maryland. New England Journal of Medicine, 330(6), 403-408.

Thorpe, K. E. & Howard, D. H. (2006). The rise in spending among Medicare beneficiaries: The- role of chronic disease prevalence and changes in treatment intensity. Health Affairs, 25, w378 -w388.

Thorpe, K. E., Florence, C. S., & Joski, P. (2004b). Which medical conditions account for the rise in health care spending? Health Affairs, W4, 437-445.

Thorpe, K. E., Florence, C. S., Howard, D. H., & Joski, P. (2004a). The impact of obesity on rising medical spending. Health Affairs, 23(Suppl.), Web Exclusives (W4-480-6).

Tu, J. V., Pashos, C. L., Naylor, C. D., Chen, E., Normand, S. L., Newhouse, J. P., et al. (1997). Use of cardiac procedures and outcomes in elderly patients with myocardial infarction in the United States and Canada. New England Journal of Medicine, 336(21), 1500-1505.

Weinstein, J. N., Lurie, J. D., Olson, P. R., Bronner, K. K., & Fisher, E. S. (2006). United States' trends and regional variation in lumbar surgery: 19922003. Health Service Research Journal, 31(23), 2707-2714.

Weisbrod, B. A. (1991). The health care quadrilemma: An essay on technological change, insurance, quality of care, and cost containment. Journal of Economic Literature, 29(3), 523 -552.

Wennberg, J. E., Fisher, E. S., & Skinner, J. S. (2002). Geography and the debate over Medicare reform. Health Affairs, 21(Suppl.) (Web Exclusive): W96-W114.

Wennberg, J. E., Kellett, M. A., Dickens, J. D., Malenka, D. J., Keilson, L. M., & Keller, R. B. (1996). The association between local diagnostic testing intensity and invasive cardiac procedures. JAMA, 275(15), 1161−1164.

Wickizer, T. M. & Feldstein, P. J. (1995). The impact of HMO competition on private health insurance premiums, 1985−1992. Inquiry, 32(3), 241−251.

Zwanziger, J. & Melnick, G. A. (1988). The effects of hospital competition and the Medicare PPS program on hospital cost behavior in California. Journal of Health Economics, 7(4), 301−320.

Zwanziger, J., Melnick, G. A., & Bamezai, A. (1994a). Costs and price competition in California hospitals, 1980−1990. Health Affairs, 13(4), 118−126.

Zwanziger, J., Melnick, G. A., Mann, J., & Simonson, L. (1994b). How hospitals practice cost containment with selective contracting and the Medicare Prospective Payment System. Medical Care, 32(11), 1153−1162.

第二章　医疗保健地区差异的成因及后果[①]

乔纳姗·斯金娜(Jonathan Skinner)

达特茅斯学院经济系

目　录

---

① 本章专为《健康经济学手册(第二卷)》撰写。我最感激的是约翰·E. 温伯格(John E. Wennberg),是他把我引入了地区差异的研究,我还要感谢手册作者艾略特·费雪(Elliott Fisher)、约瑟夫·纽豪斯(Joseph Newhouse)、道格拉斯·斯泰格(Douglas Staiger)、阿米塔布·钱德勒(Amitabh Chandra),特别感谢马克·波利(Mark Pauly)极富洞察力的评论,感谢全国老龄研究学会(PO1 AG19783)的资助。

摘要:在美国和其他国家,各地区的医疗保健费用和利用情况存在较大差异。这些差异是由需求侧的因素诸如患者偏好、健康状况、收入或可及性导致的吗?还是由供给侧的因素诸如供给侧的经济激励、信仰、能力或手术规范所导致的?本章首先在一个简单的供求模型背景下考虑医疗保健的地区差异,然后聚焦于寻找导致差异的经验性证据。虽然就健康而言,需求因素尤其重要,但有明显证据表明,在医疗服务的利用方面存在供给驱动的差异。所以本文考虑了在产出方面费用因果影响的证据,并得出结论:无论是高效治疗(诸如艾滋病患者的 β 受体阻滞剂或抗逆转录病毒治疗),还是无效治疗(如晚期痴呆症患者的鼻饲疗法),花费多少并不重要,更重要的是如何花费。

关键词:健康经济学;医疗保健生产率;空间模型;地区差异;小区域分析

JEL 代码:I100;I110;I120;I180;R120

1. 引言

已经出版的一份地图集记录了一项健康投入利用方面引人注目的重要差异。与波士顿地区相比,纽黑文的利用率高出 74%,旧金山则高出 200%。① 也许有人会认为可以用收入、健康状况或者价格差异来解释利用率差异,但是这些因素远未能解释我们观察到的广泛差异。那么,为什么这些模式——人均肉禽类制品消费取值范围从波士顿地区的 31 磅变为旧金山地区的 113 磅——没有得到健康专家或健康经济学家的更多关注?

本章将尝试区分肉禽制品消费的地区差异和医疗保健利用率方面的地区差异,这些差异确实令人费解。当然,很多理由可以用来解释为何利用率的地区差异可以用潜在健康状况、偏好和收入或者医疗机构的生产率差异来证明——外科手术效果更好的地区外科手术率会更高(Chandra and Staiger, 2007)。但是也有一些理由可以用来解释为什么差异可能是无效的。我们知道医疗保健行业的某些具体内容,比如适度共同支付保险的广泛应用,会导致道德风险和逆向选择的双刃剑问题。从阿罗开始,经济学家们已经就与医疗保健紧密联系在一起的独特性和制度安排进行争论——从非营利性的所有权,到医疗机构的许可证,再到保险的结构——最易理解为"发病率和疗效的不确定性"的结果(Arrow, 1963)。

医疗保健不是经济社会中具有这些特征的唯一部门——汽车修理、家居建筑和管理咨询都显示出修复效果的不确定性,甚至他们都不能确保维修达到相同的程度。然而,虽然汽车维修质量和成本的地区差异确实存在,但政府似乎并不打算成立一个对此负责的维修组织。

医疗保健的地区差异与汽车修理等有所差别,至少出于两个原因。首先,假定我们观察到的差异都是"没有根据的",即无法用合理的原因如健康状况进行解释,差异跨度是如此之大以至于消除这种差异的潜在收益——如美国 GDP 的 3%或更多——确实值得我们追求。

① http://maps.ers.usda.gov/FoodAtlas/.

其次,这种低效率似乎可以通过正常的竞争力量消除,只要赋予供给方、消费者和第三方支付中的每一方以提高质量或降低成本的不充分激励(Fuchs and Milstein,2011)。

继查尔斯·菲尔普斯在手册中的早期调查(Phelps,2000)之后,我们考虑了医疗保健的地区差异在经济学方面的五个一般性问题。

第一个问题,造成这种差异的理论性原因是什么?传统上,从"供给者引致需求"的角度来观察医疗保健利用率的地区差异,这种理论认为,地区差异可以用医疗保健提供者对付费服务环境的效用最大化行为反应和提供者的相对稀缺(或丰裕)程度来解释(McGuire,2011)。当在两个看似相似的地区——相同的保险机制和相似的患者——医生们最终提供数量大不相同的医疗保健服务时,这一问题就出现了。也就是说,标准的供给者引致需求模型或许会认为,医生为患者们所做的会比最优解还要多,但是这并不足以解释为什么在得克萨斯州麦卡伦的医生们为他们联邦医疗保险的患者们比那些在埃尔帕索的医生们付出更多(Gawande,2009)。为了解决这个问题,在 Chandra and Skinner(2011)与 Wennberg et al.(2002)学者的基础上,我用一个模型解析那些可能用以解释在特定类型的治疗中地区差异的供给和需求因素,范围从能以最低成本救命的高效治疗(如对心脏病患者的 β 受体阻滞剂)到对患者没有已知益处的昂贵治疗(如对前列腺癌患者的质子束疗法)。

第二个问题,本文用这个基本框架去分析医疗保健利用率和费用的地区差异成因的经验性证据。这是评估供给侧差异是否确实存在的关键部分。如果所有利用率地区差异观测值能够被其他因素解释,如患者偏好、相对价格、收入和健康,则地区差异的谜也就无所谓称之为谜。这一章主要聚焦于美国的地区差异,但日益增加的文献表明地区差异可能出现在国内,也可能跨国出现。

第三个问题,更高的医疗保健费用的后果是什么?更高费用会有更好效果吗?或者钱花得越多会对健康越重要吗?这部分关键的问题在于理解如何在健康经济学中将地理作为一个统计学工具来评估是否更高强度的治疗是与更理想的健康产出有关的。从 Glover(1938)和 Wennberg and Gittelsohn(1973)的早期研究开始,再到更多运用工具变量进行更正式的分析,运用地理作为工具变量推导关于医疗保健的"生产函数"的传统由来已久(Fisher et al.,2003b;McClellan et al.,1994)。有的研究认为费用和效果负相关,而另一些研究则认为是正相关,但是人们更关心的是在供给者或地区之间效果的差异性有多大,以及差异性与要素投入相关性有多小。

第四个问题,观察医疗保健利用差异的政策含义是什么?如果确实存在生产效率的巨大差异,七位数的 SIC 代码会很容易用来衡量质量(Syverson,2004),如果跨地区或医院间的医疗保健效率非常不一致但产出却非常难以衡量或很少公之于众,难道不奇怪吗?如 Phelps(2000)所说,有价值和高效的医疗创新扩散有时很缓慢,与观测到的跨国知识扩散的缓慢非常相似(Eaton and Kortum,1999;Skinner and Staiger,2009),然而人们仍就如何"修正"如此缓慢的跨地区(或跨国)扩散率的实际挑战进行争论。

第五个问题,存在医疗保健利用的地区差异的同时,美国各地在健康方面也存在明显的差异(Kulkarni et al.,2011),而且二者仅仅是偶然相关(Fuchs,1998)。解释健康差异可能更为重要,建议更关注医疗保健之外的其他对健康具有更直接影响的因素,如牛肉和家禽的人均消费地区差异。

2. 医疗保健地区差异的经济模型

经济模型一般包括供给和需求两个方面,本文采用了 Chandra and Skinner(2011)的一个简单模型来刻画市场双方。

2.1 需求方面

在 Hall and Jones(2007)、Murphy and Topel(2006)的基础上,可将需求方视作一个简单的消费—闲暇的两期模型,个人的感知生活质量 $s(x)$,受医疗费用 x 影响:

$$V = U(C_1) + \frac{s(x)U(C_2)}{1+\delta} \tag{2.1}$$

式中,C_1 是 i 期的消费,δ 为贴现率,x 为医疗保健投入。

假设期望存活率或生活质量函数是凸性的,即 $s'(x) \geq 0, s'' < 0$。格罗斯曼模型包含了居民提高其健康"存量"的几种不同方法,但在此简化模型中健康需求用 x 的需求表示(Grossman,1972)。预算约束下的效用最大化目标为:

$$Y_1 + \frac{Y_2}{1+r} - P = C_1 + px + \frac{C_2}{1+r} \tag{2.2}$$

上式中,Y_i 为 i 期的收入或转移支付,p 是消费者医疗保健服务的价格,P 为保险支付的免赔额(或税),r 为利率。假设用 x 来衡量每一美元购买的实际资源,这意味着每单位 x 的真实或社会成本(q)被视作 1 时,患者付出 p(这样,如果共保率为 20%,$p = 0.2$)。这个需求模型比较直截了当,模型中隐含的假设有时可能与经验证据不符。[①]

效用最大化函数(2.1)联立(2.2),可以得出最优条件为:

$$\psi = \frac{U(C_2)}{(1+\delta)\dfrac{\partial U}{\partial C_1}} = \frac{P}{s'(x)} \tag{2.3}$$

令 ψ 为个人对额外一年的生存质量调整年的需求,这一变量由于各种理由在理论上随地区不同会呈现较大差异。这些理由,例如,高收入意味着第一期消费的边际效用较低,因此会对医疗保健有更高的需求。效用函数斜率的不同(风险厌恶程度也由此而不同)以及时

[①] 例如,由于需求是第一期消费边际效用的反函数,当阿罗—普拉特风险厌恶参数为 3(或跨期替代率为 1/3)时,消费翻倍增加会使医疗保健需求增加 2^3 倍(Murphy and Topel,2006)。正如豪尔和琼斯所解释的,第三台平板电视的边际效用的快速下降与对终极奢侈品——健康的需求有关(Hall and Jones,2007)。当然,我们还未在某个时点上观察到如此高的收入弹性。

间偏好率会对当前消费和未来健康水平的权衡产生深远的影响。

2.2 供给方面

假定医生们寻求其患者对健康的感知价值最大化，用 $\psi s(x)$ 表示，它取决于财务因素、资源能力、伦理判断和患者需求（Chandra and Skinner，2011）。虽然有不诚实的医生试图否认这一假定，但至少这一假定与大多数医生行为是一致的。在这个简单模型里，医生们扮演着价格接受者的角色，但仍可能面临着同一台手术会由私人保险、医疗保险和医疗补助支付各种不同价格的困境。因此模型忽略了由医院集团和医生共同决定数量、质量和价格的市场复杂性（Pauly，1980）。

医生们还关心着其自身收入。为简化起见，收入用 $R+\pi x$ 表示，R 为医生的薪酬，π 用来衡量随着治疗方案上升的净利润 x（或者更一般情况下，表示不同的治疗方案向量）。注意患者支付的价格 p，可能会由于治疗方案的盈利能力 π 的不同有很大差别，当医疗机构获得的支付低于边际成本时，$\pi>0$，但当治疗方案盈利时，$\pi<0$。

因此，假定医疗机构最大化 $\psi s(x)+\Omega(R+\pi x)$ 的值。Ω 是一个函数，用于刻画医生在提高患者存活价值的意愿与提高其自身收入之间的权衡。但是医疗机构仍受诸如容量约束（医院床位不足，因此 $x\leq X$，X 为当地医院可供床位数）或道德审判［当 $s'(x)$ 值很小甚至为负且自付费用很高时，治疗不值得付出社会成本，或者患者情况不会因此而变得更好］等因素约束；这些额外的约束都在一个混合约束 μ 中有所反映。[1] 在这个简化模型里，医疗机构的最优条件可表示为：

$$\psi s'(x) = -\omega\pi+\mu \equiv \lambda \qquad (2.4)$$

式中，ω 是由 x 推导出的 Ω 值，或者可以理解为每增加一美元收入的边际价值，约束集可以用影子价格 λ 概括。例如，如果经济激励被道德标准抵消，即医生认为"多做多错"（$-\omega\pi<0$），那么当 $\lambda=0$ 时，那些愿意全心全意为患者服务的医生会将 $s'(x)$ 降为零。

图 2.1 显示 $\psi s'(x)$ 和 λ 的关系。[2] 注意对患者的关键假定是按最适宜治疗到最不适宜治疗进行了分类，在图中表示为向右下方倾斜的 $\psi s'(x)$ 曲线（Baicker et al.，2006）。在等式（2.4）里当 $\psi s'(x)=\lambda$ 时或在图 2.1 的 A 点达到均衡。在大多数医疗保健系统里 λ 一般不等于每增加一单位 x 的社会成本，而是等于 1；典型的容量约束会导致 $\lambda>1$，保险的存在（$p<1$）会导致 $\lambda<1$；每个条件都会导致静态无效率。

这个模型如何用于解释地区差异？设想有两类地区差异。第一类是所有的医生和医院都受制于相同的 $s(x)$ 生产函数，但由于 λ 到（比如）λ^* 的变化，利用率的地区差异是沿着 $s'(x)$ 曲线发生的，如图 2.1 所示。这一变化的例子包括：

---

[1] 完整的模型推导见 Chandra and Skinner(2011)。
[2] 注意 λ 会随 x 变化而变化，为简化起见，这里将其定为常数。

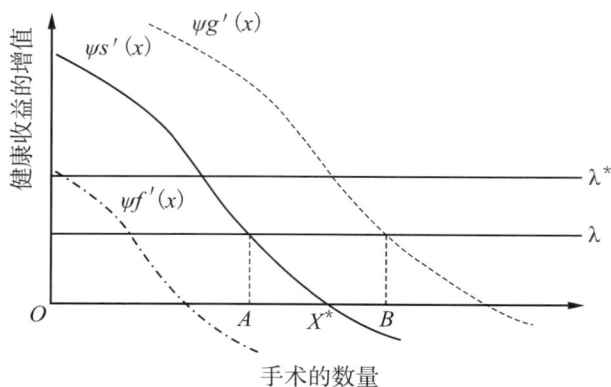

图 2.1 不同生产函数和约束条件下的健康结果的边际生产率

第一,边际财政刺激(的变化)随跨区赔款率和治疗方案的价格上升——可能这种情形在医疗补助计划和私人保险中比医疗保险计划中更多一些,在医疗保险计划中,尽管生活成本差异和其他因素有粗略调整,但价格是固定的(IOM,2011)。更常见的是,医生可能会由于他们对财政刺激的敏感度不同而呈现地区差异,对财政刺激的敏感度可以用收入的边际效用表示。例如,Gawande(2009)尝试解释为什么得克萨斯州的麦卡伦医疗保险计划的费用总是比埃尔巴索要高出很多,他强调,在麦卡伦,医生更具有"企业家精神"的特征,这意味着营利活动的敏感性提高,或值更高。

第二,反映地区准固定因素的医院容量或伦理约束(用 μ 表示),例如,导管插入术实验室的密度、专科医生数、医院和 ICU 的床位数以及诊断性影像设备(例如,医生诊室走廊里有核磁共振设备)。这是我们下面要讨论"供给敏感型"即Ⅲ类诊疗的原理,由于空床位较多,多住院一天的床位费的影子价格非常低。[①] 这些准固定的医院容量差异可能有其历史原因,例如,与纽黑文相比,波士顿有更多的宗教团体成立的医院(Wennberg,2010)。

第三,患者价格或可及度。如果大部分患者未投保或面临全额支付,或者如果他们倾向于对手术持谨慎态度,则假定医生们应该考虑到他们的高额医疗费用,并且尽量避免那些不太有价值的治疗方案。相反地,如果患者需要用较长时间才抵达诊所或医院,或者他们这样做的时候面临较高隐性成本,则 x 较低。相对应地,$s'(x)$ 更高。

第四,医疗事故风险会改变实施手术的隐性成本或收益。在某些情况下,"防御式医疗"会有效抑制并提升设备利用率:CT 扫描可以覆盖一个患者从急诊室到康复回家的全过程,或者,如果患者后来才被诊断为前列腺癌,那么前列腺癌检测可以避免医生陷入法律诉讼(King and Moulton,2006)。还有一种情形,如果实施手术意味着医生会置身于更高的法律诉讼风险,那么对医疗事故的担忧会提高隐性成本(Baicker et al.,2007;Currie and MacLeod,2008)。

我们回顾一下会发现,所有这些在医院床位数、经济激励等方面的差异可能会导致同一个生产函数有不同的点。因此,如果所有地区都在相同的生产函数 $s(x)$ 上,跨地区的医疗费

---

① 这也回避了某一特定地区为什么一开始就有那么多的床位数的问题,相比于内生性变量,床位数量最好设定为预设变量。有研究确实发现医院床位数变动远少于人员变动,因而受人口外迁趋势影响,各地区有最高床位供给量(Clayton et al.,2009)。

用与产出的横截面关联会推导出生产函数,继而推导出医疗保健费用的边际"价值"。正如下文所讨论的,如果各地区由于他们的生产函数 $s(x)$ 仍有差异,则跨区比较将不会推导出随 x 变化的 $s(x)$,但会推导出生产函数的变动和 λ 变动的合集。正如笔者在下文中所讨论的,这导致了用回归系数解释"越多就越好吗?"这一问题的产生。

第二类解释地区差异的方法是允许不同地区或不同医生的生产函数不同。很明显,这种情况的发生是由于健康状况的差异;路易斯安那州的拉斐特的基础性疾病远比夏威夷多,所以我们可以认为拉斐特的医生的生产函数在图 2.1 中看起来更像是 $f(x)$ 而非 $s(x)$——再多的医疗保健费用也不可能使拉斐特人和夏威夷人一样健康。而且,对于任何给定的 x,都有 $f'(x)>s'(x)$。

一个关于生产函数差异——在图 2.1 表示为从 $s(x)$ 到 $g(x)$——更有趣的原因是医生可能采用了更有效的低成本创新,如手术清单或心脏病的 β 受体阻滞剂,因此,提高了某给定水平投入 x 的生产效率(de Vries et al., 2010; Skinner and Staiger, 2009)。与此相似,医生也可能更擅长为健康状况类似的人做特定手术。例如,在一个关于心脏病患者的研究里,在手术率更高的地区,心脏介入治疗的患者体验效果更好,这与劳动力市场分类的罗伊模型一致(Chandra and Staiger, 2007)。其他关于差异性的解释还有赖于临床实践组织结构的系统性差异(De Jong, 2008)。

医生们可能还会在实施手术时对自身能力过于乐观[图 2.1 中显示为 $g'(x)$]或过于悲观[$f'(x)$],更常见的情况是对某项具体治疗方案的乐观或悲观。例如,早在 21 世纪初的时候,治疗膝关节的关节镜手术就已经是一个常见手术了,每年有 65 万例手术顺利实施,每例手术成本为 5000 美元。在这种手术中,外科医生用微型仪器进入关节部位,清理关节处的游离颗粒。2002 年,研究者对这种手术进行了一项随机性研究,在对照组"假装"实施了这种手术(Moseley et al., 2002)。与对照组相比,研究者发现这种手术毫无益处,这意味着在这项研究正式发表之前,图 2.1 中人们以为的手术生产函数是在真正生产函数的右侧。

或者,医生可能并不理解,在治疗患者的某项特定病症时,他们的处方药可能与其他医生的已开处方药互相影响(Zhang et al., 2010b),这反映了随着更多专家的参与,网络变成更为复杂的问题(Becker and Murphy, 1992)。无论是哪种情况,我们都可以认为不同地区按不同生产函数运作,治疗的方法也不尽相同,即使患者们可能并未意识到他们正在接受或多或少的重症监护(Fowler et al., 2008)。

那么供求之间的相互作用呢?毕竟,(2002 年前)每年做膝关节外科手术的 65 万位患者中,即使没有自付费用,还要忍受疼痛和损失康复时间,但每一位患者都同意实施手术。据推测,患者对手术的边际效果充满信心,部分是基于对医生专业知识的认可,因此,对手术的感知需求将取决于医生的建议。这本身并不算是"供给侧引致的需求",毕竟,用专业信息向患者传递关于手术的增量收益本来就是医生的职责所在。但考虑到不同地区医生观点不同(Sirovich et al., 2005),如果发现医生观点的差异会反映到患者观念的地区差异上,这一点也就不足为奇了。

难以理解的是,为何有时患者对于治疗的边际效果比医生还要乐观。例如,对稳定型心绞痛患者的利用血管再生和积极药物的临床结果评价测试(简称 COURAGE 测试)显示,支架(插入窄化的心脏动脉中的柱状线网,可以促进血液流动)在若干年内确实会减轻痛苦并适当强化心脏机能,但对患者的存活或避免心脏病发作并无益处(Boden et al., 2007)。在一项医生—患者的配对调查中,一家教学医院的医生从 COURAGE 测试中了解了这一点。但他们的患者却错误地确信支架对于早逝和心脏病发作有预防效果(Rothberg et al., 2010b)。

传统需求模型的另一个不足,是其观测到患者们较少使用高价值的药物如降压药,而荒谬地罔顾性命要求使用低价值的药物(Chandra et al., 2010)。事实上,即便货币价格为零甚至为负时(Volpp et al., 2008)有效治疗的利用也低于应有水平,因此引发了需求行为模型是否更好地描述了行为的问题。即便如此,如此异常的行为似乎也不能解释需求的地区差异。

考虑到经验证据,本章尝试区分基于 λ 的差异和实际或感知到的生产函数差异,前者可以同时反映供求双方的要素,后者也可以用边际生产率测度。这种区分已存在于其他非医疗保健行业(Syverson, 2011)。

2.3 医疗保健服务的类型

本文沿用 Wennberg et al.(2002)和 Chandra and Skinner(2011)对医疗保健投入的三大类的划分法。第一类是非常有效的治疗如防感染的抗生素、心脏病患者的 β 受体阻滞剂,或者骨折用夹板。这类高效(或称之为 I 类)治疗或者适用范围广且成本较低,如用于心脏病发作的阿司匹林,或者对特定患者人群疗效高且价格昂贵。如图 2.2 所示为抗逆转录病毒治疗人类免疫缺陷病毒(HIV)和艾滋病(AIDS)患者的边际价值。很明显这一治疗有利于这类病症(虽然非常昂贵)。但是即使 $s'(x)$ 趋于 0——医生不用担心高昂的价格而只需给患者提供有疗效的药物——过度使用的余地也很小,这是由于该药物的副作用严重到足以阻止其广泛使用。因此净值,或者是曲线下方区域减去成本(在图 2.2 中的阴影矩形)也仍然非常高(Chandra and Skinner, 2011)。

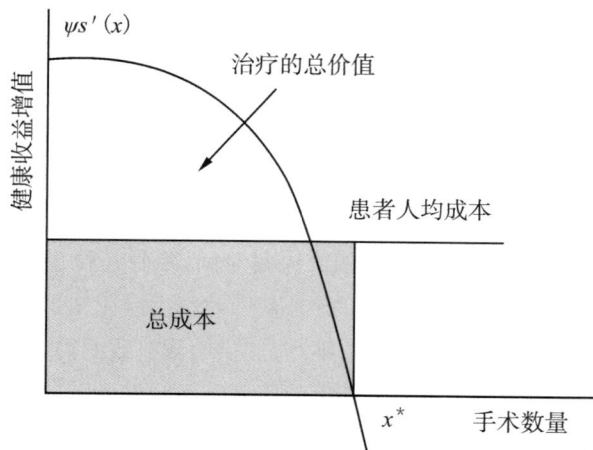

图 2.2 有效创新(I 类)的收益(曲线下方区域)和成本

数据来源:Chandra and Skinner(2011)。

第二类治疗在不同类型患者的疗效上显示出相当可观的异质性。支架就是一个例子，其使用对于最近心脏病刚刚发作的患者而言效果最好（Hartwell et al., 2005）。这些患者显示为图 2.3 中的左侧，收益 $\psi s'(x)$ 大大高于社会成本。但仍有很大一部分患者收益较小。例如，如上文所述，使用支架治疗稳定型心绞痛（相较于最优医疗管理）并未改善死亡率，也未能抑制继发性心脏病的发作，而且在接下来数年内起到的作用较小（Weintraub et al., 2008）。同样，背部手术对椎管狭窄病也非常有效，这种病是一种涉及脊髓压迫或脊髓放射神经压迫的背痛（Weinstein et al., 2008）。但与大多数饱受背部问题折磨的患者相比，它对无器质性病因的背部疼痛患者的价值却鲜为人知，图 2.3 中 $s'(x)$ 表示为边际收益曲线的平坦地区，此处收益低于社会成本。图 2.3 中的形状既定，总收益（曲线下方到左边的地区）低于总成本（截至 X' 左边的矩形）（Chandra and Skinner, 2011）。

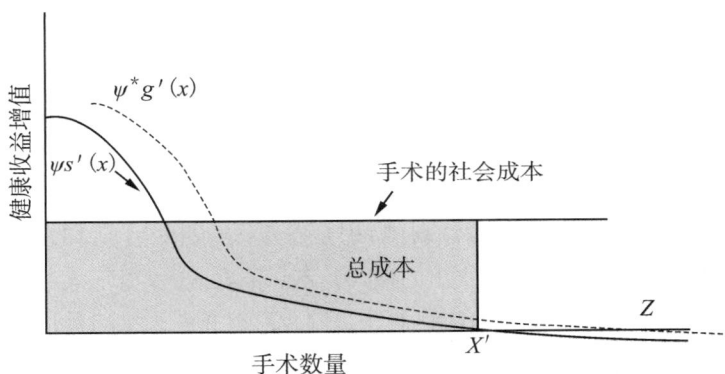

图 2.3　Ⅱ类创新的收益（曲线下方区域）和成本

数据来源：Fisher and Skinner（2010）。

从图 2.3 中还可以看出，当健康收益增值较小时，边际收益曲线的细微变化会对需求产生较强影响，至少相对于其他选项而言如此。例如，患者偏好在扁桃体切除手术率中扮演重要角色，或者假设两种选择长期预后相似，患者会在乳房切除（切除整个乳房）或者乳房肿瘤切除术后的放疗之间进行选择。这种偏好会影响治疗方案的感知价值[在图 2.3 中表示为 $g'(x)$ vs. $s'(x)$]或影响收入差异，更一般而言，需求（$\Psi^{\star}$ vs. Ψ）可以对全部无约束的效用（图 2.3 中表示为 Z vs. X'）产生较大影响，特别是在当自付费较低甚至不存在时医生提供治疗方案能得到优厚补偿。根据患者偏好程度，医生的技能或实施手术的医院容量约束会随地区而有所差异，本文有望发现在其他不同相似患者之间利用率的巨大差异。

"供给敏感型"或Ⅲ类差异是指疗效甚微或者无效的治疗类型，如膝关节镜检查，或者是疗效尚未可知的治疗。例如，有很多前列腺癌的治疗，费用高低不一但均无明显证据表明某项治疗效果会优于其他方案（Leonhardt, 2009）。Ⅲ类诊疗也反映现有资源的重要性，如重症监护室（ICU）的床位、医院床位、专家或其他"系统"级参数，但是实际上没有证据可以说明准许慢性病患者进入 ICU 的比例到底多少才算合适。正如上文所述，医院的容量可以用 λ 的变化表示，但某种程度上医院容量取决于具体手术的感知价值[例如：$g(x)$ vs. $s(x)$]，因此容量约束呈现跨地区内生性。假定联邦医保总支出与Ⅲ类利用率密切相关（Wennberg et al.,

2002),这些类型的利用率可能在解释总费用的跨地区差异时会扮演重要角色。

下一节将基于这一模型提供一系列关于地理差异的文献回顾,按以下步骤一一处理问题:什么地区因素(而不是关于医生或患者简单的特征)有望解释医疗费用的地理差异?换言之,哪怕已经掌握了患者的健康状况,仅仅找出(比如)单个医生与医生之间在手术操作中的明显不同是远远不够的(Phelps,2000),这是由于当我们对大量的纽约医生或洛杉矶医生求取平均值时,单个医生间的随机性差异会被抹杀。更有趣的是,是什么因素导致同一地区内患者和医疗机构的特征系统性相关。

3. 关于支出和利用地理差异的经验性证据

出于必要,本章很多证据取自美国 65 岁以上人口使用联邦医疗保险计划的索赔数据,这是美国最接近全民医疗的保险项目。假定在联邦医疗保险计划中,标准的经济变量如共付率和免赔额在不同地区都相同,在理论上联邦医疗保险计划的利用率会比 65 岁以下人口差异更小,后者的利用率由于联邦保险计划(特别是联邦医疗补助计划)的特点在国内不同地区变化幅度非常大。而且联邦医保支出的模式并不总能在 65 岁以下人口中推而广之,老年人的医疗保健费用占据了相当大的比重,对于美国政府财政的未来稳健性而言,联邦医保费用的增长还意味着相当大的风险。

3.1 计量单位与空间相关性

20 世纪 90 年代初,达特茅斯团队力图刻画地区市场的特征,为后来克林顿时代的医疗保健改革做准备。他们使用 1992—1993 年联邦医保人群中的出院数据确定本地医院的"属区",或称之为"医院服务范围"(简称 HSAs)。3436 个 HSAs 共形成了 306 个"医院转诊区"(简称 HRRs),每个医院转诊区需要至少拥有一家可以提供心血管和神经外科服务的三级医院。正如 1973 年温伯格和吉特森的分析,医疗服务利用率取决于居住地(在此分析中用邮政编码表示),而非取决于在何地实际接受治疗。因此,一位艾奥瓦州达文波特的居民在明尼阿波里斯市接受治疗,应该划归达文波特的 HRR,而不应该划归明尼阿波里斯市。上述 306 个 HRRs 的划分并未完全沿用郡或州的边界,但却能反映联邦医疗保险患者的实际流动模式,有时会沿着跨州高速公路的轨迹流动。自从 1996 年《达特茅斯地图册》(Wennberg and Cooper,1996)出版以来,这种界定就没有改变过,之后按道路编制的邮政编码在修订时保留了同样的地理边界,这令短期比较更加便捷。但是,短期稳定性意味着如果医院市场属区长期有变化时,这些地区的界定会不再清晰。

有的研究使用了州级数据,认为地区差异可以部分归因于各个州有关政策的不同,比如养老院床位管理政策或联邦医疗补助计划的支付(Intrator et al.,2007)。然而,在同一个州内也会存在相当大的地区差异,特别是在加利福尼亚州、得克萨斯州、佛罗里达州或纽约州这一类的大州。另一种方法是使用郡县级数据,可以提供数量更多的郡县样本,也可以与其他郡县匹配比较。例如来自疾病控制中心的行为风险因素监控系统(the Center for Disease Control's Behavioral Risk Factor Surveillance System,简称 BRFSS)关于健康与健康行为的数据。尽管如此,郡县边界可能并不是关于人们实际就医地的准确集合,尤其是那些没有自己医院的小县城的农村地区。

还有一种方法是根据到某特定医院或某专科医院的相对距离远近(比如 10 英里范围)创建同类患者。例如,McClellan et al.(1994)认为心脏病患者居住在距离拥有导管插入实验室的医院相对近的地方以方便手术治疗。因此,可以将患者的邮政编码视为一个工具,用于预测患者个人是否会由于心脏病发作接受手术干预,其中隐含了一个假设:无法观测到的健康状况在各邮政编码之间是相似的。

还有一种方法避免使用邮政编码,但新创了"医生—医院网络"或基于就医倾向的患者群体来取而代之。例如,有研究利用联邦医保索赔数据创建了这样一个网络,首先将患者分配给与他们接触最多的初级保健医生,然后将医生分配给他们最忠诚的医院(Bynum et al.,2007; Fisher et al.,2007)。这意味着,普林斯顿—普莱斯堡的医生—医院网络囊括了找这些医生就医的患者,而这些医生大部分属于普林斯顿—普莱斯堡的医院,哪怕这些患者可能从未被这些(或任意一家)医院收治过。① 虽然不再按照邮政编码分类,而是按可能相关的决策单位分类,但这尤其为整合性医疗服务体系提供了成本和质量的衡量标准。

联邦医疗保险索赔数据的一个关键缺点是由联邦医疗保险计划资助的管理式医疗的存在(Medicare Advantage,联邦医疗保险优先计划)。它是一种定额计划,即联邦医疗保险计划(根据风险因素)向保险公司支付一定数量的金额,为参保人提供保险。这样的话,就无法获得这部分索赔数据,然而,在美国很多地区,大概有 40% 的人口参保联邦医疗保险计划的管理式医疗。尽管有人担心这部分人口总体上会比那些参加按服务收费计划(FFS)的人口更加健康(Brown et al.,2011),但没有证据表明在对参加 FFS 的人口进行选择性测度时会有偏差,特别是对这类人群有专门的风险理赔员时更是如此。②

最后,本章尤其是第 4 节的方法性缺点在于缺乏对跨区空间自相关的估计。例如,当研究者用 306 个 HRRs 进行回归分析时隐含了独立性假设;对波士顿回归时的误差项与对伍斯特进行回归时的误差项没有关联。但里克特及其同事的研究表明,这种假设已被证伪(Ricketts and Holmes,2007)。对空间自相关的调整经常(但并不总是)会导致置信区间更大,因而未做调整的研究(包括大部分达特茅斯学院的研究)发现医疗费用对效果的影响可能为正也可能为负,这些研究可能错误地拒绝了无效假设。

---

① 每名医疗保险计划的参保人几乎每年至少看一次医生,这意味着没有对参保人指定医生。这些网络与 2010 年美国医疗保健改革立法时的"可信赖医疗组织"的患者人群结构很相似。

② 需要注意的是,当更健康的患者由于风险调整策略参保联邦医疗保险优先计划时,联邦医疗保险优先计划费用快速增长的地区也同样经历了人均按服务项目付费支出高于平均水平的增长。然而,正如人们所期望的,未经发布的数据表明 HRRs 参保联邦医疗保险优先计划费用的变化并不足以解释 FFS 支出的增长。

3.2 医疗保健支出

跨地区的支出差异让我们得以一窥医疗保健费用的变动情况,并突显支出差异的程度,至少在联邦医疗保险赔付数据中是这样。表 2.1 中为一组选定的地区以及与第 2 列和第 3 列总支出相对应的一系列指标。第 2 列为经年龄、性别和种族调整的 2007 年联邦医保人均支出。从科罗拉多州大杰克森的 6196 美元到佛罗里达州迈阿密的 16316 美元,不同地区的联邦医保支出有显著差异,变动系数为 0.18。[1] 事实上,迈阿密的联邦医保支出某种程度上可以算作一个异常值,所以自从 1992 年地图集开始收集数据以来,每年迈阿密的人均联邦医保支出就处于列表中的首位。如果用现值计算,联邦医保支出的跨地区差异会更大;对于大杰克森和迈阿密,假定实际支出的年增长率和贴现率都为 3%,一生预期医疗支出差距高达 10 万美元。因此,即便控制了收入和税收支出,联邦医疗保险计划也在地区间对巨额资金(特别是作为典型的老年人一生财富和收入的一部分)进行了再分配(Feenberg and Skinner, 2000)。

表 2.1 利用率与健康的地区差异:选择性指标

地区	2007 年医保支出/美元	2007 年医保支出(价格调整后)/美元	2007 年死亡率(每千人)/‰	2005 年髋部骨折(每千人)/‰	1994/1995 年 β 受体阻滞剂理想利用率/%	2007 年背部手术(每千人)/‰	2003 年 80 岁以上人群 PSA 测试率/%	2007 年临终 ICU 天数/天	2001—2005 年 MD 两年就医次数/次
大杰克森,科罗拉多州	6196	6283	4.58	7.47		5.9	9.0	1.4	38
亨廷顿,西弗吉尼亚州	8634	9269	6.38	8.73	46	2.8	12.0	2.0	59
纽约,纽约州	12190	9691	4.37	6.30	61	2.0	27.0	4.0	88
罗切斯特,纽约州	6613	6923	5.50	6.99	82	3.4	5.3	2.1	45
芝加哥,伊利诺伊州	10369	6782	4.70	6.70	36	2.5	13.7	7.4	81
旧金山,加利福尼亚州	8498	6881	4.25	5.45	65	3.1	13.4	4.6	64
洛杉矶,加利福尼亚州	10973	9685	4.42	6.24	44	4.0	24.8	8.0	109
西雅图,华盛顿州	7126	6718	4.68	6.27	52	5.3	13.4	2.9	45
麦卡伦,得克萨斯州	14890	15026	4.59	6.30	5	3.3	24.9	8.0	100
迈阿密,佛罗里达州	16316	15971	4.96	7.27	52	2.5	30.4	10.7	106

---

[1] 表 2.1 中的变动系数是标准差与均值之比,按每个地区的医疗保险计划总人口进行加权。

续 表

地区	2007年医保支出/美元	2007年医保支出(价格调整后)/美元	2007年死亡率(每千人)/‰	2005年髋部骨折(每千人)/‰	1994/1995年β受体阻滞剂理想利用率/%	2007年背部手术(每千人)/‰	2003年80岁以上人群PSA测试率/%	2007年临终ICU天数/天	2001—2005年MD两年就医次数/次
本德,俄勒冈州	6520	6457	4.67	7.72	50	7.4	8.4	1.6	38
全美平均	8771	8571	5.04	7.34	51	4.5	19.0	3.9	61
变动系数	0.18	0.16	0.09	0.14	0.27	0.31	0.35	0.43	0.32
相关系数*	0.87	1.00	0.37	0.33	-0.24	-0.12	0.36	0.62	0.68

注: * 按人均联邦医保支出进行价格调整,数据来源已在文中注明。

3.2.1 价格调整

反对跨地区比较医疗保健支出的一个理由是,相较于低成本农村地区而言,在高成本城市,联邦医疗保险计划的每一环节都赔付更多。在医疗保险计划赔付时,有以下几种方式调整赔付:①生活成本(医院支付或医生支付的方法略有不同);②非均衡份额计划(disproportionate share hospital program,简称DSH)为服务低收入患者的医院提供了额外补偿;③提供给培训(每种DRG)医师和住院外科医师的额外补偿。在联邦医疗保险支付咨询委员会(Medicare Payment Advisory Commission,简称MedPAC,2009)之后,哥特列伯等人通过利用每种疾病诊断相关分组(diagnostic-related group,简称DRG)的权重衡量住院病人费用、利用资源价值单位(resource-value unit,简称RVU)衡量门诊病人费用的一般全国性价格,消除了价格差异的影响(Gottlieb et al.,2010)。对于其他类型计量单位不明显的指标,如门诊医疗服务,则用工资指数进行调整。

表2.1中第3列是价格调整后的指标。① 价格调整对得克萨斯州的麦卡伦和佛罗里达州的迈阿密这两个主要异常值影响甚微。此外还有一点并不令人惊奇,城市越大则费用下降越明显,如旧金山已成为低成本地区之一。按净值计算,人均支出的人口加权标准差从1510美元小幅下降为1318美元;两个指标间的相关系数为0.87。

价格调整对纽约市(曼哈顿)的医疗支出影响可能是最大的,人均费用从12190美元(未做价格调整)下降到9691美元(价格调整后)。这一变化不仅单纯反映工资指数,还说明了对大量纽约住院医师进行医学研究生教育补贴的重要性。如果根据这方面的支出差异进行调整,纽约的支出仅高出全美平均水平的13%。表2.1显示了各州医疗总支出的较大差异;价格调整后,纽约州罗切斯特每位患者支出6923美元,而纽约市为9691美元,旧金山的人均费用要比洛杉矶几乎低近1/3(6881美元对9685美元)。在全美费用水平最低的地区,太平洋西北地区费用水平更低,如西雅图(6718美元)和俄勒冈州的本德(6457美元)为全美费用水平最低的地区之一。

---

① 价格统一调整为2007年联邦医疗保险费用的均值8571美元。

3.2.2 健康状况差异的调整

在医疗费用比较方面,有一个迫在眉睫的问题,即无法用标准的年龄—性别—种族调整方法来调整健康状况。俄勒冈州的本德医疗费用较低,但这也可能归功于这一地区退休后仍保持体育锻炼和健康饮食的更健康人群。在本文的模型中,健康状况较差的地区的医疗保健费用增值更高,如在图 2.1 中 $g'(x)$ 较之于 $s'(x)$,在给定不同的健康生产函数的前提下导致相应的不同地区费用的差异(λ),正如图 2.1 中的点 A 和点 B。理想状况下,如果要调整不同地区疾病负担差异,应考虑是否存在不能用健康差异解释的地区差异。

风险调整最直截了当的方法是考虑死亡率——一个可靠的疾病衡量标志,特别是在患者生命最后一年预示着更高的费用。西弗吉尼亚州的亨廷顿,以全美最高的经年龄—性别—种族调整后的联邦医疗保险死亡率而著称,如表 2.1 第 4 列所示,与全美平均水平 5.04‰相比,亨廷顿为 6.38‰。[1] 然而亨廷顿的整体医疗支出仅比平均水平(9269 美元)高 8%。这有可能是由于在亨廷顿低收入家庭占比很高,医疗服务可及性较差——比如,亨廷顿市区周围的农村地区医生很少。但是,收入本身(独立于健康状况)并不能解释医疗费用总支出的地区差异(Zuckerman et al., 2010),然而其他因素,如农村的位置、当地贫困程度等对医疗机构有较大影响。

请注意,在医疗保健支出最高的地区,麦卡伦(4.47%)和迈阿密(5.12%)死亡率均低于全美平均水平。有两种方式解释这种相关性。一种是事实上这些地区的健康水平本就高于全国,所以他们较高的医疗保健费用更加引人注目。[2] 但另一种完全不同的解释正好与之相反:迈阿密和麦卡伦的高医疗费用使得这两个地区的健康状况更佳,从而降低了死亡率。严格来说,如果没有估计费用的因果影响就不能辨别上述两种假设,下文中第 4 节将对此进一步讨论。

另一个健康风险因素是髋部骨折的住院率。几乎每位髋部骨折的老人都会要求住院,几乎每位医生都同意髋部骨折的临床标准。此外,髋部骨折很大程度上取决于骨密度,而后者是由早年营养习惯决定的,而非当下的环境或医疗保健服务(Lauderdale et al., 1998)。西弗吉尼亚州亨廷顿的髋部骨折率(8.73‰)也远高于全美平均水平(7.34‰),迈阿密(7.27‰)和麦卡伦(6.30‰)都低于平均水平,而旧金山(5.45‰)为全美最低地区之一。在第 6 节讨论中,健康差异很大(髋部骨折率的变动系数为 0.14),且与医疗费用的相关度不高;髋部骨折率与价格调整后的费用支出的相关系数为 0.33。

然而,髋部骨折只能反映潜在健康状况的一个方面。联邦医疗保险的当前受益人调查(Medicare Current Beneficiary Survey,简称 MCBS)包括了健康自述和流行病(例如抽烟、糖尿病、肥胖症)。利用 MCBS 进行的几项研究显示,在微观层面,健康状况的差异至少可以部分解释不同地区可观测的支出差异(Sutherland et al., 2009; Zuckerman et al., 2010)。比如扎

---

[1] 死亡率数据来自 2007 年所有联邦医疗保险计划参保人员,不仅仅包括按服务项目付费人群。
[2] 居民在联邦医疗保险计划的档案里按邮政编码划分,与账单地址保持一致。对于那些在麦卡伦和纽约罗切斯特来回穿梭的候鸟式居民而言,两边的账单地址都显示为当地,但医疗保健支出可能会是在两地接受的医疗保健服务的加权平均值。这样退休人员会减少地区差异;由于这种赋值规则,麦卡伦居民的费用可能会更低而罗切斯特的费用会更高。

克曼等人发现了最高及最低支出之间有近 1/5 的差距,如未经价格或疾病调整,费用为 52％,经调整患者自述疾病如糖尿病、抽烟、超重以及医生是否告知他们有任何新的疾病后,最高费用会下降至最低的 33％。一方面,由于未观测到的因素与观测到的风险因素不相关,这种调整可能会低估了真实的疾病负担。① 另一方面,患者被问及最近的医嘱,会导致一个潜在的反向因果关系:患者与医疗保健系统接触越多,确诊的可能性就越大(Song et al., 2010)。

第二个方法是用联邦医疗保险的管理文件中的风险调整指标来获得潜在健康状况 (MedPAC, 2011)。这种方法的优点在于数据库的庞大规模和调整每名参保人风险因素的能力。分级条件编码(Hierarchical Condition Coding,简称 HCC)可计算出患者在过去一年中获得的诊断数量,并根据严重程度赋以权重,有的诊断与患者是否有专科手术密切相关。由于直接来自账单数据(与 MCBS 不同,后者需询问患者),因此这种风险调整更可能导致"诊断升级"的偏差结果。例如,有研究比较了迁至医疗保健服务高强度地区和迁至低强度地区的联邦医疗保险参保人(Song et al., 2010)。尽管在初期样本相似,但那些迁至高强度地区的参保人的诊断率高了 19％。②

确定"真实"风险调整不仅仅是衡量地区差异的一个问题,而且是当我们为了治疗重症患者、获得更好的风险调整结果而尝试改善医疗保健系统(或"负责任的医疗机构")时的一个更普遍的挑战。当医疗机构均能以基于风险调整的成本得到报酬,并能因为高于平均水平的风险调整结果而得到奖励时,他们提高诊断水平的动机会变得更强。

第三个方法是运用利用率的群组度量,无论是(比如)从死亡日期开始倒推的"回溯式"群组,还是从心脏病或髋部骨折发作时间开始计算的"前瞻式"群组。③ 这种度量方法隐含这样一种观点:无论是在西弗吉尼亚州亨廷顿,还是在俄勒冈州本德,心脏病发作的患者或临终前最后 6 个月的患者病情都是相似的。也许不一定准确,毕竟一名亨廷顿的已故患者可能在去世前有严重的并发症从而导致治疗费用更加昂贵。有一种混合的方法也考虑运用群组,但却要进行额外的风险调整,例如 Wennberg(2008)只考虑有严重慢性病的临终群组。

3.2.3　收入调整

另有一种可能是收入解释了各地区的支出差异,例如,通过变动边际收益曲线(作为每存活年的边际价值具有很高的收入弹性)来进行解释。目前尚不完全清楚高收入家庭更频繁地使用联邦医疗保险计划这一发现的规范性意义何在,它是把联邦医疗保险计划作为一个公众筹款项目的"合理"还是"不合理"的变量?当然,从个人层面看,受教育水平和收入较

---

① 观测到的健康因素会影响未观测到的健康因素的相关构成;仅仅是未观测到的健康因素的成分与观测到的因素正交会导致解释困难。

② 有些文章用了 HRR 级或大都市圈的健康和种族特征对联邦医疗保险支出进行风险调整(Cutler and Scheiner, 1999; Rettenmaier and Saving, 2010; Skinner et al., 2005)。这种变量的优势在于通常能较好地测度而且包含了研究所需的无偏差风险调整的信息,如吸烟率。劣势在于这种总量指标更具有"生态学谬论"倾向。例如,测量西班牙裔的变量在 HRR 层面进行回归时总是非常显著且大于 0。然而在个人层面上,西班牙裔出身与费用并无影响。这种矛盾是由于在迈阿密、麦卡伦和洛杉矶有大量的西班牙裔人口,而这些地区的费用率也比较高(无论是西班牙裔还是非西班牙裔)。

③ "回望式"和"前瞻式"的提法源自 Ong et al.(2009)。

低的老年人在某年会导致联邦医疗保险支出更高(Battacharya and Lakdawalla，2006；McClellan and Skinner，2006；Sutherland et al.，2009)，但这种倾向糅合了收入效应和健康效应。尽管如此，没有证据可以证明，地区间的个人收入差异可以解释全美联邦医疗保险支出的整体地区差异的一小部分，尤其在控制了健康状况后(Sutherland et al.，2009；Zuckerman et al.，2010)。另外，在联邦医疗补助计划中，在各州，总收入(由此有税收收入)与医疗保健费用之间的强正相关性都在正常范围内，在其他国家如意大利也是如此(Mangano，2010)。

本节证明了地区间人均支出有较大差异，有的差异归咎于城市的高物价，不同地区健康状况也有较大不同——西弗吉尼亚州和路易斯安那州比俄勒冈州的疾病负担更重，因此医疗支出也会更多。不同于价格调整的直截了当，健康的调整非常困难，要在调整过度和调整不足之间权衡。即便如此，医疗费用支出中仍有相当可观的差异余值，无法用以上因素来解释。

3.2.4 非联邦医保支出的地区差异

加利福尼亚州早期曾有研究表明，在65岁以上的联邦医保人口的利用率(这部分人口享受联邦医疗保险优先计划)和65岁以下人口的利用率明显相关(Baker et al.，2008)。与此相似，一份最近的研究通过比较联邦医疗保险利用率和大雇主自己投保的私人健康保险，发现二者间相关系数为0.6(Chernew et al.，2010b)。

但也有其他研究结果表明，65岁以下人群的行为和联邦医疗保险市场有很大的差异。例如，切尔纽等人发现65岁以下人群的医疗支出(或价格乘以数量)与联邦医疗保险支出之间存在惊人的负相关关系。更不用提麦卡伦和得克萨斯州的厄尔帕索之间联邦医疗保险费用的巨大鸿沟，这种情况在蓝十字蓝盾的65岁以下人群中也同样发生(Franzini et al.，2010)，这意味着私人保险在限制高利用率方面有更多的杠杆手段(Philipson et al.，2010)。

众所周知，医疗保健的交易价格在不同地区和不同医院会天差地别，这取决于市场结构、医疗机构如医院和医生集团以及支付方如保险公司或大雇主的集中度(Gaynor and Town，2011)。因此，在某一时间点上65岁以下人群的价格波动可能与65岁以上人群的每台手术成本(或每名患者的成本)没有太大关系，尤其后者的价格基本是固定的。[①] 医院可能会把联邦医疗保险市场上的成本转嫁至私人市场，反之亦然。尽管最近的一篇文献表明，当医院感觉到成本约束压力时他们的确能这么做(Stensland et al.，2010)。如何理解私人保险市场和联邦医疗保险市场的这种相互作用是将来的一个研究方向。

一个后续研究发现，州级联邦医疗补助费用和联邦医疗保险费用二者之间缺乏相关性(Cooper，2009；Rettenmaier and Saving，2010)。这表明那些联邦医疗补助计划不太慷慨的州把成本转嫁给了联邦政府资助的联邦医疗保险。由于联邦医疗保险的固定价格机制，提高联邦医疗保险收入的唯一途径是为那些保额相对高的联邦医疗保险患者提供更多的重症监护，医生们为联邦医疗保险患者提供更多的医疗服务是一种经典的"供给驱动"型反应，导致λ更低而医保利用率更高。

---

① 更复杂的是，有证据表明这种联系会随时间而变化，在州一级，非联邦医保费用与联邦医保费用的相关系数从1991年近0.6下滑至2004年的约等于-0.15(Rettenmaier and Saving，2010)。

支出为衡量医疗保健费用的机会成本提供了一个很好的衡量方法,尤其是涉及联邦医疗保险参保人的庞大人口数据时更是如此。但是,支出仅仅是不同类型医疗保健的简单平均,其中有的会大幅提升健康水平(Ⅰ类),而有的却没有那么明显(Ⅲ类),因此,分别考虑这三类治疗的地理差异还是有意义的。

3.3 高效医疗保健(Ⅰ类)

1999 年,心脑血管图库提供了一份早期关于(Ⅰ类)治疗地区差异的全国性图谱,这类治疗不仅具有较高的成本效益,而且临床效果明显(Wennberg and Birkmeyer, 1999)。它根据心脑血管合作项目(Cooperative Cardiovascular Project,简称 CCP)绘制而成,这一项目对超过 20 万名在 1994—1995 年的 65 岁以上心脏病发作的患者进行综合性监测,有详细的量表监测数据。关于Ⅰ类高效医疗保健的一个例子是用 β 受体阻滞剂治疗心脏病发作患者,该疗法有助于阻断肾上腺素能 β 受体,从而抑制心脏需求。1985 年,有项研究总结出一个共识:"为期一年左右的长期 β 阻滞或心肌梗死发作后缓释现在已经被证明有价值,对于许多这类患者,死亡率下降 25% 是可以实现的。"(Yusuf et al., 1985)

CCP 调查的时候,β 受体阻滞剂价格并不高,并且已经出了专利保护期,在全国各地差异很大。如表 2.1 所示,理想型心脏病患者(即那些对使用 β 受体阻滞剂没有禁忌证的患者)β受体阻滞剂的使用率范围从 5%(得克萨斯州麦卡伦)到 13%(密歇根州圣约瑟夫),从 82%(纽约州罗切斯特)再到 91%(密歇根州迪尔伯恩)。对于每个地区而言,"适宜使用率"应该接近 100%,这样就不需要因为健康差异进行风险调整了。

这些模式有两个令人困惑的特征。第一,为什么整体而言 β 受体阻滞剂的使用率如此之低?即便到了 2000/2001 年,仅有 2/3 的理想型心脏病患者接受了 β 受体阻滞剂治疗(Jencks et al., 2003)。部分原因是医生们干得再好也没有好处(Phelps, 2000);此外,患者很少意识到他们得到了心脏病发作的高效治疗。但这也是支持采用新技术的制度性"意见领袖"缺位时使用新技术的一种沉默式表达(Bradley et al., 2005)。进入 21 世纪,根据联邦医疗保险系统"医院排行"网站的报道[1],β 受体阻滞剂的应用已成为衡量医疗质量的一个标识。因此,到目前为止,没有哪家医院报告的使用率会低于 95%。总体而言,尽管扩散过程可能会比较缓慢,但高效治疗手段会逐渐扩散至全国(Berwick, 2003)。

一个更令人困扰的问题是,为什么有的地区在采用新技术方面会远快于其他地区?为什么纽约州罗切斯特(82%)和旧金山(65%)会远比洛杉矶(44%)和芝加哥(36%)高得多?我们可以将之理解为"意见领袖"对 β 受体阻滞剂观念的差异。但很难理解为什么在纽约州罗切斯特喜欢 β 受体阻滞剂的意见领袖要比芝加哥更为密集。当然,价格调整后的医疗费用与 β 受体阻滞剂的快速扩散并不相关($\rho = -0.24$)(见表 2.1)。人均收入也是如此,因而,

---

[1] 见 http://www.hospitalcompare.hhs.gov/。此后 β 受体阻滞剂的使用不再有太大变化,有时它已作为一种医疗质量的标志。

我们有理由质疑那种高收入地区会聘用更优质医生的需求侧解释。[①] 然而,州级的 β 受体阻滞剂量数据与其他高效技术(例如 20 世纪 20 年代的拖拉机,三四十年代的杂交玉米)一样,都与程度更高的社会资本、教育指数、民众参与及信用等联系在一起(Skinner and Staiger, 2007)。这种相关性虽然不能解释前文中提及的困扰,但却明确指向采用新技术时跨地区的持续性差异,或在国家层面上采用新技术的差异(Comin and Hobijn, 2004)。

Ⅰ类治疗对健康结果有较大影响,但并不能在解释医疗支出的地区间差异方面发挥更大作用。下文中,我们将转而分析那些对费用有更大影响的外科手术及其他偏好敏感型手术。

3.4 具有收益异质性的偏好敏感型诊疗(Ⅱ类)

第一篇对地区差异进行科学研究的文献是 1938 年 J. 埃利森 · 格罗文关于扁桃体切除率的研究。他计算出英国各地区的儿童扁桃体切除率,从伍德格林的 0.4％到斯托克或彼得伯勒的 5.8％(Glover, 1938)。温伯格与吉特尔森的经典文献中,运用 20 世纪 60 年代佛蒙特小型社区的综合性健康水平数据,发现扁桃体切除率会出现从 13‰到 151‰的跨度,呈现社区级的"鲜明手术特征"(Wennberg and Gittelsohn, 1973)。在这些较小地区内,一个校医就会对外科手术率有举足轻重的影响,这取决于他对手术疗效的信念。

为什么 20 世纪 30 年代和 60 年代的扁桃体切除率的地区差异这么大?为什么这种地区差异会一直持续至 21 世纪(Suleman et al., 2010)?一个可能的解释是存在对适宜外科手术专业指导的真空。一本 1937 年的教科书列出了扁桃体切除术可能引发一份长长的症状列表,包括"对呼吸的日夜干扰"(Burton, 2008)。到 20 世纪 70 年代时指导并未有所进步。其间,有一份针对苏格兰医生们的研究发现,谁可以做这类手术的决定标准与以前有很大差异。有的医生会特别关注扁桃是否发炎并将之视作"可靠"标志,而有的医生则无视炎症而更关注颈部淋巴结节,还有的医生更关注身体诊断,也有的医生依靠病史(Bloor et al., 1978a, 1978b)。[②]

对近期就诊的一定数量或一定比例的患者,医生们可能采取经验法则推荐手术。例如,1934 年美国儿童健康协会(the American Child Health Association)在纽约进行了一项研究,旨在测量适宜扁桃体切除术的儿童的总比例。约翰·温伯格描述了这项研究的惊人结果。

> 研究设计需要 1000 份在校儿童的随机样本。经检查,发现超过 60％的儿童已经切除了扁桃体。经校医检查在余下的 40％的样本里还有 45％的儿童需要手术。为确保需要手术的儿童无一遗漏,协会安排了另一群医生对那些未选择做手术的儿童进行了再次检查。出乎每个人的意料,第二波医生建议其中 40％的儿童做手术。然而协会对仍

---

① 看起来似乎在个人层面上地区变动不能用患者需求来解释。目前还尚不清楚为什么纽约州罗切斯特的仰卧型心脏病发作患者会比芝加哥同类患者对 β 受体阻滞剂有更多了解并坚持要求此类治疗。曾经有一则传闻,21 世纪初,有一家医院的首席心脏病专家对使用 β 受体阻滞剂要求的反应是,"为什么病人一患有心脏病就要用 β 受体阻滞剂?"

② 见 Wennberg(2010),对此有更深入讨论。

有人拒绝手术的这种结果并不满意,于是安排了另一队医生对已两次拒绝手术的儿童们进行了第三次检查,这一次,医生们炮制了一份报告,建议 44% 的儿童做手术。三次检查过后,原来 1000 名儿童里仅有剩下 65 名儿童未被建议进行手术(Wennberg,2008)。

这些发现支持了经验法则的手术决策过程,但并不能解释为什么在全国各地经验法则会有所不同。显然,如果在某地区只有少数儿科医生负责诊断扁桃体切除术的话,那么,特殊的信念会演变成地区差异。换言之,在医疗保健系统之外,通行的经验法则会与外生性因素相互作用。Gruber and Owings(1996)发现,生育率下降最快的地区剖宫产率往往上升最快。产科医生每年做的剖宫产手术量也是如此(Wennberg,2010)。或者,人们可能期望观测到网络效应,即在同一地区内,初级医师采用资深医师的执业模式。然而,一项关于佛罗里达州剖宫产率的研究意外地发现,这种溢出效应的证据少得可怜——即便在剖宫产率差异如此明显的手术中也是如此(Epstein and Nicholson,2009)。

另一个影响利用率的关键因素是需求。如前文图 2.3 所示,相对差异不大的需求却会导致利用率的较大差异,特别是在那些缺乏科学依据的真空地带。R.P.盖罗博士在评述格罗佛 1938 年的研究时指出,在高收入家庭中,扁桃体切除率高得非同寻常,这种"魔幻的现实"可以用"母爱焦虑"进行解释(Glover,1938)。除了医生们对这种焦虑的不屑,这种现象也可单纯视为收入效应的一个信号,也可能反映了高收入父母中普遍存在的一种(或许是错误的)信念:扁桃体切除术是降低其子女不适的最佳办法。即便到了现在,大多数父母也会主动要求切除其孩子们的扁桃体以"防患于未然"(Burton,2008)。

但我们无法仅通过需求的收入弹性、时间偏好率,或者甚至用可能的价格差异来解释高达 10 倍的地区间差异。相反,这种差异更可能是多因素的综合作用:父母期望尝试"低风险"手术,正好他们信赖的家庭医生热衷于推荐这项手术,且他们自己可能还没有完全了解手术的副作用风险;我们还注意到 20 世纪 30 年代该手术的潜在死亡率高于 0.1%。[①]

如第 2.3 节所述,背部手术是 Ⅱ 类诊疗的另一个例子。如表 2.1 所示,在联邦医疗保险人群中不同地区的背部手术率呈现较大差异。与纽约市(2.0‰)或迈阿密(2.5‰)这样的低比率地区相比,俄勒冈州本德的手术率高达 7.4‰,尽管变异系数高(0.31),但手术方式更为特殊。总体上看,经价格调整后的费用与背部手术率之间相关系数为 -0.12。换句话说,背部手术率越高的地区总体上联邦医保支出会更低一些。此外,西部各州手术率较高,有人猜测,这可能与这些地区的居民更多从事户外运动有关;也有猜测认为,可能是在蓝领人口众多的工业州背部疾病更为高发。另一个地区差异的例子是处方药费用(联邦医保 D 部分),与背部手术费用类似,其差异同样缺少与联邦医保总费用的相关性(Zhang et al.,2010a)。

对 Ⅱ 类手术的这种差异有一种解释,有的医生和医院更擅长提供专科服务。例如,钱德勒和斯泰格构建了一个关于心脏病发作患者手术治疗的罗伊模型,发现在手术干预率高的地区,这种干预手术的边际价值明显高于手术干预率低的地区 [图 2.1 中的 $g'(x)$ 而非 $s'(x)$](Chandra and Staiger,2007)。他们还发现,由于劣质的医疗管理,在拥有优质外科医

---

① Glover(1938)报告了 1931—1934 年,每年大概有 85 例死亡病例,略高于同期 0.1% 的平均死亡率水平。

生或心脏病干预专家的地区整体术后存活率并不会更高,表现在手术率高的地区 β 受体阻滞剂使用率更低。

与此类似,Wennberg(2010)观察到外科医生倾向于把他们最熟练、最舒适领域里的手术专科化。这直接导致一个两难权衡:如果患者的病症正好是外科医生们喜欢的手术,那么患者会从这种外科手术专科化中获益,但也有可能病症不适合,那么情况就会变得更糟糕。医生开安定类处方药时也会倾向于某特定情况,尤其是倾向于低保额或接近退休的患者(Levine Taub et al.,2011)。

另一个偏好敏感型或 Ⅱ 类诊疗的例子是前列腺癌(简称 PSA)检测。这种简易的血液测试可以检测到男性前列腺癌发展的早期症状,但对这一测试的价值存在较大争议。首先,从 PSA 测试到前列腺癌开始对健康产生负面影响之间仍有一段非常漫长的滞后期。其次,许多类型的前列腺癌都是良性的——超过一半的男性 80 岁以后才会有前列腺癌的症状,有时他们甚至死于其他原因。虽然有证据表明,PSA 筛查对 65 岁以下男性的存活率有着微小却显著的好处(Bill-Axelson et al.,2011),但同时,治疗会带来失禁或丧失性功能的风险。因此,偏好生命质量还是偏好生命数量会影响到决定是否做 PSA 筛查,特别是全美各地区差异很大时更是如此。

更令人困惑的是,对于 80 岁以上男性,没有什么证据表明 PSA 检测会有什么好处,但仍出现了差异。研究显示,对于 65 岁以上男性而言,(相对于候诊观察)筛查或治疗都没什么好处(Bill-Axelson et al.,2011;Esserman et al.,2009)。事实上,美国预防服务专项组织明确反对 75 岁以上男性使用 PSA 筛查(US Preventive Services Task Force,2008)。然而,2003 年时,80 岁以上男性 PSA 测试率的跨地区差异仍非常可观,从佛蒙特州伯灵顿的 2.2% 到纽约州罗切斯特的 5.3%,到纽约市的 27.0%,再到迈阿密的 30.0% 和亚利桑那州太阳城的 37.0%(Bynum et al.,2010)。[①] 80 岁以上男性的 PSA 检测率与较高的总体支出率呈正相关($p = 0.36$)。

这种差异有多少是沿着可感知的生产函数变动的结果(在图 2.1 中由于 λ 的变动)?又有多少是不同生产函数变动的结果[图 2.1 中 $s'(x)$ vs.$g'(x)$]?正如扁桃体切除手术,其地区差异可能是供给和需求双方共同作用的结果。从供给方面看,遵循经验法则的医生会检查血液测试表中的 PSA 测试一栏;从需求方面看,80 岁的男性老人们习惯于年轻时得到前列腺癌检测中"一切正常"的检测结果,而不能想象为什么等他们年纪更老时却不能继续做这项检测(有位医生对笔者解释说,她没有 20 分钟时间来向那些年纪更大的男人一一解释为什么他们无须再做检测)。即便如此,在佛蒙特州伯灵顿和亚利桑那州太阳城之间检测率高达 10 倍差距的这一事实,表明了无论是患者需求(男人们要求和他们的朋友们做一样的检测)还是医生供给(与社区风俗保持一致可以降低医疗事故诉讼的风险)都存在乘数或网络效应。

在其他国家,这种 Ⅱ 类诊疗的地区差异如何呢?一份早期的研究发现了在英格兰、威尔

---

① 变异系数为 0.35。拜姆研究中所用数据时间上领先于全美预防服务专项组织之前的建议。前者警告男性使用 PSA 测试会降低 10 年以下的寿命期望值。然而最近越来越多未公开发表的数据表明这一数据并无下降趋势。

士和加拿大医疗保健使用率存在差异的证明。尽管这些国家利用率在总体上要相应低于美国,但地区差异情况与美国类似(McPherson et al.,1981)。最近,人们发现,芬兰的髋关节置换(Makela et al.,2010)、法国的抗生素处方(Mousques et al.,2010)、荷兰的膀胱癌诊疗和抗生素的应用(Goossens-Laan et al.,2010;Westert et al.,2010)均存在地区差异。

有两份关于英国国民保健系统(National Health Service,简称 NHS)地区差异的综合研究也发现,在Ⅱ类诊疗如支架和髋关节置换中也存在相当大的地区差异(Appleby et al.,2011;National Health Service,2010)。正如女王基金研究表明,在经皮冠状动脉介入治疗(大部分为支架)中,总人口(即并非特指 65 岁以上人口)的地区间差异近 10 倍,其变异系数为 0.39。这种差异是在拥有带薪医生的国民保健系统里观测到的,这表明,差异不仅仅是存在于按服务收费的美国联邦医保系统,或不仅仅是由于引致性需求模型中医生的收入最大化。这些均造成了Ⅱ类诊疗或偏好敏感条件下的地区差异。

3.5　具有未知收益或边际收益的供给敏感型诊疗(Ⅲ类)

1965 年,马丁·费尔德斯坦发表了一份关于英国各地医院容量的地区差异研究。他发现每千人床位数这一指标存在显著差异,从谢菲尔德的 4.61 到利物浦的 6.79(Feldstein,1965)。医院利用率属于Ⅲ类诊疗,这是由于医院容量扩大后其健康增值要么很少,要么为 0(Fisher et al.,1994),或者甚至为未知数(至少在发达国家观测到的事实如此)。[①] 医院利用率的这些差异似乎无法用健康差异解释,费尔德斯坦也没有观测到对组织性稀缺的标准反应,如在床位较少的地区患者住院天数会较短或住院率较高。

费尔德斯坦对医院容量差异的另一个隐含解释是,修建医院建筑的决策往往是十几年前做出的,与个人相比,医院床位迁移的可能更小。因此,即便经过疾病负担调整,仍可由过去人口变化预测到当前的人均床位数(Clayton et al.,2009)。这一观点在"罗默法则"中也有所表述:增加一个病床改变了非正式的医疗经验法则,即哪些病情(以及哪种严重程度)值得住院(Wennberg,2010)。

温伯格与吉特尔森也在一项研究中发现了佛蒙特州小社区的医院差异,其差异范围为从每千人 122 天到 197 天(Wennberg and Gittelsohn,1973)。他们还发现医生供给和医生服务利用率之间具有很强的相关性,与费尔德斯坦的研究结果相似,床位的稀缺性与每张床位更频繁的使用无关。

从表 2.1 中可以看出Ⅲ类或供给敏感型医疗保健服务在样本地区的差异情况,本文认为慢性病的临终护理可用两个指标衡量:表 2.1 中第 9 列和第 10 列的临终前 6 个月 ICU 天数(2007)和生前最后两年里医生的探视次数(2001—2005)。[②] 人们可能关注临终措施,因为地区诊疗强度会影响临终样本的构成:在医院更密集的地区努力抢救可能会挽救一条生命,但

---

① 新兴经济体则是另外一种完全不同的情形,优质医院设备的可及性非常有限。
② 经风险调整,后一个临终指标仅限于那些诊断为重症(如慢性阻塞性肺病、老年痴呆、癌症或多发性疾病)死亡的患者。

在另一个地区患者可能会去世(Bach,2010)。因此,成本最高(且已被成功救治)的患者会从高强度医院和地区的死者样本中消失,导致在成本更高的地区测量到的临终费用反而会降低。因而,理论上临终费用真实差异可能会被高估或低估,但在实践中,这种指标与一系列前瞻性消费群体密切相关(Ong et al.,2009;Skinner et al.,2010)。有一点很值得我们关注,临终费用并不一定是无效的浪费——医生事先并不知道哪位患者能活下来——但是,相反可以将之视为慢性病患者(其中有人会去世)费用强度的信号。[1]

临终前6个月的ICU天数的地区差异很大,从科罗拉多州大杰克森每名死者的1.4天到迈阿密的10.7天,变动系数为0.43。与此类似,医生探视次数也从大杰克森与俄勒冈州本德的平均38次到迈阿密的106次,再到洛杉矶的109次。[2] 这些临终指标也与经价格调整的联邦医保总支出高度相关,相关系数分别为0.62和0.68(Wennberg et al.,2002)。

其他国家也发现存在Ⅲ类诊疗的地区差异(WIC,2011)。例如,与其用急诊室就诊频率来解释加拿大哮喘住院率的大幅地区差异,不如用随之产生的住院率来解释(Lougheed et al.,2006)。与此相似,斯堪的纳维亚国家内部和这些国家之间同样存在哮喘住院率的地区差异(Kocevar et al.,2004)。

有一种分析这类地区差异模式的范式来自理性行为理论,该理论由心理学家 Ajzen and Fishbein 提出(1980)。在他们的模型中,个人行为可分解为两部分:目标或目的(如:谋求健康的行为动机是获得更多的无病痛生活)和如何达到这些目标的信念。大体上,患者与其医生有着相同的长远目标:更好的身体机能和更长的寿命。然而,为实现这些目标,不同的地方医疗保健系统会有不同的方法。有一项研究对美国各地的医生们进行了观测,调查时为每位医生匹配一位特定的患者,并询问医生将如何治疗这名患者(Sirovich et al.,2008)。对于那些诊疗的科学机理非常明确且已有良好的诊疗标准的问题,各地区差异微乎其微。然而,当问及无准确答案的问题时,各地医生们对于如何进一步实施治疗的回答差异非常大。

例如,加州大学洛杉矶分校(UCLA)医院(该院临终护理设备利用率为全国最高)的执行总裁宣称:"只要你入住本院,我们就不会让你死。"UCLA式重症监护的特点就是从不放弃哪怕看来毫无希望的患者,结果当然有好有坏(Abelson,2009)。相反,在成本较低的科罗拉多州的大杰克森,临终患者体验到的是另一种完全不同的理念,即如何提供"质量最优"的临终护理:

> 多亏该地区唯一一家非营利性安养院提供姑息疗法,医生们接受了如何与老年患者积极讨论沟通下一步诊疗方案的培训,民众们也被充分告知临终时可能面临的选择。其结果是与全国平均水平相比,大杰克森的人们在生命最后6个月里在医院的住院天数要少40%,安养院住院天数多了74%,医院平均死亡率低了50%(Bodenheimer and West,2010)。

考虑到学术医疗中心的相对实力,他们的自我定位是提供更多的重症护理,这一点并不

---

[1] 另一种办法是运用前瞻性群组,例如心脏病发作患者或髋骨骨折患者,尽管前瞻式指标与回溯式指标高度相关(Skinner et al.,2010)。有研究表明尽管对几家中等成本医院的排名顺序会发生变化,但两类方法间的相关系数仍为0.95(Ong et al.,2009)。

[2] 测量医生探视次数不包括住院医师的探视,因为后者无权开具医保账单。因此,其实人们低估了医生探视次数。

会令人意外。但人们很少了解这些治疗慢性病的不同方式会带来怎样的总体影响。Barnato et al.(2010)发现医院使用更多临终重症护理会略微提高 6 个月的存活率,但另一项在大型医疗中心所做的研究表明,转移性肺癌的常规护理与早期姑息疗法的比值越悬殊,结果(存活率及生存质量)就会越糟糕(Temel et al., 2010)。

假设缺乏更偏好某种诊疗方式的有力临床证据,那么患者偏好会扮演重要角色。有的人希望竭尽所能,但有的人会更偏好大杰克森模式,尤其是他们被要求自付 UCLA 式护理与大杰克森式护理之间的差价时更是如此。① 然而,无论是高强度地区还是低强度地区,地区性操作规范都胜过了患者偏好,这是支持性研究中的结果(Pritchard et al., 1998)。②

还有几个Ⅲ类诊疗的例子,临床价值为 0,甚至可能为负值。例如,对晚期老年痴呆患者(如阿尔茨海默病)使用鼻饲管,对已不省人事的患者来说意味着极大负担,且无益于其延长寿命(Finucane et al., 1999)。有研究发现地区性临终护理支出对临终护理利用有很强的预测性(Teno et al., 2010)。但即便在各地区内部以及教学医院之间均有相当大的差异。③ 另一Ⅲ类诊疗的实例包括处方药的不适当组合,处方药组合不当会导致极大的健康风险(Zhang et al., 2010b)。此外,同一天内两次 CT 扫描,会导致患者暴露在额外辐射下,无任何临床效益(Bogdanich and McGinty, 2011)。

为什么Ⅲ类诊疗率在不同地区差异会这么大? 如上文所述,安图尔·加万德指出得克萨斯州麦卡伦费用率较高(如表 2.1 所示),该地区最显著的创业努力集中于居家护理,医生们会经常与居家护理机构建立业务联系(Gawande, 2009)。其结果是,在麦卡伦医疗服务价格调整后,每位联邦医疗保险参保人的居家护理服务费用为 3496 美元,是全国平均水平 496 美元的 7 倍,也是大杰克森参保人平均费用的 13 倍。

为什么是麦卡伦? 1992 年时麦卡伦和埃尔帕索的联邦医保费用几无差别,但到了 21 世纪,二者已经天差地别。在一则逸闻中,有位医生招聘官认为麦卡伦要招聘医生远比埃尔帕索难得多,需要用高额津贴吸引医生们加盟。因此在选择过程中会形成一支对财务激励反应异常积极的医生群体。归纳起来,高成本地区的成本之所以高,可能至少有两方面原因:第一个原因是感知或实际医疗保健生产率更高[图 2.1 中 $g'(x)$ vs. $s'(x)$];第二个原因是创业环境(甚至濒临欺诈)导致 λ 较低甚至小于 0(图 2.1)。④ 前一个解释适用于任何医疗保健系统,无论是付费服务还是非付费服务;后者则更适于解释实施基于付费服务的保险计划的那些地区(如迈阿密和麦卡伦)费用核算的"异常值"。

---

① 当家庭成员对治疗选项有较强偏好时,情形会更为复杂。
② 另一系列研究从个人层面分析了联邦医疗保险的参保人对医疗保健的患者偏好(如:假设医生告知你可能并不需要拍 X 光片,你仍然会坚持拍吗?)。虽然个体间偏好会存在较大差异,但不同地区患者却都希望得到更多的医疗服务,在这一点上各个地区几乎没有什么差别。换言之,偏好并不能解释医疗服务的跨地区差异(Anthony, et al., 2009; Barnato, et al., 2007)。
③ 按临终诊疗核算,洛杉矶的辛达-斯奈医院和 UCLA 医院都是费用非常高昂的医院。然而,在 UCLA 医院对晚期老年痴呆患者使用鼻饲管的数量为 0,与此形成鲜明对比的是,前者的鼻饲管率远高于全国平均水平的两倍(Teno et al., 2010)。
④ 迈阿密是医疗保健服务欺诈的"热点"地区,如有家报纸曾披露克里斯托夫·维恩医生的故事,其人又称"摇滚医生",2008 年他共开具了高达 120 万美元的联邦医疗保险的付费账单,其中绝大部分为理疗项目(Schoofs and Tamman, 2010)。但欺诈行为的存在还是不足以解释为什么只有迈阿密会成为"异常值",要知道这类行为在纽约、洛杉矶和底特律也同样遍地开花(Schoofs et al., 2011)。

4. 评估地区差异的后果:地理作为一种工具

到目前为止,本章仅聚焦于是否真的存在利用率和费用支出的地区差异,以及什么原因导致这些差异。本节考虑了医疗保健强度更高的后果(这一主题正越来越被更多的文献关注)似乎经常自相矛盾——系数有时大于0,有时小于0,有时等于0。

为了理解这种离散的结果,让我们设定一个医疗保健总产出的格式化模型,在特定地区对个人进行加总。① 个人可能有某种疾病(如心脏病),或分析中会对所有类型疾病进行加总。用 S_j 表示 j 地区的存活或机能(或二者兼而有之——以质量调整或残疾调整的生命年计),公式可表示为:

$$S_j = X_j\beta + m_{1j}\gamma_1 + m_{2j}\gamma_2 + m_{3j}\gamma_3 + \varepsilon_j \tag{2.5}$$

变量 m_i 为上文第2节讨论过的III类诊疗的等值投入量,矢量 X 为与健康有关的风险调整器。β 为相关系数,ε 为误差项,γ_i 作为关键系数,也可以是投入 i 的平均边际产量,为与上文假设相符,令 $\gamma_1 > \gamma_2 > \gamma_3$,则I类投入的成本效益高于II类,II类高于III类。

每位参保人的总支出 $M_j^\star$ 为:

$$M_j^\star = P_j[m_{1j} + m_{2j} + m_{3j}] \tag{2.6}$$

式中,总价格水平 P_j 表示不同地区报销的不同价格指数。因而,价格调整费用 m_j 可简单地定义为:

$$m_j = m_{1j} + m_{2j} + m_{3j} \tag{2.7}$$

到此为止,产出和费用的系列变量均已界定完毕,接下来可以转而考虑"越多就越好吗"这样的问题。这些研究可分为两大类:第一类考虑特定的投入,因此可将此类研究视作某一特定的 γ_i 的估算;第二类文献考虑更广义的总支出分类,有时通过估算某一类费用,如 m_3,作为分析生产函数或其他投入的工具。

第一类研究中的一个例子是1938年格罗佛的原创性论文,文章描述了一个自然实验,霍西恩波罗的扁桃体切除率从1928年的每千人186例急降至1929年的每千人12例,之后,由于当地医生们的"勇敢"努力,这一比例一直保持在较低水平。同期中耳炎(一种耳内炎症)也呈下降趋势。格罗佛就此得出结论,扁桃体切除率的下降并不会对儿童造成健康风险(Glover, 1938)。扁桃体切除手术对中耳炎的边际影响估值(γ_2)为0。

安珀·巴拿托与其同事们反过来估算了宾夕法尼亚州医院的较高医疗保健强度(利用率更高)与30日存活率和6个月存活率之间的关系(Barnato et al., 2010)。由于对医院诊疗强度的效率增量所知甚少,这项研究测算了III类诊疗的 γ_3 估值。② 这类研究的关键特征是可以测算诊疗的具体构成:ICU的使用、机械通气、血液透析、气管造口术与鼻饲管等。平均

---

① 此外,本章忽略了决定"正确"空间单元分析的巨大挑战(Fotheringham and Wong, 1991)。
② 见 Fisher and Skinner(2010)关于此类研究的深入讨论。

而言,他们发现了更多重症监护所带来的生存获益:此类治疗的人均支出每增加 14000 美元,额外增加的 6 个月存活率会提升 1.5%,超过 6 个月则证据不够清晰。当医院缺少配备齐全的 ICU 设备时,费用水平最低但收益最高。此时,尽管成本效果很差,但 γ_3 的估值大于 0。[①]

另一个利用地理位置评估具体诊疗效果的例子来自麦克莱伦等学者的经典研究,他们利用到导管实验室的不同距离来分析心脏病发作患者的外科介入手术效果(McClellan et al.,1994)。研究结果显示,外科手术介入的成本效果不高;另一份研究表明,这类有效的结果会持续较长的时间(Cutler, 2007)。作者们意识到这类研究有一定的潜在局限性,拥有导管实验室的医院通常也能提供其他维度的优质医疗服务,即可观测的 II 类诊疗措施可能与其他维度的医疗服务呈正相关(或负相关)。[②]

有项研究对州级联邦医疗保险费用和州级流程质量指标进行了比较,如心脏病发作后 β 受体阻滞剂的应用或流感疫苗的注射(Baicker and Chandra, 2004)。他们发现在联邦医疗保险人口中,总费用和高效的(或 I 类)医疗服务之间呈负相关。[③] 此项研究的优势在于其简洁明了;医疗服务的流程指标不需要风险调整,因为路易斯安那州的心脏病发作患者(尤其是那些重症患者)和新罕布什尔州的患者一样,出院时都会服用 β 受体阻滞剂。此研究有时可以诠释"并非越多就越好",但并未告知我们具体诊疗(γ)的边际效果,相反,告知我们的是未经调整的费用[式(2.6)中的 $M^{\star}$]和有效治疗 m_1 之间的偏相关系数 $r_{1M\cdot}$。因而,高效的或 I 类诊疗并不必然与水平更高的 II 类或 III 类诊疗呈正相关(表 2.1 中也显示费用和 β 受体阻滞剂使用呈负相关)。另一篇论文利用医院层面的联邦医疗保险医院比较计划中的最新质量数据,发现报告质量与临终费用之间呈负相关或相关性为 0(Yasaitis et al., 2009)。

其他研究也将临终指标和其他类型指标作为总支出的分析工具。例如,《内科医学年鉴》(*Annals of Internal Medicine*)有一项研究分为两部分,分析了因心脏病发作、髋部骨折、结肠癌这三种情形留院治疗的患者(Fisher et al., 2003a,2003b)。首先,他们按地区平均临终费用将地区分为同等规模的五等份。换句话说,用"回顾"式临终指标将地区分为五等份。洛杉矶是一个高成本地区(就临终护理而言),因而洛杉矶任何一名心脏病发作、髋骨骨折或结肠癌的患者都会被分配至这 1/5 中。

接着,作者从每名患者在因心脏病发作、髋部骨折或结肠癌被留院治疗那天起,"向前回溯"这三组经风险调整过的患者情况。[④] 利用率(及费用)较高的地区,被救治的患者在最初留院治疗的第一年里接受了超过 60% 的医疗服务。但总体而言,与利用率较低地区相比,没有模式显示出更好的风险调整结果——在论文中 42 个独立的假设检验中,费用高的地区有23 个结果明显更差,14 个没有显著效果,5 个呈显著的正面效应。[⑤]

---

① 另一种方法估算供给方的特定投入,如专家。有项研究发现由于新生儿科医生供给的增加,用新生儿死亡率估算收益大于 0 但会迅速递减(Goodman et al., 2002)。

② 同时参见鲜(音译)等学者分析了脑卒中中心对中风患者健康结果的有益影响(Xian et al., 2011)。

③ 这种负相关特指联邦医疗保险质量措施与联邦医疗保险支出之间的关系,未拓展至非联邦医疗保险数据(Cooper, 2009)。

④ 他们还考虑了联邦医疗保险现期效果监测和心血管合作项目的数据,包括图表数据。这些数据提供了优质的风险调整。

⑤ 对空间集聚进行调整(这些研究并未涉及这一点)极有可能导致一些正面和负面的结果变得不足挂齿。

在上文的模型中，III类诊疗作为工具，回归产生的简化型系数的期望值可用下式表示：

$$E\{\hat{\gamma}\} = \gamma_3 + r_{13}\gamma_1 + r_{23}\gamma_2 \tag{2.8}$$

即虽然等式右侧未包括其他类型诊疗，但系数估值既隐含了 γ_3 的初步估算，也估算了 II 类诊疗平均边际效果，乘以 m_3 的不同构成的偏分回归系数。例如，假设 $\gamma_1 > 0$ 且估值很高，但 I 类高效诊疗与这类群体的 III 类供给敏感型诊疗呈负相关。即便 γ_3 为正，当 $r_{13} < 0$ 时，m_3 和风险调整结果的关联估算也可能为负或为 0。或反之，如系数 γ_3 为 0 或基本为负值，III 类费用和 I 类高效诊疗呈正相关——癌症诊疗即是如此(Landrum et al.，2008)——如果把临终费用作为一个工具，系数估算仍然为正。换言之，这并非"花钱越多越好"的问题，而是怎么花钱的问题，是用在居家护理上(McKnight，2006)，还是用在心脏病患者做初级血管成形术上？

此后，有大量使用费雪等人研究中的简化形态法或使用显性工具变量法(Skinner et al.，2005)分析临终指标的研究发表。正如上文所述，以临终护理为工具会发现那种"费用越多与效果就更理想之间有关"的观点可能会出现偏差——因为这类费用的构成似乎极少产生健康收益——但最近越来越多的研究发现了临终费用与健康结果之间的正向联系。与早期研究不同，他们的研究囊括了不同的疾病类型，利用两年"启动"数据来收集并发症(受访者必须存活才能纳入这个群组)，或关注所有年龄组的住院死亡率(Hadley et al.，2011；Ong et al.，2009；Romley et al.，2011；Silber et al.，2010)。

还有其他一些研究通过分析佛罗里达州患病住院的游客来开展自然实验(Doyle，2010)。在这种情况下，对这些重症游客施以重症监护治疗收到了实际效果。然而，对于不是游客的患者，重症治疗并未与更好的治疗结果联系在一起；这既与治疗收益的异质性相一致(游客更能从重症护理中受益)，又说明高费用地区与未被观测到的居民不良健康状况呈正相关。[①] 更一般情况下，估值范围大可以用不同疾病的异质性和诊疗策略的相互作用关系 r_{ij} 来解释。

解决这一问题的办法是直接估算 I 类、II 类和 III 类诊疗投入各自的系数 γ，而非对系数进行加权平均。有一项运用医院层级数据的研究发现，在联邦医疗保险计划中，心脏病发作患者的风险调整和价格调整的总费用与风险调整的一年存活率之间呈微弱负相关。这种情形可部分用 I 类诊疗的总费用之间的弱负相关性来解释(Skinner and Staiger，2009)。然而，如果把医院特定的 I 类诊疗(如阿司匹林、β 受体阻滞剂、初级心肌再生灌注如血管成形术或血栓药剂)与等式右侧总费用 $(m_2 + m_3)$ 一起纳入回归，两个系数都变得大于 0——I 类诊疗效果 γ_1 决定了费用的影响(大于 0 但递减)。

图 2.5 用图形的形式描述了这一结果：空心点用来表示较快采用 I 类诊疗的医院，实心点是表示那些应用较慢的医院。函数 $s(x)$ 和 $f(x)$ 分别表示医疗费用和健康结果之间关系的传统意义上的"生产函数"。由该图可知，费用与存活率之间的简单关系可能为正，也可能为

[①] 更多的最新研究发现，无论是水平(Glance et al.，2004)还是增长率(Rothberg et al.，2010a)，费用之间都是负相关或相关性为 0。

负。我们无法从中获知模型参数的更多情况。[1]

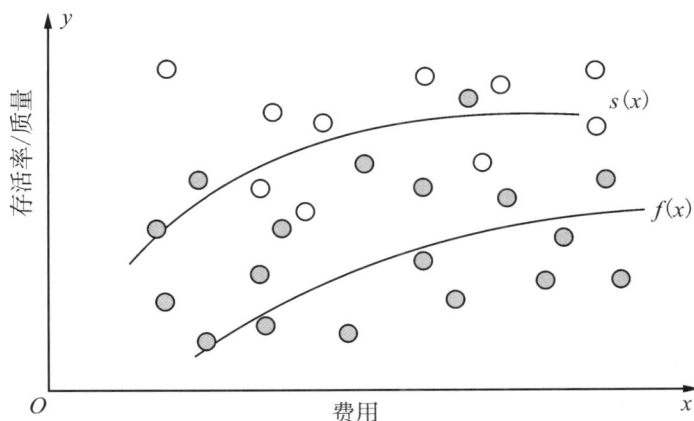

图 2.5　假设费用与结果指标

其他研究也发现了类似模式,其中有一项综合性研究,分析了联邦医疗保险受益人的死亡率,这些人当时正在美国的急救医院里接受主血管、骨科手术和普通外科手术(Silber et al., 2010)。主要结果是,当一个地区临终护理的医院资源利用率较高时,30 天死亡率与抢救失败的相对风险(并发症和死亡)会更低。换言之,医院在Ⅲ类诊疗上投入越多,其接受外科手术的患者的Ⅱ类诊疗效果就越好。

这些结果与图 2.5 中所示模式一样,临终支出提高 1 万美元,同时大幅提高 30 日或 90 日存活率,时间越长提升情况就越不显著。手术一年后存活率仅上升 0.12％(Fisher and Skinner, 2010)。正如图 2.5 所示,医院生产率的异质性差异与诊疗效果或生产函数的斜率之间的关系相当大。[2]

这些结论也与其他关于生产率的证据一致。例如,将全要素生产率差异用于解释各国人均 GDP 差异的理论成果已得到了充分的证实。又如人们发现有些国家的(医疗保健系统的)创新总是能走在国际前沿(Comin and Hobijn, 2004)。与此类似,地区性医疗保健费用水平与费用增长缺少关联(Chernew et al., 2010a),与宏观经济学文献中国家层面的人均 GDP 弱收敛性相一致。正如上文所述,不同医院的生产率差异与实体经济中企业的类似差异一致(Syverson, 2004)。实体经济给我们的教训很重要:我们不会理所当然地认为创建一个由政府财政扶持的实体创新中心(Concrete Innovation Center,简称 CIC)就一定会提高该行业的生产率,那么医疗保健有哪些政策杠杆可以通过解决医疗保健的地区差异来提高效率呢?

---

[1] 另一个方法是在差分模型框架下考虑Ⅰ类诊疗和Ⅱ类诊疗,如 Skinner et al.等(2006)。
[2] 仅研究 30 日死亡率的话,"医院间差异"的标准离差为 0.19396,临终费用的(线性)系数为 0.06584(以 1 万美元为单位)。因此,临终费用提高 1 万美元大概相当于随机效果参数中的标准离差上升 1/3(或从 50％变为 63％)。另见 Kaestner and Silber(2010)在不同条件下 30 日结果的更多证明。在此非常感谢作者们慷慨分享模型估算的结果。

5. 低效率与地区差异的政策影响

有很多方法可以估算美国医疗保健系统的整体低效率程度。其中一个方法是先打造一个基准的低成本社区,估算其效率成本为 15%～25%,上限为 30%。这里假定基准地区是十足高效率的,这种假设当然有点过于乐观——俄勒冈州的本德虽然是低成本地区,但其背部手术率却很高。[①]

麦肯锡的一份报告估算(McKinsey, 2008),相对于其他发达国家的医疗保健系统,美国浪费了 65 亿美元(或占健康总费用的 30%),托马斯·里特斯估算效率损失为 33%(Kelly, 2009)。然而,这些估算都忽略了由于缺少高效诊疗而导致的健康结果的潜在损失——包括图 2.5 中两个坐标轴的差异。这些差异导致相对于总支出的低效率水平更高。

但是,在 20% 或 30% 的浪费里,有多少可以顺利通过公共政策进行推断呢?对于有些手术率过高或过低的诊疗而言,只需公布和传播地区或医院特有的措施就会有助于抑制低效率。1973 年,在温伯格和吉特尔森的研究中关注了扁桃体的地区切除率,之后在佛蒙特州的莫里斯维尔(之前为切除率较高的地区)这一比例从 60% 下降至 10%(Wennberg, 2010)。作为一项被广泛报道的优质治疗措施,β 受体阻滞剂技术的采用在全国的对症患者们之间扩散。总之,优质治疗措施的报道会影响患者的需求,但如果医疗机构"操纵"这些治疗措施,公开报道会导致有悖于常情的结果(Dranove, 2011)。例如,有研究发现,心脏搭桥手术率较高的原因是外科医生们会寻找更健康的患者以提高其质量评估(Dranove et al., 2003)。如果明确的风险与高利用率相关,如同一天内接受两次 CT 扫描,Ⅱ 类诊疗的公开报道也会影响到患者的需求(Bogdanich and McGinty, 2011)。但考虑到在大部分医疗保健体系中,成本分摊较低,很少有患者会仅仅由于总费用过高而从医院落荒而逃。

另一个减少偏好敏感型诊疗不合理差异的方法是帮助患者进行知情选择。这一方法通常包括 DVDs,即展示了治疗效果和副作用的可能与程度,也可以展示患者在调查中解释为什么选择或不选择该项诊疗。不论利用率是上升还是下降(通常为下降),这一方法均会提升患者偏好与诊疗方案匹配的效率(Barry, 2002; O'Connor, et al., 2004)。还有,为知情选择设置决策辅助标准也会降低医疗事故发生的可能性(King and Moulton, 2006)。

以上提及的改革都不太可能对高额的 Ⅲ 类支出的地区差异产生很大影响。解决这种差异的一个方法是简单地降低高(健康调整)费用地区的赔偿率。当然,有证据表明,目前价格调整并不总能够反映出运营商的真实成本(IOM, 2011)。但价格调整作为一个较生硬的工具,极少能提升生产率,事实上还会引发更坏的结果(Dranove, 2011)。一个未广泛使用的方法是运用数量调节来抑制地区差异。如在造影率较高的地区回购老化的 MRIs,或更严格地强制执行"按需认证"计划。

---

① 例如,见 Fisher et al. (2003a and b)、Skinner et al.(2005)、Sutherland et al.(2009)。

　　2010 年,美国医疗保健改革立法希望通过在全国范围内落实"平价卫生服务组织"(accountable care organizations,简称 ACOs),以从地区差异中节约成本。理论上,该组织可以在保持或提升医疗质量的同时抑制成本增长。为降低成本,ACOs 设置了一个储蓄共享系统,在这个系统中,增长率控制在基准线以下时由联邦医疗保险系统发放奖金,但超过另一个基准线时则会触发罚款。① 这次改革背后的理论是医生—医院网络(如上文第 2.3.1 节所述)是一个适当的决策单位。医疗机构比立法者更明白可以削减什么类型的 III 类支出或如何组织医疗服务,在维持质量的同时还能降低成本。但是,我们能寄希望于 ACOs 来抑制支出的地区差异吗?

　　理论上,ACOs 能在成本最高的地区节省最多费用,以弱化地区差异。还有,立法引入更新的规则,可进一步激励地方差异的趋同。由于基准增长率是根据全国平均水平而非本地区制定的。因此,全国平均水平的 4％的更新将被转换为适用于所有地区的美元金额,这使得迈阿密与大杰克森相比时,其更新比例相应要小得多。

　　医疗改革的另一个方法来自"保费支持"计划。参保人会收到有预设金额的代金券,用于购买私人保险的信贷。最值得注意的是,2011 年这个方法是由众议员保罗·瑞恩提案的。但之前也曾有其他代金券计划的提案,而且保费资助更慷慨,规制更强硬(Emanuel and Fuchs, 2005)。

　　代金券计划代表了一种非常直接的削弱地区费用差异的方法。他们极有可能根据健康状况提供不同数量的金额,但关键是不清楚他们将在多大程度上能接受现有地区差异是由非健康方面的差异引发的。国会真的会同意迈阿密居民接受比大杰克森居民高两倍多面额的代金券吗? 相反地,如果代金券仅根据个体健康状况和价格差异进行调整,随之而来的联邦医疗保险支出的地区差异的急剧下降会怎样影响迈阿密的医疗保健组织(和质量)(Brownlee and Schultz, 2011)?

　　第 2.3.1 节曾提出,某种程度上,不同健康状况的人口风险调整正对 ACOs 或对风险调整的代金券形成挑战。将支付水平(和绩效或结果评估)绑定在保险计划参保人的平均疾病水平上,不论通过诊断更多的疾病还是通过避免高成本患者对他们的风险调整评级,都会造成系统"博弈"的财务刺激(Brown et al., 2011)。总之,现在断言新政策如何成功地减少了地区差异还为时尚早,但是,改进风险调整和更好地衡量卫生系统的绩效与质量都是必要的(如果不是充分的话)步骤。

6. 健康结果的地区差异

　　本研究的一个局限是强调医疗保健利用率的地区差异远甚于健康的地区差异。有一点非常重要,健康也有明显的地理模式。例如,有研究表明,在美国不同地区的寿命期望值有

---

① 新 ACOs 里,前几年可免于罚款。

很大差异,最大相差可达 15 年(Kulkarni et al., 2011)。根据美国疾控中心(Centers for Disease Control,简称 CDC)按县、郡收集的数据得到 35 岁以上人群心脏病的死亡率。心脏病地区差异比许多医疗保健服务差异的幅度还要更大,从每千人死亡不到两人到每千人死亡超过七人,特别是在南方有很强的空间相关性。这些比率并未与实际联邦医保支出呈现高度空间相关。尽管越来越多的文献致力于评估与理解健康和医疗保健的地理学(Cromley and McLafferty, 2002),我们对医疗保健支出和质量的地理模式究竟是如何影响健康结果的地理模式确实所知不多。例如,路易斯安那州和密西西比州手术质量不高,在多大程度上会导致这些地区沉重的疾病负担和较高死亡率呢?

在分析地区差异时,把肉禽类消费量、参加瑜伽和动感单车课程次数或抽烟、饮酒等指标作为解释健康的地区差异的重要影响因素,比使用医疗保健利用率的地区差异更加合理。关于这一点,威克多·福克斯早期曾做过研究,尽管在犹他州和内华达州的医疗保健费用水平相似,但犹他州的疾病却远少于内华达州,这可能是由于犹他州的大部分摩门教徒不抽烟、不饮酒(Fuchs, 1998)。

目前尚不清楚,通过改变生活方式和行为习惯改善健康是如何影响地理差异的。如果政府选择对碳酸饮料征税(Brownell et al., 2009),税率或执行征税是否应取决于此人的居住状态?此外,对不健康习惯的税收完全由个人承担,而且不能通过大规模的转移支付项目如联邦医疗保险或联邦医疗补助计划负担资金,因此,效率的公平问题不会与居民的邮政编码紧密捆绑在一起。尽管如此,不健康习惯的明显地理特征是被研究者重点推荐的网络要素,但这一因素仍然没被人们完全理解(Christakis and Fowler, 2007)。

7. 结论

回顾地区差异文献,这类文献主要集中于健康服务研究的文献,但在健康经济学者的研究中并不多见。这并不是后者的问题,但是对这类文献的深入研究经常会给医疗保健市场效率的提升带来思路,并且为分析地区差异的原因和风险调整提供了全新的研究方法。总体而言,这类文献指向了很多因素,这些因素导致了医疗保健支出的"合理"差异,但无论是医疗保健利用率还是医疗保健的质量,仍有持续的、相当大的差异不能用价格、疾病、收入或其他因素来解释。总利用率与健康结果也没有系统联系,各种迹象表明它更多的是有赖于资金是怎么使用的,而非取决于总费用支出水平。

而且,关于地区差异仍有很多无法被很好地理解的地方。迄今为止,大部分证据都把地区差异看作一个无法提前预测的残值,例如,能预测到 1992 年麦卡伦的费用会比厄尔帕索增长速度快得多。有人可能会认为费用水平和增长速度是由企业家能力、市场竞争、私人企业和保险公司的相对慷慨以及患者偏好等要素构成的函数,但在这一点上,我们还没有一个统一的关于地区差异的理论,可用以预测未来医疗保健成本的演进和质量扩散。

　　回到最初的问题,为什么要区别对待医疗保健差异和肉禽类消费的差异？此处有两个关键的区别:第一个区别,大部分地区差异由第三方资助,因此Ⅲ类诊疗的地区性成本差异不仅仅由接受治疗的患者负担,而是由那些由于健康保险金上涨而工资停滞的工人,或由那些面临税率调高(或税收扭曲)以维持联邦医疗保险费用增长的纳税人负担(Baicker and Skinner, 2011)。与此相反的是,由于过度消费五花牛肉所上升的大部分成本是由个人(或其家庭)通过降低期望寿命而负担的。第二个区别,医疗保健利用率的现有地区差异表明,人们严重缺乏关于医疗保健哪些有效、哪些无效的知识——这种知识与肉禽消费关系不大。

　　本章还重点分析了更好地理解医疗保健市场上供求相互作用的几个关键困难。初级保健医生们参考专家们的意见,后者会反过来向经常在互联网上研究病情的患者们推荐手术,这构成了一个复杂的网络。由于患者的需求、医生的理念、经济激励或医院容量约束等日益变化,这个复杂网络面临巨大挑战(Bederman et al., 2011)。理顺如此繁杂的结构会带来建模和经验方面的挑战,但地区实践模式和健康结果的明显差异为我们提供了一个证实、评估和抑制全球范围内医疗保健的大规模低效率的肥沃土壤。

参考文献

Abelson, R. (2009). Months to live: Weighing medical costs of end-of-life care. The New York Times (December 29).

Ajzen, I. & Fishbein, M. (1980). Understanding attitudes and predicting social behavior. Englewood Cliffs, NJ: Prentice-Hall.

Anthony, D. L., Herndon, M. B., Gallagher, P. M., Barnato, A. E., Bynum, J. P., et al. (2009). How much do patients' preferences contribute to resource use? Health Affairs (Millwood), 28(3, May−June),864−873.

Appleby, J., Raleigh, V., Frosini, F., Bevan, G., Gao, H., et al. (2011). Variations in health care: The good, the bad and the inexplicable. London: The Kings Fund.

Arrow, K. J. (1963). Uncertainty and the welfare economics of medical care. American Economic Review, 53, 941−973.

Bach, P. B. (2010). A map to bad policy-hospital efficiency measures in the Dartmouth Atlas. New England Journal of Medicine, 362(7, February 18), 569−573 (discussion 574).

Baicker, K. & Chandra, A. (2004). Medicare spending, the physician workforce, and beneficiaries' quality of care. Health Affairs (Millwood).

Baicker, K. & Skinner, J. (2011). Health care spending growth and the future of U.S. tax rates. National Bureau of Economic Research Working Paper Series, 16772.

Baicker, K. Buckles, K. S., & Chandra, A. (2006). Geographic variation in the appropriate use of cesarean delivery. Health Affairs, 25(5), w355−w367.

Baicker, K., Fisher, E. S., & Chandra, A. (2007). Malpractice liability costs and the practice of medicine in the medicare program. Health Affairs (Millwood), 26(3, MayJune), 841−852.

Baker, L. C., Fisher, E. S., & Wennberg, J. E. (2008). Variations in hospital resource use for Medicare and privately insured populations in California. Health Affairs (Millwood), 27(2, MarchApril), w123–w134.

Barnato, A. E, Herndon, M. B., Anthony, D. L., Gallagher, P., Skinner, J. S., et al. (2007). Are regional variations in end-of-life care intensity explained by patient preferences? A study of the US Medicare population. Medical Care, 45(5), 386–393.

Barnato, A. E., Chang, C. C., Farrell, M. H., Lave, J. R., Roberts, M. S., et al. (2010). Is survival better at hospitals with higher "end-of-life" treatment intensity? Medical Care, 48(2, February), 125–132.

Barry, M. J. (2002). Health decision aids to facilitate shared decision making in office practice. Annals of Internal Medicine, 136(2, January 15), 127–135.

Battacharya, J. & Lakdawalla, D. (2006). Does Medicare benefit the poor? New answers to an old question. Journal of Public Economics, 90(1–2), 277–294.

Becker, G. & Murphy, K. (1992). The division of labor, coordination costs, and knowledge. Quarterly Journal of Economics, 107(4), 1137–1160.

Bederman, S. S., Coyte, P. C., Kreder, H. J., Mahomed, N. N., McIsaac, W. J., et al. (2011). Who's in the driver's seat? The influence of patient and physician enthusiasm on regional variation in degenerative lumbar spinal surgery: A population-based study. Spine (Philadelphia, Pa 1976), 36(6, March 15), 481–489.

Berwick, D. M. (2003). Disseminating innovations in health care. JAMA, 289(15, April 16), 1969–1975.

Bill-Axelson, A., Holmberg, L., Ruutu, M., Garmo, H., Stark, J. R., et al. (2011). Radical prostatectomy versus watchful waiting in early prostate cancer. New England Journal of Medicine, 364(18, May 5), 1708–1717.

Bloor, M. J., Venters, G. A., & Samphier, M. L. (1978a). Geographical variation in the incidence of operations on the tonsils and adenoids. An epidemiological and sociological investigation (part 2).Journal of Laryngology & Otology, 92(10, October), 883–895.

Bloor, M. J., Venters, G. A., & Samphier, M. L. (1978b). Geographical variation in the incidence of operations on the tonsils and adenoids. An epidemiological and sociological investigation. Part I. Journal of Laryngology & Otology, 92(9, September), 791–801.

Boden, W. E., O'Rourke, R. A., Teo, K. K., Hartigan, P. M., Maron, D. J., et al. (2007). Optimal medical therapy with or without PCI for stable coronary disease. New England Journal of Medicine, 356(15), 1503–1516.

Bodenheimer, T. & West, D. (2010). Low-cost lessons from Grand Junction, Colorado. New England Journal of Medicine, 363(15, October 7), 1391–1393.

Bogdanich, W. & McGinty, J. C. (2011). Medicare claims show overuse for CT scanning. The

New York Times, June 17.

Bradley, E. H., Herrin, J., Mattera, J. A., Holmboe, E. S., Wang, Y., Frederick, P., et al. (2005). Quality improvement efforts and hospital performance: Rates of beta-blocker prescription after acute myocardial infarction. Medical Care, 43(3), 282-292.

Brown, J., Duggan, M., Kuziemko, I., & Woolston, W. (2011). How does risk selection respond to risk adjustment? Evidence from the Medicare Advantage program. National Bureau of Economic Research Working Paper Series, 16977.

Brownell, K. D., Farley, T., Willett, W. C., Popkin, B. M., Chaloupka, F. J., et al. (2009). The public health and economic benefits of taxing sugar-sweetened beverages. New England Journal of Medicine, 361(16, October 15), 1599-1605.

Brownlee, S. & Schultz, E. (2011). Paul Ryan's unintended consequences. Kaiser Health News.

Burton, M. J. (2008). Commentary: Tonsillectomy—then and now. International Journal of Epidemiology, 37(1, February), 23-25.

Bynum, J. P. W., Bernal-Delgado, E., Gottlieb, D., & Fisher, E. (2007). Assigning ambulatory patients and their physicians to hospitals: A method for obtaining population-based provider performance measurements. Health Service Research, 42(1).

Bynum, J. Song, Y., & Fisher, E. (2010). Variation in prostate-specific antigen screening in men aged 80 and older in fee-for-service Medicare. Journal of the American Geriatric Society, 58(4, April), 674-680.

Chandra, A., & Skinner, J. (2011). Productivity growth and expenditure growth in U.S. health care. Journal of Economic Literature (forthcoming, January).

Chandra, A. & Staiger, D. O. (2007). Productivity spillovers in healthcare: Evidence from the treatment of heart attacks. Journal of Political Economy, 115, 103-140.

Chandra, A., Gruber, J., & McKnight, R. (2010). Patient cost-sharing and hospitalization offsets in the elderly. American Economic Review, 100(1), 193-213.

Chernew, M. E., Sabik, L., Chandra, A., & Newhouse, J. P. (2010a). Ensuring the fiscal sustainability of health care reform. New England Journal of Medicine, 362(1, January 7), 1-3.

Chernew, M. E., Sabik, L. M., Chandra, A., Gibson, T. B., & Newhouse, J. P. (2010b). Geographic correlation between large-firm commercial spending and Medicare spending. American Journal of Management Care, 16(2, February), 131-138.

Christakis, N. A. & Fowler, J. H. (2007). The spread of obesity in a large social network over 32 years. New England Journal of Medicine, 357(4, July 26), 370-379.

Clayton, L. L., Kreiman, C., & Skinner, J. (2009). Why is there regional variation in hospital bed capacity? Hanover, NH: Dartmouth Medical School.

Comin, D. & Hobijn, B. (2004). Cross country technology adoption: Making the theories face the facts. Journal of Monetary Economics, 51, 39−83.

Cooper, R. A. (2009). States with more health care spending have better-quality health care: Lessons about Medicare. Health Affairs (Millwood), 28(1, JanuaryFebruary), w103−w115.

Cromley, E. K. & McLafferty, S. (2002). GIS and public health. New York: Guilford Press.

Currie, J. & MacLeod, W. B. (2008). First do no harm? Tort reform and birth outcomes. Quarterly Journal of Economics, 123(2), 795−830.

Cutler, D. & Scheiner, L. (1999). The geography of Medicare. American Economic Review, Papers and Proceedings, 89(2), 228−233.

Cutler, D. M. (2007). The lifetime costs and benefits of medical technology. Journal of Health Economics, 26(6), 1081−1100.

De Jong, J. D. (2008). Explaining medical practice variation: Social organization and institutional mechanism. Utrecht, The Netherlands: Nivel.

De Vries, E. N., Prins, H. A., Crolla, R. M., den Outer, A. J., van Andel, G., et al. (2010). Effect of a comprehensive surgical safety system on patient outcomes. New England Journal of Medicine, 20(November 11), 1928−1937.

Doyle, J. (2010). Returns to local-area healthcare spending: Using shocks to patients far from home. MIT Sloan School of Management Working Paper.

Dranove, D. (2011). Reporting on and paying health care providers. In T. McGuire, M. Pauly & P. P. Baros (Eds.), Handbook of health economics. Amsterdam: Elsevier.

Dranove, D., Kessler, D., McClellan, M., & Satterthwaite, M. (2003). Is more information better? The effects of health reports on health care providers. Journal of Political Economy, 111(3, June), 555−558.

Eaton, J. & Kortum, S. (1999). International technology diffusion: Theory and measurement. International Economic Review, 40(3, August), 537−570.

Emanuel, E. J. & Fuchs, V. R. (2005). Health care vouchers—a proposal for universal coverage. New England Journal of Medicine, 352(12, March 24), 1255−1260.

Epstein, A. J. & Nicholson, S. (2009). The formation and evolution of physician treatment styles: An application to cesarean sections. Journal of Health Economics, 28(6, December), 1126−1140.

Esserman, L., Shieh, Y., & Thompson, I. (2009). Rethinking screening for breast cancer and prostate cancer. JAMA, 302(15, October 21), 1685−1692.

Feenberg, D. & Skinner, J. (2000). Federal Medicare transfers across states: Winners and losers. National Tax Journal, 53, 713−732.

Feldstein, M. S. (1965). Hospital bed scarcity: An analysis of the effects of inter-regional differences. Economica, 32(128, November), 393−409.

Finucane, T. E., Christmas, C., & Travis, K. (1999). Tube feeding in patients with advanced dementia: A review of the evidence. JAMA, 282(14, October 13), 1365−1370.

Fisher, E. & Skinner, J. (2010). Comment on Silber et al.: Aggressive treatment styles and surgical outcomes.Health Service Research, 45(6, Pt 2), 1908−1911.

Fisher, E. S., Staiger, D. O., Bynum, J. P., & Gottlieb, D. J. (2007). Creating accountable care organizations: The extended hospital medical staff. Health Affairs (Millwood), 26 (1, JanuaryFebruary), w44−w57.

Fisher, E. S., Wennberg, D. E., Stukel, T. A., Gottlieb, D. J., Lucas, F. L., et al. (2003a). The implications of regional variations in Medicare spending. Part 1: The content, quality, and accessibility of care. Annals of Internal Medicine, 138(4, February 18), 273−287.

Fisher, E. S., Wennberg, D. E., Stukel, T. A., Gottlieb, D. J., Lucas, F. L., et al. (2003b). The implications of regional variations in Medicare spending. Part 2: Health outcomes and satisfaction with care.Annals of Internal Medicine, 138(4, February 18), 288−298.

Fisher, E. S., Wennberg, J. E., Stukel, T. A., & Sharp, S. M. (1994). Hospital readmission rates for cohorts of Medicare beneficiaries in Boston and New Haven. New England Journal of Medicine, 331(15, October 13), 989−995.

Fotheringham, A. S. & Wong, D. W. S. (1991). The modifiable areal unit problem in multivariate statisticalanalysis.Environment and Planning A, 23(7, July), 1025−1044.

Fowler, F. J., Jr., Gallagher, P. M., Anthony, D. L., Larsen, K., & Skinner, J. S. (2008). Relationship between regional per capita Medicare expenditures and patient perceptions of quality of care. JAMA, 299(20, May 28), 2406−2412.

Franzini, L., Mikhail, O. I., & Skinner, J. S. (2010). McAllen and El Paso revisited: Medicare variations not always reflected in the under-sixty-five population. Health Affairs (Millwood), 29(12, December),2302−2309.

Fuchs, V. (1998). Who shall live? Health, economics, and social choice. World Scientific.

Fuchs, V. R. & Milstein, A. (2011). The $640 billion question—why does cost-effective care diffuse so slowly? New England Journal of Medicine, 364(21, May 26), 1985−1987.

Gawande, A. (2009). The cost conundrum. New Yorker (June).

Gaynor, M. & Town, R. J. (2011). Competition in health care markets. In T. McGuire, M. Pauly, & P. P.Baros (Eds.), Handbook of heatlh economics. Amsterdam: Elsevier (Chapter 9).

Glance, L. G., Osler, T. M., Dick, A., & Mukamel, D. (2004). The relation between trauma center outcome and volume in the national trauma databank. Journal of Trauma, 56 (3, March), 682−690.

Glover, J. A. (1938). The incidence of tonsillectomy in school children. Proceedings of the Royal Society of Medicine, 31, 1219−1236.

Goodman, D. C., Fisher, E. S., Little, G. A., Stukel, T. A., Chang, C. H., et al. (2002). The relation between the availability of neonatal intensive care and neonatal mortality. New England Journal of Medicine, 346(20, May 16), 1538−1544.

Goossens-Laan, C. A., Visser, O., Wouters, M. W., Jansen-Landheer, M. L., Coebergh, J. W., et al. (2010). Variations in treatment policies and outcome for bladder cancer in the Netherlands. European Journal of Surgical Oncology, 36(Suppl. 1, September), S100-S107.

Gottlieb, D. J., Zhou, W., Song, Y., Andrews, K. G., Skinner, J. S., et al. (2010). Prices don't drive regional Medicare spending variations. Health Affairs (Millwood), 29(3, MarchApril), 537-543.

Grossman, M. (1972). On the concept of health capital and the demand for health. Journal of Political Economy, 80(2, March/April), 223-255.

Gruber, J. & Owings, M. (1996). Physician financial incentives and Cesarean section delivery. RAND Journal of Economics, 27(1), 99-123.

Hadley, J., Waidmann, T., Zuckerman, S., & Berenson, R. A. (2011). Medical spending and the health of the elderly. Health Service Research (May 24).

Hall, R. & Jones, C. I. (2007). The value of life and the rise in health spending. Journal of Political Economy, 122(1), 39-72.

Hartwell, D., Colquitt, J., Loveman, E., Clegg, A. J., Brodin, H., et al. (2005). Clinical effectiveness and cost-effectiveness of immediate angioplasty for acute myocardial infarction: Systematic review and economic evaluation. Health Technology Assessment, 9(17, May), 1-99, iii-iv.

Intrator, O., Grabowski, D. C., Zinn, J., Schleinitz, M., Feng, Z., et al. (2007). Hospitalization of nursing home residents: The effects of states' Medicaid payment and bed-hold policies. Health Service Research, 42(4, August), 1651-1671.

IOM (2011). Geographic adjustment in Medicare payment: phase 1: Improving accuracy. Washington, DC: Institute of Medicine.

Jencks, S. F., Huff, E. D., & Cuerdon, T. (2003). Change in the quality of care delivered to Medicare beneficiaries, 1998-1999 to 2000-2001. JAMA, 289(3), 305-312.

Kaestner, R. & Silber, J. H. (2010). Evidence on the efficacy of inpatient spending on Medicare patients. Milbank Quarterly, 88(4), 560-594.

Kelly, R. (2009). Where can $700 billion in waste be cut annually from the U.S. healthcare system? Thomson Reuters.

King, J. S. & Moulton, B. W. (2006). Rethinking informed consent: The case for shared medical decision-making. American Journal of Law and Medicine, 32(4), 429-501.

Kocevar, V. S., Bisgaard, H., Jonsson, L., Valovirta, E., Kristensen, F., et al. (2004). Variations in pediatric asthma hospitalization rates and costs between and within Nordic countries. Chest, 125(5, May),1680-1684.

Kulkarni, S. C., Levin-Rector, A., Ezzati, M., & Murray, C. J. (2011). Falling behind: Life expectancy in US counties from 2000 to 2007 in an international context. Population Health

Metrics, 9(1, June 15), 16.

Landrum, M. B., Meara, E. R., Chandra, A., Guadagnoli, E., & Keating, N. L. (2008). Is spending more always wasteful? The appropriateness of care and outcomes among colorectal cancer patients. Health Affairs (Millwood), 27(1, January February), 159-168.

Lauderdale, D. S., Thisted, R. A., & Goldberg, J. (1998). Is geographic variation in hip fracture rates related to current or former region of residence? Epidemiology (Cambridge, Mass.), 9 (5), 574-577.

Leonhardt, D. (2009). In health reform, a cancer offers an acid test. The New York Times, July 7.

Levine Taub, A. A., Kolotilin, A., Gibbons, R. S. & Berndt, E. (2011). The diversity of concentrated prescribing behavior: An application to antipsychotics. NBERWorking Paper 16823.

Lougheed, M. D., Garvey, N., Chapman, K. R., Cicutto, L., Dales, R., et al. (2006). The Ontario asthma regional variation study: Emergency department visit rates and the relation to hospitalization rates. Chest, 129(4), 909-917.

Makela, K. T., Peltola, M., Hakkinen, U., & Remes, V. (2010). Geographical variation in incidence of primary total hip arthroplasty: A population-based analysis of 34,642 replacements. Archives of Orthoptic Trauma Surgery, 130(5, May), 633-639.

Mangano, A. (2010). An analysis of the regional differences in health care utilization in Italy. Health Place, 16(2, March), 301-308.

McClellan, M. & Skinner, J. (2006). The incidence of Medicare. Journal of Public Economics, 90(1-2, 2006/1), 257-276.

McClellan, M., McNeil, B. J., & Newhouse, J. P. (1994). Does more intensive treatment of actue myocardian infarction in the elderly reduce mortality? Analysis using instrumental variables. Journal of the American Medical Association, 272, 859-866.

McGuire, T. C. (2011). Physician agency and payment for primary medical care. In S. Glied & P. C. Smith (Eds.), The Oxford handbook of health economics. Oxford University Press.

McKinsey (2008). Accounting for the cost of us health care: A new look at why Americans spend more. McKinsey Global Institute.

McKnight, R. (2006). Home health care reimbursement, long-term care utilization, and health outcomes. Journal of Public Economics, 90(1-2, January), 293-323.

McPherson, K., Strong, P. M., Epstein, A., & Jones, L. (1981). Regional variations in the use of common surgical procedures: Within and between England and Wales, Canada, and the United States. Social Science & Medicine. Part A: Medical Sociology, 15(3, Part 1, May), 273-288.

MedPAC (2009). Measuring regional variation in service use. Medicare Payment Advisory Commission.

MedPAC (2011). Regional variation in Medicare service use. Washington, DC: Medicare

74 | 健康经济学手册(第二卷)

Payment Advisory Commission.

Moseley, J. B., O'Malley, K., Petersen, N. J., Menke, T. J., Brody, B. A., et al. (2002). A controlled trial of arthroscopic surgery for osteoarthritis of the knee. New England Journal of Medicine, 347(2, July 11), 81–88.

Mousques, J., Renaud, T., & Scemama, O. (2010). Is the "practice style" hypothesis relevant for general practitioners? An analysis of antibiotics prescription for acute rhinopharyngitis. Social Science & Medicine, 70(8, April), 1176–1184.

Murphy, K. M. & Topel, R. H. (2006). The value of health and longevity. Journal of Political Economy, 114(5), 871–904.

National Health Service (2010). The NHS atlas of variation in healthcare., http://www.rightcare.nhs.uk/atlas/qipp_nhsAtlas-LOW_261110c.pdf/. (November).

O'Connor, A. M., Llewellyn-Thomas, H. A., & Flood, A. B. (2004). Modifying unwarranted variations in health care: Shared decision making using patient decision aids. Health Affairs Suppl. Web Exclusive, VAR63–VAR72.

Ong, M. K., Mangione, C. M., Romano, P. S., Zhou, Q., Auerbach, A. D., et al. (2009). Looking forward, looking back: Assessing variations in hospital resource use and outcomes for elderly patients with heart failure. Circulation: Cardiovascular Quality and Outcomes, 2(6, November), 548–557.

Pauly, M. (1980). Doctors and their workshops: Economic models of physician behavior. Chicago: University of Chicago Press.

Phelps, C. E. (2000). Information diffusion and best practice adoption. In A. J. Culyer & J. P. Newhouse (Eds.), Handbook of health economics. Elsevier Science.

Philipson, T. J., Seabury, S. A., Lockwood, L. M., Goldman, D. P., & Lakdawalla, D. N. (2010). Geographic variation in health care: The role of private markets. Brookings Papers on Economic Activity, 2010(1, Spring), 325–355.

Pritchard, R. S., Fisher, E. S., Teno, J. M., et al. (1998). Influence of patient preferences and local health system characteristics on the place of death. Support investigators. Study to understand prognoses and preferences for risks and outcomes of treatment. Journal of the American Geriatrics Society, 46, 1242–1250.

Rettenmaier, A. J. & Saving, T. R. (2010). Exploring state level measures of health care spending. College Station, TX: Private Enterprise Research Center, Texas A&M University.

Ricketts, T. C. & Holmes, G. M. (2007). Mortality and physician supply: Does region hold the key to the paradox? Health Service Research, 42(6 Pt 1, December), 2233–2251 (discussion 2294–2323).

Romley, J. A., Jena, A. B., & Goldman, D. P. (2011). Hospital spending and inpatient mortality: Evidence from California: An observational study. Annals of Internal Medicine, 154(3,

February 1),160-167.

Rothberg, M. B., Cohen, J., Lindenauer, P., Maselli, J., & Auerbach, A. (2010a). Little evidence of correlation between growth in health care spending and reduced mortality. Health Affairs (Millwood), 29(8, August), 1523-1531.

Rothberg, M. B., Sivalingam, S. K., Ashraf, J., Visintainer, P., Joelson, J., et al. (2010b). Patients' and cardiologists' perceptions of the benefits of percutaneous coronary intervention for stable coronary disease. Annals of Internal Medicine, 153(5, September 7), 307-313.

Schoofs, M. & Tamman, M. (2010). Confidentiality cloaks Medicare abuse. Wall Street Journal, December 22., http://online.wsj.com/article/SB100014240527487044576045760113828 24069032.html/.

Schoofs, M., Tamman, M., & Kendall, B. (2011). Medicare-fraud crackdown corrals 114. Wall Street Journal, February 18., http://www.tilrc.org/assests/news/0211news/0211fed18.html/.

Silber, J. H., Kaestner, R., Even-Shoshan, O., Wang, Y., & Bressler, L. J. (2010). Aggressive treatment style and surgical outcomes. Health Service Research, 45 (6 Pt 2, December), 1872-1892.

Sirovich, B., Gallagher, P. M., Wennberg, D. E., & Fisher, E. S. (2008). Discretionary decision making by primary care physicians and the cost of U.S. health care. Health Affairs (Millwood), 27(3, May-June), 813-823.

Sirovich, B. E., Gottlieb, D. J., Welch, H. G., & Fisher, E. S. (2005). Variation in the tendency of primary care physicians to intervene. Archives of Internal Medicine, 165(19, October 24), 2252-2256.

Skinner, J. & Staiger, D. (2009). Technology diffusion and productivity growth in health care. Working Paper Series (National Bureau of Economic Research, Cambridge MA), 14865.

Skinner, J. & Staiger, D. O. (2007). Technological diffusion from hybrid corn to beta blockers. In E. Berndt & C. M. Hulten (Eds.), Hard-to-measure goods and services: Essays in honor of Zvi Griliches. Chicago: University of Chicago Press and NBER.

Skinner, J., Fisher, E. S., & Wennberg, J. E. (2005). The efficiency of Medicare. In D. A. Wise (Ed.), Analyses in the economics of aging. Chicago: University of Chicago Press.

Skinner, J., Staiger, D., & Fisher, E. S. (2010). Looking back, moving forward. New England Journal of Medicine, 362(7, February 18), 569-574 (discussion 574).

Skinner, J. S., Staiger, D. O., & Fisher, E. S. (2006). Is technological change in medicine always worth it? The case of acute myocardial infarction. Health Aff airs (Millwood), 25 (2, MarchApril), w34-w47.

Song, Y., Skinner, J., Bymum, J., Sutherland, J., Wennberg, J. E., et al. (2010). Regional variations in diagnostic practices. New England Journal of Medicine, 363(1, July 1), 45-53.

Stensland, J., Gaumer, Z. R., & Miller, M. E. (2010). Private-payer profits can induce negative Medicare margins. Health Affairs (Millwood), March 18.

Suleman, M., Clark, M. P., Goldacre, M., & Burton, M. (2010). Exploring the variation in paediatric tonsillectomy rates between English regions: A 5-year NHS and independent sector data analysis. Clinical Otolaryngology, 35(2, April), 111-117.

Sutherland, J. M., Fisher, E. S., & Skinner, J. S. (2009). Getting past denial—the high cost of health care in the United States. New England Journal of Medicine, 361(13, September 24), 1227-1230.

Syverson, C. (2004). Market structure and productivity: A concrete example. Journal of Political Economy, December.

Syverson, C. (2011). What determines productivity? Journal of Economic Literature, 44(2, June), 326-365.

Temel, J. S., Greer, J. A., Muzikansky, A., Gallagher, E. R., Admane, S., et al. (2010). Early palliative care for patients with metastatic non-small-cell lung cancer. New England Journal of Medicine, 363(8), 733-742.

Teno, J. M., Mitchell, S. L., Gozalo, P. L., Dosa, D., Hsu, A., et al. (2010). Hospital characteristics associated with feeding tube placement in nursing home residents with advanced cognitive impairment. JAMA, 303(6, February 10), 544-550.

US Preventive Services Task Force (2008). Screening for prostate cancer: U.S. preventive services task force recommendation statement. Annals of Internal Medicine, 149(3, August 5), 185-191.

Volpp, K. G., Loewenstein, G., Troxel, A. B., Doshi, J., Price, M., et al. (2008). A test of financial incentives to improve warfarin adherence. BMC Health Service Research, 8, 272.

Weinstein, J. N., Tosteson, T. D., Lurie, J. D., Tosteson, A. N., Blood, E., et al. (2008). Surgical versus nonsurgical therapy for lumbar spinal stenosis. New England Journal of Medicine, 358(8, February 21), 794-810.

Weintraub, W. S., Spertus, J. A., Kolm, P., Maron, D. J., Zhang, Z., et al. (2008). Effect of PCI on quality of life in patients with stable coronary disease. New England Journal of Medicine, 359(7, August 14), 677-687.

Wennberg, D. E., & Birkmeyer, J. D. (1999). The Dartmouth Atlas of cardiovascular health care. Chicago: AHA Press.

Wennberg, J. (2008). Commentary: A debt of gratitude to J. Alison Glover. International Journal of Epidemiology, 37(1, February), 26-29.

Wennberg, J. & Gittelsohn, A. (1973). Small area variations in health care delivery. Science, 182(117, December 14), 1102-1118.

Wennberg, J. E. (2010). Tracking medicine: A researcher's quest to understanding health care. New York: Oxford University Press.

Wennberg, J. E., & Cooper, M. M. (Eds.) (1996). The Dartmouth Atlas of health care

Chicago, IL: American Hospital Publishing, Inc.

Wennberg, J. E., Fisher, E. S., & Skinner, J. S. (2002). Geography and the debate over Medicare reform.Health Affairs, Web (www.healthaffairs.org), February 13, W96-W114.

Westert, G. P., van den Berg, M. J., Zwakhals, S. L. N., de Jong, J. D., & Verkleij, H. (Eds.) (2010).Dutch health care performance report 2010. Dutch Ministry of Health.

WIC (2011). Bibliography on international small-area health care variation studies. Wennberg International Collaborative.

Xian, Y., Holloway, R. G., Chan, P. S., Noyes, K., Shah, M. N., et al. (2011). Association between stroke center hospitalization for acute ischemic stroke and mortality. JAMA, 305(4, January 26),373-380.

Yasaitis, L., Fisher, E. S., Skinner, J. S., & Chandra, A. (2009). Hospital quality and intensity of spending: Is there an association? Health Affairs (Millwood), 28(4, July-August), w566-w572.

Yusuf, S., Peto, R., Lewis, J., Collins, R., & Sleight, P. (1985). Beta blockade during and after myocardial infarction: An overview of the randomized trials. Progress in Cardiovascular Diseases, 27(5, March-April), 335-371.

Zhang, Y., Baicker, K., & Newhouse, J. P. (2010a). Geographic variation in Medicare drug spending. New England Journal of Medicine, 363(5, July 29), 405-409.

Zhang, Y., Baicker, K., & Newhouse, J. P. (2010b). Geographic variation in the quality of prescribing. New England Journal of Medicine, 363(21, November 18), 1985-1988.

Zuckerman, S., Waidmann, T., Berenson, R., & Hadley, J. (2010). Clarifying sources of geographic differences in Medicare spending. New England Journal of Medicine, 363(1), 54-62.

第三章　健康风险行为经济学[①]

约翰·考利（John Cawley）　　　康奈尔大学

克里斯托弗·J.卢姆（Christopher J. Ruhn）　　　弗吉尼亚大学

目　录

① 我们感谢本手册的主编佩德罗·皮塔巴罗斯、托马斯·麦克奎尔和马克·波利提供的反馈和有益的指导。此外，要感谢本书其他作者在作者会议上提供的宝贵反馈和评论,此外,还要感谢阿比盖尔·弗里德曼在会议上记录了这些评论。

摘要：健康风险行为，比如吸烟、饮酒、药物滥用、未保护的性行为、不良饮食和久坐的生活方式（导致肥胖）是造成可预防死亡的最主要原因。本章将概述经济学之于健康危险行为的理论框架和实证依据。它描述了强调效用最大化的传统经济学方法对于政策干预的有限作用，即它是如何在一定的假设下产生帕累托最优的结果。它还详细介绍了非传统模型（例如，涉及双曲贴现或有限理性）：即使没有市场缺陷，也可能导致次优结果，即政府干预在提高社会福利方面具有更大的潜力。这一章总结了健康风险行为对经济后果影响的文献，如医疗保健费用、教育程度、就业、工资和犯罪。梳理了有关政策和战略的研究，这些政策和战略有可能改变健康风险行为，例如税收或补贴、现金奖励、购买和使用限制、信息提供和广告限制。这一章还对未来的研究提供了建议。

关键词：健康行为；酒精；烟草；吸烟；药物；肥胖；饮食；食物；体育活动；公共卫生；公共政策；税收；补贴；成瘾；外部性；广告；信息行为经济学；神经经济学；人力资本；教育；价格；性；收入；时间偏好；同行；有限理性；医疗成本；就业；工资；犯罪；双曲贴现

JEL 编码：I1；I18；I20；D01；D03；H2；Dl；D6；D87

1. 引言

健康有很多影响因素，包括市场化的商品和服务，如医疗服务、时间投入，以及空气污染、卫生和纯净水等环境条件。然而，在工业化国家，发病率和死亡率主要与慢性病而非传染病有关，健康行为尤其重要。这种健康行为是本章的主题，可以广义地解释为一个人影响他自己的健康或他人健康的任何行为，或故意不作为。本章主要关注具体的行为，如吸烟、饮酒、饮食和体育活动，这些行为对自己的健康有强烈的直接影响。本章引用的实证证据主要来自高收入国家，特别是美国，因此这些分析与工业化国家尤其相关。之前的章节提供了个人健康习惯的详细讨论，如吸烟（Chaloupka and Warner，2000）、饮酒（Cook and Moore，2000）和预防（Kenkel，2000）。① 最重要的是，我们既不重复也不更新这些讨论。相反，我们为健康行为经济学的理论框架和实证证据提供了更广泛的概述。在这种情况下，我们研究了强调效用最大化的传统经济学方法，在某些假设下（例如，充分信息和无外部性），会导致帕累托最优结果，并且政策干预只能发挥非常有限的作用。我们还描述了可能导致帕累托次优结果的各种因素（例如，市场不完善和双曲贴现），其中管理干预有可能增加社会福利。

1.1　健康行为的重要性

麦金尼斯和福奇（1993）的一项有影响力的研究估计，1990 年在美国发生的 210 万人死

---

① 对于最近的，但通常也更具选择性的关于酒精消费和肥胖的文献综述，请参阅 Cook and Moore（2002），以及 Cawley（2010）。

亡的大约一半是由于外部可改变的危险因素造成的。表 3.1 第一列总结了他们的研究结果,表明健康行为起主要作用。当年近 1/5 的死亡数是吸烟导致的,吸烟、饮食、体育活动和饮酒的综合影响造成 38% 的人数死亡。不安全的性行为、驾驶和非法药物使用又导致了 3% 的死亡。Mokdad et al.(2004,2005)表明,如表 3.1 第二列所示,与 2000 年的情况相似,36% 的死亡与吸烟、饮食、体育活动和饮酒有关,另外 3% 的死亡归因于不安全的性行为、驾驶或药物使用。

表 3.1　1990 年和 2000 年美国与可调整危险因素相关的死亡

单位:人

死因	1990 年死亡人数	2000 年死亡人数
吸烟	400000(19%)	435000(18%)
营养不良和缺乏运动	300000(14%)	365000(15%)
饮酒	100000(5%)	85000(4%)
菌剂	90000(4%)	75000(3%)
中毒	60000(3%)	55000(2%)
机动车辆	25000(1%)	43000(2%)
枪械	35000(2%)	29000(1%)
性行为	30000(1%)	20000(1%)
使用非法药物	20000(1%)	17000(1%)
所有可变风险	1060000(50%)	1159000(48%)

资料来源:1990 年数据来自 McGinnis and Foege(1993);2000 年数据来自 Mokdad et al.(2004,2005)。由于营养不良和缺乏运动而死亡的估计数从 Mokdad et al.(2004)的 40 万人下调到 Mokdad et al.(2005)的 36.5 万人。2000 年专栏的所有其他数据都来自 Mokdad et al.(2004)。

表 3.2(Danaei et al.,2009)显示的研究结果:2005 年,在美国,导致死亡的一组不同风险因素。其中 McGinnis and Foege(1993)和 Mokdad et al.(2004,2005)探索了营养不良和缺乏运动的复合因素,Danaei et al.(2009)分别揭示了高体重指数(他们认为每年会导致 21.6 万例死亡)、缺乏锻炼(19.1 万例死亡)、高血糖(19 万例死亡)、高低密度脂蛋白胆固醇(11.3 万例死亡)、高盐(钠)(10.2 万例死亡)、低欧米伽-3 脂肪酸饮食(8.4 万例死亡)、高反式脂肪酸饮食(8.2 万例死亡)、低水果和蔬菜摄入量(5.8 万例死亡)和低多不饱和脂肪酸饮食(1.5 万例死亡)的综合风险因子。

表 3.2　2005 年美国与可调整危险因素相关的死亡

单位:人

死因	死亡人数
吸烟	467000
高血压	395000
超重和肥胖(高 BMI)	216000
缺乏锻炼	191000
高血糖	190000

续　表

死因	死亡人数
高低密度脂蛋白胆固醇	113000
饮食中高盐(钠)	102000
饮食中低欧米伽-3脂肪酸	84000
饮食中高反式脂肪酸	82000
饮酒	64000
水果和蔬菜摄入量低	58000
饮食中的多不饱和脂肪酸含量低	15000

资料来源:Danaei et al. (2009).

应该审慎解释所有这些估计,一方面是因为大多数死亡的来源是多因素的,这使得很难确定某个特别因素的独立影响,另一方面是由于调整全部的潜在混杂变量也十分困难。[1] 尽管存在这种不确定性,但可改变的行为是预防早亡的重要决定因素。除此之外,死亡仅仅是不良健康习惯造成的消极结果的一部分,其导致的患病率也必须考虑在内。例如,超重和肥胖与关节炎(慢性或致残,但很少致命)以及 II 型糖尿病(可导致失明和脚趾或脚截肢)的高发病率有关(Dixon,2010)。吸烟也与许多降低生活质量的健康问题有着相类似的联系,如肺癌、肺气肿和慢性阻塞性肺病(US,DHHS 1990)。

世界卫生组织(WHO)最近探索通过伤残调整生命年(DALYs)衡量可调整风险因素如何与死亡率和发病率相关(WHO,2009)。表 3.3 汇总了 2004 年人均收入超过 10065 美元的高收入国家的统计结果,其结果与表 3.1 和表 3.2 的结果不同,因为这一数据无法确定单一的(主要的)死亡或残疾原因,也不能解释各因素间的相互作用(例如,吸烟可能是高血压的一个原因)。因此,许多危险因素可能反映的是健康行为和医疗相结合的情况。

根据世界卫生组织的估计,如表 3.3 所示,吸烟是最有害健康的行为,造成了 17.9% 的死亡率和 10.7% 的伤残调整寿命年损失;超重和肥胖位居第三,分别造成了 8.4% 的人数死亡和 6.5% 的伤残调整寿命年损失;缺乏锻炼位居第四,造成了 7.7% 的死亡和 4.1% 的伤残调整寿命年损失;排在第二位、第五位和第六位的危险因素——高血压、高血糖和高血脂——都受到吸烟、缺乏锻炼和饮食等健康行为的影响。事实上,只有两个风险因素——城市室外空气污染和职业性风险——与个人健康行为无关。

---

[1] 比如 Flegal et al.(2005)计算出与临床超重分类(正常体重范围是 18.5≤BMI<25)相关的死亡数据是,11.2 万例死于肥胖(BMI≥30),8.6 万例死于超重(25≤BMI<30)和 3.4 万例死于体重过轻(BMI≤18),这一结果很难与 Mokdad et al.(2005)的计算结果相一致,约 36.5 万例死亡是由于不良饮食和缺乏锻炼引起的。

表 3.3　2004 年高收入国家的死亡和伤残调整寿命年(DALYs)损失的主要原因　　　　单位:%

危险因素	死亡率	伤残调整寿命年
吸烟	17.9	10.7
高血压	16.8	6.1
超重和肥胖	8.4	6.5
缺乏锻炼	7.7	4.1
高血糖	7.0	4.9
高血脂	5.8	3.4
低水果和蔬菜摄入	2.5	1.3
城市室外空气污染	2.5	
饮酒	1.6	6.7
职业性风险	1.1	1.5
非法药物		2.1

资料来源:WHO(2009)。表中列出了 2004 年人均收入超过 10065 美元的国家导致死亡或 DALYs 的十大风险因素。一个空白条目意味着指定的风险因素不在前十之列。一个特定的死亡或 DALY 可能归因于多种风险因素,这些风险因素可能相互作用(例如超重和肥胖可能导致高血压)。

　　世界卫生组织的分析强调了现代工业化经济体中个人健康行为的重要性。这与较贫穷的国家形成了鲜明对比,在这些国家,传染病和环境风险发挥着更大的作用。例如,在 2004 年人均收入为 825 美元或以下的国家,十大死亡风险包括儿童体重不足,不安全的水、卫生设施、个人卫生和固体燃料产生的室内烟雾(排名第一、第四和第六),所有这些都是由贫困直接导致的(贫困反过来可能影响行为)。低收入也会造成母乳喂养不足(排名第九)和医疗可及性不足,且这些风险因素可能抵消不安全的性行为造成的不良后果,而不安全的性行为是排名第三的死亡风险。在较贫穷的国家,吸烟和缺乏锻炼所起的作用较小——每一项都仅与约 4% 的死亡有关,是排在第七和第八位的危险因素。[①]

1.2　健康行为的趋势

　　图 3.1 和图 3.2 是根据多种信息来源(详见图注)描述的美国各种健康行为的趋势。[②] 图 3.1 显示了人均酒精消费量、成年人的当前吸烟率、高中高年级学生过去一年的非法药物

[①] 与 DALYs 相关的风险似乎与贫困有更直接的关系。儿童体重不足,不安全的水、卫生设施、个人卫生,不安全的性生活,母乳喂养不足和固体燃料产生的室内烟雾是五大风险,维生素 A 和锌缺乏分别排在第六位和第十位。此外还有高血压、酗酒和高血糖(排名第七至第九)。吸烟,超重和肥胖、缺乏锻炼和非法药物使用并不在这个清单上。

[②] 一些数据库为更多国家提供了健康行为的信息(尽管数据的完整性和可比性目前尚不完善),例如,经合组织卫生数据(www.oecd.org/health/healthdata)提供了大多数经合组织国家的食品、酒精和烟草消费量,以及超重和肥胖率。有关这些健康行为、体育运动、口腔健康和健康风险(如高血压、高血脂和高血糖)的数据可从世界卫生组织的世卫全球信息库获得(https://apps.who.int/infobase/)。

使用情况、每日卡路里摄入量(分别为男性和女性)和肥胖率。① 结果喜忧参半,在某些领域有趋向于更健康行为的趋势,但在其他方面则不然。最重要的是,1974—2007 年,成年人的吸烟率下降了近一半(从 37％下降到 20％)。

　　而肥胖的比例则增加了一倍多,从 20 世纪 70 年代初的 15％到 2003—2006 年的 34％。肥胖的增加是由于平均每日卡路里消费的增加(男性增加 12％,女性增加 23％)。1974—1997 年,人均酒精消费量下降了 20％,但自那以后略有增长(约 8％)。这种变化的影响是模糊的,因为少量饮酒可能产生一些健康益处(Gaziano et al., 1993;Thun et al., 1997)。然而,1997—2007 年,酗酒率或是没有发生变化,或是有增加(National Center for Health Statistics,2010),这可能会对健康产生负面影响。② 最后,(高中生中)非法药物使用没有显示出明显的时间趋势:这一比例从 1979 年的顶峰时的 54％急剧下降到 1992 年的 27％,之后又迅速上升到 1997 年的 42％,此后略有下降。③

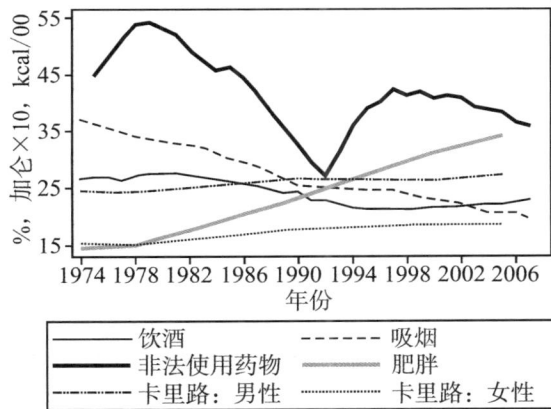

图 3.1　药物使用、肥胖和能量摄入的趋势

注:饮酒是指年龄≥14 岁(来源:www.niaaa.nih)人均一个单位乙醇(1/10 加仑)(www.niaaa.nih.gov/Resources/DatabaseResources/QuickFacts/AlcoholSales/consum01.htm)。吸烟指目前吸烟的成年人的百分比(来源:全国健康访谈调查,www.cdc.gov/tobacco/data_statistics/tables/trends/cig_smoking/index.htm)。使用非法药物表明 12 年级学生在过去一年的使用情况(来源:Johnston et al., 2009)。肥胖是指 20 岁以上,体重指数大于30 的人(来源:NCHS, 2010)。卡路里是 20 岁以上人群的平均每日能量摄入量(千卡/1000)(来源:NCHS,2010)。线性插值用于填充缺少数据的周期。y 轴表示吸烟或肥胖人群的百分比;消费的酒精加仑数×1/10,千卡消耗×1/100。

① 这些结果中缺少了某些年的数据,需要用线性插值来计算这些缺失的值。除非另有说明,肥胖自始至终被定义为身体质量指数大于等于 30[BMI,计算方法为体重(千克)除以身高(米)的平方]。
② 没有证据表明大量饮酒(男性每周饮酒 14 杯以上,女性每周饮酒 7 杯以上)或酗酒(一次饮酒 5 杯以上)有所减少。
③ 非法药物包括:大麻、迷幻药、其他致幻剂、可卡因、海洛因、其他麻醉剂、安非他命、巴比妥类药物或非医嘱镇静剂。

图 3.2 描述了健康行为的趋势,如缺乏锻炼(在过去的一个月中没有闲暇时间进行锻炼)、医学筛查(胸部 X 光检查和结肠镜检查)、接种疫苗(流感疫苗)和母乳喂养。显然,这些只是可以考虑的健康行为的一个子集,它们所包含的内容是说明性的,不够详尽。与图3.1 相比,这些行为的一致性数据仅在更短的时间内是可用的(母乳喂养除外);然而,这些趋势表明,随着时间推移,对健康行为的关注越来越普遍。从而随着时间的推移,胸部 X 光检查和结肠镜检查都得到了更加广泛的应用,流感疫苗接种和母乳喂养婴儿的比例也越来越高。[①] 虽然大多数成年人的运动量没有达到推荐水平,但他们的运动量似乎也有所增加(Troiano et al., 2008)。

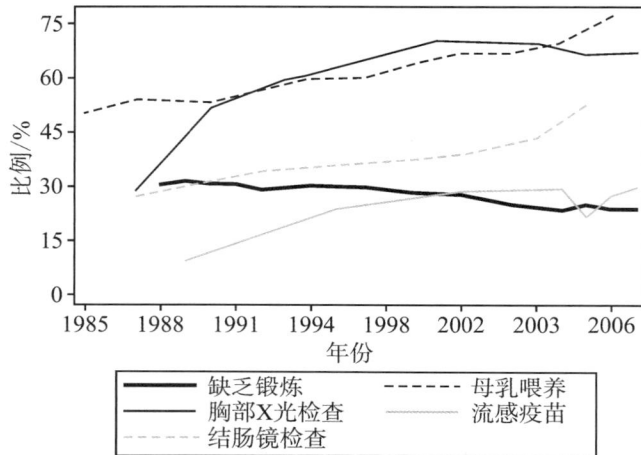

图 3.2 缺乏锻炼、母乳喂养、流感疫苗和医学筛查的趋势

注:缺乏锻炼是指在过去 1 个月内没有闲暇时间进行体育活动,数据来自 36 个州(来源:www.cdc.gov/nccdphp/dnpa/physical/stats/leisure_time.htm)。母乳喂养表明婴儿曾接受过母乳喂养(来源:NCHS, 2010;McDowell et al., 2006)。胸部 X 光检查是指在过去 2 年内接受胸部 X 光检查的 40 岁以上女性。流感疫苗指的是在过去 12 个月内接受流感疫苗接种的成年人百分比(来源:NCHS, 2010)。结肠镜检查显示 50 岁以上的人群中曾接受结肠镜检查或乙状结肠镜检查的比例(来源:http://progressreport.cancer.gov/doc_detail.asp?pid50&did50&chid572&coid5718&mid5#trends)。线性插值用于运用缺少数据填补时间周期。

总的来说,自 20 世纪 70 年代以来健康行为的改变(尤其是吸烟的迅速减少)主要是朝着改善整体健康的方向进行的(Cutler et al., 2009);然而,许多有益的趋势在 20 世纪 90 年代早期或中期结束或减缓。此外,这一模式中的特例——肥胖的持续快速增长——产生了重要的负面后果。从过去推断未来往往是困难的。Cutler et al.(2009)认为,由于肥胖的增加,21 世纪前 20 年的死亡风险将会增加[②],Olshansky et al.(2005)提出了肥胖的增加可能导致预期寿命的降低[③]。

[①] 母乳喂养的结果是长期增长数据的一部分。例如,1974 年 30%的婴儿接受母乳喂养(至少有一段时间),而 1990年和 2006 年这一比例分别为 53%和 77%。

[②] 他们对死亡风险的估计并不严格限于健康行为的改变。特别是考虑到教育、血压和胆固醇的直接影响;前者影响健康行为,后者受其影响。

[③] 然而,Flegal et al.(2007)发现,随着时间的推移,多数类型肥胖的死亡风险都在下降。

1.3 不同亚群间的健康行为差异

与健康相关的行为在不同的人群亚群之间存在差异,且有时差异很大。表3.4总结了在健康行为方面的差异,如吸烟、肥胖、饮酒、缺乏锻炼、两种医学筛查测试(胸部X光检查和结肠镜检查)、性传播疾病和防晒霜的使用。这些估计基于2008年国家健康访谈调查(NHIS)的数据。① 调查的子样本按性别、种族/民族、年龄、教育程度和家庭年收入进行分类;在这些类别中,所汇报的平均数和流行情况都是无条件的。由于许多因素可能相关(即受教育程度较高的人往往来自收入较高的家庭),所观察到的差异不应被解释为因果关系。表3.5显示了在控制了人口统计学特征之后,相应的预测子组差异的probit估计值。

这两个表显示了十分相似的模式。女性比男性更有可能具有一些特定的健康行为(吸烟或酗酒的概率更小,而且更容易使用防晒霜),但相比于男性不太可能具有其他的健康行为(不太可能参与体育活动,更有可能有性传播疾病,尽管性病易感性的差异可能是由于生理差异而不是行为上的差异)。

与非西班牙裔白人相比,黑人和西班牙裔白人不太可能大量吸烟或酗酒,但他们更有可能肥胖和缺乏运动。少数族裔较少接受结肠镜检查,西班牙裔女性接受胸部X光检查的概率也较小,但这些差异多数都与相关因素有关(如教育程度和收入水平)而不是种族或民族本身。吸烟和酗酒问题会随着年龄的增长而减少,而肥胖、缺乏体育锻炼和医学检查则会增加。

到目前为止,最有力的结果是受教育程度或家庭收入所代表的较高的社会经济地位(SES)通常与更健康的行为相关。例如,与高中辍学者相比,大学毕业生吸烟的概率低13.9个百分点,肥胖的概率低8.7个百分点,酗酒的概率低0.9个百分点,不运动的概率低22.3个百分点。此外,她们接受胸部X光检查的概率增加12.6个百分点,接受结肠镜检查的概率增加15.3个百分点,在阳光明媚的温暖天气外出时使用防晒霜的概率增加16.0个百分点。唯一的例外是,受教育程度高的人在过去5年内患性病的概率要高2.0个百分点。收入似乎也与健康行为有关,与教育无关。与家庭收入低于3.5万美元的人相比,家庭收入至少7.5万美元的人吸烟、肥胖、缺乏运动和性病的发生率相对较低;进行医学筛查和使用防晒霜的比例也更高。这种模式的一个例外是高家庭收入与适度增加的酗酒率有关。

表3.4 2008年特定健康行为和危险因素的组间分布情况　　　　单位:%

组别		吸烟	肥胖	大量饮酒	酗酒	缺乏锻炼	胸部X光检查	结肠镜检查	性传播疾病	防晒霜
全样本		20.6	27.4	5.5	22.7	38.2	57.8	42.3	3.0	16.9
性别	男	23.1	27.0	6.2	31.9	36.0	–	43.1	2.0	9.7
	女	18.3	27.8	4.9	14.2	40.3	57.8	41.6	3.9	23.7

① 有关NHIS的信息,请参见 http://www.cdc.gov/nchs/nhis.htm。

续　表

组别		吸烟	肥胖	大量饮酒	酗酒	缺乏锻炼	胸部 X 光检查	结肠镜检查	性传播疾病	防晒霜
种族/民族	白人	22.0	26.2	6.5	25.1	35.2	59.8	45.8	2.6	19.6
	黑人	21.3	36.1	3.4	14.3	47.4	59.0	37.6	4.9	5.9
	西班牙裔	15.8	31.3	3.9	21.7	46.9	47.1	25.2	3.4	13.0
年龄（岁）	18~34	23.4	22.3	6.4	34.8	31.6	–	–	4.2	15.0
	35~54	23.8	30.6	6.1	24.5	36.4	56.5	24.0	1.7	18.8
	55~74	16.8	32.5	4.5	10.8	43.9	75.7	59.0	–	18.0
教育程度	高中以下	27.5	33.3	4.9	15.7	61.9	47.4	31.9	2.3	8.3
	高中毕业/同等学力	27.1	33.5	5.6	20.2	48.9	58.2	40.7	2.7	13.9
	读过一段时间大学	22.7	30.6	5.1	22.8	35.1	58.6	44.6	2.8	18.8
	大学毕业	8.9	21.4	5.0	22.2	22.0	62.4	48.2	2.7	25.8
家庭年收入	<35000 美元	27.6	29.2	6.0	21.1	50.1	49.9	39.3	4.5	10.9
	35000~74999 美元	21.4	30.4	5.5	23.0	38.6	57.8	42.4	3.0	16.0
	≥75000 美元	14.4	24.2	5.9	26.6	24.7	64.5	44.2	2.0	23.3

注:以上的成年人数据来自2008年全国健康访谈调查,并进行了加权,以具有全国代表性。教育分组的结果指年龄在25岁及以上的人士。"吸烟"指目前吸烟,"肥胖"指BMI在30或以上。大量饮酒指的是男性(女性)在过去一年平均每周饮酒>14(>7)杯,而"酗酒"指的是过去一年至少一次在一天内饮酒超过5杯的人。每周从事剧烈或中度体育活动或力量训练少于一次者,便会被视为"缺乏锻炼"。"胸部X光检查"是指,在过去两年里,30岁及以上的女性接受了胸部X光检查。"结肠镜检查"是指40岁及以上人士一生中曾接受过这一筛检。"性传播疾病"指的是18~49岁的人在过去五年内感染了除艾滋病毒/艾滋病以外的其他性传播疾病。"防晒霜"是指在阳光明媚的日子里,在户外活动超过一小时总是涂抹防晒霜。

表 3.5　2008 年健康行为的条件相关结果

人口学特征	吸烟	肥胖	大量饮酒	酗酒	缺乏锻炼	胸部 X 光检查	结肠镜检查	性传播疾病	防晒霜
女	-0.055	0.021	-0.017	-0.176	0.024	–	-0.011	0.017	0.134
	(0.004)	(0.006)	(0.002)	(0.004)	(0.006)		(0.007)	(0.004)	(0.006)
黑人(非西班牙裔)	-0.054	0.121	-0.023	-0.085	0.075	0.066	-0.014	0.017	-0.113
	(0.006)	(0.009)	(0.003)	(0.005)	(0.008)	(0.010)	(0.010)	(0.006)	(0.004)
西班牙裔	-0.125	0.041	-0.025	-0.051	0.062	0.033	-0.100	-0.001	-0.015
	(0.005)	(0.009)	(0.003)	(0.006)	(0.008)	(0.011)	(0.011)	(0.005)	(0.006)
年龄25~34岁	0.362	0.128	0.069	0.457	-0.162	-0.519	–	0.024	0.039
	(0.014)	(0.013)	(0.012)	(0.017)	(0.010)	(0.009)		(0.003)	(0.010)

续　表

人口学特征	吸烟	肥胖	大量饮酒	酗酒	缺乏锻炼	胸部 X 光检查	结肠镜检查	性传播疾病	防晒霜
年龄 35～54 岁	0.309	0.159	0.061	0.295	−0.110	−0.100	−0.382	−	0.042
	(0.013)	(0.012)	(0.010)	(0.017)	(0.010)	(0.012)	(0.009)		(0.009)
年龄 55～74 岁	0.235	0.185	0.044	0.169	−0.050	0.098	−0.036	−	0.044
	(0.014)	(0.012)	(0.009)	(0.017)	(0.010)	(0.012)	(0.010)		(0.010)
高中毕业/同等学力	−0.017	−0.001	−0.001	0.021	−0.068	0.076	0.074	0.010	0.055
	(0.007)	(0.009)	(0.004)	(0.008)	(0.008)	(0.011)	(0.011)	(0.007)	(0.010)
读过部分大学课程	−0.046	−0.012	0.001	0.030	−0.162	0.102	0.124	0.015	0.101
	(0.006)	(0.009)	(0.005)	(0.009)	(0.007)	(0.011)	(0.011)	(0.008)	(0.010)
大学毕业	−0.139	−0.087	−0.009	−0.003	−0.223	0.126	0.153	0.020	0.160
	(0.004)	(0.008)	(0.004)	(0.007)	(0.012)	(0.012)	(0.012)	(0.012)	(0.012)
家庭收入 35000～74999 美元	−0.062	0.005	−0.002	0.009	−0.073	0.087	0.062	−0.011	0.040
	(0.005)	(0.007)	(0.003)	(0.006)	(0.006)	(0.009)	(0.009)	(0.003)	(0.008)
家庭收入≥75000 美元	−0.105	−0.040	−0.002	0.028	−0.143	0.132	0.087	−0.019	0.076
	(0.004)	(0.007)	(0.004)	(0.007)	(0.007)	(0.010)	(0.010)	(0.003)	(0.008)
基线	0.207	0.296	0.051	0.197	0.405	0.564	0.424	0.032	0.169

注:表中显示了控制指定协变量的 probit 模型的平均预测边际效应。标准误差在括号中。数据来自 2008 年全国健康访谈调查中的 25 岁及以上的成年人。因变量的定义见表 3.4。参考组为非西班牙裔白人男性、年龄在 75 岁及以上、高中辍学、家庭收入低于 3.5 万美元。"基线"估计值表示对于全部样本的平均预测值,以其实际值计算协变量。

先前,在对英国公务员进行的两项颇具影响力的"白厅研究"(Marmot et al., 1978, 1991)中,研究人员获得了优势人群具有更多健康行为的证据。该研究证明,职业地位、健康行为和预期寿命之间存在很强的正相关关系。[1] 在这些测试中,以及随后的许多测试中,饮酒是个例外,就像上面讨论的 NHIS 数据一样。例如,Adler et al.(1994)提供的证据表明,社会经济地位(通常由收入或教育水平决定)与吸烟或身体不活跃之间存在负相关,但社会经济地位与饮酒呈正相关。Cutler and Lleras-Muney(2010)表明,教育与健康行为呈正相关,包括吸烟、饮食和肥胖、健康知识、家庭安全、医学检测、筛查和疫苗接种,以及高血压和糖尿病的控制。相反,受过高等教育的人更有可能曾经吸过大麻(但在过去一年里抽得不那么频繁),也更经常少量饮酒(但不酗酒)。

健康行为的差异可以解释为什么社会经济地位与健康状况和预期寿命呈正相关。有趣的是,最初的白厅研究,以及随后的许多研究(Lynch et al., 1996;Lantz et al., 2001)认为,行为只解释了高社会经济地位的人健康状况较好、预期寿命较长的一小部分原因。然而,Contoyannis and Jones(2004)以及 Balia and Jones(2008)利用来自英国健康和生活方式调查的

---

① 关于这些问题的深入讨论详见 Marmot and Wilkinson(2006)。

数据,潜在地解决了这一矛盾,研究表明行为选择的内生性会增加行为对健康结果的影响估计,并减少其余社会经济地位因素的影响大小。这是因为潜在健康状况较差的人倾向于采取更健康的行为(例如,被诊断出患有癌症的人可能会戒烟),从而对健康促进行为的预期效果产生负性偏倚。

随着时间的推移,与社会经济地位相关的梯度已经扩大到大多数(但不是所有)健康行为。也许最引人注目的是烟草使用的变化,在过去的 40 年里,处于优势地位的人群吸烟量大幅减少。Kanjilal et al.(2006)来自全国健康和营养调查(the National Health and Nutrition Examination Surveys,简称 NHANES)的数据显示,不同人群目前吸烟率之间存在较大差距,在 1971—1974 年,未达到高中学历者吸烟率高 11.6 个百分点(45.1% 对 33.5%),该差值到 1999—2002 年几乎翻了一倍,达到 21.5 个百分点(38.6% 对 17.1%);在同一时期,最高和最低贫困收入比(PIR)四分位数之间的吸烟差异从 10.5 个百分点(33.5% 对 44.0%)上升到 23.5 个百分点(13.9% 对 37.4%)。Kenkel(2007)发现,拥有和没有大学学位的人之间吸烟率的差距从 1954 年的 2 个百分点上升到 1999 年的 15 个百分点。最近这种差异的很大一部分原因是,受教育程度高的烟民比受教育程度低的烟民戒烟的概率要大得多。例如,2008 年,对于没有高中文凭的成年人(25 岁以上),戒烟率[定义为那些曾经吸烟(超过 100 支)现在却不吸烟的人所占的百分比]是 45.7%,而拥有研究生学位的人群的戒烟率是 80.7%(Dube et al.,2009)。

相比之下,目前大多数证据表明,随着时间的推移,与社会经济地位相关的肥胖差异已经缩小,因为所有人群的体重都有所增加,但对于那些受过高等教育或收入较高的人群,增长速度要快一些。Zhang and Wang(2004)发现,相较于 1999—2000 年,在 1971—1974 年间受过大学教育的男性(年龄为 20~60 岁)肥胖的患病率上升了 16.2 个百分点(从 7.4% 上升到 23.6%),对于那些受过高中以下教育的男性而言,这一数值为 14.7 个百分点(从 12.0% 上升到 26.7%)。在同一时期内,女性受教育程度影响的幅度更大:受过大学教育的女性肥胖患病率上升了 22.6 个百分点(从 7.3% 上升到 29.9%),而受过高中以下教育的女性肥胖患病率上升了 12.9 个百分点(从 24.9% 上升到 37.8%)。Chang and Lauderdale(2005)的研究结果也表明,1971—1974 年和 1999—2002 年,收入与肥胖之间的负相关关系有所减弱,以至于在非西班牙裔黑人男性中收入与肥胖呈正相关。在社会经济地位低的个体中,肥胖的患病率在 20 世纪 70 年代早期就已经相当高了,所以随着时间的推移,肥胖的发病率增长相对较小,严重肥胖人群之间的差异可能会继续扩大。然而,Cutler et al.(2010)发现,综合来看 1971—1974 年和 1974—2004 年,无论成年人是否受过大学教育,其二级肥胖(BMI 在 35.0 到 39.9 之间)和三级肥胖(身高体重指数为 40 或更高)的患病率提升数量相同:在两组不同教育程度的分组中,男性提升了 8 个百分点,女性提升了 11 个百分点。

饮食和体育锻炼等行为在决定体重方面证据较弱。Popkin et al.(1996)发现,相比 1965 年与 1989—1991 年,饮食质量有所改善,受过高等教育的人的改善幅度更大(在一定时期内开始时饮食质量较差,但结束时饮食质量趋于正常)。Casagrande et al.(2007)发现,水果和蔬菜的消费在 1988—1994 年和 1999—2002 年几乎没有变化,高社会经济地位个体的水果和蔬菜消费水平可能更高，并且略有增加。与此相反，Kant and Graubard(2007)表明，1971—1975年与 1999—2002 年，健康食品消费中与收入和教育相关的差异有所缩小，这在很大程度上是由于处于优势地位的个体有所减少。所有这些发现都是较为初步的，并不能提供净能量摄入的信息，而探讨肥胖问题时，净能量摄入是最重要的。

不同群体的能量消耗是否以及如何随时间变化的证据更少。Simpson et al.(2003)发现，1987—2000 年，步行的流行率有所上升，但其在不同教育程度分组中没有明显的差异。另一方面，Brownson et al.(2005)发现接受 16 年及以上教育的人达到建议的体育活动水平的概率有适度增加，而接受不到 12 年教育的人这一概率则减少了。然而，他们强调，该数据仅包括休闲时间的体育活动，因此不能提供关于其他能量消耗的信息(例如，工作的强度)，这些信息在不同的群体中很有可能存在差异，而其他能量消耗随着时间的推移已经下降。[1]

1.4　健康行为的健康经济学研究

《健康经济学手册》(Culyer and Newhouse, 2000)第 1A 卷的导论中绘制了健康经济学领域的组织结构图。八类研究中有六类与医疗保健部门有关，对健康行为的经济学研究没有明确的类别；这大概包括在"除医疗保健之外，还有什么影响健康"这一模糊的分组中(Cawley and Kenkel, 2008)。然而，在 2005 年接受调查的美国健康经济学家中，有 50%的人报告研究了"个人行为"，使其和健康经济学的任何分支学科一样受欢迎(Morrisey and Cawley, 2008)，在过去的 30 年里，关于健康行为的经济学研究有了显著的增长。[2] 图 3.3 描述了在 EconLit、期刊文章、论文和经济学工作论文数据库中，与各种健康行为相关的出版物数量的变化趋势。1980—2009 年，每年发表的探讨肥胖的经济学文章从 0 篇增加到 135 篇，探讨酒精的从 2 篇增加到 99 篇，探讨烟草或吸烟相关的从 31 篇增加到 410 篇，探讨总体健康行为的从 2 篇增加到 292 篇。[3] 这些趋势可能是由很多因素导致的，包括更多地意识到与不健康行为相关的外部因素[见 Manning et al.(1991)关于吸烟、酗酒和久坐不动的生活方式的外部成本的研究]，大型辅助数据集可及性的提升，使得研究人员可以跟踪和建立不健康行为模型[例如，始于 1984 年的行为风险因素监测系统(BRFSS)和始于 1991 年的青年风险行为监测系统(YRBSS)]，并对政府采取行动将与某些健康行为相关的负外部性内部化的相关研究兴趣日益浓厚(例如，20 世纪 90 年代颁布的联邦烟草税收增加法案)。

---

① 医疗条件也发生了重要的变化，如高血压、高血脂和糖尿病，这些疾病都是由健康行为和医疗保健相互作用决定的。与减少吸烟相结合可以更好地控制血压和胆固醇，这对于改善心血管危险因素具有重要意义。在 20 世纪的最后 30 年里，几乎所有群体的健康风险都有所下降，但在教育和收入类别上没有明显的差异(Kanjilal et al., 2006；Cutler et al., 2010)。相反，随着时间的推移，糖尿病的诊断显著增加，特别是在教育程度较低或收入较低的人群中(Kanjilal et al., 2006)。

② 虽然大多数健康经济学家声称他们开展的是"个人行为"的健康行为研究，但也有可能涉及了非健康行为。

③ 健康经济学的年度出版物数量也大幅度增加，但增幅小于健康行为的研究。例如，以"医院"为关键词的 EconLit 年度出版从 1980 年的 30 篇增加到 2009 年的 235 篇，以"医疗"为关键词的 EconLit 年度出版物从 1980 年的 5 篇增加到 2009 年的 61 篇。

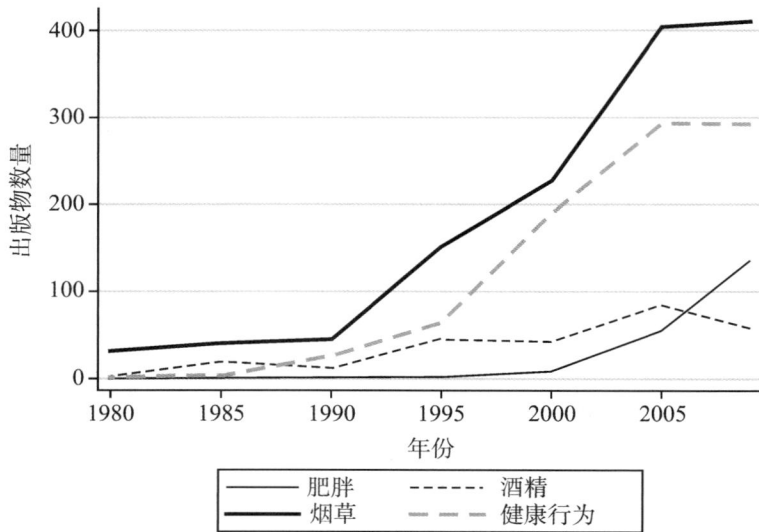

图 3.3 1980—2009 年健康行为相关的经济学出版物数量

注:这一数字是基于对 EconLit 的年度特定搜索量得出的,EconLit 是一个收录经济学期刊文章、论文和工作论文的数据库。"肥胖"指的是以"超重"或"肥胖"为关键词的出版物数量。"酒精"是指带有"酒精"或"饮酒"关键词的出版物数量。"烟草"表示含有"烟草""香烟"或"吸烟"等关键词的出版物数量。"健康行为"指带有"健康行为"关键词的出版物数量。

健康行为在解释经济发达国家发病率和死亡率方面的重要性,促使研究这些行为以及相关研究问题的政策相关性的数据越来越丰富,也使我们对健康行为研究的未来感到乐观。我们希望这一章将有助于研究人员未来开展相关研究,并使学生和政策制定者对此产生更广泛的兴趣。

我们没有把这一章分成吸烟、饮酒、吸毒和肥胖几个章节,而是将与所有行为相关的基本经济概念组织起来。我们希望这个组织能够让研究人员看到不同健康行为之间的共同模式和重要差异,并让研究具体健康行为的学者走出各自的孤岛,从其他健康行为的协同研究中学习。

有兴趣的读者也可以参考前面关于吸烟(Chaloupka and Warner,2000)、饮酒(Cook and Moore,2000)、预防(Kenkel,2000)的章节,发表在《埃尔加健康经济学指南》的年轻人健康行为的部分(Kenkel,2006),《牛津健康经济学手册》中健康行为和成瘾的部分(Kenkel and Sindelar,2011)。

2. 研究健康行为的传统经济学方法

2.1　健康资本模型

许多关于健康行为的经济学研究都是基于迈克尔·格罗斯曼的健康资本模型（Grossman，1972，2000）提出的，在本系列的前一版中已经详细介绍过（Grossman，2000）。① 该模型的基本观点是，人们在出生时就获得了健康资本的禀赋，随着年龄的增长而贬值，但可以通过投资获得；当健康库存低于最低水平时，就会发生死亡。健康具有消费和投资两个方面，因为它直接进入效用函数，决定了市场和非市场活动的健康时间总量。人们通过将市场商品和服务与时间相结合来生产健康，这与贝克尔的家庭生产模型相一致（Becker，1976）。例如，一个人可能通过购买跑步机和跑鞋，花时间在跑步机上跑步来保持健康。

个人分配时间和金钱，使终身效用的目前贴现价值最大化。间接地说，生命长度是原模型中不含不确定性的一种选择。具体地说，死亡的时间是在充分了解其对长寿的影响的情况下，有意识地做出健康投资决定的结果。② 假设健康只有投资一个方面（即它不直接进入效用函数，只有生产健康的天数是有价值的），最佳的健康资本是以平等的健康资本供给（即健康资本的机会成本）和健康资本需求（即边际货币健康投资回报率）为特点的。

健康资本模型在睡眠和锻炼等健康行为上的应用是非常简单的（Kenkel，2000）：人们对这些行为进行投资直到健康投资的回报等于健康资本的机会成本。然而，该模型也适用于不健康的行为，这可以解释为对健康的消极投资。当个人解决了约束最大化问题，对于不健康行为最优参与的特点是，不健康行为的边际成本（包括采购烟草和酒精这样的市场商品所花费的货币成本以及同时减少了健康和寿命带来的非货币成本）和边际效益是平等的（如由消费带来的瞬间的快乐）。

2.2　教育与健康行为

Grossman and Kaestner（1997）的一篇文献综述得出结论，教育是个人和群体健康最重要的相关因素；特别是，健康与学校教育的关系比与职业或收入的关系更密切。在健康资本模型（Grossman，1972）中，学校教育可以通过提高分配效率（参与更健康的行为）或生产效率（从相同的投入中获得更多的健康）来改善健康。Cutler and Lleras-Muney（2010）对教育对健康行为的影响差异进行了概述，指出在使用国家健康访谈调查数据进行估算的一个建议模

---

① 相关的实证工作往往是受到了这个模型的启发，而不是严格遵循其理论特征。
② 然而，在老年时，健康资本的折旧率可能变得非常高，以致个人无法负担足够的投资流量来维持生命。

型中,多接受一年的教育会使研究对象成为一个吸烟者的概率降低 3.0 个百分点,使其成为肥胖者的概率降低 1.4 个百分点,使其成为酗酒者的概率降低 1.8 个百分点,以及使其在过去一个月使用大麻的概率降低 0.1 个百分点。

经济学家使用了多种策略来衡量教育与健康行为的因果关系。聚焦于使用既强大又似乎是外生工具的研究,其结果并不一致。三项研究发现了教育程度与吸烟有因果关系的证据。Currie and Moretti(2003)利用所在县的大学教育机会的相关数据,把女性受教育水平作为工具变量,发现教育降低了吸烟的概率。De Walque(2007b)与 Grimard and Parent(2007)在越南战争期间将上大学作为一种规避策略,他们都发现大学教育降低了男性吸烟的概率。

其他研究则无法拒绝教育对健康行为没有因果影响的原假设。Reinhold and Jurges(2009)研究了德国废除学费导致的教育外源性变化,并得出结论,没有证据表明教育导致吸烟或肥胖的减少。Clark and Royer(2010)利用了英国义务教育法的两个变化,这两个变化迫使很大一部分学生留在学校的时间更长。这一教育的外源性变化对吸烟、饮酒、饮食或运动没有产生明显的影响。

还有一些研究得出了不同的结论。例如,Kenkel et al.(2006)将教育政策(例如,高中毕业所要求的课程数量)作为工具,发现高中学业完成大大降低了成年男性(而非女性)目前吸烟的概率,但对男性或女性的超重或肥胖没有任何影响。

2.3　习惯与成瘾

马歇尔的《经济学原理》可能是经济学家探索习惯或成瘾现象的第一部著作。它包含了这样一种观察:"一个人听的好音乐越多,他对它的鉴赏力就可能越强……"(Marshall,1920;Stigler and Becker,1977)。从这个意义上说,个人的效用函数不仅包括当前的对音乐 C 的消费,还包括过去对音乐 S 消费的存量。

一般来说,成瘾有三个特征。强化的含义是当前消费的边际效用随着过去消费存量的增加而增加($U_{CS}>0$)。因为商品在相邻时间周期内的消费是互补的,故这叫作相邻互补。[①]耐受性是指过去的消费存量降低了效用($U_S<0$)。[②]

这假定了成瘾是有害的,而一个人也可以对一个有益的行为成瘾(像锻炼),即过去的消费存量提高了效用($U_S>0$)。最后,脱瘾意味着当前消费的边际效用为正($U_C>0$)。

成瘾的这些特征如图 3.4 所示,改编自 Rachlin(1997)。纵轴为效用(U),横轴为习惯性或成瘾性商品(S)过去消费的存量。下面的 AD 线显示了与过去消费存量的每一可能水平相关的效用,前提是当前未消费成瘾性产品。上面的 BC 线显示了与过去消费存量的每一个可能水平相关的效用,条件是当前消费成瘾性产品。该图显示了戒断,对于过去消费库存的每

[①] Ryder and Heal(1973)也描述了远互补的概率,他们用下面的例子进行表述:"一个远互补的人,如果他想要一顿丰盛的晚餐,他往往会吃一顿丰盛的早餐和一顿清淡的午餐。而在相同的情况下,相邻互补的人往往会吃一顿清淡的早餐和一顿丰盛的午餐。"

[②] 一种更复杂(但现实)的戒断模型包括边际效用函数在最近一次使用水平或接近最近一次使用水平时的扭结,详情会在之后讨论。

一水平,消费成瘾性产品往往比戒断提供更高的效用($U_c>0$)。该图还显示了容忍度。由于过去的消费存量降低了效用($U_s<0$),其描述的是一种有害的成瘾。例如,一个人第一次使用成瘾物质,他过去的消费存量是零,所以他在 B 点。在个体成为严重的成瘾物质使用者,且时长足够拥有最大的过去存量时,当他在 C 点消费,这不仅远低于他第一次使用成瘾物质时的效用,同时还低于他使用成瘾物质前(即禁戒状态)的效用 A。最后,该图还显示了强化,消费成瘾产品产生的瞬时边际效用越大,过去消费的存量越高:$U_{CS}>0$。这表明,过去消费的存量越高,戒烟就越难。

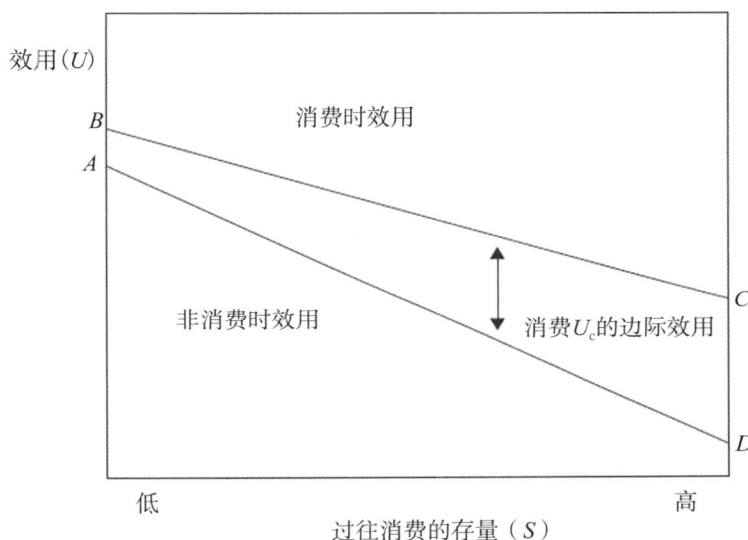

图 3.4 成瘾特征的图形表示

注:改编自 Rachlin(1997)。

Houthakker and Taylor(1970)对习惯性(或成瘾性)商品和耐用品进行了重要的实证区分,习惯性(或成瘾性)商品的过去消费存量对当前使用产生积极影响,耐用品的先前消费与当前使用负相关。他们注意到,一件商品可以在短期内耐用,在长期成为习惯。例如,即使是一个习惯性暴饮暴食的人,在短期内也会经历饱腹感(导致附近时段的消费呈负相关),但从长期来看,消费将是正相关的,因此食物在较长时间内是习惯性的。

2.3.1 理性成瘾理论

成瘾研究的一个里程碑是 Becker and Murphy(1988)的理性成瘾理论(Theory of Rational Addiction,简称 TORA)。在这个模型中,就其涉及了具有稳定性偏好的前瞻性效用最大化而言,成瘾是最优的。[1] 之前,习惯或成瘾形成的模型假设消费者并不成熟:他们意识到对于成瘾物品的当前消费取决于过去的消费,但没有考虑到当前消费对未来消费的影响(Pollak,1975)[2]。TORA 一个吸引人的方面是,它考虑到消费者在面临消费和效用的跨时间动态性

---

① 这并不意味着成瘾者一定会对成瘾感到高兴,我们回到下面这一点。
② 一个例子是关于近视习惯形成的模型,见 Houthakker and Taylor(1970)。

时是更加成熟的。

TORA 假设瞬时效用依赖于成瘾物品的当前消费、成瘾物品过去消费的存量以及所有其他商品的当前消费。考虑到他们行为的未来后果,包括容忍度和强化,个人将收入分配给成瘾物品和所有其他物品。① 在 TORA 中,对一个人来说,一件商品有很高的成瘾性(也即对他来说,这件商品具有很高的相邻互补性),他可能会有意地消费足够成为一个瘾君子的量,因为他计算出,这样做可以使效用的现值最大化。贝克尔和墨菲将该模型描述为适用于各种各样的行为,包括有害的成瘾,如吸烟、酗酒、赌博、使用可卡因或海洛因、暴饮暴食,以及有益的成瘾,如对宗教虔诚和慢跑。

从形式上讲,消费者将其预算分配到对成瘾物品 C 和所有其他(非成瘾)商品 Y 的消费上,从而使终身效用的目前贴现价值最大化。目前的效用并不仅仅依赖于对 C 和 Y 的瞬时消费,而且依赖于过去消费的存量 C,被记作 S[过去消费的所有其他(非成瘾)商品的存量不进入效用函数]。其终生效用函数为:

$$U(0) = \int_0^T e^{-\sigma t} U[Y(t), C(t), S(t)] dt.$$

σ 是恒定的时间偏好率。强化意味着 $U_{CS}>0$;高水平的成瘾性存量会提升消费成瘾性物品的边际效用。容忍度意味着对有害的成瘾 $U_S<0$ 和对有益的成瘾 $U_S>0$。

过去的消费存量 S 会随着时间的推移而变化:

$$\dot{S}(t) = S(t) - S(t-1) = C(t) - \delta S(t) - h[D(t)]$$

C 是在时间 t 内成瘾性物品的消费量。δ 是在成瘾存量上的外生折旧率,$D(t)$ 代表内部折旧或股票升值的支出。消费者还面临终身预算约束。

TORA 在消费对价格的反应方面产生了几个重要的影响。第一,几乎在任何成瘾模型中,某一时刻的消费不仅与当前价格有关,还与过去的价格有关,因为过去的价格决定了当前成瘾的存量。第二,在代理人表现出前瞻性的模型中(如 TORA,但不是短视的成瘾),当前的消费也与预期的未来价格相关,因为未来的价格会影响预期的未来消费,这是对成瘾存量未来水平的补充;这反过来又受到当前消费的影响。第三,未来的价格变化对当前需求的影响越早被预测,影响就越大,因为个人会更早地对此做出反应。第四,永久性的价格变化比暂时性的价格变化更能影响需求,因为有远见的人会根据未来的价格动态来预测和作出决定。第五,成瘾物品需求的价格弹性在长期内将大于短期内,而且这种差异将随着成瘾程度的增加而增加。

最后,一个可能与直觉相反的暗示是,物品越容易成瘾,需求的长期价格弹性就越大(Becker and Murphy, 1988)。价格上涨导致需求减少的第一个原因是适用于所有商品的通常原因:需求定律指出,当价格上涨时,需求减少。然而,对于容易成瘾的物品来说,高价格导致需求量减少还有第二个原因:相邻互补。具体地说,持续的价格上涨意味着未来的消费减少,因此持有较少的成瘾性存量是最理想的,这在今天是通过减少消费来实现的。物品越

---

① 一个简单的理性成瘾模型将物质使用的不良未来后果表示为更高水平的成瘾存量,从而导致负效用,但也可以将其他不良未来后果纳入模型中,如婚姻冲突、犯罪受害或被捕的概率。

容易成瘾,相邻的互补性就越大,当前消费对未来消费预期减少的反应程度也就越大。这一预测——所有其他因素都等于成瘾意味着更大的价格弹性——与早期的成瘾模型形成鲜明对比,早期模型假设成瘾者是非理性的,因此对激励没有反应(Cawley, 2008)。

2.3.2　理性成瘾的实践检验

大多数测试 TORA 的论文都使用的是 Chaloupka(1991)开发的实证模型,该模型是 Becker and Murphy(1988)框架的简化版本。将效用函数假设为二次函数,得到线性一阶条件和附加假设的需求函数为:

$$C_t = \beta_0 + \beta_1 P_t + \beta_2 P_{t-1} + \beta_3 P_{t+1} + \beta_4 C_{t-1} + \beta_5 C_{t+1} + \varepsilon, \tag{3.1}$$

其中 P 为价格,C 为成瘾物品在不同时期的消费水平。[①] 如果省略了需求的决定因素是自相关的,那么消费的滞后和超前将与当前消费的剩余相关,OLS 估计式(3.1)将产生 β_4、β_5 的估计偏倚。处理这个问题的常见策略是利用价格进一步的滞后和领先作为对滞后和未来消费的工具变量,假设任何在($t-1$)之前或($t+1$)之后对当前消费价格的影响必须通过其在($t-1$)或($t+1$)时对消费的影响产生(Becker et al., 1994; Chaloupka, 1991)。

式(3.1)中系数的符号用于成瘾和前瞻性行为的检验。表 3.6 列出了对备选假设所隐含的关键系数符号的预测。无论物品是否成瘾,由于需求规律,消费总是与同期价格负相关。成瘾的关键测试是过去的消费是否会增加当前的消费,这对于相邻互补有启发性。判断成瘾与否的关键测试是当前和未来的消费是否正相关——理性(前瞻性)成瘾者在选择当前消费时会考虑未来的情况。

表 3.6 还显示了 TORA 可能令人惊讶的预测,即在控制了过去和未来的消费之后,过去和未来的价格与当前消费正相关[见 Chaloupka(1991)中关于式(3.2)和式(3.3)的讨论]。[②] 因为模型已经控制了过去和未来的消费,为了使过去(或未来)的价格更高,保持过去(或未来)的消费不变,一些未被观察到的需求的关联物必然发生了变化。人们假定,今天无法观测到的变化仍然存在,这意味着今天的需求会更高。[③]

表 3.6　成瘾测试模型

预测系数符号	非成瘾	近视成瘾	理性成瘾
$P(t)$	－	－	－
$P(t-1)$	0	+	+
$C(t-1)$	0	+	+
$P(t+1)$	0	0	+
$C(t+1)$	0	0	+

注:采用的系数来源于 Chaloupka(1991)理性成瘾的经验模型。

---

① 这个回归模型的一个有趣特性是对过去和未来价格的估计系数,以及过去和未来消费,可以用来计算时间贴现的利率(σ),因为 $\beta_3 = \beta_2/(1+\sigma)$ 和 $\beta_5 = \beta_4/(1+\sigma)$。

② Gruber and Köszegi(2001)指出,在其他应用中,未来价格和当前消费的正相关是作为模型的一个失败的规格测试的解释,而不是作为前瞻性行为的证据。

③ 在 Chaloupka(1991)模型中,长期需求的价格弹性定义为运动从一个稳态的成瘾消费转移到另一个,即 $\varepsilon = (\partial C^\star / \partial P)(P/C^\star) = (\beta_1 + \beta_2 + \beta_3)/(1 - \beta_4 - \beta_5) \cdot (P/C^\star)$。

理性成瘾的经验测试已经就烟草(Becker et al., 1991；Chaloupka, 1991)、酒精(Waters and Sloan, 1995)、可卡因(Grossman and Chaloupka, 1998)和肥胖进行了研究(Cawley, 1999)。全面的评论载于 Grossman(1993)、Chaloupka(1996)、Chaloupka and Warner(2000)与 Cook and Moore(2000)。

除了前面提到的评估理性成瘾的经验模型，我们还面临几个挑战。第一个经验上的挑战是，成瘾物品的消费数据可能包含明显的报告错误(例如参见 Brener et al., 2003)。如果个人报告使用了非法物品，他们可能会担心被起诉，而耻辱感可能导致他们的使用量报告不足，即使使用是合法的。[1] 并且，一些成瘾物品的重度消费者可能无法准确地回忆他们的消费量。此外，销售数据提供的消费测量结果是有混杂干扰的，因为购买的一些产品可能会与其他人共享、存储到以后再用、浪费掉或被跨境运输。在未来的研究中，生物标志物(如血液中尼古丁、酒精或药物的含量)可以作为更客观的消费测量指标，但要提供统计的检验力，还需要针对大量人群数据进行收集(理想情况下是重复收集)。[2]

第二个经验上的挑战是，价格通常是用误差来衡量的。这对于非法药品而言尤其如此，但要确定消费者面临的价格，即使是烟草和酒精，也可能是一个巨大的挑战，因为有很多品种和品牌(质量可能不同)，且因为购买可能发生在税率较低的不同州，例如在没有消费税的美洲原住民保留地，或通过网络购买。即使价格是准确的，消费者的行为也是基于计量经济学家没有观察到的预期未来价格判断的。

最后，一些论文使用汇总数据估计了理性成瘾模型的变量，但这些都不足以令人信服，因为没有理由相信在汇总数据中可以检测到个体水平上相邻的互补性(Ferguson, 2000)。Auld and Grootendorst(2004)的不吻合实验使用传统的估计技术，发现 1961—2000 年加拿大每年全国牛奶、鸡蛋和橘子的总量理性成瘾的证据。此外，他们的估计表明，牛奶比烟草更容易成瘾。他们证实，当一个人使用总时间序列数据时，理性成瘾通常无法与序列相关性区分开来，而且在这种情况下所隐含的贴现率是不可靠的。[3]

2.3.3 理性成瘾理论的不成熟启示

在 TORA 下，相邻互补关系越大，稳定状态不稳定的概率越大。Becker and Murphy (1988)观察到，对于许多成瘾的物品，消费的分布是双峰的。例如，很少有人年复一年地服用少量冰毒或强效可卡因；人们倾向于迅速发展到高消耗量(成瘾)或零消耗量(禁戒)的稳定状态。Becker and Murphy(1988)认为，失业或离婚等外部冲击可能会促使一个人脱离禁戒的稳定状态，从而导致快速过渡到成瘾的稳定状态。相反，一次糟糕的吸毒经历或"走出低谷"等"冲击"可能会导致瘾君子"突然戒掉"毒品，并最终保持毒品"禁戒"。[4]

---

[1] 这在某些亚群体中可能尤其正确。例如，孕妇可能比一般人群更容易少报吸烟或饮酒。

[2] 在早期使用生物标志物来研究健康行为时，Farrell and Fuchs(1982)在斯坦福大学心脏病预防计划数据中使用过期空气样本中的一氧化碳和血液样本中的硫氰酸盐来确认自我吸烟报告的准确性。

[3] 作为替代，Gruber and Köszegi(2001)研究未来增加烟草税带来的影响，这一法案已经颁布但尚未实施。他们发现，烟草销量上升，但消费量下降，这表明消费者既在囤积(以避免未来更高的价格)，也在减少吸烟(以减少未来成瘾的库存)，两者都符合前瞻性行为。

[4] Becker and Murphy(1988)认为，当成瘾很厉害的时候，唯一有效的戒烟方法就是"突然戒断"，因为任何程度的消费都有可能导致消费者回到成瘾的稳定状态。

与大量使用理性成瘾的经验模型来计算需求价格弹性的研究相反,我们知道没有任何实证工作是研究不稳定的稳定状态,或"冲击"驱使一个人从戒断到成瘾或相反行为的概率。这可能是因为缺乏大型纵向数据集,它既包括成瘾消费的准确数据,也包括大量受访者可信的外部冲击数据。此外,导致稳定状态之间波动的冲击可能因人而异,因此很难在次级数据中加以识别。

成瘾物品的消费有时具有周期性。例如,暴饮暴食、反复戒酒,然后又旧瘾复发,或突然戒掉,然后继续使用。最初的 Becker and Murphy(1988)模型,以及 Dockner and Feichtinger(1993)对该模型的阐述,通过将第二种成瘾存量纳入效用函数,允许成瘾行为的这种循环。原始成瘾存量表现出相邻互补性,而第二种成瘾存量表现出相邻替代性(即存量价值越高,消费的边际效用越低)。假设第一种成瘾存量的折旧率很高(即对近期消费非常敏感),而第二种成瘾存量的贬值速度较慢(即对近期消费不那么敏感)。例如,假设一个人以前总能戒掉让人成瘾的东西(因此两种存量都为零),现在开始使用这种物质。第一种成瘾存量,折旧率高(对近期事件敏感),增长迅速,相邻的互补性促进了未来更大的消费。然而,随着个人在一段又一段时间内继续消费,第二种成瘾存量(折旧率较低)增加。最终,第二种成瘾存量(以相邻可替代性为特征)的效应超过了第一种成瘾存量(以相邻互补为特征)的效应,消费开始下降。具有相邻完全度的存量贬值较快,具有相邻可替代性的存量贬值较慢,因此即使两种存量都贬值,消费仍然相对较低。在某一时刻,这两种存量都跌回了零,这个周期可能会重新开始。

我们不知道是否已经有研究对理性成瘾的两种存量模型进行了实证检验。其中一个原因可能是,很难衡量甚至定义这两种存量(在理论文献中几乎没有这样做)。或许可以将相邻互补关系的存量定义为"成瘾",将相邻替代关系定义为"不健康",但没有明确的理由这样做,这些概念很难衡量。其他强调偏离最近消费水平的调整成本的模型(如 Dragone,2009)可能更容易估计和测试。

2.3.4 理性成瘾理论与学习和不确定性

对 TORA 的一个潜在批评是,它预测成瘾者应该对他们的消费模式感到满意,或者至少认为他们比世界上其他状态的人更可取,在那些状态中,人们消费的成瘾物品更少,成瘾存量也更低。Orphanides and Zervos(1995)指出,一旦放松对完美预见的假设,这一点就不再成立。具体来说,随着时间推移,大众开始不断学习,没有经验的人就会被认为是对消费成瘾物品的危害带有不确定性的。有高成瘾倾向或最初过于乐观(对避免成瘾的概率)的人最容易成为瘾君子,一旦成瘾,他们就会后悔。

Orphanides and Zervos(1995)认为有两种类型的人:"非成瘾者",对他们来说 $\theta=0$,以及潜在的瘾君子,$\theta=1$。个体最初并不知道自己属于哪一种,但在 t 时刻,他们会用主观概率 $P(t)$ 表示自己是非成瘾者的概率。t 时刻的效用为:

$$U[Y(t),C(t)]+\theta\eta(t)\nu[C(t),S(t)],$$

其中 $U(\ \_)$ 表示源于消耗非成瘾物品(Y)和成瘾物品(C)的立即奖励,ν 是过去消费有害成瘾的副作用,S 是成瘾资本的存量,η 是二分变量,显示有害成瘾是否发生,与 $\Pr(\eta=1)$ 在 S

中增长。个人最大化效用贴现预期寿命增加:

$$\max E < \sum_{t=0}^{\infty} \delta^{t} \{ U[Y(t), C(t)] + \theta \eta(t) \nu[C(t), S(t)] \} >,$$

其受预算约束和运动方程约束的成瘾资本存量的限制。δ 是贴现因子。

其与标准理性成瘾理论模型的关键区别是上一周期的不确定性:个人最初不知道其类型 θ 或成瘾发生的精确的点的主观概率。非成瘾者($\theta = 0$)最初设定在 $P(0)$ 和基于贝叶斯更新规则变化。如果 $\theta \eta(t) > 0$,然后消费者更新他的信念,则 $P(t+1) = 0$。换句话说,消费潜在成瘾产品的危害向个体表明,他不可能不成瘾。相反,如果 $\theta \eta(t) = 0$,消费者每分钟更新他的信念 $P(t+1) > P(t)$,因为消费没有危害的成瘾产品使得他是一个非成瘾者的概率更大。

与理性成瘾的标准模型一样,特别有趣的案例涉及多个稳态,Orphanides and Zervos (1995)关注的是潜在成瘾者的两种均衡状态:一个低水平的消费资本 S_1,危害不发生,以及另一个高且有害的成瘾消费水平 S_2。[1] 潜在成瘾者最终能否成为高稳定状态主要取决于基线概率$P(0)$,对于过于乐观的人[即 $P(0)$ 的值太大]具有最大的成瘾危险。[2] 从本质上说,所有吸毒者事后都会后悔他们的决定。关键的主观概率 $P(0)$ 的初始值在模型之外确定,但是强调了同伴影响、无根据的乐观和错误信息的潜在重要性。所有这些决定因素产生的政策影响都可能与原始的 TORA 模型有很大的不同[例如,政府政策可能影响 $P(0)$ 的值],而且没有一个因素曾经受过翔实的实证检验。

2.4 健康行为的价格弹性

有大量的研究文献估计了习惯性或成瘾物质需求的价格弹性。研究烟草制品 (Chaloupka and Warner, 2000; Gallet and List, 2003)、酒精(Cook and Moore, 2000; Wagenaar et al., 2009)和食物(Andreyeva et al., 2010)的文献已有全面的综述。Grossman(2005)总结了价格作为烟草、酒精和非法药物需求的决定因素的重要性经验证据。在本节中,我们将引用综述和 Meta 分析中所报告的一致估计,并特别指出一些利用特别丰富的数据或具有特别见解的方法的研究。但是,我们需要提醒的是,这些研究在使用数据和模型估计方面各有不同,所以在细节方面,读者应该参考我们上面提到的原始研究和综合文献综述。

早期研究估计需求的价格弹性使用的是总销售数据和国家税收,结果由于多重共线性、销售和消费之间的差异、走私和跨国购物以及无法分别估计重要亚群的弹性,如年轻人,或测量开始成瘾或者戒断的价格弹性而具有局限性。为了应对这些局限性,并且由于有了更丰富的数据,最近的研究使用了个人层面的纵向消费数据。然而,准确衡量价格仍然面临挑战,即使在范围很小的地区里,价格也可能有所不同,而且在任何地点,价格也可能因购买的

---

① 非成瘾者消耗一定量的潜在的成瘾物质,导致存量处于 S_1 和 S_2 之间。

② Wang(2007)从三个方面扩展了欧菲尼德斯和泽沃斯的框架。他的模型是被连续时间而不是离散时间解决的。停止使用成瘾产品的能力以及成为成瘾者的概率都存在不确定性,因此戒烟行为(包括失败的戒烟尝试)是该模型的重点。最后,所有的个体都是潜在的瘾君子,但成瘾阈值的异质性最初是不为人所知的。

品牌和数量不同而有所不同。价格的常见数据来源包括：就烟草而言是烟草的税收负担数据（Orzechowski and Walker, 2009），就酒精和食物而言是美国商会研究人员协会的生活成本指数数据，以及就毒品而言，是来自从毒品证据中检索信息的系统数据。

烟草是一种容易成瘾的物质，据估计，烟草的需求价格弹性最大。《健康经济学手册》关于吸烟的章节得出结论，总体烟草需求的价格弹性估计大部分在 0.3～0.5（Chaloupka and Warner, 2000）。最近，Gallet and List(2003)找到了 523 个估计烟草需求价格弹性的文献，其平均值为-0.48，标准差较大(0.43)，且范围在-3.12～1.41。他们发现，长期来看烟草需求价格弹性的估计值(-0.44,N=155)大于短期(-0.40,N=368)，男性(-0.50,N=24)的估计值大于女性(-0.34,N=15)。汇总资料的方式很重要。使用个人层面数据的 87 项研究发现，价格弹性的中位数(-0.39)小于使用州/省层面数据的 101 项研究(-0.60)。不同样本烟草需求弹性价格中位数见表 3.7。Gallet and List(2003)的 Meta 分析发现，烟草价格弹性并不受实证模型的多方面影响（如是理性成瘾的原因还是估计双障碍模型，数据是时间序列还是横截面，又或者数据是在美国公共卫生总署 1964 年发布吸烟报告的之前还是之后）；他们的结论是，估算方法对烟草需求价格弹性的估算影响甚微。

一些研究单独估计了价格对吸烟的广泛影响。参与吸烟的一致性价格弹性约为-0.5（Gilleskie and Strumpf, 2005；Grossman, 2005）。Gilleskie and Strumpf(2005)表明，较高的烟草价格会导致非吸烟者吸烟的概率显著下降。相反，DeCicca et al.(2002)发现，烟草税对青少年的首次吸烟行为没有影响（男女合计），而 Cawley et al.(2004)在按性别分别估计的模型中，男孩的首次吸烟行为对卷烟价格的反应是敏感的，女孩则不然。

表 3.7 烟草需求的价格弹性估计

类别	变量	价格弹性的中位数	估计值
弹性估计	短期	-0.40	368
	长期	-0.44	155
聚集	国家	-0.40	355
	州/省	-0.60	101
	个体	-0.39	87
性别	男性	-0.50	24
	女性	-0.34	15
年龄	成年人	-0.32	17
	年轻人	-0.76	22
	青少年	-1.43	8

资料来源：Gallet and List (2003)。

另一大部分与价格弹性相关的文献是关于食品的。Andreyeva et al.(2010)搜集了 160 项研究，计算了主要食品类别的需求价格弹性。他们发现，远离家乡的食品的需求的平均价格弹性为-0.81(N=13)，软饮料为-0.79(N=14)，脂肪/油脂为-0.48(N=13)，甜食/糖为

−0.34(N=13)。高营养、低能量密度的食品的消费也对价格敏感;水果的需求的平均价格弹性为−0.70(N=20),蔬菜的需求的平均价格弹性为−0.58(N=20)。少数几项研究分别计算了不同收入亚群对食品的需求价格弹性,发现低收入消费者的价格敏感性与整个人群之间基本上没有区别(Andreyeva et al., 2010)。各类食品需求的平均价格弹性见表3.8。

表3.8 食品需求的价格弹性估计

食品分类	需求的平均价格弹性	估计值
远离家乡的食品	−0.81	13
软饮料	−0.79	14
脂肪/油脂	−0.48	13
甜食/糖	−0.34	13
水果	−0.70	20
蔬菜	−0.58	20

资料来源:Andreyeva et al.(2010),表1。

也有大量的研究估计了酒精的需求价格弹性。Wagenaar et al.(2009)收集了112个这样的研究,共包含了1003个价格弹性的估计。这些价格弹性的简单结论是,酒精整体价格弹性为−0.51(N=91),啤酒为−0.46(N=105),红酒为−0.69(N=93),烈酒为−0.80(N=103),高度酒为−0.28(N=10)。他们的结论是,有"压倒性"的证据表明,较高的价格会减少酒精的消费(Wagenaar et al., 2009)。不同类型的酒精需求的价格弹性见表3.9A。

Gallet(2007)对132项关于酒精需求价格弹性的研究进行了Meta分析。在1172份公开的估计数据中,价格弹性中位数为−0.535。长期来看,酒精需求的价格弹性中位数(−0.816,N=148)大于短期(−0.518,N=1024)。Gallet(2007)的一项研究估计了不同性别对酒精的需求价格弹性,发现女性的价格弹性(−0.750)大于男性(−0.509)。不同样本的酒精需求的价格弹性见表3.9B。

表3.9A 酒精需求的价格弹性估计

消费	需求的平均价格弹性	估计值
所有酒精消费	−0.51	91
啤酒	−0.46	105
红酒	−0.69	93
烈酒	−0.80	103
酗酒(高度酒)	−0.28	10

资料来源:Wagenaar et al.(2009)。

表3.9B 酒精需求的价格弹性估计

类别	变量	价格弹性的中位数	估计值
弹性估计	短期	−0.518	1024
	长期	−0.816	148

续　表

类别	变量	价格弹性的中位数	估计值
聚集	国家	-0.490	699
	州/省	-0.671	375
	个体	-0.640	87
性别	男性	-0.509	1
	女性	-0.750	1
年龄	成年人	-0.556	22
	年轻人	-0.386	13
	青少年	1.167	1

资料来源:Gallet(2007)。

一些研究对酒精的需求价格弹性进行了广泛的估计。例如,Manning et al.(1995)计算出,酒精价格每上涨10%,个体成为饮酒者的概率就会降低5.5%。

一个小样本研究验证了非法药物的需求价格弹性,大体上只关注了其广泛的使用范围;这一文献证实,即使是药物的使用也对价格敏感。Pacula et al.(2001)发现,大麻价格每上涨10%,高中生中的广泛使用就会减少3%。即便是使用强力毒品也对价格很敏感。据估计,可卡因价格永久性上涨10%,其使用的概率将减少约10%,可卡因使用者服用该药物的次数将减少3%～4%(Grossman and Chaloupka,1998;Chaloupka et al.,1999)。海洛因的价格弹性为-0.89,不同种族和性别群体的价格弹性相似(Saffer and Chaloupka,1999)。各种非法药品需求的价格弹性见表3.10。

表 3.10　各种非法药品需求的价格弹性估计

非法药品	参与的价格弹性估计	条件使用需求的价格弹性估计	来源
大麻	-0.3		Pacula et al.(2001)
可卡因	-1.0	-0.3～-0.4	Chaloupka et al.(1999)
海洛因	-0.89		Saffer and Chaloupka(1999)

另外一些学者根据东亚的历史数据估计了鸦片需求的价格弹性。Van Ours(1995)考察了1923—1938年荷兰东印度群岛的鸦片市场,并估计短期和长期的需求价格弹性分别为-0.7及-1.0。Liu et al.(1999)利用东亚一些地区1914—1942年鸦片市场数据,计算出需求的短期和长期弹性系数分别为-0.48和-1.38。

一个重要的问题是,价格敏感性是否会因使用强度不同而改变;也就是说,当价格上涨时,减少消费的是仅限于普通用户,还是重度用户也会减少他们的消费? 这一问题的答案因成瘾物质不同而不同。对于酒精,有强有力且一致性的证据表明,重度饮酒者对价格最不敏感。Manning et al.(1995)发现,不同饮酒强度下,酒精需求的价格弹性呈U形;对于处于第5百分位的饮酒者,需求相对缺乏弹性(-0.55),对于处于中值的饮酒者,价格弹性为-1.19,而对于处于第95百分位的饮酒者,其价格弹性基本为零。同样,Wagenaar et al.(2009)在文献综述中发现,重度饮酒的平均价格弹性为-0.28(N=10),仅为饮酒总价格弹性-0.91(N=91)的1/3。同样,Cook and Moore(2001)估计,啤酒消费税每增加1美元,青少年的饮酒率就会降低2个百分点,但不会对狂欢型消费产生影响。Markowitz and Grossman(2000)在分别按性别估计的模型中发现,女性大量饮酒者对啤酒价格有弹性,而男性则没有。

与酒精相比,当涉及食物时,体重最重的消费者可能对价格最敏感。Auld and Powell(2009)采用分位数回归估计,表明食品价格对大多数人的影响较小,但对BMI分布第80百分位以上的年轻人影响较大;例如,快餐价格对于第90或第95百分位人群的影响比整个人群的估计高出3~5倍。吸烟的证据更加复杂;价格对重度吸烟(每天11支以上)的威慑作用大于轻度吸烟(每天6~10支),但需求与价格弹性都显著相关(Gilleskie and Strumpf,2005)。

另一个重要的问题是,与成年人相比,年轻人对价格的敏感度是否更高或更低,其结论并不统一。Gallet and List(2003)在文献综述中发现,青少年(-1.43,N=8)和年轻人(-0.76,N=22)对烟草需求的价格弹性大于成年人(-0.32,N=17)。然而,最近使用了更丰富数据的研究表明,与成年人相比,价格对青少年吸烟的影响更小(DeCicca et al.,2002,2008a,2008b)。当面板数据被视为重复横截面时,这一研究得到的估计与之前的横截面研究相似;如估计青少年参与吸烟的价格弹性约为-0.7。然而,当利用数据的纵向性质来研究非吸烟青年的首次吸烟行为时,发现烟草税对首次吸烟的概率几乎没有影响。

对于酒精,Gallet(2007)的文献综述发现,年轻人(-0.386,N=13)的平均需求价格弹性低于成年人(-0.556,N=22)。Saffer and Chaloupka(1999)发现可卡因和海洛因需求的价格弹性在不同年龄组之间是相似的。

另一个重要的问题是孕妇的健康行为是否对价格敏感。两项研究(Colman,Grossman,and Joyce,2003;Gruber and Köszegi,2001)的估计表明,烟草价格增加10%可导致10%的女性在怀孕期间停止吸烟。未来研究的一个重要方向是,更好地理解需求价格弹性在不健康行为、消费者类型(尤其是年轻人和孕妇)和使用量之间是如何变化的。

2.5　收入与健康行为

收入可以增加或减少不健康行为。如果烟草、酒精、毒品和食品都是正常商品,那么收入会导致不健康行为的增加。然而,随着收入的增加,良好的健康状况和外表也可能成为正常的商品,导致人们在健康促进上投入更多的时间和金钱(Philipson and Posner,1999)。

数百项已发表的研究计算了吸烟和饮酒的收入弹性。Gallet and List(2003)收集了375项已发表的吸烟收入弹性研究,其均值为0.42,标准差为0.49,范围为-0.80~3.03。他们发现,所估计的长期烟草需求的收入弹性中值(0.39,N=80)大于短期(0.28,N=295),女性(1.23,N=8)高于男性(0.27,N=11)。汇总资料的方式很重要。10项使用个人数据的研究发现,收入弹性中值为0.06,而24项使用州/省级层面数据的研究发现,收入弹性中值为0.30。不同样本的烟草需求的收入弹性估计值见表3.11。

表 3.11 烟草需求的收入弹性估计

类别	变量	价格弹性的中位数	估计值
弹性估计	短期	0.28	295
	长期	0.39	80
聚集	国家	0.33	341
	州/省	0.30	24
	个体	0.06	10
性别	男性	0.27	11
	女性	1.23	8
年龄	成年人	0.06	6
	年轻人	0.05	1
	青少年	—	0

资料来源:Gallet and List(2003)。

Gallet(2007)记录了 1014 个已发表的对酒精需求的收入弹性的估计研究,其中位数为 0.69。与烟草需求的价格弹性和收入弹性一样,酒精需求的收入弹性对数据的收集单位也非常敏感,基于个体数据的研究发现,该类数据弹性的中位数小于基于州/省级层面的数据。不同样本的酒精需求的收入弹性估计值见表 3.12。

表 3.12 酒精需求的收入弹性估计

类别	变量	价格弹性的中位数	估计值
弹性估计	短期	0.676	901
	长期	0.860	113
聚集	国家	0.768	581
	州/省	0.572	359
	个体	0.213	74
性别	男性	0.193	2
	女性	0.120	11
年龄	成年人	0.267	30
	年轻人	0.328	4
	青少年	-0.001	2

资料来源:加莱(2007)。

为了测量收入对健康行为的因果影响,研究人员进行了各种各样的自然实验。一些论文已经能够使用彩票奖金作为收入变化的外生来源。Lindahl(2005)发现,更高的彩票奖金会降低超重的概率,但 Apouey and Clark(2010)发现,彩票中奖导致吸烟和社交饮酒的增加。其他研究使用政府收入转移政策的变异作为外生变异的来源。Cawley et al.(2010)开展的一个自然实验中,利用社会保障等级赋予某些退休人群更高的福利,没有发现收入对体重或肥胖有明显的影响。Schmeiser(2009)利用了各州在劳动所得税抵免(EITC)程度上的差异,发现不能拒绝收入对男性体重没有影响的零假设。他对女性的研究结果表明,收入增加 1000美元/年,体重就会增加 0.84~1.80 磅。在墨西哥一项随机分配的条件现金转移项目中,双倍的家庭现金转移量与成年人显著过高的 BMI 和肥胖症患病率相关(Fernald et al.,2008a),但在儿童中则与显著过低的 BMI 和肥胖症患病率相关(Fernald et al.,2008b)。

2.6 广告的作用

长期以来,经济学家一直在讨论广告如何影响消费者福利。一种可能是,它提供了关于产品属性、质量、价格和更低搜索成本的有价值的信息。广告可能会改变消费者的偏好,或者以表面的方式使产品差异化,从而卖出更高的价格。Stiglitz(1989)直截了当地说:"大多数广告都没有提供信息。典型的万宝路广告——牛仔正在抽烟,或维珍妮香烟广告,或百威啤酒广告都没有传达关于正在出售产品的属性、售价、在哪里买等任何可信赖的信息。"

广告可以让垄断者们区分他们的产品,降低交叉价格的需求弹性,从而避免价格竞争。这是 20 世纪 20 年代初美国卷烟制造商的策略,当时制造商们暗中串通一气,以保持高昂的价格,只在广告的基础上竞争,为潜在的新竞争对手的进入制造了巨大的障碍(Adams,1952)。

广告的净效果可能部分取决于商品的特性。"搜索商品"的广告——其质量为消费者所熟知——可能关注价格和可用性,而"体验商品"的广告——其质量只能通过消费来决定——可能包含相对较少的关于价格或产品特征的事实信息(Carlton and Perloff,2000)。[1]这一点对于信任商品来说可能更加真实,因为即使在消费之后,这些商品的质量也很难评估。例如,吸烟者可能会购买低焦油香烟,认为它们的危害更小,但即使在吸烟之后也不清楚这是否属实。欺骗性广告对那些销售经验丰富或信誉良好的公司尤其有利。[2]

增加复杂性是指,广告可能是广告商品消费的补充,即使它没有提供关于产品特征或价格的具体有用信息,也可以增强福利(Becker and Murphy,1993)。然而,Stiglitz(1989)对这种可能持保留意见。

目前还不清楚不健康行为在多大程度上与搜索、体验或信任商品有关。人们没有尝试过的香烟、酒精和食品品牌都是体验商品。对于很多这样的商品,一个特定品牌的每一个单位都是同质化的,所以在试用过一次该产品之后,它就会成为一种搜索商品。然而,有些产品属性甚至在消费之后也不为人所知(例如长期使用的健康后果),所以在某些方面这些产品都是信任商品。

另一个模棱两可之处是广告是合作性的(通过说服新人开始消费商品来扩大市场),还是竞争性的(通过从竞争对手那里抢夺用户来增加广告品牌在固定市场的份额),或者两者兼而有之。有限的实证证据表明,软饮料广告具有竞争性(Gasmi et al.,1992),而香烟广告

---

① 例如,抗抑郁药物是一种体验产品,因为它们有特殊的效果(关于疗效和副作用),(对患者和医生而言)只有在使用很长一段时间后疗效才会显现出来。

② 例如,参考以往经验,(在 1965 年上半年投放的)所有 58 个广告都被联邦贸易委员会发现具有欺骗性,而不是搜索或质量问题(Nelson,1974)。

具有合作性(Roberts and Samuelson,1988)。

　　除以上提到的困难外,研究人员探索广告是如何影响不健康行为时还面临着一些挑战:很难衡量个体的广告曝光度,也很难找到既包括广告曝光度又包括广告商品消费量的数据。也许最重要的是,很难利用广告的外部变化来确定其对消费的影响。正如 Avery et al.(2007)所指出的:"广告和消费之间的关系实际上是一个教科书般的联立方程例子……是消费者对广告做出反应,还是广告商对消费做出反应?"

　　关于广告对烟草消费影响的综合文献综述表明,各个证据并不完全一致:广告是否增加了烟草使用,还是并没有达到可测量的影响。Blecher(2008)识别了 18 项没有发现广告对吸烟有显著影响的研究,以及 17 项发现广告对吸烟有显著积极影响的分析。Saffer and Chaloupka(2000)根据数据是时间序列还是横截面的,对广告和烟草消费进行了分类研究。在时间序列研究中,9 项没有发现广告的影响,6 项发现了轻微的积极影响。3 项横截面研究都表明了广告的积极作用。

　　对烟草和酒精的广告需求弹性进行的两项 Meta 分析发现,与价格或收入相比,烟草和酒精的使用对广告的敏感度较低。Gallet and List(2003)汇总了 137 个已发表的估计吸烟广告弹性的研究,其均值为 0.10,标准差为 0.13,范围为−0.10~0.69。Gallet(2007)回顾了 132 项研究,其中包含 322 个酒类消费广告弹性的估计值,其中中位数估计为 0.029。

　　Chou et al.(2008)将 1979 年和 1997 年全国青少年纵向调查(NLSY79 和 NLSY97)的数据与按指定市场区域和年份划分的每周快餐店电视广告时长数据进行了合并。他们估计,如果年轻人每周暴露于额外半小时快餐广告,3~11 岁的男孩超重的概率将增加 2.2 个百分点(15%),3~11 岁的女孩增加 1.6 个百分点(12%),12~18 岁的男孩增加 2.5 个百分点(17%),以及 12~18 岁的女孩增加 0.6 个百分点(4%)。这项研究的局限性是缺乏关于快餐消费的信息(检验的结果是 BMI)。此外,采用孩子报告看电视的小时数和在指定市场区域中播放的广告估计孩子接触广告的机会,研究人员不知道每个孩子看了多少以及哪些快餐广告。此外,指定市场区域中的广告可能是内生的;快餐店可能会把广告投放到居民对快餐食品有较高需求的地区。对指定市场区域固定效应的控制可以解释需求的时间不变差异,但在指定市场区域内,随着时间的推移,需求仍存在潜在的内生变化。

　　Saffer and Dave(2006)也采取了类似的策略,将个人层面的数据(来自"检测未来"和NLSY97)与市场层面的数据(关于电视、报纸、广播和户外媒体上的酒精广告)结合起来。他们调查了美国最大的 75 家指定市场区域公司,发现广告与饮酒、酗酒的概率呈正相关,尽管相关性不大。他们承认,如果广告支出是影响酒精需求的因素之一,那么结果可能会失之偏颇。本研究还存在无法准确估计指定市场区域内广告暴露量的局限性。

　　事实上,以前所有研究广告对健康行为的影响的研究都有其局限性,因为广告可能是内源性的,例如,针对可能需要产品的消费者发布广告。最近一项关于卷烟营销对吸烟影响的文献综述批评了这项工作未能解决营销暴露的内生性,并得出结论,这些发现"远远没有达到建立良好因果关系所需的水平"(Heckman et al.,2008)。Avery et al.(2007)的研究在处理暴露的内生性的同时,估计了广告暴露的最优效果。利用西蒙斯全国消费者调查,作者合并了被调查者所阅读的特定杂志上的戒烟产品广告数量的数据。为了控制广告的选择性定位,作者交替控制阅读的杂志类别(例如,广告暴露的变化来自阅读《时代》周刊而不是《新闻周刊》)和杂志固定效果,从而利用每期杂志广告数量随时间的变化。作者们一致发现,接触杂志上的戒烟产品广告会增加戒烟的尝试,而成功戒烟的证据却很少。[①]

2.7 时间偏好和健康行为

时间偏好率是指个人愿意用今天的效用换取以后的效用:它是当前和未来效用之间的边际替代率(Becker and Mulligan, 1997)。假设一个人试图最大化其终身效用的现值:

$$U = \sum_{t=1}^{T} \delta^t [U(C_t)] \quad \text{其中} \ \delta = \frac{1}{1+\sigma},$$

其中 $U(C_t)$ 是时间 t 的效用,更高的时间偏好率 σ 表明这个人是缺乏耐心的(在更大程度上偏向于今天的效用而不是明天的效用)。贴现因子 δ 有着相反的关系:一个更小的贴现系数意味着更少的耐心(未来效用的比重接近零),更高的贴现因素意味着更大的耐心(下一时段更高的效用比重)。

Victor Fuchs(1982)是最早研究时间偏好率与健康行为之间关系的经济学家之一,其动机是采用大量文献证明教育与健康之间存在正相关关系。Fuchs(1982)认为教育与健康的相关性可以反映时间偏好的不同。患者更有可能放弃当前的效用,以换取长期的好处:这很可能导致更健康的行为(比如更多的锻炼)和更高的教育,即使学校教育对健康没有因果影响。Fuchs(1982)发现,更有耐心的时间偏好率(从以下问题引出:愿意用今天的一定数量的钱换取将来更多数量的钱)与更多的教育有关,通常也与健康行为有关,虽然点估计结果通常很小,且不显著。

时间偏好是出了名的难以衡量。大多数试图这样做的实证文献使用两种方法之一。第一种是从不同时期的欧拉消费方程(如 Lawrance, 1991)或财富方程(如 Samwick, 1998)中推断出贴现因子。这种方法的一个局限性是,时间偏好率的确定依赖于对函数形式的强假设(Lawrance, 1991; Zhang and Rashad, 2008)。第二种常见的方法是使用假设的情景来调查受访者,假设他们愿意把今天的钱换成(更多的)未来的钱(如 Fuchs, 1982; Farrell and Fuchs, 1982)。这种方法也有局限性,因为人们可能无法对假设的情景提供准确的答案,而对此类问题的回答可能会衡量对利率、投资回报率或风险态度的预期,而不是贴现因素。

所有计算贴现率的方法都面临的一个基本挑战是,不同消费类型的人对时间的偏好可能不同。例如,一个人可能乐于存钱而不是花钱,但他渴望推迟身体上的痛苦而不是立即经历它。此外,两个特定时期的边际消费替代率可能随时间或整个生命周期而变化。[②] 这些问题将在第 3 节中详细讨论。

---

① 作为一项不吻合实验,他们检查未来的戒烟产品广告(与被调查者目前阅读的杂志相同)是否会影响当前戒烟的概率,结论是不会。
② 有关这些问题的一般性讨论,请参见 Frederick et al.(2002)。

Becker and Mulligan(1997)将时间偏好构建为内生模型。他们指出,降低时间贴现率是有动机的,因为这样做会提高终身效用的现值贴现。与 Fuchs(1982)相同,他们假设学校教育可能提供一种降低个人时间贴现率的方法,并且这也为通过教育促进健康提供了一种可能机制。Becker and Mulligan(1997)进一步指出,预承诺机制(如强制储蓄的"圣诞俱乐部")可能是学习耐心的投资。父母可以投资降低孩子的贴现率,这样年轻人就会更愿意进行有短期支付成本但长期收益高的投资,从而为健康、人力资本和财富带来好处。在上一节讨论过的 Orphanides and Zervos(1998)的成瘾模型中,成瘾物质的消费提高了时间偏好的比率(降低了耐心),但个体会意识到并在做出消费决定时考虑到这一点。

在斯坦福大学心脏病的预防计划里,Farrell and Fuchs(1982)发现在具有 12～18 年的学校教育的白人,非西班牙裔成年人中, 最终完成学业与吸烟之间的负相关在时年 17 岁(当所有人在同一年级,差异教育尚未出现)和时年 24 岁时(当他们获得不同的教育时)一样强烈。基于此,Farrell and Fuchs(1982)拒绝了多年的学校教育可以减少吸烟的假设,并得出忽略变量可以解释观察到的相关性的结论。他们无法测试哪些遗漏的变量应当对此负责,但假设认为其中一个是时间贴现率。

最近的几篇论文证明了身体质量指数(BMI)或肥胖与时间偏好率之间的相关性,例如储蓄率(Komlos et al., 2004;Smith et al., 2005)或愿意延迟经济奖励或其他满足感(Borghans and Golsteyn, 2006;Ikeda et al., 2010)。相反,Chapman et al.(2001)发现,健康行为(流感疫苗接种、坚持高血压药物治疗、坚持高胆固醇药物治疗)与时间偏好之间的联系很弱,甚至没有关联。Khwaja et al.(2007)研究表明,当愿意接受结肠镜检查时,吸烟者和非吸烟者有相似的时间贴现率,并得出结论,贴现率的变化并不是导致吸烟行为差异的主要原因。

Cutler and Glaeser(2005)认为,如果贴现率的异质性可以解释健康行为的差异,那么我们应该观察不同健康行为之间的人与人之间的高相关性,例如:吸烟者的饮酒量应该比不吸烟者高。他们使用了 1990 年全国健康访谈调查中 45 岁及以上的人群的数据来验证这一观点:目前的吸烟情况、每天饮用三杯或三杯以上酒精饮料、肥胖、使用推荐的高血压药物,以及(女性)在过去三年接受胸部 X 光检查。他们发现,健康行为之间的相关性"低得惊人",大多数低于 10％,最高的(酒精和吸烟)为 16％。他们从行为风险因素监测系统获得的数据得出了类似的弱相关性,这些数据涉及吸烟、饮酒、肥胖、安全带使用、去年注射的流感疫苗以及癌症筛查。随着时间的推移,健康行为(吸烟、酗酒、超重和缺乏锻炼)的变化也有微弱的相关性(在健康和退休研究中)。虽然这些结果与时间偏好不是健康行为的主要决定因素的假设相一致,但其他解释是,这些行为主要是替代品(而不是补充品),对未来结果的忽视导致人们对某些特定的不健康行为上瘾。

3. 研究健康行为的其他方法

3.1 同伴效应

在健康资本的基本模型中,个人独立决策。然而,Manski(2000)指出,个体之间可能通过三种路径相互影响。第一,通过共享资源的约束。例如,健身房里可能只有那么多跑步机,或者学校运动队的花名册上只有那么多位置,因此,一个人决定锻炼或参加体育运动,可能会阻止另一个人做同样的事情。第二,个体可能通过期望影响彼此的行为。例如,青少年可能会通过讨论他们的性经历或观察彼此的药物使用情况来更新关于危险行为的边际收益和成本的观念。第三,个体之间可能会直接影响彼此的偏好。

第三种机制是 Leibenstein(1950)的重点。他强调了"从众效应"的作用(通过与同伴消费相同的商品和服务而获得效用),这使得需求曲线更具弹性,因为当价格下跌时,需求既会直接增加(因为价格下跌),也会间接增加(因为其他人更有可能使用该产品)。相反,"势利"效应的作用是反方向的。当某样东西变得普通时,人们可能不想消费那么多(也许是因为它不再是排他性的信号)。势利效应使需求曲线的弹性降低,因为与价格下降相关的消费增加使商品不那么值得消费。从众心理和势利心理暗示着,市场需求曲线并不仅仅是市场上所有个人需求曲线的水平总和,同伴之间的相互作用也很重要,这一点没有被简单的经济模型所捕捉到。

对于许多容易上瘾的商品,消费者可能会在潮流和势利效应之间取得平衡。例如,青少年可能希望反抗大多数人(与势利效应一致),但可能不是以一种完全独特的方式让他们与他人隔绝,所以他们选择模仿一小部分同龄人,与有限的从众效应一致。

越来越多的实证文献调查了同伴对健康行为的影响。Manski(2000)指出了群体内行为相关性的三种可能的解释:①内生性互动,即群体行为影响个体行为;②情境互动,即群体成员的外源性特征(如年龄或家庭背景)影响个体行为;③相关效应,由于群体具有相似的特征或环境,群体行为相似的非社会效应。例如,吸烟可能与青少年同伴人群体中的任何一个或所有原因有关。可能存在内源性的相互作用,如同伴吸烟增加自己的烟草消费,因为吸烟是一种从众活动。和年龄较大的孩子一起玩的青少年往往会有吸烟的同伴(因为同伴的年龄较大),而有年龄较大的朋友(不管是否吸烟)往往与更加频繁的首次吸烟有关,那么这就可能存在情境互动。最后,因为低收入的年轻人倾向于一起出去玩,而低收入与开始吸烟有关,就这一意义而言也可能存在相关的影响。

群体行为相关的来源对公共政策有着重要的影响。例如,针对青少年个体的戒烟计划,如果存在内源性互动,可能会对同龄人产生溢出效应,但如果只有情境互动或相关效应,则不会。

Manski(1993，2000)强调,由于"映射问题",很难从经验上区分这些影响:观察到的个体和同伴之间的相关性是同伴对个体的影响和个体对同伴的影响的综合。研究人员试图通过以下方法来克服映射问题:假设在平均的组织行为和个体行为之间有一个特定长度的滞后,个人行为作为一个特定的群体行为的非线性函数进行建模(即假设个人是响应组织分布行为的某些特性的,而不是平均值),或者使用辅助变量的方法利用群体成员或同龄群体成员行为的外生变异。即使内源性相互作用可以被证明,Manski(2000)认为只有当人们能够证明这种机制是偏好(例如,随着毒品使用量的增加,毒品消费的污名也随之退去),是期待(例如,青少年通过观看他人吸食毒品而体会到毒品的乐趣),或是约束(例如,当朋友购买和使用药物时,搜索成本会降低)时,这样的发现才有用。

关于同伴效应的经验调查的性质和种类可以通过关注肥胖的研究得到很好的说明,这方面的研究已经获得了相当多的关注,尤其是对弗雷明汉心脏研究的一项成人数据研究的回应。该研究得出结论,肥胖在社交网络中传播(Christakis and Fowler，2007)。该研究没有利用任何外源性的变量,无论是在同伴群体成员之中还是在同伴行为之间;相反,它试图通过控制被调查者肥胖和同伴肥胖的滞后效应来控制相关效应,该模型对被调查者同时期肥胖状况与同伴同时期肥胖状况进行了回归分析。关键的发现是,如果受访者的朋友、兄弟姐妹或配偶发胖,他们发胖的概率分别上升了 57％、40％和 37％。这些发现可能反映了选择(朋友和配偶根据未来的体重或体重轨迹相互选择),由于共享环境而产生的相关效应(如当地食品价格和可用性,或运动机会的可用性),或真正的内生互动(即因果对等效应)。Christakis and Fowler(2007)以及 Fowler and Christakis(2008)认为,很可能存在一种真正的同伴效应,因为对于双方都将对方列为朋友的伴侣,其估计效应要比一方声称彼此是朋友的伴侣更强。他们还发现同伴之间的地理距离并不重要——作者将第二个结果解释为排除了共同的环境效应。然而,即使对于真正的内源性互动,如果同伴效应的大小取决于与同伴互动的频率,人们可能会认为邻近性也很重要。

Cohen-Cole and Fletcher(2008a)使用不同的数据集(全国青少年健康纵向调查或青春期健康纵向调查)和年龄组来调查 Christakis and Fowler(2007)研究结果的敏感性。[①] 当使用相同的回归模型时,他们在很大程度上复制了克里斯塔基斯和福勒的研究结果;然而,如果将学校特定时间趋势的控制因素(作为环境的一个代表)考虑在内,同龄人之间的相关性下降了 30％以上,这表明忽略群体水平特征的重要性。[②] 此外,他们使用青春期健康纵向调查数据进行了伪造测试,结果显示,Christakis and Fowler(2007)的回归模型产生了明显的网络效应,对于那些不太可能产生真正同伴效应的结果(例如痤疮、身高和头痛),在控制了环境混杂因素后,这些效应就消失了。[③] 他们的结论是,Christakis and Fowler(2007)使用的方法不够

---

① 青春期健康纵向调查是 1994—1995 年首次对 7～12 年级学生进行调查的全国代表性样本。

② 然而,Fowler and Christakis(2008)将这项工作解释为支持他们自己的工作,指出他们最初的估计在 Cohen-Cole and Fletcher(2008)95%的置信区间内。

③ 证伪检验将实证方法应用于假设关系不应存在的结果。大型或统计上显著的关联表明经验策略存在问题。Dranove and Wehner(1994)采用标准方法对某一情况下的医疗需求诱因进行检测:怀孕,本不应该在这里适用。他们发现,产科医生、妇科医生似乎增加了孕妇的数量,这表明标准测试存在缺陷。

具体,无法区分真实的网络效应和由于对本地环境控制不足而产生的虚假关联。

确定正确的同伴群体是一项挑战。"尽管当群体构成已知时,映射问题可能会很严重,但当群体构成未知时,映射问题会变得无法克服。"(Manski,2000)此外,同伴群体可能因结果而异;例如,一个十几岁的男孩可能会经历从众效应,从他的体育队友那里获得身体健康,从他的同学那里获得危险性行为,从他的哥哥那里获得酒精。在实践中,研究健康行为的研究人员调查了不同的同伴群体,发现研究对象几乎总是受到他们在二手数据中的机会主义可用性的驱动,包括同班同学(Lundborg,2006;Argys and Rees,2008)、朋友(Christakis and Fowler,2007;Cohen-Cole and Fletcher,2008b)、兄弟姐妹(Christakis and Fowler,2007)、配偶(Christakis and Fowler,2007)、邻居(Christakis and Fowler,2007;Case and Katz,1991)和大学室友(Yakusheva,2010;Duncan et al.,2005)。[1]

工具变量法可以利用同伴行为的外生变量来估计同伴效应。例如,Trogdon et al(2008)和 Renna et al.(2008)使用同伴父母的肥胖状况测量同伴的体重。然而,这些工具的有效性是值得怀疑的,因为友谊也可以根据肥胖状况来选择,肥胖的年轻人很可能有肥胖的父母。这种策略也可能会遇到映射问题的二阶案例——朋友父母的体重可能会受到朋友体重的影响,而朋友的体重反过来又可能受到被调查者体重的影响。

识别同伴效应因果关系的第二种策略是使用同伴群体成员中的外生变量来测量同伴行为,这是同学或室友最关心的问题。例如,Argys and Rees(2008)利用出生日期相对于入园的截止日期来产生青少年相对于同学年龄的外生变异。他们发现,年龄较大的女性更有可能使用大麻、酒精和烟草等物质,但很少发现男性会受到同龄人的影响。Lundborg(2006)假设学校可以由家长选择,但年级内的特定教室是随机分配的;通过控制学校和年级的固定效应,他发现了同学对酗酒、吸烟和使用非法药物等行为的影响。Duncan et al.(2005)采用随机分配室友的方法发现,如果他们的室友在高中酗酒的话,在高中酗酒的男孩在大学里会消耗更多的酒精。在高中没有酗酒的男孩或者女孩中,或者没有吸食大麻或性行为的男孩或女孩中,没有发现这种同伴效应。

Yakusheva et al.(2009)也利用随机室友分配发现,当她们的室友体重较重时,女大学生在大一期间体重增加较少。Carrell et al.(2010)利用美国空军学院学员随机分配的机制,即(约30名)学员在一个中队中一起生活、吃饭、学习和参加校内体育比赛,发现了实质的同伴效应:例如,高中朋友健身对被调查者目前健身的影响,比被调查者自己高中健身对自己的影响强40%。这些同伴效应主要是由最不健康的朋友引起的;这可能是由于样本由异常健康的个体组成,他们可能没有太多的改进空间。

在"为机遇搬迁"实验中,与没有获得搬迁到高收入社区机会的成年人相比,搬迁到高收

---

[1] 其他相关的同龄群体可能包括一个在线社区或电视上看到的青少年。在 Christakis and Fowler(2007)的研究中,"朋友"是那些被调查者列出的在他们搬家而调查人员无法找到他们的新地址或电话号码时能够联系到他们的人。这些人可能是朋友,也可能只是那些最有可能知道他们下落的人。青春期纵向健康调查要求受访者列出他们最亲近的 5 个男性朋友和最亲密的 5 个女性朋友。这项调查还包含了来自同一所学校的大量学生的信息,使得研究人员可以将同学作为另一个同龄群体。在弗雷明汉和 Add 健康数据中,都探究了对称的重要性:两个受访者是把彼此列为朋友,还是一个人把另一个列为朋友,却没有得到回应?

入社区的成年人肥胖的概率要低 5 个百分点(Kling et al., 2007);这一意向性估计与人们搬到条件更优越的社区,接受一群有着更健康习惯的新同伴的结果是一致的。另一种解释是,新社区的设计和设施更好地促进了健康饮食和体育活动。

同伴效应文献中另一个普遍的经验性挑战是正确地为同伴群体中行为分布的哪些方面是相关的进行建模。大多数分析将个体行为作为一个同伴群体核心(尤其是平均)倾向的功能函数,但极端行为的存在或不存在可能更为重要。高异常值("坏苹果")和低异常值("直箭头")可能对行为特别有影响。例如,一名女大学生患上饮食失调的概率可能受到女生联谊会中体重不足的姐妹人数的影响,而不是女生联谊会成员的平均体重。

3.2　信息约束

个人可能缺乏能够准确评估与各种健康行为相关的成本和收益所需的信息。一个重要的问题是,个人是否了解健康行为如何改变发病率和死亡率的风险。如果个人低估了与不健康行为相关的风险,政府就有必要进行干预,要么直接提供缺失的信息,要么要求生产商披露信息。Kenkel(1991)提供的证据表明,健康知识与吸烟、饮酒和锻炼有关,这与预期方向一致,但即使是一些知识渊博的人也有不良的健康习惯。

大量的经济学文献调查了消费者对吸烟健康后果信息的意识和敏感度。吸烟的信息尤其丰富,因为它的风险是众所周知的,自从 1964 年美国健康教育福利部部长的报告(US Department of Health, Education and Human Welfare, 1964)发表后,吸烟的风险就得到了广泛宣传。

Viscusi(1990)的一项具有里程碑意义的研究发现,成年人更有可能高估而不是低估吸烟增加肺癌风险的程度。具体地说,他估计吸烟者一生中罹患肺癌的真实风险在 5%～10%,但一项全国性电话调查的受访者估计这一风险为 43%。假设真实风险为 10%,大约 90% 的样本高估了风险,51% 的人认为患病风险超过 50%。吸烟者的风险估计比不吸烟者要低,但仍然夸张地夸大了真实风险——平均陈述的主观风险是 37%;86% 的人估计,吸烟者一生中面临的疾病风险超过 10%,42% 的人认为这一风险高于 50%。即使受访者的回答是基于吸烟的所有风险(如心脏病、中风和肺气肿),这些风险也被高估了。

对健康与退休调查(HRS)数据的分析得出了一个截然不同的结论。Schoenbaum(1997)发现,50 名 62 岁的重度吸烟者对活到 75 岁的预期几乎是精算预测的两倍。Khwaja et al.(2007)使用相同的数据发现,对于样本整体而言,关于生存的主观信念总体上与客观数据相似,但目前吸烟者对生存过于乐观,而从未吸烟的人则相对悲观。[1] Smith et al.(2001)估计,重度吸烟者对自我评估的寿命比吸烟行为能够使他们获得的寿命更乐观。[2]

对上述发现差异的一种解释是,个体可能具有乐观偏见;也就是说,他们可能对人群风

---

[1] 客观生存概率是根据 HRS 样本内的实际死亡率,而不是根据寿命表法计算的。Khwaja et al.(2009)发现,50～70 岁的人相对准确地预测了他们活到 75 岁的概率,而不管他们是否吸烟。

[2] 同样,Bhattacharya et al.(2009)对 HIV/AIDS 患者的二级人寿保险市场(大病保险)进行了一项有趣的分析,证明相对健康的人低估了他们的剩余期望寿命,而那些相对不健康的人则高估了这一点。

险有准确的认识，但仍然低估了他们自身面临的风险。Viscusi（1990）认为提问"在 100 名吸烟者中，你认为有多少人会因为吸烟而患肺癌？"可能测量的是一般人群的风险知识，而 Schoenbaum（1997）和 Khwaja et al.（2007）分析的 HRS 数据包含了受访者认为他们个人可以活到 75 岁的信念。

支持这一概率的 Smith et al.（2001）表明，在 HRS 中吸烟者和非吸烟者对健康信息的反应是不同的：吸烟者在面对与吸烟有关的健康冲击时，主观预期寿命显著降低，但与非吸烟者相比，在应对不吸烟相关的健康冲击时，他们的主观预期寿命降低得较少。

作者的结论是，除非有明确的证据表明吸烟有害健康，否则吸烟者可能不会将吸烟的风险个人化。如果这是真的，这意味着一般信息（如标签法所要求的信息）对行为的影响可能有限，直到个体因不健康的行为而遭受健康冲击。

3.3 时间不一致偏好和双曲贴现

跨期选择模型通常基于 Samuelson（1937）的指数贴现模型；例如，萨缪尔森框架是以上讨论的理性成瘾模型中优化问题的基础。一个关键特性是，任何两个时期之间的贴现率 t 和 $t+1$ 是一个常量（d），这意味着对于所有的 n，贴现率在周期 t 和 $t+n$ 之间是 d^n。这种行为通常被称为"时间一致的"，因为消费的边际替代率在任何两个时期保持不变。

指数贴现很快成为跨时间决策模型中的标准，因为它提供了一种将单周期效用最大化扩展到多周期情景中的简单方法，而不是因为它准确地描述了实际做出此类决策的方式。相反，正如下面所讨论的，个人往往具有"时间不一致"偏好，例如，短期内发生的贴现率要比长期内发生的贴现率高。这被称为"双曲"贴现（Ainslie, 1991）。[1]

双曲贴现的一个关键含义是"现时偏倚"偏好；当前和下一个时期的效用之间的权衡比未来任何两个相邻时期的效用都要大。双曲贴现导致时间不一致的行为。例如，假设一个人愿意用未来时期 n 的一个幸福值来交换时期 $n+1$ 的两个幸福值。在指数贴现和稳定偏好下，愿意在 n 和 $n+1$ 时期进行交易的人，也愿意在 n 时期进行交易。然而，在双曲贴现下，偏好可能发生逆转；在设想遥远的未来时，这个人可能愿意在 n 时期用一个单位换取 $n+1$ 时期的两个单位，但当 n 时期实际到来时，这个人可能会突然决定在下一时期需要超过两个单位来弥补目前立即要放弃的这一个单位。试想一个人在周一决定周五吃多少冰激凌。因为偏好是时间一致的，指数贴现将在周五执行周一制订的计划（假设收入、价格或其他相关变量没有变化）。然而，双曲贴现者可能计划为了周一的冰激凌而在周五选择不吃，但当周五来临时，她可能会经历偏好逆转，突然不愿意让自己放弃吃冰激凌带来的效用。因此，时间不一致的偏好会导致自我控制问题，而未来从事健康行为的计划会被（异常）高的当前贴现率持续破坏。

时间不一致的偏好会影响许多健康行为。前一天晚上制订的第二天早上锻炼的计划在闹钟响的时候没有实现，适度饮酒的意图也会随着"再喝一杯"带来的即时快感被反复影响

---

[1] Strotz（1955—1956）第一次正式提出这一想法。

而被取消,等等。对待时间一致性偏好十分幼稚的个体可能会对自己未来提升健康行为的能力抱有无止境的乐观态度。那些更老练的人可能会寻求预先承诺,迫使他们未来的自己坚持健康的行为。例如,他们可能会避免带冰激凌回家,因为他们知道这样做会导致暴饮暴食。或者他们可能计划和朋友一起跑步,意识到这将使他们更难跳过锻炼。当边际替代率会发生这样的变化从而刺激即时满足时,他们采用的每一种策略的目的都是确保在未来两个时期的边际替代率相对较低时做出具有约束力的决定,而不是在以后。[①]

经济学家到目前为止采用的最常见的构建双曲贴现模型是由 Laibson(1997)开发的运用准双曲线(quasi-hyperbolic)(或 β-δ)框架,基于 Phelps and Pollak(1968)在研究代际最优储蓄时首次使用的函数形式。具体而言,效用函数可以刻画为:

$$U_t = u(C_t) + \beta \sum_{n=1}^{T-n} \delta^t u(C_{t+n}) \tag{3.3}$$

这里的 $u(\cdot)$ 是特定时期的效用,C 是一个复合消费产品,T 是效用被明确衡量的时间范围,在 $\beta \leq 1$ 和 $\delta \leq 1$ 时,意味着贴现的关键因素之间的消费周期 t 和 $t+1$ 是 $\beta\delta$,而任意两个未来的时期之间,$t+j$ 和 $t+j+1$($j>0$)是 δ。如果 $\beta=1$ 会降低指数贴现。然而,如果 $\beta<1$,贴现系数较低(和贴现率更高)是为了眼前而不是未来的消费权衡。这导致了时间不一致的偏好和自我控制问题,类似于(但不完全相同)那些更一般的双曲贴现,可以相对容易地纳入跨期选择的标准经济模型。

大量研究表明,双曲贴现比标准指数贴现更准确地解释了现实世界中的许多决策。例如,Thaler(1981)发现,未来需要支付的款项使个人对现在获奖和以后获奖(每段时期)不感兴趣,这意味着(每段时期)贴现率随着时间的增加而急剧下降,这与双曲贴现率一致。[②] Angeletos et al.(2001)及其所包含的参考文献指出,各种各样的时间偏好实验表明,决策者在短期内比长期更缺乏耐心。Frederick et al.(2002)通过大量的实证研究发现,贴现因子随着研究的时间范围的增加而增加(贴现率降低),但当研究覆盖不到一年的时候,这种关系就消失了。这样的结果与双曲贴现是一致的。[③]

Gruber and Köszegi(2001)合并时间一致偏好建立吸烟模型区分老练的和幼稚的决策者,发现前者理解他们的偏好是时间不一致的,而后者不理解。一个关键的预测是,未来的价格上涨将减少当前的消费(在不同时控制未来消费的模型中)。由于这通常是理性成瘾的关键测试,标准计量经济学测试(侧重于对未来变化的反应)无法区分理性成瘾理论和具有时间不一致偏好的类似框架。[④] Cutler et al.(2003)也使用了一个带有双曲贴现的非正式模型来考虑(但不是正式测试)时间不一致的偏好如何影响饮食决策以及肥胖及其对社会福利的

---

① 复杂性是把双刃剑。O'Donoghue and Rabin(1999)指出,老练的双曲贴现者更有可能比幼稚的双曲贴现者开发预承诺策略,但是也可能更频繁地,实际也更频繁地进行"预操作",意识到他们不太可能坚持他们的计划,会更早放弃。例如,老练的双曲贴现者可能意识到他不太可能坚持自己的饮食习惯,甚至可能停止尝试,而幼稚的双曲贴现者可能会在调整饮食失败后继续调整。
② 贴现率也随着奖金的大小而下降,损失的贴现率与收益的贴现率不同。
③ 也有明确的证据表明,动物是双曲贴现的(例如 Berns et al., 2007)。
④ 对未来两个或两个以上时间发生的价格变化的差别反应,理论上可以用来检验是否存在和时间不一致性;然而,执行此操作所需的数据是十分严格的。

影响。①

3.4 认知局限和有限理性

双曲贴现并没有改变经济模型中效用最大化假设的标准,只是贴现的方法而已。然而,当面对高度复杂的问题时,个人可能无法(或出于某种原因)实现效用最大化。这些局限是Herbert Simon(1984)开发的有限理性和"满足"模型的基础,经济学家将其应用于许多决策过程(例如,Thaler and Sunstein, 2009),包括与健康行为相关的决策过程。

例如,在 Suranovic et al.(1999)修改的理性成瘾框架中,个体在 t 岁时通过最大化来决定吸多少烟(s):

$$U_t(S) = B_t(S) + L_t(S) + C_t(S),$$ (3.4)

其中 B 为当前吸烟的收益,L 为吸烟对未来损失的完全贴现,C 为从近期水平改变烟草使用的调整成本。关键的假设是,大多数效用的损失发生在生命的晚期或接近尾声时(因此在年轻时被严重低估),在吸烟量等于或高于近期水平时,调整成本为零,但在使用量较低时成本为正。② 这一模型具有前瞻性,因为未来的健康费用已经计算在内,但是目前吸烟对未来调整费用的影响没有考虑在内使其有些目光短浅。它允许一些现实的结果,这些结果要么难以解释,要么需要使用完全理性成瘾的模型进行强有力的假设。例如,如果成瘾程度是"较弱的",循序渐进而不是"突然阶段"可能发生(即偏离过去情况的调整成本上升幅度是较大的),并且戒烟更有可能是在晚年,因为直到损失发生的期间数减少,这些损失的贴现才不那么严重了。重要的是,由于未能充分考虑到当前吸烟对未来戒烟成本的影响,个人可能会陷入消费"陷阱",这也是需要加强政策干预的原因。

Akerlof(1991)提供了一个复杂的分析,其中有限理性导致的选择分别接近效用最大化,但结合起来,可能导致较大的错误。他构想的关键方面是,决策者对现在而不是未来的效用(如上所述)有轻微的偏见,他们要么没有意识到,要么没有充分考虑到。这样做的结果是,他们在任何时间点都避免了犯大错误,但可能会犯小错误,这些小错误会在不同时期累积起来。

拖延就是这种行为的一个例子。个人可能打算在不久的将来开始一项锻炼计划或在某一日期戒烟,但时间的不一致性一再阻止这些意图的实现。Akerlof(1991)的分析还强调了同伴影响在鼓励这些错误决策方面的作用,特别是在涉及帮派或宗教时,在这些情况下,社会环境可能被构建为鼓励从小行为开始但会累积成行为上的巨大变化。

在 Rubinstein(2003)的有限理性模型中,代理人通过应用"相似性关系"来简化选择。具体地说,当考虑不确定和多维的结果时,个体并不完全考虑选择的"相似"维度,而是关注那些不相似的特征。考虑彩票的形式(X, p),支付 X 获奖的概率是 p,支付为零获奖的概率是 $1-p$。鲁宾斯坦认为,面对(3000 美元,0.25)和(4000 美元,0.20)之间的选择,获奖大小的差

---

① 他们的模型强调了食品准备时间的长期下降。
② 相比之下,Dragone(2009)开发了一个完全理性的饮食模型,在这个模型中,食物消费的任何变化(无论是积极的还是消极的)都是有代价的。在特定的假设下,体重超标会导致个体在增重和减重之间摇摆,最终达到稳定状态。

异将是决定性的因素,因为概率 0.20 和 0.25 将被解释为是"相似的"(因此差别将被忽略),而奖金(3000 美元对比 4000 美元)会被解释为不一样。[①] 他认为这个模型比双曲贴现更好地解释了一些观察到的时间不一致的行为。具体来说,他认为个人可能认为"10 年后"和"11 年后"是相似的,但"今天"和"一年之后"是不同的。

教育很可能与认知能力相关(如果的确如此,认知能力是用误差来衡量的),这可能解释了本章第 1 节中提到的学校教育和健康行为之间的一些强烈的积极关系。教育也可能以其他方式影响行为(例如,通过与贴现率相关或因果关系影响贴现率、健康知识或获得高质量医疗服务),但一项新兴研究表明,认知的差异在一定程度上解释了健康行为的差异。

Cutler and Lleras-Muney(2010)得出结论,在美国和英国各种健康行为的平均教育梯度中,约 30% 与认知能力的差异有关,高级处理比记忆的测量更重要。有趣的是,认知能力在晚年比在早年更为重要,这表明认知技能是后天习得的(并有助于排除基于某些因素的解释,这些因素与教育和某个时间点的认知技能水平相混淆)。同样,Antsey et al.(2009)利用澳大利亚的数据发现,认知技能(受语言能力和处理速度的影响)与维生素和矿物质补充剂的使用,高运动量,轻度、中度饮酒,以及减少吸烟有关。[②]

Chen and Lange(2008)与 Lange(2010)研究了教育与乳腺癌、结直肠癌和宫颈癌筛查的关系,特别关注了客观和主观癌症风险之间的差异。一个关键的结果是,受教育程度高的个体的主观风险比受教育程度低的个体更能准确地反映客观风险,而且主观风险的差异与相关筛选决策的关系更为密切。这些教育差异似乎并不是因为受教育程度与收入或医疗质量之间存在正相关,而是反映了受教育程度更高的人具有更科学的世界观。一个总体结论是,受过高等教育的人更善于处理与医疗风险相关的信息,以及改善医疗风险所需的行为(尽管尚不清楚教育是否导致了这些差异)。

De Walque(2007)表明,在乌干达一系列的 HIV/AIDS 预防活动在 20 世纪 80 年代末期和 20 世纪 90 年代早期导致受过高等教育的年轻男性和(尤其是)女性相比于同类受教育较少的人更大程度减少了艾滋病毒感染的发生率,避孕套使用增加在其中扮演了关键角色。虽然不能完全排除其他解释,但是受过高等教育的人处理这些活动所提供的信息的能力更高可能是导致这些与教育程度有关的差异的一个重要来源。[③]

Rosenzweig and Schultz(1989)表明,教育提高了夫妻成功使用复杂避孕方法(节育或中止节育)的能力,但对于简单方法(如口服避孕药或节育器)则没有相应的差异。意外怀孕后,避孕效果也随着学校教育而提高。这两个结果都表明,认知能力的提高对行为有积极的影响,尤其是在信息有限或特殊的情况下。

Goldman and Smith(2002)表明,教育增加了艾滋病毒或糖尿病患者坚持为治疗这些疾病

---

① 相反,当在(3000 美元,1)和(4000 美元,0.8)之间进行选择时,奖金数额和概率都是不同的,因此将使用其他标准(如最大化预期奖金)。

② 这项研究没有确定因果关系的方向。

③ 相似地,De Walque(2007b)与 Grimard and Parent(2007)发现教育与吸烟之间有负向因果关系——利用上大学的机会作为避免越南战争的策略——但是他们不能确定到底是上学提升了他们的认知处理能力,还是由于其他因素,比如与教育相关的贴现率下降,信息获取能力的提升,或者工资的增加。

制定复杂医疗方案的概率,而且这种更好的健康管理与更好的结果相关联。① 虽然这一证据涉及疾病管理,但同样的机制似乎也适用于健康行为;例如,许多对依从性的测量(特别是对糖尿病)本质上是行为的。② 他们进一步表明,在控制了韦氏成人智力测验(测量高层次抽象推理)的分数后,在坚持治疗糖尿病方面的教育差异在很大程度上消失了,这进一步表明了认知技能的关键作用。③

3.5 非传统模型

上述模型偏离了标准的受约束的最大化经济模型,主要是通过添加与信息或认知处理相关的约束或是包含时间不一致偏好。然而,越来越多的人,特别是在行为经济学和神经经济学领域,注意到决策过程与传统经济学中使用的决策过程有更根本的不同。Kahneman(1994)区分了"决策效用"和"体验效用"。关键的区别在于,当个体试图基于决策效用进行优化时,可能会错误地预测不同决策(体验效用)的享乐体验(实现幸福),而这些错误可能是系统性的。Kahneman and Thaler(2006)举了一个人在饿的时候去杂货店购物的例子:她可能会买太多的食物,因为她目前的饥饿导致她高估了未来吃东西的体验效用。

系统性错误的一个可能原因是,决策受到即时情感体验的影响,Loewenstein(2000)称之为"本能因素",如愤怒、恐惧、口渴、饥饿或性欲。勒文施泰因认为,这些因素在传统上被经济学家们忽略了,因为它们波动很快(尽管通常以高度可预测的方式波动),而且在个人不受其影响的"冷静状态"中,它们的影响被低估了。在"激动"状态下,本能因素起作用,个体"表现出'正常的'决策行为……行为方式给人的印象是未来的极端贴现"(第430页)④。在Laibson(2001)的暗示消费理论中,暗示与消费商品的重复配对最终会在暗示与消费商品之间创造互补关系(即线索的存在提高了消费的边际效用)。他举了一些例子,比如烤饼干的味道和冰块掉进威士忌酒杯的声音。因此,暗示可以在成瘾者中产生渴望,并可用于营销以增加食物或酒精的消费。与理性成瘾理论相反,该模型预测了渴望和边际效用的高频变化,这可能导致看似随机的消费模式(尽管莱布森指出,"暗示效应可以用理性成瘾理论中的轻微的变异捕捉到")。暗示理论的一个重要含义是,老练的消费者将积极参与战略暗示管理,与哲学是一致的,例如,匿名戒酒互助社成员必须避免接触可以导致酒精冲动和破戒的人们和地点(当然,包括看到或闻到酒精)。这一理论还意味着,暗示存在负外部性,从而对政策

---

① Maitra(2010)证实,受过高等教育的人有更好的糖尿病治疗依从性,但这为能在多大程度上解释其更好的自我报告的健康状况提出了问题。
② 例如,Goldman and Smith(2002)表明,受教育程度高的糖尿病患者比受教育程度低的患者更频繁地自我监测血糖和自我检测血液或尿液。
③ 控制了健康保险覆盖范围以后,受教育程度较低的人也有较高的未诊断糖尿病的发生率(Smith,2007),这提示了一种行为反应,尽管这也可以反映医疗保健可得性的差异。Lleras-Muney and Lichtenberg(2005)表明受过教育的人倾向于使用最近开发出的药物,特别是在需要学习的情况下(例如,反复购买药物治疗某种疾病),而且这些效果不太可能是由于保险或医疗保健可得性的不同而产生。
④ 例如,Lerner and Keltner(2001)提供的证据表明,愤怒(但有趣的是,不是恐惧)与更冒险的选择有关。Ariely and Loewenstein(2006)发现,有性冲动的人为了获得性满足而从事不安全的性行为或道德上有问题的行为的意愿比没有性冲动的人高,并且个人很难预测性冲动将如何影响他们的行为。

产生影响,以确保暗示的产量不超过社会福利最大化的水平。

许多经济学家使用"多重自我"模型来描述决策过程。Thaler and Shefrin(1981)假设,消费者行为代表了一个有远见的"计划者"和一个短视的"行动者"之间的内部斗争,前者重视未来获得的效用,后者更喜欢即时满足。行动者控制决策,但有远见的计划者可以通过(昂贵的)意志力支出、(昂贵的)预承诺手段限制行动者可用的选择或面临的权衡;或其他实现自控的技术(例如规则、心理计算和框架)来约束行动者。同样,Fudenberg and Levine(2006)认为决策问题是一个长期的、有耐心的自我和一系列短期的冲动之间的博弈。长期行为者可能再次选择能影响短视自我效用功能的自我控制行为,即使为了降低未来的自我控制成本必须付出短期成本。Brocas and Carrillo(2008)使用委托代理方法,将个体分为短视但知情的系统(代理人)和前瞻性但不知情的系统(委托人),后者最大化所有代理的预期效用。由于主体缺乏完整的信息,因此他将以最佳的方式将某些选择委托给代理人。例如,委托人会向代理人提供一对正相关的劳动力供给—消费选择,这限制了"诱人"商品的消费,但也让代理人自由地做出消费决策。例如,可以采取严格禁止消费上瘾产品但同时允许完全自由地使用不上瘾产品的形式。①

3.5.1　大脑结构与决策

许多模型只是讨论了决策与大脑结构的关系。Thaler and Shefrin(1981)认为,"计划者"的决策主要位于前额皮质,而"行动者"的决策则发生在更原始的边缘系统中(如下所述)。Fudenberg and Levine(2006)也同样发现了短期冲动行为和长期计划行为发生在大脑不同部位的证据。Brocas and Carrillo(2008)明确援引神经科学证据表明,多个大脑系统将个人决策过程分为两个过程。

以下大脑解剖学的元素有助于对这些特征进行深入了解。②

第一,人类大脑的进化是通过增加新能力而不是取代原有的能力实现的。最先发育的脑干和小脑控制着诸如心跳和呼吸等自主功能。围绕这个系统的是边缘系统(杏仁核、丘脑、下丘脑和海马体),它协调感觉输入以产生主观感受,并驱动愤怒、快乐和攻击性等状态。排在最后的新皮质包括枕叶、顶叶、颞叶和额叶(负责感觉处理),以及前额叶皮质,后者是抽象思维、概念化和规划的场所。

第二,边缘系统对线索和刺激做出反应,而不考虑当前行为的长期后果,而位于新皮质的谨慎系统涉及更高的认知过程,确实会考虑长期后果。边缘系统和谨慎系统并行运作,产生感知和记忆上的差异,因此情感感受独立于理性评估而存在。我们认为,许多关于健康行为的决策都涉及理性计算与基于情绪、化学反应和感觉的过程的相互作用。

第三,大脑边缘系统通常在新皮质发生深思熟虑的过程之前,就对外部刺激起作用。从边缘系统到大脑皮层的神经连接数量也远远超过相反方向的连接数量,这表明情感冲动经

---

① Gul and Pesendorfer(2001)在一个与"诱感效用"多少有些关联的模型中指出,个体可能会限制可用的选择,以避免进行代价高昂的自我控制。

② 本讨论主要借鉴了 Ruhm(2010)的研究成果,而卢姆的研究成果又基于 MacLean(1990)、Massey(2002)、Bernheim and Rangel(2004)、Loewenstein and O'Donoghue(2004)和 Camerer et al.(2005)的研究成果。

常压倒认知过程。

Bernheim and Rangel(2004)在开发由暗示触发的决策过程模型时,利用了这一神经科学证据。具体来说,他们假设大脑包含一种从经验中学习的享乐预测机制。然而,成瘾物质的摄入通过直接作用于边缘系统,干扰了这一正常的学习过程。随着时间的推移,这个系统将在线索出现时被激活,个人将进入一个"激动"模式,在这个模式中,理性的效用最大化过程将被绕过。当一个人处于"冷静"模式时,他会理性地作出决定,并意识到未来的后果,但在"激动"模式下,这些认知过程不会起作用。[1] 老练的决策者会意识到这一点,并理性地选择一种生活方式,这种生活方式可以降低被引导进入"激动"模式的概率。

这个模型在许多方面与理性成瘾理论不同。最重要的是,成瘾商品的消费经常被认为是一个错误,因为随机冲击(即遇到触发"激动"模式的线索)会导致决策偏离理性。[2] 线索引发的成瘾也可以解释一些行为,如故意使用,然后半心半意,后来是协调一致的戒烟尝试,或故意再犯。

一个人可以选择模拟多个同时运行的大脑系统的行为,而不需要极端地划分激动模式和冷静模式。例如,Loewenstein and O'Donoghue(2004)认为决策反映了复杂的认知协商系统(位于前额皮质)和快速反应的情感系统(发生在更原始的大脑结构中)之间的相互作用。[3] 情感系统主要控制行为,但商议系统通过使用昂贵的认知努力或意志力施加影响。[4] 接触(潜在的学习)线索和刺激可以触发情感系统,但是,与"激动/冷静"模型相比,谨慎系统几乎总是至少施加一些影响。理性选择的标准模型对应的是谨慎系统在完全控制的特殊情况(即进行认知努力是无成本的)和情感系统在完全控制的热状态(即进行认知努力有无限的成本)。

这个模型提供了对各种行为的洞察。第一,人们可能一边做一件事,一边希望自己实际上在做另一件事(例如,"我不应该吃这个甜甜圈")。第二,行为可能经常受到由情感系统刺激引起的短暂情绪状态的影响。第三,双曲贴现和偏好逆转是自然发生的,因为未来的规划反映了深思熟虑的过程,但即时的决策受到情感系统的强烈影响。第四,不同消费类型的贴现率可能不同(因为情感系统的反应对某些类型比其他类型更重要),以及不同的情况(取决于情感系统被触发的程度和意志力被消耗的程度)。第五,该模型可以解释一些难以与标准效用最大化协调的现象,如厌恶损失(如果情感系统对损失的权重大于收益)和非线性概率权重(个人可能一贯高估不可能事件的概率,低估可能事件的概率)。

Ruhm(2010)拓展并应用了 Loewenstein and O'Donoghue(2004)的模型的变体来研究暴饮暴食和肥胖。在他的模型中,食品消费是受情感和协商系统影响的,并且随着时间的推移,暴饮暴食变得越来越普遍,一部分原因在于较低的食品价格(与传统经济模型一样),一

---

[1] Metcalfe and Mischel(1999)对决策的激动状态和冷静状态提供了一种较早且不太正式的处理方法。

[2] 在这个模型中,成瘾并不一定需要相邻互补性。

[3] 类似的决策过程在心理学文献中也有涉及,但与大脑功能没有明确的联系。例如,在认知—经验的自我理论中,信息是由"经验的"和"理性的"系统处理的,这两个系统并行运行,是相互作用的:经验系统是自动的、前意识的、快速的和非口头的;理性系统是分析的、深思熟虑的、缓慢的、不受影响的(Epstein,2003)。

[4] Thaler and Sunstein(2009)将这些系统称为"自动"和"反射"系统。

部分原因是"食品工程"更加复杂,食品设计越来越多地迎合情感系统。

3.5.2 传统模型难以解释的行为

普遍观察到的行为的许多方面很难与决策者完全理性的传统经济模型相协调。[①] 例如,Bernheim and Rangel(2004)指出,成瘾者通常会将他们的药物使用描述为一个错误,在某些情况下,甚至是当他们正在服药的时候。

数据还表明,单一贴现率的使用——无论是指数型还是双曲线型——不太可能充分描述决策的许多方面。例如,Frederick et al.(2002)总结了大量的证据表明:收益的贴现大于损失(损失厌恶);小额比大额贴现更多;改进序列优于恶化序列;贴现率在不同的情况和不同类型消费下有很大的不同。[②] 如果决策是基于多个大脑系统,那么许多贴现"异常"都可以解释。从脑损伤患者身上获得的证据表明这种脑模块性是重要的。例如,边缘系统功能缺陷的人对情绪刺激的渐进学习或条件反应能力较差,而前额皮质受损的人则表现出决策能力受损,尤其是无法实现长期目标(参见 Loewenstein and O'Donoghue,2004;Camerer et al.,2005;Brocas and Carrillo,2008 等对该文献的有益讨论)。磁共振成像(MRI)获得的一些神经科学证据支持多系统决策模型直接源自大脑结构的概率(如 McClure et al., 2004);然而,这些 MRI 结果仍然是模糊的(如 Glimcher et al., 2007)。

经验数据还表明,当认知处理资源有限时(当自我控制能力耗尽时),协商系统发挥的力量比不受限制时要小。例如,Shiv and Fedorikhin(1999)描述了一个实验,实验对象被要求记住一个两位数或一个七位数,然后可以选择一种零食:巧克力蛋糕或水果沙拉。需要记住七位数的比需要记住两位数的选择巧克力蛋糕的概率更高(这尤其适用于对消费冲动有很高的自我评价者),作者将这一发现解释为,更大的认知加工需求增加了由低阶情感反应而非思维或推理等高阶过程驱动选择的概率。最近,Vohs et al.(2008)已经表明,做出选择时所涉及的认知努力会在不同维度降低自控能力。[③]

经常使用预承诺或其他自我控制机制被引证为时间不一致偏好的证据,而行为者对这种偏好至少有一定的意识。例如,Gruber and Köszegi(2001)强调利用社会管理激励来减少吸烟,比如宣布新年戒烟的决心,如果一个人重新开始吸烟,就会给自己制造尴尬。Ruhm(2010)强调日益频繁的减肥手术可以被视为一个非常强大的预承诺策略。药物抗滥用是另一种由市场产生的预承诺机制;通过在早上服用药物,酗酒者可以确保,如果他在当天晚些时候饮酒,他会因为药物与酒精的相互作用而生病。一个关键的区别是,理性成瘾者可能会为帮助他们戒掉或减轻成瘾的技术付费,但他们应该不愿意付钱来限制自己未来的选择。相反,在替代模型下,代理人经常做出他们随后会后悔的选择,因此,在某些情况下,他们可能会自愿限制他们未来的选择。

---

① 尽管本节主要讨论非理性行为,但在实践中,结果往往很难与非指数贴现(例如双曲贴现)区分开来。例如,任何一种会导致自我控制问题。

② 与此一致,Cutler and Glaeser(2005)表明健康行为的人与人之间的关联是无论是在某一时刻还是在观察随时间的行为变化时都是相当低的。这种变异部分源于遗传因素,但行为特定的情境影响也很重要。

③ 他们检验了在如何对消费品或大学课程做出选择与身体耐力、毅力、拖延症和进行认知计算能力之间的关系。在每一种情况下,被要求做出选择的那组人在自我控制或认知处理能力方面都经历了更大程度的下降。

实验和非实验证据表明,个体认识到自己时间不一致的偏好,并采取策略,至少部分地克服它们。通过使用三个健康俱乐部的数据,Della Vigna and Malmendier(2006)比较了会员和非会员的行为,非会员每次都可以通过付费使用俱乐部。他们发现,会员每次的平均花费更高,而且高估了他们未来的出勤率。与年度会员相比,月度会员更有可能在一年之后继续注册(尽管每月为了能够灵活地退出俱乐部需要支付更高的费用),而且随着时间的推移,他们的出勤率会下降,而年度会员的出勤率则会上升。研究人员认为,对未来自控能力的过度自信是这些结果最有可能的解释。

要区分成瘾产品的理性和非理性使用,需要相当大的独创性。之前对理性成瘾理论的大多数"测试"都是在没有区分完全预见或部分预见、时间一致性偏好和自我控制问题的情况下识别出前瞻性行为。Gruber and Köszegi (2001)强调,TORA 和双曲贴现模型意味着当前消费对预期未来价格变化的反应,作者表明,吸烟者的前瞻性行为不一定表明理性行为。[1]

由于这种直接测试很难获得,研究人员已经开始使用间接证据来区分这两类模型。Gruber and Mullainathan(2005)使用来自美国和加拿大的数据发现,当税收提高时,吸烟者的幸福感会增加,这与复杂的时间不一致的偏好相一致,但可能与理性成瘾无关(因为该模型意味着更高的价格会降低效用)。同样,Kan(2007)的第四估计表明,打算戒烟的烟民相比而言更支持禁烟或提高烟草税。这被解释为需要自我控制机制的证据,这些设备的预测具有时间不一致的偏好和前瞻性行为。[2] Ruhm(2010)测试了暴食、肥胖的两系统模型的各种预测值,用食品工程对抗标准的完全理性模型。最重要的预测是,随着时间的推移,减肥努力和工业化食品(高脂肪和高盐)消费所证明的饮食错误的频率将会增加,尤其是对体重超标的人,而实际体重将会随着时间的推移而增加,而期望体重不会随之增加。所有这些预测都是用美国成年人的数据来证实的。

3.6 短期效应

关于这一点的健康行为的讨论强调了长期的因素和影响(例如,教育预计会对决策产生持久的影响)。然而,健康行为也受到短期因素的影响,包括一些标准模型无法很好解释的因素。我们将在下面讨论两个示例。

3.6.1 "满钱包"假设

根据"永久收入假说"(PIH),短期收入变化对消费决策的影响应该很小,因为支出是基于"永久"收入而不是当前收入(Hall, 1978)。然而,流动性受限的个人可能无法像 PIH 模型预测的那样平稳消费;此外,具有时间不一致偏好的决策者,或使用上述非传统模型进行操作的决策者,甚至可能不会尝试平稳消费。经验证据表明,违反 PIH 是常见的,即使是非常

---

[1] 具体来说,他们发现,宣布未来的烟草税对当前的香烟销售有积极的影响,这一结果表明,为了省钱,消费者在涨价前囤积烟草,这是一种前瞻性的行为。然而,目前的消费(而不是销售)似乎是对未来增税的反应,正如理性成瘾理论和不完全理性模型中预测的那样,消费者是具有一定预见性的。

[2] 然而,这些手段的适当性(了解吸烟和减肥尝试的健康风险)是值得怀疑的,因为戒烟尝试可能会增加二手烟的负效用,促使人们支持这些措施。

短期的收入变化也会影响各种类型的消费,包括许多健康行为。这有时被称为"满钱包"假说。

Stephens(2003)表明,对于从社会保障部门获得主要收入(至少70%)的人而言,在"瞬时消费商品"上的支出(外出就餐和娱乐的花费)与平均支出相比,在收到社保部门支票的当天增加33%,第二天增加35%。其解释是,消费者在收到支票后立即就有了"满钱包",这导致了更高的支出,因为消费者在一个月的其他时间受到流动性的限制。① 在英国已经观察到对工资支票收据的类似反应(Stephens,2006),在美国也观察到对食品救济券收据的类似反应(Wilde and Ranney,2000)。②

Shapiro(2005)对最后一个结果进行了扩展,表明在"食品券月"里,卡路里摄入量下降了10%~15%。这被解释为准双曲贴现的证据,因为在指数贴现下,需要146%的年贴现率来解释这些结果。③ Mastrobuoni and Weinberg(2009)发现更明确的证据:从社会保障中获得80%或更多收入,但储蓄很少或没有储蓄者的月内食品消费下降;这些人的年贴现率为0.08,而储蓄者的月平均消费水平较为固定。对前者来说,摄入低于每日推荐热量的概率在福利月结束时也会显著增加,而对后者则不会。

上述潜在的食物不足可能对至少一些人的健康造成有害的后果。然而,短期收入变化的大多数有害后果似乎是相反的(即"满"钱包比"空"钱包更有害)。Riddell and Riddell(2006)表明,在收到福利支票后的两天内,静脉注射毒品的人比每月其他时间更有可能因过量注射而被送往温哥华的医院。④ Dobkin and Puller(2007)在加州接受安全收入补贴(SSI)或残疾收入(DI)的人群中,对于毒品相关的住院研究,特别是可卡因过量,也得到了类似的结果。有趣的是,他们没有发现相应的"工资支票"效应,这表明不同人群之间的结果可能是不同的。⑤

由于钱包鼓鼓的,毒品使用的激增对健康造成了严重的负面影响。Riddell and Riddell(2006)表明,安全收入补贴的受益人的死亡率在领取福利金的当天(通常是一个月的第一天)增加了22%。由于其他原因,月初的死亡率也有所上升。Phillips et al.(1999)发现,美国总体死亡率在月初第一周上升0.9%,死亡率大幅增加主要是由于药物滥用(13.8%),其他原因如他杀、自杀、其他外部原因、机动车事故和酒精引起的肝病等(分别为6.5%、5.3%、4.6%、2.8%和2.6%)。⑥ 他们还发现了一些证据,在月初,呼吸或循环系统疾病、肿瘤和肝脏疾病(未提及酒精)造成的死亡影响较小(不到1.0%),但仍是显著的。

Evans and Moore(2010)利用1973—2005年多死因档案的数据证实,每月第一周的死亡

① 如果零售商在月初打折销售,这种行为可能在没有流动性限制的情况下发生(当收到社保支票时)。相反,Hastings and Washington(2010)表明,食品价格在一个月内略有下降(在每月的第一周和第四周之间下降约3%),几乎所有食品支出的变化都是由于购买食品数量的变化造成的。
② 对于那些不经常购物的人来说,在"食品券月"结束时,能量摄入也会下降。
③ 也有证据表明,在"食品券月"期间,隐含的贴现率显著增加(每天0.24个百分点)。
④ 这些影响可能会加强线索驱动的行为(如莱布森或玻恩海姆和兰赫尔在之前讨论过的),因为温哥华的大多数吸毒者都住得很近(Laibson,2001;Bernheim and Rangel,2004)。
⑤ 此外,SSI/DI对酒精相关入院的影响比其他药物更小,这可能是因为酒精引起的急性健康问题不那么常见。
⑥ 他们指出,酒精或药物滥用似乎在许多其他原因的死亡(例如谋杀和自杀)中起着间接的作用。

率比前一周增加了 0.9%。部分原因是滥用药物导致的死亡人数增加了 3.0%(而其他死亡增加了 0.8%),但由于药物滥用造成的死亡相对较少,非药物相关原因造成的死亡在一个月内的绝对波动要大得多。[1] 他们还表明,不同类型的消费出现的增长(例如,食品和非食品、彩票、电影票房收入,以及在商场和服装机构的人流量和零售量)对于流动性最可能受到限制的群体(受教育程度较低者、接受政府转移支付者、低收入家庭)来说最大,而且受教育程度越高,月内死亡率的变化越小。他们的总体结论是,月初死亡率之所以会上升,是因为当流动性受限的消费者兜里有钱时,许多固有的高风险活动会相应增加。

3.6.2 宏观经济波动与健康行为

许多与健康相关的行为表现出反周期的变化。死亡率呈顺周期的证据可以追溯到 80 多年前(Ogburn and Thomas,1922;Thomas,1927)。但直到最近 15 年,人们才开始了解这些模式及其机制。[2] 一项重大的经验革新是使用包含在若干时间点观察到的多个地理位置的数据,从而可以使用面板数据方法,特别是包括特定地点的固定效应和一般时间效应。

卢姆在一系列论文中提供的证据表明,当经济状况(通常由失业率表示)不良时,酗酒和醉酒驾驶、吸烟、肥胖和缺乏体育锻炼的情况会减少,饮食会改善(Ruhm,1995,2000,2005a;Ruhm and Black,2002)。产生这些影响的两种潜在机制已经被多次强调:首先,在经济不景气时期收入减少似乎可以减少一些不健康的消费(如饮酒),正如上面关于钱包效应的讨论。其次,一些健康的行为(如锻炼)是时间密集型的,工作时间通常是顺周期的。

其他使用类似技术研究这些健康行为的研究也普遍发现,在糟糕的时期,行为会变得更健康。Evans and Graham(1988)、Ettner(1997)和 Freeman(1999)等人提供的证据表明,在宏观经济疲软的时期,酒精销售和驱动问题下降;Dee(2001)发现,酒精的使用和酒精大量消费有所下降,但酗酒有所增加。[3] Gruber and Frakes(2006)证实了吸烟的减少,Courtemanche(2009)表明,较短的工作时间可以减少肥胖,因为它们与增加锻炼、减少快餐和加工食品的消费有关。Xu and Kaestner(2010)使用工具变量方法表明,经济衰退期间工作时间越短,吸烟的人就越少,锻炼的人越多;而 Edwards(2008)则表明,非工作时间越长,睡眠、社交和照顾老人的时间就越长。相对地,Charles and DeCicca(2008)发现,对于事先就业概率较低的男性,肥胖和 BMI 会上升。[4]

有趣的是,经济下行期间人们的健康状况更好,尽管筛查测试(胸部 X 光检查、巴氏涂片检查和结肠镜检查)的接受频率降低(Ruhm,2000),医院就诊和住院次数减少(Ruhm,2003;Xu and Kaestner,2010)。然而,也有例外。Dehejia and Lleras-Muney(2004)发现,当经济疲软时,孕妇会获得更早和更广泛的产前护理,Ruhm(2007)表明在老年人中心脏病的复杂治疗(如冠状动脉搭桥和血管成形术)也有类似的增长。

健康行为的宏观变化为死亡率呈顺周期提供了一个原因。使用刚刚讨论过的经验方法

---

[1] 他们估计,在这个月的第一个星期有 647 人死于药物滥用,而来自其他来源的死亡人数为 3636 人。
[2] Ruhm(2008)对这些问题进行了详细的讨论,并回顾了相关的实证文献。
[3] 然而,Arkes(2007)发现青少年饮酒和吸毒是反周期的。
[4] Ruhm(2006)或 Ruhm(2008)对这一文献进行了更全面的讨论,包括为美国以外的国家(地区)提供证据。

进行的研究普遍预测,失业率每上升 1 个百分点,总死亡率就会下降 0.3% ~ 0.5%,冠心病死亡率也会下降,而外部原因(尤其是交通事故)的死亡率下降幅度要大得多;相反,癌症死亡率几乎没有变化,因为这类死亡不太可能对行为的短期变化做出反应。①

这些行为变化是否代表对不断变化的激励做出的理性或非理性反应,目前还不清楚。一方面,从工资低的时期到工资高的时期,个人会以最优的方式替代劳动力供应,这意味着,在经济强劲时,减少对增进健康行为的投入可能是最优选择,即使这样做会增加死亡风险。另一方面,Evans and Moore(2009)表明,宏观经济波动导致死亡的原因与由于钱包效应导致的月内死亡率差异原因是相同的,这与跨时间优化是不一致的。

4. 健康行为的经济后果

我们接下来将讨论确定健康行为的因果影响所面临的挑战,同时总结大量研究,这些研究考察了健康行为对各种结果的影响,包括医疗成本、教育、就业、工资和犯罪。

4.1 开展(和不开展)行为成本研究的原因

疾病成本(COI)研究计算了控制可观测的特征时,有或没有某一特定医疗条件的医疗成本差异。这样的分析不仅可以用于癌症和糖尿病等疾病,还可以用于酗酒、吸烟、滥用药物和久坐的生活方式等健康行为;我们把这些称为行为成本(COB)研究。

成本可分为医疗服务的直接支付部分和未支付的间接成本——比如因工作缺勤或过早死亡而造成的生产力损失。公共卫生倡导者利用 COB 研究来说服增加支出以改善健康行为。然而,这样的论点往往是循环的。例如,一些健康行为有大量的医疗资源投入其中,因此有较高的 COB,但这并不一定证明还会有更多的支出(Shiell et al., 1987)。因为医疗费用产生于治疗不健康行为的疾病这一决定,因此减少这些费用的一种简单(但不一定可取)的方法就是拒绝治疗这些疾病。另一局限是 COB 研究倾向于不考虑边际效应(扩大或减少干预的规模),而是假设不健康行为可以完全根除(Shiell et al., 1987)②。鉴于这些缺点,有时人们认为,健康经济学家不应致力于 COI 或 COB 研究,而应致力于研究旨在改变健康行为的特定干预措施的成本效益(Roux and Donaldson, 2004)。

然而某些情况下,COB 研究可能会引起人们的兴趣。首先,它们表明了目前用于治疗的医疗资源的数量——例如,美国在治疗酒精中毒上的花费是多少?其次,它们增进了我们对性别、种族或收入差异的理解。再次,它们帮助计算外部成本,可用来证明政府干预是合理

① 有关以前研究宏观经济条件如何影响死亡率的更详细回顾,请参见 Ruhm(2005b, 2006, 2008)。
② 另一个潜在的困难是如何区分年度费用和终身费用。例如,Fang and Gavazza(2007)提供的证据表明,65 岁之前在医疗服务上更多的投入与 65 岁之后医疗支出的减少相关,也与终身费用的相应减少有关。

的(Zohrabian and Philipson, 2010；Baumol, 1972)。最后,通过对避免不健康行为带来的价值进行估计,它们代表了对候选干预措施的成本效益分析的一项投入。

4.2 识别健康行为后果所面临的挑战

准确估计健康行为对结果(如医疗费用和工资)的因果效应至关重要。然而通常情况下只能判断出它们的相关性,其所提供的信息有限,因为只反映了三个因素:(1)不健康行为对结果的因果影响;(2)不良后果对不健康行为的影响(反向因果关系);(3)遗漏变量对不良行为和不良结果的影响(混淆)。

为了判断不健康行为对某一结果的因果影响,最令人信服的研究设计是将大量其他各方面相似的个体随机分配到治疗组和对照组,然后强迫治疗组进行不健康行为。比较治疗组和对照组之间的结果差异,就可以对不健康行为的影响做出一致的估计。这样的随机实验既不符合伦理也不可行,对研究对象来说这是幸运的,但却是研究人员的不幸。作为替代方案,经济学家经常寻找利用健康行为的外源性变异的"自然实验";也就是说,这不是反向因果关系的结果(劳动力市场结果不佳导致不良行为)或混淆的结果(如风险规避或时间偏好率的差异)。

这类自然实验通常运用工具变量法(Ⅳ),但是工具(即自然实验)必须具有很好的强度和有效性。[①] 在统计强度方面,经验法则是零假设下的 F 统计量即这些工具的系数共同等于零,在二阶段最小二乘的第一阶段,应该是 10 或更高(Stock et al., 2002)。没有简单的令人信服的工具有效性测试(如 French and Popovici, 2011)。多个工具可进行过度识别测试。[②] 然而,这种过度识别测试只有在工具强大且有效时才可靠(French and Popovici, 2011；Wooldridge, 2002)。[③] 因此,McCloskey(1998)认为工具最终是基于修辞被接受(或拒绝)的——作者必须为它们的有效性做出令人信服的逻辑论证。French and Popovici(2011)观察到,在 20 世纪 90 年代进行的关于健康行为后果的工具变量法研究经常使用直觉或支持工具有效性的理论论据,而 2000 年后发表的论文更多地依赖于统计证据。

French and Popovici(2011)总结了 1990—2009 年发表的 60 项研究,这些研究使用工具变量法衡量了酒精、毒品和烟草对各种经济结果的影响。他们指出经济学家使用以下因素作为风险行为的工具变量:风险行为家族史、宗教信仰、影响准入和税收的国家政策。然而他们指出,由于没有观察到异质性和政策内生性,这些工具现在被更广泛地认为是潜在无效的。

成瘾物质的价格或税收可能是影响他们消费的有效工具变量,但可能缺乏强度。其他

[①] Angrist and Krueger(2001)、Angrist and Pischke(2009)总结了使用工具变量来确定因果效应的理论和实际困难；Auld(2006)、Auld and Grootendorst(2011)在健康行为的背景下研究了这些挑战。

[②] 例如,两阶段最小二乘残差可以对所有外生变量(工具和其他回归变量)进行回归；F 统计检验了工具系数共同等于 0 的假设。

[③] 一般来说,强度和效力的要求相互影响,因为无效的工具变量造成的偏倚越大,它就越弱。使用足够弱的工具变量,工具变量法的偏倚比普通最小二乘法(OLS)的更大,"治愈可能比疾病更糟"(Bound et al., 1995)。

最近用于风险行为的工具变量将在后续部分阐述。正如在许多经济学领域一样,本文也一直在对强力而有效的工具变量进行探索。

在考虑健康行为的影响时,重要的是要注意到有些行为(如吸烟)永远不会增进健康。相反,如果一个人体重过轻,增加热量摄入可以降低死亡风险(Flegal et al., 2005, 2007),适度饮酒可能会改善心血管健康(Cook, 2007)。消费的这种非线性效应对衡量健康行为后果的实证工作提出了额外的挑战。

4.3 对医疗保健费用的影响

相对而言,很少有研究使用计量经济学技术来衡量健康行为对医疗保健利用或成本的因果影响。[①] 相对而言,传统的疾病成本研究中的许多调查评估了行为与医疗费用之间的关系。例如,COI 研究先驱之一多罗茜·里瑟很快从估算癌症和艾滋病等疾病的直接成本,转向估算吸烟、酗酒和滥用药物等健康行为的直接成本。

许多研究调查了吸烟的医疗费用。Sloan et al.(2004)找出了至少 165 篇发表于 20 世纪 60 年代至 2002 年的相关论文。例如,Rice et al.(1986)计算出,1980 年美国在治疗吸烟相关疾病上花费了 144 亿美元。Sloan et al.(2004)在一项异常详尽和仔细的分析中计算出,24 岁时吸烟会导致女性终身医疗支出增加 3757 美元,男性增加 2617 美元(以 2000 年的美元价值计算)。

Rice et al.(1991)估计,1985 年酒精滥用带来的直接医疗费用为 68 亿美元,与药物滥用有关的直接医疗费用为 21 亿美元。Cook(2007)回顾了有关酗酒的行为成本研究,其中最新的研究(Harwood,2000)计算出 1998 年酗酒(包括胎儿酒精综合征)的医疗后果花费总计为 190 亿美元。根据国家药物管制政策办公室的计算,2002 年用于治疗和预防药物滥用的资金为 158 亿美元(Office of National Drug Control Policy,2004)。French et al.(2000)比较了吸毒者和非吸毒者自我报告的卫生服务使用情况,计算出慢性吸毒者和注射吸毒者每年产生的卫生服务超出非吸毒者 1000 美元。Finkelstein et al.(2009)分析了医疗费用委员会调查的数据,计算出在 2006 年,肥胖人群(即 BMI 指数≥30)的医疗支出相较正常体重人群(BMI 指数 18.5～25)要高出 1429 美元(按 2008 年的美元价值计算)或 41.5%。他们计算出,2006 年用于治疗肥胖的医疗支出是 857 亿美元(按 2008 年美元价值计算),占当年全部医疗支出的 9.1%。重申一下,每一项研究都估计了健康行为与医疗成本之间的相关性,而不是因果关系。

使用工具变量法来估计健康行为对医疗服务使用和成本的因果影响的研究相对更少。McGeary and French(2000)将毒品市场准入、邻里目击情况以及毒品销量作为慢性毒品使用的工具变量。[②] 它们估算出慢性毒品使用导致女性急诊就诊率增加 30%,男性增加 36%。

---

① 其他方法,如倾向评分匹配,可以用来估计危险的健康行为对医疗费用的因果影响,但据我们所知,还没有用于这一目的。
② 如果这些工具变量与未观察到的社会经济地位有关,那么它们的有效性就值得怀疑。

Balsa et al.(2008)研究了酒精消费如何影响医疗保健利用,使用州立酒精和药物政策以及其他州级层面的特征(奇怪的是,包括平均降水量)来作为酒精消费的工具变量。他们无法否认酒精消费的外生性,因此更倾向于他们的非工具变量分析,这些分析提示适度饮酒降低了男性和女性急诊就诊率以及女性(而非男性)住院率。Cawley and Meyerhoefer(2010)估计了肥胖对医疗成本的影响,他们使用子女的肥胖状况作为工具变量来预测父母的体重。肥胖使每年的医疗费用增加了2741美元(以2005年美元价值计算),是用相应的普通最小二乘法估计出的数值(676美元)的4倍多。他们推测普通最小二乘法的结果是由于自我报告的体重的测量误差所导致的衰减偏误所致。

未来研究的一个重要方向是获得更全面、更可靠的关于健康行为对医疗成本的因果影响的预估情况。

4.4　对教育的影响

饮酒对教育结果的影响已被反复研究[参见 Lye and Hirschberg(2010)中的 Meta 分析]。例如 Renna(2007)的工具变量法研究表明,酗酒使女性高中毕业(到19岁)的概率降低了5.2%,男性降低了14.5%。[①] Chatterji(2006a)利用州政策作为饮酒的工具变量,发现高中饮酒对受教育程度的影响很小。Cook and Moore(1993)利用各州最低法定饮酒年龄的差异作为酒精消费的工具变量,并得出结论,经常饮酒(或醉酒)的高中高年级学生最终少完成了2.2年的大学学业。Dee and Evans(2003)关注到了各州间未观察到的异质性,因此不同意使用各州的法律差异来分析。相反,他们估计了两个样本工具变量法模型,其中青少年饮酒是使用最小法定饮酒年龄的州内变异作为工具变量的,他们的结论是,青少年饮酒对高中毕业、大学入学或完成大学学业没有明显影响。Koch and Ribar(2001)以本人和兄弟姐妹的初次饮酒年龄为工具变量,并得出结论,推迟饮酒对教育水平影响很小——预计推迟一年饮酒可使完成的教育水平提高约1/10年。总的来说,这些发现表明,年轻人大量饮酒会降低受教育程度,但适度饮酒可能没有明显的效果。

工具变量法不常用于评估药物使用对教育结果的影响。Chatterji(2006b)使用州禁毒政策和中学特点作为高中期间使用毒品的工具变量,但没有发现对教育程度有显著影响的证据。这在一定程度上可能是由于工具变量较弱。

最近的两项研究——Fletcher and Lehrer(2009)、Ding et al.(2009)在研究肥胖与教育结果的关系时,使用了与脑化学有关的基因标记作为检测肥胖和其他健康状况的工具变量。然而,这需要一个没有吸引力的识别假设,即影响脑化学的基因不会影响受教育程度,除非通过肥胖和其他回归因子;事实上,这些论文中作为工具变量的特定基因与许多其他可能影响教育的条件有关,比如酗酒、精神分裂症、攻击性和暴力(Cawley et al., 2011)。尽管有这

---

① 对于女性来说,酗酒是以州酒精税和州最低法定饮酒年龄来作为工具变量的。这些变量并不能很好地预测男性的酗酒行为,因此对于男性,采用对宗教的虔诚程度以及父母是否酗酒作为工具。然而,这些方法的有效性值得怀疑,因为它们可能直接影响教育。

个警告,Fletcher and Lehrer(2009)发现很少有证据表明,青少年时期的超重会影响他们完成学业的年限;然而,Ding et al.(2009)得出的结论是,肥胖降低了 0.45 的平均绩点(GPA)(大约一个标准差)。

Sabia(2007)在使用父母肥胖状况作为工具来测量被调查者的体重时,发现体重增加 50～60 磅(约两个标准差)会使白人女性的平均绩点降低 8～10 个百分点(例如,从中间值到大约第 40 百分位数),几乎没有证据表明肥胖对白人男性或非白人的平均绩点有影响。

4.5　对就业的影响

最常被研究的健康行为的后果是其对劳动力市场的影响,如较低的就业机会或较低的工资。例如大量的文献研究了饮酒如何影响就业。Mullahy and Sindelar(1996)使用州啤酒和香烟税以及人均酒精销售量来作为问题饮酒的工具变量。他们的研究表明,酗酒问题与统计上不显著的就业率下降有关。Terza(2002)使用同样的数据和类似的规范,但考虑了非线性效应,他发现与问题饮酒相关的就业下降在统计学上是显著的。

相反,Feng et al.(2001)使用居住县的湿润或干燥这一指示变量作为问题饮酒的工具变量,发现问题饮酒与男性就业之间存在显著的正相关关系,而对女性就业的影响并不显著。Johansson et al.(2007)利用芬兰的数据和大量的工具得出结论,酒精依赖会使男性和女性的就业率分别降低 50%和 40%。[①]

毒品使用对就业的消极影响也有相当广泛的研究记录。例如,DeSimone(2002)使用可卡因的当地价格和所在州的大麻合法化作为毒品使用的工具变量,得出结论是大麻和可卡因分别降低了 15%～17%和 23%～32%的就业率。与之类似,French et al.(2001)发现,长期使用毒品会使男性和女性的就业率降低 9 个百分点,但轻度或偶尔使用毒品的影响并不明显。MacDonald and Pudney(2000)利用英国年轻人的数据估计了职业成就、失业和毒品使用的联合模型,他们发现,过去的毒品滥用和现在的毒品使用都与当前更高的失业率有关。

关于肥胖对就业影响的研究得到了不同的结果。Cawley(2000)使用子女的体重作为母亲体重的工具变量,发现体重对女性就业没有显著影响。Morris(2007)利用当地肥胖的流行程度作为工具变量,得出肥胖降低了男性和女性就业率的结论。Norton and Han(2008)估计了肥胖对就业的影响,他们使用了与大脑化学相关的一组基因标记物作为工具变量,这组标记物与 Fletcher and Lehrer(2009)用来研究肥胖对教育结果影响的基因标记物类似。通过工具变量法,Norton and Han(2008)发现滞后性肥胖对男性和女性的就业都没有影响。Rooth(2009)进行了一项审计研究,对真实的招聘岗位提交虚构的就业申请。与非肥胖者相比,包含了肥胖男性(女性)照片的求职申请获得面试机会的概率要低 6(8)个百分点。

---

① 这些工具包括父母的酒精或精神健康问题、宗教信仰,以及被调查者的糖尿病或哮喘情况。

4.6 对收入、所得和工资的影响

Cook(2007)指出,酒精消费一般与收入呈正相关;他把这称为"饮酒者的红利",但他怀疑这是因果颠倒或混淆的结果。然而,一些高质量的研究表明,这种影响可能存在因果关系。Auld(2005)研究了饮酒和吸烟如何影响收入,他假设宗教信仰和烟酒价格影响吸烟和饮酒,但不直接影响收入。他的估算表明,适度饮酒能增加10%的收入,而大量饮酒能增加2%的收入(相对于戒酒),吸烟则会减少24%的收入。Van Ours(2004)使用16岁前饮酒和吸烟的二分法指标作为工具,得出结论:饮酒使男性的工资增加10%,而吸烟使他们的工资减少相同的数量;饮酒和吸烟都不会影响女性的收入。

NLSY(全国青年纵向调查)关于药物使用内生性的早期研究发现的结果喜忧参半,包括发现至少对一些群体和(或)指标来说,药物使用对工资有积极影响(如 Kaestner,1991,1994;Register and Williams,1992)。Van Ours(2007)使用居住在阿姆斯特丹的男性工人的数据,并使用基于离散因子法的识别策略,估计使用大麻会降低大约10%的工资,而使用可卡因则对工资没有影响。[①]

最近关于体重如何影响工资的大量文献普遍发现,女性(尤其是白人女性)的肥胖会对收入有负面影响,而男性的结果则不那么一致,包括有时与超重相关的工资溢价(如 Cawley,2004;McLean and Moon,1980)。[②] Cawley(2004)以兄弟姐妹的体重为工具,估计体重增加两个标准差(约65磅),白人女性的工资就会降低18%;然而,普通最小二乘法的估计(豪斯曼检验表明该估计更为可取)仅为前者的一半。Kline and Tobias(2008)使用父母的 BMI 作为非参数模型的工具,揭示了英国男性和女性的肥胖对工资的负面影响。相反,Norton and Han(2008)将上述与大脑化学有关的基因作为肥胖的工具,却没有发现任何一种性别的年轻人的肥胖对工资有负面影响。Gregory and Ruhm(2011)采用灵活的函数形式表明,女性的工资在 BMI 达到23左右后开始下降。由于这是在"健康"体重范围内,他们推测这可能反映回归到"美丽"(Hamermesh and Biddle,1994),而不是肥胖本身。他们还发现,男性的工资在 BMI 达到更高的数值后才下降。以亲属体重为工具的欧洲研究也发现,女性的肥胖会对工资有负面影响,而男性的则相对较轻(如 Lundborg et al.,2007;Brunello and d'Hombres,2007;Atella et al.,2008;Greve,2008),尽管肥胖产生的影响因国家而异。[③]

4.7 对犯罪的影响

药物滥用可能导致犯罪活动,例如增加攻击性或降低自制力,参见第3节中关于"热"状态的讨论。相关研究涵盖了健康经济学和犯罪经济学的文献,一般可以分为直接将药物使

---

① 父母使用大麻和儿童在场被当作工具。可卡因使用对工资没有影响可能是由于缺乏统计功效。

② McLean and Moon(1980)假设,在成年男性中,身材高大可能意味着力量和成就;他们把这称为"肥胖的银行家"效应。

③ Brunello and d'Hombres(2007)发现,与北欧相比,BMI 对南欧人收入的降低幅度更大;Lundborg et al.(2007)发现在中欧肥胖对工资的负面影响极大。

用与犯罪联系起来的研究，以及评估药物滥用政策或罪恶税（而不是药物使用本身）与犯罪行为联系的研究。

French and Maclean（2006）以父母酗酒问题和州啤酒税作为工具调查了年轻人的未成年饮酒情况。他们发现，男性（女性）在过去一年中消费12种或更多的酒精饮料会使破坏财产的概率增加30.9％（2.8％），偷窃的概率增加28.9％（19.8％），参与违法行为的概率增加50.1％（57.2％）。

其他研究使用药物滥用的间接测量指标。Fryer et al.（2005）发现，可卡因流行率的指数（基于逮捕、急诊室就诊、缉毒行动和涉及可卡因的报纸报道等因素）预测出黑人青年中较高的谋杀率。Grogger and Willis（2000）估计，在城市中引入高纯度可卡因（基于 FBI 的犯罪报告）将城市犯罪率提高了大约10％。

提高酒精或毒品的货币成本的税收，以及增加购买酒精或毒品的时间成本的政策，通常与犯罪率的下降有关。Carpenter and Dobkin（2010）对酒精管制研究的文献综述得出结论，更高的酒精税和酒精购买年龄限制减少了犯罪。Markowitz（2005）发现几乎没有证据表明毒品或酒精价格的上涨能够减少暴力受害者，但是更高的啤酒税似乎确实能够减少与酒精相关的暴力。① Carpenter（2005，2007）的研究表明，针对未成年人的"零容忍"醉酒驾驶法将故意破坏公物、公共场所醉酒和行为不端等男性妨害性犯罪减少了1％～2％，但对暴力犯罪没有影响。Biderman et al.（2009）的双重差分分析法表明，当圣保罗都会区的市政当局通过法律规定酒吧和餐馆的关门时间来限制酒精时，杀人案减少了10％。Dobkin and Nicosia（2009）发现，在美国关闭了两家生产一半以上甲基苯丙胺前体的工厂后，对甲基苯丙胺的重罪逮捕减少了一半，但财产或暴力犯罪没有显著减少。Weatherburn et al.（2002）发现，在澳大利亚海洛因"干涸"的同时，抢劫、破坏和侵入犯罪案件急剧增加，但随后这些案件数量迅速下降。

一个普遍的方法论关注是，本地犯罪率有时被用作衡量吸毒和酗酒的工具变量［例如，参见 French and Popovici（2011）的综述］，而这里描述的一些研究得出的结论是，犯罪是吸毒和酗酒的结果。

5. 改变健康行为的策略

福利经济学的第一基本定理指出，完全运作的自由市场具有帕累托效率，政府干预不能增加社会福利（如 Mas-Colell et al.，1995）。然而，在涉及不健康行为的成瘾物质或其他商品的市场上，这一定理往往并不适用。传统的经济方法是政府干预来解决这些市场失灵。例如，在消费负外部性的情况下，A.C.庇古主张对消费征收与外部性相同的税，从而使外部性对决策者的成本内部化，产生社会最优的消费水平（Baumol，1972）。另一个例子是，如果消费

① 所使用的数据集，即全国犯罪受害调查，提供了关于案件是否涉及酒精和毒品的资料。

者缺乏相关信息,政府可以要求制造商提供缺失的信息,从而导致社会最优决策。

经济方法与公共卫生角度不同。例如,从经济学的角度来看,健康行为的社会最优水平的特征是边际社会效益等于边际社会成本,而从公共健康的角度来看,吸烟和肥胖的社会最优患病率似乎为零。无论市场失灵与否,公共卫生视角一般支持政府采取行动减少不健康行为。有趣的是,最近的研究强调时间不一致或其他非优化的经济行为,可能在一定程度上调和了这两种方法之间的差异,表明即使在没有市场失灵的情况下,政府干预也可能提高社会福利。

5.1 税收和补贴

5.1.1 税收的经济理性

吸烟、酗酒和肥胖等不健康行为造成了巨大的外部成本。如前所述,庇古税——它等于外部成本——可以纠正这些扭曲,并使边际社会效益与边际社会成本相等的代理人达到社会最优消费水平。

测量不健康行为的外部成本永远是困难的,因为一方面随机对照试验是不合道德的且研究人员必须依赖于观测数据,并且混杂因素(如时间偏好率、认知能力或精神健康)可能使得估计偏倚导致外部成本被夸大。另一方面,如果经济上处于不利地位的人更有可能从事不健康的行为,而且获得医疗保健的机会更少,则因果关系可能被低估。未来研究的一个有希望的方向是在行为方面有差异但其他决定医疗成本的因素无差异的方面发现和利用自然实验。

Manning et al.(1991)对于参与者的综合研究在兰德健康保险实验室开展,发现检查成本(如医疗费用、病假、提前退休、伤残补助金、工资税收损失)和“收益”(如降低退休养老金的支付和长期护理保险)都与吸烟、喝酒和久坐不动的生活方式有关。他们得出的结论是,终身总外部成本(以 1986 年的美元价值计算)为每个吸烟者 1000 美元,每个重度饮酒者 1.9 万美元,以及每个久坐不动的人 1650 美元。换句话说,每吸一包烟的外部成本为 15 美分,每过量饮酒一次为 54 美分,每少走一英里为 24 美分。

Sloan et al.(2004)对吸烟的外部成本进行了更全面的调查,考虑了以下因素:残疾寿命年、生命周期收益、社会保障和医疗保险福利,以及配偶的发病率、残疾和死亡率。他们估计,24 岁的女性吸烟者一生的外部吸烟成本(扣除支付的香烟税)为 3829 美元(按 2000 年的美元价值计算),相应的 24 岁男性为 8001 美元,后者的外部成本相当于每包香烟 1.44 美元。

肥胖通过公共和私人健康保险增加了外部成本。2008 年,与肥胖相关的疾病通过医疗保险花费纳税人 197 亿美元,通过医疗补助花费 80 亿美元,而私人健康保险计划在 2008 年花费 490 亿美元治疗与肥胖相关的疾病(Finkelstein et al., 2009)。Cawley and Meyerhoefer (forthcoming)使用工具变量的方法,使用子女的体重来测量被调查者的体重,估计肥胖对医疗补助受助人医疗费用的因果影响为 3674 美元(按 2005 年的美元价值计算),其中 3521 美元由医疗补助支付;然而,由于样本相对较小,这些估计在统计上并不显著。

　　如果消费者的时间偏好不一致,那么最优税收不仅应该包括外部成本,还应该包括消费者强加给自己的内部成本。使用这种推理,Gruber and Köszegi(2001)估计,香烟税应该每包增加 1 美元,而 Sloan et al.(2004)得到了显著较高(32.78 美元/包)的吸烟内部成本的估计。与其一致,Gruber and Mullainathan(2005)报告说,在美国和加拿大,烟税更高的司法管辖区(州或省)的吸烟者更快乐,即可能发生时间不一致偏好,因为政府在帮助他们少吸烟,这是他们所喜欢的,因为他们自己做不到这一点。

　　为了使吸烟的外部性内在化,显然应该对香烟征税。然而,对于其他不健康的行为,理想的税收政策就不那么明显了。例如,适度饮酒可能产生如上所述的医疗效益,这意味着更高的酒精税可能对适度消费者的健康产生负面影响。肥胖的情况更加复杂。① 庇古逻辑最直接的应用是对身体脂肪征税,例如,向肥胖者收取更高的公共和私人健康保险费用。例如,2010 年《患者保护与平价医疗法案》(*Patient Protection and Affordable Care Act*,简称PPACA)的第 2705 节允许雇主提供保费折扣、回扣或奖励,最高为雇员保险费的 30%(经卫生和公共服务部批准该比例可高达 50%)。相反,决定对导致肥胖的行为、商品或服务征税,将导致确定此类税收的合理范围和税收结构等不同的问题。例如,税收政策由于无法将食物分为"坏"(促进肥胖)和"好"(预防肥胖)两类而受阻。最近,一些公共卫生研究人员呼吁对高热量软饮料征税(如 Brownell et al., 2009;Brownell and Frieden, 2009)。然而,对特定食品征税或补贴的方式引发了许多问题。例如:高热量的果汁也应该征税吗? 答案是否取决于果汁中的维生素含量? 低热量的减肥软饮料应该得到补贴吗? 还是应该对无糖软饮料征税,因为它们可能会促进人们吃甜食的习惯,或者可能导致对其他高能量食物的补充(Brownell et al., 2009)? 肥胖是能量失衡的结果;具体来说,摄入的卡路里比燃烧或排泄的卡路里要多。因此,肥胖既可以归因于热量摄入过多,也可以归因于体育活动不足。这是否意味着应该对久坐不动的行为(如电视、电子游戏或互联网接入)征收附加税?

　　当考虑到认知限制、有限理性或其他错误决策的来源时,最优税收变得更加复杂。例如,Bernheim and Rangel(2004)指出,许多不健康行为代表着错误(具有随机成分),这意味着更高的税收可能会不公平地惩罚那些先天具有药物成瘾倾向或其他不良后果的人。另外,这些人可能最渴望政府政策作为预先承诺手段(Gruber and Mullainathan, 2005)。与对不健康行为征税的复杂性相比,取消助长不健康行为补贴的经济学理由似乎相当充分。例如,美国当前的农业政策扩大了可获得性,并降低了"计划"作物(如大豆和玉米)的成本,这些作物已成为加工高能量食品的主要原料(Wallinga et al., 2009;Cawley and Kirwan, 2011)。取消这类补贴会提高这类食品的相对价格,从而达到理想的减肥效果,不过,根据消费对农产品价格的弹性,这种效果可能很小(Cawley and Kirwan, 2011)。

5.1.2　关注税收的累积性

　　纵向公平意味着那些支付能力更强的人应该比那些支付能力较低的人缴纳更多的税(Rosen, 2002)。因为那些社会经济地位较低的人更有可能从事许多不健康行为,包括吸烟、

---

① 有关为促进健康饮食而对高能量食品征税的问题,请参阅 Cawley (forthcoming)。

缺乏体育活动和不良的饮食习惯(Pampel et al.,2010,Cutler and Lleras-Muney,2010),香烟和高能量食品等产品的庇古税将趋向于递减。因此,纵向公平和人口健康这两个社会理想目标之间可能存在权衡。原则上,这种权衡可以通过将消费税与经收入调查的收入转移相结合来避免,其综合效应是允许价格变动的替代效应影响人的行为,同时消除价格变动可能降低效用的收入效应(Perloff,2008)。实际上,这可能很难实现。此外,更重要的是要注意,对穷人过分从事的行为征收的税收不会自动产生递减效应,因为对征税产品的需求弹性可能会随着收入的下降而下降。然而,这也提出了一个问题,即是否应该尝试设计税收,把重点放在那些(不健康的)行为最具价格弹性的人身上。

5.1.3 税收转嫁到零售价格的程度

在完全竞争的市场中,税收对零售价格的传递是 $\frac{S}{S-D}$,其中 S 和 D 是供需的价格弹性(Perloff,2008)。因此,税收的传递以 0 和 1 为界。然而,在不完全竞争的市场中,税收可能会被"过度转移",使得价格上涨的幅度可能超过税收的数额(Besley and Rosen,1999)。其逻辑是,制造商可能会利用增税的机会来提高价格,尽管这回避了一个问题,即为何这些明显串通一气的寡头此前没有将利润最大化。一种概率是对公平的关注限制了对利润的追求(Kahneman et al.,1986)。例如,价格上涨没有明显的理由可能会引起消费者的强烈抗议,从而削减销售额和利润;然后,增税为制造商提供了提价的借口。

研究证实,税收转嫁率有时超过 100%。对于范围在 0~8.25% 的销售税税率而言,快餐汉堡的税率可为 100%,可口可乐的税率超过 100%(Besley and Rosen,1999)。Chaloupka and Warner(2000)对香烟的税收转嫁率超过 100% 的证据进行了综述,而 Young and Bielinska-Kwapisz(2002)与 Kenkel(2005)发现,当酒精税增加时,税收转嫁率超过 100%。

5.1.4 跨境购物、走私和消费税逃税

当一个管辖区的消费税高于另一个管辖区时,就会鼓励有组织或随意地跨境购物(更直白地说就是"走私")。Beatty et al.(2009)提出的证据表明,跨国界的酒精和烟草税率差异导致跨境购物和避税行为在经济上具有重要意义。Chaloupka and Warner(2000)的结论是,在烟草税较低的州,香烟销售的很大一部分是走私到税率较高的州,并描述了美国和加拿大之间的跨境购物是如何随着烟草税的不同而变化的。Tosun and Skidmore(2007)表明,当 1990年西弗吉尼亚州将食物的销售税从 0 提高到 6%,在边境各县的食品销售下降了 8%,因为消费者越来越多地在对食品以较低的税率征税或完全免除销售税的邻州购买食物。

这些影响的程度通常取决于客户与管辖边界的距离。例如,因为涉及时间和旅行成本,大多数得克萨斯居民会发现跨境购物是不经济的。相反,哥伦比亚特区很小,居民跨区购物相对容易和便宜。因此,据估计,哥伦比亚特区的食品需求对地方税收具有高度弹性,相对于邻近各州,哥伦比亚特区的食品销售税每增加 1 个百分点,该地区的食品购买量就减少7%(Fisher,1980)。

这篇文献的含义是,位于州边界的个别城市和州可能会发现消费税降低了区域内的销售,但对消费几乎没有影响。如果各州不考虑其较低的消费税对邻近各州居民健康行为的

影响,可能会出现一场"逐底竞争",即各州为了增加税收,竞相将消费税调整到略低于邻州。在全国范围内征收消费税将阻止"逐底竞争",但代价是防止各州根据自身情况调整税收政策。

5.1.5　税收对不健康行为的影响

第 2 节提供了关于不健康行为需求的价格弹性的详细信息。那里提出的估计证实,即使是成瘾商品的消费也对价格有反应,这意味着税收政策可以用来减少不健康行为的流行。

其他研究明确发现税收对健康行为的影响(而不是其他来源的价格变化)。例如,对近 30 年的州级数据进行的分析发现,啤酒税每增加 1%,年轻人的饮酒量就会减少 1%(Carpenter et al., 2007)。另一些人估计,啤酒消费税每增加 1 美元,青少年饮酒的流行率就会降低 2 个百分点,但对狂欢消费没有影响(Cook and Moore, 2001)。Forster and Jones(2001)使用持续时间分析来研究开始吸烟和戒烟的决定;他们估计,增加 5% 的烟草税将使吸烟的总年数减少 2～3.5 个百分点。1998 年,烟草制造商和各州总检察长达成的总和解协议立即将每包香烟的价格提高了 43.5 美分(近 20%),并在接下来的两年里进一步提高了价格。这使得青少年吸烟率降低了 13%,成年人吸烟率降低了 5%(Sloan et al., 2004),但是孕妇吸烟率下降了不到 3%(Levy and Meara, 2006)。

最近的研究表明,食品税可能对热量摄入或肥胖没有太大影响。例如,现有的软饮料税对儿童体重没有明显的影响(Fletcher et al., 2010)。这可能是由于现有的软饮料税非常低——平均占软饮料价格的 2.7%(Fletcher et al., 2010)。更大额的税收已经提出,并可能对消费者行为产生更大的影响,但这方面令人信服的证据尚未获得。例如,Chouinard et al.(2007)估计,即使对乳制品(牛奶、奶油、奶酪、黄油、冰激凌和酸奶)中的脂肪征收 10% 的从价税,平均脂肪消耗量也只会减少不到 1 个百分点。Powell and Chaloupka(2009)在回顾文献的基础上得出结论,小额税收和补贴不太可能显著降低肥胖或 BMI,但非微不足道的价格上涨可能会产生可测量的效果。

消费者可能会对增税做出战略性反应。例如,吸烟者为了应对更高的香烟价格,转而购买每根香烟中焦油和尼古丁含量更高的香烟(Farrelly et al., 2004)。此外,吸烟者对烟草税的增加的反应是每根香烟提取更多的尼古丁(Adda and Cornaglia, 2006)。一项记录了 18～24 岁的年轻人焦油和尼古丁摄入量增加的研究显示,对于大多数年龄组来说,这种补偿行为是如此之强烈,以至于平均每天的焦油摄入量不受卷烟税的影响(Evans and Farrelly, 1998)。

更普遍的说法是,消费者的反应可能取决于税收的显著性(Chetty et al., 2009)。例如,因为当消费者决定买什么时就可以看到这些税,故包含在产品清单价格中的税对购买的影响比登记时所加的税可能要大一些。这些问题与征收旨在产生社会最佳消费水平的庇古税的努力十分相关。

另一个经验上的挑战是,不同司法管辖区的税收差异可能与不同司法管辖区选民对不健康行为的情绪差异有关(DeCicca et al., 2002)。例如,肯塔基州的烟草税很低,但加州的烟草税很高。这可能部分是因为肯塔基州是一个主要的烟草种植州,而加州不是;这也可能反映出各州对健康偏好的差异。

未能控制政策内生性可能导致估计税收对健康行为的影响出现偏差系数。例如，DeCicca et al.(2008b)利用当前人口调查的《烟草使用补充调查》中的数据来衡量各州的反吸烟情绪，这些数据询问受访者对反吸烟政策的看法，比如清洁的室内空气和对烟草促销与广告的限制。然后，他们指出，控制州内的反吸烟情绪会降低香烟需求的价格弹性估计，而未能做到这一点会导致高估年轻人吸烟的价格反应性。

5.1.6　税收对消费后果的影响

大量文献估计了酒精税对消费结果的影响(关于吸烟或饮食的平行文献较少，因为这些行为不会导致犯罪，而关于毒品的相关文献则不存在，因为非法毒品不征税)。许多关于酒精税影响的研究都使用州一级的数据来估计简化的模型，因此，考虑到政策的内生性、州内税收的适度变化以及省略的变量，需要谨慎地解释这些结果。

酒精税(最常见的啤酒税)与女性(而不是男性)生理上虐待儿童(Markowitz and Grossman，2000)、儿童凶杀案(Sen，2006)、青少年堕胎(Sen，2003)、淋病和梅毒(Chesson et al.，2000)、工作日的工伤损失(Ohsfeldt and Morrisey，1997)，以及男性而不是女性自杀(Markowitz et al.，2003)负相关。Pacula(1998)表明啤酒和大麻是互补的，结果是更高的啤酒税减少了大麻的使用。

酒精税对机动车致死事件的影响已被广泛研究，大多数研究表明，酒精税与机动车致死事件有很强的负相关关系(如 Cook，1981；Chaloupka et al.，1993；Ruhm，1996；Young and Bielinska-Kwapsiz，2006)。一些(但可能不是所有)这样的反向关系可能是虚假的，或者反映了政策内生性(Dee，1999；Mast et al.，1999；Young and Likens，2000)。Cook and Moore(1993)表明，更高的酒精税与提升的教育水平有关；但 Dave and Kaestner(2002)发现，酒精税与劳动力市场结果之间几乎没有关联。Cook et al.(2005)估计，永久减少 1% 的酒精消费(无论是通过税收还是其他政策)对那些 35～69 岁人群的死亡率的影响可以忽略不计，但 Cook and Tauchen(1982)表明，由于可能减少了酗酒，更高的酒精税降低了肝硬化的死亡率。

5.2　对于健康行为的现金激励

理性成瘾理论预测，当贴现的终身收益超过贴现的终身成本时，个人就会采取不健康的行为。然而，其他模型强调错误的概率。在这些情况下(如果事先对结果存在不确定性，即使是理性成瘾)，受访者往往会试图改变他们的不健康行为，但却没有做到。的确，这就是为什么 Orphanides and Zervos(1995)以及 Bernheim and Rangel(2004)等人认为减少伤害的政策，如资助康复可能是可取的。

"助人自助"的一种可能方式是为减少饮酒、吸毒、体重或食品消费，或增加体育活动提供经济激励。① 这种奖励办法可能有几个原因。第一，行为改变带来的好处可能并不明显，因为它们的重要性尚不确定。第二，行为改变的好处可能不是立竿见影的(相反，行为改变

---

① 财政奖励也可以用来鼓励病人接受筛查试验、预约就诊或坚持服用处方药物的推荐制度。在 Giuffrida and Torgerson(1997)的评论中，11 项研究中有 10 项发现，经济激励可以提高患者对这些结果的依从性。

的代价,比如退缩,通常是即时的)。因此,奖励的有效性一般会随着未来奖励的进一步发生而下降(Ainslie,1975)。第三,时间不一致偏好可能导致偏好逆转,无法坚持更健康的行为计划。

为行为改变提供即时的现金奖励可能有助于解决这些问题。有趣的是,即使是很小的激励措施,如果是显著的,并且是为了明确的短期目标而提供的,也可能是有效的。即使是很小的奖励也可能是有效的,因为人们倾向于不将回报与他们的收入或财富进行比较,而是将它们"分类"——也就是说孤立地考虑它们(Read et al.,1999;Kahneman and Tversky,1979)。财务奖励也可以用来建立预先承诺机制,帮助减少因时间不一致偏好而产生的问题。例如,康复中的瘾君子可能会得到一份债券,如果他们复发,该债券将自动失效。

应急管理通过向吸毒者提供代金券来鼓励他们保持戒断,这些代金券可以用来换取市场上的商品,以换取毒品测试的阴性结果(Higgins et al.,2002)。① 这个项目最初是为可卡因成瘾者设计的,但后来被应用于酒精、大麻、尼古丁和阿片类药物成瘾的治疗。一项基于代金券的强化疗法的 Meta 分析发现,压倒性的证据表明,戒断行为有所增加;这些优惠券平均提高了 30% 的依从性,对于更有价值或立即交付的奖励,效果更显著(Lussier et al.,2006)。然而,应急管理应用于阿片类药物和可卡因的使用时,似乎比应用于烟草更有效(Prendergast et al.,2006)。这些项目的一个显著特点是采用小额代金券具有相对较高的成功率——一次可卡因阴性测试的奖励仅为 2.50 美元(Higgins et al.,2002),或者 3 个月平均支付 137 美元(Petty and Martin,2002)。

该方式对于减肥的效果好坏参半。Cawley and Price(2011)发现,工位项目为具体的重量减少提供适度的现金奖励(如每季度减少 10% 的体重则奖励 30 美元)并没有成功,治疗组 12 个月内减掉的体重略低于对照组,虽然当治疗组公布了大量(110 美元)的债券,只有在成功实现年底减肥目标后才能退款时,情况有所改善。② 类似地,Finkelstein et al.(2007)提出,对于(在 6 个月以后)每减轻 1 个百分点体重,就能获得 7~14 美元不等的经济回报,适度减肥 3 个月与 6 个月没有差异;Butsch et al(2007)也未能检测到对于 12 周的治疗组,如果他们减掉了最初体重的 6%,就可以退还 150 美元注册费的鼓励措施具有显著影响。

Burger and Lynham(2010)研究了英国博彩业者威廉姆·伊尔对 51 名投注者的数据,这些人打赌他们在一段时间内能够减掉特定数量的体重(经医生证实)。平均在 243 天里减肥 78 磅(开始平均 263 磅)。然而,尽管平均回报为 2332 美元,约 80% 的投注者未能达到他们的减肥目标。这是私人市场为时间不一致的消费者提供预承诺机制的一个有趣的例子,而且有可能许多人认为自己参与进来会更好,因为即使他们"输掉了"他们的赌注,他们也确实减肥了。

Giné et al.(2010)实施了一项自愿提前承诺戒烟计划,让吸烟者在 6 个月内存入资金,如果他们在尼古丁使用测试中呈阴性,这些资金将退还给他们,如果在尿检中呈阳性,这些资金将被没收,捐给慈善机构。与对照组相比,那些参与研究的人在 6 个月时戒烟的概率要高

---

① 代金券代替现金发放,因为康复中的吸毒者可能会忍不住把钱花在毒品上。
② 然而,在这项研究中,人员流失率非常高,一个季度后流失 51.2%,一年后流失 76.4%。

出 3 个百分点,且这种效果在 12 个月时依然存在。

这种干预措施的成功往往高度依赖于奖励的精确结构。例如,Volpp et al.(2008)发现在一个大量短期减肥(16 周)计划中,成功实现减肥目标的减肥者都可以进入一个有 1/5 机会得到一个小奖励(10 美元)和一个有 1%的概率获得较大(100 美元)奖励机会的彩票池。短期减肥效果显著(平均减重 16 磅),但长期效果(7 个月时)较差。类似地,Volpp et al.(2006)发现,适度的经济刺激加上参加戒烟计划在短期内(30 天和 75 天)显著减少了烟草的使用,但在长期内(6 个月)则没有。另外,在后续的干预中,Volpp et al.(2009)发现,即使在 18 个月的时候,吸烟也会减少,这可能是因为激励措施的规模相对较大,并且依赖于较长期的行为变化。①

5.3 购买和使用的限制

各种政策已经实施,其目的是直接限制可用性或提高使用不健康产品的时间成本。大量的文献研究了各州最低法定饮酒年龄(MLDA)的影响,这使得青少年更难以获得酒精。Wagenaar and Toomey(2002)对 1960—2000 年的研究进行了深入的回顾,包括饮酒年龄的下降(20 世纪 70 年代)和上升(20 世纪 80 年代)。他们的结论是,有说服力的证据表明,最低法定饮酒年龄与青少年饮酒、交通事故和其他社会问题(如自杀、杀人和破坏公物)之间存在相反的关系。然而,他们也发现,没有足够的证据来说明这些影响是否会因不同的亚群体而有所不同,比如大学生。最近的分析证实了这些影响。例如,Cook and Moore(2001)发现,在过去 30 天内,该州低于最低饮酒年龄的年轻人喝酒的概率要低 5.5 个百分点,酗酒的概率要低 2.5 个百分点。最近一项对近 30 年的国家级数据进行的分析得出结论,在 20 世纪 70 年代和 80 年代期间,法定最低饮酒年龄有所提高,高中高年级学生饮酒参与率和酗酒率下降了 4%(Carpenter et al., 2007)。

然而,最低饮酒年龄可能会导致青少年从酒精转向毒品的意外后果:DiNardo and Lemieux(2001)估计,将州法定最低饮酒年龄从 18 岁提高到 21 岁会使青少年吸食大麻的比例增加 2.4 个百分点。

禁止青少年拥有、使用和(或)购买烟草的法律也阻止了青少年吸烟,但几乎没有证据表明青少年和年轻的成年吸烟者的集约边际有显著变化(Tauras, Markowitz and Cawley, 2005)。

大量研究表明,限制在公共场所和私人工作场所吸烟(例如《室内空气清洁法》)可以降低烟草使用的普遍性[参见 Chaloupka and Warner(2000)的全面回顾]。一些证据(Picone, Sloan and Trogdon, 2004)表明,禁止在公共场所吸烟也会减少女性(但不包括男性)的酒精消费量,这与吸烟和饮酒之间的互补性是一致的。Bitler et al.(2010)研究表明,《室内空气清洁

---

① 参与者在戒烟计划完成后的 3~6 个月不吸烟,可获得 250 美元的奖励;如果在 9~12 个月后仍保持戒烟,可获得 400 美元的奖励。然而,这反映了做出永久性行为改变的难度,治疗组中只有 9.4%的人在 9 个月或 12 个月时戒烟(对照组中只有 3.6%)。

法》对不同行业的影响不同,调酒师的吸烟减少量比其他行业(如学校、餐馆和政府)的要少。

大多数相关研究无法调查吸烟从公共场所转移到家庭等私人场所的程度,也无法调查此类法律是否影响非吸烟者在公共场所或私人住宅中接触环境烟草烟雾(ETS)的相关问题。对这些问题的两项调查得出了一些相互矛盾的结果。Adda and Cornaglia (2010)认为,美国的禁烟令将吸烟从公共场所转移到了私人场所,其净结果是不吸烟的人接触 ETS 的机会增加,尤其是那些与吸烟者同住一户的人。然而,Carpenter et al. (2011)发现,加拿大对公共场所吸烟的禁令导致吸烟者和非吸烟者在公共场所暴露于环境烟草烟雾的大幅减少,而这些法律并没有显著影响环境烟草烟雾在家庭中的暴露。然而,他们估计非吸烟者在建筑物入口处接触环境烟草烟雾的机会增加了。Adda and Cornaglia(2010)和 Carpenter et al. (2011)都没有发现禁烟令对吸烟概率有显著影响。

所有这些研究的一个潜在局限是,估计可能具有政策内生性偏倚。Gallet et al.(2006)发现,《室内空气清洁法》的采用与国家的政治归属、城市人口、人均收入、烟草生产等特征相关。

1919—1933 年,美国颁布了一项引人注目的政策来限制对成瘾物质的消费,即禁止买卖(但不禁止使用)酒精。个人层面的酒精消费数据在这个时代并不存在,但禁止大量饮酒的影响已经通过肝硬化或酒精中毒死亡人数(Miron and Zwiebel,1991)和警方关于因醉酒被捕的记录(Dills et al.,2005)显示出来。这两项指标都表明,禁酒令颁布后不久,酒精消费量最初急剧下降,约为前一水平的 30%,随后几年又反弹至前一水平的 60%～70%(Miron and Zwiebel,1991)。这些间接测量还表明,在禁酒令废除后,重度饮酒最初有所下降,但在 10 年后又恢复到禁酒前的水平。

毒品合法化可能类似于禁令的废除。Miron(2003)估计,如果可卡因是合法的,那么黑市上可卡因的价格将是毒品价格的 2～4 倍,而目前海洛因的价格是毒品价格的 6～19 倍。因此,合法化将大大降低价格,导致更高的消费(关于对非法药物需求的价格弹性的估计,见本章第 2 节)。

非法药物的消费不仅受到价格上涨的阻碍,且购买和拥有毒品会受到法律惩罚。例如,对拥有大麻的罚款和被逮捕的概率降低了年轻人对大麻的使用(Farrelly et al.,2001)。然而,对持有大麻的加倍罚款将使青少年使用大麻的概率减少不到 1%,合法化将使青少年使用大麻的概率增加 4%～5%(Chaloupka et al.,1999;Saffer and Chaloupka,1999)。另外,对持有可卡因的罚款增加 1 倍将相应减少大约 4%的使用(Chaloupka et al.,1999)。

一些研究考察了加强禁毒执法对药品价格、纯度和消费量的影响。例如,Weatherburn et al.(2002)在 2000 年调查了澳大利亚的海洛因"干涸",部分原因是执法力度加大。他们对该国最大的海洛因市场的 165 名海洛因使用者进行了调查,发现稀缺抬高了海洛因的价格,降低了海洛因纯度,减少了消费和过量吸食的比例,但相关的健康收益部分被其他毒品(最常见的是可卡因)使用量的增加所抵消。Dobkin and Nicosia(2009)研究了 1995 年美国政府决定关闭两家供应商的影响。以加州为例,研究人员发现,美沙酮他明的供应量减少了一半,纯度从 90%下降到 20%,价格上涨了 2 倍。被捕者中使用该药的人数下降了 55%,相关入院人数下降了 50%。然而,影响在很大程度上是暂时的,价格在 4 个月内恢复到原来的水平,其他结果在 18 个月内恢复到原来的水平(这表明冰毒生产商能够找到替代品)。与 Weatherburn et al.(2002)形成对比的是,Dobkin and Nicosia(2009)发现,几乎没有证据表明这种新型昂贵药物会被其他药物替代。

衡量政策对健康行为因果影响的一个经验挑战是,这些政策是内生的,而且更有可能在选民反对这种不健康行为的州被采纳。例如,Cawley and Liu(2008)发现,预防或减少儿童肥胖的州法律(如学龄儿童的强制体育教育)更有可能在成人期望体重和实际体重差距较大的州颁布。Carpenter et al.(2007)发现,在法定最低饮酒年龄提高的 1~2 年后和 1~2 年前,酒精消费量下降的幅度同样大;他们将此解释为,法定最低饮酒年龄的提高是对青少年大量饮酒的内生反应(他们没有发现任何证据表明对未成年人醉酒驾驶零容忍的法律是内生性采纳的)。

因此,简单地估计政策对健康行为的影响可能会受到遗漏变量偏倚的影响。Ruhm(1996)使用州固定效应来控制州与州之间在(例如)未观察到的反对饮酒的社会态度上的差异,并发现省略的变量强烈影响旨在阻止酒后驾驶的政策的参数估计(但对酒精税的估计影响不大)。

5.4 提供信息

信息通常是一种公共产品,因此私人市场提供的信息不足(Perloff, 2008)。当消费者拥有不完整的信息时,自由市场可能无法最大化社会福利(Mas-Colell et al., 1995),这为政府提供了一个保障效率的理由,要么提供缺失的信息,要么要求供应商这样做。Orphanides and Zervos(1995)讨论了即使在完全理性的情况下,信息、教育或反广告为了减少主观概率中的事前误差是如何可取的——尤其是因为个人往往倾向于低估自己成为瘾君子的概率,部分原因是他们夸大了同龄人的药物使用率。因此,减少主观和客观风险评估之间分歧的信息可能会提高事后效用。

消费者有时对提供的新信息反应强烈。一个引人注目的例子是 1964 年美国卫生局局长第一次发布的关于吸烟与健康的报告,紧随其后的是吸烟人数立即下降了 5%;其他研究表明,香烟包装上的警告标签和付费的反吸烟广告都显著减少了烟草的使用(Chaloupka and Warner, 2000)。对于受教育程度较高的个体,这种下降幅度更大(Grossman, 2000),这可能反映了认知能力的差异。有关不良健康后果的信息也可以减少其他成瘾物品的使用。例如,在过去的一年里,对使用大麻危害的认识与吸食大麻的概率呈负相关(Pacula et al., 2001)。

这些发现并不仅限于成瘾产品。在肯尼亚的一项实验中,随机选择学校的青少年被告知艾滋病毒感染在成年男性中比十几岁的男孩更常见。这一信息导致成年男性致使少女怀孕的概率降低了 61%,因为女孩不再与年龄较大的男性发生无保护措施的性行为,而是利用避孕套与十几岁的男孩发生性行为(Dupas, 2011)。非洲预防 HIV/AIDS 的宣传运动对受教育程度较高的人影响最大(De Walque,2007a)。

消费者也会对营养信息做出反应。《营养标签和教育法》(NLEA)要求包装食品制造商以营养事实小组的形式提供其产品的信息。一项研究得出结论,这增加了铁和纤维的消耗,而不影响总脂肪或饱和脂肪或者胆固醇的消耗(Variyam,2008)。然而,其他研究表明,营养事实小组引导更多的消费者选择低脂肪食品(Mathios,2000),《营养标签和教育法》使白人女性肥胖降低了 2.4 个百分点(Variyam and Cawley,2006)。值得注意的是,食品制造商之间的竞争并没有导致在政府强制要求之前自愿提供这些信息(Mathios,2000)。1975—1985 年,美国政府开展了鼓励减少脂肪摄入的运动,成功地减少了美国女性的脂肪摄入量。1985 年之后,当食品公司获得许可,可以对其产品进行健康声明时,产生了更大的肥胖率的下降(Ippolito and Mathios,1995)。大多数关于反外部性政策的讨论都涉及政府发挥更大的作用,但这是一个例子,说明在某些情况下,减少监管可以减少市场失灵、提高效率和提高社会福利。

最近的一项政策创新于 2008 年在纽约市实施,并作为 2010 年美国医疗改革法案的一部分,该政策要求在连锁餐厅的菜单和菜单板上标明卡路里。Elbel et al.(2009)发现纽约市的标签法提高了消费者报告在四家主要快餐连锁店看到卡路里标签的比例(与新泽西州纽瓦克相比,那里没有标签法的控制);然而,消费者实际购买的食物中的卡路里、饱和脂肪、钠或糖并没有改变。另外,Bollinger et al.(2011)发现纽约市的法律将星巴克每笔交易的卡路里减少了 6%(15 卡路里),几乎完全是由于食物(而不是饮料)中的卡路里减少。[1] Wisdom et al.(2010)总结的实验数据表明,在提供热量信息的快餐店消费的顾客比在没有提供信息的快餐店的顾客少订购了大约 60 卡路里的食物。

5.5　广告限制

针对涉及烟草、酒精或高能量食品等合法物质的不健康行为的普遍存在,一种常见的公共卫生应对措施是禁止或规范这些产品的广告,或呼吁生产商自愿限制广告(有关美国烟草广告监管历史的描述,请参见 Nelson,2006)。

Saffer and Chaloupka(2000)研究了 1970—1992 年的 22 个经合组织成员对香烟广告的各种禁令的影响。他们得出的结论是,全面禁止广告(即禁止在电视、广播、印刷、户外、电影、赞助和购买地点播放此类广告)可以减少烟草消费,但其他有限的限制几乎没有效果。然而,后来的研究结果更加模糊。Blecher(2008)将 Saffer and Chaloupka(2000)在 1990—2005 年的方法扩展到 30 个发展中国家,发现限制烟草广告的全面和有限政策都减少了吸烟。Nelson(2003)检查 1970—1995 年的 20 个经合组织成员的数据得出结论,Saffer and Chaloupka(2000)的结果使用的是以消费增长率为形式的平稳数据,或者控制其他政策(如警告标签),或者分析不同的时间段,是不可靠的;Nelson(2003)的结论是,广告禁令,无论是全面的还是

---

① 从 2008 年 1 月 1 日到 2009 年 2 月 28 日,他们利用丰富的数据分析了星巴克在纽约市与对照组城市波士顿和费城的每笔交易(不含卡路里)——在 2008 年 4 月 1 日法令实施前后。大部分卡路里的减少是由于消费者购买更少的食物,而不是用低卡路里的食物替代。

有限的,都不会影响香烟的消费,这也是对美国政府 1971 年禁止电视播放香烟广告的 9 项研究的 Meta 分析得出的结论(Nelson,2006)。

尽管自 1971 年以来,香烟电视广告在美国一直是非法的,但在 1996 年 11 月美国酒类行业的全国贸易组织同意取消这一自行实施的(酒类广告)禁令之前,酒类电视广告一直是由制造商自愿达成的协议禁止在航班上播放的。

Nelson(2010)研究了 1975—2000 年的 17 个经合组织成员的广告禁令与饮酒之间的关系。他批评早期的研究未能控制其他酒类政策的严格程度,推测这可能导致在估计禁酒广告的影响时忽略了变量偏倚。在他偏爱的模型中,Nelson(2010)没有发现酒精广告禁令对酒精需求的影响。

最近,研究人员开始评估对高能量食品广告的监管可能产生的影响。使用 NLSY79 和 NLSY97 的数据,Chou et al.(2008)估计,禁止快餐电视广告将使 3~11 岁儿童的超重患病率降低 18%,超重青少年(12~18 岁儿童)的比例降低 14%。据估计,取消电视广告对快餐公司的税收减免(作者称这将使广告价格上涨 54%)将会使超重儿童减少 7%,超重青少年减少 5%。然而,这些估计没有考虑到广告的目标是较胖的年轻人。

5.6 违约和选择架构

行为经济学家强调,个人经常会犯系统性错误,这增加了通过改变默认选项(能解释拖延、缺乏自控和现状偏倚等因素)来改善社会福利的概率。这些干预措施的一个关键组成部分,有时被称为"自由意志主义"或"非系统度量的"家长式作风(Loewenstein et al.,2007;Thaler and Sunstein,2009),即对可用的选择集几乎没有限制,但个人在选择那些被规划者认为代表事后错误的选项时,要付出很小的认知成本。这种策略的风险在于,规划者可能低估了消费者的知识和复杂程度,并可能不必要地扭曲决策,降低社会福利。

行为经济学对不健康行为有许多潜在的应用,到目前为止,它主要应用于食品消费。政策变化提议的例子包括将高热量食物项目搬到学校食堂不太方便的地方,使水而不是软饮料成为快餐的默认饮料选择,以及在吃饭前几个小时做出食物选择(Just,2006;Loewenstein et al.,2007)。

虽然这些政策大有希望,但对它们进行的经验分析才刚刚开始,要对这些干预措施进行高质量的评价还需要一段时间。举个例子,Wisdom et al.(2010)发现,将低卡路里的三明治列在菜单的最前面,使其更加突出,对总卡路里消耗没有影响,因为尽管这些三明治更常被订购,但节省的卡路里可以通过增加其他产品的消费得到补偿。然而,一项"更强"的干预措施确实减少了总能量摄入。在该干预措施中,个人必须打开一个装有额外菜单选择的信封,购买更多高热量食品。

6. 未来的发展方向

对健康行为的经济学研究已进入"少年时期"。在这一章的开头,我们汇集了一些在经济学杂志上发表的关于健康危险行为的文章,记录了过去 20 年里这种显著的增长。在"婴儿期",经济学家向持怀疑态度的卫生专业人士和政策制定者证明,经济因素确实在决定饮酒和吸烟等健康行为方面发挥了作用。这项研究的大部分记录在本手册第 1B 卷的专门章节(Chaloupka and Warner, 2000; Cook and Moore, 2000; Kenkel, 2000)。早期的努力非常成功,公共卫生研究人员和从业人员相信健康行为是会对价格和其他激励因素做出反应的。因此,各州政府和联邦政府经常使用税收政策以试图减少吸烟和饮酒行为,且当前其对于减少肥胖的努力也受到了相当大的关注。

"蹒跚学步"的阶段主要是理论发展和理性成瘾模型的实证检验。这项工作也极具影响力,尤其是在经济学家中,对他们中的大多数人来说,理性成瘾理论通常是检查健康行为的默认模型。这一框架具有许多吸引人的特征,包括强调价格和前瞻性行为的作用,认识到长期和短期弹性之间的区别,以及证明即使看起来不受欢迎的结果也可以与完全理性的决策保持一致。有了附加假设,它可以解释许多有趣的现象,如戒烟中的"突然戒掉",暴食和节食的循环,以及不良生活事件后成瘾。

也就是说,理性成瘾理论所需要的假设——包括完美的预见、完全的优化和时间一致的偏好——可能会被许多健康行为所违背。在这一领域研究的"童年"时期,经济学家开始将这些考虑纳入他们的健康行为模型。Thaler and Sunstein(2009)指出,健康经济学家已经开始研究人类的实际行为,而不是"经济人"的程式化行为。我们预计,这样的工作将在未来继续10 年或 20 年,到达健康行为的经济分析的"青春期"时期,我们乐观地认为,这项工作将产生重要的理论和实证进步,促进改善公共卫生政策,提高社会福利。

这一讨论并不意味着从传统的理论和经验模型中得不到更多的东西。相反,我们认为大多数对健康行为的经济分析在不久的将来会基于这样的模型,部分原因为这是目前大多数健康经济学家所熟悉和擅长的,同时也因为标准效用最大化是简单而强有力的,将继续发挥重要的解释力。因此,我们在本章的结尾简要概述了我们认为有前景的未来研究领域,首先关注传统的健康行为经济模型,然后转向不太标准的框架。

6.1 运用传统经济学模型的未来研究

政策内生性是评估政策对健康行为的因果影响的一项重要挑战。之前的许多研究所采用的州立税收和物质使用政策是外生的,但是中间选民定理意味着,选民对不健康行为有强烈抵触情绪的州会制定旨在阻止不健康行为的政策(如 DeCicca et al., 2008; Cawley and Liu,

2008),以及针对高水平的物质滥用制定政策(Carpenter et al.,2007)。人们越来越认识到政策的内生性问题,有各种各样的证据表明,政策在一定程度上存在估计偏倚(Carpenter et al.,2007;Ruhm,1996),这使其成为额外研究的一个重要领域。

　　未来的实证调查肯定会从新的数据集中受益,也会从更好地利用现有数据中受益。例如,在肥胖研究中,越来越多的人意识到,体重指数是衡量肥胖程度的一个并不准确的指标。最近,经济学研究开始使用脂肪的替代测量方法,如身体脂肪和腰围的百分比(见 Burkhauser and Cawley,2008;Johansson et al.,2009;Wada and Tekin,2010),但经济学家受到现有数据的限制;例如,许多次要数据集包括自我报告的体重和身高,但没有更准确的衡量肥胖程度的方法。生物标志物在经济学家使用的数据中也变得越来越容易获得,这表明此类研究在未来将变得更加普遍。[①] 例如,Adda and Cornaglia(2006)研究了尼古丁的代谢物可替宁在体液中的浓度,发现吸烟者通过从每根香烟中提取更多的尼古丁来弥补税收的增加。在随后的工作中,Adda and Cornaglia(2010)使用可替宁浓度的数据来确定税收和公共禁烟是否影响环境烟草烟雾的暴露。关于生物标志物在社会科学数据中的应用和局限性的深入讨论,请参见《生物人口学与社会生物学》2009 年第 55 卷第 2 期。

　　更丰富的数据将有助于更深入地分析。例如,最近关于吸烟(Loomis et al.,2006)、饮酒(Bray et al.,2009)和食品购买(Zhang et al.,2008)的研究通过在零售企业的扫描仪数据记录了个体消费者的购买行为,而不是依赖于消费者调查中的总销售或召回数据。类似地,心率监测器、计步器和加速度计也被用来测量体育活动(如 Berlin et al.,2006),尽管它们在适用于一般人群时都有局限性(Sirard and Pate,2001)。

　　然而,数据的限制继续对许多潜在的有趣的分析造成障碍。例如,很难调查有重度毒瘾的人,因为他们可能没有永久的住所或电话;因此,即使是大型的社会科学数据集也可能无法为分析重度吸毒者提供统计效力。另一个例子是,关于食品消费的数据往往是在短时间内(例如使用 24 小时的饮食回忆)在重复的横截面上收集的;纵向数据能够更深入地研究动态的饮食和体重变化。关于心理健康及其决定因素的信息一般不如关于身体健康的信息好,而且大量的次级数据集很少提供关于工作和非工作压力来源的可靠信息。该领域还将受益于同行更好的定义和参照组以及与这些分类相对应的数据。

　　也许最重要的是,本章总结的大多数实证证据都集中在有限的健康行为上——尤其是吸烟、饮酒、药物使用和肥胖。对其他结果的研究相对较少,尽管一些研究已经对危险的性行为和卖淫(Oettinger,1999;Levine,2001;Gertler et al.,2005),免疫接种(Hilipson,1996;Mullahy,1999)以及安全带或摩托车头盔的使用(Carpenter and Stehr,2008;Dee,2009)[②]等行为进行了研究。未来对一系列更广泛的健康行为的分析很可能具有很大的信息量。

[①] 关于美国人口基础数据中的生物标志物的信息,请参见 http://biomarkers.uchicago.edu/studiescollectingbiomarkers.htm.

[②] 本手册第 1A 和第 1B 卷中关于预防(Kenkel,2000)和传染病(Philipson,2000)的第 98 章更详细地涵盖了其中一些问题。

6.2　运用非传统模型的未来研究

本章强调了新兴非传统模型的前景,这些模型将标准理性经济框架的优势与对生物学考虑的理解相结合,并结合了行为经济学和神经经济学的见解。从建模的角度来看,迄今为止最重要的发展是使用准双曲贴现,它提供了一种直接的方法,将时间不一致偏好合并到其他常规框架中。然而,这只是捕捉这种行为的一种方法,它没有考虑所观察到的决策的其他方面,比如不同类型的购买或不同的心理状态之间的贴现率的明显的异质性。我们预计,在未来的几十年里,将会有积极的研究,旨在建立与健康行为相关的更现实的决策模型。有几个研究领域似乎特别有希望。

人们越来越重视遗传决定因素对健康的作用,部分原因是绘制人类基因组图和将遗传标记纳入经济学家经常使用的数据集(例如全国青少年健康纵向调查)。迄今为止,这一领域的大多数经济学研究都使用基因标记作为工具变量,来研究特定的行为或健康状况如何影响受教育程度和在校表现(Ding et al., 2009; Fletcher and Lehrer, 2009);或劳动力市场的相关指标,如就业或工资(Norton and Han, 2008)。[1] 在健康经济学中使用遗传标记需要认识到以下问题(参见 Conley, 2009; Cawley et al., 2011)。首先,行为往往受到多个基因的影响(它们是多基因的),其影响方式难以量化。其次,行为往往是基因和环境之间复杂互动的结果。最后,基因往往会影响多种健康行为和状况,这意味着基因在很多情况下可能是无效的工具。

新兴的神经经济学领域也提供了希望,其中一些可能已经开始通过在个人参与健康和其他行为结果相关的决策时所进行的脑部扫描来实现(如 McClure et al., 2004; Glimcher et al., 2007; Hare et al., 2009)。然而,目前还不清楚大脑结构在多大程度上是经济行为的主要决定因素,即使是,也不能明确目前的检查方法是否提供了有用的信息。因此,很难反驳 Rubinsten(2008)的结论,即大脑研究虽然"引人入胜",但尚未产生改变经济学的真知灼见。

几乎可以肯定,经济学界与生物医学研究人员进行额外的跨学科工作是可取的,部分原因是提供医疗保健的系统会影响健康行为。例如,有证据表明,医生建议久坐不动的人增加体育活动的概率(Calfas et al., 1996),建议烟草使用者戒烟(Stead et al., 2008),但许多病人,尤其是少数族裔,并不接受他们的医生给出的建议(US Department of Health and Human Services, 2009)。其他原因是,尽管经济学家在处理随机试验中潜在的设计问题(如损耗或替代偏倚、异质治疗效果或干预污染)方面受过特别良好的训练,但他们通常对干预措施的生物学或医学方面缺乏相应的理解。

最后,来自其他社会科学的见解——尤其是心理学和社会学——很可能为传统经济模型提供丰富的补充。事实上,最近一些关于健康行为的最令人兴奋的经济研究已经纳入了诸如同伴群体、社会资本和相对地位等因素,而这些因素都起源于其他社会科学学科。此外,许多对行为经济学至关重要的程式化事实最初是由心理学家发现的。经济学的一大优势是它能够吸收其他学科的有用理论和发现,同时在激励、权衡和约束优化方面保持核心作

---

[1] Goldman et al.(2005)详细讨论了基因如何影响成瘾行为,但没有将其纳入经济模型。

用。在了解健康行为的决定因素和制定可增进社会福利的公共政策和干预措施方面,继续这一进程可能会取得令人兴奋的进展。

参考文献

Adams, W. (1952). Price policies in the cigarette industry by William H. Nicholls［book review］.American Economic Review, 42(3), 461-463.

Adda, J. & Cornaglia, F. (2006). Taxes, cigarette consumption and smoking intensity. American Economic Review, 96(4) (September), 1013-1028.

Adda, J. & Cornaglia, F. (2010). The effect of bans and taxes on passive smoking. American Economic Journal: Applied Economics, 2(1), 1-32.

Adler, N. E., Boyce, T., Chesney, M. A., Cohen, S., Folkman, S., Kahn, R. L., et al. (1994).Socioeconomic status and health: The challenge of the gradient. American Psychologist, 49(1)(January), 15-24.

Ainslie, G. (1975). Specious reward: A behavioral theory of impulsiveness and impulse control. Psychological Bulletin, 82(4), 463-496.

Ainslie, G. (1991). Derivation of "rational" economic behavior from hyperbolic discount curves.American Economic Review, 81(2), 334-340.

Akerlof, G. (1991). Procrastination and obedience. American Economic Review, 81(2)(May), 1-19.

Andreyeva, T., Long, M. W., & Brownell, K. D. (2010). The impact of food prices on consumption: A systematic review of research on the price elasticity of demand for food. American Journal of Public Health, 100(2), 216-222.

Angeletos, G.-M., Laibson, D., Repetto, A., Tobacman, J., & Weinberg, S. (2001). The hyperbolic consumption model: Calibration, simulation, and empirical evaluation. Journal of Economic Perspectives, 15(3)(Summer), 47-68.

Angrist, J. D. & Krueger, A. B. (2001). Instrumental variables and the search for identification: From supply and demand to natural experiments. Journal of Economic Perspectives, 15, 69-85.

Angrist, J. D. & Pischke, J. (2009). Mostly harmless econometrics: An empiricist's companion. Princeton, NJ: Princeton University Press.

Antsey, K. J., Low, L.-F., Christensen, H., & Sachdev, P. (2009). Levels of cognitive performance as a correlate and predictor of health behaviors that protect against cognitive decline late in life: The path through life study. Intelligence, 37(6)(NovemberDecember), 600-606.

Apouey, B. H. & Clark, A. (2010). Winning big but feeling no better? The effects of lottery prizes on physical and mental health. IZA Discussion Paper No. 4730.

Argys, L. M. & Rees, D. I. (2008). Searching for peer group effects: A test of the contagion hypothesis. Review of Economics and Statistics, 90(3), 442-458.

Ariely, D. & Loewenstein, G. (2006). The heat of the moment: The effect of sexual arousal on sexual decision making. Journal of Behavioral Decision Making, 19(2) (April), 87-98.

Arkes, J. (2007). Does the economy affect teenage substance use? Health Economics, 16(1) (January),19-36.

Atella, V., Pace, N., & Vuri, D. (2008). Are employers discriminating with respect to weight? European evidence using quantile regression. Economics and Human Biology, 6, 305-329.

Auld, M. C. (2005). Smoking, drinking, and income. Journal of Human Resources, 15, 504-518.

Auld, M. C. (2006). Using observational data to identify the causal effects of health-related behaviour.In A. M. Jones (Ed.), The Elgar companion to health economics. New York: Edward Elgar.

Auld, M. C. & Grootendorst, P. (2004). An empirical analysis of milk addiction. Journal of Health Economics, 23, 11117-111133.

Auld, M. C. & Grootendorst, P. (2011). Challenges for causal inference in obesity research. In J. Cawley (Ed.), Handbook of the social science of obesity. New York: Oxford University Press.

Auld, M. C. & Powell, L. M. (2009). Economics of food energy density and adolescent body weight.Economica, 76, 719-740.

Avery, R., Kenkel, D., Lillard, D., & Mathios, A. (2007). Private profits and public health: Does advertising smoking cessation products encourage smokers to quit? Journal of Political Economy, 115(3), 447-481.

Balia, S. & Jones, A. M. (2008). Mortality, lifestyle and socio-economic status. Journal of Health Economics, 27(1) (January), 1-26.

Balsa, A. I., Homer, J. F., Fleming, M., & French, M. T. (2008). Alcohol consumption and health among elders. The Gerontologist, 48, 622-636.

Baumol, W. J. (1972). On taxation and the control of externalities. American Economic Review, 62(3), 307-322.

Beatty, T. K. M., Larsen, E. R., & Sommervoll, D. E. (2009). Driven to drink: Sin taxes near a border. Journal of Health Economics, 28(6), 1175-1184.

Becker, G. & Murphy, K. (1988). A theory of rational addiction. Journal of Political Economy, 96(4), 675-700.

Becker, G. S. (1976). The economic approach to human behavior. Chicago, IL: University of Chicago Press.

Becker, G. S. & Mulligan, C. B. (1997). The endogenous determination of time preference. Quarterly Journal of Economics, 112(3), 729-758.

Becker, G. S. & Murphy, K. M. (1993). A simple theory of advertising as a good or bad. Quarterly Journal of Economics, 108, 941-964.

Becker, G. S., Grossman, M., & Murphy, K. M. (1994). An empirical analysis of cigarette addiction.American Economic Review, 84(3), 396–418.

Berlin, J. E., Storti, K. L., & Brach, J. S. (2006). Using activity monitors to measure physical acticvity in free-living conditions. Physical Therapy, 86(8) (August), 1137–1145.

Bernheim, B. D. & Rangel, A. (2004). Addiction and cue-triggered decision processes. American Economic Review, 94(5) (December), 1558–1590.

Berns, G. S., Laibson, D., & Loewenstein, G. (2007). Intertemporal choice—toward an integrative framework.Trends in Cognitive Science, 11(11) (November), 482–488.

Bhattacharya, J., Goldman, D., & Sood, N. (2009). Market evidence of misperceived mortality risk. Journal of Economic Behavior and Organization, 72(1) (October), 451–462.

Biderman, C., De Mello, J. M. P., & Schneider, A. (2009). Dry laws and homicides: Evidence from the Sao Paulo metropolitan area. The Economic Journal, 120, 157–182.

Bitler, M. P., Carpenter, C., & Zavodny, M. (2010). Effects of venue-specific state clean indoor air laws on smoking-related outcomes. Health Economics, 19(12), 1425–1440.

Blecher, E. (2008). The impact of tobacco advertising bans on consumption in developing countries. Journal of Health Economics, 27, 930–942.

Bollinger, B., Leslie, P., & Sorensen, A. (2011). Calorie posting in chain restaurants. American Economic Journal: Economic Policy, 3, 91–128.

Bound, J., Jaeger, D., & Baker, R. (1995). Problems with instrumental variables estimation when the correlation between the instruments and the endogenous explanatory variable is weak. Journal of the American Statistical Association, 90(430), 443–450.

Bray, J. W., Loomis, B. R., & Engelen, M. (2009). You save money when you buy in bulk: Does volume-based pricing cause people to buy more beer. Health Economics, 18(5) (May), 607–618.

Brener, N. D., Billy, J. O. G., & Grady, W. R. (2003). Assessment of factors affecting the validity of selfreported health-risk behavior among adolescents: Evidence from the scientific literature. Journal of Adolescent Health, 33, 436–457.

Brocas, I. & Carrillo, J. D. (2008). The brain as a hierarchical organization. American Economic Review, 98(4) (September), 1312–1346.

Brownell, K. D. & Frieden, T. R. (2009). Ounces of prevention—the public policy case for taxes on sugared beverages. New England Journal of Medicine, 360(18), 1805–1808.

Brownell, K. D., Farley, T., Willett, W. C., Popkin, B. M., Chaloupka, F. J., Thompson, J. W., et al.(2009). The public health and economic benefits of taxing sugar-sweetened beverages. New England Journal of Medicine, 361, 1599–1605.

Brownson, R. C., Boehmer, T. K., & Luke, D. A. (2005). Declining rates of physical activity in the United States: What are the contributors? Annual Review of Public Health, 26

（April），421-443.

Brunello, G. & d'Hombres, B. （2007）. Does body weight affect wages? Evidence from Europe. Economics & Human Biology, 5, 1-19.

Burger, N. & Lynham, J. （2010）. Betting on weight loss...and losing: Personal gambles as commitment mechanisms. Applied Economics Letters, 17（12）, 1161-1166.

Burkhauser, R. V. & Cawley, J. （2008）. Beyond BMI: The value of more accurate measures of obesity in social science research. Journal of Health Economics, 27（2）（March）, 519-529.

Butsch, W. S., Ard, J. D., Allison, D. B., Patki, A., Henson, C. S., Rueger, M. M., et al. （2007）. Effects of a reimbursement incentive on enrollment in a weight control program. Obesity, 15（11）, 2733-2738.

Calfas, K. J., Long, B. J., Sallis, J. F., Wooten, W. J., Pratt, M., & Patrick, K. （1996）. A controlled trial of physician counseling to promote the adoption of physical activity. Preventive Medicine, 25（3）（May）, 225-233.

Camerer, C., Loewenstein, G., & Prelec, D. （2005）. Neuroeconomics: How neuroscience can inform economics. Journal of Economic Literature, 43（1）（March）, 9-64.

Carlton, D. W. & Perloff, J. M. （2000）. Modern industrial organization （3rd ed.）. Reading, MA: Addison-Wesley Longman.

Carpenter, C. （2005）. Heavy alcohol use and the commission of nuisance crime: Evidence from underage drunk driving laws. American Economic Review Papers and Proceedings, 95（2）, 267-272.

Carpenter, C. （2007）. Heavy alcohol use and crime: Evidence from underage drunk driving laws. Journal of Law and Economics, 50（3）, 539-557.

Carpenter, C. & Dobkin, C. （2010）. Alcohol regulation and crime. NBERWorking Paper No. 15828.

Carpenter, C., Postolek, S., & Warman, C. （2011）. Public-place smoking laws and exposure to environmental tobacco smoke （ETS）. Paper presented at the 2011 Annual Meeting on the Economics of Risky Behaviors at IZA in Bonn, Germany.

Carpenter, C. S. & Stehr, M. （2008）. The effects of mandatory seatbelt laws on seatbelt use, motor vehicle fatalities, and crash-related injuries among youths. Journal of Health Economics, 27（3）（May）, 642-662.

Carpenter, C. S., Kloska, D. D., O'Malley, P., & Johnston, L. （2007）. Alcohol control policies and youth alcohol consumption: Evidence from 28 years of monitoring the future. B.E. Journal of Economic Analysis and Policy, 7（1—Topics）, Article 25.

Carrell, S.E., Hoekstra, M., & West, J.E. （2010）. Is poor fitness contagious? Evidence from randomly assigned friends. National Bureau of Economic Research Working Paper No. 16518, November.

Casagrande, S. S., Wang, Y., Anderson, C., & Gary, T. L. (2007). Have Americans increased their fruit and vegetable intake? The trends between 1988 and 2002. American Journal of Preventive Medicine, 32 (4) (April), 257−263.

Case, A. C. & Katz, L. F. (1991). The company you keep: The effects of family and neighborhood on disadvantaged youth. NBERWorking Paper 3705.

Cawley, J. (1999). Rational addiction, the consumption of calories, and body weight. Ph. D. dissertation, Department of Economics, University of Chicago.

Cawley, J. (2000). Body weight and women's labor market outcomes. NBERWorking Paper #7841.

Cawley, J. (2004). The impact of obesity on wages. Journal of Human Resources, 39(2), 451−474.

Cawley, J. (2008). Reefer Madness, Frank the Tank or Pretty Woman: To what extent do addictive behaviors respond to incentives? In F. Sloan, & H. Kasper (Eds.), Incentives and choice in health and health care. Cambridge, MA: MIT PressChapter 7.

Cawley, J. (2010). The economics of childhood obesity. Health Affairs, 29(3), 364−371.

Cawley, J. (forthcoming). Taxes on energy dense foods to improve nutrition and prevent obesity. In K. D. Brownell & M. S. Gold (Eds.), Handbook of food and addiction. New York: Oxford University Press.

Cawley, J. & Kenkel, D. S. (2008). Introduction. In Cawley & Kenkel (Eds.), The economics of health behaviours (Vol. 1−3). Northampton, MA: Edward Elgar.

Cawley, J. & Kirwan, B. (2011). Agricultural policy and childhood obesity. In J. Cawley (Ed.), Handbook of the social science of obesity. New York: Oxford University Press.

Cawley, J. & Liu, F. (2008). Correlates of state legislative action to prevent childhood obesity. Obesity, 16 (1), 162−167.

Cawley, J. & Meyerhoefer, C. (forthcoming). The medical care costs of obesity: An instrumental variables approach. NBERWorking Paper #16467.

Cawley, J. & Price, J. A. (2011). Outcomes in a program that offers financial rewards for weight loss. In M. Grossman & N. Mocan (Eds.), Economic aspects of obesity. Chicago IL: NBER and University of Chicago Press.

Cawley, J., Han, E., & Norton, E. C. (2011). The validity of genes related to neurotransmitters as instrumental variables. Health Economics, 20(8), 884−888.

Cawley, J., Markowitz, S., & Tauras, J. (2004). Lighting up and slimming down: The effects of body weight and cigarette prices on adolescent smoking initiation. Journal of Health Economics, 23(2), 293−311.

Cawley, J., Moran, J., & Simon, K. (2010). The impact of income on the weight of elderly Americans. Health Economics, 19(8), 979−993.

Chaloupka, F. (1991). Rational addictive behavior and cigarette smoking. Journal of Political Economy, 99 (4) (August), 722-742.

Chaloupka, F. (1996). A review of economic models of habitual and addictive behavior and their empirical applications to cigarette smoking. In L. Green & J. H. Kagel (Eds.), Advances in behavioral economics, Vol. 3, Substance use and abused. Norwood, NJ: Ablex Publishing.

Chaloupka, F. J. & Warner, K. E. (2000). The economics of smoking. In A. J. Culyer & J. P. Newhouse (Eds.), Handbook of health economics (Vol. 1, pp. 1539-1628). New York: Elsevier.

Chaloupka, F. J., Grossman, M., & Tauras, J. A. (1999). The demand for cocaine and marijuana by youth. In F. J. Chaloupka, M. Grossman, W. K. Bickel, & H. Saffer (Eds.), The economic analysis of substance use and abuse (pp. 133156). Cambridge, MA: National Bureau of Economic Research.

Chaloupka, F. J., Saffer, H., & Grossman, M. (1993). Alcohol control policies and motor vehicle fatalities. Journal of Legal Studies, 22(1) (January), 161-186.

Chang, V. & Lauderdale, D. S. (2005). Income disparities in body mass index in the United States, 1971-2002. Archives of Internal Medicine, 165(18) (October 10), 2122-2128.

Chapman, G. B., Brewer, N. T., Coups, E. J., Brownlee, S., Leventhal, H., & Leventhal, E. A. (2001). Value for the future and preventive health behavior. Journal of Experimental Psychology—Applied, 7, 235-250.

Charles, K. & DeCicca, P. (2008). Labor market fluctuations and health: Is there a connection and for whom? Journal of Health Economics, 27(6) (December), 1532-1550.

Chatterji, P. (2006a). Does alcohol use during high-school affect educational attainment? Evidence from the National Education Longitudinal Study. Economics of Education Review, 25, 482-497.

Chatterji, P. (2006b). Illicit drug use and educational attainment. Health Economics, 15, 489-511.

Chen, K. & Lange, F. (2008). Education, information and improved health: Evidence from cancer screening. IZA Discussion Paper No. 3548, June.

Chesson, H., Harrison, P., & Kassler, W. J. (2000). Sex under the influence: The effect of alcohol policy on sexually transmitted disease rates in the United States. Journal of Law and Economics, 43(1), 215-238.

Chetty, R., Looney, A., & Kroft, K. (2009). Salience and taxation: Theory and evidence. American Economic Review, 99(4), 1145-1177.

Chou, S.-Y., Rashad, I., & Grossman, M. (2008). Fast-food restaurant advertising on television and its influence on childhood obesity. Journal of the Law of Economics, 51, 599-618.

Chouinard, H. H., Davis, D. E., LaFrance, J. T., & Perloff, J. M. (2007). Fat taxes: Big money for small change. Forum for Health Economics & Policy, 10(2), Article 2.

Christakis, N. & Fowler, J. (2007). The spread of obesity in a large social network over 32 years. New England Journal of Medicine, 357, 370-379.

Clark, D. and Royer, H. (2010). The effect of education on adult health and mortality: Evidence from Britain. NBERWorking Paper #16013.

Cohen-Cole, E. & Fletcher, J. M. (2008a). Is obesity contagious? Social networks vs. environmental factors in the obesity epidemic. Journal of Health Economics, 27(5), 1382-1387.

Cohen-Cole, E. & Fletcher, J. M. (2008b). Are all health outcomes "contagious"? Detecting implausible social network effects in acne, height, and headaches. British Medical Journal, 3337, a2533.

Conley, D. (2009). The promise and challenges of incorporating genetic data into longitudinal social science surveys and research. Biodemography and Social Biology, 55(2), 238-251.

Contoyannis, P. & Jones, A. M. (2004). Socio-economic status, health and lifestyle. Journal of Health Economics, 23(5) (September), 965-995.

Cook, P. J. (1981). The effect of liquor taxes on drinking, cirrhosis and auto fatalities. In M. H. Moore & D. R. Gerstein (Eds.), Alcohol and public policy: Beyond the shadow of prohibition (pp. 375-437). Washington, DC: National Academy Press.

Cook, P. J. (2007). Paying the tab: The economics of alcohol policy. Princeton, NJ: Princeton University Press.

Cook, P. J. & Moore, M. J. (1993). Drinking and schooling. Journal of Health Economics, 12(4), 411-429.

Cook, P. J. & Moore, M. J. (2000). Alcohol. In A. J. Culyer & J. P. Newhouse (Eds.), Handbook of health economics (Vol. 1, pp. 16291674). New York: Elsevier.

Cook, P. J. & Moore, M. J. (2001). Environment and persistence in youthful drinking patterns. In J. Gruber (Ed.), Risky behavior among youths: An economic analysis (pp. 375 - 437). Chicago: University of Chicago Press.

Cook, P. J. & Tauchen, G. (1982). The effect of liquor taxes on heavy drinking. Bell Journal of Economics, 13(2) (Autumn), 379-390.

Cook, P. J, Michael, J., & Moore, M. J. (2002). The economics of alcohol abuse and alcohol-control policies. Health Affairs, 21(2), 120-133.

Cook, P. J., Ostermann, J., & Sloan, F. A. (2005). The net effect of an alcohol tax increase on death rates in middle age. American Economic Review, 95(2), 278-281.

Courtemanche, C. (2009). Longer hours and larger waistlines? The relationship between work hours and obesity. Forum of Health Economics and Policy, 12 (2—Obesity) (Article 2).

Culyer, A. J. & Newhouse, J. P. (2000). The state and scope of health economics. In A. J. Culyer & J. P. Newhouse (Eds.), Handbook of health economics (Vol. 1A, pp. 1-8). New York: Elsevier.

Currie, J. & Moretti, E. (2003). Mother education and the intergenerational transmission of human capital: Evidence from college openings and longitudinal data. Quarterly Journal of Economics, 118(4), 1495-1532.

Cutler, D. M. & Glaeser, E. (2005). What explains differences in smoking, drinking, and other healthrelated behaviors. American Economic Review, 95(2), 238-242.

Cutler, D. M. & Lleras-Muney, A. (2010). Understanding differences in health behaviors by education. Journal of Health Economics, 29(1) (January), 1-28.

Cutler, D. M., Glaeser, E. L., & Rosen, A. B. (2009). Is the US population behaving healthier. In J. R. Brown, J. B. Liebman, & D. A. Wise (Eds.), Social security policy in a changing environment (pp. 423-441). Chicago: University of Chicago Press.

Cutler, D. M., Glaeser, E. L., & Shapiro, J. M. (2003). Why have Americans become more obese? Journal of Economic Perspectives, 17(3) (Summer), 93-118.

Danaei, G., Ding, E. L., Mozaffarian, D., Taylor, B., Rehm, J., et al. (2009). The preventable causes of death in the United States: Comparative risk assessment of dietary, lifestyle, and metabolic risk factors.PLoS Med, 6(4), e1000058. doi:10.1371/journal.pmed.1000058.

Dave, D. & Kaestner, R. (2002). Alcohol taxes and labor market outcomes. Journal of Health Economics, 21(3), 357-371.

DeCicca, P., Kenkel, D., & Mathios, A. (2002). Putting out the fires: Will higher taxes reduce the onset of youth smoking? Journal of Political Economy, 110(1), 144-169.

DeCicca, P., Kenkel, D., & Mathios, A. (2008a). Cigarette taxes and the transition from youth to adult smoking: Smoking initiation, cessation, and participation. Journal of Health Economics, 27(4), 904-917.

DeCicca, P., Kenkel, D., Mathios, A., Shin, Y.-J., & Lim, J.-Y. (2008b). Youth smoking, cigarette prices, and anti-smoking sentiment. Health Economics, 17(6), 733-749.

Dee, T. S. (1999). State alcohol policies, teen drinking and traffic fatalities. Journal of Public Economics, 72(2), 289-315.

Dee, T. S. (2001). Alcohol abuse and economic conditions: Evidence from repeated cross-sections of individual-level data. Health Economics, 10(3) (March), 257-270.

Dee, T. S. (2009). Motorcycle helmets and traffic safety. Journal of Health Economics, 28(2) (March), 398-412.

Dee, T. S. & Evans, W. N. (2003). Teen drinking and educational attainment: Evidence from two-sample instrumental variables estimates. Journal of Labor Economics, 21, 178-209.

Dehejia, R. & Lleras-Muney, A. (2004). Booms, busts, and babies' health. Quarterly Journal of Economics, 119(3) (August), 1091-1130.

Della Vigna, S. & Malmendier, U. (2006). Paying not to go to the gym. American Economic Review, 96(3) (June), 674-719.

DeSimone, J. (2002). Illegal drug use and employment. Journal of Labor Economics,

20, 952−977.

De Walque, D. (2007a). How does the impact of an HIV/AIDS information campaign vary with educational attainment? Evidence from Uganda. Journal of Development Economics, 84(2) (November), 686−714.

De Walque, D. (2007b). Does education affect smoking behaviors? Evidence using the Vietnam draft as an instrument for college education. Journal of Health Economics, 27(5) (September), 877−895.

Dills, A. K., Jacobson, M., & Miron, J. A. (2005). The effect of alcohol prohibition on alcohol consumption: Evidence from drunkenness arrests. Economics Letters, 86(2005), 279−284.

DiNardo, J. & Lemieux, T. (2001). Alcohol, marijuana, and American youth: The unintended consequences of government regulation. Journal of Health Economics, 20, 991−1010.

Ding, W., Lehrer, S. F., Rosenquist, J. N., & Audrain-McGovern, J. (2009). The impact of poor health on academic performance: New evidence using genetic markers. Journal of Health Economics, 28, 578−597.

Dixon, J. B. (2010). The effect of obesity on health outcomes. Molecular and Cellular Endocrinology, 316, 104−108.

Dobkin, C. & Nicosia, N. (2009). The war on drugs: Methamphetamine, public health, and crime. American Economic Review, 99(1), 324−349.

Dobkin, C. & Puller, S. (2007). The effects of government transfers on monthly cycles in drug abuse, hospitalization and mortality. Journal of Public Economics, 91(11−12) (December), 2137−2157.

Dockner, E. J. & Feichtinger, G. (1993). Cyclical consumption patterns and rational addiction. American Economic Review, 83(1) (March), 256−263.

Dragone, D. (2009). A rational addiction model of binges, diets and obesity. Journal of Health Economics, 28(4) (July), 799−804.

Dranove, D. & Wehner, P. (1994). Physician-induced demand for childbirths. Journal of Health Economics, 13, 61−73.

Dube, S. R., Asman, K., Malarcher, A., & Carbollo, R. (2009). Cigarette smoking among adults and trends in smoking cessation—United States, 2008. Morbidity and Mortality Weekly Report, 58(44)(November 13), 1227−1232.

Duncan, G. J., Boisjoly, J., Kremer, M., Levy, D. M., & Eccles, J. (2005). Peer effects in drug use and sex among college students. Journal of Abnormal Child Psychology, 33(3), 375−385.

Dupas, P. (2011). Do teenagers respond to HIV risk information? Evidence from a field experiment in Kenya. American Economic Journal: Applied Economics, 3(1), 1−34.

Edwards, R. (2008). American time use over the business cycle. Mimeo, Queens College (August).

Elbel, B., Kersh, R., Brescoll, V. L., & Dixon, L. B. (2009). Calorie labeling and food choices: A first look at the effects on low-income people in New York City. Health Affairs, 28(6), w1110-w1121.

Ettner, S. L. (1997). Measuring the human cost of a weak economy: Does unemployment lead to alcohol abuse? Social Science and Medicine, 44(2) (January), 251-260.

Evans, W. & Graham, J. D. (1988). Traffic safety and the business cycle. Alcohol, Drugs, and Driving, 4(1) (JanuaryMarch), 31-38.

Evans, W. N. & Farrelly, M. C. (1998). The compensating behavior of smokers: Taxes, tar, and nicotine.Rand Journal of Economics, 29(3), 578-595.

Evans, W. N. & Moore, T. J. (2010). Liquidity, activity and mortality. Review of Economics and Statistics.

Fang, H. & Gavazza, A. (2007). Dynamic inefficiencies in an employment-based health insurance system: Theory and evidence. National Bureau of Economic Research Working Paper No. 13371,September.

Farrell, P. & Fuchs, V. R. (1982). Schooling and health: The cigarette connection. Journal of Health Economics, 1, 217-230.

Farrelly, M. C., Bray, J. W., Zarkin, G. A., & Wendling, B. W. (2001). The joint demand for cigarettes and marijuana: Evidence from the National Household Surveys on Drug Abuse. Journal of Health Economics, 20(1), 51-68.

Farrelly, M. C., Nimsch, C. T., Hyland, A., & Cummings, M. (2004). The effects of higher cigarette prices on tar and nicotine consumption in a cohort of adult smokers. Health Economics, 13, 49-58.

Feng, W., Zhou, W., Butler, J. S., Booth, B. M., & French, M. T. (2001). The impact of problem drinking on employment. Health Economics, 10, 509-521.

Ferguson, B. (2000). Interpreting the rational addiction model. Health Economics, 9(7), 587-598.

Fernald, L. C. H., Gertler, P. J., & Hou, X. (2008a). Cash component of conditional cash transfer program is associated with higher body mass index and blood pressure in adults. Journal of Nutrition, 138, 2250-2257.

Fernald, L. C. H., Gertler, P. J., & Neufeld, L. M. (2008b). Role of cash in conditional cash transfer programmes for child health, growth, and development: An analysis of Mexico's Oportunidades. Lancet, 371, 828-837.

Finkelstein, E. A., Linnan, L. A., Tate, D. F., & Birken, B. E. (2007). A pilot study testing the effect of different levels of financial incentives on weight loss among overweight employees. Journal of Occupational and Environmental Medicine, 49(9), 981-989.

Finkelstein, E. A., Trogdon, J. G., Cohen, J. W., & Dietz, W. (2009). Annual medical spending attributable to obesity: Payer-and service-specific estimates. Health Affairs, Web Exclusive, July 27.

Fisher, R. C. (1980). Local sales taxes: Tax rate differentials, sales loss, and revenue estimation. Public Finance Quarterly, 8(2), 171-188.

Flegal, K. M., Graubard, B. I., Williamson, D. F., & Gail, M. H. (2005). Excess deaths associated with underweight, overweight, and obesity. JAMA, 293(15) (April 20), 1861-1867.

Flegal, K. M., Graubard, B. I., Williamson, D. F., & Gail, M. H. (2007). Cause-specific excess deaths associated with underweight, overweight, and obesity. JAMA, 298(17), 2028-2037.

Fletcher, J. M. & Lehrer, S. F. (2009). The effects of adolescent health on educational outcomes: Causal evidence using genetic lotteries between siblings. Forum for Health Economics & Policy, 12(2) (Article 8).

Fletcher, J. M., Frisvold, D., & Tefft, N. (2010). Can soft drink taxes reduce population weight? Contemporary Economic Policy, 28(1), 23-35.

Forster, M. & Jones, A. M. (2001). The role of tobacco taxes in starting and quitting smoking: Duration analysis of British data. Journal of the Royal Statistical Society, 164(Part 3), 517-547.

Fowler, J. H. & Christakis, N. A. (2008). Estimating peer effects on health in social networks: A response to Cohen-Cole and Fletcher; and Trogdon, Nonnemaker, and Pais. Journal of Health Economics, 27, 1400-1405.

Frank, M. W. (2008). Media substitution in advertising: A spirited case study. International Journal of Industrial Organization, 26, 308-326.

Frederick, S., Loewenstein, G., & O'Donoghue, T. (2002). Time discounting and time preference: A critical review. Journal of Economic Literature, 40(2) (June), 351-401.

Freeman, D. G. (1999). A note on "economic conditions and alcohol problems". Journal of Health Economics, 18(5) (October), 661-670.

French, M. T. & Maclean, J. C. (2006). Underage alcohol use, delinquency, and criminal activity. Health Economics, 15, 1261-1281.

French, M. T. & Popovici, I. (2011). That instrument is lousy! In search of agreement when using instrumental variables estimation in substance use research. Health Economics, 20, 127-146.

French, M. T., McGeary, K. A., Chitwood, D. D., & McCoy, C. B. (2000). Chronic illicit drug use, health services utilization, and the cost of medical care. Social Science and Medicine, 50, 1703-1713.

French, M. T., Roebuck, M. C., & Alexandre, P. K. (2001). Illicit drug use, employment, and labor force participation. Southern Economic Journal, 68, 349-368.

Fryer Jr., R. G., Heaton, P. S., Levitt, S. D. & Murphy, K. M. (2005). Measuring the impact of crack cocaine. NBER Working Paper #11318.

Fuchs, V. R. (1982). Time preference and health: An exploratory study. In V. R. Fuchs (Ed.), Economic Aspects of Health (pp. 93-120). University of Chicago Press for the NBER.

Fudenberg, D. & Levine, D. K. (2006). A dual-self model of impulse control. American Economic Review, 96(5) (December), 1449-1476.

Gallet, C. & List, J. A. (2003). Cigarette demand: A meta-analysis of elasticities. Health Economics, 12, 821-835.

Gallet, C. A. (2007). The demand for alcohol: A meta-analysis of elasticities. Australian Journal of Agricultural and Resource Economics, 51, 121-135.

Gallet, C. A., Hoover, G. A., & Lee, J. (2006). Putting out fires: An examination of the determinants of state clean indoor-air laws. Southern Economic Journal, 73(1), 112-124.

Gasmi, F., Laffont, J. J., & Vuong, Q. (1992). Econometric analysis of collusive behavior in a soft drink market. Journal of Economics & Management Strategy, 1(2), 277-311.

Gaziano, J. M., Buring, J. E., Breslow, J. L., Goldhaber, S. Z., Rosner, B., VanDenburgh, M., et al. (1993). Moderate alcohol intake, increased levels of high-density lipoprotein and its subfractions, and decreased risk of myocardial infarction. New England Journal of Medicine, 329(25) (September 16), 1829-1834.

Gertler, P., Shah, M., & Bertozzi, S. M. (2005). Risky business: The market for unprotected commercial sex. Journal of Political Economy, 113(3) (June), 518-550.

Gilleskie, D. & Strumpf, K. (2005). The behavioral dynamics of youth smoking. Journal of Human Resources, 40(4), 822-866.

Gine', X., Karlan, D., & Zinman, J. (2010). Put your money where your butt is: A commitment contract for smoking cessation. American Economic Journal: Applied Economics, 2, 213-235.

Giuffrida, A. & Torgerson, D. J. (1997). Should we pay the patient? Review of financial incentives to enhance patient compliance. British Medical Journal, 315, 703-707.

Glimcher, P. W., Kable, J., & Kenway, L. (2007). Neuroeconomic studies of impulsivity: Now or just as soon as possible. American Economic Review, 97(2) (May), 142-147.

Goldman, D., Oroszi, G., & Ducci, F. (2005). The genetics of addictions: Uncovering the genes. Nature Reviews Genetics, 67(6) (July), 521-532.

Goldman, D. P. & Smith, J. P. (2002). Can patient self-management help explain the SES health gradient. Proceedings of the National Academy of Sciences, 99 (16) (August 6), 10929-10934.

Gregory, C. A. & Ruhm, C. J. (2011). Where does the wage penalty bite. In M. Grossman & N. Mojan (Eds.), Economic aspects of obesity. University of Chicago Press.

Greve, J. (2008). Obesity and labor market outcomes in Denmark. Economics and Human Biology, 6, 350-362.

Grimard, F. & Parent, D. (2007). Education and smoking: Were Vietnam war draft avoiders also more likely to avoid smoking? Journal of Health Economics, 27(5) (September), 896-926.

Grogger, J. & Willis, M. (2000). The emergence of crack cocaine and the rise in urban crime rates.Review of Economics and Statistics, 82(4), 519-529.

Grossman, M. (1972). On the concept of health capital and the demand for health. Journal of Political Economy, 80(2), 223-249.

Grossman, M. (1993). the economic analysis of addictive behavior. In M. E. Hilton & G. Bloss (Eds.), Economics and the prevention of alcohol-related problems. Rockville, MD: US Department of Health and Human Services.

Grossman, M. (2000). The human capital model. In A. J. Culyer & J. P. Newhouse (Eds.), Handbook of health economics (Vol. 1A). New York: Elsevier.

Grossman, M. (2005). Individual behaviours and substance use: The role of price. Advances in Health Economics and Health Services Research, 16, 15-39.

Grossman, M. & Chaloupka, F. J. (1998). The demand for cocaine by young adults: A rational addiction approach. Journal of Health Economics, 17(4), 427-474.

Grossman, M. & Kaestner, R. (1997). Effects of education on health. In J. R. Behrman & N. Stacey (Eds.), The social benefits of education. Ann Arbor, MI: University of Michigan Press.

Gruber, J. & Frakes, M. (2006). Does falling smoking lead to rising obesity? Journal of Health Economics, 25(2) (March), 183-197.

Gruber, J. & Köszegi, B. (2001). Is addiction "rational"? Theory and evidence. Quarterly Journal of Economics, 116(4) (November), 1261-1303.

Gruber, J. & Mullainathan, S. (2005). Do cigarette taxes make smokers happier? Advances in Economic Analysis and Policy, 5(1) (Article 4).

Gul, F. & Pesendorfer, W. (2001). Temptation and self-control. Econometrica, 69(6) (November), 1403-1435.

Hall, R. E. (1978). Stochastic implications of the lifecyclepermanent income hypothesis: Theory and evidence. Journal of Political Economy, 86(6) (December), 971-987.

Hamermesh, D. S. & Biddle, J. E. (1994). Beauty and the labor market. American Economic Review, 84(5), 1174-1194.

Hare, T. A., Camerer, C. F., & Rangel, A. (2009). Self-control in decision-making involves modulation of the vmPFC valuation system. Science, 324 (May 1), 646-648.

Harwood, H. (2000). Updating estimates of the economic costs of alcohol abuse in the United States: Estimates, update methods, and data. National Institute on Alcohol Abuse and Alcoholism.

Hastings, J. & Washington, E. (2010). The first of the month effect: Consumer behavior and store responses. American Economic Journal: Economic Policy, 2(2) (May), 142-162.

Heckman, J. J., Flyer, F., & Loughlin, C. P. (2008). An assessment of causal inference in smoking initiation research and a framework for future research. Economic Inquiry, 46(1), 37-44.

Higgins, S. T., Alessi, S. M., & Dantona, R. L. (2002). Voucher-based incentives: A substance abuse treatment innovation. Addictive Behaviors, 27, 887-910.

Houthakker, H. S. & Taylor, L. D. (1970). Consumer demand in the united states: Analyses and projections.Cambridge, MA: Harvard University Press.

Ikeda, S., Kang, M.-I., & Ohtake, F. (2010). Hyperbolic discounting, the sign effect, and the body mass index. Journal of Health Economics, 29, 268-284.

Ippolito, P. M. & Mathios, A. D. (1995). Information and advertising: The case of fat consumption in the United States. American Economic Review, 85(2), 91-95.

Johansson, E., Alho, H., Kiiskinen, U., & Poikolainen, K. (2007). The association of alcohol dependency with employment probability: Evidence from the population survey "Health 2000 in Finland". Health Economics, 16, 739-754.

Johnston, L. D., O'Malley, P. M., Bachman, J. G., & Schulenberg, J. E. (2009). Teen marijuana use tilts up, while some drugs decline in use. Ann Arbor, MI: University of Michigan News Service. Retrieved from www.monitoringthefuture.org, 4/19/2010.

Just, D. R. (2006). Behavioral economics, food assistance, and obesity. Agricultural and Resource Economics Review, 35(2) (October), 209-220.

Kaestner, R. (1991). The effect of illicit drug use on the wages of young adults. Journal of Labor Economics, 9(4), 381-412.

Kaestner, R. (1994). New estimates of the effect of marijuana and cocaine use on wages. Industrial and Labor Relations Review, 47(3), 454-470.

Kahneman, D. (1994). New challenges to the rationality assumption. Journal of Institutional and Theoretical Economics, 150(1), 18-36.

Kahneman, D. & Thaler, R. H. (2006). Anomalies: Utility maximization and experienced utility. Journal of Economic Perspectives, 20(1), 221-234.

Kahneman, D. & Tversky, A. (1979). Prospect theory: An analysis of decision under risk. Econometrica, 47(2), 263-292.

Kahneman, D., Knetsch, J. L., & Thaler, R. (1986). Fairness as a constraint on profit seeking: Entitlements in the market. American Economic Review, 76(4), 728-741.

Kan, K. (2007). Cigarette smoking and self-control. Journal of Health Economics, 26(1) (January), 61-81.

Kanjilal, S., Gregg, E. W., Cheng, Y. J., Zhang, P., Nelson, D. E., Mensah, G., et al. (2006). Socioeconomic status and trends in disparities in 4 major risk factors for cardiovascular disease among US adults. Archives of Internal Medicine, 166(21) (November 27), 2348-2355.

Kant, A. & Graubard, B. (2007). Secular trends in the association of socio-economic position with selfreported dietary attributes and biomarkers in the US population: National Health and Nutrition Examination Survey (NHANES) 1971 - 1975 to NHANES 19992002. Public Health

Nutrition, 10 (2) (February), 158-167.

Kenkel, D., Lillard, D., & Mathios, A. (2006). The roles of high school completion and GED receipt in smoking and obesity. Journal of Labor Economics, 24(3), 635-660.

Kenkel, D. S. (1991). Health behavior, health knowledge and schooling. Journal of Political Economy, 99(2) (April), 287-305.

Kenkel, D. S. (2000). Prevention. In A. J. Culyer & J. P. Newhouse (Eds.), Handbook of health economics (Vol. 1, pp. 1675-1720). New York: Elsevier.

Kenkel, D. S. (2005). Are alcohol tax hikes fully passed through to prices? Evidence from Alaska.American Economic Review, 95(2), 273-277.

Kenkel, D. S. (2006). Health behaviours among young people. In A. M. Jones (Ed.), The Elgar companion to health economics. Northampton, MA: Edward Elgar, Chapter 6.

Kenkel, D. S. (2007). The evolution of the schooling-smoking gradient. Mimeo, Cornell University (March).

Kenkel, D. S. & Sindelar, J. (2011). Economics of health behaviors and addictions: Contemporary issues and policy. In S. Glied, (ed.), Oxford handbook of health economics. New York, NY: Oxford University Press.

Khwaja, A., Silverman, D., Sloan, F., & Wang, Y. (2009). Are mature smokers misinformed. Journal of Health Economics, 28(2) (March), 385-397.

Khwaja, A., Sloan, F., & Chung, S. (2007). The relationship between individual expectations and behaviors: Mortality expectations and smoking decisions. Journal of Risk and Uncertainty, 35(2) (October), 179-201.

Kline, B. & Tobias, J. L. (2008). The wages of BMI: Bayesian analysis of a skewed treatment-response model with nonparametric endogeneity. Journal of Applied Econometrics, 23, 767-793.

Kling, J. R, Liebman, J. B., & Katz, L. F. (2007). Experimental analysis of neighborhood effects. Econometrica, 75(1), 83-119.

Koch, S. F. & Ribar, D. C. (2001). A siblings analysis of the effects of alcohol consumption onset on educational attainment. Contemporary Economic Policy, 19(2), 162-174.

Komlos, J., Smith, P. K., & Bogin, B. (2004). Obesity and the rate of time preference: Is there a connection? Journal of Biosocial Science, 36, 209-219.

Laibson, D. (1997). Golden eggs and hyperbolic discounting. Quarterly Journal of Economics, 112(5), 443-477.

Laibson, D. (2001). A cue-theory of consumption. Quarterly Journal of Economics, 116(1) (February), 81-119.

Lange, F. (2010). Does education help with complex health decisions: Evidence from cancer screening. Mimeo, Yale University.

Lantz, P. M., Lynch, J. W., House, J. S., Lepkowski, J. M., Mero, R. P., Musick, M. A., et al. (2001). Socioeconomic disparities in health change in a longitudinal study of US adults: The role of healthrisk behaviors. Social Science and Medicine, 53(1) (July), 29–40.

Lawrance, E. (1991). Poverty and the rate of time preference: Evidence from panel data. Journal of Political Economy, 99(1), 54–77.

Leibenstein, H. (1950). Bandwagon, snob, and Veblen effects in the theory of consumers' demand. Quarterly Journal of Economics, 64(2), 183–207.

Lerner, J. S. & Keltner, D. (2001). Fear, anger, and risk. Journal of Personality and Social Psychology, 81(1) (July), 146–159.

Levine, P. B. (2001). The sexual activity and birth-control use of American teenagers. In J. Gruber (Ed.), Risky behavior among youths (pp. 167–217). Chicago: The University of Chicago Press.

Levy, D. E. & Meara, E. (2006). The effect of the 1998 Master Settlement Agreement on prenatal smoking. Journal of Health Economics, 25, 276–294.

Lindahl, M. (2005). Estimating the effect of income on health and mortality using lottery prizes as an exogenous source of variation in income. Journal of Human Resources, 40(1), 144–168.

Liu, J.-L., Liu, J.-T., Hammitt, J. K., & Chou, S.-Y. (1999). The price elasticity of opium in Taiwan,19141942. Journal of Health Economics, 18, 795–810.

Lleras-Muney, A. & Lichtenberg, F. (2005). The effect of education on medical technology adoption: Are the more educated more likely to use new drugs? Annales d'Economie et Statistique, 79/80, July-December.

Loewenstein, G. (2000). Emotions in economic theory and economic behavior. American Economic Review, 90(2), 426–432.

Loewenstein, G.F. & O'Donoghue, T. (2004). Animal spirits: Affective and deliberative processes in economic behavior. Working Paper 04–14, Center for Analytic Economics, Cornell University.

Loewenstein, G., Brennan, T., & Volpp, K. G. (2007). Asymmetric paternalism to improve health behaviors. JAMA, 298(20), 2415–2417.

Loomis, B. R., Farrelly, M. C., Nonnemaker, J. M., & Mann, N. H. (2006). Point of purchase cigarette promotions before and after the mast settlement agreement: Exploring retail scanner data. Tobacco Control, 15(2) (April), 140–142.

Lundborg, P. (2006). Having the wrong friends? Peer effects in adolescent substance use. Journal of Health Economics, 25(2), 214–233.

Lundborg, P., Bolin, K., Hojgard, S., & Lindgren, B. (2007). Obesity and occupational attainment among the 50lof Europe. In K. Bolin & J. Cawley (Eds.), Advances in health and health services research, Vol. 17: The economics of obesity. New York: Elsevier.

Lussier, J. P., Heil, S. H., Mongeon, J. A., et al. (2006). A meta-analysis of voucher-based reinforcement therapy for substance use disorders. Addiction, 101, 192-203.

Lye, J. & Hirschberg, J. (2010). Alcohol consumption and human capital: A retrospective study of the literature. Journal of Economic Surveys, 24, 309-338.

Lynch, J. W., Kaplan, G. A., Cohen, R. D., Tuomilehto, J., & Salonen, J. T. (1996). Do cardiovascular risk factors explain the relation between socioeconomic status, risk of all-cause mortality, cardiovascular mortality and acute myocardial infarction. American Journal of Epidemiology, 144(10) (November 15), 934-942.

MacDonald, Z. & Pudney, S. (2000). The wages of sin? Illegal drug use and the labour market. Labour, 14(4), 657-674.

MacLean, P. D. (1990). The triune brain in evolution: Role in paleocerebral functions. New York: Plenum.

Maitra, S. (2010). Can patient self-management help explain the SES Health Gradient? Goldman and Smith's "Can Patient Self-Management Help Explain the SES Health Gradient?" (2002) Revisited.Social Science and Medicine, 70(6) (March), 802-810.

Manning, W. G., Blumberg, L., & Moulton, L. H. (1995). The demand for alcohol: The differential response to price. Journal of Health Economics, 14(2), 123-148.

Manning, W. G., Keeler, E. B., Newhouse, J. P., Sloss, E. M., & Wasserman, J. (1991). The costs of poor health habits. Cambridge, MA: Harvard University Press.

Manski, C. F. (1993). Identification of endogenous social effects: The reflection problem. Review of Economic Studies, 60(3), 531-542.

Manski, C. F. (2000). Economic analysis of social interactions. Journal of Economic Perspectives, 14(3), 115-136.

Markowitz, S. (2005). Alcohol, drugs and violent crime. International Review of Law and Economics, 25(1), 20-44.

Markowitz, S. & Grossman, M. (2000). The effects of beer taxes on physical child abuse. Journal of Health Economics, 19(2), 271-282.

Markowitz, S., Chatterji, P., & Kaestner, R. (2003). Estimating the impact of alcohol policies on youth suicides. Journal of Mental Health Policy and Economics, 6(1), 37-46.

Marmot, M. & Wilkinson, R. G. (2006). Social determinants of health (2nd ed.). Oxford: Oxford University Press.

Marmot, M. G., Davey Smith, G., Stansfeld, S., Patel, C., North, F., Head, J., et al. (1991). Health inequalities among British civil servants: The Whitehall II study. The Lancet, 337 (8754) (June 8), 1387-1393.

Marmot, M. G., Rose, G., Shipley, M., & Hamilton, P. J. S. (1978). Employment grade and coronary heart disease in British civil servants. Journal of Epidemiology and Community Health,

32(4)(December), 244-249.

Marshall, A. (1920). Principles of economics (8th ed). London.

Mas-Colell, A., Whinston, M. D., & Green, J. R. (1995). Microeconomic theory. New York: Oxford University Press.

Massey, D. S. (2002). A brief history of human society: The origin and role of emotion in social life. American Sociological Review, 67(1) (February), 1-29.

Mast, B. D., Benson, B. L., & Rasmussen, D. (1999). Beer taxation and alcohol-related fatalities. Southern Economic Journal, 66(20) (October), 214-249.

Mastrobuoni, G. & Weinberg, M. (2009). Heterogeneity in intra-monthly consumption patterns, selfcontrol and savings at retirement. American Economic Journal: Economic Policy, 1 (2) (August), 163-189.

Mathios, A. (2000). The impact of mandatory disclosure laws on product choices: An analysis of the salad dressing market. Journal of Law and Economics, 43(2), 651-677.

McCloskey, D. N. (1998). The rhetoric of economics (2nd ed.). University of Wisconsin Press.

McClure, S. M., Laibson, D. I., Loewenstein, G., & Cohen, J. D. (2004). separate neural systems value immediate and delayed monetary rewards. Science, 306 (October 15), 503-507.

McDowell, M. A., Wang, C.-Y., & Kennedy-Stephenson, J. (2006). Breastfeeding in the United States: Findings from the National Health and Nutrition Examination Surveys 1999-2006. Hyattsville, MD: National Center for Health Statistics.

McGeary, K. A. & French, M. T. (2000). Illicit drug use and emergency room utilization. Health Services Research, 35, 153-169.

McGinnis, J. M. & Foege, W. H. (1993). Actual causes of death in the United States. JAMA, 270(18)(November 10), 2207-2212.

McLean, R. A. & Moon, M. (1980). Health, obesity, and earnings. American Journal of Public Health, 70 (9), 1006-1009.

Metcalfe, J. & Mischel, W. (1999). A hot/cool system analysis of delay of gratification: Dynamics of willpower. Psychological Review, 106(1), 3-19.

Miron, J. A. (2003). Do prohibitions raise prices? Evidence from the markets for cocaine and heroin. Review of Economics and Statistics, 85(3), 522-530.

Miron, J. A. & Zwiebel, J. (1991). Alcohol consumption during Prohibition. American Economic Review, 81(2), 242-247.

Mokdad, A. H., Marks, J. S., Stroup, D. F., & Gerberding, J. L. (2004). Actual causes of death in the United States, 2000. JAMA, 291(10) (March 10), 1238-1245.

Mokdad, A. H., Marks, J. S., Stroup, D. F., & Gerberding, J. L. (2005). Correction: Actual causes of death in the United States, 2000. JAMA, 293(3), 293.

Morris, S. (2007). The impact of obesity on employment. Labour Economics, 14, 413-433.

Morrisey, M. A. & Cawley, J. (2008). U.S. health economists: Who we are and what we do. Health Economics, 17(4), 535-543.

Mullahy, J. (1999). It will only hurt for a second? Microeconomic determinants of who gets flu shots. Health Economics, 8(1) (February), 9-24.

Mullahy, J. & Sindelar, J. (1996). Employment, unemployment, and problem drinking. Journal of Health Economics, 15, 409-434.

National Center for Health Statistics (2010). Health United States, 2009: With special feature on medical technology. Hyattsville, MD: National Center for Health Statistics.

Nelson, J. P. (2003). Cigarette demand, structural change, and advertising bans: International evidence, 1970-1995. Contributions to Economic Analysis & Policy, 2(1) (Article 10).

Nelson, J. P. (2006). Cigarette advertising regulation: A meta-analysis. International Review of Law and Economics, 26, 195-226.

Nelson, J. P. (2010). Alcohol advertising bans, consumption and control policies in seventeen OECD countries, 1975-2000. Applied Economics, 42(7), 803-823.

Nelson, P. (1974). Advertising as information. Journal of Political Economy, 81, 729-754.

Norton, E. C. & Han, E. (2008). Genetic information, obesity, and labor market outcomes. Health Economics, 17(9) (September), 1089-1104.

O'Donoghue, T. & Rabin, M. (1999). Doing it now or later. American Economic Review, 89(1) (March), 103-124.

Oettinger, G. S. (1999). The effects of sex education on teen sexual activity and teen pregnancy. Journal of Political Economy, 107(3) (June), 606-635.

Office of National Drug Control Policy (2004). The economic costs of drug abuse in the United States, 1992-2002. Washington, DC: Executive Office of the President (Publication No. 207303).

Ogburn, W. F. & Thomas, D. S. (1922). The influence of the business cycle on certain social conditions. Journal of the American Statistical Association, 18(139) (September), 324-340.

Olshansky, S. J., Passaro, D. J., Hershow, R. C., Layden, J., Carnes, B. A., Brody, J., et al. (2005). A potential decline in life expectancy in the United States in the 21st century. New England Journal of Medicine, 352(11) (March 17), 1138-1145.

Orphanides, A. & Zervos, D. (1995). Rational addiction with learning and regret. Journal of Political Economy, 103(4) (August), 739-758.

Orphanides, A. & Zervos, D. (1998). Myopia and addictive behaviors. The Economic Journal, 108(446) (January), 75-91.

Orzechowski, W. & Walker, R. C. (2009). The tax burden on tobacco. Historical Compilation 1999, vol.44. Arlington, VA.

Pacula, R. L. (1998). Does increasing the beer tax reduce marijuana consumption? Journal of Health Economics, 17(5), 557-585.

Pacula, R. L., Grossman, M., Chaloupka, F. J., O'Malley, P. M., & Farrelly, M. C. (2001). Marijuana and youth. In J. Gruber (Ed.), Risky behavior among youths: An economic analysis (pp. 271−326). Chicago: University of Chicago Press.

Pampel, F. C., Krueger, P. M., & Denney, J. T. (2010). Socioeconomic disparities in health behaviors. Annual Review of Sociology, 36, 347−370.

Perloff, J. M. (2008). Microeconomics. New York: Addison Wesley.

Petty, N. M. & Martin, B. (2002). Low-cost contingency management for treating cocaine- and opiodabusing metadone patients. Journal of Consulting and Clinical Psychology, 70(2), 398−405.

Phelps, E. S. & Pollak, R. A. (1968). On second-best national saving and game-equilibrium growth.Review of Economic Studies, 35(2) (April), 185−199.

Philipson, T. (1996). Private vaccination and public health: An empirical examination. Journal of Human Resources, 31(3) (Summer), 611−630.

Philipson, T. (2000). Economic epidemiology and infectious diseases. In A. J. Culyer & J. P. Newhouse (Eds.), Handbook of health economics (Vol. 1, pp. 1539−1628). New York: Elsevier.

Philipson, T. & Posner, R. A. (1999). The long-run growth in obesity as a function of technological change. NBERWorking Paper 7423.

Phillips, D. P., Christenfeld, N., & Ryan, N. M. (1999). An increase in the number of deaths in the United States in the first week of the month: An association with substance abuse and other causes of death. New England Journal of Medicine, 341(2) (July 8), 93−98.

Pollak, R. A. (1975). The intertemporal cost of living index. Annals of Economic and Social Measurement, 4, 179−195.

Popkin, B. M., Sieg-Riz, A. M., & Haines, P. S. (1996). A comparison of dietary trends among racial and socioeconomic groups in the United States. New England Journal of Medicine, 335 (10) (September 5), 716−720.

Powell, L. M. & Chaloupka, F. J. (2009). Food prices and obesity: Evidence and policy implications for taxes and subsidies. Milbank Quarterly, 87(1), 229−257.

Prendergast, M., Podus, D., Finney, J., Greenwell, L., & Roll, J. (2006). Contingency management for treatment of substance use disorders: A meta-analysis. Addiction, 101(11), 1546−1560.

Rachlin, H. (1997). Four teleological theories of addiction. Psychonomic Bulletin and Review, 4(4), 462−473.

Read, D., Loewenstein, G., & Rabin, M. (1999). Choice bracketing. Journal of Risk and Uncertainty, 19(1−3), 171−197.

Register, C. A. & Williams, D. R. (1992). Labor market effects of marijuana and cocaine use among young men. Industrial and Labor Relations Review, 45(3), 435−448.

Reinhold, S. & Jurges, H. (2009). Secondary school fees and the causal effect of schooling on health behavior. Health Economics, 19(8), 994-1001.

Renna, F. (2007). The economic cost of teen drinking: Late graduation and lowered earnings. Health Economics, 16, 407-419.

Renna, F., Grafova, I. B., & Thakur, N. (2008). The effect of friends on adolescent body weight. Economics and Human Biology, 6, 377-387.

Rice, D. P., Hodgson, T. A., Sinsheimer, P., Browner, W., & Kopstein, A. N. (1986). The economic costs of the health effects of smoking, 1984. Milbank Quarterly, 64(4), 489-547.

Rice, D. P., Kelman, S., & Miller, L. S. (1991). Estimates of economic costs of alcohol and drug abuse and mental illness, 1985 and 1988. Public Health Reports, 106(3), 280-292.

Riddell, C. & Riddell, R. (2006). Welfare checks, drug consumption, and health: Evidence from Vancouver injection drug users. Journal of Human Resources, 41(1) (Winter), 138-161.

Roberts, M. J. & Samuelson, L. (1988). An empirical analysis of dynamic nonprice competition in an oligopolistic industry. RAND Journal of Economics, 19, 200-220.

Rooth, D.-O. (2009). Obesity, attractiveness, and differential treatment in hiring: A field experiment. Journal of Human Resources, 44(3), 710-735.

Rosen, H. S. (2002). Public finance (6th ed.). New York: McGraw Hill.

Rosenzweig, M. R. & Schultz, T. P. (1989). Schooling, information and nonmarket productivity: Contraceptive use and its effectiveness. International Economic Review, 30(2) (May), 457-477.

Roux, L. & Donaldson, C. (2004). Economics and obesity: Costing the problem or evaluating solutions? Obesity Research, 12(2), 173-179.

Rubinstein, A. (2003). Economics and psychology"? The case of hyperbolic discounting. International Economic Review, 44(4) (November), 1207-1216.

Rubinstein, A. (2008). Comments on neuroeconomics. Economics and Philosophy, 24(3) (November), 485-494.

Ruhm, C. J. (1995). Economic conditions and alcohol problems. Journal of Health Economics, 14(5)(December), 583-603.

Ruhm, C. J. (1996). Alcohol policies and highway vehicle fatalities. Journal of Health Economics, 15(4)(August), 435-454.

Ruhm, C. J. (2000). Are recessions good for your health? Quarterly Journal of Economics, 115(2) (May), 617-650.

Ruhm, C. J. (2003). Good times make you sick. Journal of Health Economics, 22(4) (July), 637-658.

Ruhm, C. J. (2005a). Healthy living in hard times. Journal of Health Economics, 24(2) (March), 341-363.

Ruhm, C. J. (2005b). Mortality increases during economic upturns. International Journal of

Epidemiology, 34(6)(December), 1206-1211.

Ruhm, C. J. (2006). Macroeconomic conditions, health and mortality. In A. M. Jones (Ed.), Elgar companion to health economics (pp. 5 - 16). Cheltenham, UK: Edward Elgar Publishing.

Ruhm, C. J. (2007). A healthy economy can break your heart. Demography, 44 (4) (November), 829-848.

Ruhm, C. J. (2008). Macroeconomic conditions, health and government policy. In R. F. Schoeni, J. S. House, G. A. Kaplan, & H. Pollack (Eds.), Making Americans healthier: Social and economic policy as health policy: Rethinking America's approach to improving health (pp. 173200). New York: Russell Sage Foundation.

Ruhm, C. J. (2010). Understanding overeating and obesity. Mimeo, University of North Carolina at Greensboro, April.

Ruhm, C. J. & Black, W. E. (2002). Does drinking really decrease in bad times? Journal of Health Economics, 21(4)(July), 659-678.

Ryder, H. E., Jr. & Heal, G. M. (1973). Optimal growth with intertemporally dependent preferences. The Review of Economic Studies, 40(1), 1-31.

Sabia, J. J. (2007). The effect of body weight on adolescent academic performance. Southern Economic Journal, 73(4), 871-900.

Saffer, H. & Chaloupka, F. (2000). The effect of tobacco advertising bans on tobacco consumption. Journal of Health Economics, 19, 1117-1137.

Saffer, H. & Chaloupka, F. J. (1999). Demographic differentials in the demand for alcohol and drugs. In F. J. Chaloupka, M. Grossman, W. K. Bickel, & H. Saffer (Eds.), The economic analysis of substance use and abuse (pp. 133 - 156). Cambridge, MA: National Bureau of Economic Research.

Saffer, H. & Dave, D. (2006). Alcohol advertising and alcohol consumption by adolescents. Health Economics, 15, 617-637.

Samuelson, P. (1937). A note on the measurement of utility. Review of Economic Studies, 4 (2)(February), 155-161.

Samwick, A. (1998). Discount rate heterogeneity and social security reform. Journal of Development Economics, 57, 117-146.

Schmeiser, M. D. (2009). Expanding wallets and waistlines: The impact of family income on the BMI of women and men eligible for the earned income tax credit. Health Economics, 18, 1277-1294.

Schoenbaum, M. (1997). Do smokers understand the mortality effects of smoking? Evidence from the Health and Retirement Survey. American Journal of Public Health, 87(5)(May), 755-759.

Sen, B. (2003). Can beer taxes affect teen pregnancy? Evidence based on teen abortion rates and birth rates. Southern Economic Journal, 70(2), 328-343.

Sen, B. (2006). The relationship between beer taxes, other alcohol policies, and child homicide deaths. B.E. Journal of Economic Analysis and Policy: Topics in Economic Analysis and Policy, 6(1), 1–17.

Shapiro, J. M. (2005). Is there a daily discount rate? Evidence from the food stamp nutrition cycle. Journal of Public Economics, 89(2) (February), 303–325.

Shiell, A., Gerard, K., & Donaldson, C. (1987). Cost of illness studies: An aid to decision-making? Health Policy, 8, 317–323.

Shiv, B. & Fedorikhin, A. (1999). Heart and mind in conflict: The interplay of affect and cognition in consumer decision making. Journal of Consumer Research, 26(3) (December), 278–292.

Simon, H. A. (1984). Models of bounded rationality, Volume 1. Cambridge, MA: MIT Press.

Simpson, M. E., Serdula, M., Galuska, D. A., Gillespie, C., Donehoo, R., Macera, C., et al. (2003). Walking trends among U.S. adults: The behavioral risk factor surveillance system, 1987–2000. American Journal of Preventive Medicine, 25(2) (August), 95–100.

Sirard, J. R. & Pate, R. R. (2001). Physical activity assessments in children and adolescents. Sports Medicine, 31(6), 439–454.

Sloan, F. A. & Trogdon, J. G. (2004). The impact of the master settlement agreement on cigarette consumption. Journal of Policy Analysis and Management, 23(4), 843–855.

Sloan, F. A., Ostermann, J., Conover, C., Taylor, D. H., Jr., & Picone, G. (2004). The price of smoking. Cambridge, MA: MIT Press.

Smith, J. P. (2007). Nature and causes of trends in male diabetes prevalence, undiagnosed diabetes, and the socioeconomic status health gradient. Proceedings of the National Academy of Sciences, 104(33) (August 14), 13225–13231.

Smith, P. K., Bogin, B., & Bishai, D. (2005). Are time preference and body mass index associated? Evidence from the National longitudinal survey of youth. Economics and Human Biology, 3, 259–270.

Smith, V. K., Taylor, D. H., Jr., Sloan, F. A., Reed Johnson, F., & Desvousges, W. H. (2001). Do smokers respond to health shocks? Review of Economics and Statistics, 83(4) (November), 675–687.

Stead, L. F., Bergson, G., & Lancaster, T. (2008). Physician advice for smoking cessation (review). Cochrane Database Systematic Review, 2(April 16) (Article No. CD000165).

Stephens, M. (2003). "3rd of the month": Do social security recipients smooth consumption between checks. American Economic Review, 93(1) (March), 406–422.

Stephens, M. (2006). Paycheque receipt and the timing of consumption. Economic Journal, 116(513) (July), 680–701.

Stigler, G. J. & Becker, G. S. (1977). De gustibus non est disputandum. American Economic Review, 67(2), 76–90.

Stiglitz, J. E. (1989). Imperfect information in the product market. In R. Schmalensee & R. D. Willig (Eds.), The handbook of industrial organization. New York: Elsevier. Chapter 13.

Stock, J. H., Wright, J. H., & Yogo, M. (2002). A survey of weak instruments and weak identification in generalized method of moments. Journal of Business and Economic Statistics, 20 (4), 518-529.

Strotz, R. H. (19551956). Myopia and inconsistency in dynamic utility maximization. Review of Economic Studies, 23(3), 165-180.

Suranovic, S. M., Goldfarb, R. S., & Leonard, T. C. (1999). An economic theory of cigarette addiction. Journal of Health Economics, 18(1) (January), 1-29.

Tauras, J., Markowitz, S., & Cawley, J. (2005). Tobacco control policies and youth smoking: Evidence from a new era. Advances in Health Economics and Health Services Research, 16.

Terza, J. V. (2002). Alcohol abuse and employment: A second look. Journal of Applied Econometrics, 17, 393-404.

Thaler, R. (1981). Some empirical evidence on dynamic inconsistency. Economic Letters, 8 (3), 201-207.

Thaler, R. H. & Shefrin, H. M. (1981). An economic theory of self-control. Journal of Political Economy, 89(2), 392-406.

Thaler, R. H. & Sunstein, C. R. (2009). Nudge. New York: Penguin Books.

Thomas, D. S. (1927). Social aspects of the business cycle. New York: Alfred A. Knopf.

Thun, M. J., Peto, R., Lopez, A. D., Monaco, J. H., Henley, S. J., Heath, C. W., Jr., et al. (1997). Alcohol consumption and mortality among middle-aged and elderly U.S. adults. New England Journal of Medicine, 337(24) (December 11), 1705-1714.

Tosun, M. S. & Skidmore, M. L. (2007). Cross-border shopping and the sales tax: An examination of food purchases in West Virginia. B. E. Journal of Economic Analysis & Policy: Topics, 7(1), Article 63.

Trogdon, J. G., Nonnemaker, J., & Pais, J. (2008). Peer effects in adolescent overweight. Journal of Health Economics, 27, 1388-1399.

Troiano, R. P., Berrigan, D., Dodd, K. W., Masse, L. C., Tilert, T., & McDowell, M. (2008). Physical activity in the United States measured by accelerometer. Medicine & Science in Sports & Exercise, 40(1), 181-188.

US Department of Health, Education and Human Welfare (1964). Smoking and health: Report of the Advisory Committee to the Surgeon General of the Public Health Service. Washington, DC: US Government Printing Office.

US Department of Health and Human Services (1990). The health benefits of smoking cessation: A report of the surgeon general. Atlanta, GA: US Dept. of Health and Human Services,

Public Health Service, Centers for Disease Control, Center for Chronic Disease Prevention and Health Promotion, Office on Smoking and Health.

US Department of Health and Human Services (2009). National healthcare disparities report (March). Rockville, MD: AHRQ Publication No. 10-0004.

Van Ours, J. C. (1995). The price elasticity of hard drugs: The case of opium in the Dutch East Indies, 1923-1938. Journal of Political Economy, 103(2), 261-279.

Van Ours, J. C. (2004). A pint a day raises a man's pay; but smoking blows that gain away. Journal of Health Economics, 23, 863-886.

Van Ours, J. C. (2007). The effects of cannabis use on wages of prime-age males. Oxford Bulletin of Economics and Statistics, 69(5), 619-634.

Variyam, J. N. (2008). Do nutrition labels improve dietary outcomes? Health Economics, 17, 695-708.

Variyam, J. N. & Cawley, J. (2006). Nutrition labels and obesity. NBERWorking Paper #11956.

Viscusi, W. K. (1990). Do smokers underestimate risks? Journal of Political Economy, 98 (6) (December),1253-1269.

Vohs, K., Baumeister, R. F., Schmeichel, B. J., Twenge, J. M., Nelson, N. M., & Tice, D. M. (2008). Making choices impairs subsequent self-control: A limited-resource account of decision making, selfregulation, and active initiative. Journal of Personality and Social Psychology, 94(5) (May), 883-898.

Volpp, K. G., Gurmankin Levy, A., Asch, D. A., Berlin, J. A., Murphy, J. J., Gomez, A., et al. (2006). A randomized trial of financial incentives for smoking cessation. Cancer Epidemiology, Biomarkers and Prevention, 15(1) (January), 12-18.

Volpp, K. G., John, L. K., Troxel, A. B., et al. (2008). Financial incentive based approaches for weight loss: A randomized trial. Journal of the American Medical Association, 300 (22), 2631-2637.

Volpp, K. G., Troxel, A. B., Pauly, M. V., Glick, H. A., Puig, A., Asch, D. A., et al. (2009). A randomized, controlled trial of financial incentives for smoking cessation. New England Journal of Medicine, 360(7) (February 12), 699-709.

Wada, R. & Tekin, E. (2010). Body composition and wages. Economics and Human Biology, 8(2), 242-254.

Wagenaar, A. C. & Toomey, T. L. (2002). Effects of minimum drinking age laws: Review and analysis of the literature from 1960 to 2000. Journal of Studies on Alcohol Supplement No. 14, 63(2) (March), 206-225.

Wagenaar, A. C., Salois, M. J., & Komro, K. A. (2009). Effects of beverage alcohol price and tax levels on drinking: A meta-analysis of 1003 estimates from 112 studies. Addiction, 104,

179-190.

Wallinga, D., Schoonover, H., & Muller, M. (2009). Considering the contribution of US agricultural policy to the obesity epidemic: Overview and implications. Journal of Hunger and Nutrition, 4(1)(January), 3-19.

Wang, R. (2007). The optimal consumption and quitting of harmful addictive goods. B.E. Journal of Economic Analysis and Policy, 7(1) (Contributions: Article 15).

Waters, T. M. & Sloan, F. A. (1995). Why do people drink? Tests of the rational addiction model. Applied Economics, 27, 727-736.

Weatherburn, D., Jones, C., Freeman, K., & Makkai, T. (2002). Supply control and harm reduction: Lessons from the Australian heroin "drought." Addiction, 83-91, 98.

Wilde, P. E. & Ranney, C. K. (2000). The monthly food stamp cycle: Shopping frequency and food intake decisions in an endogenous switching regression framework. American Journal of Agricultural Economics, 82(1) (February), 200-213.

Wisdom, J., Downs, J. S., & Lowenstein, G. (2010). Promoting health choices: Information versus convenience. American Economic Journal: Applied Economics, 2(2) (April), 164-178.

Wooldridge, J. M. (2002). Econometric analysis of cross section and panel data. Cambridge, MA: MIT Press.

World Health Organization (2009). Global health risks: Mortality and burden of disease attributable to selected major risks. Geneva: WHO Press.

Xu, X. and Kaestner, R. (2010). The business cycle and health behaviors. National Bureau of Economic Research Working Paper No. 15737, February.

Yakusheva, O., Kapinos, K. & Weiss, M. (2009). The Freshman 15: Evidence of peer effects and environmental influences from a natural experiment. Working Paper, Marquette University.

Young, D. J. & Likens, T. W. (2000). Alcohol regulation and auto fatalities. International Review of Law and Economics, 20(1) (March), 107-126.

Zhang, F., Huang, C. L., & Lin, B.-H. (2008). Modeling fresh organic produce consumption with scanner data: A generalized double-hurdle model approach. Agribusiness, 24(4) (October), 510-522.

Zhang, Q. & Wang, Y. (2004). Trends in the association between obesity and socioeconomic status in U. S. adults: 1971 to 2000. Obesity Research, 12(10) (October), 1622-1632.

Zhang, L. & Rashad, I. (2008). Obesity and time preference: The health consequences of discounting the future. Journal of Biosocial Science, 40, 97-113.

Zohrabian, A. & Philipson, T. J. (2010). External costs of risky health behaviors associated with leading actual causes of death in the U.S.: A review of the evidence and implications for future research. International Journal of Environmental Research Public Health, 7, 2460-2472.

第四章　发展中国家的健康促进：来自随机性评估的证据[①]

迈克尔·克雷默（Michael Kremer）　　哈佛大学全球发展中心

雷切尔·格兰纳特（Rachel Glennerster）　　麻省理工学院

阿卜杜拉·拉蒂夫·贾迈勒（Abdul Latif Jameel）　　贫困行动实验室

目　录

---

① 衷心感谢杰克布斯·德·胡珀（Jacobus de Hoop）、卢多维卡·加兹（Ludovica Gazze）、马丁·罗特伯格（Martin Rotemberg）、马赫维斯·肖卡特（Mahvish Shauka）和安娜·亚劳里斯（Anna Yalouris）杰出的辅助研究工作。本章借鉴了阿胡杰等（Ahuja et al., 2010），赫拉和克雷默（Holla and Kremer, 2009），格伦内尔斯特等（Glennerster et al, 2009）和贝茨等（Bates et al., 2011）的观点。

摘要：我们从人力资本投资模型、成本效益分析和行为经济学的角度，总结了越来越多的来自发展中国家随机健康评估的证据。许多成本效益高的传染病预防方法的应用有限，影响因素包括传染病预防的外部性、公共产品问题、流动性约束和行为因素，如现时偏向和有限注意力。在各种情况下，消费者使用具有成本效益的预防性和非急诊医疗产品时对价格和便捷性高度敏感。健康教育的记录好坏参半，往往与激励措施相结合，通过提高关注度而不是传递信息来发挥作用。许多发展中国家的医疗保健服务质量非常糟糕，对公共部门卫生工作者的激励很弱。加强激励措施的改革会有美好的前景，但制度性细节非常重要。基于对健康决策理解更细致入微的项目能够拯救数百万人的生命。

关键词：健康；发展中国家；随机实验；项目评估

JEL 代码：C93；D03；I15；O12

1. 引言

现代医疗和公共卫生技术的发展，如疫苗、抗生素和抗疟药物，使得抗击传染性疾病取得了巨大的进展，即使在低收入水平上，也可能获得历史上前所未有的健康水平。那些人均收入低于 1000 美元的国家预期寿命为 57 岁（WHO，2010b），比 1900 年人均收入超过 5000 美元（以现值美元计）的美国还要长 10 年。

然而，今天富裕国家在健康方面的历史性改善主要来自收入的增加、营养的改善、卫生条件的改善和更清洁的水（Fogel，2002；Cutler and Miller，2005）。对 20 世纪全球健康趋势的分析表明，大多数改善是由技术进步，而不是由收入增长造成的。Preston（1975）估计，收入增长对 20 世纪 30 年代至 60 年代全球预期寿命增长的贡献仅占 10%～25%，并指出，技术进步是推动健康状况改善的关键因素。随后的研究——例如 Jamison et al.（2001）——也指出了技术进步的关键作用。

主要由于低成本、易于实施的公共卫生技术的开发和扩散控制了传染病，因此低收入国家的儿童 5 岁前死亡率几乎减半，从 1970 年的 233‰下降到 2009 年的 118‰（World Bank，2011）。在此期间，预期寿命增加了 27%，从 45 岁增长到了 57 岁。

然而，在低收入国家，传染病和寄生虫病仍然占疾病负担的 1/3，在非洲则占疾病负担的一半以上——相比之下，这一指标在高收入国家占疾病负担不到 3%（WHO，2008）。

在很大程度上，这是因为预防传染病的低成本技术的传播仍然不够充分。可以通过提高一系列低成本公共卫生产品的利用率，来大大减轻发展中国家过重的疾病负担，这些产品无须个体诊断，如蚊帐、疫苗接种、饮用水氯处理、驱虫和男性包皮环切（此举会降低艾滋病毒的传播率）。对于全球健康，这些方法唾手可得，很容易达到健康成本效益文献中用于发展中国家的成本效益阈值，这些阈值本身仅为发达国家的一小部分。

然而，随着经济和健康预算的增长，现在贫困和中等收入国家的疾病负担将越来越类似于富裕国家。进一步的健康促进需要诊断,因此需要有效激励健康供给者。不幸的是,发展中国家的卫生系统经常严重失调,公共医疗服务机构面临的激励机制非常薄弱,而许多私人医疗服务机构的激励机制却面临扭曲。

在本章,我们回顾了发展经济学里有关这些问题的证据,这些证据来自 1995 年在肯尼亚西部开始的发展经济学随机评估的新浪潮(Kremer,2003)。与早期随机评估类似,如 20 世纪 70 年代在美国进行的对不同共付额和免赔额的消费者反应的主要评估(Manning et al.,1987),这样的设计是为了将因果影响从潜在的混淆变量中分离出来。有相当多的证据表明,非实验评估往往不同于实验性评估(LaLonde,1986)。不同于早期关于单个项目的大规模研究,新一波的研究通常与非政府组织和其他实施者反复合作,允许用多种方法检测相同环境下的一个问题。这使得研究人员能够梳理出不同因素的相对权重,并对不同方法的成本效益进行比较。此外,通过迫使研究人员深入实际,使其能发现已有模型中未曾涉及的影响行为的新因素。随着研究的积累,我们不仅越来越多地了解具体项目的影响,还发现了行为的潜在决定因素,这反过来又使我们开发出应对健康挑战的新方法。

最近的大部分文献集中于理解采取预防传染病的公共卫生措施不够理想的原因。有证据表明,公共卫生领域存在以下多种市场失灵:预防传染性疾病传播的外部性、公共产品(譬如水利基础设施)、抑制投资的信贷约束以及健康消费者信息匮乏,导致这些产品在公共行动中供给不足。未能对一些非常有效的儿童健康干预措施进行投资,可被解释为反映了家庭内部的缔约困难。

除这些市场失灵之外,有证据表明,面对这些市场扭曲,行为因素进一步降低了消费水平,使其低于理性的人力资本投资者所选择的正常水平。这些证据大部分来自对定价影响的研究,这些研究虽然没有明确拒绝理性的健康人力资本投资模型,但似乎都指向了时间不一致偏好和有限注意力在解释健康行为时所扮演的角色。在各种情况下,许多以零价格使用公共卫生技术来预防或治疗急性疾病的人将不会使用这些技术,哪怕价格很低。便捷性对技术采用有很大影响。那些可以从具体的卫生技术中受益更多的家庭通常不愿意为这些技术支付更高的费用。轻微激励可能会产生看似不成比例的效果。消费者表现出对承诺的需求。虽然对健康教育和同伴行为的一些反应符合贝叶斯学习模型,但其他反应似乎更具显著性。

基于如免费(或负面定价)、便捷和显著性条款等这些见解的政策方法似乎有望鼓励人们采用高效的公共卫生产品,这些产品旨在预防传染病或使用非急诊护理且无须诊断。促进使用这些产品反过来有望大幅降低健康成本。

许多导致对传染病预防卫生措施投资不足的市场失灵和行为因素,并不一定适用于大多数医疗服务。这些服务通常需要熟练的诊断人员,然而公共卫生工作者的激励系统很薄弱,以至于有些人怀疑公共卫生设施在改善健康方面的效用(Das and Hammer,2004,2007;Das et al.,2008)。因此,许多人转而寻求私人医疗机构,但薄弱的监管体系意味着这些医疗机构往往未经培训且其激励机制是扭曲的。

早期的非随机研究表明,由于健康冲击,消费者承担了相当大的风险。尽管如此,对无补贴保险的需求似乎也很低。

虽然现在得出明确的结论还为时过早,但有证据表明,强化对医疗机构的激励,例如通过竞争性合同在某一地区提供医疗保健服务,以及对当地社区授权,均可以改善供给。但是,也有证据表明,这种改革在政治上会难以实施。

如前所述,本章聚焦于解决健康经济学问题的随机评估(而不是技术是否有效的医学试验)。我们特别关注最贫困国家,在这些国家,健康挑战尤为突出,健康投资的回报可能会非常高。尽管我们提出了描述发展中国家健康和卫生系统状况的非随机性研究,因为这是理解受评估政策与项目所要解决的挑战的重要背景,并且我们确实为一些关键的论文和文献评述提供了指引,但我们并不试图涵盖在健康方面大量的非随机性文献。

想要更多了解全球疾病负担或不同健康技术成本效益的读者,可以参考 WHO(2008)、Deaton(2003)、Jamison et al.(2006)和 Rao et al.(2006)的文献。有关健康和人口政策之间复杂关系的更多信息,可参见 Schultz(2009)。对发展中国家传统医疗感兴趣的读者可以参考 Debas et al.(2006),而那些对全球健康研发、制药市场或知识产权感兴趣的人可以参考 Goldberg(2010)、Kremer(2002)和 Kremer and Glennerster(2004)。对医疗保健融资感兴趣的读者可以参考 Hsiao(2007)和 Dunlop and Martins(1995)的评述。对健康在经济发展和增长更大进程中的影响的主要评述包括 Strauss and Thomas(1998,2007)、López-Casasnovas et al.(2005)、Strauss and Thomas(2007)、Currie(2009)、Spence and Lewis(2009)、Bleakley(2010a)、Eide and Showalter(2011)和 Dupas(2011b)。

本章关注发展中国家的健康问题,健康背景和机构因国家收入水平而异。尽管如此,值得注意的是,我们讨论的许多问题反映了健康经济学的一般性问题。特别是行为经济学的观点正被证明与理解发达国家和发展中国家的健康行为相关(参见 Frank,2004,关于适用于发达国家的行为经济学对医疗保健影响的综述)。

本章结构如下:第 2 节简要讨论了在本章其他部分提出的两个概念性框架:健康的理性投资模型、人力资本和成本效益分析。第 3 节提出了外部性和公共产品重要性的证据,健康投资的人力资本模型表明,在没有补贴的情况下公共卫生产品供给不足。第 4 节探讨了定价和便捷性对采用成本效益高的传染病预防和非急性医疗技术的影响。第 5 节讨论了有条件的现金转移和鼓励采用相关技术的小规模激励措施的影响。第 6 节审查了对急救和一般健康服务需求的价格敏感性证据。第 7 节分析了流动性约束对健康行为的影响。在第 8 节中,我们认为,现时偏向行为模型和有限关注可能有助于解释这样一个问题:为什么低廉的价格或便捷性障碍会显著减少对有效预防和非急性护理的采用?第 9 节审阅了健康教育。第 10 节研究同伴对健康行为的影响。我们认为,虽然关于健康教育和同伴效应的一些发现可能是由学习驱动的,但其他发现也可能反映出显著性和社会规范。

在讨论了家庭健康需求的决定因素后,我们将注意力转向了供给。第 11 节简要回顾了关于贫困国家卫生服务系统的描述性文献,指出公共部门的卫生工作者普遍缺乏激励且缺勤率较高,而且存在许多未经培训的低质量私人医疗机构(Banerjee et al.,2004a,2004b;Chaudhury et al.,2006;Das and Hammer,2007)。第 12 节总结了寻求改善医疗机构激励措施的其他改革方法有效性的证据,包括医疗服务外包、绩效薪酬以及通过社区动员和参与来增强消费者的知识和议价能力。

关于健康对非健康性结果的影响,以及对处理健康的其他经济变量的影响,第13节提供了一些背景资料。

2. 家庭决策的概念性框架

在手册的这一章,我们将刻画把健康作为人力资本投资的理性投资模型和成本收益分析。

2.1 作为人力资本投资的健康

对人力资本理论的显示性偏好解释(Grossman, 2000)表明,如果预期私人收益的贴现值(包括效用收益)无论是在财务方面还是在效用方面都大于成本的话,消费者会投资于健康。按此方法,人们可以将诸如不使用避孕套或消毒过的水等这类决策解释为反映了预防行为的负效用、高贴现率(由于时间偏好或高预期死亡率)或生命价值低。

假设在每一个时期,每个人都有一笔资金禀赋 w_t,可以用于消费品(用 c_t 表示)、疾病预防或药物治疗[①],未采取预防措施(例如接种疫苗)的人在每期的独立发病率为 π。如果生病,个人 i 得到负效用 x_i,这在人群中因分布 g 而异。例如,儿童和怀第一个孩子的妇女比大多数成年人更容易死于疟疾。此外,这种疾病还减少了人们的时间禀赋。

在价格水平 p^V 上,疫苗会将发病率永久性地降低至 $\pi^V < \pi$。接种疫苗带来一次性负效用 $m_i \sim f$,此负效用与发病导致的负效用无关。可在价格 p^D 处购买治疗这种疾病的药物,其疗效为 $1-\pi^D$,在 t 期的效用函数可表示如下:

$$V_t = U_t(c, h, m) + \beta \sum_{s=t+1}^{\infty} \delta^s E_t [U_s(c, h, m)], \tag{4.1}$$

给定效用函数:

$$U_t(c, h, m) = u(c_t) - x_i \times l(h_t) - m_i(P). \tag{4.2}$$

$l(P)$ 是 t 期个人是否购买预防产品的指标函数,$l(h_t)$ 是个人健康状况的指标函数(若生病,则 $h=1$,健康,则 $h=0$)。

在考虑 β 和 δ 时我们允许双曲贴现,但是现在我们将考虑 $\beta=1$ 的情况,此时个人按指数贴现。同时,还假设人们能以不变的利率 $1-\delta$ 进行借贷和储蓄。

边际效用递减意味着人们愿意跨期平滑消费,并通过购买保险以抵消诊疗费用,从而使世界各国的消费平滑。设想一个具有完善监管的完全竞争保险市场。在此情形下,分散的竞争均衡将等同于社会计划者问题。

---

① w_t 可看作个人生产时间禀赋乘以其工资率。

假设所有人都有充分保险,均衡状态下会有一个稳定的消费水平,以 c^* 表示,此时消费的边际效用为 $u'(c^*)$。[1]

如果治疗的边际成本低于边际收益,那么要解决社会计划者的问题,人们在生病时会接受治疗,时间与非金钱成本为:

$$u'(c^*)p^D \leqslant (1-\pi^D)\left[u'(c^*)z+x_i\right]. \tag{4.3}$$

为了简单起见,假设整个人群都满足这个条件(注意,如果人们在感染风险方面有差异,可能会存在逆向选择问题,但在此处不考虑这种情况)。

如果疫苗接种的边际消费和非货币成本低于降低发病率带来的收益贴现值总和,那么投资于预防是有效的。这些收益包括治疗费用加上时间禀赋的损失,以及如果治疗无效时实际生病的非货币成本。在代数上,这相当于:

$$u'(c^*)p^V+m_i \leqslant \frac{\delta}{1-\delta}(\pi-\pi^V)\left\{\pi^D\left[x_i+u'(c)z\right]+u'(c^*)p^D\right\}. \tag{4.4}$$

保险合同要实现这一点,预防必须是可以监控的。如果没有办法监控疫苗的使用,可能会有道德风险问题。这是因为在一系列参数值范围内,尽管接种疫苗有利于提高社会效率,但人们仍然可能不会接种疫苗,因为接种疫苗会带来负效用,但由于部分费用由保险公司承担,所以接种疫苗不会产生全部生病费用。这可能导致保险的次优供给。

该模型表明,保险提供者(包括社会保险中的政府)可能希望补贴疾病预防费用,甚至可能会由于他们承担部分疾病费用而强制要求疾病预防。

当我们关注 $\beta=1$ 的情况时,有大量证据表明,人们的行为符合 $\beta<1$ 的准双曲贴现模型(Laibson,1997)。在双曲贴现条件下,人们有现时偏向,即与两个未来时间段之间的贴现率相比,现在和近期未来之间的贴现率更高(Ainslie,1975,1992;Loewenstein and Prelec,1992)。这意味着即使是短期内很低的成本也会对消费者的行为产生很大影响。如果人们意识到他们存在(复杂的)现时偏向,那么他们可能会想让未来的自己进行储蓄(Strotz,1956;Pollak,1968)。在这种情况下,他们可能愿意接种疫苗或治疗慢性病(请注意,在这个模型中,慢性病的治疗看起来非常像预防疾病——一次性的前期费用会产生持续收益)。

该模型表明,人们对预期的贴现健康收益与治疗和预防成本进行同样的计算。大多数健康成本效益专家认为,大部分治疗支出用在了原本不需要甚至是有害的疗程上(Das and Hammer,2007),而许多成本效益高的预防手段却没有机会被开发出来。在第8节和第9节,我们将分别讨论消费者在决策过程中可能存在行为偏差与(或)对预防缺乏了解的可能性。

该模型表明,健康补贴将通过降低健康投资的价格、降低其他消费的边际效用来刺激医疗保健消费的收入效应,以产生更多的健康投资。该模型还暗示,如果人们决定接种疫苗,他们会毫不迟疑地尽快接种。在没有金融市场的情况下,个人的治疗和预防决策可能取决于他们在每个时期的禀赋,而在某个特定时期禀赋较低的人可能会等到以后再接种。下面

---

[1] 我们估计消费的边际效用在此水平上下保持不变。这样的估计简化了下面的表达式,且没有改变关键的定性结果。一个完整的解法应该考虑消费的边际效用可能会有轻微变动,这取决于人们是否会在疫苗接种上花钱,但考虑到疫苗在全球 GDP 所占的比重甚微,此举影响无关紧要。

我们讨论一些证据,证明如果给他们更多的时间来支付费用,一些人更有可能购买预防技术。这可以看作信贷约束的证据。

在理论上,人力资本模型与需求可以对价格做出反应的各种模式是一致的,因为预防造成的负效用的分布会产生任意数量的自由参数。然而,要注意,在这个模型中,价格为零并没有什么特别之处。例如,驱虫药价格很低时(但大于零)需求也很低,这表明许多人在消费驱虫药时会有较强的负效用(假定健康效益很高)。需要动用巨大的负效用成本来抵消巨大的收益。只有在极端情况下,很大一部分人口才会在低价变为零价时使用这种预防技术。在多种情形下,多种产品发生这种情况的概率非常低。①

$\beta \ll 1$ 的情况下(人们有现时偏向),接种疫苗收益很小,因此意味着价格的微小变化可能会产生巨大的影响,而且不会引发巨大的负效用成本,而这恰恰抵消了较高的健康收益。如下所述,数据显示,许多人以零价格而非较低价格购买健康预防产品。

模型表明,预防的需求价格弹性不会保持不变,事实上,弹性可能并不是衡量价格反应性的最有用方法。任何弹性不变的公式都意味着,当价格趋于零时,需求会趋于无穷。在这里,需求的最高限额为每户一剂预防药。

我们隐含地假设了一个单一的家庭模型。该模型的另一个隐含之义是:如果疾病预防(例如水处理)保护家庭的所有成员,如果有的家庭成员从疾病预防中受益更大(例如那些比成人更容易腹泻的儿童),那么那些弱势人群比例较高的家庭会更加重视疾病预防。我们可以很直接地在此基础上考虑几个类似的扩展。由于疫苗接种有流行病的正外部效应,如果没有补贴,在任何只有一部分人口接种了疫苗的内部解决方案中,疫苗接种水平会过低。②因为不接种疫苗的边缘人对疫苗接种几乎无动于衷,如果存在正外部效应,那么由税收资助的补贴可以提高福利水平。第3节专门讨论了外部性问题。

上述分析是在疫苗和药品的价格给定的情况下进行的。如果疫苗和药品是竞争性生产的,那么这个假设是无害的。然而,如果生产涉及支付固定成本,且每生产一个单位的产品就要支付一些低额的边际成本,生产者可能拥有市场支配能力。研发以及修建某些类型的卫生基础设施(例如水和卫生基础设施)将具有这一特性。一般来说,除非生产者能够进行完全价格歧视,否则垄断者的价格会高于边际生产成本。由于一些愿意以边际成本使用疫苗的消费者不会以均衡价格使用疫苗,社会将出现静态的无谓损失。此外,由于垄断者只能获得消费者剩余中的一小部分,投资开发疫苗或建设水利基础设施的激励措施将是次优的[Kremer and Snyder(2006)比较了疫苗和药品生产商获取消费者剩余能力方面的差异]。

2.2 成本效益分析

在许多社会中,政府和政策制定者确信,在分配给卫生部门的预算范围内尽可能改善人

---

① 高指数贴现率也可能发生这种情况,但这与以下研究中的许多人拥有土地并投资于教育这一事实不一致,这两者都只产生有限的回报。

② 虽然这一命题很简单,但因为要同时确定发病率和健康行为,这些模型的均衡解事实上很复杂(Geoffard and Philipson, 1997; Kremer et al., 2008; Kremer, 1996)。

均健康水平是可取的。根据成本效益分析,当用一项健康措施实现某具体结果(如避免婴儿死亡)的成本较低时,这项措施的支出会被认为比另一项更可取。在这种方法的一些变体中,诸如伤残调整生命年(disability adjusted life years,简称 DALYs)或质量调整生命年(quality adjusted life years,简称 QALYs)之类的系统被用来将发病率、死亡率放在同一尺度上比较不同年龄的死亡率(相比之下,人力资本模型中的显示性偏好将满足人们的偏好作为规范目标)。[①] 在本章中,我们将从这两个角度研究健康问题。

文献中使用了许多不同的截断点来界定哪些健康支出对于贫困国家的政府及捐助者们是具有成本效益的。从 20 世纪 80 年代一些国家使用的 100 美元/DALY 到 90 年代世界卫生组织建议的 150 美元/DALY,再到最近呼吁使用人均 GDP 作为阈值(这意味着即使对最贫困的国家来说每伤残调整生命年也节省了大约 400 美元)。在发达国家,每伤残调整生命年花费 5 万美元甚至 10 万美元的项目也通常被认为是具有成本效益的。

在估算每 DALY 或 QALY 的成本时,概念和实证上的不确定性表明这种估算应该被理解为只是给出了一个大概的优先级别,而非精确的排序。此外,一个项目的实际成本效益会因其当地情况(如人口密度和疾病流行率)又大不相同。

下面我们提供一些技术背景:即使在最保守的成本效益标准下成本效益也很高,每DALY 费用可能在 100 美元以下、不完全覆盖,而且已成为健康经济学中随机性评估的主题,因此本章后面会进行讨论。

每年有 100 万人死于疟疾(WHO,2010a)。据估计,在疟疾流行的地区,杀虫剂处理过的蚊帐(Insecticide-Treated Nets,简称 ITNs)可以将儿童全因死亡率降低至 38%(D'Alessandro et al.,1995),且预计每 DALY 费用节省 50 美元左右。[②] 尽管在过去几年里由于集中的政策行动,ITNs 的覆盖率大幅上升,但据此前估计,2007 年,在非洲疟疾流行地区只有 19%的儿童得到 ITNs 的防护(Noor et al.,2009)。

每年大约有 200 万名儿童死于水传播疾病。饮用水的定点氯化消毒减少了腹泻的报告发病率,而且假定预计每 DALY 费用节省 53 美元(J-PAL,2010)[③],但在非洲撒哈拉以南地区,仅有不到 10%的家庭使用饮用水的定点氯化消毒。

儿童接种疫苗率远高于此处要讨论的其他技术。然而,尽管疫苗接种是已知最具成本效益的健康产品之一(每 DALY 费用预计可节省 13 美元),每年至少还有 2700 万名儿童没有接受基本的一揽子接种疫苗计划,而且,每年仍有 200 万~300 万人死于疫苗可预防的疾病(世界卫生组织,2008;UNICEF,2008)。

简单的驱虫药可以让儿童和成人摆脱可引发嗜眠症和贫血的肠道寄生虫,并且每剂只需几美分。驱虫可为每 DALY 节省 5 美元的费用,并为那些之后要以工作谋生的人们带来21%~29%的收入(Baird et al.,2011a)。然而,尽管有这些益处,在全球范围内感染了寄生

---

① 这种系统背后的假设是有争议的。参见 Lewin et al.(2008)、Walker and Fox-Rushb(2000)。

② 这些估值考虑了使用经杀虫剂处理过的蚊帐对社区其他人的好处。Wiseman et al.(2003)估计,不包括其他(未覆盖的)社区和整个社会的正外部性,每 DALY 费用上升到 65 美元。请注意,如果消费者可以自由储蓄和借贷,如果预防措施无限期有效,他们会尽早购买预防措施,或者根本不购买。

③ J-PAL 的估计是基于氯化对腹泻的治疗效果是 37%的假设,腹泻死亡率和发病率的下降与腹泻报告的下降成正比。

虫的 4 亿名儿童中,仅有 10％得到了治疗(WHO,2006)。

正如后面章节所要讨论的,虽然这些例子表明,许多具有成本效益的传染病预防技术并没有得到利用,但是有理由相信,许多急性病治疗会令每 DALY 费用更高,并且在医学上完全无效。

3. 外部性与公共产品

人力资本模型表明,在没有补贴的情况下,如果治疗或预防通过减少疾病传播而产生正外部性,或者基础设施投资是公共产品,例如水利基础设施一旦到位,边际成本低于平均成本时可得,那么这种健康投资将是次优的。

第 3.1 节分析了非排他性的公共产品,聚焦于驱虫案例;第 3.2 节分析排他性的公共产品,聚焦于水利基础设施。

3.1 非排他性的公共物品

肠道蠕虫或蠕虫,包括钩虫、蛔虫、鞭虫和血吸虫病,通过与受污染的土壤和水接触而传播。因为蠕虫的治疗相对简单、价廉,但是诊断费用很高,因此,世界卫生组织建议,针对那些半数以上学生被确诊感染血吸虫病或所有学生小便带血的学校,每年对在校学龄儿童进行治疗(学校是针对儿童的一种特别方便的方式,有大量蠕虫的学龄儿童被认为是感染的主要来源)。治疗能杀死已经在人体内的蠕虫,减少了它们在环境中产卵的机会。

Miguel and Kremer(2004)估计了驱虫的直接和外部影响。他们认为对个体层面上随机进行的疾病控制影响的研究可能会得出对治疗效果的有偏估计,因为治疗可能会影响到对照组。

他们研究了一个非政府组织项目,该项目使用廉价驱虫药物(阿苯达唑和吡喹酮)为学校提供大规模治疗和健康教育。研究者对 75 所小学按地理位置分组,按字母排序实施分段治疗。在第一个治疗组,92％的学生在治疗前至少感染了一种蠕虫,37％的学生为中度甚至是重度感染。研究者对学校间的距离进行了跟踪,以估计学校之间的溢出效应。

一年后,相对于对照学校,先接受治疗的学校(第一组)有实质性的健康收益,对照学校(第二组和第三组)仅仅在第二和第三阶段后接受治疗。由钩虫、蛔虫和血吸虫病引起的中度至重度感染的儿童比例显著降低:第一组为 27％,而在对照的第二组和第三组为 52％。第一组的学生在年龄身高测量中表现得更好,自述疾病更少。

也有证据表明了治疗的外部性。给定 3 公里以内和 6 公里以内的在校学龄儿童的总密度,如果在第一组学校的学童越多,感染率会越低。在距离学校 3 公里以内的第一组学校,每增加 1000 名学童,中度至重度感染率就会减少 26 个百分点。在距离更远的地方,在 3 至 6

公里之外的第一组学校上学的学童每增加1000名,中度至重度感染就会减少14个百分点。此外,在项目实施第一年后,没有接受驱虫治疗的第一组学童(大约22%的学童没有接受治疗)中的中度至重度感染率比在项目的第二年中没有接受治疗的第二组学生(项目在他们学校实施第一年)低12个百分点。[1]

除这些健康收益之外,该项目还大大提高了学校的入学率,这是通过每年四次未事先通知的访问来监测的。在接受治疗的学校,驱虫使30%的基础缺勤率降低了7个百分点(或1/4),出勤率的增加既反映了驱虫的直接效果,也反映了学校内部的外部性。[2] 在学校出勤率方面还观察到了学校间的正外部性。将跨校外部性包括在内的话,驱虫使每个接受治疗的学生的受教育年限增加了0.14年。因此,考虑到这些外部性,估计每花3.5美元驱虫就会多增加一年的学校出勤。如图4.1所示,尽管福利判断显然应该基于对受教育年限之外的一系列因素,但这仍使得以学校为基础的驱虫项目成为提高学校出勤率最具成本效益的方法之一。参见Dhaliwal et al.(2011)。

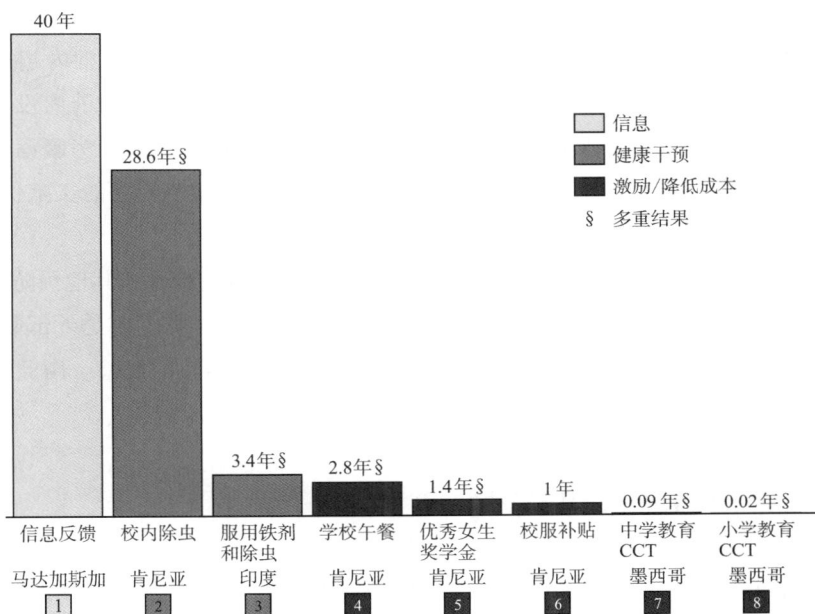

图 4.1　每增加 100 美元费用增加的受教育年限

数据来源:www.povertyactionlab.org。

Baird et al.(2011a)检查了驱虫的长期后果,估计治疗会导致平均每天增加0.1餐的消耗,工作时间增加12%。在工作时间大于0的人群中,因病损失的工作日减少了1/3。对于那些有薪水的人来说,治疗组的收入要高出21%~29%。收入增长的很大一部分可用行业变化来解释,例如制造业就业人数翻了一番,同时临时工减少。教育和健康收益似乎都是合

---

[1] 选择性偏差的可能性排除了第一年没有接受治疗的第一组学生和项目第一年所有第二组学生之间的任何比较(当第二组学校没有接受任何治疗时),因为选择不接受治疗的儿童在观察到的和未观察到的健康或与教育相关的行为方面可能与选择接受治疗的儿童(项目第二年的大多数第二组学生)有系统的不同。

[2] Bleakley and Lin(2007)在他们对20世纪初美国南部钩虫根除的非随机研究中也发现了类似的效果。

理渠道。如果更好的健康状态提高了工作更长时间的能力,正如 Grossman(2000)最早的健康资本公式一样,认为正是这种"非疾病状态"时间的增加才能将健康投资与其他类型人力资本投资区分开来,那么工作时间的收益可以视为福利增加的一部分,这意味着驱虫的回报非常高。

长期外部性收益并未被精确估计。几乎所有的估值结果都是大于 0 的,有些结果,比如说,对前一天饮食的影响非常显著。这表明,仅仅是驱虫的外部性收益,就足以证明充分补贴治疗是合理的。

Ozier(2010)估计了驱虫对未直接接受治疗的幼儿的长期溢出效应。这些孩子所处的年龄对他们的发展影响可能更为重要。他估计,该项目导致幼儿身高增加 0.5 厘米,发育迟缓减少 6 个百分点,认知能力显著提高。这些效应可能大部分发生在家庭内部,因此会被内部化。

在传染病的治疗或预防中,可能会发现更普遍的正外部性。杀虫剂处理过的蚊帐可以杀死蚊子,这会为邻居提供一些保护。医学证据尚不清晰,但一个合理的假设是,在低水平覆盖的情况下,使用杀虫剂处理过的蚊帐会带来较高的私人收益,但在覆盖率高的情况下,这种收益主要是外部性的。Hawley et al.(2003)发现,如果半径 300 米范围内超过 50% 的家庭悬挂长效驱虫蚊帐,其余家庭的防护能力与拥有蚊帐的家庭相当。目前尚没有类似的研究来测试本章所讨论的其他技术(例如水处理)的外部性程度。然而,因为腹泻会传染给社区的其他成员,可以认定外部性在这里很重要是合理的。关于这个问题的文献仍保持空白,因此进一步的研究将非常有意义。

Kremer et al.(2008)认为,在一个简单的传染病模型中,疫苗接种或其他预防措施的收益主要是在流行程度较高的情况下由用户获取的,但流行程度低时则主要是外部收益。然而,并非所有健康外部性都是正的。部分抗生素的使用会增加耐药性的风险。由此产生的负外部性为税收或监管创造了潜在的理由。

3.2 排他的公共物品

诸如水利基础设施之类的一些健康产品是公共产品,因为一旦基础设施到位,为额外顾客提供服务的边际成本会很低,哪怕这些产品或服务是排他的。这些商品具有自然垄断特征。如果一个基础设施供应商能够实施完全价格歧视,精准地从消费者手中获取消费者剩余,市场势力就不会有静态损失。只有当基础设施的消费者剩余总额大于供给成本时,企业才会有适当的投资动机。然而,如果生产商不能实施完全的价格歧视,将会有静态的无谓损失,且投资激励不足。根据参数值,即便会对建设基础设施的动态激励造成限制,社会也可能更倾向于规制价格以减少静态的低效率。

Kremer et al.(2011b)对水源保护进行了案例研究——水源保护是一项供水基础设施技术。在研究区域,许多人从自然形成的水源中取水,这些水源可能会被周围农田径流中的粪便污染,也可能在人们取水时与人的手接触产生污染。通过增加一根管道将泉水带到地表,并用简单的混凝土基座将泉眼围起来,就可以保护水源。如果不这样做的话,这些泉眼中的水也会慢慢流失,所以泉水的边际成本为零,价格为零会导致静态效率。和世界上许多地方一样,社会规范使得土地所有者很难向邻居们征收取水费用。然而,由于价格为零,泉水几乎不会为土地所有者提供投资激励,例如通过保护水源来提高水源质量。

研究者对一个保护水源随机子样本的项目进行了评估。他们估计,保护水源减少了粪便污染,大肠杆菌在水源中减少了2/3,在家中储存的水中则减少了25%[这种差异很大程度上可能是由于家庭运输和储存导致的再污染(Wright et al., 2004)]。在治疗组中,母亲们报告儿童腹泻减少了25%。3岁以下的幼儿受该项目影响最大,在中期(该项目实施3年后),身体质量指数(BMI)有所上升。

在评估了水源保护对健康的影响之后,Kremer et al.(2011b)使用路程成本模型和家庭是否选择步行从受保护的水源中取水的信息,进一步评估他们对水源保护付费的意愿。在一些附加的假设下,包括将健康行为模型设定为理性人力资本投资,他们可以估算出减少腹泻的支付意愿和统计寿命值。他们发现显示性偏好测量方法的估值比陈述性偏好测量方法要低得多,而且在人力资本模型下,为儿童存活的支付意愿估值非常低。这一估值与Hall and Jones(2007)的模型结论一致,即收入弹性大于生命价值弹性(如下所述,另一种解释是,在这种情况下,理性人力资本模型的既定假设对人们的行为指导意义并不大)。

水源保护论文的最后一部分将支付意愿的估值与一个结构模型结合起来,以评估替代政策和产权制度对水利投资和福利水平的影响。作者计算了估算水源保护模式每DALY会花费125美元(几乎是家庭平均显示估值的5倍),这种模式可以由以家庭显示偏好为指标来谋求福利最大化的"显示偏好的社会计划者"来选择,也可以是由"健康计划者"选择。"健康计划者"愿意保护更多的水源。

取水的边际成本为零,这是因为泉水无须水泵就能流到地表,取水者很少拥堵,未被取用的泉水就此自然地流走,本地社会规范禁止水源所有者向邻居收取家庭用水的费用,实现了静态效率。但是,如上所述,这些社会规范与动态效率不一致,因为价格为零时,土地所有者不会对水源保护进行投资。私有产权允许水源所有者收取泉水使用费,这为投资水源保护提供了激励,但也导致了水源选择的静态扭曲,因为人们选择了基于步行时间和水污染均不太理想的水源,这些是他们要考虑的静态效率因素。

作者发现,在目前的收入水平下,现有的共有产权制度提供了比私有产权制度更高的福利水平,因为即使在私有产权下,土地所有者也只愿意保护5%的水源。然而,收入水平较高时,私有产权可以促进对水源保护的有效投资,以超过赋予土地所有者对当地水资源市场支配权的静态成本。

就现实的税收无谓损失值而言,从"显示偏好的社会规划者"或"健康社会规划者"的角度来看,水源的公共融资以及免费供水所产生的福利要高于无政府状态下共有产权或纯粹私有产权下对水源保护的投资。在代金券体系里,一个保护水源的水源所有者根据用户数量收取费用,可能会相当不错地完成类似社会规划者解决方案的工作。尽管作者未就此明确建模,但这样一个系统还是会为土地所有者提供维护水源的激励。

水利基础设施的一个庞大的问题是维护。关于维护不善的事故高发率以及种族多样性对水利基础设施维护影响的讨论,可参见 Miguel and Gugerty(2005)。Leino(2011)发现,提高女性参与度并不会影响维护的结果或质量,尽管 Chattopadhay and Duflo(2004)以及 Duflo and Chattopadhay(2003)发现,随机选择的为妇女保留领导职位的村庄更倾向于投资水源,且饮用水质量更高。Kremer et al.(2011c)讨论了各种方法对当地水利基础设施社区管理的影响。

参见表4.1。

表4.1 外部性与公共产品

技术	文献	国家	检测项目	结果
3.1 非排他性的外部性				
驱虫治疗	Miguel and Kremer(2004)	肯尼亚	向学生免费提供基于学校的大规模驱虫治疗。教育部门强调了蠕虫预防行为的重要性	在接受治疗的学校驱虫减少了25%的学生感染率且对健康明显有益。中度/重度感染减少了25%。显著的外部性:治疗学校中未经治疗的学生的严重蠕虫感染减少了12%。附近学校中未经治疗的儿童感染也有所降低。健康教育对行为没有影响
(长期后续)驱虫治疗	Baird et al.(2011a)	肯尼亚	对 Miguel and Kremer(2004)的后续研究,追踪了1998年儿童驱虫治疗的长期结果	驱虫治疗导致每天平均消耗增加0.1餐,工作时间增加12%。在就业人口中,收入增加了21%~29%,因病损失的天数减少了1/3
驱虫治疗(长期外部性)	Ozier(2010)	肯尼亚	观测小学驱虫治疗对学生们没有接受过驱虫治疗的弟妹们有无长期影响	未接受直接治疗的幼儿身高增加了0.5厘米,发育迟缓率降低了6%,认知结果也有所改善
驱虫蚊帐(空间分析)	Hawley et al.(2003)	肯尼亚	对使用蚊帐附近的家庭(无论有没有使用蚊帐)的影响的空间分析	50%的家庭睡在蚊帐里,300米以内的家庭和那些有蚊帐的家庭有同样的防护能力
3.2 排他性的外部性				
水源改善	Kremer et al.(2011b)	肯尼亚	保护水免受土壤污染,天然泉水用水泥管道输送到地表	泉水保护减少了水源2/3的污染,减少了25%的儿童腹泻。将结构模型与基于步行意愿的估值相结合表明,私人拥有泉水会导致明显的投资不足和静态扭曲

注:阴影行代表了非随机性研究。

4. 价格和便捷性对传染病预防行为的影响

在本节,我们回顾了价格和便捷性对健康产品需求影响的证据。首先我们概述了价格和便捷性对预防和治疗非急性传染病总体需求的影响。然后我们研究了价格是否有助于这些健康投资将最受益人群作为目标的证据。在不同的产品和环境中,低廉的价格会阻碍预防方面的投资,且价格并不能有效地针对那些最有医疗保健需求的人。在接下来的几节,我们讨论了有条件现金转移和小额激励支付的影响,以及定价对一般医疗保健和治疗需求的影响的证据(第5节),并讨论了将健康作为人力资本投资模型的影响。我们还讨论了流动性约束(第7节)、行为因素(第8节)和信息匮乏(第9节)在多大程度上可能导致较低需求。

在其他条件不变的情况下,在异质代理人的人力资本投资模型中,那些从产品中获得更大健康收益的人会更愿意为此付费(除非收益与预防措施的负效用高度负相关)。部分基于这个原理,在20世纪80年代,世界银行和国际货币基金组织等组织大力推动收费,以避免资源浪费,并改善产品对需求者的针对性。调查显示穷人愿意在健康上花钱①,这一说法得到了证据的支持。

反对收费的人过去和现在都担心收费会减少对高成本效益产品的使用,并妨碍穷人获得医疗保健。② 他们指出,即使政府的政策在理论上能消灭现实中的贫困,但这种价格差异往往没有得到很好的改善。③

4.1　关于预防性和非急性医疗服务的定价与需求的证据

在4个国家进行的9项随机性试验研究了一系列成本效益高的健康产品(通常用于传染病预防)费用对需求的影响。在所有案例中,健康产品的价格都是随机提供的——某些案例在个人层面,其他案例则在诊所或学校层面。

如上所述,儿童寄生虫治疗具有很高的成本效益,可以改善儿童健康,降低学校缺勤并提高成人生活水准。国际儿童支持组织(International Child Support,简称ICS)通常要求旗下的项目实施成本分摊,但会在部分学校尝试免费发放。Kremer and Miguel(2007)对采取驱虫措施的两类学校进行了对比,一类学校免费驱虫,在另一类学校,学生家庭必须分摊部分费用。每个家庭的费用在0.4～1.3美元之间不等,这取决于该地区是仅仅有寄生虫还是既有寄生虫又有血吸虫病,后者需要的药物更贵。免费驱虫的学校,使用率为75%。④ 相比之下,家庭付费的社区使用率仅为18%。这与第2节中的简单模型是一致的,对很多人而言,只有药品免费时,用药的负效用只是抵消了驱虫收益,但要花0.4美元药费时,情况就不一样了。

由于无论家庭里有几个孩子上学,每个家庭都要支付相同的费用,所以可以评估那些孩子更多的家庭面对每个孩子价格更低时,是否更愿意支付(较少的)费用。按家庭规模划分时使用率并没有差别,这表明,即使很少的费用也足以令用户止步。由于这些费用大大地降低了需求,所以他们的收益几乎没有增加。然而,因为给学校送药的固定成本分摊到了更少的学生身上,所以收费大大增加了每个学生的管理费用。因此,在预算给定时,收费只能将覆盖面增加大约5%。考虑到家庭成本以及项目成本,用户费用使项目成本效益大大降低。

---

① 包括 Akin, Birdsall and de Feranti(1987)在内的一些最早的收费倡导者,建议对某些对价格不敏感的服务收费,由此节省的费用可以集中补贴具有正外部性的项目,否则这些项目可能会消费不足(如传染病预防)。

② 参见 Russell(1996)关于支付能力和机会成本的模型,以及对普通家庭对支付困难的反应的回顾,这一反应包括了从借贷到更严重地"廉价抛售"生产性资产(如土地)、延迟治疗再到最终放弃治疗。

③ 例如,在塞拉利昂的一项研究发现,尽管5岁以下的儿童可以免付医疗费用,但按照儿童年龄划分的医疗费用并没有区别(IRCBP,2007)。该研究还发现,尽管官方规定疫苗接种是免费的,但大约一半的家庭不得不付费让他们的孩子接受接种疫苗。

④ 很少有人会主动地拒绝治疗。然而,父母必须允许孩子接受治疗,而有些人并没有这样做。

驱虫会产生正外部性,而驱虫的私人收益也很大。驱虫药可以杀死体内已有的寄生虫,这些寄生虫不受其他人是否用药的影响,可以在人体内停留 1 年或更长时间。一项平均长达 2.4 年的驱虫项目显示其收益很大,这表明通过杀死体内已有寄生虫所获得的额外无寄生虫的时间构成了相当高的收益。据估计,在进行驱虫的学校里,未服药孩子的收益比服药孩子的收益要小,这表明治疗确实有重要的私人收益。

据估计,撒哈拉以南的非洲地区每年有 90 万人死于疟疾,其中孕妇和 5 岁以下儿童是最易受感染的人群。在那些疟疾是 5 岁以下儿童主要死因的非洲地区,提供驱虫蚊帐可将儿童总死亡率降低至 38%(D'Alessandro et al.,1995),并将产妇孕期严重贫血(此症状与早产和低出生体重相关)减少至 47%(Ter Kuile et al.,2003)。这些数据都是用治疗意向法(Intention to Treat,简称 ITT)估计的。[1] 每顶驱虫蚊帐费用 3~5 美元不等,可以提供长达 5 年的保护(WHO,2010a)。蚊帐还能通过杀死被感染的蚊子,为社区其他人提供一些防护。

Cohen and Dupas(2010)与 TAMTAM 非洲公司和肯尼亚卫生部合作,测试驱虫蚊帐需求对价格的反应。在 16 家随机选择的产前诊所,TAMTAM 为就诊的孕妇提供了驱虫蚊帐,每顶蚊帐按补贴率进行收费,价格从 0(免费分发)到 0.60 美元不等。由于每顶蚊帐成本大约 6 美元,因此,即使是最高的价格也相当于打了一折。蚊帐需求对价格高度敏感。当价格从 0 上升到 0.60 美元时,使用率下降了 60 个百分点(ITT),而这个价格仍比当时卖给肯尼亚孕妇的一般价格低 0.15 美元。

13% 的东南亚和 18% 的非洲的 5 岁以下儿童死亡是由腹泻引起的(WHO,2010b)。多项随机试验发现,饮用水氯化处理减少了腹泻率报告,Meta 分析发现在 ITT 平均减少了 29%(Arnold and Colford,2007)。稀释氯液非常便宜,每升水的处理成本不到 0.1 美分,甚至能满足最严格的成本效益评估(Ahuja et al.,2010)。然而,在撒哈拉以南的非洲地区,仅有不到 10% 的家庭使用氯化用水点(Stockman et al.,2007)。

在赞比亚和肯尼亚的研究都发现了需求价格敏感性的存在。Ashraf et al.(2010a)与国际家庭健康和人口服务协会(Family Health and Population Services Internationa)合作,测试了赞比亚氯化用水点的使用率如何随价格变化。氯液是一种廉价的氯漂白溶液,用于杀死饮用水中的病原体,是减少水传播疾病的一种产品,在赞比亚广受欢迎。一瓶氯液足够消毒 1000 升水,在挨家挨户(仅一次)访问时出售,价格从 0.06~0.16 美元不等(300~800 克瓦查)。如果受访者同意按最初报价购买,他们会得到额外折扣,最终价格从 0~700 克瓦查不等。随着价格上涨,氯液使用率下降;80% 的受访者以 300 克瓦查的价格(0.06 美元)购买氯液,只有 50% 的人以 800 克瓦查(0.17 美元)的价格购买氯液。

Kremer et al.(2011a)发现,在他们所研究的肯尼亚区域内,只有不到 10% 的家庭对水进行氯化消毒。免费提供产品时,大多数家庭都会对他们的水进行氯化消毒。当向这些家庭提供优惠券,使其能以正常零售价格的一半(约 0.30 美元)购买 1 个月的供应量时,使用率仅略高于那些必须支付全价的家庭。

---

[1] ITT 的评估将所有被分配到治疗组和对照组的人的结果进行了比较。治疗人群的治疗(the treatment on treated,简称 TOT)则对实际接受治疗的人的影响进行了评估。

鉴于幼儿腹泻的沉重负担,一种针对该问题的方法是向幼儿母亲分发氯液。Dupas et al.(2010)在报告中提到了向那些带孩子去接种诊所的母亲提供稀释氯液优惠券的效果,这些优惠券可能是供应 1 年氯液,也可能是 5 折供应 1 个月的氯液。直到孩子大约 2 岁前,都会向这些母亲提供足够多的优惠券,这些优惠券有效期为 12 个月。母亲们被告知如何以及在哪里领取优惠券,并被敦促为孩子们的用水进行消毒。3~4 个月后,在一次不事先通知的随访中,近 40％直接得到优惠券或得到当地商店可兑换优惠券的受访者对水进行了氯化处理。相比之下,那些被提供了 50％折扣用于立即购买 1 个月氯液的人们的使用水中只有不到 15％含有可检测的氯。另一组的母亲们只有 1 个月免费机会,在定期随访中,优惠券使用率略高于 20％。正如下文所述,优惠券兑换率随着时间推移而下降。

最近由 Curtis and Cairncross(2003)和 WHO(2002)进行的多元分析发现,经常用肥皂洗手可以将腹泻风险平均降低 42％~47％。Spears(2010)测算了印度的肥皂需求如何随价格变化。向个人提供的肥皂价格从 3~15 卢比不等。当价格为 3 卢比时,肥皂的使用率平均为 84％,价格为 15 卢比时则为 30％。相对于该地区购买肥皂的价格,尽管价格为 15 卢比时折扣很大(根据位置不同,相对于市场价格的折扣在 33％~42％),但价格较高时使用率低的现象仍然存在。要注意,虽然肥皂确实对健康有重要影响,而且肥皂需求对价格的高度敏感性与其他健康预防产品相似,但这一发现的政策含义并不像其他研究那样直接,因为高额补贴的肥皂很有可能被用于非健康目的。

图 4.2(J-PAL,2010)显示了这些定价研究的结果,可以看出不同价格(以美元计算)下的使用率。图 4.2 展示了在不同国家这些不同健康产品需求曲线斜率惊人地相似。从人力

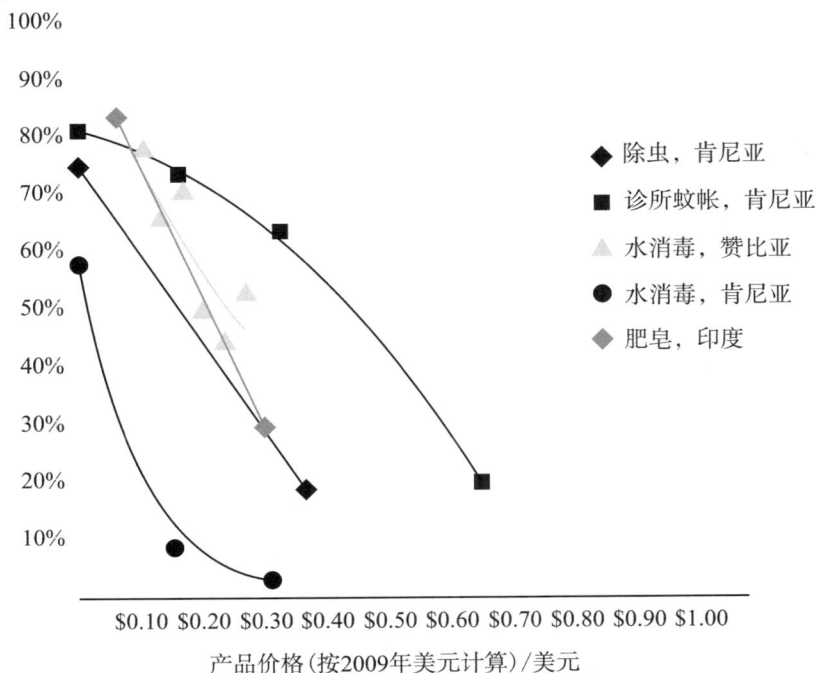

图 4.2　基于价格的医疗保健产品需求
数据来源:www.povertyactionlab.org。

资本模型的角度看似乎很奇怪,如此大规模的人口都经历了成本和收益之间的分界点,而如此大范围的商品收益差别却很大。然而,肥皂和驱虫药的需求曲线斜率几乎和蚊帐的需求曲线一样陡峭,尽管它们是差别很大的产品,在迥然不同的时间范围内运作,市场价格也各不相同。例如,就驱虫蚊帐而言,其费用仅占市场价格的很小一部分。

上述讨论的所有研究都检验了预防或治疗慢性病的高成本效益技术需求的价格反应。正如第2节所讨论的,在人力资本模型下,价格为零并没有什么特别之处。虽然在价格接近于零的情况下价格的微小变化会引起需求发生较大变化,但这需要在此价格水平上有大量的人处于一项技术成本和收益之间的关键决策点。对于许多不同的人和技术,这个关键决策点几乎不太可能处于相同的位置。对这些结果可用第8.1节所讨论的现时偏向给出更合理的解释。

4.2 距离、便捷性和使用率

在一个市场充分运作的模型下,时间按边际工资率计算,购买或接受医疗保健服务的路程对利用率会产生类似于用户费用的影响。因此,如果利用率随价格下降,我们就可以预计利用率也会随着路程以同等比例下降。如果正如交通经济学中的经典假设一样,工作比花时间出行带来更大的负效用,出行时间的效率工资率可能会更低。在人力资本模型中,利用率不应该随时间下降(除非人们意识到这项技术没有他们想象的那么有效),也不应该随着时间的推移对距离变得更加敏感。最后,在一个既有流动性约束又赚取收入机会不稳定的世界里(在这个世界里,人们无法将每一个边际时间都转化为额外收入),人们可能更多地受到流动性约束,而不是时间约束。这表明,与同等价格相比,随着距离的增加,利用率下降的幅度会更小。

许多研究直接或间接测算了成本效益高的健康投资利用率对距离的敏感程度,尽管并非所有研究都明确随机确定了健康或健康预防项目机构的位置。大多数研究发现,利用率对距离很敏感。根据成本效益分析的指标,人们似乎在时间和货币两方面都对疾病预防投资不足。

每年都有数百万人接受艾滋病毒检测和咨询。在没有即时检测的地方,多达66%的受试者拿不到他们的检测结果(Thornton,2008)。这里有很多潜在原因——包括得知艾滋病毒阳性时的心理成本。但是Rebecca Thornton(2008)在马拉维的一项研究表明,价格和距离可以解释大部分观察到的行为。作为艾滋病流行病学的更大规模研究的一部分,医务人员挨家挨户上门提供艾滋病毒(以及性传播感染或STIs)的免费检测。在检测点收集并处理艾滋病(以及性病、尿液)的化验标本。鼓励个人在自愿咨询和治疗中心取出他们的检测结果。这些自愿咨询和治疗(voluntary counseling and treatment,简称VCT)中心的选址是随机确定的,造成了人们为取结果而赶到中心的距离的随机变化。居住地距离VCT中心每超过1.5公里,参与度就降低6%。与获知艾滋病毒状况的潜在心理成本相比,1.5公里的步行里程似乎并不算太多。就像定价结果一样,如果大多数人的收益和成本的均衡正好落在一个点上,在这个点上收益成本间的差额会有一小段距离,那将令人惊讶。相比之下,同一项研究报告显示,接受检测的激励每下降1美元,则接受检测的人数就会下降9.1个百分点。比较价格和距离的反应表明,每增加1公里价值为0.274美元。换句话说,假设一个人1小时至少可以步行4公里,每小时步行的隐含工资率超过每天的平均工资(1美元)。相对于货币而言,便捷性会有如此大的影响,这一发现令人惊讶。

如前所述,Kremer et al.(2011b)对肯尼亚农村的一个项目进行了评估,该项目通过增加一根管道将泉水带到地表,并在水源周围铺上简单的混凝土基座,从而改善了天然水源的水质。作者发现,人们愿意走更远去一个受保护的水源中取水。然而,他们又不愿意走得太远。平均来说,人们只愿意多走3.5分钟(额外的往返时间成本)去改良水源取水。在某种额外假设条件下,这意味着人们愿意每生存年支付大约23.68美元的储蓄(DALY值的变种)。这可能是因为人们对生命价值(尤其是低龄儿童的生命)或者行为因素(如现时偏向或有限注意力)的较低评价在起作用,导致在概念上很难估计出对生命价值支付意愿的一致性指标。

由印度非政府组织塞瓦曼达(Seva Mandir)运营并由Banerjee et al.(2010a)评估的一个项目向拉贾斯坦邦农村的当地磨坊(沙基)提供了铁强化预混料(即富强面粉)。在一次村庄会议上,社区民众被告知该地区贫血患病率很高,如果他们签署了该项目,他们可以在去社区的某些磨坊磨面粉时添加少量铁粉剂。起初,该项目的接受度呈上升趋势然后急剧下降——这种模式在健康促进运动中并不少见。接受度很高时,个人自述感觉更强壮、更健康。对于那些距离最近不添加铁粉剂的磨坊和那些距离添加铁粉剂的磨坊1.5公里以上的人来说,接受度下降尤为明显。

相比之下,同一地区同样由塞瓦曼达运营的另一个项目显示,相对较小的激励措施就足以诱导人们跑5公里的路给孩子接种疫苗(Banerjee et al.,2010b)。如果对距离造成快速下降的解释是时间成本太高,那么我们就不会期望看到对微小激励有较大的积极反应。在下面第5节我们讨论了这一结果以及其他内容,能证明激励在促进积极健康行为方面的影响力。

考虑到便捷性的重要程度以及个人并不擅长疾病预防投资,生物强化作物为促进健康提供了一种充满希望的途径,不必依赖消费者定期服用补充剂或依赖公共卫生基础设施来提供这种补充剂。举例来说,许多作物改造后含有更高的维生素A。又例如,对生物强化甘薯分布的随机评估发现它大大增加了维生素A的摄入量(Hotz et al.,2010)。

4.3 定价和目标定位

人力资本模型有一个预测,即给定其他条件不变,从产品中获得健康收益最多的人愿意支付更多费用。这意味着收取少量费用有助于将受补贴的健康产品精准提供给那些对健康影响最大的人群。另外,那些从健康产品中获益最多的人可能特别穷,支付能力最差,在这种情况下,收费可能会降低产品的有效目标定位。上文讨论的研究考察了价格对产品目标定位的影响。

　　总体上,没有什么证据可以表明那些健康收益更高的人会更乐于付费,这与第 2 节里模型的预测相反。Kremer and Miguel(2007)发现,没有任何证据可以表明携带大量寄生虫的儿童的父母会更有可能支付驱虫治疗费用。如上所述,孕妇感染疟疾会导致贫血,对孕妇本身及其孩子的健康可能会产生潜在的负面影响。但是 Cohen and Dupas(2010)发现贫血女性并没有比不贫血的女性更加愿意购买蚊帐。Ashraf et al.(2010a)和 Kremer et al.(2011a)发现,有低龄儿童(最有可能死于腹泻)的家庭不太可能为氯化处理水支付更高价格。Kremer et al.(2011b)发现 5 岁以下孩子较多的家庭不太愿意步行去更远,但却受保护的水源,在有年幼孩子的家庭里,女性的跋涉成本显然更高。如第 7 节所述,Hoffmann et al.(2009)研究乌干达的蚊帐时,也发现没有证据支撑收费会有助于资源定位这一观点。

　　参见表 4.2。

表 4.2　价格和便捷性对传染病预防行为的影响

技术	文献	国家	检测项目	研究结果
4.1　关于预防性和非急性医疗服务的定价与需求的证据				
驱虫治疗(成本分摊)	Kremer and Miguel(2007)	肯尼亚	免费治疗 vs. 小额免费驱虫治疗	
驱虫蚊帐(产前诊所)	Cohen and Dupas(2010)	肯尼亚	对产前诊所就诊的孕妇免费或按高补贴价格提供驱虫蚊帐	当价格从 0 上升到 0.60 美元时,使用率下降了 60 个百分点。收费不会减少那些不愿意使用者的产品浪费,也不会将产品定位于那些需要更多产品的女性。60%的蚊帐用于随访
加氯水处理	Ashraf et al.(2010a)	赞比亚	挨家挨户以不同的价格出售瓶装消毒剂。一旦这户家庭同意以初始报价购买,就给予额外折扣	价格从 0.06 美元上涨到 0.17 美元时,使用率下降了 30 个百分点以上
加氯水处理	Kremer et al.(2011a)	肯尼亚	一套随机实验测试了独立包装的氯液在免费或低价时的使用情况。当地推广人员鼓励使用氯	免费时大多数家庭对水进行了氯化处理。价格为市场价格时使用率小于 10%,有 50%的折扣时使用率仅略有提高
加氯水处理	Dupas et al.(2010)	肯尼亚	为带孩子去接种诊所的母亲提供 12 个月的稀释氯液的优惠券	在那些被提供 50%折扣的人当中,在他们的水中仅有不到 15%可检测到氯,相比之下,那些免费供应的人有 40%
肥皂	Spears(2010)	印度	以不同的折扣价出售肥皂,即便价格最高时折扣也很大。为随机小组设计一些问题,回答需要思考货币的价值	随着价格从 3 卢比上涨到 15 卢比,肥皂的消耗量从 84%下降到 30%。询问货币价值令个人对价格稍微不敏感
4.2　距离、便捷性和使用率				
HIV 测试	Thornton(2008)	马拉维	挨家挨户提供免费 HIV 测试,并根据到中心的距离随机取测试结果。取结果时随机提供不同面额的代金券	住在距离测试中心每超过 1.5 公里,参与度就降低 6%

续　表

技术	文献	国家	检测项目	研究结果
水源改善	Kremer et al.（2011b）	肯尼亚	为了保护水不受地面污染,天然泉水用混凝土管道输送到地表。测量水源选择	个人只愿意多走 3.5 分钟从改良水源取水
铁强化面粉	Banerjee et al.（2010a）	印度	给当地磨坊添加铁强化预混料以防止贫血	起初这个项目的接受率有所上升,但后来又有所下降。对于离家最近的磨坊不添加铁粉剂的家庭来说,接受度下降尤为明显
鼓励注射疫苗	Banerjee et al.（2010b）	印度	定期在村庄举办接种疫苗。在社区的子样本中,每次接种会给 1 公斤扁豆,在孩子完成全面接种疫苗后,会给父母一套金属盘	相对来说,较小的激励就足以诱导人们穿过 5 公里让他们的孩子接种疫苗
4.3　定价和目标定位				
驱虫治疗（成本分摊）	Kremer and Miguel（2007）	肯尼亚	免费治疗 vs. 小额免费驱虫治疗	收费并不是针对病重学生的治疗。如果孩子们认识已引入驱虫治疗的学校的学生,他们就更不愿意服用驱虫药
驱虫蚊帐（产前诊所）	Cohen and Dupas（2010）	肯尼亚	对产前诊所就诊的孕妇免费或按高补贴价格提供驱虫蚊帐	当价格从 0 上升到 0.60 美元时,使用率下降了 60 个百分点。收费不会减少那些不愿意使用者的产品浪费,也不会将产品定位于那些需要更多产品的女性。
加氯水处理	Ashraf et al.（2010a）	赞比亚	挨家挨户以不同的价格出售瓶装消毒剂。一旦这户家庭同意以初始报价购买,就给予额外折扣	有高危子女的家庭不会愿意付出更高的价格。更有可能使用该产品的家庭有意愿支付更高价格
加氯水处理	Kremer et al.（2011a）	肯尼亚	一套随机实验测试了独立包装的氯液在免费或低价时的使用情况。当地推广人员鼓励使用氯	有幼童的家庭不太愿意为氯化处理付费
水源改善	Kremer et al.（2011b）	肯尼亚	为了保护水不受地面污染,天然泉水用混凝土管道输送到地表	有小孩的人不再愿意步行去受保护的水源取水
驱虫蚊帐（实物或现金）	Hoffmann et al.（2009）	乌干达	向当地居民免费发放驱虫蚊帐或足够的钱令其购买	有高危儿童的家庭愿意少花钱买蚊帐,但不太可能出售其免费获得的蚊帐

5.　激励

本节回顾了越来越多的证据:为人们提供外部激励,会鼓励人们利用健康与教育项目。墨西哥首创了有条件现金转移(conditional cash transfer,简称 CCT)项目,目前已经在全球许多国家实施。小额激励在促进健康寻求行为方面也显示出了有效性,包括 Banerjee et al. (2010b)用成袋扁豆激励接种疫苗行为。第5.1节讨论了 CCT,第5.2节则讨论了较小的非货币性激励。

5.1 有条件现金转移项目

人力资本模型表明,有条件的现金转移可以通过收入效应和附加条件影响健康。更高的收入会让家庭有可能增加健康营养、水和卫生方面的支出。许多项目将转移支付与儿童定期健康检查和接种疫苗挂钩。上面讨论的模型没有涉及其他渠道。许多项目与入学或学校出勤挂钩,通过学校教育创造了一个潜在的健康渠道。更高、更安全的收入可以减少压力。关于这些项目已经有许多随机研究,其中一些研究试图对影响渠道进行分类。这里我们简要概述了健康影响的证据。

墨西哥的教育、健康和营养方案(Programa de Education, Saludy, Alimentacion, 简称 PROGRESA)为接受教育和医疗保健服务提供了激励。1998年该方案在墨西哥中部和南部的农村实施。如果受益家庭参与某些健康和营养相关活动,如产前护理、接种疫苗、营养监测和补充,该方案向这些家庭支付的现金补助相当于他们平均家庭收入的1/3。

设计者分阶段实施该项目,以便进行严格的评估。根据行政和人口普查数据,他们确定了大约500个被认为是最贫穷和最不可能实现经济增长的农村地区,并在前两年将该项目随机分配给其中2/3的地区。到第三年,剩下的1/3被逐步纳入该项目。

PROGRESA 引领了健康寻求行为的改变,并改善了儿童的健康结果。正是由于该计划的实施(Gertler and Boyce, 2001),实施区域内的公共卫生诊所每天接待两次或更多次的问诊(增加了18.2%)。考虑到 PROGRESA 受益者仅占诊所服务区家庭数量的1/3,因此如果所有增长都归因于受益者,那么对照组的接诊量增加了60%。

与对照组的儿童相比,在前4周,接受有条件现金转移的3岁以下儿童报告发病率降低了22.3%(ITT)。低龄儿童接触该计划24个月,报告发病率降低了39.5%,这表明该项目产生了累积的健康收益。儿童身高增长1厘米左右,用于表示贫血的血红蛋白水平降低了25.5%(Gertler, 2004)。该项目还改善了教育结果,平均入学率提高了0.66年(Schultz, 2004)。

在某种程度上,墨西哥政府基于随机评估提供的关于项目影响的证据,将该项目扩大到覆盖墨西哥其他地区的贫困农村和城市家庭,近30个其他国家也制定了类似的有条件现金转移项目(The Brookings Institution, 2006)。[①] 到2006年,有500万个家庭(相当于墨西哥人口的1/4)参与了这个项目,即现在人们所称的"机会项目"(WHO, 2006)。其他国家也建立了类似的项目,包括巴西(奖学金,Bolsa Escola,现在是家庭奖学金,Bolsa Familia)、厄瓜多尔(人类发展奖金,Bono de Desarrollo Humano,简称 BDH)、洪都拉斯(家庭配置项目,Programa de Asignacion Familiar,简称 PRAF)和尼加拉瓜(社会保险网络,Red de Proteccion Social,简称

---

① 参见 Parker et al.(2006)对城市"机会项目"的评估。

RPS)。

　　在之后的这些有条件现金转移项目中,有的项目也经过了随机或准实验性评估。Fiszbein and Schady(2009)对这些评估进行了讨论和总结。[①] 他们认为,在其他情境中,PROGRESA 对儿童身高和血红蛋白的影响无法全部被复制。虽然有些研究发现现金转移对这些结果有重大影响,但其他研究发现,有条件现金转移并没有产生影响,甚至连负面影响都没有。母亲们报告的有条件现金转移对儿童健康的影响也各不相同(各研究对学校出勤率的影响更加一致)。

　　Fiszbein and Schady(2009)的回顾不包括最近一系列关于在马拉维对女童们进行现金转移的随机评估报告,该报告通过将转移支付是否附加条件进行了随机处理,旨在梳理 CCTs 的影响渠道(Baird et al., 2010, 2011b,2011c)。[②] 这些回顾不包含最近一份非随机论文(de Brauw and Peterman, 2011),这篇文献对萨尔瓦多共和国的 CCT 进行了分析,发现现金转移支付对出生时的健康结果有积极影响,但对产前和产后的健康寻求行为均未产生影响。

　　马拉维的结果表明,有条件现金转移(CCTs)比无条件现金转移支付(UCTs)更有效地提高了入学率。然而,(在马拉维特定背景下)无条件现金转移支付在减少青少年早孕方面更加有效。CCTs 和 UCTs 可以通过以下几个机理减少性行为:教学条件可以提高入学率,在其他地方人们已经发现这一点可以减少婚姻和性行为;转移支付带来的收入效应有可能推迟结婚,提高受教育程度,和(或)减少与"甜心老爹"进行性交易的必要。研究结果表明,CCT 主要通过提高学校教育间接影响性行为,而无条件转移支付的影响几乎完全通过直接渠道起作用(对学校教育几乎没有影响)。总体上,UCT 将青少年结婚率从 18% 降低到了 10%。CCT 对婚姻的总体影响与零相差无几(尽管系数为负)。然而,仅就观测在基线水平上辍学的女孩亚组(即受教育影响最严重的群体),我们会发现这一项目对婚姻和性行为产生了影响。在这个群体中,CCT 使结婚率下降了 11 个百分点,怀孕率下降了 5 个百分点。作者得出结论:在推迟结婚和怀孕方面,CCTs 或 UCTs 是否更有效取决于它们对学校教育的影响程度,以及在特定背景下学校教育、收入、婚姻和怀孕决策之间的联系。

　　Baird et al.(2011b)表明,接受无条件现金转移可使青春期女孩在一份健康调查问卷中报告与轻度精神障碍相关症状的比例降低 38%。[③] 然而,一旦停止现金转移,对健康的有益影响就会消失。此外,尽管统计学上效果很显著,接受有条件现金转移的人的结果改善却要低得多——只有 17%。作者发现,以女孩上学为条件对父母现金转移得越多,心理健康收益就越低(这表明过多地依赖条件会带来压力)。有趣的是,对于那些在项目开始时就处于辍学状态的女孩来说,她们在心理健康方面并未得到改善,尽管她们中的许多人因为该项目而重返校园。作者对此现象一个可能的解释是,重返校园可能会有压力(重返校园的辍学者们自述睡眠和闲暇时间减少)。

---

① 又见 Parker et al.(2007)对有条件现金转移的回顾。
② 转移支付额也是随机的,与转移支付给女孩和其父母的比例相同。父母收到的金额在社区一级是随机的,而对女孩的转移支付在社区内也是随机的。
③ 在校女生中的对照组的随访率为 37%,在辍学者中为 45%。进行测量时使用了一套标准问题,用于筛查潜在的精神障碍。

与学校出勤挂钩的激励会对健康有积极的影响——包括推迟危险的性行为,这一研究结果在其他研究中也有发现,如 Duflo et al.(2011a),分析了向女孩们提供免费校服的影响。第 9 节将讨论这些关于学校出勤率和健康的结果。

5.2 小额激励项目

在人力资本模型和若干行为模型下,激励措施将改变对健康的投资。有条件现金转移是在父母需要权衡送孩子上学还是带他们去诊所的成本和收益的假设下设计的。转移金额旨在抵消童工可能赚取的收入。由于目的是减少贫困,向穷人转移大量资金本身就是一个目标。许多研究已经测试了小额激励对接受健康产品和服务的影响。

上文中我们讨论了 Thornton(2008)关于获取 HIV 检测结果如何随着距离马拉维 VCT 中心的远近而变化的研究结论。这篇论文还分析了消费者关于检测结果的需求对小额激励的敏感程度。根据该项目,护士挨家挨户提供免费的艾滋病毒检测并随机发放面额在 0~3 美元的代金券,只要在 VCT 中心领取检测结果,就可以兑现这些代金券。平均而言,收到任意面额代金券的受访者前往 VCT 中心领取 HIV 测试结果的概率是没有收到激励的受访者的两倍。虽然平均奖励仅值一天工资。但即使是最小的面额(大约相当于一天工资的 1/10)也会使参与率大增。相对于了解自己的艾滋病状况的成本收益(例如结果呈阳性的污名、接受治疗的好处),这些激励微不足道。行为变化的影响程度更符合行为的拖延症模型(也就是说,与其说是影响了关于是否要领取结果的决策,不如说激励抵消了当天领取结果的相关成本)。

Banerjee et al.(2010b)发现了对小额激励的类似强烈反应。在拉贾斯坦邦农村开展活动的塞瓦曼达(Seva Mandir)推出了一项旨在提高接种疫苗率的项目——刚开始,5 岁以下人口的接种率仅为 3%。在一些(随机选择的)社区,定期举办接种疫苗营地(以解决卫生工作者缺勤的问题,见第 11 节)。在这些社区的一个子样本中,为那些带孩子接种疫苗的家庭提供了激励措施。激励措施包括每次接种会得到 1 公斤扁豆,完成整个免疫计划时则会得到一套金属盘。在有激励营地的社区,完全免疫率达到 39%,相比之下,对照社区为 6%,只有常规营地但没有激励的社区为 18%。有趣的是,常规营地只要提高接受至少一次注射的儿童比例,其比例就足以与激励营地比例持平(分别为 78% 和 74%)。激励措施在鼓励家庭坚持实现全面免疫(五针加口服脊髓灰质炎疫苗)方面特别有效。无激励措施营地的免疫率与对照社区的免疫率没有显著差异,这表明这种激励对于让家庭克服去营地的不便特别有效。免疫营地附近小村庄的接种疫苗率也很高,这表明人们愿意步行以便从激励中受益。几公里以内的小村庄的接种疫苗率是控制社区的 3 倍。

最后,在第 5.1 节(Baird et al., 2011c)中讨论的马拉维 CCT 项目中,现金转移的规模随机发生变化,在统计学意义上,最小金额的现金转移产生的效果与平均现金转移水平难以区分。

参见表 4.3。

表 4.3　激励效果

技术	文献	国家	检测项目	结论
5.1　有条件现金转移项目				
附带条件的现金转移支付（PROGRESA）	Gertler and Boyce（2001） Gertler（2004） Schultz（2004）	墨西哥	根据居民利用特定医疗保健服务和教育项目给以现金转移支付	就诊增加了 18.2％，3 岁以下儿童上报的患病率降低了 22.3％。平均就学时间增加了 0.66 年
附带条件的现金转移支付	Fiszbein and Schady（2009）	多个国家	由多项研究提出的对 CCTs 健康影响的回顾	混合性结论，有的文章发现有健康效应，有的则没有发现
附带条件的现金转移支付（ZCTP）	Baird et al.（2010） Baird et al.（2011b） Baird et al.（2011c）	马拉维	女孩随机提供无条件现金转移（UCT）或以上学为条件的现金转移（CCT）	CCT 比 UCT 能更有效地降低辍学率。与 CCT 相比，UCT 显著降低了青少年怀孕率和结婚率，这是转移支付对辍学女孩的影响
HIV 检测，免费校服	Dupas（2011a）	肯尼亚	对资助入学（校服免费）与向学生提供关于危险性行为和艾滋病信息相结合的情况进行评估	在 3 年内，获得免费校服的女孩辍学率降低了 3.2 个百分点，怀孕率下降了 2.6 个百分点。将免费校服与 HIV 信息捆绑在一起可以降低感染艾滋病毒的风险，但是艾滋病毒课程本身对艾滋病毒感染或早孕没有影响
5.2　小额激励项目				
HIV 检测	Thornton（2008）	马拉维	挨家挨户提供免费 HIV 测试，并根据到中心的距离随机取测试结果。取结果时随机提供不同面额的代金券	收到任何现金价值凭证，获得测试结果的可能性增加了一倍
免疫激励	Banerjee et al.（2010b）	印度	在村庄建有常规免疫营地。在社区的二次抽样中，每次接种会提供 1 公斤扁豆，当孩子完成全面接种疫苗后，向父母提供一套金属盘	在有激励措施的营地服务的社区中，39％ 的 1～3 岁儿童完全免疫，相比之下，在有常规营地的社区只有 18％，无营地的社区为 6％
附带条件的现金转移支付（ZCTP）	Baird et al.（2011c）	马拉维	女孩随机提供无条件现金转移（UCT）或以上学为条件的现金转移（CCT）	CCT 下的最低支付在降低辍学率方面与 CCT 下的平均效果一样有效

6. 消费者行为、急救治疗和保险

　　第 2 节讨论的人力资本模型表明，消费者的治疗决策应该反映出与其预防决策类似的成本效益阈值。模型还建议消费者应该接受防范健康冲击的精算公平保险，尽管道德风险和逆向选择可能会限制市场范围。

现时偏见模型表明预防和治疗慢性病的成本效益阈值会超过急救治疗。在这些模型下,人们会发现预防和治疗慢性疾病的需求对价格高度敏感,但对急救治疗的价格敏感性要低得多。这样的模型也可能表明,许多人可能不会为了明年才能获得的收益购买一份眼下马上需要支出的合同。

在开始讨论关于急救或一般健康保险(无论是私人保险还是政府资助的社会保险)的随机评估证据之前,有必要先陈述一些发展中国家私人健康的背景。

穷人经常在医疗保健上开销甚多,并承受着健康冲击的巨大风险。例如,在孟加拉国、中国、印度、尼泊尔和越南的调查表明,在所有家庭中,至少10%的家庭用于医疗保健的自付费用超出家庭食品费用的1/4(van Doorslaer et al.,2006a,2006b)。在大多数研究中,费用都是非常陡峭的,在任何时候,都是一小部分人口占用了大部分总费用。虽然数据没有区分急性费用和预防性费用,但是这些家庭不太可能将这些钱花在上文讨论的廉价预防产品上。

非实验性研究表明,健康冲击通过减少收入、增加健康成本和抑制非健康消费而产生长期影响[(Gertler and Gruber,2002)对印度尼西亚的研究;(Wagstaff and van Doorslaer,2003;Wagstaff,2007)对越南的研究]。家庭通常只能部分地为自己投保以防范财务风险。Over(2009)估计,即使是在南亚,艾滋病毒感染率远低于非洲南部和东部,艾滋病毒携带者也会因为治疗费用和收入损失,而使贫困率增加3%。

6.1 消费者行为和急救治疗

消费者往往缺乏关于医疗保健对健康影响的信息,而且他们在医疗保健上的大部分支出似乎并没有有效地促进健康的改善(正如我们在下面关于健康供给的章节中更详细讨论的那样)。然而,在其他领域,可能还存在急救情况下的支出不足。

降低门诊价格对健康影响的证据有限,我们的证据好坏参半。至少有一个例子似乎表明,总医疗保健费用导致了对健康的次优投资,但尚不清楚其运行机理,如下文所述,在其他情况下,降低医疗保健费用的社会保险项目并没有提高利用率或改善健康状况。我们将在下一小节中讨论这些结果。

在印度尼西亚,政府面临着免费医疗服务带来的医疗保健费用急剧上升的局面,因而决定(与研究人员合作)测算如果允许各地区向当地诊所收取用户费用会发生什么情况(Dow et al.,2003)。(从可能符合条件的数据池中)随机选择了5个处理区和6个对照区。处理区的价格平均上涨了145%,对照区上涨了25%(尽管处理区在价格上涨方面存在异质性)。研究人员跟踪了自述和客观测量的健康结果以及劳动力参工率。两年后,他们发现在实行收费的地区,自述总体健康情况有所改善。然而,自述症状并未随着费用的增加而改善,在处理组中,简单日常任务的执行能力(主要是在健康状况较差的人群中发现变化的一个指标)更差(仅对男性有显著影响)。作者认为,他们的证据与自述健康状况中的报告偏差是一致的——与医务人员接触越多可能会令人们对健康问题认知更少,就更不愿意报告健康问题。事实上,作者甚至发现了劳动力的影响,在收费的地区,女性劳动力参工率较低,男性的工资也较低。这些影响幅度很大（女性劳动力参工率降低 7.3％，男性工资降低了 15％），但是估计非常不准确（因为地区样本量太少）。不幸的是，作者没有提供太多信息让人们了解这种影响发挥作用的潜在机理，尤其是费用是否会减少就诊次数、减少长期治疗用药或减少预防性就诊。由于这项研究只关注对成年人的影响，且主要聚焦于 40 多岁的成年人，所以减少预防措施不太可能是主要原因。① 从表面上来看，似乎有证据表明，医疗保健系统的总费用可能会阻碍有效的健康投资。然而，下面将要讨论的一项墨西哥的研究并未发现有证据表明在有保险的情况下利用率的变动能抵消价格。

有一项研究（Cohen et al., 2011）着眼于抗疟疾治疗的价格敏感性。在这项研究中，消费者得到了可在最近的药店兑换抗疟药物的优惠券。将幼儿抗疟疾治疗疗程的价格提高250％，从 0.3 美元提高到 1.5 美元，并没有减少购买治疗的家庭比重（约 32％）。价格更高时，需求的确会下降（只有 4％的家庭以 3 美元的价格购买治疗）。

考虑到这一领域的重要性和现有研究不足，进一步研究的时机似乎已经成熟。

6.2　保险

第 2 节中讨论的模型意味着，消费者将借助保险以补偿其治疗费用和因疾病损失的工资。健康保险还可以使家庭免受减少其他生产性投资的风险，例如儿童教育投资。

如下文中将要详细讨论的，保险计划也可以被设置为只覆盖合格医疗保健机构，并设置医疗质量标准，这一点非常重要，尤其在消费者不具备足够信息来区分健康投资、产品或医疗保健机构好坏的情况下。

然而，健康保险自身并非没有问题。关于发达国家健康系统的大量文献研究了保险系统的激励问题（Zweifel and Manning, 2000）。如果患者和医疗保健服务提供者面临完全的边际成本，他们可能会有动机去消费更多的医疗保健服务，或者在预防疾病方面减少投入。保险供应商采取各种监控措施来防止这种情况。尤其是当多个供应商之间存在竞争时，供应商可能会有动机对健康客户实施挑选或撇脂策略，从而将成本从供应商身上转嫁给社会其他部门。对于将社会健康保险作为一种健康融资工具的方方面面的讨论，我们推荐读者参阅 Wagstaff（2010）。

发展中国家对健康保险的接受度和利用率通常很低。② 标准模型表明，道德风险、逆向选择和向穷人提供保险的高额管理成本等因素会限制保险供应商提供金额的意愿，从而提高了消费者的费用。然而，即使是保险的补贴很高，接受率似乎也很低，这为第 2 节中的人力资本模型带来了一个难题，该模型建议人们购买精算公平保险。例如，当印度小额信贷组织SKS 尝试在其信贷计划中加入强制性医疗保险时，小额信贷的需求下降了（Banerjee et al., 2011）。印度政府的《住院医疗保险法案》（*Rashtriya Swastriya Bima Yojna*，简称 RSBY）为贫困线以下的人们提供高额补贴的住院治疗保险。消费者只需支付 30 卢比（0.67 美元）的注册

---

① 大部分主要预防产品，如疫苗、驱虫蚊帐和清洁用水，对幼儿尤其重要。
② 许多种保险利用率都很低。例如，参见 Giné et al.（2008）关于印度降雨保险的研究。

费,政府就提供每人 750 卢比(16.5 美元)的补贴。Rajasekhar et al.(2011)发现,在卡纳塔克邦,该项目启动 2 年后,只有 68% 符合条件的人注册。

低利用率是另一个难题。注册 6 个月后,只有 0.4% 的注册家庭使用该卡获得治疗。考虑到许多贫困家庭可能存在大量需要住院治疗的健康问题,所以这些利用率数据似乎太低。作者认为,造成不完全接受和低利用率的原因部分是由于项目执行不力。保险公司可能没有足够的激励措施来鼓励该项目的利用。

Thornton et al.(2010)发现,在尼加拉瓜,只有 20% 的合格供应商参加了非正规部门工人的自愿健康保险计划,一年后仅有不到 10% 的供应商还在册。虽然参保导致了较低的自付费用,但是保险并没有显著提高医疗保健的利用率,而且对于参加保险计划的个人来说,获得的医疗保健质量似乎并没有提高。

墨西哥最近完成了一项对引入的社会健康保险的重大随机评估(King et al., 2009)。在尼日利亚和印度,也正在进行健康保险的研究。

2003 年墨西哥启动了全民保险,该方案为 5000 万墨西哥人提供由政府资助的健康保险,旨在提高医疗保健资源利用率,减少灾难性的健康支出。该研究设计谋求有效地加快引入全民保险,用一年时间在随机选择的治疗人群中发起一场运动,告知那些自动注册的人该项目的存在,鼓励那些没有自动注册的、符合条件的家庭注册,并支持诊所为该项目做准备。治疗人群与该项目的关联度较高(44% 对 7%)。项目成功地减少了灾难性支付——医疗保健支出占扣除生活费用外收入 30% 的家庭从 8.4% 下降到了 6.5%。门诊、住院或预防药物的使用率没有增加,尽管 10 个月的研究周期(在该项目在各地推广之前)太短。控制基线水平后,对自述健康状况没有显著影响(ITT)。

在中国,政府在 20 世纪 90 年代采取了一项试点保险计划,通过随机分配不同的共付率测试保险增加利用率和成本的程度(Cretin et al., 2006),与在美国进行的健康保险实验模型非常相似(Manning et al., 1987)。[①] 不同社区为门诊和住院病人的就诊提供了不同共保率的计划(保险费根据预测的使用量和费用确定,并且在不同地点之间以非实验性的方式变化)。共计有 25 个社区被纳入实验,主要结果是健康支出。一年后,共保率发生了变化。举例来说,一个在第一年面临 70% 的门诊费用和 40% 的住院费用共同保险的村庄,第二年将面临 40% 的门诊费用和 70% 的住院费用的共同保险。虽然这种跨年共保率的变动让研究人员剔除了固定的社区效应,但它确实引起了人们的关注,即家庭对共保率变化的反应是否与对费率水平的反应不同。这项研究无法观察对健康结果的长期影响。作者认为引入健康保险增加了健康支出。住院费用的治疗系数低于门诊费用(表明门诊费用可能对价格更敏感),但是估值(尤其是住院费用)非常杂乱,无法排除二者的影响因素相同的可能。不幸的是,由于这项研究设计的主要目的是评估保险是否会增加费用,以及政府是否能负担得起医疗保险,因此它没有研究增加的支出是来自改善了健康的保险,还是由于增加对成本效益高的医疗

---

① 中美两项研究都是由兰德公司进行的。

保健资源的利用。[①]

我们需要更好的证据来证明一般门诊需求,特别是急救需求的敏感性。本节中的一些研究表明,需求(至少是对门诊的需求)可能对价格敏感。在其他情况下,价格敏感度似乎较低。一般来说,降低诊所费用对健康的影响不仅取决于诊所就诊需求的价格敏感性,还取决于诊所就诊对健康的影响。正如下面第 11 节所讨论的,发展中国家诊所提供的医疗保健质量令人相当担忧。

参见表 4.4。

表 4.4　消费者行为、急救与保险

技术	文献	国家	检测项目	结论
6.1　消费者行为和急救治疗				
门诊费用	Dow et al.(2003)	印度尼西亚	公共医疗服务价格的外源性上涨,基于政府随机允许某些地区诊所收费。治疗区域的价格平均上涨了 145%,控制区上涨了 25%	在引入费用的区域,总体自述健康状况改善;但是收费后其他更客观的指标恶化,简单日常任务的执行能力下降
抗疟疾治疗	Cohen et al.(2011)	肯尼亚	向消费者提供外部大小不同的补贴抗疟药物优惠券,可在最近的药店兑换	将幼儿抗疟疾治疗疗程的价格从 0.3 美元提高到 1.5 美元,并没有减少购买治疗的家庭比重(约 32%)。价格更高时,需求下降(价格为 3 美元时 4% 的家庭购买治疗)
6.2　保险				
健康保险 (RSBY)	Rajasekhar et al.(2011)	印度	RSBY 项目为贫困线以下的人提供了高额的住院医疗保险补贴	项目启动 2 年后,68% 符合条件的人登记,在登记后的 6 个月,0.4% 的已登记家庭利用保险卡获得治疗
保险 (非正式员工)	Thornton et al.(2010)	尼加拉瓜	利用小额金融机构作为交付代理,向非正规部门工人提供自愿医疗保险计划	最初的利用率仅为 20%。最初加入保险计划的医疗机构中,一年后仍然加入的不到 10%
健康保险 (全民保险)	King et al.(2009)	墨西哥	对全民保险进行评估,这是一个向未投保个人提供健康保险、常规和预防性医疗保健、药品和医疗设施的项目	在最初的 10 个月里,该项目将家庭的健康支出减少了 23%。对医疗支出、健康结果或医疗保健资源的利用没有影响
保险 (CRHIE)	Cretin et al.(2006)	中国	政府试点保险计划为门诊病人和住院病人随机分配不同的保险费率	引入健康保险增加了健康方面的支出。结果表明门诊费用可能比住院费用对价格更敏感

注:阴影部分代表非随机性研究。

[①] 非实验性证据表明,中国的新型合作医疗制度——2003 年推出的自愿补贴医疗保险计划——提高了医疗保健利用率,但并未降低治疗成本(Yip and Hsiao, 2009)。

7. 流动性约束和消费者行为

　　从面对完全市场的消费者理性人力资本投资模型的角度来看,前面几节中回顾的证据表明存在几个难题。那些本应该更加重视医疗服务的人似乎并不愿意支付更多的费用,零价格附近的需求急剧变化,即使购买保险产品在精算上是有利可图的,保险品的需求也很低。在接下来的几节中,我们将考察流动性约束、行为因素和信息匮乏是否可以解释这些难题。

　　如果消费者面临流动性约束,他们就不能投资成本效益高的健康技术。有三项研究揭示了流动性约束的问题:假定人们有更多的时间来筹资购买技术(Dupas, 2009);假定在给人们提供购买技术的机会之前,向他们提供现金(Hoffmann et al., 2009);假定允许人们通过小额贷款购买蚊帐(Tarozzi et al., 2011)。

　　在 Dupas(2009)的研究中,向受试者赠送代金券,受试者可在当地商店按折扣购买蚊帐。与 Cohen and Dupas(2010)的研究中孕妇需要当场购买不同,在这项研究中,受试者有 3 个月的时间来兑换代金券。图 4.3 显示了 3 个月的需求曲线比科恩和杜帕斯估计的需求曲线要陡得多。作者认为,这证明了流动性约束在解释驱虫蚊帐的陡峭需求曲线中所起的作用。

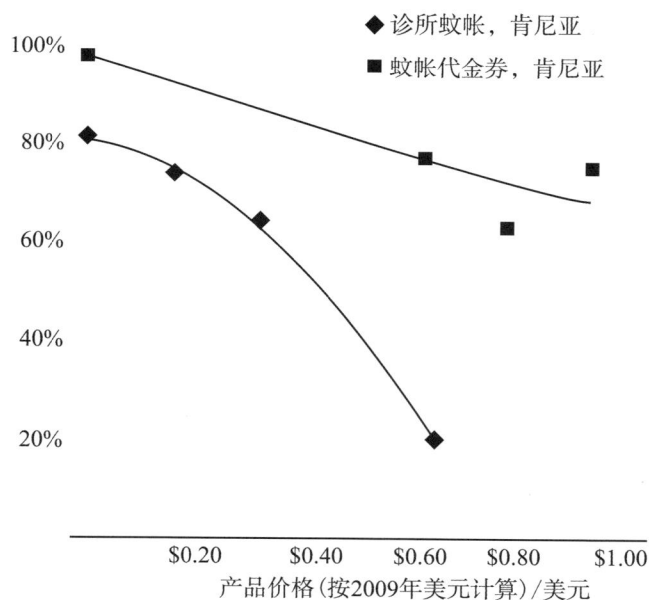

图 4.3　有更多时间购买时价格敏感度下降

数据来源:www.povertyactionlab.org。

　　在乌干达,Hoffman et al.(2009)为消费者提供了在获得现金后可以不同价格购买蚊帐的机会,缓解了他们的即时流动约束。结果是需求曲线变得不那么陡峭,这表明流动约束确实重要(或者说,受试者觉得有义务从刚给他们现金的人那里购买点东西,如下文所述)。虽然这条需求曲线不像其他实验中那么陡峭,但仍然非常陡峭,价格为 7.63 美元时仍有 51% 的消费者不购买蚊帐。

在印度奥里萨邦农村地区进行的一项随机评估中,一些小额信贷客户免费获赠驱虫蚊帐,而另一些客户则要全价购买蚊帐,后者可以选择一年期的贷款合同,利率为 20%。在花了两天时间考虑这个提议后,52% 的家庭通过贷款购买了至少一顶蚊帐。在免费群体中,96% 的家庭得到一顶蚊帐(Tarozzi et al.,2011)。

虽然本研究中的小额贷款客户与本章讨论的其他研究对象不同,但当蚊帐可以有贷款时,需求随价格的下降幅度要小得多。这为流动性约束的作用提供了一些证据(尽管将现金条件下的需求曲线和贷款条件下的需求曲线进行比较,会有助于更准确地了解小额信贷对利用率的作用)。值得注意的是,此处表现出的行为也与现时偏见模型相一致,即未来的还贷足够多,以至于他们在决定是购买还是直接接受蚊帐时不会考虑太多因素。

上述一些研究的一个问题是,很难区分流动约束假设和实验者需求效应,以及实验将注意力集中在健康投资上的行为。如下所述,仅仅对人们进行健康方面的调查似乎会影响到健康决策。

同样值得注意的是,这些研究中的大多数消费者都拥有某种类型的资产——包括土地和动物。此外,费用极低时(50 美分或更低)人们会有少量购买行为,例如稀释氯液,而且对它们的需求是可以预测的,这表明家庭不太可能真的没有钱用于购买健康产品。问题是他们为什么不愿意存钱来购买预防疾病的产品。Dupas and Robinson(2011)发现,针对健康的储蓄机制可以引导人们对健康进行更多投资,如下文第 8 节所述。Tarozzi et al.(2011)以及上述讨论的结果表明,虽然信贷约束可能在健康产品需求中发挥作用,但其他因素,如心理账户可能也很重要。

关于小额信贷影响的随机研究通常没有发现健康支出的增加。Banerjee et al.(2010c)随机选择印度的贫民窟开设了一家 MFI 分支机构,并研究信贷容量增加对家庭支出的影响。在新 MFI 分支机构开设的地区,健康支出(包括医疗和清洁产品如肥皂的支出)没有增加。类似地,Karlan and Zinman(2010)在马尼拉贷款机构对信用低的申请者的贷款审批决定进行了随机评估,在他们的研究中没有发现任何证据可以表明获得信贷会提高购买健康保险的可能性。

参见表 4.5。

表 4.5　流动性约束与消费者行为

技术	文献	国家	检测项目	结论
驱虫蚊帐(代金券)	Dupas(2009)	肯尼亚	家庭随机分配获得免费或打折驱虫蚊帐的代金券,可在 3 个月内兑现	与其他研究相比,在本研究中当家庭有更多时间筹集资金时,对蚊帐的需求会随着价格急剧下降。营销策略没有提高使用率
驱虫蚊帐(现金或实物)	Hoffmann et al.(2009)	乌干达	家庭获得免费蚊帐或者足够购买一顶蚊帐的现金	即时流动性约束得到缓解时,需求曲线不像其他研究那样陡峭

续　表

技术	文献	国家	检测项目	结论
驱虫蚊帐 （贷款）	Tarozzi et al. (2011)	印度	为小额信贷客户随机提供免费蚊帐或以全价提供蚊帐,后者可选择一年期20%利息的贷款合同	52%的家庭赊购至少一顶蚊帐,几乎所有的家庭都接受免费蚊帐
储蓄设施 （ROSCAs）	Dupas and Robinson(2011)	肯尼亚	循环储蓄与贷款联盟的评估。为参与者提供一个金属保险箱、一只带锁的盒子、一个健康壶或个人健康储蓄账户	对储蓄机制的巨大需求。在接下来的12个月里,保险箱增加了67%的预防性健康投资,健康壶增加了128%。健康储蓄账户和带锁盒子对投资没有影响
小额贷款	Banerjee et al. (2010c)	印度	在新市场引入小额信贷评估	在获得小额贷款的头18个月里,医疗支出(包括医疗和肥皂等卫生产品)没有增加
小额贷款	Karlan and Zinman (2010)	菲律宾	信用差的申请人随机获得信贷	没有证据表明获得信贷会提高购买健康保险的可能性

8. 行为模型与健康

外部性和流动性约束都会导致健康投资不足,但其他因素似乎也在起作用。即使只考虑健康投资的私人回报,消费者对疾病预防和非急救治疗(如驱虫)方面的投资仍然不足。人们似乎对小额的前期成本非常敏感。在本节和下一节中,我们将讨论几个行为模型的证据,认为有证据表明现时偏见和有限注意力在健康行为中起着重要作用。很少有证据表明,有两种行为即沉没成本谬误和价格锚定机制,可能不利于价格补贴。

8.1　现时偏见

健康专家们通常认为,给定成本效益不变,人们更愿意花钱治疗,而不愿意花钱预防。

现时偏见模型或双曲贴现模型会产生这种行为。正如第2节所描述的,在双曲贴现条件下,人们在今明两天之间的贴现率比在未来某两个时间段之间的贴现率高。相比于明天的11美元,一名双曲贴现者可能更偏好今天的10美元,但相比于从现在开始一年内的10美元,则更偏好于一年零一天内的11美元。如果人们非常重视眼前的需求,那么他们对预防所带来的未来健康收益的评价将会很低,即使预防没有什么实质上的副作用,少量费用也会阻止人们采取行动。

如果人们意识到他们有现时偏见,那么他们可能会通过储蓄(包括通过健康承诺合约)对未来的自己负责(Strotz,1956;Pollak,1968)。承诺合约将消费者与未来的行为联系在一起。没有现时偏见时,这样的合约永远不会是最优的,因为消费者总是偏好保留选择权,以便能够适应新信息或新环境。然而,如果一个人深谙现时偏见,他们知道自己可能会在未来某个时点对自己的健康投资不足,那么现在可能会愿意把自己锁定在"更好"的行为中,哪怕这样的承诺有一定代价。

上瘾行为似乎是一个典型的案例,在这个案例中,许多人愿意承诺改变他们的行为。Giné et al.(2010)随机向吸烟者提供储蓄账户。吸烟者接受储蓄账户后同意在 6 个月后进行尿检以证实他们已经戒烟。如果尿检通过,他们的钱会被返还;否则,会被没收捐给慈善机构。接受这一方法的人占吸烟者的 11%,获得这种储蓄机制的吸烟者的尿检通过率比对照组高 3 个百分点。在 12 个月的突击检测中,这种效果持续存在,表明承诺机制产生了持久的戒烟效果。消费者愿意为未来的自己付费,这一事实有力地证明了现时偏见。

在第 7 节中,我们讨论了健康预防产品对价格的高响应性会反映流动性约束的可能。然而,正如这些研究提到的,许多家庭拥有回报率不高的资产,比如说土地,这似乎与流动性约束很重要的结论不一致。一个现时偏见模型可以帮助解释这些看似矛盾的结论。在模型里,有些资产是流动的,有些不是(Laibson,1997),双曲贴现者会减少流动资产,但会保留非流动资产。非流动性资产可视作一种承诺机制,因为人们无法立即将它们变成诱惑商品。Dupas and Robinson(2011)在肯尼亚的一个项目中发现了这种模型的论据,该项目提供了各种承诺手段,有时标记为健康储蓄(如金属"保险箱"或个人健康储蓄账户)。当人们使用这些承诺手段储蓄时,健康支出会增加。

Tarozzi et al.(2011)对预防性健康承诺设备的需求进行了调查,参与家庭在 6 个月和 12 个月时预付对蚊帐进行再次驱蚊处理的费用(这种做法加强了预防力度)。一些家庭免费获得蚊帐(和再次驱蚊处理);其他人可以选择只购买蚊帐,在 6 个月和 12 个月时对蚊帐进行再处理,并支付再处理的费用,或者选择购买蚊帐和两次再处理服务。在第二种合约中,人们不仅购买了驱虫蚊帐,还购买了配套的两次再处理服务。该组中约有一半的家庭选择了包括再处理承诺的打包合约。

这里提及的研究为现时偏见模型提供了相当大的支持。现时偏见和其他行为模型对传统的经济福利分析提出了挑战,因为当偏好随着时间的推移变化时,后者不清楚如何比较不同方法的福利水平。因此,未来研究的一个重要主题是在现时偏见的研究中运用福利经济学思考。作者们发现免费供给引起的使用率最高,但是提供信贷或者信贷与承诺相结合,也可以提高使用率(注意,作者们并未在他们的研究中发现蚊帐的健康效应)。

从健康成本效益的角度看,许多消费者存在现时偏见的结果表明,免费和方便地提供成本效益高的健康预防技术可能是改善健康的一种具有高成本效益的方式。

8.2　审议费用和有限注意力

Spears(2010)对健康产品的高价格敏感性提出了另一种可能的解释。确定产品的价值并据此决定是否以给定的价格购买它需要时间和精力。当计算涉及考虑疾病和死亡的可能性时,进行这种计算的心理成本可能会更高。即使用很少的时间或精力来思考一种产品是否值某个价格,也足以阻止人们做出购买决定。如果产品是免费的,计算会变得简单得多——没有成本,只有收益,所以很明显,正确的决策是使用该产品。

斯珀斯在印度的库奇设计了一项随机试验来检验这个想法。一个随机选择的处理组被问及一些问题,这些问题的设计要求人们考虑金钱的价值,同时避免告知或鼓励人们具体考虑肥皂的好处。随后,给这个小组提供3卢比(接近于免费)或15卢比的肥皂。对照组则被简单地按随机价格(3卢比或15卢比)购买肥皂。与对照组相比,处理组在决定是否购买肥皂时对价格不太敏感(需求价格弹性为-0.5,而非-0.7)。虽然价格效应的方向支持了决策成本很重要的论点,但这一价格效应却相对较小。

人们发现接受率会在推广活动结束后马上变得很高,随后会随着时间呈下降趋势,例如,稀氯液被分发给肯尼亚的母亲们(Kremer et al.,2011a),在印度推广铁强化面粉(Banerjee et al.,2010a),或者关于肯尼亚水污染的信息(Luoto,2009),这些结论似乎与有限注意力模型一致。[1]

正如第9.2节所讨论的,有证据表明,教育有时通过提高注意力来发挥作用,这是有限注意力模型的一个重要含义。理解审议成本和有限注意力的作用是今后研究的一个重要主题。

8.3 定价和使用:检验沉没成本谬误假设

虽然现时偏见和审议成本模型均表明,免费提供产品会促进其使用,但其他行为模型可能会有相反的预测。心理承诺理论(或沉没成本谬误)会认为,收取少量费用有助于确保那些需要付出一定努力才能使用的产品被真正利用。这个论点已经被兴起的社会企业家运动所接受,他们经常声称"人们不珍惜免费的东西"。Easterly(2006)也提出了类似的主张,认为如果赠送蚊帐,人们就不会重视蚊帐,也不会将之用于预期目的。健康领域的社会企业家运动也认为,收费有助于解决供应商们满足穷人需求的激励问题,我们将在关于供给的章节讨论这个问题。

对于一些产品来说,比如学校项目背景下的驱虫,在接受和使用之间没有任何步骤。一个参加大规模驱虫项目的孩子得到了老师给的一颗药丸,老师会看着他吞服药丸。然而,对于蚊帐和水的氯化消毒来说,将产品带回家并不足以达到预期的健康效果。稀释氯液需要添加到饮用水中,蚊帐需要挂起来。一些行为理论(如心理承诺理论或沉没成本谬论)表明,收取少量费用有助于个人适当采取行动使用产品。支付行为会令人们通过使用产品使他们的购买行为合理化。

在讨论关于这个问题的证据之前,有必要将沉没成本谬论与其他可能在支付和使用之间产生关联的因素区分开来。对产品估价高的个人可能更倾向于购买产品,一旦拥有产品,也更愿意使用它。在这种情况下,用户付费有助于筛选出那些不太可能使用该产品的人,但却无法鼓励他们使用。根据沉没成本谬论,同一个人更有可能使用自己付费的产品,而不是自己没有付费购买的产品,因为正是支付行为改变了他们对商品的态度或估值。

有三项研究测算了价格和使用之间的联系。关于驱虫蚊帐利用的文献发现,在随访期

[1] Dupas(2010)和其他人一起发现了这种模式。

间通过不同机制提供的驱虫蚊帐的使用率有很大差异(例如,参见 Maxwell et al., 2006; Guyatt and Ochola, 2003)。在本节讨论的关于改变驱虫蚊帐价格的两项研究中,调查人员访问了收到或购买过蚊帐的家庭,看是否已经悬挂了蚊帐,如果没有悬挂,还要查看蚊帐是否还在屋子里。Cohen and Dupas(2010)发现,在肯尼亚,在购买或赠送后不久就访问的家庭中平均有 60% 的蚊帐正在被使用,不同价格组之间没有差异。在同一地区的另一项研究中,后续调查发现,69% 免费获得蚊帐的人和 70% 付费的人在一年后由入户调查员确认确实使用了蚊帐(Bates et al., 2011)。Hoffman et al.(2009)的研究显示,三周后有 87% 的免费蚊帐和 89% 的付费蚊帐还在使用。在那些不使用蚊帐的人中,不使用蚊帐的最常见理由是等待孩子出生或等另一张蚊帐(通常未经杀虫剂处理)破掉。免费获得蚊帐的人和付费购买蚊帐的人之间的使用率没有差异。换句话说,既没有证据证明筛选效应,也没有证据证明心理、沉没成本谬误效应。

　　Ashraf et al.(2010a)将为家庭获得氯液的价格以及家庭决定购买氯液后可享受的折扣进行随机处理(即,筛选效应已经筛选出了需求低的家庭)。实际上,只要一户人家同意以给定的 0.06~0.16 美元(300~800 克瓦查)的价格进行购买,就会得到一个装有折扣券的信封,折扣介于 0.02 美元至他们愿意支付的金额之间。这样,同意支付一定费用的部分家庭最终会免费获得氯液。阿斯拉夫等人没有发现有任何证据可以表明折扣券的大小会影响使用的可能性。换句话说,没有证据表明存在心理、沉没成本谬误效应。愿意花更多钱购买氯液的行为并没有使人们使用意愿更强。

　　在随访中发现,愿意为氯液支付更多费用的家庭在他们的饮用水中含有氯的可能性更高。作者提出,产生这种筛选效应的一个可能原因是氯液可能还有其他(非健康)用途,那些对氯液支付意愿较低的人可能更倾向于将氯液用于其他与健康无关的用途(如清洁)。但奇怪的是,许多人会为此购买这种产品,因为水处理产品比漂白剂更昂贵。如果家庭购买氯液来尝试后一种用途,或者如果他们因为担心腹泻爆发才储备氯液或者干脆把它丢给邻居,那么作者所讨论的效应并不会明显降低将补贴氯液用于水处理项目的成本效益,因为很少人会继续购买产品并长期使用。似乎实验者需求也会导致一些人购买之后并未真正使用产品。该产品广泛长期用于非健康目的将提高水处理补贴的成本。然而,没有太多证据表明这是项目中的一个主要因素,如果事实证明这是一个问题,它可能是受到某种策略的控制,比如氯液自动分发机,每次流出仅够处理一箱水的几滴氯液。①

8.4　禀赋效应

　　Hoffmann et al.(2009)评估了免费获赠驱虫蚊帐是否会改变人们对产品的评价。在一半的样本中,个人被赠予现金并有机会购买蚊帐,蚊帐价格会随机变化。在另一半的样本中,人们免费获赠了一顶驱虫蚊帐,而且有机会以各种不同的价格将蚊帐再卖给提供者。免费

---

① 自动分发机发放适当剂量的氯液,在从水源地步行回家的过程中,氯化处理水所需的搅拌和等待时间至少部分是自动完成的。

获赠蚊帐的人愿意出售蚊帐的价格中值(7.16美元)要高于获赠现金的人愿意购买蚊帐的价格中值(5.94元)。73%的免费获赠蚊帐的受访者不愿意接受以7.63美元的最高价格来出售哪怕是他们所拥有的蚊帐之一。这个价格相当于每年人均非健康消费的3.1%和每年人均现金支出的6.9%。换句话说,获赠一顶蚊帐似乎会提高人们对蚊帐的评价——心理学家称这种现象为禀赋效应。禀赋效应降低了出售免费赠品的可能性。

8.5 学习与价格锚定:免费分发的长期影响

对于免费分发健康产品,政策界常见的担忧是,一旦用于免费分发的资金耗尽,价格不得不再次上涨,人们将不愿意为他们过去免费获得的产品付费。这可能是由于行为的"价格锚定"效应。[1] 另外,通过养成使用习惯或让人们了解产品的好处,免费提供一种产品可以刺激长期需求,如果以前人们低估了商品的好处,这可能会刺激以后的需求。有两项研究表明,如果存在价格锚定效应,它会受到其他因素的抑制。

Dupas(2010)随机为人们提供了以不同价格(价格范围从0~3.8美元,即250克瓦查)购买蚊帐的机会。一年后,这个项目又为这些人提供了以2.3美元(150克瓦查)的价格购买一顶蚊帐的机会。杜帕斯发现,与第一次购买蚊帐的人相比,之前免费获赠第一顶蚊帐的人以统一价格购买第二顶蚊帐的可能性要高出6.2%[2]。即使那些以前免费获赠蚊帐的人更有可能早已拥有了一顶蚊帐,这种事情也会发生。事实上,杜帕斯表示,正因为他们已拥有一顶蚊帐,所以他们已经了解蚊帐的价值,所以更愿意购买它们。

Kremer et al.(2011a)在水处理产品方面也得到类似结果。获赠为期一个月的氯液的人们,在免费氯液用完后的很长时间内,更有可能使用氯液来净化他们的水。

参见表4.6。

表4.6 行为模型与健康

技术	文献	国家	检测项目	结论
8.1 现时偏见				
储蓄机制(ROSCAs)	Dupas and Robinson(2011)	肯尼亚	循环储蓄与贷款联盟的评估。为参与者提供一个金属保险箱、一只带锁的盒子、一个健康壶或个人健康储蓄账户	对储蓄机制的巨大需求。在接下来的12个月里,保险箱增加了67%的预防性健康投资,健康壶增加了128%。健康储蓄账户和带锁盒子对投资没有影响
承诺机制	Giné et al.(2010)	菲律宾	提供给烟民的储蓄账户。账户中的钱的返还条件是通过6个月后的尿检以证实他们已经戒烟	11%的吸烟者使用了这一机制,获赠这种储蓄机制的吸烟者的尿检通过率比对照组高3个百分点

[1] 当决策者考虑商品的参考价格时,价格锚定就会发生(Köszegi and Rabin, 2006)。
[2] 我们估计这是对被处理人的处理影响,而不是处理意图。

续 表

技术	文献	国家	检测项目	结论
驱虫蚊帐（贷款）	Tarozzi et al.（2011）	印度	为小额信贷客户随机提供免费蚊帐或以全价提供蚊帐,后者可选择一年期20%利息的贷款合同。可选择预付驱蚊处理费用	大约一半的家庭选择购买承诺产品,锁定他们再次使用蚊帐

8.2 审议费用和有限注意力

技术	文献	国家	检测项目	结论
肥皂	Spears（2010）	印度	洗手液以不同的折扣价格出售,价格最高时也仍有很高折扣。随机小组被问及一些问题,设计问题时需要考虑金钱价值	询问关于金钱价值的问题会使受访者对价格略微不那么敏感

8.3 定价和使用:检验沉没成本谬误假设

技术	文献	国家	检测项目	结论
驱虫蚊帐（产前诊所）	Cohen and Dupas（2010）	肯尼亚	驱虫蚊帐免费或以高补贴价格提供给前往产前诊所就诊的孕妇	那些免费获得蚊帐的人和那些付钱的人一样有可能使用蚊帐
驱虫蚊帐（现金或实物）	Hoffmann et al.（2009）	乌干达	家庭获得免费蚊帐或者足够买一只蚊帐的钱	那些免费获得蚊帐的人和那些付钱的人一样有可能使用蚊帐
水氯化处理	Ashraf et al.（2010a）	赞比亚	以不同的价格挨家挨户出售水消毒剂。同意以给定价格购买的家庭会获得额外折扣	付费更多的行为并没有使人们更多地使用

8.4 健康技术的增进效应

技术	文献	国家	检测项目	结论
驱虫蚊帐（现金或实物）	Hoffmann et al.（2009）	乌干达	家庭获得免费蚊帐或者足够买一顶蚊帐的钱	获赠蚊帐提高了对蚊帐的评价

8.5 学习 vs.价格锚定:免费发放的长期影响

技术	文献	国家	检测项目	结论
驱虫蚊帐（后续）	Dupas（2010）	肯尼亚	获赠免费或折折蚊帐代金券的家庭在一年后获得了购买补贴蚊帐的机会	第一次免费使用蚊帐的家庭比第一次支付优惠价格的家庭在第二次统一价格购买蚊帐时比例要高出6.2%。获赠免费蚊帐的人的同伴们以后也更有可能购买蚊帐
水氯化处理	Kremer et al.（2011a）	肯尼亚	一套随机试验测试独立包装的氯液在免费或有补贴价格时的利用情况。推广者鼓励使用氯化处理水	免费获赠一个月供应的人在供给结束后更有可能使用氯化处理水

9. 信息与健康教育

本节讨论健康教育影响的证据。有一种理论认为,消费者对第4节中讨论的高效健康方法的低需求似乎是因为消费者不了解其收益。特别是在讨论健康预防措施时,很难估计这些措施的收益。这些措施的收益不完全只与行为相关,而且是在预防措施实施几个月或几年后才会出现。如果人们低估了某些行为的健康收益,那么一个自然反应就是向消费者提供关于这些收益的信息。健康教育影响行为的一个可能渠道是信息,当然其他渠道可能也很重要。例如,在有限注意力模型中,消费者可能会对健康威胁的显著性做出反应,也可能对社会规范做出反应。

如果人们是理性的信息处理者,那么只传达主体已知的健康教育信息就不会对其行为产生影响。此外,在理性模型下,人们起初可能会对某项技术抱有过于乐观的信念,但随着时间的推移,他们可能会了解到这项技术比他们最初以为的更难使用或者更没有效果。因此理性模型与某些结论是一致的,即在特定情形下,如果人们有更多的社会交往可以接触到这项技术,那么人们就更不可能使用这项技术。相反,那些人们只希望与他们的邻居保持一致的模型表明,能引发更多认可度的社会交往总是会提高人们的认可度。

关于健康教育影响的一些证据与以下假设一致:人们拥有不完全信息,他们在贝叶斯均衡处优化处理提供给他们的新信息。在其他情况下,效果更可能是由其显著性驱动的。

第9.1节讨论一般健康教育,第9.2节讨论教育和定价之间的互补性,第9.3节讨论向消费者提供特定信息的情况,例如关于他们的水是否受到污染或他们是否患有疟疾或艾滋病毒的信息。

9.1 一般教育

下面我们将讨论三个健康教育项目,一个在影响行为方面非常成功,一个为中等影响,另一个则没有影响。

肯尼亚教育与科技部、肯尼亚国家艾滋病委员会和国际儿童支持非洲组织(一个非政府组织)试点运行了几个交叉项目,旨在减少肯尼亚西部地区青少年的危险性行为。有些是为了将提高 HIV 认知作为一种预防形式而设计的,本文对此进行了讨论。还有一个试图通过间接降低学费的手段来减少危险性行为。

Dupas(2011a)讨论了肯尼亚学校的 HIV/AIDS 教育项目,该项目提供了按年龄划分的男女感染率的基本统计数据,表明老年男性比年轻男性更易感染,年轻女性比年轻男性更易感染。该项目还包括了一个关于女学生与年长男性发生关系的风险的视频。它是由走访的非政府组织工作人员提供的,在改变行为方面成本非常低廉且非常有效,从而避免怀孕风险。这些信息使女孩避免了无防护的跨代伴侣关系，与年长伴侣的生育率减少了 65％，同时还不影响与同龄伴侣的生育。大多数女孩以前认为，与同龄的男孩相比，年纪较大的男人被感染的可能性更小，所以这个结果可以合理地解释为与健康教育的信息传播模型一致（图 4.4）。

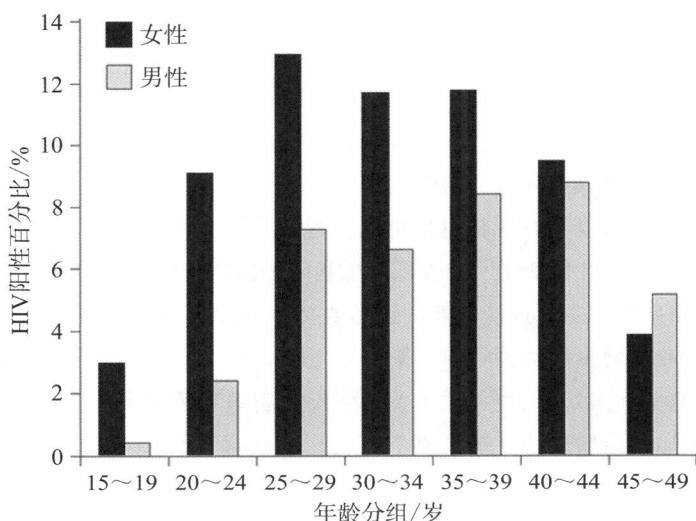

图 4.4　按年龄与性别划分的 HIV 感染率

数据来源：J-PAL（2007）。

Rhee et al.（2005）分析了疟疾教育项目对驱虫蚊帐使用的影响。价格为 200 西非法郎（0.46 美元）的蚊帐，接受教育的人中有 48％至少购买过一顶，相比之下，对照组中这一比例为 33％。

另外，Miguel and Kremer（2004）发现，旨在教导学生如何减少寄生虫感染的健康教育项目对行为没有影响。上文中讨论的驱虫运动中，还开展了健康教育活动，其费用与发放药物的费用相当。主要信息包括穿鞋、保持双手清洁以及避免在淡水中游泳的重要性。在此项目之后，对照组和处理组在手卫生、是否有鞋子或上报的在淡水中游泳方面并无差别。对此有一种解释，学生们没有高度重视防止寄生虫、买不起鞋子、已经知道他们应该保持双手清洁，并且阻止他们在湖里游泳（译者注：原文中为钓鱼，疑原文有误）代价很高。

9.2　教育和补贴之间的互补性

Ashraf et al.（2011）探讨了健康教育和定价之间的相互作用，他们发现，相对于对照组，价格补贴使家庭购买产品的概率提高了 3.4％，并且还向消费者提供了特定信息，这些信息是关于不熟悉的水净化产品有额外补贴后是如何使家庭购买产品的概率提高了 2 个百分点的，差异显著（交互项的 p 值为 0.055）。信息本身没有明显效果。

Duflo et al.（2011a）同样发现健康教育和补贴之间的互补性（又见 Duflo et al.，2006）。他们评估了肯尼亚政府 HIV/AIDS 教育课程中教师培训的影响，这一项目强调禁欲和忠诚是预防感染的两种途径；并评估了提供免费校服对降低教育成本的影响，由于实际上女孩怀孕后无法继续上学,所以这一项目还增加了早孕成本,并评估了将这两个项目结合起来造成的影响。HIV/AIDS 教育项目对以 HIV/AIDS 为重点的教学时间有明显影响,对学生的知识和态度也有一定影响,但对性传播感染率或早孕没有影响。然而,它鼓励怀孕的女孩结婚,因为未婚少女怀孕的数量减少了 1.4 个百分点(或者约 10%)。

在提供免费校服的学校里,女生辍学的可能性低 3.2 个百分点(17%),怀孕的可能性低 13.4%,而对照组中有 16% 的女生怀孕。女孩结婚的可能性也降低了 2.6 个百分点(20%)。两年后,学校提供校服的女生开始生育的可能性仍然较低(4.4%)。就像教师培训干预一样,免费校服对性传播感染率风险没有影响。

由于将教育补贴与提供 HIV 信息捆绑在一起会降低女生的性传播感染风险(女孩感染 2 型单纯疱疹病毒的可能性低 2.1%),所以信息和鼓励保留上学资格之间有很强的互动关系。作者认为,这一结果与女生们选择偶然的还是要持续的关系这一模型是一致的,低龄怀孕可能是无力继续学业的女生们所希望的结果。

Dupas(2009)关注了定价,也关注了关于疟疾发病率和致死率或保持健康带来的财务收益的信息。未添加产品信息的营销策略都不会影响产品的使用率,使用率仅受驱虫蚊帐实际价格的影响,并且也没有明显的相互作用。

9.3 关于个人和当地风险因素的信息

有几项研究考察了向消费者提供信息的影响,这些信息不仅涉及一般健康风险,还涉及他们自身的健康风险或状况,例如,提供他们饮用水中微生物或砷污染水平的信息,或者人们 HIV 状况的信息。由于需要大规模检测,提供这种量身定制的信息非常昂贵。在人力资本模型中,这种信息会改变个人行为(如水的消毒处理),具体取决于个人发现自己受到的污染比之前更多或更少(在消息灵通的人群中,这一指标与平均人口水平一致)。

在有限注意力模型中,由于个人信息可能比一般信息更加突出,因此个人层面的信息即使不会导致个人风险感知的更新,也可能会改变行为。知晓自己的饮用水中有粪便污染就会引起高度注意。

存在外部性的情况下,人们对个人(或一般)信息的反应也将取决于他们利他主义和利己主义的程度。例如,一个自利的人发现自己是艾滋病毒阳性,可能更没有什么理由采取预防措施,而利他主义者更有理由采取预防措施。

有几篇论文表明,关于饮用水微生物污染的健康教育有时可以改变行为,但是信息的影响相对于降低处理价格的影响来说很小。此外,研究表明,人们可能不会像贝叶斯决策者那样理性地处理信息。相反,与有限注意力模型相一致,其他因素如水污染的显著性可能会发挥作用[①]。

---

① 有趣的是,在一篇非随机性论文中,Field et al.(2011)发现,随着砷污染的信息的公开,行为会有很大变化。尽管有研究发现远离砷污染源会大幅增加幼儿死亡率(因为必须从更远的地方取水,储存时间更长,因此更有可能被污染)。一种解释是砷污染比粪便污染更严重。另一种解释是,家庭对成人健康的重视程度(成年人容易砷中毒)远远高于儿童健康(儿童更容易受到粪便污染)。

Jalan and Somanathan(2008)在他们的印度城区样本中随机选择家庭,以获得关于他们的饮用水是否检测出粪便污染的信息。大约42%的研究样本人口在基期净化处理了饮用水(即过滤、煮沸、购买瓶装水,或者还有极少量的人选择了化学处理)。在最初没有净化处理饮用水的家庭中,在提供信息8周后,所提供的相关信息导致报告水净化率增加了11个百分点。它还使报告水净化支出也提高了约7美元。收到饮用水被污染信息的人更有可能选择净化处理,但是那些收到他们的水没有被污染的信息的人则不太可能选择净化处理。对测试的不对称反应表明,信息运动发挥作用的渠道可能是显著性,而非贝叶斯学习。一些贝叶斯学习者可能会通过减少净化费用来回应关于他们的水比他们想象得更安全或更干净的信息。可以想象,在贝叶斯框架内先验的初始分布会使结果合理化,但是这将是一个非常危险的情况,更多的家庭的占优策略是不净化水,而净化水策略并非占优策略。

Luoto(2009)研究了在免费提供水净化处理品的情况下,在肯尼亚农村地区提供关于粪便污染的个人信息的影响。该研究针对人力资本模型明确测试了许多行为模型。总的来说,她发现分享粪便污染的信息会使水处理增加8～13个百分点(或基线使用率的12%～23%)。如果人群的一般先验大大低估了在接受信息之前的平均风险,且提供个人级别的信息提高了人口中的平均风险感知,这一结果只会与人力资本模型一致。虽然罗托在不同的时间发现了不同的风险感知,但她发现,实际上几乎所有的家庭都认为,在提供个人信息之前,他们的水都需要净化处理,并且在收到个人信息的人和没有收到个人信息的人之间,对污染的平均感知水平没有差异。这支持了个人信息通过显著性发挥作用的观点。

罗托在如何提供信息方面引入了随机变量。一些家庭收到了正面图景——微笑着的健康儿童接受净化水的图片——而其他家庭收到了反面图景(先是看到哭泣着的生病儿童图景,因为他们的水没有得到净化,然后才看到拥有净化水的微笑着的健康儿童正面图景)。接受反面图景的人更有可能净化其饮用水(虽然反面图景的系数在很多方面中并不显著,但它总是大于0且有经济重要性)。

罗托还发现,人们刚收到信息后会更多地使用水净化技术,但随着时间的推移依从性会下降。一个可能的解释是,测试刚结束时人们认为这些信息是最可靠的(尽管在这种情况下,那些发现自己的水是干净的人应该随着时间的推移开始更多地使用这项技术,因为他们认为水的干净程度会变得不那么可靠)。一个更合理的解释是,信息越近就越显著。

罗托发现的一些证据表明,使用水净化技术的口头承诺提高了使用量,这一发现与人力资本模型描述的说法并不一致。而承诺效应和反向图景本身的力度较弱(并非每个方面都是显著的),当两种干预措施结合在一起时,效果很大且持续显著。

最后,该研究发现,一旦水源的水信息被分享,在家庭中分享水污染信息不会产生额外影响。

Madajewicz et al.(2007)和Tarozzi et al.(2011)提供了进一步证据,与信息处理可能不完全理性的观点相一致,他们研究了人们如何对孟加拉国地区的水质信息做出反应,该地区的水井经常被砷污染。Madajewicz et al.(2007)评估了向随机家庭样本提供关于水井安全的粗略信息的效果,这些信息涉及他们的水源中砷浓度是否高于阈值水平。得知超过这个阈值的家庭在一年内更换水源的可能性比对照组的家庭高 37 个百分点。这些家庭对此信息的反应是步行取水时间平均增加了约 4 分钟。

Bennear et al.(2011)在孟加拉国进行了一项评估,在该国,研究区域内的所有水井先前都贴有显示砷浓度水平的金属板,用清晰的图片显示水是否被认定为可安全饮用(污染度低于 50ppb)。一个随机的子样本收到额外的信息,解释说无论当前水源中的砷含量如何,最好从砷含量最低的井中饮水。如果家庭是贝叶斯决策者,这些更精确的信息应该会带来更好的结果。例如,距离未污染水井较远的家庭可能会从污染严重的水井转向污染程度较轻的水井。然而,在现实中,与接受简单的国家安全阈值信息相比,接受额外信息降低了砷含量对家庭更换到新饮用水源的可能性的影响。对于使用中度不安全水井的家庭(污染度为 50～100ppb),额外信息使更换水源率提高了 52%(35%对 23%),尽管这些结果没有统计学意义。然而,对于使用高砷浓度水井的家庭来说,额外信息的效果是使更换水源率减少了 38%(29%对 47%,有显著差异),这导致了平均结果,作者有一些证据表明,部分结果可能是因为额外信息会导致人们的信任度降低。

另一组研究调查了向个人提供有关其艾滋病毒状况的信息所产生的影响。如上所述,Thornton(2008)研究了在马拉维到自愿咨询和检测中心距离的随机变化以及人们领取 HIV 检测结果的积极性大小如何改变了人们发现其 HIV 状态的概率。这就产生了人们是否知道自身 HIV 状况的随机变化。索恩顿测度了这种情况如何影响两个月后在入户走访期间购买补贴避孕套的意愿(受试者在获得购买避孕套的机会之前已获赠现金)。她发现,性活跃程度高的艾滋病毒抗体阳性者在知道结果后,购买的补贴避孕套是那些性活跃程度高但不知道结果的艾滋病毒抗体阳性者的 3 倍。然而,这种影响的绝对程度微乎其微,因为平均来说,HIV 阳性患者只会多购买两枚避孕套。得知结果为阴性则对购买避孕套没有显著影响。

Delavande and Kohler(2009)研究了曾参与 Thornton(2008)研究的受访者后续调查数据。他们发现检测对感染的主观预期有意想不到的结果。在 2004 年被告知有阳性反应的人中,45%的人报告说他们在 2006 年"不可能"被感染。通过鼓励并收集他们的测试结果,以此来判断个人是否知道自己的状况,表明那些知道自己结果呈阴性的人比那些不知道自己结果的人更有可能认为自己是阳性的。作者确实发现了检测改变自述行为的证据。尤其是那些检测结果呈阳性的人报告说,在过去 12 个月里,性伴侣减少了 0.4 个。然而,唯一客观的结果指标是怀孕,对于得知自己是艾滋病毒阳性的未婚受访者来说,怀孕率也有所下降。对自述性行为的数据要有所保留是重要的,特别是考虑到 Gong(2010)在下面讨论的结果。这项研究也经历了两波调查之间的损耗,HIV 阳性者的损耗率更高。然而,怀孕率的变化结果表明,尽管在主观概率上只有微弱变化,作为检测的结果,信息处理可能相当复杂。最后,这项研究没有根据检测是否更新或确认了个人对其状态的初始假设来区分行为变化。

根据 Coates et al.(2000)在内罗毕和达累斯萨拉姆随机提供的 HIV 检测的研究数据,Gong(2010)考虑了人们在检测前对自己 HIV 状况的猜测,分析了检测的效果。[1] 他还受益于对性行为的一个客观而非自述的指标。与本节讨论的其他研究不同,龚发现了对个人信

---

[1] 关于评估知晓 HIV 状况对获得适当治疗可能性影响的非随机研究,参见 Goldstein et al.(2008)。

息不对称反应的有力证据，这取决于信息是否与初始先验一致。在这项研究中，危险的性行为是在通过检测后 6 个月内淋病和衣原体感染表现出来的。处理组和对照组都接受了调查，以了解他们对自己呈阳性的概率以及感染 HIV 的一般概率的最初想法。作者发现，与类似的未接受检测的对照组相比，对 HIV 检测呈阳性结果感到惊讶的人（即那些声称自己被感染概率很低但实际上呈阳性的人）感染性传播疾病的可能性要高出 5 倍以上——这表明在这种情况下，利己主义压倒了利他主义。这一结果证实了在该群体中使用客观指标测量自述性行为的重要性下降。相对于类似的未接受检测的对照组，对 HIV 检测结果呈阴性表示惊讶的个体感染性传播疾病的概率要低 73％。正如人力资本模型所预测，当 HIV 检测与一个人对其 HIV 状况的看法一致时，性行为不会发生变化。

平均来说，HIV 检测对感染性传播疾病没有影响，因为两组的影响相互抵消。然而，从流行病学的角度看，HIV 阳性个体高危性行为的增加和 HIV 阴性个体高危性行为的减少都可能会导致感染的增加。龚利用其估值来模拟 HIV 感染的总体影响——发现当人们接受检测时，HIV 感染率比他们不知道自己的状况时增加了 25％。但是，这些估值并没有考虑到如果测试允许治疗时疾病传播会减少的情况。

到目前为止，我们在这一节中讨论的所有研究都涉及疾病预防。然而，信息也与治疗决策相关。疟疾已经经历了一个引进新疗法和耐药性演变的周期，进而导致了对新疗法的需求。在许多地区，疟疾对最便宜的药物有耐药性。青蒿素联合疗法（artemisinin combination therapies，简称 ACTs）价格昂贵，但解决了耐药性问题。Cohen et al.（2011）报告称，在他们研究的肯尼亚区域，大多数去药店购买 ACTs 的人都是自己配药的，64％的 9 岁及以上的 ACTs 服药者（总计 32％）未患疟疾。在随机实验中，Cohen et al.（2011）提供了有补贴的 ACTs 以及疟疾快速诊断检测（RDTs）代金券。补贴提高了 ACTs 和 RDTs 的接受率：当获赠有补贴的 RDTs 代金券时，80％以上光顾药店购买 ACTs 的家庭会选择在购买之前对患者进行检测。在到药店购买 ACTs 但疟疾检测呈阴性的人当中，有 60％购买了 ACTs，相比之下，不了解自己状况的人则 100％购买 ACTs。虽然信息快速改变了行为，但一旦检测结果显示是阴性，就会引发为什么有人会继续购买 ACTs 的问题。有趣的是，女性户主受教育程度越高，即使检测出阴性，她们也越有可能购买 ACTs（Cohen et al.，2011）。[1] 作者们指出，这项技术相对而言比较新颖，旧实验室检测技术有很高的假阴性率，因此对阴性结果而采取的治疗是标准的，甚至推荐使用旧技术进行操作。

本节总结的各项证据表明，在某些特定情形下，健康教育确实可能影响人们的行为。至少在某些情况下，健康教育和补贴似乎可以是改变行为的补充措施。有一些例子（特别是 Gong，2010）表明，行为变化与人力资本模型中预测的一样，还有许多其他例子表明健康教育通过其他渠道改变了行为。了解这些渠道是未来工作的一个重要内容。

参见表 4.7。

———————————

[1] 在美国和一些发展中国家的非随机研究发现，在其他情况下受教育程度越高的人对新的或更复杂的健康技术的接受程度越高。例如，Rosenzweig and Schultz（1983）、Cutler and Lleras-Muney（2010）、Thomas et al.（2006）和 DeWalque（2007）。

表 4.7 信息与健康教育

技术	文献	国家	检测项目	结论
9.1 一般教育				
HIV 教育 (相对风险信息)	Dupas(2011a)	肯尼亚	"甜心老爹"意识运动为大部分青少年提供了关于HIV流行随年龄变化的信息,旨在减少跨代性行为	信息将青春期女性与高年龄伴侣的生育率减少了65%,同时还不影响与同龄伴侣的生育
疟疾教育	Rhee et al.(2005)	马里	疟疾教育项目对驱虫蚊帐使用的评估	教育使个人使用驱虫蚊帐的比率增加了15个百分点
驱虫教育	Miguel and Kremer(2004)	肯尼亚	教育内容强调了寄生虫预防行为的重要性,重点是洗手、穿鞋和不在受感染的水中游泳	健康教育对行为没有影响
9.2 教育和补贴之间的互补性				
HIV 教育 (教师训练,免费校服)	Duflo et al.(2006)	肯尼亚	教师培训项目为小学教师提供在职培训,以加强全国HIV/AIDS教育课程的实施。此外,它还免费提供校服,以降低在学校住宿的费用	教师培训对专门针对HIV/AIDS的教学时间有明显影响,对学生的知识和态度也有一定影响,但并没有降低青少年生育率(代表风险)。少女母亲更愿意结婚。提供校服使辍学率降低了17%,青少年生育率降低了10%
HIV 教育 (免费校服)	Duflo et al.(2011a)	肯尼亚	对附加入学条件(免费校服)与向学生提供有关高风险性行为和HIV信息结合起来的情况进行评估	将免费校服与HIV信息捆绑在一起会降低性传播风险,但是HIV课程本身对性传播感染率或早孕没有影响
健康信息 (水质)	Ashraf et al.(2011)	赞比亚	为家庭提供水处理产品时,随机提供更多关于其有效性的信息	信息使价格补贴的有效性从3.4%增加到5.4%,尽管这种差异仅在10%的水平上有很大的差别
驱虫蚊帐 (代金券)	Dupas(2009)	肯尼亚	家庭被随机配给免费或打折的驱虫蚊帐代金券,可在3个月内兑现。营销信息的框架各不相同	"健康"或"财务"框架对需求价格敏感度没有影响
9.3 关于个人和当地风险因素的信息				
健康信息 (水质)	Jalan and Somanathan(2006)	印度	家庭被随机告知关于他们的饮用水是否被检测为粪便污染的信息	在最初没有净化水的家庭中,信息里上报的水净化率增加了11个百分点,水净化支出提高了约7美元。对已被告知其饮用水没有被污染的家庭没有影响
健康信息 (水质)	Luoto(2009)	肯尼亚	在免费提供水净化产品的背景下,关于家庭用水粪便污染信息共享的随机研究	水净化处理增加8~13个百分点(在基础使用率的12%~23%之间)。反面信息对行为变化的影响比正面信息大

续　表

技术	文献	国家	检测项目	结论
健康信息(砷)	Madajewicz et al.(2007)	孟加拉国	家庭获知关于水源是否被砷污染的详细信息	被告知饮用水的砷含量超过了安全阈值的家庭更有可能更换水源,可能性比对照组高 37 个百分点
健康信息(砷)	Bennear et al.(2011)	孟加拉国	所有的家庭都被告知村庄里所有水井中砷的含量以及国家规定的安全阈值。随机子样本则被告知额外信息,即他们应该总是尽量去砷含量最低的水井取水	告诉人们他们的水井被污染,会导致他们换水源。但是提供关于砷持续影响的信息,会让那些接近阈值(不显著)的人更有可能换水源,而远离阈值(显著)的人则不太可能换水源。
HIV 检测	Thornton(2008)	马拉维	免费挨家挨户进行艾滋病毒检测,距离中心有一段距离,以获取已经过优化的检测结果。获得结果后,不同现金价值的凭证也可以随机提供	得知自己 HIV 呈阳性的人购买了 3 倍数量的有补贴的避孕套,但对得知自己 HIV 呈阴性的人没有影响
HIV 检测	Delavande and Kohler(2009)	马拉维	Thornton(2008)的实验结果与调查相结合,在项目实施两年后得出 HIV 感染率的主观期望值	向 HIV 呈阳性的个人提供关于其 HIV 状况的知识,从而导致更安全的性行为
HIV 检测(行为变化)	Gong(2010)	坦桑尼亚,肯尼亚	随机提供 HIV 检测	对 HIV 阳性检测结果感到惊讶的人更有可能感染性传播疾病(表明风险更高的行为)。对 HIV 阴性检测结果感到惊讶的人不太可能感染性传播疾病(更安全的性行为)
疟疾诊断性检测	Cohen et al.(2011)	肯尼亚	补助青蒿素联合疗法(简称 ACTs)与有补贴的疟疾快速诊断检测(简称 RDTs)的代金券一起提供	32% 的 ACTs 受试者实际上没有疟疾。补贴对于提高 RDTs 的使用率是有效的。负 ACTs 减少了对 ACTs 的需求,但许多人仍在购买

10. 对健康行为的社会影响

本节讨论一些健康行为受同伴影响的案例。我们首先讨论一些符合理性社会学习模型的案例。然后,我们讨论被调查影响行为的证据,这与显著性或社会规范起重要作用的观点一致。最后,我们讨论一些试图促进社会规范改变的项目的证据。

Kremer and Miguel(2007)发现,与早期治疗学校有关的额外社会联系降低了儿童服用驱虫药的概率。对受教育程度较高的家庭来说,负面社会影响对服药的影响尤其大。他们对此的解释是学习的结果,认为受过教育的人刚开始对技术持特别信念,但是随着他们获得更多信息,他们会迅速反向修正这一信念。

Dupas(2010)发现,获得免费蚊帐的人以后更有可能购买蚊帐,而他们的同伴也更有可能购买蚊帐。这两组结果都符合这样的假设:随着时间的推移,人们会了解到使用技术的私人成本和好处,这一信息不像人们预期的那样有利于驱虫,而更有利于驱虫蚊帐的使用。

Oster and Thornton(2009)在尼泊尔西南部的奇旺区随机提供月经杯,并监测这项技术如何传播。对于个人来说,朋友们接受治疗越多,个人使用率就越高。在分发月经杯后的最初几个月里,每个接受治疗的朋友之间这种差异高达 25 个百分点,而后这种影响不再显著,这表明同伴们在学习如何使用月经杯方面非常重要。

Zwane et al.(2011)基于对一次腹泻调查和两次综合性调查的分析,发现健康行为会受到调查的影响。作为水源保护研究的一部分,母亲们接受了关于儿童腹泻的调查。人们被问及是否对他们的水进行了氯化处理,如果回答确认为是的话,就会对他们的水进行检测。调查没有涉及教育信息。2 周接受一次腹泻调查的人,报告的腹泻率要比 2 年内每 6 个月接受一次调查的人低得多。这种影响似乎超出了简单的报告偏差,并表明接受调查可能会影响行为。在被频繁调查的人群中,氯化处理饮用水的比率较高。此外,调查的频率影响了对水源保护影响的评价,这表明最好应用调查技术对许多家庭进行非经常性的调查,而不是频繁调查少数家庭。

人们发现,在菲律宾进行的两次综合性调查分别提高了人们后来对住院保险和一般健康保险的使用率。使用的数据不是基于调查得出的,而是基于行政数据,这表明结果不能用报告偏差来解释。作者将调查的影响解释为潜在健康冲击相对于更紧迫需求的变化的显著性。

一些健康教育项目明确地试图改变社会规范。Pattanayak et al.(2009)评估了印度的一项随机卫生运动。该运动向穷人提供建造蹲坑式厕所的补贴、提供卫生教育,并试图引发围绕卫生习俗的社会规范的改变。作者发现,即使不提供补贴,该项目的其他内容对厕所所有权也有显著影响。很难知道,如果没有这个项目的社会性部分,这些变化是否会发生,似乎是可信的。

发展中国家的交通事故每年造成 100 多万人死亡(相当于全球每年疟疾的死亡人数)。Habyarimana and Jack(2009)调查了在肯尼亚小型公交车上鼓励乘客要求司机安全驾驶的标志的影响。这些标志并未向旅客提供他们额外的未知信息。相反,他们试图让人们更能接受反对危险驾驶的言论。

这些标志被随机放置在一批小型公交车上。该项目导致保险索赔总数以及涉及伤亡的索赔数量大幅减少——两者都下降了至少 50%。因此,一个非常简单的项目通过赋予乘客采取行动的权利,似乎有效地解决了一个重要的集体行动问题。

Kremer et al.(2011a)认为改变一项技术的特性可以改变其社会影响的范围。他们提出证据表明,注意到当地推广者对氯液使用的影响以及上述调查的影响后,水净化处理行为可能会受到同伴的影响。免费氯液包向家庭分发促进了人们对产品以及饮用水的更广泛讨论,同伴接触导致了关于氯化处理的更多报道。然而,没有证据表明,影响氯液使用的同伴可用于衡量含氯检测技术的使用。超方差检测也没有提供关于对家庭使用氯液包受同伴影响的证据。相反,当在取水点用公共自动分发机分发氯液时,超方差检验表明了存在采纳决策的重要社会因素。尽管随着其他氯化方法的推广,家用产品的使用会随着时间的推移而减少,但大多数可以使用公共自动分发机的人在安装 30 个月后仍会继续使用。

参见表 4.8。

表 4.8　对健康行为的社会影响

技术	文献	国家	检测项目	结论
驱虫处理	Kremer and Miguel (2007)	肯尼亚	免费处理 vs.驱虫处理的小额费用	孩子们如果认识那些已经引入驱虫措施的学校的人,他们更不愿意服用驱虫药
驱虫蚊帐(后续)	Dupas(2010)	肯尼亚	Dupas(2010)研究中的获赠免费或打折蚊帐代金券的家庭在一年后获得了购买补贴蚊帐的机会	获赠免费驱虫蚊帐的人的同伴们后来更愿意购买蚊帐
月经杯	Oster and Thornton (2009)	尼泊尔	在女生及其母亲们间随机评估月经杯的使用情况	分发 3 个月后,在治疗组每多一个朋友会令月经杯的使用率提高 12 个百分点
调查	Zwane et al. (2011)	肯尼亚,菲律宾	母亲们每 2 周或每 6 个月接受一次腹泻调查。人们被问及是否对他们的水进行了氯化处理,如果回答确认为是的话,对他们的水进行检测。在其他地区,对人们进行综合性家庭调查	健康行为会被调查影响。2 周接受一次腹泻调查的人报告的腹泻率要比 2 年内每 6 个月接受一次调查的人要低得多。综合性家庭调查提高了健康保险的使用
饮用水的氯化	Kremer et al. (2011a)	肯尼亚	一套随机试验测试独立包装的氯液在免费或有补贴价格时的利用情况。推广者鼓励使用氯化处理水	不存在家庭采用氯液包的社会影响,但有证据表明存在使用公共自动分发机分发氯液的持续社会影响
饮用水的氯化(氯液公共自动分发机)	Kremer et al. (2011a)	肯尼亚	在取水点提供免费稀释氯公共自动分发机,同时提供基于社区的推广服务,并支付短期费用以鼓励使用	自动分发机使水净化处理变得更加明显和公开。3～6 个月后,大多数家庭都在使用氯净化饮用水,而且在 30 个月之后,对推广人付费停止后很长时间里,这种影响仍在持续
卫生	Pattanayak et al. (2009)	印度	随机卫生运动为穷人建造蹲坑式厕所、卫生教育和"羞耻训练"提供补贴,以引发集体性的情绪反应	羞耻和教育的结合(即使没有提供补贴)对厕所所有权产生了意想不到的影响
安全驾驶	Habyarimana and Jack(2009)	肯尼亚	鼓励公交车乘客要求司机安全驾驶的信号被随机放置在一组公交车样本上	该项目导致保险索赔总数以及涉及伤亡的索赔总数减少了至少 50%

11. 发展中国家的医疗保健供给:背景

低收入国家的健康总支出占 GDP 的 5%,其中 60% 是私人支出。相比之下,全球健康支出占 GDP 的 10%,其中 60% 由公共财政筹集资金(World Bank, 2011)。除了资源更少之外,发展中国家的医疗保健系统对提供者的激励往往更弱。在许多贫穷国家,公共供给者经常性缺位,提供的服务往往很差,并经常收取非官方费用。因此,至少在一些国家,穷人经常求助于私人提供者所提供的付费服务。私人提供者有更强的激励,但是由于患者和提供者之间的信息不对称以及健康外部性的存在,对供给方的激励经常被误导;例如,其中许多提供者很少有或根本没有正规的医疗培训。

发展中国家的卫生部门经常处于两极分化,一方面是由纯公共部门提供服务,另一方面是在没有保险公司介入的情况下由私人部门按服务收费。私人健康保险或政府资助的社会保险通常仅限于正规部门人员,这些人只占大多数发展中国家人口的很小一部分。这就产生了一些问题,即如何强化对公共部门医疗保健从业者的激励,以及如何解决与按服务收费供给相关的问题。另一个问题是健康产业组织,包括公私供给方之间的互动以及中介机构如保险公司和公共部门的健康购买者的潜在作用。本节讨论了发展中国家公共和私人卫生部门面临的诸多困难,而第 12 节则考察了发展中国家努力改革保健服务系统的证据。

11.1 公共医疗保健

许多发展中国家的医务人员缺勤率很高。一项涵盖了孟加拉国、厄瓜多尔、印度、印度尼西亚、秘鲁和乌干达的调查发现,卫生工作者的总缺勤率为 35%(Chaudhury et al., 2006)。国家越贫困,这一比例往往越高。级别较高的医疗服务提供者,如医生,比级别低的医疗服务提供者更有可能缺勤。小型机构中的工作者比大型机构的工作者更有可能缺勤。

对印度拉贾斯坦邦乌代布尔地区 100 个村庄进行一项研究,该研究多次对同一家初级医疗保健中心进行抽样调查,发现缺勤没有可预测的模式——护士可能在周一或周三缺勤,这使得病人在护士缺勤的情况下处境艰难(Banerjee et al., 2004a)。[①]

当医务人员出勤时,其提供的医疗服务质量差是另一个主要问题。一系列论文评估了发展中国家医生的能力和知识(例如,参见 Das and Hammer, 2004, 2007; Das and Gertler, 2007; Das et al., 2008)。这些论文将医生们所谓的提供给假想病人的检查和治疗与官方专家或专家委员会认为应该提供的检查和治疗进行了比较。这一系列研究表明,当患者出现腹泻、疟疾和肺结核等常见但严重的疾病症状时,医务人员往往连最基本的检查也不会做。举个例子,印度德里的医疗保健提供者表示,他们只为 18% 的患有腹泻的儿童实施了必要的

---

① 作者证实护士缺勤是因为他们在家照顾病人。

治疗(Das and Hammer,2007)。

　　除了对基本疗程缺乏了解之外,医务人员知道他们应该做什么和他们实际做什么二者之间,还有一个巨大的鸿沟。例如,直接的临床比较表明,医生所提供的实际检查和治疗往往达不到其所谓的检查和治疗标准。总之,缺乏对基本疗程的了解,以及医生只完成他们认为必要的部分治疗,常常导致医患之间的互动非常有限。在对两家印度北部医院长达130个小时的观察中,研究人员发现,医生在每名患者身上平均用时3.8分钟,询问3.2个问题,并开出2.63种药物(Das and Hammer,2007)。对坦桑尼亚450次咨询的研究发现,只有在29%的病例中,医生确实与患者讨论了他们为改善健康应该采取或避免的活动。当告知护士给病人发药时,只有在32%的病例里,他们会检查病人是否知道如何或何时服药(Leonard,2003)。

　　平均每名病患享受到的医疗服务有限,似乎不仅仅是由于病例过多。因为在某些情况下,特别像地区医院这样较高级别的医疗设施中,病例很多,但许多初级保健中心面临利用率低的问题。回想一下,墨西哥的有条件现金转移使问诊人数每天增加了2次,提高了18%。在坦桑尼亚农村126个医疗机构的159名临床医生中,没有发现每个病人所享受的医疗服务和病例量之间的关联(通过询问相关病史和体检数量来衡量)。相反,Mæstad et al.(2010)得出结论说,研究样本的医务人员没有过劳工作,有充足的空闲时间。

　　即使医务人员出勤并做出了正确的诊断,也可能无法获得用于治疗患者的基本药物和用品。在对塞拉利昂的诊所进行的一项代表性调查中,只有37%的诊所在一次随机走访中储存了卫生部认定的所有11种基本药物(IRCBP,2007),30%的诊所连一种库存药品都没有。

　　总的来说,可能由于棘轮效应,贫困国家医疗保健预算里有很大一部分是医务人员的工资,留给药品和医疗物资的空间很小。经济繁荣时,医务人员的职位增加,但经费减少时,相对于医务人员,药品和医疗物资更容易被削减。有限的药品供应也可能反映出采购和分销系统的低效率和腐败问题(例如,参见 Di Tella and Schargrodksy,2001)。

　　按政府的官方政策,虽然患者理应接受免费服务,但他们经常不得不支付其咨询费或者药品费,或者两者兼而有之。在乌拉尔拉贾斯坦邦农村地区,即使公共服务本应免费,人们每次在公共医疗机构就诊的平均费用也有110卢比(约2.5美元),是该地区的平均日工资(53卢比,1.17美元)的2倍多(Banerjee et al.,2004b)。据报道,在塞拉利昂,2007年和2008年分别有46%和65%的接种疫苗儿童不得不支付免疫费用,尽管注射疫苗本来应该是免费的(IRCBP,2010)。[①]

　　公共卫生服务质量如此之差的一个原因是,医务人员几乎没有动力做出改善。他们往往不会因缺勤或收取非官方费用而被罚款或解雇,也几乎没有质量审查制度。许多医务人员可能更喜欢在城市工作,因为在城市他们的孩子会有更好的教育机会。在一些国家,许多医务人员没能按时或全额领取薪酬。[②] 低利用率和医务人员缺勤可能是相辅相成的。

---

① 一部分费用用于免疫卡,一部分用于免疫本身,但是建卡是让孩子接受免疫的必要条件。

② 在塞拉利昂,超过一半的诊所距离最近的公路超过8公里,大多数医务人员没有按时获得报酬,而且据报告有44%的人根本没有得到报酬(IRCBP,2007)。医务人员为塞拉利昂医疗收费给出的理由之一就是支付欠薪医务人员的工资。

11.2 私人医疗保健

也许部分是因为公共卫生系统的弱点,即使是大多数发展中国家的穷人也经常使用私立的、按服务收费的医疗保健服务。世界银行估计,2009 年拉丁美洲、撒哈拉以南非洲地区和南亚的公共卫生支出分别仅占健康支出总额的 52%、44% 和 33%。[1] 一项涵盖了 40 个发展中国家的数据汇编估计,55% 的医生在私人部门工作(Hanson and Berman,1998)。

如果公共卫生系统如此糟糕的一个原因是缺乏激励,那么私人提供者似乎就是答案,他们有动力让他们的顾客满意。然而,Berendes et al.(2011)的一份综述表明,在发展中国家,尽管私人部门的医务工作者确实经常提供更具个性化、以顾客为中心的服务以及更长的平均咨询时间,但最终公共和私立部门提供的医疗服务质量差异很小。因此,Leonard et al.(2007)表示,虽然经营私人医疗服务的医生对患者反应更积极,但他们并没有提供质量更高的医疗服务。

虽然按服务收费的私人医疗机构面临更强的激励,但由于患者和医疗机构之间信息不对称,这些激励往往与患者的需求不符。患者往往无力区分好的治疗和坏的治疗——即使在监管制度强、教育水平高得多、病人更了解什么是好的医疗服务的国家,这也是一个公认的问题。在许多发展中国家,人们经常见到的是未经培训或几乎未经培训的按服务收费的私人医疗机构(Banerjee et al.,2004b)。

医疗保健提供者经常提供的治疗并不会改善健康状况,甚至可能会使健康状况长期恶化,但在短期内却可能会让患者感觉更好。Phadke(1998)将 50% 以上的印度处方药归类为"不必要的或禁用的"。一项对非洲 8 个国家的调查发现,25%~96% 的门诊患者接受了注射,在 5 个接受调查的国家中,70%~99% 的注射被认为是不必要的。在巴基斯坦,一名典型患者估计每年要接受 8.5 次注射(Simonsen et al.,1999)。

这种不适宜的医疗服务不仅仅是浪费,也可能是有害的。不必要的注射会导致注射部位感染 HIV、乙肝和丙肝病毒。类固醇注射(短期内会让患者感觉更好,因此医疗机构会反复操作)会对患者个体产生长期的副作用。抗生素的普遍滥用导致了耐药性。

这些问题同时影响公共部门和私人部门,但是私人医疗机构有更强的动机开出治疗处方,让患者感觉他们是在采取措施,并在短期内让患者感觉更好,即便从长期来看对患者是不利的。Banerjee et al.(2004b)在拉贾斯坦邦农村的调查发现,与同一地区的公共医疗机构(注射和输液分别占所有就诊人数的 32% 和 6%)相比,私人医疗机构更有可能提供注射和输液服务(分别占所有就诊人数的 68% 和 12%)。

在按服务收费的医疗保健系统中,医疗机构也没有动机考虑治疗对社区中其他人的影响,不管这些影响是负面的(如滥用抗生素),还是正面的(如接种疫苗)。许多最具成本效益的医疗保健措施都是预防性的,而许多人却不愿意为此付费,因此,医疗机构对市场激励的

① 资料来源:世界银行的《世界发展指标》,http://data.worldbank.org,2011 年 5 月 23 日。

反应往往不够，进而造成供给不足。

按服务收费的私人提供服务使家庭面临治疗重症的财务风险。Gertler and Gruber（2002）估计，35％的重症费用没有通过家庭可获得的其他来源投保。他们还发现，疾病越严重，家庭能投的保险就越少。他们估计，家庭能够完全投保那些不影响身体机能的疾病的经济成本，其中71％来自适度限制个人身体机能的疾病，只有38％的成本来自严重限制身体机能的疾病。

参见表4.9。

表 4.9　2006 年医务人员缺勤率　　　　　　　　　　　　　　　　单位：%

地区	缺勤率
孟加拉国	35
印度	40
印度尼西亚	40
秘鲁	25
乌干达	27
未加权平均值	35

数据来源：Chaudhury et al.（2006）。

12. 医疗保健服务和体制改革

鉴于上述提到的系统失调，显然确实需要进行医疗保健体制改革。本节讨论了4个随机评估项目。其中一个失败的项目旨在减少印度护士的缺勤现象，三个成功的项目为：柬埔寨非政府组织的医疗保健服务管理承包项目、乌干达本地社区医务人员问责提升项目、印度尼西亚有条件和无条件资助社区健康改善的项目，此外还有卢旺达对成功激励项目的非随机评估。大量文献研究了替代性的健康服务供给安排（包括将任务移交给非专业的医务工作者）。参见 Lewin et al.（2008）对这类文献的评述。关于（亚洲）发达国家卫生系统改革带给发展中国家的教训，我们推荐读者参考 Wagstaff（2007）的文章。

12.1　印度和卢旺达对提供者的支付

尽管大多数医疗服务提供者的合同已经包含了对持续缺勤的处罚，但很少得到遵从或强制执行。在印度拉贾斯坦邦的乌代布尔地区（人口超过250万人），人们发现农村地区的当地诊所有56％的时间处于关闭状态，在45％的案例中，在村子里的任何地方都找不到护士（Banerjee et al.，2004b）。由于无法预测护士缺勤情况，越贫困的地区基本服务覆盖面越低，只有3％的5岁以下儿童接受了全面免疫。

2005 年,当地的一个非政府组织塞瓦曼达(Seva Mandir)开始与政府官员商讨一项针对当地诊所护士的监控项目(Banerjee et al.,2008a),旨在提高为乌达布尔 135 个村庄服务的农村服务中心的助产士(auxiliary nurse midwives,简称 ANMs)的出勤率和可预测性。项目要求塞瓦曼达在某些特定日子对 ANMs 进行监控。为了有助于确保营业,一些服务中心雇用了额外的 ANMs,同时其他护士被告知,无论有没有承担任何其他责任,他们周一必须在岗。通过打卡机、缺勤记录以及免出勤日记录(经护士长批准的实地巡诊)来监控出勤情况,这些记录送交每位护士长进行查验。护士长据此采取可能包括罚款在内适当的行动。

当时政府威胁要扣发工资(不清楚是否真的有任何扣发),因此项目刚开始执行时 ANMs 的出勤率大幅提高。在最初的 6 个月里,ANMs 处理组的出勤率比对照组大约高 15 个百分点。

然而,随着时间的推移,护士们和管理部门想出了暗中破坏这一系统的方法。尤其是护士们故意打破钟表,强行实施监督成本更高、频率更低的个人监督。此外,护士们申请并获得了更多免于出勤的实地巡诊天数,这些活动几乎无法核实。到项目开始后的 16 个月,处理组和对照组的缺勤状态不再有差异。

作者得出结论,护士和其他公共服务提供者一样,在管理得当的情况下对激励措施有反应。然而,对于卫生行政管理部门来说确保护士出勤工作并不是一个当务之急。在这种情况下,如果护士长可以自行决定如何以及是否实施激励措施,那么激励制度就会很快从内部遭到破坏。

在对卢旺达的一项研究中发现了来自对医务人员进行激励的更有利结果(Basinga et al.,2010)。尽管这项研究最初计划随机处理,但由于地区边界的变化,不太可能保持随机分配进行识别。对诊所进行评估的依据是现有的季度探视和对分娩等难以伪造的活动的医疗记录的审查。他们会对日间在门诊接受治疗的患者给予奖励,并根据治疗方式不同给予不同奖励(从第一次产前护理 0.09 美元到分娩的 4.59 美元不等)。作者估计,质量和利用率方面的改进对具有更高激励的医疗服务影响更大,对那些更多由提供者控制,且更少依赖患者决策的医疗服务也有更大的影响。激励医务人员的努力在卢旺达明显更成功,有几个可能的原因。这反映了卢旺达和印度国家性质的差异,也可能是激励措施在设施一级比在医务人员一级更加有效。

12.2 在后冲突时期的柬埔寨签署医疗保健合同

20 世纪 90 年代末,柬埔寨的卫生系统状况非常糟糕:红色高棉时期只有 50 名医生幸免,公共卫生系统依赖低工资的、几乎没有受过培训的新医生,这些医生往往通过在私人部门兼职来弥补收入。在医疗保健方面有大量的私人开支,但是提供的许多服务并不适宜。

作为大规模公共卫生设施扩张的一部分,柬埔寨于 1999 年尝试将医疗保健管理逐区外包给非政府组织。①

这种方法有可能强化与公共服务有关的微弱激励措施，同时避免与私人部门有关的一些扭曲现象。在地区一级签署合同，而不是为单个医疗机构签发，以便在没有与个人保险有关的逆向选择问题的情况下，分摊健康风险。最后，该计划允许医疗服务提供者之间进行基准竞争，如果仅与一个集团签署一份合同来管理全国的整个卫生系统，这种竞争是不可能发生的。

12 个地区被选中参加实验，然后随机指定给其中一个类型的承包组，或者指定给一个对照组，在对照组中，政府继续直接运营医疗保健设施。② 作为承包项目的一部分，该项目将覆盖总人口的 11％，潜在投标者直指七个目标：儿童免疫、儿童服用维生素 A、孕妇产前护理、由受训专业人员接生、在医疗机构分娩、避孕知识和使用，以及寻求医疗服务时使用公共设施。由于这些服务中有许多具有预防性，可能会导致外部性，因此在按服务收费的安排下可能会供给不足。要求承包商在诊所提供最低限度的一揽子服务（Minimum Package of Activates，简称 MPA）。依据 MPA 衡量业绩，承包商被告知，如果业绩不良可能导致处罚和不再续签合同。

在对柬埔寨承包实验的研究中，柬埔寨的整体健康状况有了巨大改善（Bhushan et al.，2006）。尽管如此，通过将结果与非签约区的结果进行比较，项目评估人员能在签约区发现对健康的巨大积极影响。使用基期和干预后调查数据，他们发现目标结果提高了大约 1 个标准差。这一改善意味着，与非签约地区相比，在签约地区，接受维生素 A 营养补充的 5 岁以下儿童人数增加了 42％，产前护理覆盖率增加了 36％。此外，医疗保健中心管理得更好，缺勤率降低，更有可能做到每天 24 小时提供服务，巡查走访次数和供给效率提高，管理质量的指标也有所改善。

将合同建立在几个指标基础上会带来一个问题，即人们可能只关注这些指标，合同中未明确提及的其他方面绩效可能无法保证质量。这项研究没有发现这方面的证据。对非靶向指标都没有很大影响（无论是正面影响还是负面影响）。

公众对公共服务质量改善做出了反应。到政府机构问诊次数增加，而对药店和传统治疗师的问诊减少，因此私人部门的医疗开支减少了。政府在签约区的支出增加，这种支出的增加大致抵消了私人部门医疗支出的减少，因此签约区和非签约区的总支出大致相同。

柬埔寨的承包试验产生了令人兴奋的结果，由于需要重建整个卫生系统，这项激进的改革在政治上更容易接受。还值得注意的是，承包系统的有效性将取决于授予合同和结果监测的流程质量。

在卢旺达也发现了类似的结果（Basinga et al.，2010）。对诊所的评估基于已有的季度问

---

① 柬埔寨试验了两种承包方式：内包和外包。外包区在薪酬和工作人员任命方面有更大的灵活性（尽管他们是从前政府工作人员开始的），并负责自己的药品和用品采购。内包区依赖于政府人员和采购。然而，其中一些区别在实践中模糊不清，而且由于样本量小，不可能发现外包区和内包区之间的许多区别。

② 10 个不同的投标人提交了 8 个地区的 16 份标书。然而，有三个地区没有签订合同，因为没有中标。在评估该项目时，作者们使用了意向处理分析——换句话说，他们根据他们最初的随机分组来对地区进行分析。然后，根据处理方法进行处理，按比例放大评估效果，以适应并非所有处理区域都得到处理的事实。

诊和对分娩等难以伪造的活动的病历检查。日间在诊所接受治疗的每一名患者都会得到奖励,不同治疗有不同奖励(从首次产前护理就诊的 0.09 美元到分娩的 4.59 美元不等)。他们发现,激励越高对服务产生的影响越大,服务越受医疗机构掌控,并越少依赖于患者决策,并且不会追求非产前服务的溢出效应。

12.3 为社区一级的成果付费

印度尼西亚的一个项目研究了向社区支付大额赠款以资助卫生和教育服务的有效性,并将随后赠款的规模与社区一级成果挂钩。这个想法是为社区提供资金,用于改善他们认为适宜的医疗服务,并制定奖励措施以确保准确实施。绩效奖金是基于 8 项妇幼健康指标制定的,这些指标类似于有条件现金转移项目中使用的指标,也与上述柬埔寨实验中使用的指标类似:产前和产后护理、由训练有素的助产士接生、孕妇服用补铁药片、幼儿服用维生素 A、接种疫苗、定期检查 5 岁以下儿童的体重、正常的体重增加以及小学与初中的入学率和出勤率。绩效奖金根据每个村庄相对于同一个分区中其他村庄的绩效进行计算。

印度尼西亚政府将社区随机分配为:一个接受带有奖励的项目、一个没有财务绩效奖励但其他方面相同的类似项目,或者是一个对照组。通过将该项目与没有此类激励的项目进行比较,评估人员能够分离出绩效激励本身的影响(Olken et al., 2011)。该项目覆盖了 2000 多个处理村,受益对象超过 180 万人。

总的来说,该项目改善了几个关键的健康过程指标,如定期检查儿童体重和孕妇服用补铁药片,到该项目第二年年底时,营养不良率降低了 2.2 个百分点,约为基期水平的 9.6%。总的来说,作者的初步估算表明,该项目健康总收益的 50%～75% 可以归因于绩效激励。虽然该项目的总体影响不大,但在爪哇岛以外的地区,健康和教育服务供给的基期水平要低很多。无论是项目整体还是额外的绩效激励的影响都显著有效,影响的规模是前者的 2 倍多。值得注意的是,绩效奖励只对项目的健康方面有效,而到了第二年,该项目已经开始显示出对入学率的微小但统计上可衡量的影响,激励项目和非激励项目对教育的影响没有差异。

12.4 社区动员、问责制和改革

最近改革工作的重点是使医疗服务提供者对当地居民而非对中央官僚机构更加负责。这种方法在《世界发展报告》"为穷人服务"中大力提倡(WHO,2004)。在卫生领域,尽管目前有很多研究正在进行,但这个方面问题研究相对较少。如果我们观察一下健康和教育的结果,结果喜忧参半——这表明这种方法虽然可行,但项目的细节和制度背景很重要。

在乌干达,地方防治站(比印度改革中的地方小诊所大得多)和社区之间通过健康单位管理委员会(Health Unit Management Committees,简称 HUMCs)有正式联系。这些委员会汇集了防治站员工和当地选举的社区代表。HUMCs 负责监控药品和防治站的财务状况,可以对员工不当行为提出警告,并建议调动员工,尽管他们对员工没有直接权力。Bjorkman and

Svensson(2009)在其研究开始时对这些 HUMCs 进行了仔细分析,发现有许多是无法运转或者完全无效的。

作者们报告了一项随机评估的结果,该评估旨在鼓励更多的社区监测和参与卫生服务,以此来提高医疗服务提供者的努力程度并促使他们对当地社区更加负责。该项目认为信息匮乏是社区监测的一个关键制约因素,因此对包括医务人员缺勤率在内的医疗保健服务质量进行了详细的基期调查。积极参与健康问题的当地非政府组织与 HUMCs 联合举行了两轮社区参与会议,向工作人员和社区提供了该设施的信息,并制定了提高服务质量的行动计划。

该项目在实现社区参与、提高医疗保健服务人员的工作积极性和改善健康状况方面非常成功。处理社区内 1/3 的 HUMCs 要么被解散,要么重新进行选举或者纳入新成员。2005年期间,处理社区平均举行了 6 次地方理事会会议,其中大多数讨论了健康问题。70%的处理诊所在随后的调查中都设有某种形式的可视化的社区监测系统(如建议箱),并且可获得更多关于免费服务的数据。医疗机构的医务人员缺勤率降低了 14%。新生儿卡介苗接种率上升了 46%,有 2 倍多的儿童服用了维生素 A 补充剂。

与柬埔寨一样,公共设施的利用率有所提高,向传统治疗师求诊也有所减少。这些服务质量和利用率的改善转化为更良好的健康状况——在处理社区中,体重不足的儿童数减少,5 岁以下儿童死亡人数为 95,而对照组为 147。

另一项研究试图通过一项随机试验来测试社区问责在印度北方邦的健康改善方面是否有效。作者报告了积极的结果。然而,随机处理在地区一级进行。由于存在同一地区内自相关性的可能,该研究没有多少统计能力来甄别处理的影响(Pandey et al.,2007)。

项目在乌干达取得的巨大成功应该同时考虑同一项研究的发现,即在新项目开始之前已经建立的社区监测机构(且在整个研究过程中都在对照诊所运行)并不活跃。因此,社区监测和问责的证据是它确实可以发挥作用,但制度细节很重要。这与来自教育部门的经验相呼应(Glewwe and Kremer,2006;Duflo et al.,2011b)。例如,印度北方邦的教育部门尝试运行了一个与毕约克曼和斯文森描述的非常类似的项目,但未能加强社区监测、减少医务人员的缺勤,或改善结果(Banerjee et al.,2008a)。该研究同样发现,在项目开始时,官方的社区监督政府系统完全不起作用。有关构建医疗服务供给改革的社区问责模式的其他方案优缺点的详细讨论,请参见 Banerjee et al.(2008a)。我们距离能够就卫生部门是否以及如何构建社区监测和问责制提供明确的政策指导还有一段距离。最有效的项目(由毕约克曼和斯文森评估)非常费力和昂贵。目前人们正在研究寻找更低廉、更可推广的社区监控方案。

参见表 4.10。

表 4.10 卫生保健服务与系统性改革

技术	文献	国家	检测项目	结论
12.1 印度和卢旺达对提供者的支付				
卫生保健质量(对出勤的激励)	Banerjee et al.(2008a)	印度	提高农村服务中心护士出勤率的激励计划。护士需要在打卡机上签到。监控伴有惩罚性薪酬激励措施	当护士认为政府会扣除工资时,其出勤率有所提高,但是6个月后,当地卫生管理部门削弱了激励结构。最终护士出勤率没有提高
卫生保健质量(按绩效付费)	Basinga et al..(2010)	卢旺达	对全国性方案的评估,该方案为机构提高产前护理、分娩和儿童预防保健的质量提供资金支持	研究结果表明,财务绩效激励可以提高医疗服务的使用和质量,不同的影响取决于激励的大小和员工对激励的反应能力
12.2 在后冲突时期的柬埔寨签署医疗保健合同				
医疗改革(柬埔寨)	Bhushan et al.(2006)	柬埔寨	政府健康服务的管理承包给有资格的地区性非政府组织。合同规定了改善母婴健康服务的目标	目标结果提高了约1个标准差,即接受维生素A营养补充的5岁以下儿童增加了42%,产前护理覆盖率提高了36%。健康保健中心管理更加有效,缺勤率降低,以及供给有效性提高
12.3 为社区一级的成果付费				
卫生保健质量(激励)	Olken et al.(2011)	印度尼西亚	评估通过向社区提供大额捐款来改善医疗服务的激励措施。基于母婴健康指标支付绩效奖金	几项关键的健康指标得到了改善,例如儿童的常规体重检查和孕妇的补铁药片。营养不良率下降了2.2个百分点。大约50%~75%的项目健康收益可以归因于绩效激励
12.4 社区动员、问责制和改革				
社区动员	Bjorkman and Svensson(2009)	乌干达	项目评估旨在鼓励更多社区监督和参与健康服务,以改善医疗机构工作,并使他们对当地社区更加负责	该项目成功地促进了社区参与、医疗机构工作和健康。医疗机构缺勤率降低了14%,新生儿卡介苗接种率提高了46%,有2倍多的儿童服用了维生素A补充剂
社区动员	Banerjee et al.(2008a)	印度	鼓励受益者参与的干预措施:提供信息;培训社区成员	未发现对社区工作、医疗机构工作或教育结果有任何影响

注:阴影行表示非随机性研究。

13. 健康和广义社会经济变量之间的互动

本综述的重点是健康和公共卫生系统。然而,在给出结论之前,我们简要讨论了卫生系统之外的因素对健康的影响,以及健康对其他社会经济结果的影响。尽管我们继续关注随机评估的结果,但由于大多数证据都是非实验性的,所以在本节中我们也试图讨论一些观察性证据。

13.1　经济和社会因素对健康的影响

健康受到正规卫生部门以外的许多因素的影响,从营养、污染到社会因素,如教育或妇女赋权。有大量文献对其中一些因素,尤其是营养和生育进行了探讨。这些文献包括了经济学、公共卫生研究人员和人口统计学家的重要贡献。在这里我们无法涵盖这些大量的文献,但是在本节中,我们简要讨论了健康的社会和环境等决定因素的三个方面,在这些方面,经济学家一直都很活跃。我们不清楚最近的其他评论以及随机评估的使用情况。我们首先要看看教育是如何影响健康的证据——特别是性健康。接下来,我们研究了关于妇女赋权或谈判地位与健康的证据。最后,我们将讨论随机评估发挥作用的一个重要领域,即空气污染。

13.1.1　妇女的谈判地位和健康

长期以来,政策界一直认为,提高妇女在社会中的地位可以改善健康状况。这一假设来自妇女教育与其他妇女赋权措施和健康结果,特别是对于儿童的健康结果的国内外相关性。然而,被忽略的变量偏差是解释观测数据相关性的主要关注点(参见 Lloyd et al., 2005),最近的随机评估为这一问题提供了更多的解释。

一系列论文分析了在印度为妇女提供更多政治权利的影响,研究表明,随机选择的、为妇女保留领导职位的村庄在水资源上投资更多,饮用水质量更好(Chattopadhyay and Duflo, 2004; Duflo and Topalova, 2003)。相比之下,在肯尼亚,Leino(2011)发现当妇女获得了对改善用水的社区赠款的更多控制权时,供水没有任何改善。这些研究之间的一个不同之处在于,在印度,妇女可以将资源分配从其他优先事项(主要是非健康事项)转向水资源,而在肯尼亚,所有筹集来的资金都用于水资源,提高妇女权利只能通过提高资金利用效率来实现。

人们发现妇女接受现金转移与改善健康状况相关联。Duflo(2003)评估了南非大型社会津贴项目对与津贴领取人共同居住的儿童身体测量状况的影响。这项研究是非实验性的,但可利用参加津贴项目的年龄资格和儿童接触该项目的时间来获得因果估计。Duflo(2003)发现,女性领取的津贴与女孩(但不是男孩)的身体测量改善状况有关。男性领取的津贴不影响男孩或女孩的身体测量状况。

Friedman et al.(2011)发现,肯尼亚的女童奖学金项目提高了女孩的受教育程度。作者认为,人力资本的增加(发现处理学校的考试成绩提高了 0.196 的标准差)提高了女孩的权利意识,这反映在包办婚姻的数量减少,因为处理组的成员包办婚姻的比率降低了 4 个百分点(超过 50%)。该项目还降低了女孩接受家庭暴力的意愿:从 0 到 1 的范围来看,处理使受访者对“如果行为不端,男人可以殴打妻子和孩子”这一观点的支持减少了 0.067,对于“没有谁有权利对任何其他人使用身体暴力”的说法,对照组的支持平均减少了约 1/4,为 0.25。

Attanasio and Lechene(2010)指出,PROGRESA 现金转移项目导致营养摄入增加,并认为这是由于这些转移是给女性的(PROGRESA 是随机的,对妇女的认证并不是基于随机的,因为 PROGRESA 中的所有转移都是给妇女的)。另一方面,妇女获得小额信贷的机会(这可能增加或可能不增加妇女的议价能力,但确实增加了妇女获得资源的机会)与健康支出增加无关(Banerjee et al., 2010c)。

妇女的经济机会似乎增加了家庭对女孩健康的投资。Jensen(2010)评估了一项干预措施的影响,该干预措施将"业务流程外包"行业的招聘人员(包括一系列后台服务,如呼叫中心的工作)随机派往印度德里附近的村庄。在这些村庄,招聘人员组织了信息和招聘会议。这些会议仅面向妇女开放。Jensen(2010)认为,干预措施提高了大女孩实际的和感知到的经济机会,并表明干预措施导致了对小女孩教育和营养的更多投资,小女孩们的体重指数增加了,但男孩们的并没有增加。

1990 年初,Sen(1990,1992)警告说有 1 亿妇女消失。关于这一性别失衡的原因已经有了大量争论,但是已经有强有力的证据可以表明,性别选择型堕胎是性别比例失衡的主要原因(其他文献可参见 Junhong, 2001; Oster, 2005; Das Gupta, 2005, 2008; Oster, 2006; Lin and Luoh, 2007; Oster et al., 2008; Ebenstein, 2010)。Jayachandran and Kuziemko(2009)认为,印度女孩比男孩更早断奶,因为她们的父母想再要一个孩子,这也造成印度男孩和女孩之间的差异。

两项(非随机)研究考察了媒体对社会规范、妇女角色和生育的影响。Jensen and Oster(2009)运用面板数据研究了印度农村地区引入有线电视对妇女地位的影响。有线电视的引入使男人殴打妻子是可接受的情况减少了 0.16(相对于 1.61 的基数)。增加有线电视与报告希望下一个孩子是男孩的偏好降低了 12 个百分点有关。接入有线电视导致怀孕的可能性降低了大约 3.7 个百分点。

Chong and La Ferrara(2009)研究了肥皂剧对巴西离婚率的影响。以自主女性为例的肥皂剧的传播,在研究期间使每户家庭生育率显著下降约 0.029 个活产(均值为 2.66),这比将户主教育提高一年的预期效果还大。他们还发现分居率和离婚率增加了 1/10 的标准差(还有均值的 1/10),这几乎与将女性受教育年限提高 1.5 年的效果相同,在同时期,女性受教育的均值是 3.2 年。

有证据表明,家庭谈判会影响家庭对健康的需求,尤其会影响对家庭计划生育服务的需求。如果丈夫不在场时获赠节育工具,妇女更愿意使用这些工具,意外怀孕情况也会更少,如果节育工具一起提供给夫妻俩,他们会更有可能购买驱虫蚊帐。

Ashraf et al.(2010b)向赞比亚妇女提供免费和便捷的长期避孕方法。与丈夫一起获得赠券的妇女意外怀孕率并没有减少。而在丈夫不知情的情况下,私下获得赠券的女性意外怀孕率下降了 57%。Dupas(2009)调查了家庭谈判对驱虫蚊帐需求的影响。与男性相比,女性购买蚊帐的可能性不大,但是在夫妻两人均在场的情况下,与仅针对其中一个户主发放相比,发放蚊帐券时的使用率增加了约 7 个百分点。然而,作者认为,这种影响相对较小,尤其是与价格效应相比:在零售市场上蚊帐补贴价格降低 18%(0.27 美元),可以实现 7 个百分点的使用率的类似增长(100 肯尼亚先令或 1.50 美元)。

13.1.2 环境、健康与污染

污染是发展中国家健康状况不佳的主要原因。监管标准和执法比发达国家弱很多,颗粒物的含量往往是发达国家认为不可接受水平的许多倍。

　　除了发达国家常见的工业和车辆空气污染源外，使用生物和煤作为家庭能源造成的室内空气污染是贫穷国家死亡率的主要原因，估计每年造成160万人死亡（WHO，2005a）。Pitt et al.（2010）利用孟加拉国和印度的大家庭结构调查室内空气污染对呼吸健康的影响。他们认为，负责烹饪和使用生物燃料烹饪的女性更有可能出现呼吸道症状。这些妇女抚养的幼儿（5岁以下）也更有可能出现呼吸道健康较差的情况，这很可能是因为他们在母亲做饭时离她很近。5～9岁的儿童在幼年时出现呼吸道健康问题的影响也可能持续存在。

　　改良厨灶可以改善健康状况（Duflo et al.，2008）。但是这些炉子的采用和维护却是个问题。找到解决这个问题的方法，或者允许人们在低收入水平时使用其他技术比如煤气罐，可能会对健康产生重大影响。

　　Jayachandran（2009）利用1997年印度尼西亚主要森林火灾的（非随机）变化来估计空气污染对生命早期死亡率的影响，发现约15600人死于火灾。她发现经济状态更差的人负担更重，并讨论了许多穷人比其他人更容易受到空气污染的可能原因。这项研究与美国在空气污染和健康方面的做法类似，例如Chay and Greenstone（2003）。

　　全球变暖也会影响健康。Burgess et al.（2010）发现，在农作物生长季节，印度农村地区超过32摄氏度的天数增加一个标准差会导致农产品价格上涨和产量下降，从而减少收入和消费。他们还发现这导致粗死亡率9%的增长。

13.2　健康对其他经济变量的影响

　　正如引言中所提到的，健康对其他变量影响的现有文献综述包括Strauss and Thomas（1998，2007）、López-Casasnovas et al.（2005）、Glewwe and Miguel（2007）、Currie（2009）、Spence and Lewis（2009）、Bleakley（2010a）、Eide and Showalter（2011）。人们使用微观数据、理论和模拟以及跨国证据研究了健康与经济结果之间的关系。我们简要提到了每类文献中的关键论文。尽管许多研究都有可靠的识别策略，但这里的绝大多数研究都不是随机的。

　　利用微观数据进行的研究就特定健康风险和健康状况对各种结果变量（包括教育和收入）的影响提供了令人信服的证据。一系列有影响力的研究表明，自然实验造成的胎儿或儿童的健康和营养冲击随之带来巨大的长期经济影响，包括1918年全球流行性感冒（Almond，2006）、津巴布韦战争引发的饥荒（Alderman et al.，2006）以及印度尼西亚降雨变化引起的经济冲击（Maccini and Yang，2009）。为危地马拉儿童提供营养补充剂的INCAP实验（Hoddinott et al.，2008；Maluccio et al.，2009；Behrman et al.，2009均有描述）发现对工资、认知技能和代际效应有很大影响。然而，样本量过小（两个处理村和两个对照村）且损耗非常大，这表明在这一领域需要做更多的工作。

　　对欠发达国家的研究试图解决儿童健康的长期影响问题，包括那些解决孕期缺碘（Xue-Yi et al.，1994；Pharoah and Connolly，1991；Field et al.，2009）、母乳喂养对认知发展的影响（Reynolds，2001）、产前斋月暴露（Almond and Mazumder，2008）、早期儿童疟疾预防（Jukes et al.,2006)和早期营养不良(Mendez and Adair,1999；Glewwe et al.,2001)以及诸多文献。尽管这些研究通常是非实验性的[Jukes et al.(2006)是其中一个例外]，但综合起来，它们提供了相当多的证据，证明成年人的认知能力可能会受到胎儿期和幼年时期营养的影响。在美国和其他发达国家，与儿童健康、营养投资和低出生体重长期收益相关的研究包括 Currie and Thomas(1995)、Garces et al.(2002)、Conley and Bennett(2000)以及 Sorensen et al.(1997)。

关于抗逆转录病毒药物(anti-retroviral treatment,简称 AVRs)和劳动力供给之间的关系，也有微观经济学的证据。Habyarimana et al.(2010)研究了博茨瓦纳免费 AVRs 对一家非洲公司缺勤率的影响，结论认为，工人生产率的提高太少以至于公司无法私下为艾滋病毒阳性的员工提供抗逆转录病毒药物。Thirumurthy et al.(2008)使用肯尼亚西部的纵向调查数据估计，AVRs 会导致患者加入劳动力队伍的可能性增加 20%，每周工作时间增加 35%。

最近的一些评论讨论了健康对教育的潜在影响(Bleakley,2010a；Glewwe and Miguel,2007；Eide and Showalter,2011)。关于这个主题的研究是随机的，包括印度的铁补充剂和驱虫(Bobonis et al.,2006)、肯尼亚的驱虫(Miguel and Kremer,2004)，以及在中国的眼镜供应(Glewwe et al.,2010)。其他值得注意的，在营养、健康和生产效率的微观实证贡献包括 Schultz(2005)、Alderman(2007)和 Thomas et al.(2006)。大多数研究发现，健康对教育有重要影响。然而，Oster and Thornton 的一项随机研究发现，一项帮助女孩们在月经期间更有效地控制血流的技术并没有带来受教育年限的增加，尽管人们普遍认为这是受教育年限的主要障碍。

大部分研究调查了儿童健康如何影响教育。然而，也有一部分文献研究了成年人预期寿命的提高是否为增加教育投资的重要驱动力，因为这有可能增加此类投资的回报。最近两篇微观经济学论文提供了这方面的证据。Jayachandran and Lleras-Muney(2009)估计，斯里兰卡孕产妇死亡率的降低使识字率提高了 0.7 个百分点(2%)，受教育年限提高了 0.11 年(3%)。Fortson(2011)利用撒哈拉以南 15 个国家的地区艾滋病毒流行率，提供了与长寿对教育投资至关重要的假设相一致的证据。然而，Bleakley(2010a)认为，微观经济估值可能是上限，因为成年人健康变化也可能通过其他渠道影响学校教育，而在发达国家，寿命延长的原因往往与工作时间的减少有关。

总体而言，微观经济学研究表明，一些健康投资，如碘补充、驱虫或疟疾控制，由于其对教育和收入的影响回报率极高，甚至可以不考虑直接改善健康的福利收益(Miguel and Kremer,2004；Bleakley,2007；Bleakley,2009a；Field et al.,2009；Lucas,2010；Bleakley,2010b；Cutler et al.,2010；Baird et al.,2011a)。

尽管健康投资的回报率似乎很高，但微观经济证据并未表明健康状况改善的直接影响可能会产生变革性的宏观经济后果。Weil(2007)利用健康对个人结果影响的微观经济学来构建评估健康对人均 GDP 的影响，他估计，消除国家间的健康差异将使人均对数 GDP 差异减少 9.9%，并将第 90 百分位序的人均 GDP 与第 10 百分位序的人均 GDP 之比从 20.5 降低到 17.9。[①] 消除任何单一疾病如疟疾的影响将会小得多，更不用说切实可行的健康计划可能

---

① 同时参见 Shastry and Weil(2003)和 Ashraf et al.(2009)。

减轻疾病负担。

注意,关于健康对收入影响的微观经济学研究可能会忽略某些一般均衡或疾病外部性的影响。[①] 通常必须考虑疾病外部性以获得有效的福利指标,但如果它们是地方性的,则可以用微观数据来衡量(Miguel and Kremer, 2004)。一般均衡效应,例如对资本积累的影响,很难用微观数据来衡量,但是如果社会最初优化给定健康状况,则可能与福利水平无关(Bleakley, 2010a)。

模拟 HIV/AIDS 影响的文献提供了假设的一般均衡效应范围。一些人认为,预期寿命的缩短将减少储蓄和教育投资的动机,进一步减少物质和人力资本(Dixon et al., 2001; Ferreira and Pessoa, 2003; Corrigan et al., 2005; Bell et al., 2006)。Bell et al.(2006)使用迭代模型预测,如果不采取任何措施防治 HIV/AIDS,南非经济将在三代以内完全崩溃。同样,Ferreira and Pessoa(2003)模拟了学校教育,发现由于对人力资本投资的激励过低而减少一半。反过来,这将导致储蓄和资本投资的下降,导致人均产出下降 25%。另外,Young(2005)认为,大范围的社区感染会降低生育率,并通过增加劳动力的稀缺性和妇女的时间价值增加人力资本投资,从而导致人均收入大幅增加。

另一部分文献使用跨国回归来估计健康对经济结果的影响,可获得一般均衡效应。例如,Gallup and Sachs(2001)利用跨国增长回归,认为疟疾严重的国家每年少增长 1.3%,疟疾减少 10% 与增长率多增加 0.3% 相关。这种跨国回归的一个主要问题是被忽略变量偏差的可能性,因为容易患疟疾的国家往往有许多其他可能阻碍增长的特征。

最近的一些宏观论文试图通过使用工具变量法来更好地识别健康冲击的影响,解决被忽略变量偏差的问题,同时还可以刻画一般均衡效应。虽然现在得出明确结论还为时过早,但这类文献并未发现健康对人均收入总增长的影响,这与盖洛普和萨克斯的结论相近。

Acemoglu and Johnson(2007)认为,始于 20 世纪 40 年代的国际健康创新浪潮导致干预前疾病负担较重的地区人口增加。他们发现 GDP 没有显著增长。因此,他们估计国际流行病的转变对人均 GDP 有负面影响。另外,Aghion et al.(2009)认为在跨国回归中,人均 GDP 增长受到初始水平和预期寿命累积的显著影响,跨国预期寿命收敛解释了 Acemoglu and Johnson(2007)发现的因果联系的缺失。Bleakley(2009b)指出,主要影响死亡率的健康改善可能不会产生这种马尔萨斯效应,而更有可能提高人均收入。Acemoglu and Johnson(2007)发现的马尔萨斯效应在当代背景中可能有效,也可能无效。

Ahuja et al.(2006)利用非洲各国的男性包皮环切率来衡量 HIV 的流行率,发现 AIDS 对经济增长或储蓄没有可衡量的影响。然而,标准误差很大,该论文确实发现了微弱的证据表明 AIDS 导致生育率下降、教育增长放缓(以青年识字率衡量)和贫困人口的上升(以营养不良率衡量)。

疟疾的影响已得到广泛研究。Bleakley(2010b)研究了根除疟疾运动对哥伦比亚、巴西、墨西哥以及美国收入和教育的影响。使用疟疾死亡率和生态指数来确定消灭前疾病的流行率,布雷克利发现,童年接触疟疾会降低劳动生产率,导致成人后收入降低。多年的教育结

———————————

[①] 同时参见 Bleakley(2010a)。

果则好坏参半(布雷克利指出,儿童健康的改善在理论上对教育有模糊的影响,这取决于它们对学校和工作中生产率的相对影响)。Lucas(2010)发现,20世纪40年代至60年代巴拉圭和斯里兰卡的疟疾根除导致了女性受教育年限和识字率的提高。Cutler et al.(2010)将20世纪50年代印度的国家疟疾根除计划作为准实验,剖析根除运动之前疟疾流行的区域差异。双差估计表明,识字率或小学毕业率并未提高,但壮年男子的收入相对有所增加(以人均家庭支出为准)。另外两项研究利用天气条件来检测美国的疟疾暴露情况,并检查对长期健康与经济结果的影响。Hong(2007)发现疟疾风险导致负面的长期健康结果,劳动力参工率降低,财富减少。Barreca(2009)发现,在孕期和产后接触疟疾导致儿童的教育程度降低。

重要的是不要忽视这一事实:健康直接影响福利,这些影响可能会对各国福利水平的总体衡量产生非常大的影响。Jones and Klenow(2011)构建了一个福利水平指标,包括死亡率、消费、不平等和闲暇。虽然1980—2000年收入年增长率仅为3%,但包括预期寿命在内的广义福利指标年增长率为4%。Becker et al.(2005)计算了一个"全面"收入指标,该标准考虑了1965—1995年的49个国家的预期寿命价值。他们发现了福利水平趋同的证据。收入起点较低的国家比收入起点较高的国家在"全面"收入方面增长更快(GDP增长情况并非如此)。发达国家"全面"收入的平均增长率约为140%,而发展中国家为192%。

总之,有大量微观经济证据表明,健康对非健康产出有非常重要的影响,某些健康投资具有很高的生产效益,产生的收益大大超过了成本。然而,关于健康投资可以消除各国人均GDP的大部分差异或者让各国摆脱贫困陷阱的观点证据有限。在我们看来,投资健康的主要原因是它对人类福利水平的直接影响。在某些特定领域,有直接证据表明健康对其他变量有影响,在评估健康投资的成本效益时,也应该考虑这些影响。

参见表4.11。

表4.11 健康和更广义的社会变量之间的互动

技术	文献	国家	检测项目	结论
13.1.1　妇女的谈判地位和健康				
奖学金	Friedman et al.(2011)	肯尼亚	奖学金授予在肯尼亚政府举行的考试中成绩前15%的六年级女生	处理组学校的女生们在奖学金竞争后的4~5年内接受包办婚姻的可能性要低50%以上。该项目还降低了女孩接受家庭暴力的意愿
女性参与(职位保留)	Chattopadhyay and Duflo(2004);Duflo and Topalova(2003)	印度	关于为妇女保留领导职位对决策影响的一系列评价	随机选择的、为妇女保留领导职位的村庄会在水资源方面投资更多,饮用水质量更好
女性参与(用户委员会)	Leino(2011)	肯尼亚	随机选择社区,鼓励妇女更多地参与负责维护新改善水源的用户委员会	增加妇女的参与不会影响维护结果或维护质量
节育措施使用	Ashraf et al.(2010b)	赞比亚	妇女获赠预约计划生育护士的凭证,保证她们可以选择现代避孕方法。单独或当着丈夫的面向妇女们发放赠券	和丈夫一起接受赠券的妇女意外怀孕率没有减少,而私下发放赠券的妇女意外怀孕率减少了57%

续　表

技术	文献	国家	检测项目	结论
有条件的现金转移支付（津贴）	Duflo（2003）	南非	评估南非大型社会津贴项目对与津贴领取人共同居住的儿童身体测量状况的影响	女性领取的津贴与改善女孩（但不是男孩）的身体测量状况有关。男性领取的津贴不影响男孩或女孩的身体测量状况
有条件的转移支付（PROGRESA）	Attanasio and Lechene（2010）	墨西哥	现金转移支付以家庭接受某些医疗保健服务和教育项目为条件	现金转移支付导致营养摄入增加；作者认为，这是因为这些转移是给妇女的
小额信贷	Banerjee et al.（2010c）	印度	评估在新市场引入小额信贷的情况	妇女获得小额信贷（这确实增加了妇女获得资源的机会）似乎不会影响妇女的决策、健康或教育。卫生支出没有增加
招聘服务	Jensen（2010）	印度	提供3年的招聘服务，帮助农村年轻女性在业务流程外包行业找到工作	增加了大一点儿的女孩实际和感知的经济机会以及对小女孩教育和营养的更多投资，BMI提高
电视	Jensen and Oster（2009）	印度	评估印度农村地区有线电视对妇女赋权的影响	有线电视的引入与妇女自主性的提高有关，例如，它导致怀孕率降低了约3.7个百分点，被调查者认为丈夫殴打妻子是可以接受的情况减少了0.16（相对于1.61的基数）。
电视	Chong and La Ferrara（2009）	巴西	评估肥皂剧对离婚率的影响	肥皂剧的传播，以自主女性为例，相当于分居率和离婚率提高了1/10的标准差（以及均值的1/10），每户生育率下降约0.029个活产

13.1.2　环境、健康与污染

技术	文献	国家	检测项目	结论
温度	Burgess et al.（2010）	印度	分析气候冲击对健康的影响	在生长季节，农村地区高温天数的一个标准差增加与粗死亡率增加9%相关
室内空气污染	Pitt et al.（2011）	孟加拉国，印度	利用扩展的家庭结构调查炉灶造成的室内空气污染对呼吸健康的影响	负责做饭的女性和5岁以下的孩子一样更容易出现呼吸系统健康问题，这很可能是因为孩子们在母亲做饭时离母亲很近
室内空气污染	Duflo et al.（2008）	印度	向家庭分发改良炉灶，以减少室内空气污染	更清洁的炉灶可以改善健康状况，但是炉灶的使用和维护问题重重
室外空气污染	Jayachandran（2009）	印度尼西亚	检查大规模野火造成的空气污染对胎儿、婴儿和儿童死亡率的影响	野生火灾对婴幼儿死亡率的影响为估计增加了15600例死亡

注：阴影行表示非随机性研究。

14. 结论

在过去 15 年中,发展经济学家对发展中国家改善健康的许多具体方法进行了随机评估。虽然每项研究都在特定背景下测试具体的健康问题或一组问题,但现在我们可以得出关于人类行为的更一般结论,无论是作为医疗保健的消费者还是作为医疗保健服务系统的一部分供应商。在这里,我们首先要总结一些政策经验,然后讨论一些研究经验和未来工作的可能方向。

14.1 政策建议

第 2 节讨论的分析框架——人力资本投资模型和成本效益分析,都有助于分析哪些健康服务应该得到补贴,并有助于设计适当的监管政策。

人力资本模型表明,在没有补贴的情况下,消费者将会在传染病防治措施上投资不足,因为投资会给他人带来外部性,而市场将会供给不足,甚至排斥公共产品,例如水利和卫生基础设施。在已经测量了这些影响的案例中,数量似乎很多,尽管在这个问题上还需要做更多的工作。

一些研究表明,金融市场的不完善对健康影响较大。保险市场高度不完善,由于健康冲击和流动性约束限制了对健康人力资本的投资,消费者承担了相当大的财务风险。

有更易感染腹泻和疟疾的幼儿的家庭更不愿意支付预防费用,这种发现在该模型下是一个谜。一种可能的解释是,家庭决策较少看重儿童健康。

几项研究表明,现时偏见导致消费者对预防和治疗与急性护理相关的慢性疾病投资不足。有限的注意力似乎也影响健康行为,例如,消费者对健康教育项目的短期反应多于长期反应。

所有这些研究都表明,私人的健康决策可能会导致低效率的结果,并指出政府可能发挥重要作用。在确定政府支出优先次序时,成本效益分析法可以成为一个有用工具。

虽然多重市场失灵使得私人解决方案不尽如人意,但政府卫生系统往往会出现严重的功能失调,许多医务人员缺勤,腐败现象屡见不鲜。有鉴于此,在考虑政策时,有必要区分不同类型的案例。

最简单的例子是成本效益高的传染病预防和非急性护理产品,这些产品不需要个体诊断,也不容易转用到其他用途,或者可以控制其转用。[1] 例如免疫、蚊帐和饮用水处理。许多研究表明,在这种情况下免费发放比部分补贴更具优势。即使费用很低,通常也会阻止许多消费者使用高成本效益的技术,且收益不会增加很多。费用似乎并不针对那些最需要产品

---

[1] 一些预防产品(例如肥皂)有常见的其他非健康用途。

的人，也没有诱导消费者使用健康预防产品，禀赋效应可能会比标准经济假设下的预期更能降低消费者出售免费获得的产品的可能性。在许多情况下，免费发放和提供有针对性的激励很有意义。激励措施力度即使小于有条件现金转移项目，也能导致使用率大幅上升（然而，这些规模更大的转移项目可能是向穷人再分配的有效形式，它们对教育有重要影响）。

除了价格之外，证据还表明其他因素对接受率也很重要。便捷性在多项研究中有很大作用——人们不愿意步行很远的路去取 HIV 检测结果、获得干净的水或铁强化面粉。越来越多的证据表明，显著性极其重要，这与有限注意力模型一致，健康行为会受到同伴效应的影响。

因此，证据表明，令传染病预防措施免费、便捷又显著，并以促进社会交往和社会规范的方式进行是可取的。越来越多的研究人员不仅在评估现有项目，还在帮助设计新的方法来应对健康挑战。在某些情况下，可以越过正规卫生系统，将产品最便捷地提供给用户。例如，学校新造场馆可以快速、便捷、低成本地惠及大量人群。在许多国家，学校比诊所分布更广，教师的缺勤率往往低于医务人员，而且无论如何，孩子们都会聚集在学校，所以通过学校接触孩子要比坐等他们去诊所容易得多。基于学校的大规模驱虫已经惠及数百万儿童，这种方法有可能被用于其他健康需求，例如筛查儿童视力障碍（Glewwe et al., 2010）。两个例子说明了根据本章总结的结果设计项目可能带来的健康收益。

Kremer et al.(2011a) 开发并测试通过取水点系统提供稀释氯，包括放置在水源处的稀释氯公共自动分发机、临时招募一名本地推广人员鼓励人们使用、免费提供散装氯液。该系统方便用户在取水时净化处理水，为家庭提供日常可见的提示提醒他们净化处理其饮用水，将公共自动分发机作为公共物品，增加学习、规范形成和社交网络效果的潜力。

为期 6 个月的推广期结束 30 个月后，大部分可以使用公共自动分发机的家庭会继续净化处理水。与需要将氯气包装在小瓶中的零售方式相比，这种批量供应大大降低了供给成本，因此估计长期成本低至每 DALY 节省 20～30 美元。[①]

另一个例子是印度的一个项目，该项目同时解决了消费者和医务人员方面的问题（详见第 5.2 节）。通过仔细监测和将医务人员薪酬与出勤率联系起来，项目能够确保高度可靠和可预期的疫苗接种营地。这些措施与一些小的激励措施相结合，有助于克服现时偏见，并鼓励父母为他们的孩子完成整个疫苗接种过程。这些措施使拉贾斯坦邦儿童完全免疫率增加了 6 倍以上。

对于无须诊断的传染病的预防和治疗的免费产品，运用我们在这一领域对消费者行为的了解，还需更多的工作来确定如何最好地发放产品。

更困难的情况是找到改善一般医疗保健服务的方法，并加强对医疗保健工作者的激励。公共系统的改革非常成功地使用了多种方法：激励地方政府、社区赋权和外包医疗设施管理（包括在印度尼西亚、乌干达和柬埔寨）。然而，改革可能很难在政治上实施，正如第 12.1 节关于印度护士方面经验的讨论中所建议的那样。

---

① 又见 Dhaliwal and Tulloch(2009)。

14.2 未来研究的方向

文献回顾为今后的研究提出了方法论上和实质领域上的方向。

从方法论上来说,现在已经很好地建立了一种新的方法,即进行多次迭代随机评估以测试解决问题的方法。至少在消费者方面,在不同的研究和各个国家以及不同的健康技术中,都出现了某些一致的行为模式。随机评估不仅被用来揭示特定项目的影响,还被用来揭示其内在机制。

未来什么方向很重要?

更长期地跟踪项目对政策和理解人类行为都很重要。例如,了解健康教育项目的长期影响对衡量其成本效益以及了解影响健康行为的机制非常重要。

一些随机评估考察了那些可能很容易规模扩张的政策,其他涉及更类似于实验室实验的技术,还有一些二者兼而有之。虽然实验室式的实验是一种有价值的工具,并提供了隔离理论可能感兴趣的问题,但缺点是在这些人工环境中的行为可能与在更自然的环境中的行为不同。熟悉环境对于减少在这些环境中曲解行为的风险可能很重要。

随机评估可以与结构模型相结合。例如,Kremer et al.(2011b)使用随机评估来估计特定项目的影响,也可以估计结构模型的参数,这些参数可以用于进行样本外预测,并模拟一系列政策选择的影响,这些政策选择本身无法通过随机评估来检验。

未来研究工作的一个重要命题是调查效果和实验者需求效应。Zwane et al.(2011)表明,仅仅调查人们的行为就可以改变他们的行为,这与有限注意力模型一致。找到限制这些影响的方法似乎很重要。

实质上,政策的一个重要领域是理解如何实现免费发放。许多政府已经宣布为孕妇和儿童提供免费医疗或免费小学教育,但是非官方费用仍然存在(IRCBP,2008)。政府如何将免费提供某些商品和服务的政策付诸实施?腐败在医疗中心和医院很常见(Guyatt et al.,2002;Di Tella and Schargrodsky,2002;Vian,2008)。即便不存在腐败,如果病人没有付费给医务人员,也可能很难对他们形成激励。在社会企业家模型中,对员工的激励来自通过销售产品谋生,而在公共系统中,护士们的激励可能来自其收取的非正式费用。费用通常是诊所工作人员用来修复基础设施或替换缺货供应品的收入来源。我们需要研究的是,如果取消收费,这些服务系统问题是否会变得更糟,以及能否建立替代系统。

虽然现在有强有力的证据表明传染病预防和非急性护理的定价会产生影响,但仍需要更多的研究来探讨门诊和急诊费用对一系列确实需要个体诊断的健康状况的影响。随着各国经济增长并经历健康与人口结构的转型,这些问题将越来越突出。虽然目前贫困国家的疾病负担对传染病和寄生虫病有着巨大的影响,但在未来,这一疾病负担有望减轻(WHO,2008)。

当疾病负担发生变化时,所涉及的经济因素可能会有很大不同。疾病外部性将变得不那么重要。由于急性疾病的费用是当场发生的,现时偏见并不一定会导致对急诊治疗的投资不足。

现时偏见和有限注意力的问题可能越来越多地与发达国家一样，会围绕肥胖、烟草、酒精和慢性病对药物治疗的依从性问题。理解围绕这些问题的社会规范的作用将非常重要。

随着收入增长和疾病负担的演变，社会保险将成为一个关键问题。最优风险分摊和道德风险顾忌之间的权衡可能会提议为某些特定的住院疗程提供社会保险，但不会像印度的RSBY项目那样为门诊患者提供保险。另外，鉴于许多农村初级保健诊所利用率较低，为额外患者看病的边际成本可能会很低，这些诊所可能会是重要的切入点，这表明将他们纳入社会保险计划是有道理的。

在发展中国家提供的众多医疗保健的健康价值存在着大量问题，这表明提高医疗质量的改革措施与降低公共、私人医疗机构医疗费用的措施之间存在可能会相辅相成。

虽然许多评估揭示了消费者行为，但是比较不同的医疗保健供给与融资系统将变得越来越重要。更多地了解何时以及如何让卫生工作者和卫生工作系统更加负责是进一步研究的一个重要领域，因为这一领域的结果可能取决于政治和体制性背景的细节。

还有许多其他领域需要更多的研究。我们对卫生部门的人力资本知之甚少：医疗保健培训方面额外投资1美元的最大回报是什么？如何最好地选择、培训和管理社区卫生工作者？我们应该培训更多的传统助产士（或者仅仅是劝阻妇女不要前往诊所分娩）还是培训更多的医生（或者他们仅仅是移民到富裕国家，例如 Clemens and Pettersson，2006；Bhargava and Docquier，2008）吗？我们需要知道如何最好地监管私人和非政府卫生部门，在这些部门可能有高效的医生，也可能有危险的庸医。我们需要了解在资源约束环境中如何应对日益严重的慢性病和心理健康问题。

医疗保健的产业组织，包括私人和公共部门健康设施之间的互动，是未来工作的一个重要领域。

在信息不对称的情况下，患者和医疗服务提供者之间的互动是另一个重要领域。现有的理论和非实验性研究表明在以下几方面会产生诊断性检测的供给不足和过度治疗等问题，如给患者带来短期的改善（如葡萄糖输液或类固醇）、医疗机构的努力信号（如注射和药物）、解决自限条件（Das and Hammer，2004）以及产生负外部性（如抗生素）。对于政策而言，理解如何解决这些问题很重要。

信息和通信技术的进步引发了关于心理健康、对医疗机构进行监控，甚至医疗服务国际贸易等有趣问题。

监管政策是进一步研究的另一个重要领域。正如 Dupas（2011b）所讨论的，发达国家的政府经常使用监管政策和授权来鼓励疫苗接种等公共卫生措施。历史上，大多数发展中国家的殖民和独立后的政府都制定了公共卫生措施，例如要求家庭建造厕所，或清除滋生蚊子的死水。因此，可以在这种背景下解释社区领导的全面卫生运动，当然，在实践中一些项目还要依赖激励当地政府官员。

鉴于私人医疗机构在许多发展中国家医疗保健中的重要作用，对私人医疗机构的监管是一个重要问题。这些国家对药品销售的监管执行力度有限，且普遍存在未经培训的医疗服务人员。培训未经培训的医疗服务人员的工作和限制向有资格的人提供医疗服务和销售药品的工作二者之间如何平衡,这是将来的一个重要问题。

卫生系统内的政治经济学、人事经济学和卫生腐败问题尽管很难研究,但却至关重要。

在发展中国家,健康研究的回报相当可观。发展中国家的医疗保健系统离生产可能性的前沿如此之远,以至于有可能找到可以对许多人的健康产生重大影响的改进领域。本章所讨论的研究发现,越来越多的方法是有效的,这些方法已经影响了数千万人的生活。进一步提升我们对如何更好地改善发展中国家健康状况的理解,将会有数百万人从中受益。

参考文献

Acemoglu, D. & Johnson, S. (2007). Disease and development: The effect of life. Journal of Political Economy, 115(6), 925-985.

Aghion, P., Howitt, P., & Murtin, F. (2009). The relationship between health and growth: When Lucas meets Nelson-Phelps. Working Paper.

Ahuja, A., Kremer, M., & Zwane, A. P. (2010). Providing safe water: Evidence from randomized evaluations. Annual Reviews of Resource Economics, 2, 237-256.

Ahuja, A., Wendell, B., & Werker, E. (2006). Male circumcision and AIDS: The macroeconomic impact of a health crisis. Harvard Business School Working Paper 07-025.

Ainslie, G. W. (1975). Specious reward: A behavioral theory of impulsiveness and impulsive control. Psychological Bulletin, 82, 463-496.

Ainslie, G. W. (1992). Picoeconomics. Cambridge: Cambridge University Press.

Akin, J., Birdsall, N., & Ferranti, D. (1987). Financing health services in developing countries: An agenda for reform. Washington, DC: World Bank.

Alderman, H. (2007). Improving nutrition through community growth promotion: Longitudinal study of nutrition and early child development program in Uganda. World Development, 35(8), 1376-1389.

Alderman, H., Hoddinott, J., & Kinsey, B. (2006). Long term consequences of early childhood malnutrition. Oxford Economic Papers, 58(3), 450-474.

Almond, D. (2006). Is the 1918 influenza pandemic over? Long-term effects of *In-Utero* influenza exposure in the post-1940 U.S. population. Journal of Political Economy, 114(4), 672-712.

Almond, D. & Mazumder, B. (2008). Health capital and the prenatal environment: The effect of maternal fasting during pregnancy. NBER Working Paper.

Arnold, B. & Colford, J. (2007). Treating water with chlorine at point-of-use to improve water quality and reduce child diarrhea in developing countries: A systematic review and meta-analysis. American Journal of Tropical Medicine and Hygiene, 76(2), 354-364.

Ashraf N., Berry, J., & Shapiro, J. (2010a). Can higher prices stimulate product use? Evidence from a field experiment in Zambia. American Economic Review. (in press).

Ashraf, N., Field, E., & Lee, J. (2010b). Household bargaining and excess fertility: An experimental study in Zambia, Working Paper, available online at, http://www.povertyactionlab. org/publication/household-bargaining-and-excess-fertility-experimental-study-zambia.

Ashraf, N., Jack, B. K., & Kamenica, E. (2011). Information and subsidies: Complements or substitutes? Cambridge, MA: Harvard University.

Ashraf, Q., Lester, A., & Weil, D. (2009). When does improving health raise GDP? NBER Macroeconomics Annual 2008. University of Chicago Press.

Attanasio, O. & Lechene, V. (2010). Efficient responses to targeted cash transfers. Available at, http://www.homepages.ucl.ac.uk/Buctpjrt/.

Baird, S., Chirwa, E., McIntosh, C., & ö zler, B. (2010). The short-term impacts of a schooling conditional cash transfer program on the sexual behavior of young women. Health Economics (forthcoming).

Baird, S., Hicks, J.H., Kremer, M. & Miguel, E. (2011a). Worms at work: Long-run impacts of child health gains. Working Paper.

Baird, S., Hoop, J., & Ozler, B. (2011b). Income shocks and adolescent mental health. Working Paper.

Baird, S., McIntosh, C., & Ozler, B. (2011c). Cash or condition? Evidence from a randomized cash transfer program. Quarterly Journal of Economics, 126(4), (forthcoming).

Banerjee, A., Banerji, R., Duflo, E., Glennerster, R., & Khemani, S. (2008b). Pitfalls of participatory programs: Evidence from a randomized evaluation in education in India. Working Paper.

Banerjee, A., Deaton, A., & Duflo, E. (2004a). Health, health care, and economic development. American Economic Review, 94(2), 326–330.

Banerjee, A., Deaton, A., & Duflo, E. (2004b). Health care delivery in rural Rajasthan. Poverty Action Lab working paper No. 4. Available at, http://www. povertyactionlab. org/ publication/health-care-delivery-rural-rajasthan.

Banerjee, A., Duflo, E., & Glennerster, R. (2008a). Putting a Band-Aid on a corpse: Incentives for nurses in the Indian Public Health Care System. European Economic Association, 6(2–3),487–500.

Banerjee, A., Duflo, E., & Glennerster, R. (2010a). Is decentralized iron fortification a feasible option to fight anemia among the poorest? In D. A. Wise (Ed.), Explorations in the economics of aging. University of Chicago Press.

Banerjee, A., Duflo, E., Glennerster, R., & Kinnan, C. (2010c). The miracle of microfinance? Available online at, http://www.povertyactionlab.org/publication/miracle-microfinance-evidencerando-mized-evaluation.

Banerjee, A., Duflo, E., Glennerster, R., & Kothari, D. (2010b). Improving immunization coverage in rural India: A clustered randomized controlled evaluation of immunization campaigns with and without incentives. British Medical Journal, 340:C2220.

Banerjee, A., Duflo, E., & Hornbeck, R. (2011). Impacts of health insurance in rural India: Evidence from randomized insurance requirements for microfinance clients. Work in Progress.

Barreca, A. (2009). The long-term economic impact of in utero and postnatal exposure to malaria. Tulane University mimeo.

Basinga, P., Gertler, P. J., Binagwabo, A., Soucat, A. L. B., Sturdy, J. R., & Vermeersch, C. M. (2010). Paying primary health care centers for performance in Rwanda. World Bank Policy Research Working Paper 5190.

Bates, M.A., Glennerster, R., & Gumede, K. (2011). The price is wrong: user fees, access and sustainability. Available online at, http://www.povertyactionlab.org/publication/the-price-is-wrong.

Becker, G. S., Philipson, T. J., & Soares, R. R. (2005). The quantity and quality of life and the evolution of world inequality. American Economic Review, 95(1), 277-291.

Behrman, J. R., Murphy, A., Quisumbing, A. R., & Yount, K. (2009). Are returns to mothers' human capital realized in the next generation? The impact of mothers' intellectual human capital and long-run nutritional status on children's human capital in Guatemala. IFPRI discussion paper, available online at, http://www.ifpri.org/sites/default/files/publications/ifpridp00850.pdf/.

Bell, C., Devarajan, S., & Gersbach, H. (2006). The long-run economic costs of AIDS: A model with an application to South Africa. World Bank Economic Review, 20(1), 55-89.

Bennear, L. S., Tarozzi, A., Pfaff, A., Soumya, H. B., Ahmed, K. M., & van Green, A. (2011). Bright lines, risk beliefs, and risk avoidance: Evidence from a randomized experiment in Bangladesh. Working Paper.

Berendes, S., Heywood, P., Oliver, S., & Garner, P. (2011). Quality of private and public ambulatory health care in low and middle income countries: Systematic review of comparative studies. PloS Med, 8, 4.

Bhushan, I., Bloom, E., Clingingsmith, D., Hong, R., King, E., Kremer, M., et al. (2006) Contracting for health: Evidence from Cambodia. Working Paper Harvard University.

Bjorkman, M. & Svensson, J. (2009). Power to the people: Evidence from a randomized field experiment on community-based monitoring in Uganda. Quarterly Journal of Economics, 124(2), 735-769.

Bleakley, H. (2007). Disease and development: Evidence from hookworm eradication in the American south. Quarterly Journal of Economics, 122(1), 73-117.

Bleakley, H. (2009a). Economic effects of childhood exposure to tropical disease. American Economic Review, 99(2), 218-223.

Bleakley, H. (2009b). Comment on "When Does Improving Health Raise GDP?" NBER chapters. In NBER macroeconomics annual 2008, Volume 23, pp. 205-220.

Bleakley, H. (2010a). Health, human capital, and development. Annual Review of

Economics, 2, 283-310.

Bleakley, H. (2010b). Malaria eradication in the Americas: A retrospective analysis of childhood exposure. American Economic Journal: Applied, 2(2), 145. Working Paper, CEDE/Los Andes.

Bleakley, H. & Lin, J. (2007). Thick-market effects and churning in the labor market: Evidence from U.S. cities. Working Papers 07-23, Federal Reserve Bank of Philadelphia.

Brauw, A. & Peterman, A. (2011). Can conditional cash transfers improve maternal health and birth outcomes? Evidence from El Salvador's Comunidades Solidarias Rurales. International Food Policy Research Institute. Working Paper.

Burgess, R., Deschenes, O., Donaldson, D., & Greenstone, M. (2010). Weather and death in India. Unpublished Manuscript.

Chattopadhyay, R. & Duflo, E. (2004). Women as policy makers: Evidence from a randomized policy experiment in India. Econometrica, 72(5), 1409-1443.

Chaudhury, N., Hammer, J., Kremer, M., Muralidharan, K., & Halsey Rogers, F. (2006). Missing in action: Teacher and health worker absence in developin g countries. Journal of Economic Perspectives, 20(1), 91-116.

Chay, K. Y. & Greenstone, M. (2003). The impact of air pollution on infant mortality: Evidence from geographic variation in pollution shocks induced by a recession. Quarterly Journal of Economics, 118(3), 1121-1167.

Chong, A. & La Ferrara, E. (2009). Television and divorce: Evidence from Brazilian novelas. Journal of the European Economic Association P&P, 7(2-3), 458-468.

Coates, T. (2000). The Voluntary HIV-1 Counseling and Testing Efficacy Study Group. Efficacy of voluntary HIV-1 counselling and testing in individuals and couples in Kenya, Tanzania, and Trinidad: A randomised trial. Lancet, 356, 103-112.

Cohen, J. & Dupas, P. (2010). Free distribution or cost-sharing? Evidence from a malaria prevention experiment. Quarterly Journal of Economics (in press).

Cohen, J., Dupas, P. & Schaner, S. (2011). Prices, diagnostic tests and the demand for malaria treatment: Evidence from a randomized trial. Unpublished Manuscript.

Conley, D. & Bennett, N. G. (2000). Is biology destiny? Birth weight and life chances. American Sociological Review, 65(3), 458-467.

Corrigan, P., Glomm, G., & Mendez, F. (2005). AIDS crisis and growth. Journal of Development Economics, 77(1), 107-124.

Cretin, S., Williams, A., & Sine, J. (2006). China rural health insurance experiment. RANDWorking Paper.

Currie, J. (2009). Healthy, wealthy, and wise: Socioeconomic status, poor health in childhood, and human capital development. Journal of Economic Literature, 47(1), 87-122.

Currie, J., & Thomas, D. (1995). Nature vs. nurture? The Bell curve and children's cognitive achievement. RAND—Labor and Population Program.

Curtis, V. & Cairncross, S. (2003). Effect of washing hands with soap on diarrhea risk in the community: A systematic review. Lancet Infectious Diseases, 3(5), 275-281.

Cutler, D., & Miller, G. (2005). The role of public health improvements in health advances: The 20th century United States. Demography, 42(1), 1-22.

Cutler, D., Fung, W., Kremer, M., Singhal, M., & Vogl, T. (2010). Early-life malaria exposure and adult outcomes: Evidence from malaria eradication in India. American Economic Journal: Applied Economics, 2(2), 72-94.

D'Alessandro, U. D., Olaleye, B. O., McGuire, W., Langerock, P., Bennett, S., Aikins, M., et al. (1995).Mortality and morbidity from Malaria in Gambian children after introduction of an impregnated bednet programme. The Lancet, 345, 479-483.

Das Gupta, M. (2005). Explaining Asia's "Missing Women": A New Look at the Data. Population and Development Review, 31(3), 529-535.

Das Gupta, M. (2008). Can biological factors like Hepatitis B explain the bulk of gender imbalance in China? A review of the evidence. World Bank Research Observer, 23(2), 201-217.

Das, J. & Gertler, P. J. (2007). Variations in practice quality in five low-income countries: A conceptual overview. Health Affairs (Milwood), 26(3), 296-309.

Das, J. & Hammer, J. (2004). Strained mercy: The quality of medical care in Delhi. Policy Research Working Paper Series 3228, World Bank.

Das, J. & Hammer, J. (2007). Money for nothing: The dire straits of medical practice in Delhi, India. Journal of Development Economics, 83(1), 1-36.

Das, J., Hammer, J. & Leonard, K. (2008). The quality of medical advice in low-income countries.Policy Research Working Paper Series 4501, World Bank.

Deaton, A. (2003). Health, inequality, and economic development. Journal of Economic Literature, 41(1), 113-158.

Debas, H. T., Laxminarayan, R., & Straus, S. E. (2006). Complementary and alternative medicine. In Disease control priorities in developing countries (2nd ed.), pp. 1.2811.292. New York: Oxford University Press.

Delavande, A. & Kohler, H. P. (2009). The impact of HIV testing on subjective expectations and risky behavior in Malawi. Working Paper.

Dhaliwal, I. & Tulloch, C. (2009). Cost-effectiveness of interventions to prevent child diarrhea. Abdul Latif Jameel Poverty Action Lab. Available online.

Dhaliwal, I., Duflo, E., Glennerster, R., & Tulloch, C. (2011). Comparative cost-effectiveness to inform policy in developing countries: A general framework with applications for education. Available online at http://www.povertyactionlab.org/publication/cost-effectiveness.

Di Tella, R. & Schargrodsky, E. (2001). The role of wages and auditing during a crackdown on corruption in the city of Buenos Aires. Working Paper.

Di Tella, R. & Schargrodsky, E. (2002). The role of wages and auditing during a crackdown on corruption in the city of Buenos Aires. Harvard Business School.

Dixon, S., McDonald, S., & Roberts, J. (2001). AIDS and economic growth in Africa: A panel data analysis.Journal of International Development, 4, 411-426.

Dow, W. H., Gertler, P., Schoeni, R. F., Strauss, J., & Thomas, D. (2003). Health care prices, health, and labor outcomes: Experimental evidence. PSC Research Report 03-542.

Duflo, E. (2003). Grandmothers and granddaughters: Old-age pensions and intrahousehold allocation in South Africa. World Bank Economic Review, 17(1), 1-25.

Duflo, E. & Topalova, P. (2003). Unappreciated service: Performance, perceptions, and women leaders in India. Natural Field Experiments 0037, the Field Experiments Website.

Duflo, E., Dupas, P., & Kremer, M. (2011a). Education, HIV and early fertility: Experimental evidence from Kenya. Unpublished Manuscript.

Duflo, E., Dupas, P., & Kremer, M. (2011b). School governance, pupil-teacher ratios, and teacher incentives: Evidence from Kenyan primary schools. Working Paper.

Duflo, E., Dupas, P., Kremer, M., & Sinei, S. (2006). Education and HIV/AIDS prevention: Evidence from a randomized evaluation in Western Kenya. World Bank Policy Research Paper 4024.

Duflo, E., Greenstone, M., and Hanna, R. (2008). Indoor air pollution, health and economic well-being. Working Paper.

Dunlop, D. W., & Martins, J. M. (1995). An international assessment of health care financing: Lessons for developing countries. World Bank, Washington, DC.

Dupas, P. (2009). What matters (and what does not) in households decision to invest in malaria prevention? American Economic Review, 99(2), 224-230.

Dupas, P. (2010). Short-run subsidies and long-run adoption of new health products: Evidence from a field experiment. UCLA.

Dupas, P. (2011a). Do teenagers respond to HIV risk information? Evidence from a field experiment in Kenya. American Economic Journal: Applied Economics, 3(1), 1-36.

Dupas, P. (2011b). Health behavior in developing countries. Prepared for the Annual Review of Economics, vol. 3.

Dupas, P. & Robinson, J. (2011). Why don't the poor save more? Evidence from health savings experiments. Mimeo, UCLA.

Dupas, P., Hoffmann, V., Kremer, M., & Zwane, A. (2010). Short-term subsidies, lasting adoption? Habit formation in chlorine use. Working Paper.

Easterly, W. (2006). The white man's burden: Why the West's efforts to aid the rest have done so much ill and so little good. Penguin Press.

Ebenstein, A. (2010). The "missing girls" of China and the unintended consequences of the one child policy. Journal of Human Resources, 45(1), 87-115.

Eide, E. R. & Showalter, M. H. (2011). Estimating the relation between health and education: What do we know and what do we need to know? Economics of Education Review, 30 (5), 778-791.

Ferreira, P. C., & Pessoa, S.D. (2003). The long-run economic impact of AIDS. Working Paper.

Field, E., Glennerster, R., & Hussam, R. (2011). Throwing the baby out with the drinking water: Unintended consequences of arsenic mitigation efforts in Bangladesh. Working Paper. Available at, http://www. povertyactionlab. org/publication/throwing-baby-out-drinking-water-unintended-consequences-arsenic-mitigation-efforts-bangladesh.

Field, E., Robles, O., & Torero, M. (2009). Iodine deficiency and schooling attainment in Tanzania.American Economic Journal: Applied Economics, 1(4), 140-169.

Fiszbein, A. & Schady, N. (2009). Conditional cash transfers: Reducing present and future poverty. World Bank Publications.

Fogel, R. W. (2002). Nutrition, physiological capital, and economic growth. Panamerican Health Organization and InterAmerican Development Bank.

Fortson, J. (2011). Mortality risk and human capital investment: The impact of HIV/AIDS in sub-Saharan Africa. Review of Economics and Statistics, 93(1), 1-15.

Frank, R.G. (2004). Behavioral economics and health economics. NBER Working Paper.

Friedman, W., Kremer, M., Miguel, E., & Thornton, R. (2011). Education as liberation? NBER Working Paper Series, vol. w16939. Available at, http://www. povertyactionlab. org/publication/education-liberation..

Gallup, J. L. & Sachs, J. D. (2001). The economic burden of malaria. American Journal of Tropical Medicine and Hygiene, 64(1, Supplement), 85-96.

Garces, E., Thomas, D., & Currie, J. (2002). Longer-term effects of head start. American Economic Review,92(4), 999-1012.

Geoffard, P. Y. & Philipson, T. (1997). Disease eradication: Public vs. private vaccination. American Economic Review, 87, 222-230.

Gertler, P. (2004). Do conditional cash transfers improve child health: Evidence from PROGRESA's control randomized experiment. American Economic Review, 94(2), 336-341.

Gertler, P. & Boyce, S. (2001). An experiment in incentive-based welfare: The impact of PROGRESA on health in Mexico. Berkeley: Mimeo, University of California.

Gertler, P. & Gruber, J. (2002). Insuring consumption against illness. American Economics Review, 92(1), 51-70.

Giné, X., Karlan, D., & Zinman, J. (2010). Put your money where your butt is: A commitment contract for smoking cessation. American Economic Journal, 2(4), 213-235.

Giné, X., Townsend, R., & Vickery, J. (2008). Patterns of rainfall insurance participation in rural India. World Bank Economic Review, 22(3), 539−566.

Glennerster, R., Gumede, K., & Sears, D. (2009). Fighting poverty: What works? issue 2: Absenteeism: Showing up is the first step. Available online at, http://www.povertyactionlab.org/publication/absentteeism-showing-first-step.

Glewwe, P., Park, A., & Zhao, M. (2010). The impact of eyeglasses on academic performance of primary school students: Evidence from a randomized trial in rural China. Working paper.

Glewwe, P. & Kremer, M. (2006). Schools, teachers, and education outcomes in developing countries.In E. A. Hanushek & F. Welch (Eds.), Handbook on the economics of education (vol. 2). Amsterdam and London: North-Holland.

Glewwe, P., Koch, S., & Nguyen, B. L. (2001). Child nutrition and economic growth in Vietnam in the 1990s. 2001 Annual meeting, American Agricultural Economics Association.

Goldberg, P. K. (2010). Alfred Marshall lecture intellectual property rights protection in developing countries: The case of pharmaceuticals. Journal of the European Economic Association, 8(2−3), 326−353.

Goldstein, M., Zivin, J. G., Habyarimana, J., Pop-Eleches, C., & Thirumurthyk, H. (2008). Health worker absence, HIV testing and behavioral change: Evidence from Western Kenya. Working Paper. Available online at, http://www.rand.org/content/dam/rand/www/external/labor/seminars/adp/pdfs/2008_thirumurthy.pdf/.

Gong, E. (2010). HIV testing & risky behavior: The effect of being surprised by your HIV status. Berkeley:University of California.

Grossman, M. (2000). The human capital model. In A. J. Culyer & J. P. Newhouse (Eds.), Handbook of health economics, edition 1 (vol. 1, pp. 347−408).

Guyatt, H. L. & Ochola, S. A. (2003). Use of bednets given free to pregnant women in Kenya. Lancet, 362(9395), 1549−1550.

Guyatt, H. L., Gotink, M. H., & Ochola, S. A. (2002). Free bednets to pregnant women through antenatal clinics in Kenya: A cheap, simple and equitable approach to delivery. Tropical Medicine and International Health 409−420.

Habyarimana, J. & Jack, W. (2009). Heckle and chide: Results of a randomized road safety intervention in Kenya. Center for Global Development Working Paper 169.

Habyarimana, J., Mbakile, B., & Pop-Eleches, C. (2010). The impact of HIV/AIDS and ARV treatment on worker absenteeism: Implications for African firms. Journal of Human Resources, 45(4), 809.

Hall, R. E. & Jones, C. I. (2007). The value of life and the rise in health spending. Quarterly Journal of Economics, 122(1), 39−72.

Hanson, K. & Berman, P. (1998). Private health care provision in developing countries: A preliminary analysis of levels and composition. Health and Policy Planning, 13(3), 195−211.

Hawley, W. A., Phillips-Howard, P. A., ter Kuile, F. O., Terlouw, D. J., Vulule, J. M., & Ombok, M., et al. (2003). Community-wide effects of permethrin-treated bed nets on child mortality and malaria morbidity in Western Kenya. American Journal of Tropical Medicine and Hygiene, 68(4 Suppl.), 121-127.

Hoddinott, J., Maluccio, J., Behrman, J., Flores, R., & Martorell, R. (2008). Effect of a nutrition intervention during early childhood on economic productivity in Guatemalan adults. The Lancet, 371(961), 411-416.

Hoffmann, V., Barrett, C. B., & Just, D. R. (2009). Do free goods stick to poor households? Experimental evidence on insecticide treated bednets. World Development, 37, 607-617.

Holla, A. & Kremer, M. (2009). Pricing and access: Lessons from randomized evaluations in education and health.Paper prepared for the Brookings Institution.

Hong, S. C. (2007). A longitudinal analysis of the burden of malaria on health and economic productivity: The American case. University of Chicago mimeo.

Hotz, C., Gilligan, D., de Brauw, A., Loechl, C., Arimond, M., Abdelrhaman, L., et al. (2010). A largescale intervention to introduce beta-carotene rich orange sweet potato was effective in increasing vitamin A intakes among children and women in rural Uganda and Mozambique. Available at, http://biofortconf.ifpri.info/resources/.

Hsiao, W. C. (2007). Cost pressures: Why is a systemic view of health financing necessary? Health Affairs, 26, 4950-4961.

IRCBP (2007). Primary health care in Sierra Leone: Clinic resources and perceptions of policy after one year of decentralization. IRCBP Evaluations Unit.

IRCBP (2008). Report on the IRCBP 2007 national public services survey: public services, governance, dispute resolution and social. IRCBP Evaluations Unit.

IRCBP (2010). Report on the IRCBP 2008 National public services survey: Public services, governance, and social dynamics. IRCB Evaluations Unit.

Jalan, J. & Somanathan, E. (2008). The importance of being informed: Experimental evidence on demand for environmental quality. Journal of Development Economics, 87, 14-28.

Jamison, D. T., Breman, J. G., Measham, A. R., Alleyne, G., Claeson, M., Evans, D. B., Jha, P., Mills, A., & Musgrove, P. (Eds.) (2006). Disease control priorities in developing countries New York: Oxford University Press and World Bank.

Jamison, D.T., Sandbu, M., & Wang, J. (2001). Cross-country variation in mortality decline, 1962-1987: The role of country-specific technical progress. Commission on Macroeconomics and Health Working Paper.

Jayachandran, S. (2009). Air quality and early-life mortality: Evidence from Indonesia's wildfires. Journal of Human Resources, 44(4), 916-995.

Jayachandran, S. & Kuziemko, I. (2009). Why do mothers breastfeed girls less than boys?

Evidence and implications for child health in India. NBERWorking Paper 15041.

Jayachandran, S. & Lleras-Muney, A. (2009). Life expectancy and human capital investments: Evidence from maternal mortality declines. Quarterly Journal of Economics, 124(1), 349−397.

Jensen, R. & Oster, E. (2009). The power of TV: Cable television and women's status in India. Quarterly Journal of Economics, 124(3), 1057−1094.

Jensen, R. T. (2010). Economic opportunities and gender differences in human capital: Experimental evidence for India. NBERWorking Paper.

Jones, C. I. & Klenow, P. J. (2011). Beyond GDP? Welfare across countries and time. Working Paper.Available online at, http://www.stanford.edu/Bchadj/rawls300.pdf/.

J-PAL (2007). J-PAL Policy Briefcase No. 3: Cheap and effective ways to change adolescents' sexual behavior. Available online at, http://www.povertyactionlab.org/publication/cheap-and-effectiveways-change-adolescents039-sexual-behavior. J-PAL (2010). Cost-effectiveness methodology. Available online at, www.povertyactionlab.org/.

Jukes, M. C. H., Pinder, M., Grigorenko, E. L., Smith, H. B., Walraven, G., & Bariau, E. M. (2006).Long-term impact of malaria chemoprophylaxis on cognitive abilities and educational attainment: Follow-up of a controlled trial. Plos Clinical Trials, 1, 4.

Junhong, C. (2001). Prenatal sex determination and sex-selective abortion in rural central China.Population and Development Review, 27(2), 259−281.

Karlan, D. & Zinman, J. (2010). Expanding microenterprise credit access: Using randomized supply decisions to estimate the impacts in Manila. Mimeo, Dartmouth and Yale.

King, G., Imai, L., Moore, N., Ravishankar, V., & Téllez-Rojo, A. (2009). Public policy for the poor? A randomised assessment of the Mexican Universal Health Insurance Programme. The Lancet, 373(9673), 1447−1454.

Koszegi, B. & Rabin, M. (2006). A model of reference-dependent preferences. Quarterly Journal of Economics, 121(4), 1133−1166.

Kremer, M. (1996). Integrating behavioral choice into epidemiological models of the AIDS epidemic.Quarterly Journal of Economics, 111(2), 549−573.

Kremer, M. (2002). Pharmaceuticals and the developing world. Journal of Economic Perspectives, 16(4), 67−90.

Kremer, M. (2003). Randomized evaluations of educational programs in developing countries: Some lessons. American Economic Review, 93(2), 102−106.

Kremer, M. & Glennerster, R. (2004). Strong medicine. Princeton University Press.

Kremer, M. & Miguel, E. (2007). The illusion of sustainability. Quarterly Journal of Economics, 112(3), 1007−1065.

Kremer, M. & Snyder, C. (2006). Why is there no AIDS vaccine? Working Paper.

Kremer, M., Leino, J., Miguel, E., & Zwane, A. (2011c). Managing rural water infrastructure in Kenya. Working Paper.

Kremer, M., Miguel, E., Leino, J., & Zwane, A. (2011b). Spring cleaning: Rural water impacts, valuation and property rights institutions. Quarterly Journal of Economics, 126(1), 145-205.

Kremer, M., Miguel, E., Mullainathan, S., Null, C., & Zwane, A. (2011a). Social engineering: Evidence from a suite of take-up experiments in Kenya. Working Paper.

Kremer, M., Snyder, C, & Williams, H. (2008). Which diseases generate the largest epidemiological externalities? Working Paper.

Laibson, D. (1997). Golden eggs and hyperbolic discounting. Quarterly Journal of Economics, 62(May), 443-477.

LaLonde, R. (1986). Evaluating the econometric evaluations of training programs with experimental data. American Economic Review, 76, 604-620.

Leino, J. (2011). Ladies first? Gender and the community management of water infrastructure in Kenya.CID Graduate Student and Research Fellow Working Paper.

Leonard, K., Masatu, M., & Vialou, A. (2007). Getting doctors to do their best: The roles of ability and motivation in health care quality. Journal of Human Resources, 42(3), 682-700.

Leonard, K. L. (2003). African traditional healers and outcome-contingent contracts in health care.Journal of Development Economics, 71(1), 1-22.

Levy, S. (2006). Progress against poverty: Sustaining Mexico's progresa-oportunidades program. Washington, DC:Brookings Institution Press.

Lewin, S., Lavis, J. N., Oxman, A. D., Bastías, G., Chopra, M., Ciapponi, A., et al. (2008). Supporting the delivery of cost-effective interventions in primary health-care systems in low-income and middle-income countries: An overview of systematic reviews. Lancet, 372(9642), 928-939.

Lin, M. & Luoh, M. (2007). Can Hepatitis B mothers account for the number of missing women? Evidence from three million newborns in Taiwan. American Economic Review, 98(5), 2259-2273.

Lloyd, C. B., Behrman, J., Stromquist, N. P., & Cohen, B. (Eds.) (2005). The changing transitions to adulthood in developing countries: Selected studies. Washington, DC: National Academies Press.

Loewenstein, G. & Prelec, D. (1992). Anomalies in intertemporal choice: Evidence and an interpretation.Quarterly Journal of Economics, 57(2), 573-598.

Lopez-Casasnovas, G., Rivera, B., & Currais, L. (2005). Health and economic growth: Findings and policy implications. Cambridge, MA: MIT Press.

Lucas, A. (2010). Malaria eradication and educational attainment: Evidence from Paraguay and Sri Lanka. American Economic Journal: Applied Economics, 2(2), 46-71.

Luoto, J. (2009). Information and persuasion: Achieving safe water behavior in Kenya. Working Paper.

Maccini, S. & Yang, D. (2009). Under the weather: Health, schooling, and economic consequences of early-life rainfall. American Economic Review, 99(3), 1006-1026.

Madajewicz, M., Pfaff, A., van Geen, A., Graziano, J., Hussein, I., Momotaj, H., et al. (2007). Can information alone change behavior? Response to arsenic contamination of groundwater in Bangladesh. Journal of Development Economics, 84, 731-754.

Mæstad, O., Torsvik, G., & Aakvik, A. (2010). Overworked? On the relationship between workload and health worker performance. Journal of Health Economics, 29(5), 686-698.

Maluccio, J. A., Hoddinott, J., Behrman, J. R., Martorell, R., Quisumbing, A. R., & Stein, A. D.(2009). The impact of improving nutrition during early childhood on education among Guatemalan adults. Economic Journal, 119(537), 734-763.

Manning, W. G., Newhouse, J. P., Duan, N., Keeler, E., Benjamin, B., Lebowitz, A., et al. (1987). Health insurance and the demand for medical care: Evidence from a randomized experiment. American Economic Review, 77(3), 251-277.

Maxwell, C. A., Rwegoshora, R. T., Magesa, S. M., & Curtis, C. F. (2006). Comparison of coverage with insecticide-treated nets in a Tanzanian town and villages where nets and insecticide are either marketed or provided free of charge. Malaria Journal, 5, 44.

Mendez, M. A. & Adair, L. S. (1999). Severity and timing of stunting in the first two years of life affect performance on cognitive tests in late childhood. Journal of Nutrition, 129, 1555-1562.

Meng X. & Qian, N. (2009). The long term consequences of famine on survivors: Evidence from a unique natural experiment using China's Great Famine. NBERWorking Papers.

Miguel, E. & Gugerty, M. K. (2005). Ethnic diversity, social sanctions, and public goods in Kenya. Journal of Public Economics, 89(11-12), 2325-2368.

Miguel, E., & Kremer, M. (2004). Worms: Identifying impacts on education and health in the presence of treatment externalities. Econometrica, 72(1), 159-217.

Noor, A., Mutheu, J., Tatem, A., Hay, S., & Snow, R. (2009). Insecticide treated net coverage: Africa mapping progress in 2000-07. Lancet, 373(9657), 58-67.

Olken, B., Onishi, J. & Wong, S. (2011). Should aid reward performance? Evidence from a field experiment on health and education in Indonesia. Working Paper.

Oster, E. (2005). Hepatitis B and the case of the missing women. Journal of Political Economy, 113(6), 1163-1216.

Oster, E. (2006). On explaining Asia's "missing women": Comment on Das Gupta. Population and Development Review, 32(2), 323-327.

Oster, E. & Thornton, R. (2009). Determinants of technology adoption: Private value and peer effects in menstrual cup take-up. Forthcoming. Journal of the European Economic Association.

Oster, E. & Thornton, R. (forthcoming). Menstruation, sanitary products and school attendance: Evidence from a randomized evaluation. American Economic Journal: Applied Economics.

Oster, E., Chen, G., Yu, X., & Lin, W. (2008). Hepatitis B does not explain male-biased sex ratios in China. NBERWorking Paper 13971.

Over, M. (2009). AIDS treatment in South Asia: Equity and efficiency arguments for shouldering the fiscal burden when prevalence rates are low. Working Papers 161, Center for Global Development.

Ozier, O. (2010). Exploiting externalities to estimate the long-term benefits of early childhood deworming. Unpublished Working Paper, U.C. Berkeley.

Pandey, P., Sehgal, A. R., Riboud, M., Levine, D., & Goyal, M. (2007). Informing resource-poor populations and the delivery of entitled health and social services in rural India: A cluster randomized controlled trial. Journal of the American Medical Association, 298(16), 1867-1875.

Pattanayak, S. K., Yang, J. C., Dickinson, K. L., Poulos, C., Patil, S. R., Mallick, R. K., et al. (2009).Shame or subsidy revisited: Social mobilization for sanitation in Orissa, India. Bulletin of the World Health Organization, 87(8), 580-587.

Phadke, A. (1998). Drug supply and use: Towards a rational policy in India. Sage Publications.Pharoah, P. O. & Connolly, K. J. (1991). Effects of maternal iodine supplementation during pregnancy.Archives of Disease in Childhood, 66(1), 145-147.

Pitt, M. M., Rosenzweig, M., & Hassan, N. (2010). Short and long-term health effects of burning biomass in the home in low-income countries. Working Paper. Available at, http://www.pstc.brown.edu/Bmp/papers/iapchild7.pdf/.

Pollak, R. A. (1968). Consistent planning. Review of Economic Studies, 35(102), 201.

Preston, S. H. (1975). The changing relation between mortality and level of economic development. Population Studies, 2, 231-248.

Qian, N. (2008). Missing women and the price of tea in China: The effect of sex-specific earnings on sex imbalance. Quarterly Journal of Economics, 123, 3.

Rajasekhar, D., Berg, E., Ghatak, M., Manjula, R., & Roy, S. (2011). Implementing health insurance for the poor: The rollout of RSBY in Karnataka, India. Economic and Political Weekly of India, XLVI(20), 56-63.

Rao, C., Lopez, A., & Hemed, Y. (2006). Causes of death. In R. Feachem & D. Jamison (Eds.), Disease and mortality in sub-Saharan Africa. Washington, DC: World Bank Publications.

Reynolds, A. (2001). Breastfeeding and brain development. Pediatric Clinics of North America, 48(1), 159-171.

Rhee, M., Sissoko, M., Perry, S., McFarland, W., Parsonnet, J., & Doumbo, O. (2005). Use of insecticide-treated nets (ITNs) following a malaria education intervention in Piron, Mali: A control trial with systematic allocation of households. Malaria Journal, 4, 35.

Rosenzweig, M. R. & Schultz, T. P. (1983). Estimating a household production function: Heterogeneity, the demand for health inputs, and their effects on birth weight. Journal of Political

Economy，91（5），723-746.

Russell，S. （1996）. Ability to pay for health care：Concepts and evidence. Health Policy and Planning，11，219-237.

Schultz，T. P. （2004）. School subsidies for the poor：Evaluating a Mexican strategy for reducing poverty.Journal of Development Economics，74（1），199-250.

Schultz，T. P. （2005）. Productive benefits of health：Evidence from low-income countries. Yale Economic Growth Center Discussion Paper #903.

Sen，A. （1990）. More than 100 million women are missing. New York Review of Books，37（20），December 20，1990.

Sen，A. （1992）. Missing women. British Medical Journal，304（March），587-588.

Shastry，G. K. & Weil，D. （2003）. How much of cross-country income variation is explained by health.Journal of the European Economic Association，1（2-3），387-396.

Simonsen，L.，Kane，A.，Lloyd，J.，Zaffran，M.，& Kane，M. （1999）. Unsafe injections in the developing world and transmission of blood-borne pathogens：A review. Bulletin of the World Health Organization，77（10），789-800.

Sorensen，H.，Sabroe，S.，Olsen，J.，Rothman，K.，Gillman，M.，& Fischer，P. （1997）. Birth weight and cognitive function in young adult life：Historical cohort study. British Medical Journal，315，401-403.

Spears，D. （2010）. Bounded rationality as deliberation costs：Social marketing uses Lifebouy. and it still stinks.Princeton University.

Spence，M. & Lewis，M. （Eds.） （2009）. Health and growth commission on growth and development.

Stockman，L. J.，Fischer，T. K.，Deming，M.，Ngwira，B.，Bowie，C.，Cunliffe，N.，et al. （2007）. Pointof-use water treatment and use among mothers in Malawi. Emerging Infectious Diseases，13，7.

Strauss，J. & Thomas，D. （1998）. Health，nutrition，and economic development. Journal of Economic Literature，XXXVI，766-817.

Strauss，J. & Thomas，D. （2007）. Health over the life course. UC Los Angeles：California Center for Population Research.

Strotz，R. H. （1956）. Myopia and inconsistency in dynamic utility maximization. Review of Economic Studies，23（3），165-180 （1955-1956）.

Tarozzi，A.，Mahajan，A.，Blackburn，B.，Kopf，D.，Krishnan，L.，& Yoong，J. （2011）. Micro-loans，insecticide-treated bednets and malaria：Evidence from a randomized controlled trial in Orissa （India）. Working Paper. Available at，http：//econ.duke.edu/Btaroz/TarozziEtAl2011RCT.pdf/.

Ter Kuile，F. O.，Terlouw，D. J.，Phillips-Howard，P. A.，Hawley，W. A.，Friedman，J. F.，Kariuki，S. K.，et al.（2003）. Reduction of malaria during pregnancy by peremethrin-treated bed nets in an area of intense perennial malaria transmission in Western Kenya. American Journal of Tropical Medicine and Hygiene, 68(Suppl. 4), 50-60.

Thirumurthy, H., Zivin, J. G., & Goldstein, M. (2008). The economic impact of AIDS treatment: Labor supply in Western Kenya. Journal of Human Resources, 43(3), 511-552.

Thomas, D., Frankenberg, E., Friedman, J., Habicht, J. P., Hakimi, M., Ingwersen, N., et al. (2006). Causal effect of health on labor market outcomes: Experimental evidence. Working Paper at the California Center for Population Research, UCLA.

Thornton, R. (2008). The demand for, and impact of, learning HIV status. American Economic Review, 98 (5), 1829-1863.

Thornton, R., Hatt, L., Field, E., Islam, M., Solís, F., & González Moncada, M. A. (2010). Social security health insurance for the informal sector in Nicaragua: A randomized evaluation. Health Economics, 19(S1), 181-206.

UNICEF (2008). Handbook on water quality. New York, NY, USA.

Van Doorslaer, E., O'Donnell, O., Rannan-Eliya, R. P., Somanathan, A., Adhikari, S. R., Garg, C. C., et al. (2006a). Effect of payments for health care on poverty estimates in 11 countries in Asia: An analysis of household survey data. Lancet, 368, 1357-1364.

Van Doorslaer, E., O'Donnell, O., Rannan-Eliya, R. P., Somanathan, A., Adhikari, S. R., Garg, C. C., et al. (2006b). Catastrophic payments for health care in Asia. Health Economics, 16, 1159-1184.

Vian, T. (2008). Review of corruption in the health sector: Theory, methods and interventions. Health Policy and Planning, 23(2), 83-94.

Wagstaff, A. (2007). The economic consequences of health shocks: Evidence from Vietnam. Journal of Health Economics, 26, 82-100.

Wagstaff, A. (2010). Social health insurance reexamined. Health Economics, 19, 503-517.

Wagstaff, A. & van Doorslaer, E. (2003). Catastrophe and impoverishment in paying for health care: With applications to Vietnam 19931998. Health Economics, 12(11), 921-933.

Walker, D., & Fox-Rushby, J. (2000). Economic evaluation of parasitic diseases: A critique of the internal and external validity of published studies. Tropical Medicine & International Health, 5, 237-249.

Weil, D. (2007). Accounting for the effect of health on economic growth. Quarterly Journal of Economics, 122(3), 1265-1306.

Wiseman, V., Hawley, W. A., ter Kuile, F. O., Phillipa-Howard, P. A., Vulule, J. M., Nahle, B. L., et al. (2003). The cost-effectiveness of permethrin-treated bed nets in an area of intense malaria transmission in Western Kenya. American Journal of Tropical Medicine and Hygiene, 68 (Suppl. 4), 161-167.

World Bank (2004). World development report 2004: Making services work for the poor.

Washington, DC: World Bank Publications.

World Bank (2009). Conditional cash transfers: Reducing present and future poverty. Washington, DC: World Bank Publications.

World Bank (2011). World Data Bank. http://databank. worlbank. org/dpp/home. do/., Accessed 05.11.2011.

World Health Organization (2002). The world health report 2002: Reducing risks promoting healthy life. Geneva: WHO.

World Health Organization (2005a). Indoor air pollution and health. Fact Sheet 292. Available at, http://www.who.int/mediacentre/factsheets/fs292/en/.

World Health Organization (2006). Country health system fact sheet 2006, Benin. Geneva: WHO.

World Health Organization (2008). The global burden of disease, 2004 update. Geneva: WHO.World Health Organization (2010a). 10 facts on malaria., http://www. who. int/features/factfiles/malaria/en/index.html/..

World Health Organization (2010b). World health statistics. Available online at, http://www. who.int/whosis/whostat/EN_WHS10_Full.pdf/.

Wright, J., Gundry, S., & Conroy, R. (2004). Household drinking water in developing countries: A systematic review of microbiological contamination between source and point-of-use. Tropical Medicine and International Health, 9(1), 106−117.

Xue-Yi, I., Xin-Min, J., Kareem, A., Zhi-Hong, D., Rakeman, M. A., & Zhang,M., L. (1994).Irrigation of water as a method of supplying iodine to a severely iodine-deficient population in Xinjiang, China. The Lancet, 334, 107−110.

Yip, W. & Hsiao, W. C. (2009). Non-evidence-based policy: How effective is China's new cooperative medical scheme in reducing medical impoverishment? Social Science and Medicine, 68 (2), 201−209.

Young, A. (2005). The gift of the dying: The tragedy of AIDS and the welfare of future African generations. Quarterly Journal of Economics, 120(2), 423−466.

Zwane, A., Zinman, J., van Dusen, E., Pariente, W., Null, C., Miguel, E., et al. (2011). Being surveyed can change later behavior and related parameter estimates. Proceedings of the National Academy of Sciences, 108(5), 1821−1826.

Zweifel, P. & Manning, W. G. (2000). Moral hazard and consumer incentives in health care. In A. J.Culyer & J. P. Newhouse (Eds.), Handbook of health economics (Vol. 1, pp. 409−459). Boston: North Holland. (Chapter 8).

第五章　健康保险需求[①]

托马斯·G. 麦克奎尔(Thomas G. McGuire)

哈佛大学医学院

目　录

---

① 本章部分内容受"联邦医疗保险计划中私人计划的角色"(NIA P01 AG032952,NIMH R01 MH094290)资助。衷心感谢马丁·安德森、塞布斯坦·包霍夫、佩德罗·皮塔·巴罗斯、爱米莉·柯卡兰、贾格布·格拉泽、马克·波利、安娜·斯纳格、贾格布·瓦尔拉斯的建议,他们的建议令人受益匪浅。

摘要:本章回顾了与健康保险需求有关的主题,包括消费者如何选择健康保险的问题。第一节概述了高收入和中等收入国家健康保险的制度化特征。之后,第二节综合了健康保险需求方成本分摊的规范性和实证性文献,整合了多元产品、消费者对医疗保健的误估与传统的风险防范——适度激励权衡的"抵消效应"等几方面的新进展。供给方进行选择性签约的做法是需求方成本分摊的替代方案。第三节提出选择性缔约理论,并将供给方政策与最优需求方成本分摊问题联系起来。我们观测到,在美国,构建健康保险选择有两种截然不同的方法:一种是严格限制选择的私人雇主,另一种是由市场(包括个人保险市场)决定选择的公共支付。第四节回顾了这些选择的利弊得失,讨论了其对构建美国健康保险市场的影响。

关键词:逆向选择;HMOs;保险;管理式医疗;道德风险;选择性缔约;健康需求;医疗保健需求;医疗保健成本

JEL code:I10.

1. 引言与回顾:可选择健康保险的卫生体系

健康保险的组织与供给在不同国家和各国内部千差万别,这使得消费者的健康保险选择与需求也面临千变万化的情况。在资金充足的国家(如法国、英国)有全民公共保险,保险选择并不是问题。在其他国家,消费者可从多种保险计划(如德国、瑞士)或保险费和覆盖范围变动不大,且事先规定好的少量保险计划(如以色列、荷兰)中进行选择。在这些国家,保险计划之间的竞争以及有效选择是国家卫生政策的主要内容。在一些提供公共卫生服务的国家(如哥伦比亚、俄罗斯),私有市场为高端消费者提供保险升级服务,这些国家的政策主要是协调私人与公共保险的融资问题以及双重体系带来的不平等问题。

美国内部的差异可与世界其他各国之间的差异相媲美。在美国,一名64岁的工人几乎无法或完全无法选择保险(50%的工人根本没有选择)。但是仅仅一年之后,同一个人在年满65岁时,面临的健康保险选择要比任何地方的任何人都要多:大量私人健康计划、覆盖基本医疗服务的传统联邦医疗保险、与传统联邦医疗保险配套的私人补充计划,以及覆盖处方药的许多私人计划。大多数联邦医疗保险受益人会选择传统的联邦医疗保险以覆盖医院和医生服务(A部分和B部分),选择私人补充计划来分担联邦医疗保险的费用(Medigap,补充性医疗计划),私人药品计划由联邦医疗保险D部分提供和补贴——为三种相互独立的健康保险计划分别支付三种保险费。在美国,被《患者保护与平价医疗法案》(PPACA)和医疗改革引起的主要政策问题围绕着健康保险的结构选择展开。[①] 雇主(或其他中介)是否能为我们的工人——联邦医疗保险受益人更有效地提供服务?是将他们的选择缩小到2~3个选项,还是通过开放市场来提供多样化的保险并设定保费?

[①] 2010年《患者保护与平价医疗法案》(P.L.111-148)。

在不同国家以及各国内部,健康保险定价差异也相当大。① 在遵循某种形式"管理式竞争"模式的国家,需求价格设为 0(以色列),在小范围内进行管制(德国),或在市场中由高于类似补贴券的公共支付的均衡保费决定(瑞士)。在美国,大中型企业的工人是最大的保险购买群体,作为员工福利的一部分,保险的需求价格是由雇主人为制定的,而非取决于健康计划。美国联邦医疗保险系统及联邦医疗补助系统的需求价格由立法决定。为传统联邦医疗保险系统提供补充或替代方案的私人计划的定价也要受到监管。美国的医疗改革创造了新的个人和家庭的私人健康保险市场,称为"交易所",在这里,计划设定保费以覆盖计划成本,但要受到监管,监管内容可作为保费差异的基础。

至于健康保险计划可以覆盖哪些内容,不同国家之间和同一国家不同机构之间的差异似乎不大。几乎在任何地方都会覆盖基本的医院及门诊服务。在许多健康计划中,需求方面的成本分摊都是成本控制的基础内容,当医疗保健成本的量级与增长成为社会主要问题时,这也是一个很重要的政策关注点。大多数计划都是让患者在众多的医生和医疗设施中进行选择。医疗技术的需要与健康保险的基本功能(在生病时支付医疗费用)共同推动了支付者之间在健康保险形式上的某些共性。

这些初步的评论提醒人们注意本章的三个基本主题。第一个主题是健康保险经济学中一个长期存在的问题——最优健康保险设计,以及在健康保险、财务风险防范和鼓励有效护理的双重目标之间的权衡。从最初聚焦某一项医疗服务的需求方面的成本分摊起,这个主题的文献已经拓展到考虑多元产品的有效成本分摊(次优)、"抵消效应"、纠正消费者对医疗保健价值的误估以及其他主题。第 2 节将在一个理论框架下对这类文献进行归集整理。

第二个主题将供给方健康计划政策与需求方费用分摊结合起来。供给方承包是现代管理式医疗保健计划的一部分。② 供给方和需求方成本分摊之间关系的某些方面是众所周知的,这些方面会被简要提及。第 3 节提出了二者关系中不被重视的方面,即需求方成本如何影响健康计划中供给方的影响? 由于健康计划并不是市场上的价格接受者③,所以供给方的合同是经由"谈判"而来。换言之,计划不能将供给方价格视为给定价格,计划(或患者)也不能在给定价格水平上选择想要的服务质量和数量组合。④ 正因如此,一项计划会因卖方的议价能力而获益。我们将会看到较低的需求方成本分摊提升了计划的议价能力——这是分析需求方成本分摊应如何设置时需要考虑的另一要素。

第三个主题回到了那个 64 岁工人、65 岁退休人员的困境。他们的雇主是不是通过限制工人的选择以剥夺他们接受服务的机会? 要回答这个问题,需要整合市场构建和健康保险选择的新旧文献。较早的文献包括选择(逆选择或其他选择)与团体采购的经济体。较新的文献则包括消费者决策困难以及研究选择的价值。我们将这类文献与作为 PPACA 的一部

---

① 此处及本文均指健康保险的需求方价格,在实践中,供给价格在不同国家及各国内部也同样差异很大。Breyer,Bundorf and Pauly(2011,本手册)的研究也初步涉及了基于成本风险差异的支付计划。

② Dranove(2011,本手册)的研究大体上涵盖了供给方支付的文献。

③ 需求方或供给方的价格接受者面对给定价格,可以任意选择需求量或供给量,不会对价格造成影响。在竞争性市场上消费者和供给者都是价格接受者。在一个标准的垄断市场,消费者是价格接受者,但垄断厂商不是。

④ Chandra,Culter and Song(2011,本手册)分析了诊疗方案是如何决定的,超越了标准需求—决策模型。

分的国家健康保险"交易所"的设计联系起来。

尽管第2—4节均围绕健康保险经济学的规范性主题展开,但随着分析的递进,我们也会回顾相关的实证性文献。

仅靠区区一章远不足以涵盖海量的健康保险经济学文献。幸运的是,精彩的评述允许对所涉内容有一定限制。《健康经济学手册(第一卷)》中,库特勒与扎克豪瑟的"健康保险剖析"仍然与现在的研究和政策紧密相关,将会在下文中被多次提及。他们关于道德风险与逆向选择的经典模型已经无须赘述,他们关于 20 世纪 90 年代末实证文献的回顾仍然是最全面的。Breyer, Bundorf and Pauly(2011,本手册)关于风险、医疗保健费用的变动以及保险计划支付的章节与本章形成了相互补充。其他文献回顾,尤其是关于需求对健康保险的反应及健康保险选择的决定要素的实证文献将在后文中被提及。[①]

本节的其他部分将介绍美国、高收入与中等收入国家健康保险的制度性背景。健康保险,尤其是公共保险,在低收入国家里的医疗保健融资方面也发挥了一定作用,但较少涉及风险扩散,更多的是与提供医疗保健服务有关(见 Kremer and Glennerster,2011,本手册)。

1.1 美国

美国的健康保险可回溯至贝勒大学医院制订预付计划以应对学校教师的未付账单(Austin and Hungerford,2009)。其他医院,先是在得克萨斯,后来在加州、新泽西等地方也制订了类似的计划。在支付费用的同时,作为一个副产品,可防范消费者因疾病面临的财务风险。早期健康保险在另一方面还服务于供给者利益。由州或州以下的蓝十字计划构成的医院联盟,通过将所有医院联合在同一个计划里,预先阻止了"供给系统"内的竞争,全美医院协会(American Hospital Association)要求蓝十字计划在独家区域内运营,以避免彼此之间的竞争(Starr,1983)。

二战前,仅有不到 10% 的美国人口有某种形式的私人健康保险,后来在此基础上组成由医院发起的蓝十字计划、部分医生们发起的蓝盾计划。在一些地区还有早期的预付式团队运作(Morrisey,2008)。由全国战时劳工部发起的薪酬—价格管控将对劳动的需求转向附加福利的需求,铸就了就业与健康保险之间的联系,这也是美国一个重要的制度特征。1954年,重新修订的税法正式规定雇主为员工缴纳的保险费可以从联邦收入税中免除,使蓝十字和蓝盾计划(译者注,后文简称"双蓝计划")市场以及更好地为多个州的雇主服务的商业保险公司得到了扩张。商业保险公司对蓝十字计划发起了竞争,并通过根据雇主—顾客的经验定价,从根基上摧毁了蓝十字一直维系的社区定价系统(Austin and Hungerford,2009)。今天,蓝十字计划(以及蓝盾计划)与商业保险公司的区别已经成为历史。蓝十字计划可以是营利的,也可以是非营利的,各州已经废除了许多(并非全部)非营利性双蓝计划的税收优惠,商业保险公司合并或收购了双蓝计划。例如,佳点公司(Wellpoint),一家 2008 年注册的

---

① 最近的精彩综述包括 Bundorf and Royalty(2011)、Einav and Finkelstein(2011)、Baicker and Goldman(2011)、Gruber(2008)、Gruber and Levy(2009)、Morrisey(2008)、Swartz(2010)与 Zweifel et al.(2009)。

第二大保险公司,就是由来自 14 个州的前双蓝计划组成的。①

出于回应人们对私人退休金计划可行性的关切,1974 年国会通过了《雇员退休收入保障法案》(*Employee Retirement Income Security Act*,简称 ERISA),将雇主自付(自我保险)的健康保险计划置于联邦监管之下,使其脱离了各州的健康保险监管,如准备金要求、强制覆盖及保费税。正如 Morrisey(2008)指出的,ERISA 从根本上改变了健康保险市场,将保险市场视作"索赔管理员"的角色,索赔裁定、与供应商缔约、管理医疗服务,但不承担风险。只要计划远离"保险"职能,雇主的计划就会逃出国家监管的藩篱。大到足以承担健康保险风险的雇主们,与其说能"购买"不如说能"制造"风险集中的传统保险业务。

1.1.1　财务风险

至少直到最近,美国快速上升的医疗保健费用还未转化为普通消费者财务风险的持续性爆发。健康保险覆盖的深化抵消了费用上升的趋势。1960 年,医疗保健费用占国内生产总值(GDP)的 5%,主要为私人费用(68%),而私人费用大部分(69%)为自付费用(out of pocket,简称 OOP)(Gruber and Levy,2009)。到 2007 年时,医疗保健费用为 GDP 的 17%,私人费用已降至不足一半(47%)。据 Baicker and Goldman(2011)分析,OOP 份额在 2010 年已降至不足 20%。然而,由于医疗保健费用的上升,1960—2010 年的人均实际 OOP 费用翻了一倍,到 2010 年间,平均每人每年医疗保健的 OOP 费用为 900 美元(在 2009 美元内)。随着 OOP 份额的下降,医疗保健费用的增长很大程度是被更高的公共项目税收和私人健康保险费用抬高了(Gruber and Levy,2009)。

Gruber and Levy(2009)指出,随着时间的推移,私人健康保险通过三种方式防范财务风险。第一种方式是从依赖需求方成本分摊来控制私人健康保险合同的费用,转为供给方机制和管理式医疗。早期 Cutler and Zeckhauser(2000)[以下简称 CZ(2000)]曾指出这一趋势。第二种是各州与联邦的持续医保规定减少了工薪家庭的医保缺口。第三种是各州与联邦的强制性福利扩张,如精神健康保险覆盖的同质规定,减少了 OOP 的义务。通过监管提高雇主提供的健康保险成本,可能会导致所提供的覆盖率下降,对于小企业尤其如此(Simon,2005)。公共保险的蓬勃发展也使风险防范有所不同,尤其是针对低收入儿童的联邦医疗补助计划。

由医疗保健供给者提供的免费或补贴的"慈善医疗"也为防范财务风险做出了贡献,但其数额有限。Gruber and Levy(2009)指出,1980 年以来,未投保人群或未收账单占医疗利润的比例一直稳定在 5% 左右。不管患者支付状态如何,医院对急诊治疗都有救助义务(但医生们不像医院,并没有义务提供免费治疗)。Gruber and Rodriguez(2007)发现医生们的少量免费医疗总体上会被没有投保却有能力支付医生高额收费的患者所抵消。

财务破产是疾病对财务影响的一个明确指标。有研究表明,申请破产的家庭往往背负高额的医疗保健费用(Himmelstein et al.,2005)。但这类研究中的因果关系受到了人们的质

---

① 加利福尼亚州、科罗拉多州、康涅狄克州、佐治亚州、印第安纳州、肯塔基州、缅因州、密苏里州、新罕什尔州、内华达州、纽约州、俄亥俄州、弗吉尼亚州与威斯康星州(Austin and Hungerford,2009)。

疑(Dranove and Millenson,2006)。Cook et al.(2010)利用健康与退休研究(health and retirement study,简称HRS)数据估算一种新重症对准老年家庭资产的影响,这些家庭在发病前资产在1000美元至20万美元之间。如果未受疾病的打击或已投保,病前资产为2万美元的家庭两年后资产水平保持不变。如果未投保,家庭资产会损失近1万美元,是之前估值的一半。疾病的财务冲击当然会波及消费或亲友以及家庭的资产状况。

许多社会保险机制至少会为未投保群体提供一些财务保障。Herring(2005)估计未投保的低收入家庭(收入少于联邦贫困线300%)仅支付了他们所接受到的医疗服务的1/3费用。未投保的高收入家庭则支付了大约一半费用。

健康保险的根本目的是降低与医疗保健费用有关的风险,风险可表现为个人或家庭面临的健康费用的变动。在任何一年,医疗保健费用都是非常倾斜的。Swartz(2010)报告了2007年以来的数据,最富有的1%的付费患者占了总消费的23%,最富有的5%的付费患者占总消费的一半。各年医疗保健费用的相关系数为0.1,为总费用的不可预测性留下了空间。费用差异的实证估计通常用具有相似特征的个人、家庭方差的估算来测度。Gruber and Levy(2009)一系列估算表明,自从1980年以来,居民健康风险几乎没有变化。1980年,中位数上的非老年家庭在保险费用和自付费用方面花费了其收入的2.0%,标准差(方差的平方根)为6.0%。[1] 到2007年,保险费份额上升至2.6%,但标准差仍维持在6%的水平。[2] 这种风险度量高估了某一具体的家庭的风险,因为与"像我们一样"的家庭相比,标准差刻画的是所有家庭。[3] 老年人在保险费和医疗保健费用(包括长期护理)上大约花费其预算的10%,这一比例随时间变动呈缓慢上升趋势。尽管联邦医疗保险包括相当可观的需求侧成本分摊,老年人费用的标准方差也仅仅是中位数10%,某种程度上是因为许多受益人可以获得补充保险。

1.1.2 健康保险合同

雇主提供的健康保险覆盖了美国近一半的人口。凯瑟家庭基金、健康研究与教育信托基金(Kaiser Family Foundation and Health Research & Education Trust,2010)针对美国雇主的代表性样本,对雇主健康福利进行了一项全面的年度调查。雇主提供的保险有几个显著特征值得注意。

第一,几乎所有(99%)的大公司(200人以上)会提供健康保险作为福利,但是在小企业中仅有68%提供保险覆盖。总体上来看,各类企业中59%的工作(无论企业是否提供覆盖)都能通过工作得到健康保险。[4]

第二,选择并非常态。48%的员工无法选择保险计划类型,另外35%的员工只能从两种保险计划类型中进行选择。

第三,20世纪90年代到2000年的10年间,保险计划类型迅速变化,接下来的10年里也

[1] Gruber and Levy(2009)运用的数据来自消费支出监测。
[2] 在次级人口群体中也有类似发现。
[3] 要刻画所有家庭的标准方差,其方法包括,比如,不再参保的风险。对于许多家庭而言,这样的风险是可以忽略不计的。
[4] 有的员工通过其雇主得到医保,但并非所有的员工都有资格获得(如兼职员工)。

发生了很大的变化。传统的保险计划(见表 5.1 对主要保险计划类型的界定)覆盖的工人数从 1988 年的 73％下降至 2000 年的 8％,到 2010 年已经几近消失。在图 5.1 中,2000—2010 年,网络更有限的保险计划(如 HMOs 和 POS 计划)市场份额下降;PPO 计划和更新的 HDHP/SO 的市场份额上升。[①]

表 5.1 健康计划的主要类型

计划类型	描述
传统的或按服务收费 (Fee-for-Service,简称 FFS)计划	传统的健康计划报销所有覆盖的医疗服务,每项服务都单独支付。该计划可能有免赔额,通常需要共同支付或共同保险。患者(与医生)可以选择何时和接受多少医疗护理,患者对提供者的选择不受计划限制
健康维护组织 (Health Maintenance Organization,简称 HMO)	HMOs 通过医生和医院网络提供全面的医疗保健覆盖。通常,HMO 需要低成本共享(即门诊共同付款),没有免赔额或共同保险。患者选择初级保健医生,而 HMO 需要获得该医生的授权,患者才能找(网络内的)专科医生看病。通常,从计划网络之外的提供者处获得的医疗服务没有保障。提供者通常按人均支付
定点服务 (Point-of-Service,简称 POS)	POS 计划通过医生和医院网络提供全面的医疗保健福利(类似于 HMO 福利),但也可从网络外医疗机构处获得一些护理服务。网络外医疗服务需要更高的成本分摊(即部分共同保险)。POS 计划可能允许自行转诊给专科医生
优先提供者组织 (Preferred Provider Organization,简称 PPO)	PPO 计划提供全面的医疗保健覆盖,患者可以选择到计划供应商网络内的医疗机构就医,并支付更低的成本分摊(即门诊共同支付),还是到计划网络外的医疗机构就医并支付更高的成本分摊(即部分共同保险)。PPO 计划可能要求或不需要免赔额。PPO 计划不需要获得初级保健医生的授权就能找专家就医
高免赔额健康计划 (High-Deductible Health Plan,简称 HDHP)	HMO、PPO、POS 或具有"高"年度免赔额的常规计划,通常个人最低为 1000 美元,家庭最低为 2000 美元。这些计划通常与一个称为健康报销账户(Health Reimbursement Account, 简称 HRA)或健康储蓄账户(Health Savings Account,简称 HAS)的财务账户一起提供,可用于支付医疗保健服务的费用

来源:Kaiser Family Foundation /HRET Annual Survey(2010)。

---

① 见一份同期进行的研究,Baicker and Goldman(2011)。

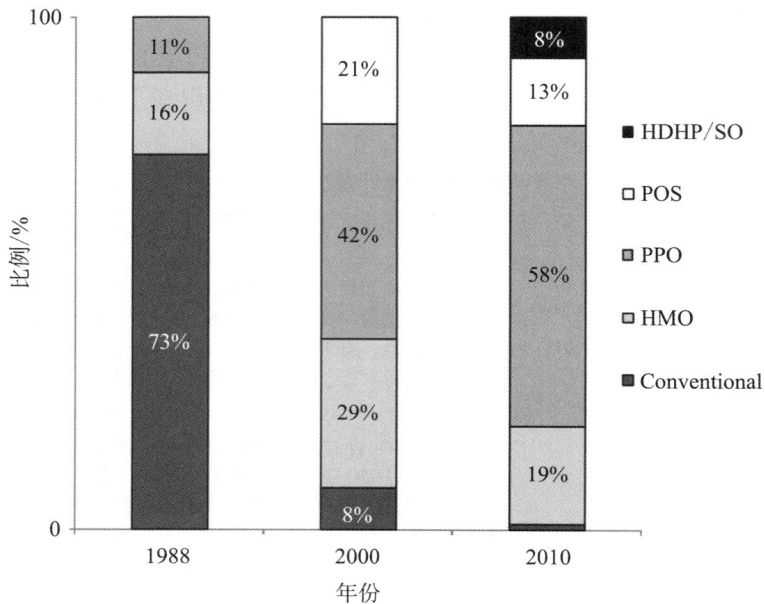

图 5.1 按计划类型划分的健康计划覆盖的工人比例分布

第四,在使用保险计划时,员工们通过保险费和成本分摊支付了大量的医疗保健费用。表 5.2 描述了典型的传统保险计划、HMO、PPO 以及 2010 年一份高免赔额健康计划的覆盖情况。

表 5.2 由私人雇主为个人覆盖提供的典型健康计划

计划类型	传统保险计划	HMO	PPO	高免赔额健康计划 *
每月保险费 **	550 美元	350 美元	425 美元	375 美元
免赔额	250 美元	0 美元	0 美元	1000 美元
初级医务室问诊	15 美元/次	15 美元/次	15 美元/次	15 美元/次
(线上)专家问诊	15 美元/次	提前预约,15 美元/次	15 美元/次	除去免赔额后 15 美元/次
(线下)专家问诊	—	无覆盖	20%共同保险	除去免赔额后 20%共同保险
(线上)住院患者	除去免赔额后全覆盖	覆盖	覆盖	除去免赔额后覆盖
(线下)住院患者	—	无覆盖	20%共同保险	除去免赔额后覆盖
急诊室就诊	除去免赔额后 50 美元/次	50 美元/次	50 美元/次	除去免赔额后 50 美元/次
心理健康	覆盖		覆盖(线下共同保险 20%)	除去免赔额后覆盖(线下共同保险 20%)

 * 这份高免赔额计划样本是根据具有高免赔额的、类似 PPO 的健康计划制定的。高免赔额计划也可以像具有高免赔额的传统计划或 HMOs 这样的保险计划。

 ** 每月保费代表了保险人每月交纳的保险费。较典型的是,应由员工支付的这部分保费是由其雇主支付的。

1.1.3 健康保险市场的买方与卖方

在美国,健康保险的需求方是由公共购买者和私人购买者构成的复杂混合体。有4800万名(65岁以上)的老年人享受联邦医疗保险。传统的联邦医疗保险(traditional medicare,简称TM)是一种社会化健康保险,类似于德国、以色列和其他国家覆盖所有年龄段人群的国家健康保险计划,这些国家的医疗保健仍然由私人供给。由工资税和一般收入提供资金来源的TM包含两部分:对医院服务的强制性覆盖(A部分)以及几乎所有受益人都选择的对医生服务的高补贴选择性覆盖(B部分)。A部分和B部分有免赔额和共同保险,来自前雇主或个人购买的补充性保险责任范围可以覆盖受益人。包括联邦医疗救助计划的可承保人员,大部分受益人都可受这些补充性条款覆盖(McGuire et al., 2011)。

1985年,新联邦医疗保险的C部分批准了向私人健康计划支付风险调整后的保险费,要求至少提供基本联邦医疗保险福利并满足其他规定。C部分现在被称为联邦医疗保险优惠计划(Medicare Advantage),是联邦医疗保险现代化的一个努力尝试,在为受益人创造更多选择的同时,通过在私人健康保险市场里应用的管理和承包方法节约联邦医疗保险费用。联邦医疗保险支付水平摇摆不定,会导致参保率及受益人注册的繁荣与萧条。目前的支付水平非常高,足以吸引全国大多数地区的供给。在一定程度上,由于更健康的受益人选择了联邦医疗保险优惠计划,联邦医疗保险并没有找到一个方法设置支付和受益人保费以节约联邦医保资金(McGuire et al.,2011)。[1]

2003年的《联邦医疗保险现代化法案》(Medicare Modernization Act)设置了联邦医疗保险的D部分,门诊患者自愿处方药福利于2006年1月1日正式生效(凯瑟家族基金会,简称KFF,详见术语索引,2009年11月)。在TM中,药品支出是未入保险列表的最大支出类别,正如Duggan et al.(2008)提出的,D部分"代表了美国联邦医疗保险有史以来(美国)最大的福利项目扩张"。受益人仅需直接负担D部分保费的25%,这使它备受欢迎。[2]到2009年,4520万名的联邦医疗保险受益人有59%参加了D部分计划(可能是单独的D计划,也可能是作为联邦医疗保险优惠计划的一部分),仅有10%的受益人没有任何药物保险覆盖。

在非老年人群中,健康保险的来源更加多变。表5.3概括了Fronstin(2009)研究中,2008年美国2.6亿65岁以下人口健康保险覆盖的来源。私人与雇主提供的覆盖居支配地位,占非老年人口的60%以上,较之于2000年68.4%的峰值有所降低。未投保人员的比例从2000年以来大概上升了17.4%。但增长最快的是公共项目,尤其是针对穷人和残障人士的联邦与州政府联合项目——联邦医疗补助计划。美国的医疗改革有望显著降低这一比例。

---

[1] 这是由于多数受益人参保的HMO计划提供了比TM费用更低的健康保险。

[2] 并非直接按市价补贴,但更庞大的保险转化成保险费。D部分保险市场惠及那些仅覆盖部分可用药物的计划,且要求数量可观的受益人费用分摊。

表 5.3 2000 年和 2008 年美国拥有选择性健康保险资源的非老年人口　　　单位:百万人

来源	2000 年	2008 年
雇主提供	167.5(68.4%)	160.6(61.1%)
自己名字	84.6(34.6%)	82.5(31.4%)
家属	82.9(33.8%)	78.1(29.7%)
个人购买	16.0(6.5%)	16.7(6.3%)
公共	38.5(14.6%)	51.0(19.4%)
联邦医疗保险计划	5.4(2.2%)	7.7(2.9%)
联邦医疗救助计划	26.2(10.7%)	39.2(14.9%)
军队*	6.8(2.8%)	7.8(3.0%)
无健康保险	38.2(15.6%)	45.7(17.4%)
总计**	244.8(100.0%)	262.8(100.0%)

* 有些人有不止一个覆盖源。

** TRICARE/CHAMPVA。

数据来源:Fronstin(2009)运用了现期人口监测 2000 年 3 月和 2008 年的增补数据。

雇主为给在企业最低工作年限的全职员工(有时包括兼职员工)提供保险,还支付了大部分健康保险费用,平均支付个人计划的 84% 和家庭计划的 73%。由雇主提供的保险覆盖率约为 75%,其中许多包括了家庭成员的保险计划,仅余下 7% 的人口未被保险覆盖(Gruber and Washington,2005)。

基于两个原因,雇主提供健康保险对员工来说非常有意义:第一,是税收津贴。员工无须为雇主缴纳的健康保费支付州或联邦的所得税或工资税。Gruber(2008)指出对于低收入员工而言这项津贴高达 35%,很明显,有效津贴随边际税率提高而提高。员工缴纳的费用还可以通过联邦税法的自助计划条款而获得津贴。[①] 据 Gruber and Levy(2009)估算,2006 年扣除这些项目的税收支出高达 1250 亿美元,几乎是联邦税收的 2 倍,因为住房抵押贷款的利息可以抵扣。

第二,雇主代表一群员工购买健康保险比员工个人购买更有效率。集聚员工可以降低风险,对规模较大的团队来说,销售及管理成本也比较低。此外,作为购买健康保险的中介,雇主可以为员工选择一个或几个健康计划。这不仅颠覆了个人健康保险市场上的选择低效,而且可以有效解决道德风险的囚徒困境。作为精明买家而存在的雇主,可充当 Diamond (1992)所提出的采购团队,为健康保险市场上的低效率提供根本解决方案。雇主采购法的优势和劣势将在第 5 节回顾。

与其他地方相比,美国更依赖私人的、营利性企业提供健康保险。依赖私人供给,而不是由公共"单一支付方"为居民提供保险,这是非常有争议的。[②] 在联邦医疗补助计划中,私人保险公司处理雇主提供的健康保险、管理式医疗计划、联邦医疗保险计划 C 部分中 20% 的

[①] 在非团体市场,自主创业者可以扣除 100% 的健康保险费(Gruber,2008)。

[②] 对于私人保险者的尖锐评论,见 Relman(2010)。

受益人以及 D 部分受益人的所有药物覆盖。私人保险企业依托医疗改革在州级"交易所"中提供保险计划(Kingsdale and Bertko,2010)。原则上,竞争可以降低成本、使产品吻合消费者偏好、提供有益创新。这些观点均用以支撑持续依赖私人供给的健康计划(Enthoven,1989)。

用传统计量手段评估时,当地健康保险市场显示出高度集中性。当赫希曼—赫芬德尔指数(HHI),即市场份额的平方等于或大于 1800 时,司法部认定这是一个"高度集中"的市场。① 一项 2008 年关于 HMO 与 PPO 市场的美国医学联盟(AMA)的研究发现,在 314 个大都市统计区中,有 295 个的 HHI 超过了 1800。② 许多大公司选择的自我保险进一步扩大了竞争,可能还导致 AMA 成员高估了保险公司的市场势力。问题更多的是私人个人保险市场的市场结构,也是高度集中的(US,GAO,2009)。③ 在美国医疗改革中,私人健康保险市场是扩大健康保险覆盖面所依赖的工具。2010 年,有 7 家保险公司在马萨诸塞州交易所的次级市场提供保险产品,成了全国医疗改革中交易所的模板(McGuire and Sinaiko,2010)。

关于定价和盈利能力的早期证据并不包括健康保险定价时市场地位的作用(Gaynor and Haas-Wilson,1999),部分原因是在健康保险合约中,估算成本相关价格有一定困难。大公司在福利咨询公司的经纪人帮助下购买健康保险。通过谈判,为公司量身定制保险计划设计和赔偿额支付的细节。同一个保险计划为不同公司商定了不同的赔偿额,公司甚至会为相似的保险覆盖支付不同的赔偿金。④ 这种情形下很难见到垄断驱动的价格上涨。利用一种创新性研究设计,Dafny(2010)研究了雇主对全额投保的赔偿支付,以发现雇主滞后收益率的估算是否与保费提高有关,这一理论的讨论背景是雇主和保险计划之间的议价决定了保费,保险计划有可能从一家盈利较高的公司得到更高的赔偿支付。利润的冲击导致保费更高,尤其在供给高度集中的市场里更是如此。她发现利润每增加 10 个百分点,公司多支付0.3%的保费(Dafny,2010)。

1.2　高收入国家

经济合作与发展组织(简称经合组织,OECD)和欧盟国家依赖各种公共、私人的联合机构进行筹资、分摊风险和购买医疗保健服务。范围从英国、波兰和瑞典的国民保健体系到挪威、德国和以色列具有多家保险公司的竞争性市场。这些系统的风格区别在于政府在融资和医疗保健提供方面的作用。事实上,对于保险公司(德国、瑞士)和提供者(英国的资金持有和绩效工资)来说,在每种体系的制度范围内都存在一种共同趋势,即以竞争和激励为基础的契约。对公平和逆向选择的关注也改善了跨地区的再分配以及逐渐复杂的风险调整方法(Thomson et al.,2009;van de Ven et al.,2007)。

缴费,通常表现形式为一般税或特种税,一般由行政部门决定。瑞士筹措的个人保费往

① 一个市场如果 5 家企业的市场份额为 20%,那么这一市场的 HHI 为 2000。HHI 上升时市场份额出现不均衡分布。
② 见 Austin and Hungerford(2009)包括网址及讨论在内的讨论。
③ Breyer,Bundorf,and Pauly(2011,本手册)讨论了个人健康保险市场的绩效。
④ Glazer and McGuire(2002)报道了在波士顿地区大学雇主支付了定制计划的赔偿额,用于佐证在雇主的健康保险中特定匹配的议价是存在的。

往因地域、年龄群和免赔额而有所不同(Squires et al.,2010)。门诊医生的收入包括薪金、人头费和按服务收费,英国模式包括这三种元素,而法国医生则按服务收费。医院报销可能通过某些形式的 DRG 体系和全球预算,如加拿大(Squires et al., 2010)。

1.2.1 财务风险

在高收入国家,公共支出里约有 61％用于卫生领域,而私人自付费用和私人预付保险分别大约占 14％和 20％(WHO,2010;图 5.2)。[①] 除去墨西哥和美国,在所有 OECD 国家里公共费用均在总费用的半数以上,而在这些国家中,有近半数国家的公共费用比重远超总费用的70％。私人自付的健康费用(包括成本分摊和直接费用)在 GDP 中的比重都较低,而且各国的情形非常相似。2007 年,33 个 OECD 国家中,有 26 个国家的这一费用占 GDP 的比重低于 2％。

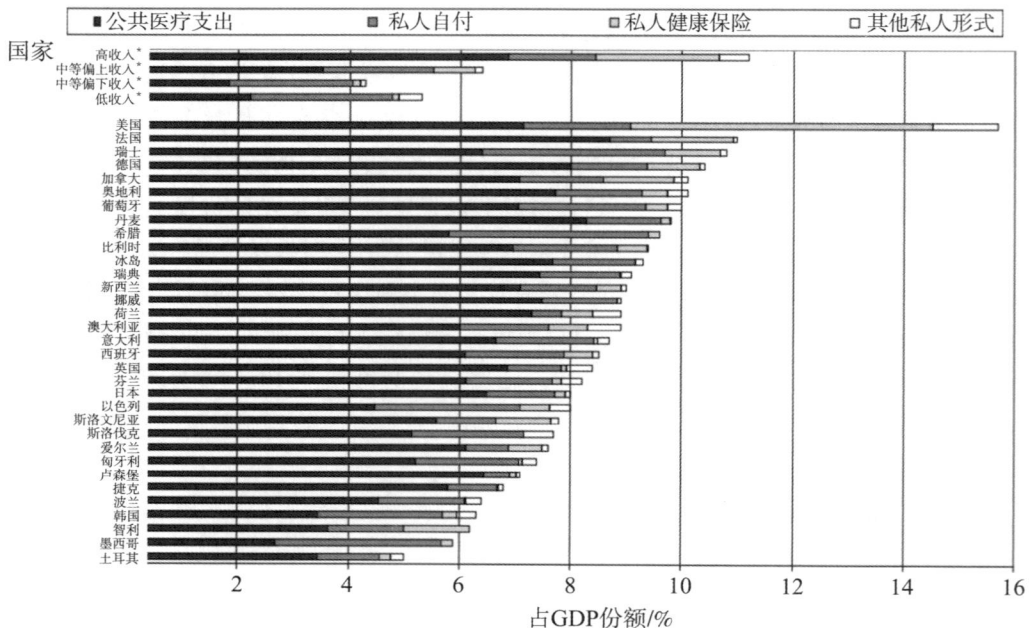

图 5.2 2007 年根据资金来源核算的卫生支出在 GDP 中的比重

注:基于世界银行的国家分类(2008 年 7 月)。OECD 国家按照总支出占 GDP 份额进行排序。"其他私人"包括了由企业和非营利性机构支付的费用,并作为余值核算。

数据来源:世界卫生统计 2010(WHO,2010)。

在这一情形下,财务风险防范程度非常高,当然不同国家可能会有些差异(Xu et al., 2007;图 5.3)。同样,虽然费用分摊机制比较普遍,但他们通常包括对那些贫困、慢性病或其他有需求的家庭提供风险防范的条款。近年来,有几个国家引入了门诊看病、特定手术或药物的小额共同支付,设计的初衷是为了管理需求而不是为了提高利润,例如德国和法国(Thomson et al.,2009)。

---

① 大约 5%的支出是由企业和非营利性机构支付的。

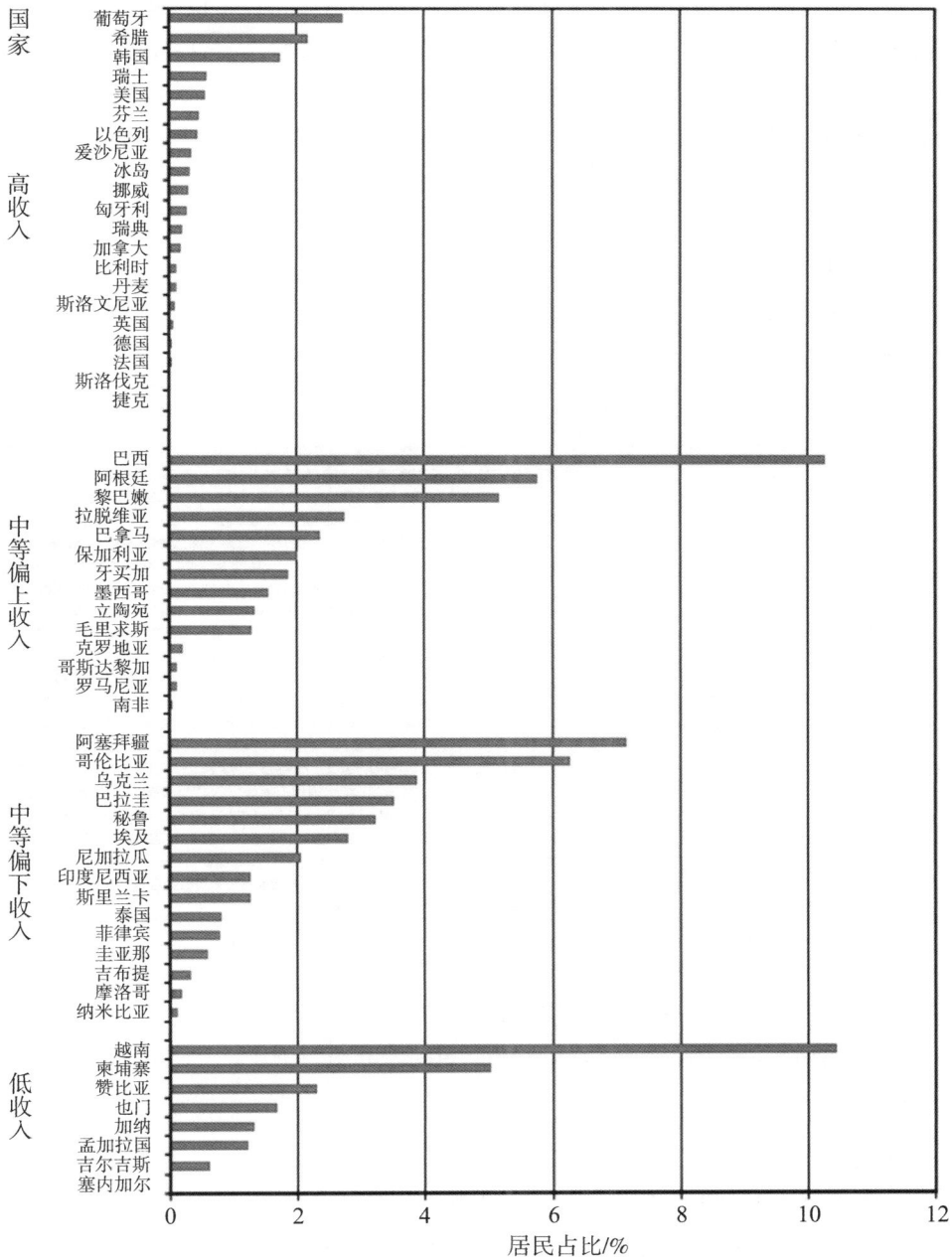

图 5.3　灾难性卫生支出的家庭份额

注:基于世界银行的国家分类(2008 年 7 月)。

数据来源:Xu et al.(2003)。基于 1991—2009 年的 59 个国家的家庭监测。灾难性费用定义为超过家庭非生活性费用的 40%。

1.2.2　市场结构

1.2.2.1　健康保险的来源

大多数 OECD 国家通过公共项目几乎实现了全民覆盖。只有美国和德国通过私人健康保险获得了可观的初级覆盖(2007年分别为58%和10%,OECD,2004)(见图5.4)。然而,许多国家具有重复的、补充性的或增补性的规模化私人保险市场。[①] 这些安排可以改善选择、风险防范或覆盖范围,但也导致了公共支付的财政外溢,并引发了关于公平的讨论。例如,在德国,高收入人群可以选择退出公共系统,获得初级私人覆盖以减少等待时间(Lungen et al.,2008)。由于社会保险的缴款是基于收入的,而私人保险额往往根据风险等级进行计算,那么私人保险的选择可能会导致逆向选择和公共系统的消极财政后果。

公共项目的筹资机制包括专用的社会保险缴款(例如德国、法国和荷兰)或税收(例如丹麦、意大利、西班牙和英国,又见 Thomson et al.,2009)。在许多欧盟国家,缴费是有上限的,由雇主和员工分摊。

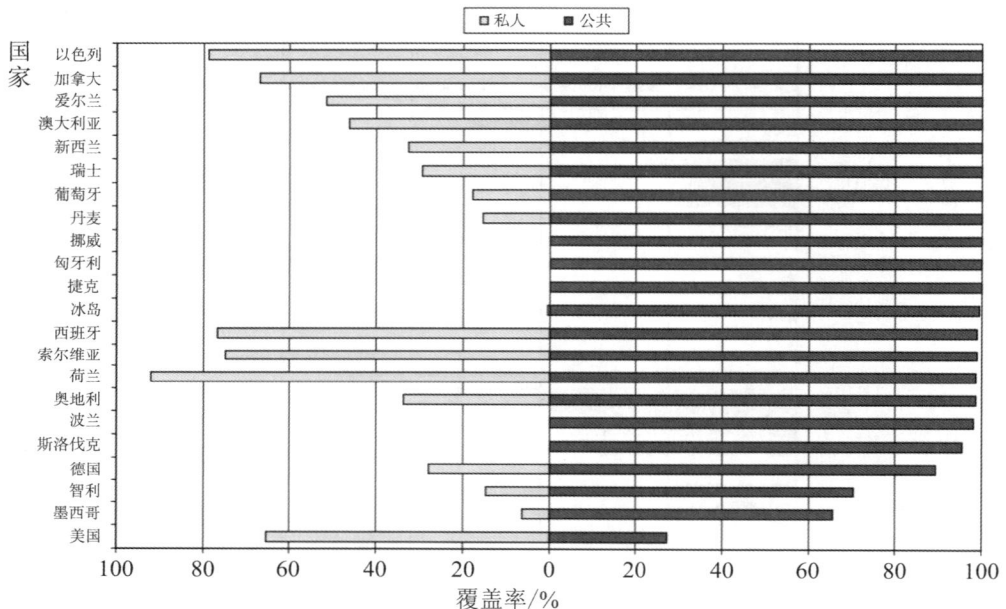

图 5.4 2007 年私人保险与公共保险的覆盖率

注:此图仅包括有公共覆盖与私人覆盖完整数据的国家;按公共覆盖排序。

数据来源:OECD,2010 年 10 月数据。

1.2.2.2 参保率

在大多数欧盟和 OECD 国家,参与公共保险计划是强制性的,尽管某些群体可能有资格选择退出或购买补充性的私人保险。在保险市场竞争激烈的国家,消费者选择保险公司是一个重要的特征,诸如比利时、德国、以色列、荷兰和瑞士(van de Ven et al.,2007)。选择有助于提高财政缴款的效率和公平性。例如,德国的历史缴款在 1996 年社会健康保险引入竞争之前一直波动很大,这导致疾病基金数量的急剧下降和缴费率的收敛(McGuire and Bauhoff,2007)。不同国家之间,这类公共系统的选择数量差异很大,从以色列的 4 家保险公司,到2006 年德国的 275 家(van de Ven et al., 2007)。

---

① 增补保险会覆盖公共体制里不可能补偿的成本,同时还会覆盖额外的医疗服务(OECD,2004)。

1.3 中等收入国家

中等收入国家的保险项目传统上侧重于提升卫生服务的可及性,而质量、费用、风险防范也正成为政策关注的主要问题。公共保险计划的发展受到收入增加困难的限制,对私人保险的需求可能集中在富裕家庭(Pauly et al., 2009)。现存的大规模保险项目倾向于建立在传统结构之上(东欧;Waters et al., 2008)或利用已有但分散的公、私体系(智利、泰国)或利用社区保险方案(加纳)。自 2000 年以来,引入社会健康保险的努力激增(Hsiao et al., 2007)。在许多中等收入国家,有针对性的安全网络项目补充了小型私人保险市场,限制了对给定利益集团如正式部门的雇员们的保险覆盖。与成本和效益这些新问题一致,管理式竞争(哥伦比亚)和把关人(泰国)等这一类的策略问题正在涌现。

1.3.1 财务风险

公共费用在总卫生费用中的份额随国家收入的增加而增加,而私人自付费用相应地被私人保险所取代(图 5.5)。同样,灾难性卫生支出总体上与本国收入水平呈负相关(Xu et al., 2007)。[①] 中等收入国家的灾难性卫生支出的跨国差异比高收入国家更加明显。智利、墨西哥和泰国等几个国家近来推出了(有补贴的)全民保险,部分是通过补充现有的正式和

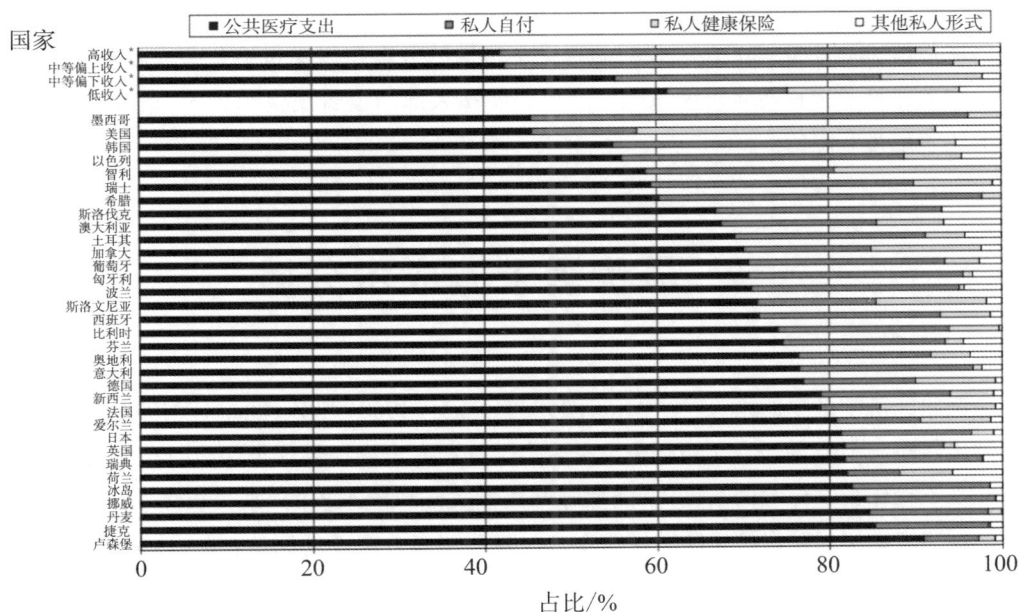

图 5.5 2007 年按卫生资金来源分类的卫生支出

注:根据世界银行的国家分类(2008 年 7 月)。OECD 国家根据总卫生支出中增长的公共支出份额排序,其他国家包括企业支出和非营利性支出,按余值计算。

数据来源:世界卫生统计 2010(WHO,2010)。

[①] Xu et al.(2007)的研究基于 1990—2003 年对 116 户家庭进行的跟踪监测。如果费用超出一个家庭非生活性费用的 40%,就可以定义为灾难性费用。

公共部门的雇员的结构。智利的公共保险项目根据受益人收入水平将保险费和共同支付缴款交错安排为四个等级(Bitran and Munoz,2010)。在哥伦比亚和格鲁吉亚,基于经济情况调查的安全—网络项目在改善弱势群体风险防范方面富有成效(Miller et al.,2009;Bauhoff et al.,2010)。然而,受益面狭窄往往会留下大量剩余风险,如格鲁吉亚的处方药问题。非正式支付在大多数情况下仍然是一个普遍性问题,尽管在泰国,似乎基本不存在这种支付(Damrongplasit and Melnick,2009)。

1.3.2 市场结构

1.3.2.1 健康保险来源

社会健康保险和定向方案通常比私人保险有更大的覆盖面。尽管初级私人保险仍然是一些正式部门员工的覆盖来源,但这个市场总体上还是偏小[参见 Pauly et al.(2009)年对此情形下私人保险市场潜力的分析]。然而,哥伦比亚和格鲁吉亚等国家通过利用私人实体提供他们的定向公共方案,促进了保险市场的发展。在这两个国家,风险调整等监管工具的应用仍然非常有限。基于就业状态的风险分担仍然是尚未实施医疗改革的中等收入国家的一个重要特征。

1.3.2.2 参保率

一些国家的社会健康保险方案包括参保授权,明确或有效地仅适用于特定人群如正式部门雇员(Hsiao et al.,2007)。智利的近乎全国性的方案授权支付给公共保险基金,并以可能增加的保险费选择转向初级私人保险。即便私人部门覆盖规模相当大,私人保险公司之间的竞争也是有限的。

2. 最优需求方成本分摊

健康经济学最早的论文——Arrow(1963)、Pauly(1968)和 Zeckhauser(1970)提出了"最优健康保险"理论,并研究了市场失灵是否会干扰私人市场提供这类保险。在私人保险受限和几乎不存在公共保险的制度时,阿罗呼吁人们关注风险承担的"缺失市场"。为什么不是风险规避者购买保险以把风险转嫁给众多保险购买者?阿罗的回答(第 945 页)是"我们无法制定出一个对风险进行完全甄别的保险政策,尤其无法通过观测结果来甄别可抗拒风险和不可抗拒风险。因此,规避风险的激励被淡化了"。换言之,这是健康保险设计中的道德风险问题。之后,在他的《不确定性与医疗保健的福利经济学》一文中,阿罗对道德风险进行了明确的阐述。

阿罗明确指出了医生和患者对保险覆盖的道德风险。[①] 在阿罗之后，Pauly(1968)和 Zeckhauser(1970)有两个贡献。第一，他们阐明了市场在可以解决医疗保险设计中应对道德风险的次优问题。第二，二者都认为诊疗决策取决于需求，推动了医疗保健支付理论走向强调患者—承保者关系，淡化了合约中承保者—提供者一方的作用。波利、扎克豪瑟以及后来的学者们认为医疗保健供给沿着一条完全水平的边际成本曲线变动。患者在给定价格水平上选择数量以实现效用最大化，即充当价格接受者[②]，此时没有信息问题模糊患者需求和收益之间的关联。回顾过去，可以说，阿罗更关注诊疗决策中医生的角色而非患者。当然，在今天，健康保险中承保者与提供者合约得到了学者们的广泛关注。如果第一批文献把诊疗决策和保险联系到一起时更侧重关注医生而非患者，那么，后来的健康经济学乃至健康政策会变得大不相同。

健康保险的需求侧模型与供给侧模型的纷争仍在继续。关于保险与需求的文献倾向于供给方具有竞争性和包容性。供给方面的文献则倾向于认为患者一方被动地接受提供者的建议。[③]

2.1 没有道德风险的最优健康保险基础

在 CZ(2000)[④]中涵盖了最优健康保险的基础知识。根据 Arrow(1963)论文附录提出，概括如下。

第一，有精算公平保险且没有道德风险时，足额保险即最优结果。精算公平保险是指所收保险费等于预期赔付值(无利润且无行政成本)。健康保险允许消费者在健康时支付部分医疗保健费用，将购买力从健康时期转移至患病时期。如果消费者为风险规避者(收入效应显示出收入边际效用递减的特征)，这种转移会提高期望效用值。[⑤]

第二，如果保险销售时有行政成本，有固定财务风险的最优保险是扣除免赔额后的足额保险。对于一项政策的任何精算值(假设行政费用是费用或精算值的函数)，包含了行政成本的免赔额是最优的，当可支配收入较低时，消费者最好对这些费用进行投保。这意味着保险基金总是最先花费在最高的支出上且最优保险采取了免赔额的形式。

要超越这些关于最优健康保险覆盖的基本论述，有必要引入效用的经济模型，来分析在有效利用医疗保健服务时风险与激励的权衡选择。

[①] Arrow(1963)："……医患之间的职业关联限制了各式各样医疗保险中的正常(阿罗原文似乎有笔误，"normal"是否应为"moral"？)风险……毋庸赘述，很难细究。对医生们自身没有任何监督和控制，他们会为了取悦其患者开出更加昂贵的药物、私人护理、更频繁的治疗以及其他各类各式边际医疗服务。"

[②] 本文作者在《健康经济学手册(第一卷)》中的"医生代理"一章中，强调了患者在医疗保健中并非价格接受者。当需求曲线向下倾斜且销售一种不可交易的服务时，利润最大化意味着医生会关注数量设定。如果医生还有其他目标，那么她会利用数量设定这一能力来实现这些目标(McGuire,2000)。

[③] 在这方面，Chandra, Cutler and Song(2011,本手册)代表了从诊疗决策文献分离而出的主流方向。关于供给方模型及缔约的更多讨论，可参见 Dranove(2011,本手册)。

[④] 对于严格而全面的诊疗，同时参见 Zweifel et al.(2009)。

[⑤] 结果将在下文的基准案例中证明。

2.2 最优健康保险主题的回顾[①]

我们在明确的一般效用函数基础上设计了一个健康保险和医疗保健需求模型,探求各种拓展情况下的最优保险。[②] 旨在为适合最优需求方成本分摊的因素提供一套一致的解决方案。

第一个要考虑的因素是道德风险或需求响应,即健康保险存在对所需的医疗保健服务的影响。我们继续整合最优健康保险的其他方面,如"抵消效应"、交叉价格弹性以及消费者对于医疗保健价值的误估。由此,我们概括了(CZ,2000)对各方面重要性的实证研究。这些议题会在第2节涉及并在表5.4中罗列出来。在回顾每一个议题时,我们会评述一个竞争性的健康保险市场是否会导致医疗保险覆盖的最优(或次优)形式。

表5.4 最优健康保险结论一览

主题	主要结论	保险市场解决了吗?	代表性文献	先驱学者
不确定性;风险规避	足额保险	是	CZ(2000)	Arrow(1963)
交易成本	扣除免赔额后足额保险	是	Arrow(1963)	
需求对保险的反应	覆盖与需求弹性相反	是	Besley(1988);Manning and Marquis(1996);CZ(1988,2000)	Zeckhauser(1970);Pauly(1968)
防范、抵消、交叉弹性	可置换性意味着覆盖更多;补偿更少	如商品也在保险计划里,是的;没有其他	Goldman and Philipson(2007);Ellis and Manning(2007)	Pauly and Held(1990)
需求的消费者失误	根据消费者低估或高估有补贴或处罚	否,除非消费者(或其代理)在购买保险时预估到失误	Fendrick and Chernew(2006);Pauly and Blavin(2010);Newhouse(2006)	Pigou(1920);Rice(1992);Jack and Sheiner(1997)

2.3 最优健康保险:最优基准

假设消费者最大化期望效用。令:

$$EU = pU^s(x, y^s) + (1-p)U^h(y^h) \tag{5.1}$$

个人患病并从医疗保健中获益 x 的概率为 p。健康时,医疗保健未能给个人带来收益。我们假设 $U_x^s, U_y^s, U_y^h > 0$,$U_{xx}^s, U_{yy}^h < 0$,$U_{yx}^s = 0$。重要的是,两种状态下货币带来的效用不同。通

[①] 对这些问题的非数学讨论,可参见 Baicker and Goldman(2011)。对相关的综合解决方案,可参见 Zweifel et al.(2009)。

[②] 其他最优健康保险的方法有时用图解法(如 Ellis and Manning, 2007),或基于对风险降低的价值和由于过度消费导致的福利损失进行分别估算(如 Ellis and Manning,2007)。这些方法在某一特定问题下可能会比较深入且易于操作,但对于本章中涉及的最优健康保险的诸多方面要进行整合却未必有效。其他形式可参见 Phelps(2010)、Manning and Marquis(1996)、Zweifel et al.(2009)。

常,由于疾病会给人们带来除医疗保健本身之外的其他需求,我们认为患病时收入的边际效用会更高。

医疗保健的价格为 1。保险采用了共付保险的形式,为精算公平。因此,如果共付保险为 c 且患病时个人消费为 x,公平保费为:$\pi=p(1-c)x$,则 $y^s=I-\pi-cx$,$y^h=I-\pi$,此处,I 为收入。

消费者虑及选择 x 和 c 对所支付保费的影响时,可得到 x 和 c 的最优选择。[1] 这种情况下,消费者就如同面对完全竞争的健康保险市场,无论从疾病风险 p 还是从其消费的医疗保健数量来看,定价机制都有利于消费者。显然,在这种定价机制下,消费者支付了医疗保健的全部成本。消费的道德风险成本被内部化,且在没有过度消费的前提下采用了共付保险。

将保费代入后,患病时和健康时的预算约束为:

$$EU=pU^s(x,I-p(1-c)x-cx)+(1-p)U^h(I-p(1-c)x) \tag{5.2}$$

分别对 x 和 c 求取一阶导数。由于 c 的约束条件与最大化有关,I 不等于 0。

$$BFx:p(U_x^s+U_y^s(-p(1-c)-c))+(1-p)U_y^h(-p(1-c)) \tag{5.3}$$

$$FBc:pU_y^s x(p-1)+(1-p)U_y^h px \tag{5.4}$$

FBc 的条件是在患病和健康两种状态间转移收入,c 上升时(x 固定不变),收入从患病状态转移至健康状态。FBc 的条件可以修订为:

$$(1-p)px(U_y^h-U_y^s) \tag{5.5}$$

从预算约束中可知,对于任意 $c>0$,均有 $y^s<y^h$(个人在两种状态下都要支付保费,但只有患病时才有成本分摊)。典型的情况是患病时收入的边际效用高于健康时,即对于任意 $c>0$,FBc 均为负值。从 c 的选择看,这意味着 c 会下降(例如,当 $c>0$ 时,EU 对 c 求导为负值)。当患病时收入的边际效用更高时,c 会下降至其边界值 $c=0$,$c=0$ 时,$y^s=y^h$。这种情况下收入的边际效用在两种状态下相等[2],当 $c>0$ 时 FBc 的等式条件得以满足。

"非典型"情况还有可能指个人不愿意采用共付保险来充分平滑患病和健康状态下的收入。可以想象,有的疾病影响了收入的消费价值,与健康期相比,患病时收入的边际效用降低。[3] 这种情况下,如 $1>c>0$,FBc 可能会有内部解。假设效用函数最优,个人偏好全额保险。

$c=0$ 时,最优 FBx 可修订为:

$$\frac{U_x^s}{P(U_y^s)+(1-p)U_y^h}=1 \tag{5.6}$$

医疗保健和收入边际效用的期望值之间的边际替代率(MRS),即式(5.6)左侧,设定为 1,为 x 的价格。

有的最优保险公式将之视作纯粹的财务问题,疾病代表着货币损失(如 Morrisey,2008)。Nyman(1999a,2003,2008)的研究强调了医疗保健消费(改善健康水平)价值的角色是通过

---

[1] Goldman and Philipson(2007)以 c 和 x 设置了最大化条件。
[2] 由于收入的边际效用完全取决于在每种状态下的非健康消费,健康状态和患病状态时的效用函数形式会比较特殊。此处无须这种强假设。重要的是消费者希望转移购买力至非健康消费不足的状态且这种转移受边界条件 $c=0$ 的约束。
[3] Finkelstein et al.(2009)认为这根本不是正常情形,而且当人们患病时非健康消费的边际效用通常会更低。

保险将购买力转移至患病期。回溯至 Zeckhauser(1970),他用一个包括医疗保健和货币在内的效用函数分析了医疗保健在保险需求中的消费价值。[1] 在本章,医疗保健的消费价值用 $U^s(x, y^s)$ 表示。

2.4 需求响应(道德风险)与次优覆盖[2]

Pauly(1968)将道德风险等同于消费者需求响应。[3] 道德风险作为保险术语,在阿罗那里得到了更广泛的应用。他的图表分析显示,即便消费者规避风险,有道德风险,消费者没有保险会比有保险更好。[4] Zeckhauser(1970)对消费权衡的风险扩散及效率进行了正式分析,将需求响应明确地纳入其中。[5]

当需要医疗保健服务时,消费者会忽略其购买对他为健康保险所支付的保费的影响。在此约束条件下,次优保险政策最大化了消费者期望效用。健康保险售卖给团体或一群人。投保人缴纳较低的保险费,同时承诺患病时只使用一定数量的医疗保健服务,这通常是不可行的。主要原因是健康状况太多且承诺太多。另一个方法是保险公司无法轻易地区分两类人群,一类人群是因为病情变重不得不利用大量的医疗保健服务,另一类人群是因为他们在给定疾病水平上需要大量的医疗保健服务。保险联盟的成员陷入了囚徒困境。我使用医疗服务对平均保费的影响微不足道,而且当我患病时退出保险是不合理的。每个人都这样想时,保险费必然会越来越高,以覆盖由保险引致的需求成本。

找出次优政策分两步。第一步,消费者通过在保险费给定时选择医疗保健服务以最大化其效用。由于不考虑通过保费获得的医疗保健成本,消费者对医疗保健服务需求越来越高(道德风险)。这变成了第二步的约束条件,即假定消费者患病时对医疗保健服务有需求时只注意 c,而非保险费,保险政策(共付保险)最大化其期望效用(EU)。

---

[1] 尼曼用购买健康保险的"进入动机"这一术语表示消费者将购买力转移至患病期的想法,消费者会购买预算内目前尚不可行的某种类型的医疗保健服务。这种购买行为更多的是由于保险带来的转移的收入效应。de Meza(1983)也认识到了收入效应的作用。我们的公式明确考虑了收入转移会影响患病时的消费,也将消费价值纳入了最优健康保险的核算。此处除最大化期望效用和消费价值外无须考虑其他保险的理由。这一分析框架强调了当把道德风险权衡作为次优选择的一部分时的内生性。由于需求反应的缺乏弹性,尼曼所举的一个异常昂贵的、价格不定的诊疗例子将在最优和次优解中获得全额保险。

[2] 关于消费反应是如何影响最优覆盖程度的分析有很多方法。Zeckhauser(1970)第一个提出了明确的解析方案。不同的研究方法结论是一致的——需求反应越高覆盖就越低——见 Besley(1988)、Ellis and Manning(2007)与 Zweifel et al.(2009)。此处我们运用了 Goldman and Philipson(2007)的精确数学分析。

[3] "……有保险比没保险时会寻求更多的医疗服务并不是背信弃义的结果,而是理性经济行为的结果。"(Pauly,1968)

[4] 在回复为什么要写这篇文章时,波利写道:"故事是这样的,我之前写了一篇关于最优教育津贴的文章,吉姆·布坎南注意到致谢声明中第一个提及了国家健康服务研究中心(现为 AHRQ),他建议我申请经费研究最优医疗服务津贴,因此有了这篇文章。我最初(或者并非最初)的想法是能将教育理论用于医疗服务,但令我大为恼火的是我注意到医疗补贴其实是一种健康保险——这促使我考虑健康保险并提出……行政成本是导致缺少保险的一个原因。吉姆·布坎南撰写的《英国国家医疗服务的不一致》指出,受预算约束的政府被迫限制人们零价格获得医疗服务,和我的研究观点类似。阿罗非常大度地接受了我的观点。我还在写关于公共政策的文章,但最有用的研究发现完全没法计划也有点麻烦。"(个人通信)

[5] 在回应他为何写这篇文章时,扎克豪瑟写道:"我写这篇文章是因为我正好在考虑风险和激励,看起来似乎这是继续推进研究的逻辑思路。"(个人通信)

个人患病时,他寻求 $U^s(x,I-\pi-cx)$ 的最大化,不考虑 x 对 π 的任何影响。对 x 的需求可描述为:$U_x^s-cU_y^s=0$。对需求条件求一阶导数($U_{yx}^s=0$):

$$U_{xx}^s\mathrm{d}x-U_y^s\mathrm{d}c=0$$

$$\frac{\mathrm{d}x}{\mathrm{d}c}=\frac{U_y^s}{U_{xx}^s}$$

等式两边同时除以 x,得到需求弹性($\mathrm{d}c$ 为在价格 1 基础上变动的百分比),代入次优政策:

$$\varepsilon=\frac{\mathrm{d}x/x}{\mathrm{d}c}=\frac{U_y^s}{U_{xx}^s x} \tag{5.7}$$

在第二步得出次优健康保险政策,我们发现可令 EU 最大化的 c 受需求约束:

$$\mathrm{MaxEU}_{x,c}=pU^s(x,I-p(1-c)x-cx)+(1-p)U^h(I-p(1-c)x)-\lambda(U_x^s-cU_y^s) \tag{5.8}$$

λ 为需求行为约束的乘数。我们假设可以满足等式有内生解的三个一阶条件为:

$$SBx:p(U_x^s+U_y^s(-p(1-c)-c))+(1-p)U_y^h(-p(1-c))-\lambda U_{xx}^s=0 \tag{5.9}$$

$$SBc:pU_y^s x(p-1)+(1-p)U_y^h px+\lambda U_y^s=0 \tag{5.10}$$

$$SB\lambda:U_x^s-cU_y^s=0 \tag{5.11}$$

用 SBc 求解 λ:

$$\lambda=\frac{-px(1-p)(U_y^h-U_y^s)}{U_y^s} \tag{5.12}$$

将 λ 代入并用 $SB\lambda$ 替换为 U_x^s,则 SBx 可写作:

$$p(cU_y^s+U_y^s(-p(1-c)-c))+(1-p)U_y^h(-p(1-c))=U_{xx}^s\frac{-xp(1-p)(U_y^h-U_y^s)}{\varepsilon U_y^s}$$

将需求弹性 ε 代入,可得:

$$-(1-c)(pU_y^s+(1-p)U_y^h)=\frac{-(1-p)(U_y^h-U_y^s)}{\varepsilon U_y^s}$$

$$(1-c)=\frac{(1-p)(U_y^h-U_y^s)}{\varepsilon U_y^s(pU_y^s+(1-p)U_y^h)} \tag{5.13}$$

$(1-c)$ 项为覆盖程度。如上文所述,c 为正数的情况下有 $y^s<y^h$。在患病时的收入边际效用大于健康时的收入边际效用的典型情况下,式(5.13)的右侧为正(弹性为负)。换句话说,c 必然小于 1。有些覆盖总是最优的。从直观上看,这是因为风险分散的好处是由于收入转移(xdc 变动较小时)和边际效用的差异(一阶效应)造成的,而由低于 1 的 c 的较小变动导致的低效率与 dc^2 成正比,呈二阶效应。[1]

影响次优覆盖的关键因素是需求弹性 ε,以及健康和患病两种状态下收入边际效用之差

---

[1] Chernew et al.(2000)分析了一个有趣的特殊案例,某种疾病仅有两种治疗方案,一种昂贵,一种便宜。有的人会得到昂贵的那种,但如果保险完全覆盖的话,所有人都会选择昂贵的治疗方案。两种治疗方案间的最优成本分摊需要消费者承担高价治疗方案的所有额外增加的成本(用这种办法可以将患者们准确地分类)。在最大化保险覆盖的风险分摊价值时,作者们提出患者选择了较便宜的治疗时会得到"现金返还"(负的成本分摊),而在选择了较昂贵的治疗时支付更多的额外成本。用这种方法,更多的收入得以转移至患病状态。

$U_y^h - U_y^s$。需求弹性越大,最优共付保险就越低。随着 c 的降低,需求响应越高会导致福利损失越大。图 5.6 明确显示了这一点。成本分摊从 1 减少到 c 带来的福利损失与需求响应(福利三角形的底边)成正比。风险分摊收益与最初的自付费用 x_0 成正比。两条需求曲线 D_1 和 D_2 都是如此,说明 D_2 的边际损失等于 D_1 在 c 更高时从风险分摊中获得的边际收益。

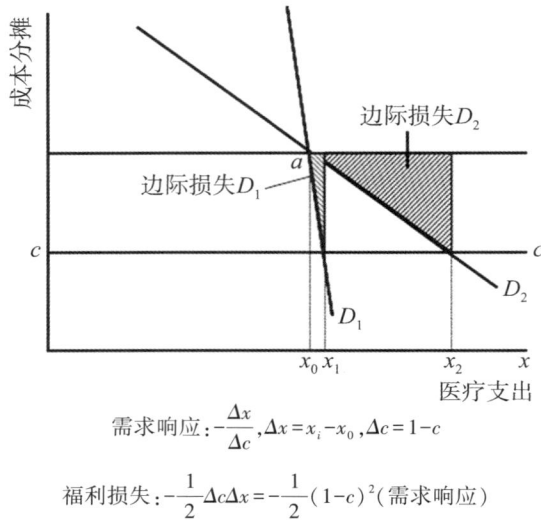

需求响应: $-\dfrac{\Delta x}{\Delta c}, \Delta x = x_i - x_0, \Delta c = 1 - c$

福利损失: $-\dfrac{1}{2}\Delta c \Delta x = -\dfrac{1}{2}(1-c)^2(需求响应)$

图 5.6　给定保险覆盖时需求响应越高导致无效率损失越高

条件(5.13)还表明了健康保险对患病状态收入转移的重要性。两种边际收入效用相差越大,货币转移的保险价值就越高。注意即便在某些需求弹性下,如果患病时的边际收入效用足够高,"全额"(如 $c=0$)保险也可能是最优的。

权衡道德风险和风险防范的模型一直是核算最优健康保险程度的基础。一般的研究会得出结论,成本分摊比现行健康保险政策中观测到的更高。Manning and Marquis(1989)运用兰德健康保险试验(RAND HIE)数据估计风险规避,指出最优健康保险政策的成本分摊大约为 50%(如果不算净福利损失,这一比例会略低)。Phelps(2010)也基于 HIE 的需求响应数据,推导出医院服务的最优成本分摊为 5%,医生服务的最优成本分摊为 50%。[①]

2.4.1　CZ(2000)以来需求响应的实证研究

CZ(2000)回顾了早在 20 世纪 70 年代关于医疗保健服务需求价格弹性的实证研究。[②] 在这些研究中,弹性估值的范围区间为 -0.14~-1.5,这个区间的最高值意味着成本分摊对需求量影响较大。然而,正如库特勒和扎克豪瑟所解释的,这些结果均很难解释,因为大多数研究受到健康保险覆盖内生性影响,无法区分边际保险率和平均共付保险率。针对这些研究范式的缺陷,政府资助的 RAND HIE 完成了一项随机研究设计,提出医疗服务需求价格弹性的无偏估计。RAND HIE 的结果为迄今为止的文献制定了标准。

[①] 在这些文章中,收入的效用与医疗保健效用分割开来。在衡量风险防范的低效率损失时采用了风险规避程度的假设。

[②] Swartz(2010)回顾了 20 世纪 90 年代中期以来的相关文献,区分了不同类型医疗服务(如行为健康)、收入和健康状态的结果。

RAND HIE 收集了 20 世纪 70 年代以来的数据,在按服务收费背景下分析了非老年人群的需求响应。HIE 为不同家庭随机分配了成本分摊计划(以及一个预付的团队操作),这些计划初始成本分摊和自付限额都各有差别。[①] Keeler and Rolph(1988)估计总需求价格弹性约在-0.2~-0.3 之间。除心理健康门诊病人的需求响应较高外,其他类型医疗服务的需求响应的估值均相差甚微。没有证据表明需求响应会随收入、健康状态或医疗服务是否适宜而有所不同(Newhouse,1993)。当然,自 1975 年以来,医疗保健和医疗保健筹资已经发生重要变革。医生可以对健康保险公司自行设定费用水平。在预付式的团队运营之外几乎没有管理式医疗。诊断性影像学发展缓慢,药品在医疗保健成本里占比很小,住院时间更长,门诊几乎没有外科手术。需求结构(包括对这些新产品和新服务的需求弹性)可能会与 HIE 的研究结果相反。此外,HIE 并未包括占据美国医疗保健几近 40% 的 65 岁以上人口。[②]

另一个重要的区别是,尽管早在 20 世纪 70 年代成本分摊已经统一应用于所有医疗服务,但是今天保险似乎仍然按不同类型的医疗服务(如门诊治疗和急诊室治疗)或按不同的治疗选择(如通用药物或不同品牌的药物的分级规定)进行成本分摊收费。最近一些研究关注了患者对药物成本分摊的反应,这一问题是健康保险覆盖力较新同时也是尚未完全解决的部分。这些研究利用自然实验按照二级或三级药品规定的介绍分析需求,药品分级导致同一类治疗的药品之间的价格差异。消费者药品分级规定中成本分摊的反应部分是转向使用低层级(低价)药品并减少了对高层级(高价)药品的需求。

有两项研究利用了 2002 年的市场监测(Market Scan)数据,分析美国联邦医保体系中从前雇主获得药物保险覆盖的退休员工们在 2008 年的总需求弹性估计为-0.23 左右(Gilman and Kautter,2007,2008)。Gaynor et al.(2007)采用市场监测数据分析了连续 3 年里符合条件的人进行研究,研究成本分摊对需求的影响。运用价格指数刻画患者的成本分摊,得出需求弹性应该在-0.5~-0.8 之间。Goldman et al.(2007)回顾了药物成本分摊效果的文献,总结出需求价格弹性下降至-0.2~-0.6。Gibson et al.(2005)回顾了 1974—2005 年发表的 30 项研究,总结出价格每增长 10%,需求会下降 1%~4%。Danzon and Pauly(2002)评估了在 20 世纪 90 年代保险覆盖增长对药物利用的贡献,并估计需求响应为-0.3。

有的研究未用弹性这一术语的表述,也同样发现了需求响应的证据。Landon et al.(2007)利用准实验设计,将观察到的协变量纳入药品分级管制从一级到二级再到三级变动的研究中。总药品费用下降了 5%~15%。Huskamp et al.(2003)也通过分析两类雇主使用三级药品管制来研究了层级变动,对有层级变动和无层级变动的患者行为进行了比较。在提高至三级、使用抗高血压药品的患者中,一类雇主有 41.6% 的患者会降至更低一级的药品(对照雇主为 4.2%),而在另一类雇主那里这一变动比率为 41%(对照雇主为 14.9%)。控制了人口趋势和特征的后续分析也进一步验证了这些观点(Huskamp et al., 2005)。

其他研究利用自然实验法研究了保险覆盖的其他维度。早在 2000 年,为了节约资金,美

---

① RAND HIE 的观测者们撰写了大量论文。关于成本分摊结果的主要研究为 Manning et al.(1987)。Newhouse(1993)基于整体实验估计了结果。

② 关于 RAND HIE 的精确概述以及方法、主要结果和后续应用,可参见 Gruber(2006)。

国健康保险的第三大买家——加州公务员退休基金(California Public Employees Retirement System,简称 CalPERS),对 PPO 和 HMO 计划采取了一系列措施,提高了医生问诊和处方药的共付保险。Chandra et al.(2010)利用分期引入的成本分摊法,研究了在一个现代管理式医疗环境下退休人员(大部分为 65 岁以上)的需求响应,并将其研究结果与 HIE 的需求响应估值进行了比较。运用双差分析法对月度趋势数据进行评估,不包括变动之前、之后的月度(不考虑所有保险计划利用的战略性变动以避免成本分摊),发现了 HIE 估值下限的反应,其弧弹性估计下降小于-0.1,大约为 HIE 估值的一半。[①]

RAND HIE 还研究了具有理论吸引力的高免赔额健康保险计划,并被重新贴上了"消费者导向的健康计划"的标签。《医疗服务现代化法案》(2003)为雇主们新创了一个"健康储蓄账户"(Health Savings Accounts,简称 HAS)选项:税前资金建立的可提取费用账户能抵消1050 美元的个人免赔额和 2100 美元的家庭免赔额。可提取这个特征意味着消费者支付上限为免赔额。在一项对 HAS 计划中 700 余家雇主(均出自同一个健康保险承保人)进行的大型研究中,LoSasso et al.(2010)发现免赔额令医疗费用降低了约 5%,受到影响的医疗服务往往是诸如填写药方等这类较小的患者主导决策,而不是如医院服务等这类供给者主导的较大决策。[②] 对员工之前使用的良好控制,加上一些雇主"无意"调动员工的数据,支持了这样一种解释,即较低的支出并非出于选择。然而,作者们还发现,有选择时,健康的员工还是会被 HAS 选项吸引。

另一项涉及成本分摊的健康计划革新是使用分级供给商网络。在分级供给商网络中,根据成本效益绩效和质量指标对医生或医院进行分级,患者找绩效分层较低的提供者看病时要支付更高的共付费用。最近的两项研究分析了患者层面的索赔数据,发现有证据表明,当优先层和非优先层之间的价格差距较大时,消费者会转向优先级提供者。Scanlon et al.(2008)利用差分法研究了消费者对医院分级的反应,医院的层级是根据医院是否满足患者的安全标准来构建的。工人选择优先级医院的经济动机设定为 5% 的共同保险(平均每名工人自付费用大约为 400 美元)。将两组工会工人与带薪的非工会工人对照组进行比较研究,发现第一个工会成员的工人更可能选择优先级医院就诊,第二个工会的工人和所有登记外科诊疗的患者都不愿意选择优先级医院就诊。Rosenthal et al.(2009)研究了 PPO 医师网络缩小后的患者转诊,该网络排除了 3% 的医生(1800 名医生中的 48 名)。当绩效数据显示网络缩小时,计划的成员只被告知受影响的医生将不再留在网络中,因此收取更高的成本分摊。在这种情况下,自付费用的差异变化范围可能是 10 美元的共付保险到全部收费的40%,可以产生差额账单。作者发现,在医生被踢出网络后,其患者有 81% 不再找这些医生就诊,另有 7% 的患者只找这些医生就诊一次。

最近,关于需求方成本分摊对 65 岁以下患者使用的影响研究通常在运用管理式医疗和保险供应商承包策略的背景下进行。本章第 3.1 节强调了在供给侧政策面前"需求响应"是否有所缓和的问题。

[①] 这篇文献还分析了住院共付保险变动的影响,其结果将在下文关于需求交叉弹性的部分进行讨论。
[②] 研究一个或少量雇主的文献参见 Buntin et al.(2006)和 Feldman et al.(2007)。

2.4.2　竞争性保险市场与次优覆盖

市场没有进入障碍的情况下,竞争将迫使企业以零利润最大化消费者的期望效用,解决上述期望效用最大化的问题。竞争性的健康保险市场将以精算公平保费(零利润)为健康保险定价,给定次优约束条件,个人在政策菜单(π,c)里进行选择时会选择最优政策。道德风险令最优健康保险成为次优选择,但这种次优选择可在竞争性市场实现,这一结果自Zeckhauser(1970)以来一直被人们所推崇。

Gruber(2008)回顾了健康保险市场,寻找原因,尝试解释为何美国的特点是大部分人口没有保险而其余人则是"过度保险"。很明显,有很多机制在起作用,可以解释其中一个或全部问题,但这里的基本定价故事是理解这个问题的良好开端。基础保险理论告诉我们,即便存在道德风险,精算公平保费会令个人购买有效(次优)的保险覆盖。[1]　如果保险对某些人来说定价过高,而对另一些人定价过低,那么无论是由于固有的信息限制或由于监管,过度收费会导致保险过少(或完全放弃),而过低收费又会导致超量购买保险。

2.5　多种服务、需求交叉价格弹性、抵消

将对一种医疗保健服务的分析自然拓展至多种服务,其中包含了关于健康保险设计的若干研究领域。保险覆盖的两种医疗服务可能相互替代,也可能互补。"抵消效应"这一术语在实证性文献中通常指替代效应,即用一种服务"抵消"或减少了另一种服务的利用。关于多种服务最优保险的主要研究非常简单:当一种服务替代另一种被保服务时,由于减少利用另一种服务,保险需求的增长使效率提高。其原因在于另一种服务自身被投保因而导致"过度利用"。互补性的作用刚好相反。[2] 此结果未被充分重视的微妙之处是"其他"服务保险覆盖的作用。没有保险覆盖和过度使用,对其他服务的需求变动就不会带来效率增加/损失。覆盖的作用在对多种服务的分析中逐渐显现,并对"抵消效应"估算和解释的方式有重要影响。

我们分别用两种医疗保健服务 x_1,x_2 代替原来的 x,期望效用可表示为:

$$EU = pU^s(x_1,x_2,y^s)+(1-p)U^h(y^h). \tag{5.14}$$

在上文收入效应一阶导数和二阶导数假设之外,另假设 $U^s_1,U^s_2>0$,$U^s_{11},U^s_{22}<0$,$U^s_{y1},U^s_{y2}=0$。注意交叉效用 U^s_{12} 可以为正或为负。当 $U^s_{12}>0$ 时,商品 1 和商品 2 互补,且当商品 1 价格下降,通过保险,商品 2 需求会上升;当 $U^s_{12}<0$ 时,两种商品互相替代。假设商品 2 的覆盖 c_2 为固定值,现在问题就变为商品 1 的覆盖。

预算约束和公平保费的表达式现在要考虑两种健康产品:$\pi=p[(1-c_1)x_1+(1-c_2)x_2]$,$y^s$

---

[1] 换言之,给定道德风险程度(次优问题之一),个人对保险计划的需求会包括能最大化其效用的共付保险和公平保费。

[2] Goldman and Philipson(2007)概括了直观的观点:最优组合收益设计随标准单一商品不同而有所不同,设计时考虑了受保服务和商品的交叉弹性……如果受保商品(如一种新药物)有许多其他可替代的服务,则其(最优)共付会比传统的更低,因为提高其共付会增加其他服务额外使用。如果其他服务是互补的,则(最优)共付会更高。

$=I-\pi-c_1x_1-c_2x_2$。

如前文所述，$y^h=I-\pi$，最优保险为两种医疗服务的完全覆盖。次优保险可在消费者患病时忽略消费对保险费的效用来甄别需求行为。假设保险费用给定，通过选择 x_1 和 x_2 求 $U^s(x_1,x_2,I-\pi-c_1x_1-c_2x_2)$ 的最大化可得个人患病时对 x_1 和 x_2 的需求，需求满足下述一组一阶条件：

$$U_1^s-c_1U_y^s=0 \tag{5.15}$$

$$U_2^s-c_2U_y^s=0 \tag{5.16}$$

由此，这些行为变为次优覆盖的约束条件。

最大化 EU 服从于上述 x_1 和 x_2 需求的两个约束，为简化问题，令 c_2 固定不变：

$$\text{Max EU}_{x_1,x_2,c_1}=pU^s(x_1,x_2,I-p[(1-c_1)x_1+(1-c_2)x_2]-c_1x_1-c_2x_2)$$

$$+(1-p)U^h(1-p[(1-c_1)x_1+(1-c_2)x_2])-\lambda(U_1^s-c_1U_y^s)-\gamma(U_2^s-c_2U_y^s) \tag{5.17}$$

$$SB_{x_1}:p(U_1^s+U_y^s(-p(1-c_1)-c_1))+(1-p)U_y^h(-p(1-c_1))-\lambda U_{11}^s-\gamma U_{21}^s=0 \tag{5.18}$$

$$SB_{x_2}:p(U_2^s+U_y^s(-p(1-c_2)-c_2))+(1-p)U_y^h(-p(1-c_2))-\lambda U_{12}^s-\gamma U_{22}^s=0 \tag{5.19}$$

$$SB_{c_1}:pU_y^sx_1(p-1)+(1-p)U_y^hpx_1+\lambda U_y^s=0 \tag{5.20}$$

$$SB\lambda:U_1^s-c_1U_y^s=0 \tag{5.21}$$

$$SB\gamma:U_2^s-c_2U_y^s=0 \tag{5.22}$$

与只使用一种医疗保健产品情况相似，在 SB_{x_1} 中将 U_1^s 换为 $SB\lambda$，SB_{c_1} 换为 λ：

$$-p(1-c_1)(pU_y^s+(1-p)U_y^h)=U_{11}^s\frac{-x_1p(1-p)(U_y^h-U_y^s)}{U_y^s}+U_{21}^s\gamma$$

$$(1-c)=\frac{(1-p)(U_y^h-U_y^s)}{\varepsilon_1U_y^s(pU_y^s+(1-p)U_y^h)}-\frac{\gamma U_{21}^s\gamma}{(pU_y^s+(1-p)U_y^h)} \tag{5.23}$$

第二种商品的出现可视为对只有一种商品结果的修正。式(5.23)分母的第一项与只有一种商品时的含义相同，其中弹性可重新定义[①]为：

$$\varepsilon_1=\frac{U_y^s}{U_{11}^sx_1} \tag{5.24}$$

再看式(5.23)的第二项，由于约束值 γ 为正，作为收入的期望边际效用，前面的负号表示式(5.23)中第二项与 U_{21}^s 正好相反。当 $U_{21}^s<0$，两种商品相互替代，这一项为正，$(1-c_1)$ 的值更大。因此，相对于只考虑自身价格弹性的情况，c_1 下降且覆盖面更大。反之，当 $U_{21}^s>0$，两种商品互补，意味着覆盖面比只考虑自身价格弹性时更小。

在什么情况下商品 2 的覆盖起作用？需求行为约束的影子价格 γ 影响了对商品 1 最优覆盖的交叉效果的大小。约束的影子价格可以用来解释如果可以"放松"约束条件，即 x_2 递减多少，EU 会增加多少。由于道德风险，消费者仅在 $c_2<1$ 时支付保险，x_2 的递减使 EU 增加。如果 $c_2=1$，则 x_2 没有覆盖，x_2 将取决于消费者的最优选择，（根据包络理论）$\gamma=0$。继续推理下去，如果 x_2 没有保险覆盖，交叉项对商品 1 的最优保险没有影响。

[①] 如果没有需求交叉弹性，此项即为需求弹性。有两种商品时并不存在严格的需求弹性。

在保险设计中,对多种服务、互补性和替代性的关注是其他受保服务的重要议题。其他服务如果不是保险计划的一部分,即便是医疗保健服务,也与最优保险问题无关。例如,设想对某种止痛类处方药的覆盖来抵消使用非处方类止痛药。因为这类止痛药未被保险,也就不存在与使用它们有关的低效率,且使用非处方药的任何"抵消"均与保险设计无关。

在一定覆盖范围内,当 c_2 下降时,需求约束放松的影响上升。商品 2 的成本分摊越低,从 x_2 递减中获得的边际福利就越高。因此,我们可以得出结论,需求的交叉价格效应的重要性有赖于替代性 U_{21}^s 的符号和可替代性的程度(即 U_{21}^s)以及"其他"商品的覆盖程度——覆盖范围越大,交叉价格对最优覆盖的影响就越大。

2.5.1 交叉弹性、抵消及福利解释的实证分析

在研究需求交叉效应的实证文献中,"其他商品"的覆盖扮演着重要角色。大量关于健康经济学和健康服务研究的文献都研究了"抵消效应",即使用一种服务导致另一种服务的使用减少。[1] 目前最活跃的研究领域是处方药覆盖的交叉效应。相对而言,药物覆盖的研究更新也更多样化。而且,有效药物治疗,尤其是针对慢性病的有效药物治疗很有可能会顺理成章地阻止和抵消掉其他形式治疗的需求。[2]

对药物需求的一些研究涉及了交叉弹性。Ellison et al.(1997)运用 1985—1991 年 IMS 月度序列数据研究了一类抗感染药物头孢菌素,发现一些治疗替代品之间存在显著弹性。最近,Ridley(2009)运用 21 世纪初一个大型药房福利管理计划中近 300 万人的数据,观察到抗溃疡药物和治疗偏头痛药物之间的交叉弹性。他发现当药物的共付额不同于同类其他药物时,对需求有较大影响。

一个特别有趣的交叉弹性案例发生在治疗高胆固醇的他汀类药物上。2006 年 6 月,销售排名第二的他汀类药物 Zocor 作为仿制类辛伐他汀药物上市。他汀类药物销售额非常高。2004 年,从销售额看,辛伐他汀在全球范围内排名第五。另一种他汀类药物立普妥(Lipitor),是全世界范围内所有药物中的佼佼者,年销售额在 120 亿美元以上。为应对仿制辛伐他汀的可用性,管理式医疗计划(MCO)把立普妥调整至更高(利润更少)的级别(Aitken et al.,2009)。2006 年 1 月,一项药房福利管理计划(PBM)对仿制类辛伐他汀抱有期待,将立普妥调到 3 级后,观测到有超过 40% 的患者从立普妥换为使用级别更低的他汀类药物(Cox et al., 2007)。在那些共同支付差额为 21 美元或更多的人中,80% 的人选择了换药。

这种分散的药物替代努力加总起来对他汀类药物销售产生了重大影响。正如艾特肯等人提到的"辛伐他汀专利保护失效后,月度辛伐他汀总销售额加上仿制类辛伐他汀处方药却出现井喷……2007 年,立普妥处方量下降 12%,其中 26% 是新开的处方"[3]。

---

[1] 一个相关的问题是"预防"的保险覆盖,即影响发病率的医疗保健服务。关于这一点,可参见 Pauly and Held (1990)和 Ellis and Manning(2007)。后者的结论,包括关于覆盖角色的讨论,实质上与此处非常相似。对于预防性服务覆盖的争论仍集中在这类服务有覆盖后是否会有效预防疾病。参见他们著作第 1139 页的(15)式。

[2] 当对心理医疗保健还是健康保险悬而未解的问题时,有很多对于心理治疗抵消效应的研究。其中 RAND HIE 有一项研究用确定性身份识别分析心理治疗的抵消,在这项研究中保险条款随心理医疗保健覆盖变化以测算交叉弹性。没有证据表明对心理卫生门诊病人更好的覆盖会对总费用有抵消效应。HIE 还分析了对一般医疗保健门诊病人的覆盖对总医疗保健费用的影响,也没有发现存在抵消效应(Newhouse,1993)。

[3] 参见 Aitken et al.(2009)。国际经验与美国经验一致,可参见 McGuire and Bauhoff(2011)。

这篇文章用对总费用的影响衡量"抵消效应",而未用覆盖"其他服务"的保险费用来衡量,这种做法非常典型。例如,Shangand Goldman(2007)运用 1992—2000 年的联邦医疗保险现行受益人调查(Medicare Current Beneficiary Survey,简称 MCBS)数据表明,用消费者计划外医疗费用衡量的用药额外费用远比由总医疗保健费用降低引发的抵消效应低,这些用药额外费用由补充性医疗保险覆盖支付。Hsu et al.(2006)将有用药封顶上限的联邦医疗保险受益人的医疗费用与领先于联邦医疗保险 D 部分的无用药封顶上限的北加州凯瑟永久性医疗系统进行了比较。在有用药上限的保险计划里,药物费用低了 28%,但其他类型支出却更高。而且在不同保险计划间,所有医疗服务的总费用并无显著不同,说明在总费用方面有近一比一的抵消。Gaynor et al.(2007)研究了向私人雇员收取的药物共付额的增加对总费用(保险计划加上消费者)的影响。药物费用每节约 1 美元,非药物费用(大部分为门诊服务)提高会抵消 0.35 美元。① 在聚焦总费用的文献中,有一个特殊例外是 Chandra et al.(2010),他们发现,在加利福尼亚,由更高药品共付额所节约的费用部分被退休状态雇员在医院服务上的更高费用所抵消。他们对支付者的抵消效应进行了追踪研究,因为初级(联邦医疗保险)和次级(由雇主提供的补充性保险)分担的抵消效应不均。② 从医生服务和较高的药品成本分摊中节约下来的费用中,总体上大约有 20% 被更高的住院费用"抵消",且主要集中于慢性病。有趣的是,正如作者们所指出的,在加州公务员退休基金(CalPERS)的案例中,这种抵消大部分以 CalPERS 对联邦医疗保险系统(后者支付了大部分住院费用)的补充性政策导致的财政负外部性的形式存在。

许多文献隐含的逻辑是:如果作为商品 1 覆盖提高的后果是总医疗费用下降,那么商品 1 覆盖的提高即是福利的增加。用非技术性的语言来表述,如果覆盖面扩大通过总医疗费用的下降而"超过了支付本身",逻辑上可视作提高覆盖即提高福利。Glazer and McGuire(2010)表明这种逻辑是有问题的。如果保险计划支付的费用或覆盖的费用由于抵消效应而下降,那么覆盖面扩大即福利的改善;否则,可能是也可能不是。正如上文中所讨论的,只有覆盖费用的变化才会对福利产生影响。很显然,争论未覆盖服务存在"抵消效应"是错误的,因此总费用不能作为抵消效应的福利相关衡量指标。③

2.5.2 竞争性的保险市场与交叉价格效应

竞争性保险市场可以提供覆盖两种商品的保险计划,此时需要考虑两种商品的交叉关

---

① 其他论文用总费用衡量抵消效应。Gibson et al.(2006)测量了他汀类药物(用于治疗高胆固醇)的低共付保险对总医疗支出(支付包括所有来源)的影响。Zhang et al.(2009)发现在对联邦医疗保险 D 部分增加了药物覆盖后有抵消效应。在没有之前的药物覆盖时,有 D 部分保险的每名患者每月的药物费用增长了 41 美元,但其他医疗支出下降 33 美元。他们用总支出(保险计划加上共付保险)计算出了联邦医疗保险 D 部分对其他医疗支出的抵消效应。

② 利希腾伯格进行了关于新处方药对健康和医疗成本影响的系列研究,发现了对总健康保险费用的抵消效应的证据。最近的文献可参见 Lichtenberg and Sun(2007)。Zhang and Soumerai(2007)质疑了利希腾伯格早期关于抵消效应的结论。药品的抵消效应被广泛接受以至于"零效应"的论文也被发表。Duggan(2005)沿循利希腾伯格对特定诊疗领域的研究,发现与旧药相比,新安定药并未引起总费用下降,参见 Zhang(2008)。

③ 消费者的预算约束意味着在一种商品上的费用增加必然会被另一种商品费用减少"抵消",然而此处并非如此,而是意味着商品费用的增加是福利增加。Glazer and McGuire(2010)正式提出了抵消效应可解释为福利提高或减少的条件。

系并解决次优问题(Goldman and Philipson,2007)。如果两种产品被两种相互独立的保险合约分别覆盖,那么它们的交叉效应不会内生化,且覆盖决策将会扭曲。例如,假设更优的药品覆盖会导致依从率更高、医院费用更低,这与 Chandra et al.(2010)的结论一致。享有传统联邦医疗保险 A 部分和 B 部分覆盖的联邦医保受益人没有动力去识别这种抵消效应,也不会有动机为更昂贵的覆盖面更大的 D 部分药物计划买单。因为节约出来的医院费用又会返还到联邦医疗保险系统里。

内生化的交叉价格效应是设计保险合约时的一种重要考量。与不考虑交叉效应的两种相互独立的保险产品相比,将交叉效应考虑在内的一体化保险计划为消费者提供了更高的期望效用。雇主提供的健康保险通常在一体化计划里包括了药物覆盖。保险公司或雇主内生化了所有抵消效应。相反,联邦医疗保险计划令私人保险计划提供药物覆盖,私人保险计划在监管下设定其自身收益和保费,未从其提供的任何抵消效应中获益。

2.6 健康保险对消费者医疗保健需求的纠偏

现行最优保险分析假设消费者拥有评估医疗服务的必要信息,可以根据其最优利益选择医疗服务以最大化期望效用。然而有大量证据(见下文 2.6.1 部分)表明,患者在医疗保健需求方面会犯错误,要么是由于患者误估风险和其他相关权衡问题,要么是由于患者基于虚妄的期望或其他非理性基础上进行决策。那么,消费者在医疗保健需求方面犯错对健康保险设计有什么影响?

一条基于完全信息和理性选择的需求曲线从左到右描绘了每单位医疗保健的价值,并按其支付意愿排序。根据需求,健康保险的费用分摊保留高价值医疗服务应用的同时减少使用低价值医疗服务。Rice(1992)提醒人们注意这一理论预测与 RAND 实验结论明显背离。在 RAND 实验中,"当医疗服务被视作高度有效时,和当这种医疗服务被视作几乎无效时一样,费用分摊通常会降低使用"(Lohr et al.,1986;Rice,1992)。里斯提出,健康保险的实际福利损失是制造无效医疗服务的费用。并且,他认为效果而非需求响应,是在选择需求方费用分摊时应该重点考虑的内容。

切尔纽、芬德里克及其同事们①提出临床效果应加入道德风险和设计最优健康保险时的风险考量,并把这一混合方法命名为"基于价值的保险设计"(value-based insurance design,简称 VBID):"VBID 放松了可疑假定,即面临费用分摊时,消费者会最优地权衡费用和临床价值……由于消费者行为未必符合标准假设,有针对性地降低费用分摊水平会通过减少不充分利用来提升价值……"(Chernew et al., 2007)。

Pauly and Blavin(2008)首次用图解分析的形式正式整合了健康保险设计中带有风险和道德风险权衡的失误。他们的需求曲线与实际边际收益曲线不同,并说明了消费者的价值低估应如何与更多覆盖相关联。如果医疗保健"真的"比消费者所认为的更有价值,那么每一单位边际增加覆盖的道德风险成本会更小,因此覆盖面应该提高。他们还呼吁人们关注

① 对于 VBID 的最新阐述,可参见 Chernew and Fendrick(2008)。

相反的观点:当消费者高估医疗服务价值时,费用分摊应按最优费用分摊的惯例相应提高分摊的费用。当消费者能精准理解他们所购买物品的价值时,我们通常假设包括医疗保健市场在内的市场会运行良好,但波利和布莱文指出,在 VBID 情况下这是不正确的。如果患者低估医疗服务价值,费用分摊会被降低以抵消这一失误,同时提供财务保障。我们可以看到,令低估边际性失误会允许承保人减少费用分摊以补偿消费者,使其生活状况更好(同样的消费和更低的风险)。按此推论,告知消费者医疗服务的准确价值(即纠正他的失误)会令其状况变糟。[1]

消费者对健康收益的误估可以纳入本章的基本模型中,将常见的道德风险和风险权衡与基于价值的纠偏整合起来。选择医疗保健以最大化效用的需求行为可描述为:$U_x^s - cU_y^s = 0$。消费者误估值为:$\varphi U_x^s - cU_y^s = 0$。其中 φ 为犯错系数。如果 $\varphi < 1$,则消费者低估医疗服务;反之,如果 $\varphi > 1$,则消费者高估了医疗服务。次优健康保险政策最大化期望效用,但行为的约束反映了消费者过高或过低的估计:

$$\varphi U_x^s - cU_y^s = 0 \tag{5.25}$$

和上文将 SBc 换为 λ 一样,现在我们将 U_x^s 换为 $\dfrac{c}{\varphi} U_y^s$。

消费者失误时,SBx 可改写为:

$$p\left(\frac{c}{\varphi}U_y^s + U_y^s(-p(1-c)-c)\right) + (1-p)U_y^h(-p(1-c)) = U_{xx}^s \frac{-xp(1-p)(U_y^h - U_y^s)}{U_y^s} \tag{5.26}$$

代入新的一项和需求弹性 ε 的定义:

$$\frac{-(cU_y^s - \varphi cU_y^s)}{\varphi} + (1-c)(pU_y^s + (1-p)U_y^h) = \frac{(1-p)(U_y^h - U_y^s)}{\varepsilon U_y^s}$$

$$(1-c) = \frac{(1-p)(U_y^h - U_y^s)}{\varepsilon U_y^s(pU_y^s + (1-p)U_y^h)} + \frac{cU_y^s - \varphi cU_y^s}{\varphi(pU_y^s + (1-p)U_y^h)} \tag{5.27}$$

式(5.27)中第二项的正负取决于 φ 是大于 1 还是小于 1,即消费者是高估还是低估医疗服务。$\varphi < 1$ 时,消费者低估医疗服务,则这一项为正,意味着更多的覆盖是有效率的(c 更低)。反之,$\varphi > 1$ 时,消费者高估医疗服务,则这一项为正,覆盖较少。表达式(5.27)将需求响应、风险和消费者失误整合进一个完整表达式中,以得到最优覆盖。

2.6.1 消费者误估收益的证据

从文献回顾(如 Gibson et al., 2005; Rice and Matsuoka, 2004)可归纳出,成本分摊导致有正健康效应的医疗保健服务的削减。这个发现构成了 VBID 结论成立的必要但不充分条件。一个理性的、具有完全信息的、支付部分医疗成本的消费者会停止使用仍具有正边际收益的医疗服务。证据必须超越效率本身以证明医疗服务是有效的,而消费者低估了这种有效性。

"低估"需要一个衡量患者评价的标准。最常用的方法是利用临床标准来确认患者确实

---

① 这一争论是波利和布莱文的标题《幸福的无知》的来源。

应该使用的一些医疗服务,并且观察成本分摊是否阻止了这类认为有意义的医疗服务。例如,一些病人应该服药治疗高血压或其他慢性病,按此标准,如果成本分摊干扰了长期服药治疗的用药指南,那么就有理由用 VBID 进行纠偏以降低成本分摊。Chernew et al.(2008c)分析了一家公司,这家公司降低了用于治疗慢性病(如高血压)的品牌药和非专利药品共付额(与对照组另一家公司进行对比,两家公司的慢性病管理项目相同),发现共付额更低时患者更不愿意停止服药。[①] 其他文章运用医疗服务的临床标准,评估降低共付额是否会激励更多的患者遵守这些标准。[②] 有效性令人存疑的医疗保健服务是如此之多,以至于看起来似乎消费者高估至少和低估一样寻常。[③] 如果确实如此,那么系统性整合消费者对医疗保健服务的误估,会导致成本分摊的上升而不是降低,从而使患者们不愿寻求他们认为没有那么有效的医疗服务。

2.6.2 竞争性保险市场与消费者失误

如果消费者将同样错误的期望效用函数用于健康保险需求,竞争性市场将不会给出有效的次优覆盖。不管错误与否,他们会要求覆盖那些他们认为有价值的医疗服务,并低估他们低估的医疗服务的覆盖。

与消费者们面临治疗决策时相比,他们似乎有可能在选择覆盖时更"客观地"评估医疗保健服务。在患背痛之前,我可能会更倾向于优先覆盖循证治疗的保险计划,但患背痛之后,我可能更愿意遵循医嘱,而不必为没有良好表征基础的疾病支付罚金。如果消费者能看到"更有效的"成本分摊设计保费的后果,他们可能在选择保险阶段就接受 VBID 的纠偏。否则,购买健康保险时的消费者决策将无法纠正购买医疗保健服务的失误。

3. 供给方政策和需求方覆盖

一份健康保险合约不止包含了一套需求方价格,这些需求方价格规定了参保人应该为受保医疗服务支付多少费用。随着 20 世纪 70 年代和 80 年代管理式医疗的出现,保险计划中医疗服务资源的配置逐渐开始依赖患者可以从中选择的供给者、由保险计划决定这些供给者可获得的资源、管制供给者决策的规则以及面向供给者的财务和组织性激励。社会学家 Friedson(1973)在其影响力很高的《预付性团购与新"需求型"患者》一文中,承认这类新型管理式医疗,主要的工作模式为健康维护组织(Health Maintenance Organizations,简称 HMOs),如加州的凯瑟医疗集团,给医患关系带来了新的压力。低消费者费用分摊与预算约

---

① 仿制药品共付额为 5 美元,已经很低,此时降至为 0。品牌药品共付额削减了一半。Chernew et al.(2008c)没有提及品牌药和仿制药价格分别上升的情况。

② 例如,Choudhry et al.(2010a)和 Maciejewski et al.(2010)。对这些文献的回顾,可参见 Choudhry et al.(2010b)。

③ 有两篇文章对提高无效医疗服务共付额的案例进行了评估,特别是那些已有良好疗效的诊疗。Robinson(2010)讨论了一系列他认为应该提高共付额的待选方案,如特殊药物、医疗设施、造影和外科手术。同时参见 Fendrick et al.(2010)。

束趋紧相伴而生,用经济学术语表示,就是以保险补贴价格建立的"超额需求"。从提供者角度看,患者是"需求型"的,通常可以用一个词描述:咄咄逼人。此外,医生作为保险计划中的雇员,往往觉得为那些"难缠的患者"提供医疗服务时束手束脚,这与自由选择私人诊疗时医生可以明确告诉患者到别处满足需求形成对比。消费者一旦选择了一份健康保险计划,也就意味着他选择需求方覆盖的同时,也接受了用以定量分配医疗保健的游戏规则,同时也选择了同参加保险计划的供应商缔结合约。

患者面临缺少保险供应商的选择和定量配给的困境已广为人知,这与弗雷德森文章中提及的医生的窘境相对应。然而,尽管有这些困境,消费者、患者及其代理人(如他们的雇主)仍要求健康保险计划纳入管理式医疗。其原因在于:管理式医疗是可模仿低成本分摊(财务风险最小化)的最优保险计划,并将医疗服务限制在有效数量内。原则上,只要覆盖所有成本,只提供有效的医疗服务,一项健康计划就能通过匹配医疗服务从而完全解决道德风险问题。消费者即使意识到他们患病时对医疗服务的需求远高于全额投保价格下能提供的医疗服务,他们也愿意支付保费以加入这一计划。

Dranove(2011,本手册)提出了一项保险供应商的综合缔约方案。在本章,将阐述本主题的另外两个方面,即供给方政策和需求方最优覆盖范围之间的联系。第一环是从供给方流向需求方:管理式医疗和供应商缔约减轻了成本分摊的压力,允许需求方获得更慷慨的覆盖。第二环是从需求方流向供给方,更慷慨的覆盖提高了计划与保险供应商有关的议价能力(有必要的话,计划可以提供更多),并允许计划剔除更优惠的合约条款。这两种联系都意味着供给方政策的实施会提高需求方覆盖。

3.1 供给方政策

需求方成本分摊指消费者或患者使用医疗服务时支付的价格。供给方成本分摊是指要求保险供应商按其边际价格[1]实际支付部分医疗服务成本的供应商支付政策。"预付"即向提供者预付医疗费用是基于病人或疾病的分类,而非基于所提供医疗服务的成本,这可以作为供给方的成本分摊(Ellis and McGuire,1986)。管理式医疗是一个广义的术语,相比于需求方成本分摊,它是更能影响医疗资源利用和医疗服务质量的健康计划策略。基于"医疗必要性"的内部审批规则是管理式医疗的一种形式。与提供者网络的构建和缔约也是管理式医疗的一部分。

Ellis and McGuire(1993)观测到供给方政策,如费用预付可以在没有带来消费者财务风险的情况下限制医疗服务资源的利用。[2] 关于供给方成本分摊优势的观点如下:"在可能的情况下,运用供给方成本分摊来实现医疗保健利用的目标,如病人每次住院护理所需的成本。"由此,需求方成本分摊就可以放手去"防范患者的财务风险"。Pauly and Ramsey(1999)在评估和需求方成本分摊有关数量限制(在一个管理式医疗模型内)的运用时,得出结论认

---

[1] 需求方成本分摊是严格按其边际价格支付的。健康计划中的参保人也要通过保险费用支付医疗费用的余额。
[2] 提供者会承担部分风险,但他们有大量的相关法律条文支持他们。

为,至少有些数量限制是最优健康保险政策的一部分。

具体而言,假设一项健康计划是与医生网络签订合同,向一组受益者提供初级医疗保健服务,并假设对于参保人而言有效的初级医疗服务水平是每人每年平均三次看病。实现这个目标的一个途径是,按照协议费用清单向医生们支付费用,以覆盖每次看病的平均费用(不是供给方成本分摊),而且要求患者支付足够高的共付费用以将需求限制在每年看病三次的平均数量内。另一个支付政策是按照供给方成本分摊程度向医生网络付费,将供给限制在期望的平均水平内。如果医生是组织[一个医生执业联盟,或一个"医疗责任组织"(Accountable Care Organization,简称 ACO)]的一部分,且组织能收到预期的费用和一些基础费用,这一方式是最容易想象(和实施)的。部分预期支付或"混合型"系统会基于在组织内注册登记的患者支付一部分,再基于所提供的医疗服务支付一部分。另一种可以产生同样边际激励的支付政策是先保留部分支付费用,最终付费要视是否达到医疗资源利用目标而定,如下文中要介绍的 ACOs 就是如此运作的。

ACO 由《患者保护与平价医疗法案》设立,是向联邦医疗保险系统提供服务的医疗保健供给者集成网络。受益人们不参保 ACOs,而是根据联邦医疗保险系统索赔的算法将其归于 ACOs。与管理式医疗计划不同,ACOs 不能限制其受益人在其网络内接受医疗服务。向 ACOs 支付的费用里包含一个名为"共享储蓄"的模式,旨在提供较高力度的支付激励。如果分配到 ACOs 的患者付出的受益人支出足够低于用传统联邦医疗保险系统类似人口界定的基准,那么传统 FFS 支付系统会被修订,这样 ACO 将得到一笔与这个储蓄成比例的额外奖励。ACOs 成员损益共享。这种支付模式是"混合系统"的一个实例,部分基于预付,部分基于成本或费用。

3.1.1　供给方成本分摊对使用和成本影响的证据

Christianson and Conrad(2011)最近的文献回顾证明了供应商对支付系统激励的反应。回顾完文献后,他们总结如下:"最近有大量关于保险供应商在医疗服务利用和费用财务激励影响的研究面世,这些研究毫无例外地发现,有激励时,保险供应商会采取措施抑制医疗服务的利用或费用。"(第 634 页)参见 CZ(2000)对更早文献的回顾,也得到类似结论。一些包括绩效薪酬在内的关于质量影响的较新文献,结论则没那么清晰。[1]

关于 ACO 财务激励成本相关期望结果的最新相关证据来自马萨诸塞,这份证据对本州医疗改革后成本上升进行了回应(Song et al.,2011)。2009 年,马萨诸塞的双蓝计划(Blue Cross Blue Shield,简称 BCBS)推行了一个与 ACO 模型类似的全球支付系统,供应商集团分担医疗保健总费用的责任。参与的供应商集团涵盖了具备与保险公司分摊风险经验的大型、成熟的一体化执业联盟,也包括了那些缺乏此类经验的小型、分散的诊所。第一年结余较少,这主要是由于 ACOs 直接转诊给低价专科医生和设施。

2010 年后的 ACOs 类似于 20 世纪 90 年代涌现在加利福尼亚及其他地方的多专科医疗集团风险共担的做法。在 20 世纪 90 年代的 10 年时间里,这些集团和管理式医疗计划之间

① 参见 Dranove(2011,本手册)。

缔约可以自由谈判和演进。这种保险公司与医疗集团进行风险缔约的较早经验表明,最终节省下的资金实际上可能远远超过迄今为止由公共支付者发起的改革所带来的成果。

20 世纪 90 年代,管理式医疗喷薄发展的最前沿是加利福尼亚,该州立法机构授权通过了州医疗补助计划(加州医疗保健计划 MediCal),允许州内私人保险公司与医院和其他医疗服务提供者有选择地签约(Morrisey,2008)。特别在洛杉矶周边,很多大型多专科执业集团已经成长起来,与凯瑟医疗集团形成竞争。有些集团早在 80 年代晚期就成功尝试均摊合同,引发其他集团效仿(Casalino and Robinson,1997)。医疗集团与医院就费率和管理式医院服务进行议价,使得医院成本显著下降。Casalino and Robinson(1997)报告了加利福尼亚 5 家大型医疗集团的案例研究,指出:

> 在过去 20 年里,这些医疗集团将非联邦医疗保险患者的年住院天数减少至 137 天/千人,联邦医疗保险患者则减少至 900 天/千人——为实施管理式医疗之前的 1/3(特别强调)。

仅在 1990—1994 年,这 5 家医疗集团就将集团内非联邦医疗保险(商业保险)参保人的千人住院天数,减少 16%～40%。[1] 当能通过管理降低医院成本时,出于承担成本风险而收费会极大地提高医疗集团的盈利能力。1990 年,加州一家大型医疗集团穆利金(Mullikin)医疗中心开始签订"全险"(包括医院费用)人头合同,其从医院部分支付的净额相对于其参保人数猛增,从 1991 年的 480 万美元上升至 1993 年的 1560 万美元(Casalino and Robinson,1997)。

在风险承包繁荣期,医疗集团寻求更多的财务责任和风险。根据 Casalino and Robinson(1997)的研究,"随着(医疗)集团对其管理医疗的能力越来越有信心,他们通过谈判承担了越来越多的财务风险和越来越大的保险额——源自 HMOs"。医疗集团不仅从保险公司那里寻求风险,而且还努力阻止医院得到按人头付费合同,以此将医院服务风险留给医院自己(Casalino and Robinson,1997)。

医疗集团间的竞争导致他们从保险计划中获得的支付下降。根据 Bodenheimer(2000)的分析,1997—1999 年间医疗集团的人头支付比前几年获得的费用减少了 20%～25%。健康保险费用也下降了。在 20 世纪 90 年代后期,为加州健康保险的主要买家支付给 MCOs 的保险费下降(或相对于成本增长而言下降了),这些买家有:私人雇主(Robinson,1995)、个人购买者(Buntin et al.,2003)、加州公务员退休系统(CalPERS,2004)和代表联邦雇员购买的美国人事管理局(OPM,2004)。排除轻松的成本削减后,医疗集团风险合约的盈利能力大幅下滑,医疗集团退出了完全风险合同(Robinson and Casalino,2001)。

从全国层面上看,管理式医疗与供应商缔约改变了健康保险合约,至少在一段时间里减缓了医疗保健费用的增长。1988—2005 年,传统的健康保险从雇主提供的健康保险中消失,同时工人参加管理式医疗计划的比例从 27% 上升至 97%(Gabel et al.,2005)。20 世纪 90 年代前期,随着管理式医疗落地生根,健康保险费用增长减速。到 20 世纪 90 年代中期,实际保

---

[1] 其他研究这一期间加利福尼亚的文献也证实在基于人头支付的医疗集团和医院成本下降之间存在联系。参见 Robinson(1996)。

险费用下降。在20世纪90年代的整个10年中,医生们实际收入也处于停滞状态。

3.1.2 供给方政策和对保险的需求响应

管理式医疗和供给方成本分摊理应抑制对健康保险覆盖的需求响应。在供给方政策作用下,利用率不仅仅由需求方决定。如果需求方违反了游戏规则或不愿服从供应商,保险的道德风险效应理应得到抑制。

这种抑制出现在供给方的成本分摊模型和管理式医疗中。当期望(供应商的)"供给"与期望(患者的)"需求"不一致时,无论是产出的短期规则还是议价模型都意味着均衡数量会对共付额的变化的反应更小(Ellis and McGuire,1990)。在管理式医疗方面,文献介绍了两种基本方法。第一种方法将管理式医疗视为给疾病严重程度和需求方面具有异质性的个人设定的数量。例如,Pauly and Ramsey(1999)假设,为了控制成本,管理式医疗计划能够对所提供的诊疗实施按严重程度进行统一的数量限制。图5.7描述了由波利和拉姆齐所提出的数量限制q_r的观点。在成本分摊C_1的水平上,消费者使用q_1。当共同保险下降至C_2时,消费者需求提高至q_2——此为在非管理式计划中的需求响应。管理式医疗计划规定了使用限制为q_r。因此,在管理式医疗计划下衡量的需求响应为q_r和q_1之差,而非q_1和q_2之间的更大差值。由于在管理式医疗中数量限制有时会受到约束,对需求方成本分摊的需求响应在管理式医疗中会更小。

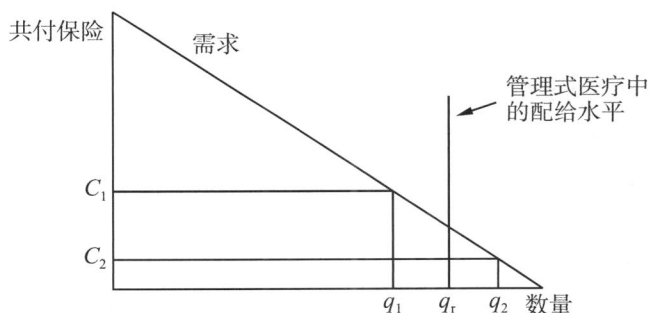

图5.7 需求方成本分摊的变化对传统方式和管理式医疗计划使用的影响

另一种方法将管理式医疗视作为通过一个"影子价格"来配给医疗服务。例如,Frank et al.(2000)认为管理式医疗计划是为消费者提供所有价值高于影响价格(可能依医疗服务类型不同而有所差异)的医疗服务。影子价格模型在覆盖和需求给定条件下取决于供给。[①]两种方法都隐含了在管理式医疗条件下,观测到需求对自付费用的反应会比在赔偿安排下弹性更小。

实证文献并不都支持这一明确的预测。一些关于HMO计划中小额共付变动的研究发现,对使用的影响相对较大。Cherkin et al.(1999)研究了华盛顿州实行5美元的共同支付后,雇员对医生门诊服务的利用情况。Selby et al.(1996)检测了部分公司参保凯瑟计划中使用急诊的共同支付效应,并将之与无共同支付的参保人员进行比较。最近的一些研究进行了认

---

① 在Frank et al.(2000)及其后的论文中,运用影子价格模型的假定条件是患者拥有完全覆盖且接受所有期望供给。

真的论证,例如 Chandra et al.(2010)对加利福尼亚雇员的分析,发现其需求响应与 RAND HIE 中并无很大不同。Gruber(2008)在对保险影响的回顾中,对 RAND 估值的持续相关表示置疑。

　　然而,至少在医疗保健某些领域,需求响应的情况与在管理式医疗中有所不同。在 RAND HIE 和其他早期研究中发现,心理医疗保健需求的反应程度是其他医疗保健领域的两倍,这是"歧视性医保"的主要理由(Lu,Frank and McGuire,2000)。一些私人和公共健康计划都在管理式医疗背景下对精神性疾病给予"慈善性的"或公平性的覆盖,然而发现需求响应很小甚至为 0,由此得出一个结论:在管理式医疗框架下,不存在出于效率的理由减少对心理健康治疗的覆盖。①

　　极少有研究运用相似的人群和测量方法对托管式和非管理式医疗之间的需求响应差异进行测度。在一组文献里,Lu,Frank and McGuire(2008,2009)运用 1996 年以来的医疗支出面板监测(简称 MEPS)数据(管理式医疗的高水准标志,当与保险数据挂钩成为可能时 MEPS 呈波动趋势),检测了由雇主提供保险、无法自主选择的员工们对精神医疗保健和一般医疗保健的需求响应。分析过程中,删减掉一部分数据以减轻逆向选择的影响。在这两份研究中,免赔额对医疗资源的使用没有影响,且在管理式医疗中对共同支付的需求响应明显更低。

　　与理论一致,尽管不是与所有实证研究的结果一致,管理式医疗计划比传统的保险计划或更新的高免赔额健康保险计划的需求方成本分摊更低(Baicker and Goldman,2011),同时参见表 5.2。

3.2　需求方成本分摊与选择性缔约

　　管理式医疗健康计划的一个主要功能是与医生、医院、药品器械生产商和其他医疗服务供给者签约。传统联邦医疗保险体系还要求与供给医院和医生们签约,但是"任何有意愿的供应商"要接受联邦医疗保险的条款,而且传统联邦医疗保险并不符合管理式医疗计划的资格。在选择性缔约中附加元素是保险计划对供给方进行限制的自由裁量权:限定供应商在某地区与医生或医院签约,或设置不包某些特定产品的药品目录。

　　减少保险计划参保人的选择会有什么好处？限制供应商的选择会实现健康计划的两个一般性目标。第一,选择性缔约可以淘汰那些对于计划成员们而言无论是质量还是费用都绝非好选择的供应商。② 成员们可能对质量无法做出判断,而保险计划至少可以帮他们免受较高费用的影响。第二,通过承诺可以使所辖网络内的患者流量逐渐增加,一项健康计划可以在管理式医疗框架下在折扣谈判和掌控诊疗决策时处于主动地位,原则上,这是一项非常强有力的保险计划政策。Dranove et al.(1993)是最早注意并对选择性缔约能力进行测度的学者,他们对新"付费者竞争"(供给商为了保险计划合约进行竞争)和"患者竞争"(供应商为了个体患者进行竞争)进行了比较。只要能观测到供应商的绩效(不需要合同约定),保险计划就可以明确将诊疗数量或质量目标作为签约条件(Ma and McGuire,2002)。为换取加入

① Barry et al.(2006)对心理健康保健需求响应的实证性研究进行了回顾。
② 自利型团队中的计划成员们会将仅仅质量边际更优但却更加昂贵的供应商排除在计划网络之外。

保险计划网络的额外企业量,供应商会同意保险计划的条款。我们很快就能发现,保险计划对企业承诺的能力与其需求方成本分摊决策有关,从而将保险计划同供应商谈判的能力和保险覆盖直接联系在一起。

医疗保健中的选择性缔约进程可分为两个阶段。在第一个阶段,健康计划按患者必须支付给供应商的价格来选择供应商。患者、消费者决定在第二阶段使用哪家供应商。Olmstead and Zeckhauser(1999)指出,保险计划不能直接在第二阶段为患者指定供应商,患者决策成为付款人最大化过程的约束条件。Olmstead and Zeckhauser(1999)将之描述成一个"菜单设置"问题,即餐馆选择为顾客按什么价格提供什么酒水,需要考虑就餐顾客的自我分类。① 这种情况可以用非线性规划问题表达,然而无法得出准确的解析结果,对其结果也就无法深入探讨。考虑到患者在选择集变化时会被重新调配②,Town and Vistnes(2001)提出了一种对网络设计在关键参数上的估值方法,即某特定供应商加入或退出网络的边际价值。要得出最优网络形式易于理解的特征仍然是一个遥不可及的目标。

在实践中,一个管理式医疗组织(MCO)可以通过向一个卖家离间另一个卖家并威胁要"变动市场份额",可以从一个卖家手里获取最优惠的价格(Duggan and Scott Morton,2010)。在本章,我们把选择性缔约与保险计划中关于覆盖和需求方成本分摊的决策紧密联系在一起。可以看到,即使一个保险计划面对垄断性卖家,选择性缔约在这种情形下仍能"运行",这非常能说明在选择性缔约和需求方成本分摊之间的关联。接下来,我们将继续考虑一个更普遍的情况,即当保险计划在一个不完全竞争市场中的购买行为和保险计划可以"变动市场份额"时的选择性缔约。

3.2.1　保险覆盖与需求响应对卖方垄断下健康计划的市场影响

为拓展思路,出于几个方面的原因我们考虑了一个比较有用的签约形式——处方药的选择性缔约。药品在医疗保健和医疗保健费用中越来越重要,但药品保险范围却不断变化。然而通过管理式医疗组织(MCOs)进行的药品选择性缔约却几乎是普遍的。MCO 可能是一个一体化健康计划,也可能在与健康计划有合约的情况下在特种药房福利管理(PBM)计划下管理药品采购。品牌药的售价高于边际生产成本,为议价提供了较大的谈判空间。积极的选择性签约可以大幅压低价格。最后,"产品"界定明确,与医生或医院签约时不会有无法测度或无法观测的"质量"或"药效"等问题。

在健康保险中,MCOs 通过药品目录提供药品福利。一份药品目录由一份详细说明患者责任的受保药品清单构成(Huskamp et al.,2009)。在美国,典型的药品目录有两到三个"层级"的覆盖(KFF,2009)。一级目录中的仿制药品共付费用最低(例如 5 美元)。"指定品牌药"在第二级目录,共付费用居中间水平(例如 15 美元),第三级目录的"非指定品牌药"共付费用最高(例如 30 美元)。有些药品则压根未被保险覆盖。专利期内品牌药定价远高于边际成本。不过,如果品牌药处于合适层级——一般处于药品目录的二级或三级,管理式医疗

---

① 据说就餐顾客更倾向于选择菜单上第二便宜的酒水——精明的服务生会在这里做明显的标记。

② 关于相关的研究方法,可参见 Capps et al.(2003),他们将整个网络视作"选择需求"的一个主题。

组织通常会接受标价折扣。[1]

假设保险计划仅考虑覆盖一种药物,且对此种药物的需求与保险计划覆盖的其他医疗服务不相关。令 x 为 MCO 中药品目录覆盖的药品数量。该药品的目录(垄断)价格为 1,因此,如果该药品未被保险覆盖,MCO 成员只能按全价购买此药,卖给参保人员的数量为 $x(1)$。令边际 m 为目录价格 1 中代表生产商利润的部分。因此,如果该药品未被包含进药品目录,生产商将药品销售给这一健康计划成员的利润将会为 $\pi(1)=x(1)m$。

假设 MCO 的药品目录只有一级,其共付费用为 c。如果 MCO 覆盖这一药品,由于需求响应,销售量 $x(c)>x(1)$。如果生产商为了 MCO 的药品目录涵盖该药品,给出折扣,那么生产商的利润为 $x(c)(m-d)$。由于 $x(c)>x(1)$,全价扣除折扣后会提高生产商利润。

我们可以将药品销售商视作垄断者。但要注意 MCO 也具有市场影响力。生产商获得额外销售额的唯一途径是 MCO 会将该药品列入药品目录。因此,MCO 和生产商双方处于双边谈判状态,在此情形下,通过给生产商的产品补贴 $((x(c)-x(1))m)$,新增加的利润会在MCO 和生产商之间分配。MCO 能得到的最大折扣是使覆盖药品后的利润与 $x(1)m$ 相等,即 $d^{\max}$:

$$x(1)m=x(c)(m-d^{\max}) \tag{5.28}$$

我们可以用式(5.28)求解加成定价下的 $d^{\max}$(为保证利润大于 0,$d^{\max}$ 必须总是小于 m)。重组上式并乘以 $(1-c)/(1-c)$ 得到弹性公式:

$$\frac{d^{\max}}{m}=\frac{x(c)-x(1)}{x(c)} \cdot \frac{1}{1-c} \cdot (1-c) \tag{5.29}$$

注意前两项为对 x 的需求弧弹性 ε_x:

$$\frac{d^{\max}}{m}=-\varepsilon_x(1-c) \tag{5.30}$$

式(5.30)包含了两个结果。第一,需求弹性绝对值越大,折扣就会越大。需求随补贴上升时,MCO 给生产商的补贴就越多。第二,折扣与共付保险呈负相关,同样也是由于共付保险越低,MCO 给生产商的越多。换言之,对药品补贴越多,计划就能得到更优惠的折扣。此处我们有意忽略 MCO 与生产商之间议价结果的影响因素,但 Scott Morton and Kyle(2011,本手册)将详细讨论这些影响因素。在共同盈余的任意给定份额,c 较低就意味着折扣率较高。降低 c,从而影响折扣上升的力量是保险公司要考虑的另一个因素。值得注意的是,需求弹性的作用与第 2 节完全相反。如果没有需求弹性,也就不存在折扣。[2]

3.2.2 与多家(药品)销售商选择性签约

假设现在有两种药品,x_1 和 x_2,且为相互替代关系,MCO 要选择其中一种列入药品目录。[3] 成员们可以在公开市场上买到非药品目录药品。企业进行价格竞争以便让自己的药

---

[1] 同时参见 Scott Morton and Kyle(2011,本手册)的更多相关讨论。

[2] 药品目录是经济学里一开始就要学到的"双边市场"的例子(Rysman,2009)。双边市场是指一方定价受需求、成本的影响,另一方则受市场影响。信用卡是双边市场典型的例子。可以选择性缔约的健康计划具有双边性的特征。

[3] 此处分析改编自 Berndt et al.(2011)。

品能进入药品目录。假设在上文中单一产品案例中共同支付与 MCO 议价能力之间的关系在本部分也同样适用。竞争性品牌药(尽管可能有两种以上替代药品)的一个实例是用于降低胆固醇的他汀类药物,包括数种销售额最大的品牌药(Duggan and Scott Morton,2010)。

假设厂商 1 生产药品 1,厂商 2 生产药品 2。为方便起见,令边际生产成本为 0。来自健康计划的患者对药品 1 和药品 2 的需求函数分别可表示为 $x_1(p_1,p_2)$ 和 $x_2(p_1,p_2)$。两种药品互相替代所以其交叉价格弹性为正值(如 $\partial x_1/\partial p_2>0$);其自身价格效应自然为负值。我们进一步假定两种产品的需求函数对称。

假设厂商 1 和厂商 2 之间为伯川德竞争,先分析没有保险情况下的药品定价。给定 p_2 时厂商 1 最大化其利润,$\pi_1=p_1x_1(p_1,p_2)$。给定 p_1 时,厂商 2 最大化其利润,$\pi_2=p_2x_2(p_1,p_2)$。我们可以观察到两个厂商的"反应函数"并将其在图 5.8 中表示出来。$p_1(p_2)$ 描述了反应函数 p_1 对 p_2 变化的最优反应,类似,$p_2(p_1)$ 则描述了反应函数 p_2 对 p_1 变化的最优反应。由于两种商品互相替代,$p'_1(p_2)>0$,且 $p'_2(p_1)>0$。作为对竞争对手行为的反应,厂商不会无限制地抬高价格。如果竞争对手厂商 2 设定一个非常高的价格,价格高到会令厂商 1 成为实际的垄断厂商。价格限定为时 $p_1(\infty)=p_{1m}$ 时,p_{1m} 为厂商 1 的垄断价格;同样,厂商 2 也是如此。由于此价格最大化了垄断厂商的利润,厂商不愿意再提高价格。我们在图 5.8 中描述的垄断价格在 $p_{1b}=p_1(p_{2b})$ 和 $p_{2b}=p_2(p_{1b})$ 时均为伯川德(或纳什)均衡(p_{1b},p_{2b})。替代产品之间的竞争令价格低于垄断价格的多少,取决于两种药品的替代程度。

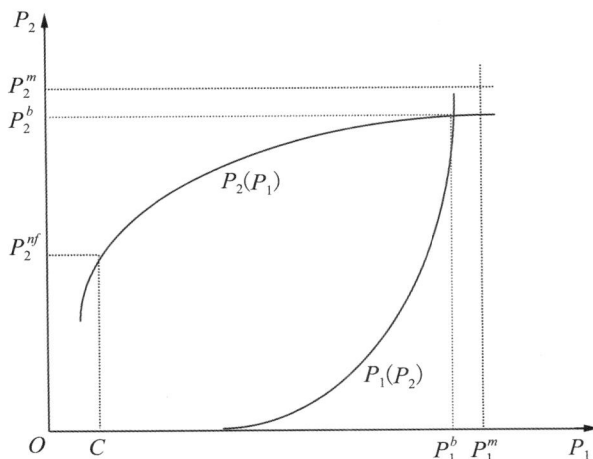

图 5.8 药品目录降低采购价格

现在引入健康保险和药品目录。药品目录可以将覆盖药物的自付价格下调至 c(共同支付),然而保险公司规定,只能在药品 1 和药品 2 两种药品中覆盖一种且用共同支付 c 负担。另一种药品无法覆盖,但所有参保人均可(凭处方)按市场价购买。第一步,保险会声明它将选择一种药品并将其以共付额 c 提供给参保人。由于需求是对称的,MCO 会选择生产商能提供更低采购价格的药品。另一种则完全不会被覆盖(被排除在药品目录之外)。第二步,厂商进行伯川德价格竞争,同时向保险公司投标。最后,保险公司选择一种药品进入药品目录,患者们对这种药品产生需求。

初始价格不会再是均衡价格。生产商将价格略降至低于 p_b,挤占竞争对手全部业务后销售额和利润上升。新的均衡点为 (p^f, p^{nf}),表示生产商 1 必须按 (p^f) 向药品目录提供药品,生产商 2 的均衡价格则按非药品目录收取。由于药品 1 被列入药品目录,两种药品的销售量分别为 $x_1(c, p^{nf})$ 和 $x_2(c, p^{nf})$,其中,c 为患者对药品 1 的共付额。

现在可以写出均衡价格的决定式:

$$p^{nf} = p_2(c) \tag{5.31}$$

$$p^{nf} x_2(c, p^{nf}) = p^f x_1(c, p^{nf}) \tag{5.32}$$

式(5.31)表示厂商 2 的价格来自其反应函数(如为利润最大化)。式(5.32)表示列入药品目录和未列入药品目录的药品利润相等(上文曾假设生产成本为 0)。从图 5.8 可以看出,对于消费者而言,药品目录降低了两种药品的采购价格和自付费用。显然,哪怕之前考虑了财务风险防范,消费者也可从药品目录中获益。[①]

MCO 选择 c 为药品的共付额。这可能考虑到将品牌药作为第二层级或第三层级的选择。从式(5.31)和式(5.32)我们可以看到共付额的选择是如何起作用的。通过降低 c,式(5.31)告诉我们非药品目录内药品会做出降低价格的反应。在式(5.32)中,p^{nf} 下降则等式左侧也会下降。对 x_2 的反补贴效果会使整体效果多少有些模糊不清。药品 1 共付额下降会减少对 x_2 的需求,但是 p^{nf} 走低又会提高对 x_2 的需求。降低共付额 c 对式(5.32)右侧的影响更明显。对 x_1 的需求会随共付额 c 的下降而增加,很大程度上决定了药品 2 价格下降的后果。因此,减少 c(为获胜药品提供了更有利的层级)会带来销售方之间更激烈的竞争以及更低的采购价格。

所有其他条件不变,由于一个较低的共付额会提升健康计划与卖方有关的议价能力[②],药品最优共付额(作为通过选择性缔约购买的服务)会变得更低。

3.2.3 选择性签约的证明

对药品目录的作用讨论最直接的文章来自 Duggan and Scott Morton(2010),他们分析了品牌药的定价渠道,因为随着联邦医疗保险 D 部分的引入,越来越多的药品被纳入药品目录,为联邦医疗保险受益人提供了带补贴的药品保险。相对于其他药品,老年人常用药价格增长较慢。作者解释这要归功于 MCOs 通过选择性缔约管理推动价格下降的努力。

已有很多文章研究了健康保险在马塞诸塞州政府雇员中的签约运作。Cutler et al. (2000)发现签约降低了在医院治疗心脏病的价格。Ma and McGuire(1998)发现,诊所心理保

---

① 我没有在这个模型中正式比较如果保险计划将两种药品都覆盖在内的话结果会有什么不同。如果这两种药品的需求有明显差异,那么伯川德竞争多少会令采购价格有下行的压力,且一个非此即彼的药品目录方案会劣于将两种药品都囊括在内的方案。显然,产品越是相互替代,保险计划的议价能力就越强,消费者从限制选择中的福利损失也就越小。

② 如果有药品加成和议价能力能成功地降低采购价格,选择性缔约作为药品目录的一部分有利于付款方。在药品的这个案例里,卖方市场势力来自专利。即便在某些买方市场,药品采购价格也会高于产品的边际社会成本。在此情况下,药品的"两部定价法"有实际意义。Goldman et al.(2008)提出向药品消费者收取年度"许可"费,这样后者就可以接近边际成本的价格购买药品。一个类似的观点在更高层面上也能起作用。例如,一名雇主可以为所有健康计划中的成员支付许可费用。在全国层面上,这类似于"买断"药品和其他专利的政策主张,这样药品可以接近边际成本的价格进行销售。

健服务的提供者引入选择性缔约后,服务数量下降。最近,Wu(2009)研究了几家为州雇员提供服务的 MCOs 的经验,以及他们与医院签署医疗服务合约的效果。规模有助于一项健康计划与医院就价格进行谈判,但同时,"引导"患者的能力也同样有助于谈判。所谓"引导"患者的能力,一般用这项健康计划在多大程度上能将该地区内患者从预期分布的医院间进行转诊这一指标进行评估。

加利福尼亚州的签约经验也得到了大量的研究。Melnick et al.(1992)、Melnick and Zwanziger(1988)分别研究了加利福尼亚和大都会区与医院选择性缔约的情况,证明 MCOs 通过选择性缔约获得了折扣,而且医院市场竞争越激烈,拿到的折扣就越大。

4. 构建健康保险的选择

本节主要关注构建消费者面临的健康保险选择。在美国,主要有两种方法分歧。一种为"开放式"方法,即监管部门(例如联邦医疗保险或新的州交易管理局)制定规则,允许所有具备资质的健康计划进入。另一种为"中介式"方法,即公共机构或私人雇主预选一定数量的健康计划,消费者可以从中进行选择。在这里,私人雇主还要为加入的选定计划制定消费者要面临的价格。考虑到这个问题,我们将研究影响健康计划选择的因素、需求方保费在影响排序中的作用、源自逆选择的市场失灵以及消费者理性选择健康计划的能力。构建选择的议题还将为以下问题打开一扇窗户:作为美国医疗改革的一部分,应该对全新的健康保险市场提出什么样的政策。

4.1 健康保险的"价格"与"需求量"

在概念性和实证性两方面,对健康保险价格和数量关系的研究都极具挑战性。简单地对健康保险的"价格"和"数量"进行界定并不容易。正如 Phelps(2010a)所指出的,健康保险的价格并非支付给健康计划的保费,因为保费有赖于保险覆盖的程度和对覆盖如何"定价"。他主张确定保单的精算价值(如预期赔付)并将其称为数量。保费余额构成"价格",用支出的某个百分比表示,即加价或手续费。数量是指预计要偿还给受益人的部分保费,价格是受益人支付的高于或超出预期赔付的金额。从概念上讲,这种方法确实有效,而且如果保险费用精算公平的话还具有能准确预测的优点,例如,价格为 0 时,风险规避的消费者会需要全额保险。

把这些概念付诸实践并不容易。正常情况下,研究人员确实不会观测到预期赔付或加价,也不会将保险费用划分为价格和数量。同一健康计划的预期赔付随着医疗保健期望需求因人而异:数量和价格(保费低于预期赔付)各有不同,变化很大且难以观测。根据上文定义,给定总保险费用,医疗保健的预期成本越高则意味着"数量"越大和"价格"越低。由于很难观测医疗保健的预期费用,也很难用典型的协变量观测值进行解释,医疗保健价格与数量之间的关系很难根据保费和购买保险的个人数据进行归类整理。例如,Florence and Thorpe(2003)利用联邦雇员健康福利计划(the Federal Employees Health Benefit Program,简称FEHBP)的官方记录研究了雇员选择单次覆盖的计划选择。"价格"是指足额保费。如果保费和价格一样可以在一定程度上衡量数量,则回归系数上偏(至 0,表示负的价格效应)。[①]

Bundorf and Royalty(2011)回顾了关于健康保险选择和价格的文献,特别关注价格效应外生性问题。这份文献很难概括。通常消费者会在为数不多且种类繁杂的选项(投保或不投保;一套保险计划)中进行选择。一般会观测到价格反应,但不同研究之间的比较并不直接。大部分文献研究雇主—福利背景下保险类型的选择(Cutler and Reber,1998;Einav et al.,2010;Chernew et al.,2008b;Parente et al.,2004;Royalty and Solomon,1989)。在此背景下研究价格反应的优势在于雇主能独立于保险计划收取保费,以设定员工们支付的保险费用。雇主根据与医疗保健需求无关的因素来设定雇员的缴款,或者在同样的市场里不同的雇主可以对同一个保险计划确定不同的价格。在这些情况下,保险计划价格的横截面变动可用以确定需求响应(McGuire,1981;Dowd and Feldman,1994—1995)。在其他情况下,雇主改变了雇员的缴款,类似的变动也可以确定需求响应(Strombom et al.,2002)。联邦医疗保险计划中的老年受益人在私人管理式医疗计划和传统联邦医疗保险计划之间的选择也是学者们经常研究的问题(Buchmueller,2006;Atherly et al.,2004;Dowd et al.,2003)。此外,还有对 FEHBP 中当地 HMO 和全国性 PPO 计划的广义组织的研究(Florence and Thorpe,2003;Jin and Sorenson,2006)。

对健康保险需求的研究中,收入所扮演的作用也是一个研究的主题。经验上看,健康保险是一种正常商品,尽管理论上收入或财富越高会对保险需求产生不确定影响,因为在收入的边际效用不变的范围内,此时自保选择更富有吸引力。早期运用个人收入数据进行的研究通常得出的结论是收入弹性低于 1.0(Goldstein and Pauly,1976;Phelps,1973,1976)。Marquis and Long(1995)提出没有雇主提供保险的员工的收入弹性为 0.15。运用群体收入数据的研究往往会得出较高的收入弹性,其原因可能类似于为什么医疗保健收入效应的跨国估值要远大于基于个人变量的研究。Keenan et al.(2006)发现低收入个人对保费的价格更加敏感,表明收入效应可能存在,或者可能存在对低收入人群提供其他有补贴的替代方案的影响。

4.2 支持与反对健康保险选择的争论

健康保险经济学中最活跃,同时也是与政策最密切相关的争论是关于构建消费者选择的有效途径。选择多少才是最优的? 消费者个体或团体在多大程度上通过选择能提高效率? 健康保险市场(例如,在美国的医疗改革中)应该效仿个人健康保险市场,还是应该效仿雇主提供的健康保险(在这类保险中,保险公司限定消费者只能选择一个或几个健康计划)?

[①] 更多的讨论可参见 Bundorf and Royalty(2011)。Abraham et al.(2006)利用 1996 年以来的 MEPS 数据完成了运用监测数据对价格反应估计的挑战。

雇主们严格限定了他们向员工提供的健康保险选择。他们可以代表员工决定保险计划。Kaiser Family Foundation(2010)报告提出,2010 年 84％的企业仅提供一种健康计划,仅有 2％的企业会提供多于两种的健康计划。大型企业更乐意提供选择。多半人无法选择健康保险,包括工人。雇主们不仅限制选择,还介入保险计划收取多少保险费和雇主为参保支付多少。雇主就支付问题与保险计划谈判,可能以经验定额、实际保费或组合的形式出现(Glazer and McGuire,2001)。然后,雇主可以决定员工为单身或家庭成员身份支付多少保费。雇主们可以通过向员工提供类似代金券的政策、修订缴款额度(可因人而异)、允许员工在保险市场上自由选择,但是这种情况很少。这些限制措施是否不必要地降低了消费者的福利水平？或是在一个存在各种低效率来源的市场上按价提供优质计划？要回答这些问题就涉及了健康保险经济学里一系列考量。

4.2.1　个人购买交易成本较高

通过个人选择健康保险而非通过团购有一个缺陷:个人市场销售和管理成本过高。Congressional Budget Office(2008)估计,1000 人以上员工的雇主的手续费为 7％,而个人市场上则为 30％。更高的管理成本会部分抵消消费者从拓展选择中可能获得的收益。

表 5.5 梳理了在雇主提供健康保险背景下支持与反对扩大健康保险选择的各种观点。

表 5.5　支持与反对扩大健康保险选择的争论

不限制选择	
选择促进成本与质量的竞争	"管理式竞争"和代金券资助型机理的雏形。Enthoven and Kronick(1989)
选择令消费者找到与其偏好匹配的健康计划	从观测到的选择中估计效用函数,通过鼓励拓宽选项推导拓展后的选择值。Dafny et al.(2010);Bundorf et al.(2011)
限制选择	
降低交易成本	团体购买降低销售和管理成本。降低团体计划的手续费。CBO(2008)
"保费趸交"问题意味着无效排序,通过限制选择可以避免	保费定价不适宜时并非选择越多越好。没有风险调整时,参保人支付的保费受限,选择越多可能适得其反。Bundorf et al.(2011);Glazer and McGuire(2011)
限制选择可抑制逆向选择	从选择设定中排除无效条款会提高均衡产出。Rothschild and Stiglitz(1976)
选择性缔约提高了雇主议价能力	雇主可根据可观测到的特质选择计划,即便这些特质无法写入合约。议价能力会反作用于计划的市场势力。Glazer and McGuire(2001)
减少消费者失误	选择太多会令消费者困扰,提高失误量。Frank and Lamiraud(2009);Sinaiko and Hirth(2011);Leibman and Zeckhauser(2008)

4.2.2　竞争与选择提升市场效率

支持更多选择的主要论据是,选择能改善市场功能和消费者福利水平。向理性决策者(基于某些假设,这些假设将在下文阐述)扩大选择面至少会使其状况改善。从经济学角度看,支持这种观点的标准论据是选择(及其激发的竞争)能提高健康保险的市场效率。Enthoven and Kronick(1989)主张在计划间实施"管理式竞争",部分规定保险范围用以解决选择问题,公共或私人赞助人应该为保险受益人缴付固定保费。保险计划可以就保费、质量和补充性保险条款方面展开竞争。管理式竞争为保险范围设定下限并在此基础上推动选择和竞争。正如 Pizer et al.(2003)所表示的:"高度重视福利的受益人会搜寻能提供这些福利的健康计划,并根据他们的选择支付边际保险费。"

Dafny et al.(2010)最近对额外选择的价值进行了定量分析,他们将雇员在市场内进行自由选择和仅在雇主提供的选项中选择做了对比,对前者能带给员工福利改善水平进行了估算。他们发现,可以自由选择的中值雇员能接受雇主补贴降低了27%。[1] 计算结果假定个人有能力找到最适合自己的计划,在这个意义上代表了一种上限。

"更多的选择只能微弱地改善决策者的福利水平"这一命题背后的假设是,决策者内生化了选择的全部收益和成本。经济学家们很熟悉这一观点,即限制受保人对医保选项的选择会提高其福利水平。这是因为当一名患者就医疗保健进行决策时,他会理性地忽略受保团队支付的保费的影响(相反,选择扩大会降低福利水平)。类似的争论也发生在对健康保险的选择上。健康保险保费通常不会单独进行风险评级。若非如此,消费者就不会面对他们选择的成本后果。在此情况下,命题"选择面拓展会轻微改善决策者的福利水平"并不一定成立,这一点我们将在下文中阐述。

4.2.3 消费者保费无法带来有效分类

Bundorf et al.(2011)估计了替代计划提供的效用和需求,所用研究方法类似于达夫妮等人。他们指出,在雇主—福利背景下,提供额外选择带来的假想中最大的福利水平约为2%～11%。文章进一步提出,健康计划对消费者的实际定价限制了这一假想福利的实现程度。他们研究的关键一点是,考虑到消费者的异质性,允许一项健康计划对更高福利或质量收取更高保费的管理式竞争法,并不会导致计划中消费者的有效分类。

班道夫等人通过对两种健康计划进行分类阐释了他们的观点。两种健康计划中,一种是可以广泛选择供应商的 PPO 计划,另一种是一体化供给系统的 HMO 计划。[2] 假设 HMO 计划仅在高费用(重症)参保人身上能节省资金,同时假设在健康费用风险的异质性基础上,相对于封闭的供应商网络,消费者选择的偏好各不相同。在两种计划之间对消费者进行有效分类需要 HMO 和 PPO 的低费用参保人保费相同(即两种计划中这些参保人的费用相同)。然后,消费者可根据各自的管理类型的偏好进行选择。高费用参保人的有效分类需要在 PPO 计划中保费更高。除了根据管理偏好进行分类外,高费用参保人应该能发现并且能够对 HMO 计划中的低费用做出反应。换言之,一种风险溢价的形式是有效分类的必要条件。[3]

---

[1] 作者们讨论了这一估算的限定性条件。如果一个更开放的市场鼓励当前未能观察到的计划选择的大力发展,那么这一结果可能会被低估。如果假设未选择使用随机效用模型估值,则结果可能会被高估。

[2] 作者们还有一个更为正规的模型。此处没有用数学模型来介绍他们提出的命题。

[3] Glazer and McGuire(2011)得出了类似的观点,他们提出趸交保费无法在"金"和"银"健康计划二者之间实施有效分类。他们用简单的数学例子在一个消费者效用和费用的异质性的显性模型中进行了证明。

当 PPO 和 HMO 计划之间的保费差额等于低费用参保人和高费用参保人的平均节省费用时,趸交保费会导致加入 HMO 的低费用参保人过多而高费用参保人过少。认识到统一保费条款的限制,将可获得的收益大约削减至假想中最高值的 1/4。

只有在人为情况下,趸交保费条款才会在两种类型计划中获得有效分类。[①] 所需要的特殊情况是向选项 A(如 PPO)付款的意愿等级与选项 A 和选项 B 之间的成本差额成正相关。在这种情况下,有些趸交保费(不一定为平均成本差额)会在两种计划中有效分类。Einav and Finkelstein(2011)运用支付意愿概念和成本差额研究了定价福利后果以及计划间的低效分类,对两种选项的简单分类模型进行了总结。

这一论点的直接推论为:在定价不完善情况下,选择越多并不总会提高消费者福利水平。我们可以通过一个例子说明这一点。假设一名雇主向雇员提供两种健康计划,并支付了固定比例的计划费用(如 50%),余额由雇员支付。现在,雇主提供了一个全新的,但却更贵的计划。考虑选择新计划的雇员会发现新老计划间的福利完全不同,但在费用方面却只相差 50%。过多的雇员会选择新的高成本计划,总体上来看整个雇员团队情况会恶化。[②] 这只是道德风险问题的一个简单版本。费用高的人在覆盖面提高时面对更高的新增费用,这样的复杂定价策略对于更多选择导致更高集体福利水平是必要的(Bundorf et al.,2011;Glazer and McGuire,2011)。

4.2.4　限制选择会降低逆选择导致的低效率

逆选择的出现是由于消费者基于自身利益最大化选择计划,导致计划在均衡状态下扭曲其福利以吸引"良性风险"。Rothschild and Stiglitz(1976)最早对在防范风险性金融事件的保险覆盖中就逆向选择进行了阐述。Glazer and McGuire(2000)则是在管理式医疗保健计划提供医疗服务组合的背景下对逆向选择进行了分析。Cutler et al.(2010)表示,逆向选择仍活生生地存在于马萨诸塞的个人(和家庭)市场,在这个市场上,州级行政管理部门基于对州级和当地政府雇员的健康福利负责,组织了多种计划选择。按照 Ellis and McGuire(2007)的说法,健康计划有"不足额供给"可预测的和预期福利的内在冲动。所谓"预期的"是指在个人层面上与总医疗保健费用(任意一种计划的净支付额)相关的福利。最低福利的监管制约了选择,但却能提高市场均衡供给。例如,对心理保健的保险覆盖历来少于生理疾病,部分原因是保险公司担心扩大覆盖面会带来"逆向选择"风险。

在心理保健进行覆盖的健康保险市场上,开放式竞争中的一个反面教训是联邦雇员健康福利计划(Federal Employees Health Benefit Program,简称 FEHBP)。从 1960 年以来,FEHBP 为联邦雇员(包括退休人员)及其家庭经营着一个受监管的健康保险市场,这一市场实质上是一个交易所。在 FEHBP 运行早期,全国计划同样覆盖心理保健,但事实证明,个人选择覆盖时,如此优厚的健康保险是不可行的。Padgett et al.(1993)发现,尽管只是在覆盖面上略微不同,但蓝十字"高级选项"计划中人均心理保健的利用率高达 2~3 倍,如此严重的

---

302 | 健康经济学手册(第二卷)

逆向选择可以很好地解释观测到的巨大费用差额。健康计划通过改变覆盖范围,以避免计划被可能用户青睐。Foote and Jones(1999)记录了 20 世纪 80 年代保险覆盖的恶化,尽管联邦人事管理署(Office of Personnel Management,简称 OPM)拒绝削减。对计划中名义福利的规定(例如,"不限看病次数")无法阻止计划积极地"管理"心理保健费用。1980 年,行为健康服务占据了总索赔费用的 7.8%,到 1997 年,这一数据已下跌至 1.9%。在此期间,绝大多数私人雇主走向反面,提高了心理保健的覆盖率,甚至超过了由 FEHBP 提供的覆盖率。强制"公平"覆盖改变了均衡供给,淘汰了低效计划,令高效计划出现在均衡中。①

4.2.5 选择性缔约允许雇主有效选择计划和议价

第 3 节中关于选择性缔约对供应商好处的争论也同样与保险计划签约。雇主在收集和评估保险计划绩效信息等方面比单个员工更有优势。比如,可以考虑保险计划绩效的一个维度,例如专科(如儿科护理)中网络供应的充裕度。质量、地理范围和预约候诊时间等都可能成为相关考核指标。一名员工经验有限或者通过研究能了解到一点信息可以作为选择计划的基础。而一家雇主却可以集中收集和评估有关网络质量的信息,并代表员工团队做出更好的选择。

如果当地市场上的健康计划有一定的市场影响力,在开放市场上,选择性缔约,即拒绝向员工提供某种计划的能力,会令雇主就更低的保险费进行谈判时比员工处在更有利地位。这一点与个人购买保险时由于行政和销售成本所支付的高额管理费大不相同。

4.2.6 消费者有多擅于选择健康保险?

对选择的特别关注源自消费者无效选择,而且,选择更大可能会令情况更糟糕而非更好。最近,有许多健康经济学方面的文献质疑,单个消费者不可能通过自身利益最大化做出健康保险的最优选择。Leibman and Zeckhauser(2008)在更广义的行为经济学研究背景下提出了这一问题,在文章的最后他们明确得出结论:"对于大多数消费者来说,健康保险是一种太过复杂的产品,他们不可能明智地购买。"

在美国,一份健康保险合同至少和一份住房抵押贷款合同一样复杂,在后面这个领域,数百万家庭(和投资人)做出了令自己悔恨不已的选择。人们选择保险时,有太多与医疗保健需求相关的意外情况会令人们无法进行精准的期望效用计算。比如,很多老年人并不清楚联邦医疗保险并不覆盖养老院费用(除非医嘱要求在医院住院结束后转入养老院)。不仅仅是老年人,对于任何人而言,明白哪些内容被保险覆盖都确实是一个问题。员工的青春期子女被诊断为饮食失调,主治医师推荐了一款州外的康复院。有多少人知道他们的保险是否会为此买单(还有付多少)?员工的子女在参加夏令营时碎了一颗牙齿,保险会覆盖(缅因)州的牙医吗?

人们发现有些健康保险的特征会阻碍有效选择。健康保险涉及评估小概率事件(但我们不擅长评估)、不愉快事件(但我们不愿意考虑这些事情)以及未来的后果(但我们会用时

---

① 心理保健的覆盖率低于生理保健也是由于需求响应过大。这种情况已经在管理式医疗计划中得到改善,管理式医疗计划更少依赖于需求方成本分担来控制费用。参见 Barry et al.(2006)对这一观点的回顾以及在心理保健公平性背景下的讨论。

间不一致的方式进行权衡考虑)。① Samuelson and Zeckhauser(1988)曾指责,健康保险市场上的消费者有"现时偏见",即人们非理性地坚持他们所知道的事情,而非转向了解其他更有利的选择。Frank and Lamiraud(2009)研究了在瑞士受监管的健康保险市场上在非常相似的保险计划间的切换,发现那里的消费者很少更换保险计划,他们解释这一结果证实了现时偏见。正如 Handel(2010)所指出的,由于逆向选择,越是有效的效用最大化——基于自身利益最大化选择健康计划——会导致对均衡和最终消费者福利不利的后果。在他的模拟分析中,降低主观切换成本会导致新的均衡,而消费者在新的均衡下情况会更糟糕而非更好。

Elbel and Schlesinger(2010)运用联邦医疗保险的特别监测数据发现,当选择从非常少(1~2 个)提高到较少(3~4 个)时,联邦医疗保险受益人选择联邦医疗保险优惠计划(Medicare Advantage,简称 MA)的概率上升。更多数量的选择与选择 MA 的概率持平或下降有关。McWilliams et al.(2011)利用健康与退休监测(Health and Retirement Survey,简称 HRS)数据也得出了类似结论。选择越多意味着选择 MA 的概率越低。对这些行为解释是因为受益人在评估如此之多的选择时存在困难。麦克威廉姆斯等还发现,认知能力较低的受益人在进行决策时更不愿意对 MA 的优惠条件给出反应。

如果消费者面临高额的主观"切换成本",不愿意更换计划也是合理的。Handel(2010)发现大型企业的员工中存在较强的现时偏见,在理性选择框架内可用高达 1500 美元的"切换成本"解释这一现时偏见。

Sinaiko and Hirth(2011)研究了"失误"被明确界定的一种情况。由于密歇根大学为其员工提供的保险计划定价方式的奇特性,其中一个计划明显被另一个计划"主导",意味着要实现任何健康需求,某一计划中员工的状况肯定会好于另一计划。西奈科和赫斯发现不是所有的员工都会更换计划,而且有一小部分员工明明可以选择更好的计划,却错误地选择了并不占优势的计划。保险覆盖的相对差异很小(包括网络外选项),所以这种失误的效用和福利后果都不是很大。

2006 年实施的联邦医疗保险 D 部分是最近一个有趣的例子,它为联邦医疗保险受益人创建了个人健康保险市场,为处方药提供了可选择的保险覆盖。这部分覆盖补贴很高(大约为 75%),但补贴是封顶的,受益人要为超过最低保障水平的福利支付增量保费。联邦医疗保险规定了覆盖药物和分摊费用,但保险计划对药品目录选择、费用分摊的形式和保费方面有很大的自由裁量权(关于联邦医疗保险 D 部分更详细的描述,可参见 Scott Morton 和 Kyle,2011,本手册)。

联邦医疗保险的受益人在 D 部分计划面临大量选择。基于网络的决策辅助提供的帮助有限。有证据表明受益人在选择时会犯错。McFadden(2006)、Abaluck and Gruber(2011)均得出结论:从期望效用角度看,老年人选择计划时在预期效用方面很差。在进行计算时,需要对风险规避和药品期望效用进行假设。人们普遍相信,保险公司在第一年对其计划的定价比较低,以"拓展业务",因为他们假定,一旦进入一项计划,老年人将不愿更换计划,保险

① Leibman and Zeckhauser(2008)、Frank(2007)对这一点都有生动的讨论,对日益增长的研究消费者决策理性的文献进行了回顾。

公司之后会抬高价格以弥补其早期损失。

Joyce et al.(2009)在市场层面对 D 部分的解读更乐观。两年后超过 90％的老年人拥有至少和 D 部分标准福利一样慷慨的药品保险覆盖。他们判断大部分受益人选择的保险计划适合他们自身健康状况。而且,D 部分计划的保费会低于预期,部分原因是 D 部分计划在鼓励仿制药替代方面非常积极。Duggan and Scott Morton(2010)发现与其他药物相比,老年人更频繁使用的品牌药物在实施 D 部分计划时,价格涨幅更小,尽管保险确实会加大对这些药品的需求,但药品计划由药品目录选择的签约策略通过提高需求弹性,对价格构成了下行压力。

消费者失误证据确凿,但这需要对大量且连贯的保险选择(知情、理性的选择)的文献进行权衡,包括 Bundorf and Royalty(2011)对价格需求响应的文献。消费者对最适用于他们未来医疗保健需求的计划进行选择的强烈倾向是逆选择的驱动器——这一根本性市场失灵的量化重要程度取决于消费者多大程度上能预测到他们将来会用到什么(Breyer,Bundorf and Pauly,2011,本手册)。Cutler and Zeckhauser(2000)中的表 9"健康保险中逆向选择的证据"对 2000 年之前 20 份研究进行了概括。消费者对健康保险价格的反应符合理性。已有文献一致的结果是,与其供应商保持紧密联系的年老和病重的参保人较少更换其保险计划。

4.2.7　权衡选择的利弊——雇主提供的健康保险会成为市场的验金石吗?

消费者福利,也许可以更具体地表达为团队中的平均期望效用,是评估选择的正确结构的一个标准。或者,我们可以考虑几种显示偏好参数,观察雇主在选择员工健康福利形式时,几乎无一例外地没有选择代金券式的方法,放任员工自由使用个人健康保险市场。雇主几乎总是使用花在员工的健康福利上的钱来向其提供一种或极少数几种选择。即便是州政府或联邦政府,当他们作为雇主的角色而存在时,也会限制员工们的选择(尽管州政府和联邦政府雇员们的选择范围会比私人雇员们更大一些)。

雇主提供的健康保险虽然昂贵,但却很受到雇主和员工的欢迎。Phelps(2010)估计,在2010 年由雇主资助的健康保险计划中,雇主们大约支付了 8350 亿美元的 62.3％(约 5200 亿美元)。[①] 在一家企业里平均只有 75％的人参加健康保险,考虑到还有一部分未参保的人已被配偶保险计划覆盖,所以总体上仅有 7％左右的人没有在雇主提供的健康保险里受保(Gruber and Washington,2005)。

雷伯曼和扎克豪瑟假设雇主有合理动机,且作为代理人为其员工规划选择时处于有利位置:

……雇主有较强动机作为其雇员的忠实代理人,为后者在数量非常有限的健康保险选项中进行选择。有效的选择是一种公共物品,为一个员工选定保险,则所有员工都适用。(Leibman and Zeckhauser,2008)。

这种观点并不是铁板钉钉的,因为一名雇主的动机并不是最大化其员工的期望效用,而是利润最大化。如果货币收益都用于员工最推崇的健康保险,那么雇主可以降低薪酬成本

---

① Gruber and Washington(2005)估算的雇主支付份额要少一些。

（低于雷伯曼-扎克豪瑟点）。而且，雇主可能会限制健康保险，以防止员工被高价健康保险吸引。这种对应关系到健康保险覆盖程度，而不是直接关系到雇主为何不提供选择。[1] 健康保险选择的持久性和受欢迎程度令雇主模式成为医疗改革的前行者。

4.2.8　作为医疗改革的一部分在交易所构建选择

《患者保护与平价医疗法案》旨在很大程度上消除美国的"无保险"问题。实现这一宏伟目标的内在机理是联邦医疗救助计划的拓展和强制覆盖，并为低中收入个人与家庭提供补贴。此外，各州将管理被称为"交易所"的私人健康保险市场。交易所大致模仿了马萨诸塞连接器（Massachusetts Connector），受监管的健康计划通过网络门户销售，并根据参保人收入在最新版的恩索文管理性竞争中获得补贴。然而，PPACA 忽略了许多这类新保险市场应该如何运行和规制的"细节"。此处仅提一个基本维度，交易所可在州内运营、外包给私人机构或默认由联邦政府运营。交易所的很多基本经济结构有待决定。

2014 年 1 月 1 日起，无法获得雇主提供的或公共覆盖保险的美国公民和合法居民都可以通过交易所购买健康保险。交易所巩固和规范了个人保险市场。小企业可以通过个别交易所购买保险，不过各州可以选择合并个人和小团体交易所。交易所提供的健康计划会覆盖联邦政府定义的"基本福利包"，同时覆盖了心理保健。收入为联邦贫困线（Federal Poverty Level，简称 FPL）400％以上的个人与家庭，可以按浮动比率申请保险费和成本分摊补贴。通过这些交易所延伸出来的私人健康保险惠及大约 2400 万人，为许多低收入个人提供了可及的医疗保健服务和财务保障，将低收入群体融入了医疗保健的主流。

在设计交易所的运行时，州与联邦的政策制定者们面临价值和选择陷阱的权衡取舍。通过对健康保险选择提供信息和行政支持，交易所能够满足个人偏好，并促进基于价格和质量的市场竞争。另外，人们不经过仔细考虑就不会改变关于选择和竞争会改善消费者在健康保险市场上的福利这一简单的观点。私人健康保险市场的竞争和选择可能不会带来有效率的或公平的结果。

以前有些州级交易所未能成功（即，他们大幅减少可供选择的选项，或完全停止运行），很大程度上是由于逆向选择的问题。在 20 世纪 90 年代的加利福尼亚健康保险采购合作社（California Health Insurance Purchasing Cooperative，简称 HIPC）中，一个面向小团体的交易所，风险调整法将心理健康经历排除在外，这部分原因是对这类医疗服务进行编码不够精确，而且当时的保险覆盖也并不全面。HIPC 的逆向选择把很多慷慨的 PPO 计划送进了"死亡漩涡"。

到 2010 年 3 月，马萨诸塞连接器已经招募了 17.7 万名个人参与健康保险（49％是 2006 年后新参保人员），是非团体市场交易所中最为成功的模式（Commonwealth Health Insurance Connector Authority，2010a）。市场里没有补贴的部分，连接器（Connector）支持其大力发展，并提供基于保险精算值进行分层的健康保险（即所谓的黄金、白银、青铜和青年计划）。决定保险费时，法规限制细化至参保人的年龄、居住地、家庭规模、所在行业、健康计划的使用以及吸烟等情况，要求运营商并入小团体和非团队市场。健康计划覆盖层级所提供的福利已逐

---

[1] 况且，如果雇主为垄断企业，它能对员工的高价值健康保险选项"标定"价格并获取更多的员工剩余（Miller，2005）。

渐变得更加标准化(Commonwealth Health Insurance Connector Authority,2010b)。不过,在波士顿地区,同一保险级别和成本分摊要求非常相似的保险计划收取的保费相差1.5倍,但在马萨诸塞西部的差异稍低一些。我们不清楚是由于选择还是其他因素导致了同一市场上明显相似的产品保险费变化幅度如此之大。在连接器的补贴项目中,健康计划直接由连接器运行,并对美国公民或侨民以及家庭收入低于FPL300%的无保险成年人开放。

即便各州确实选择限制交易所内的计划选择,Leibman and Zeckhauser(2008)仍然怀疑公共部门的中介机构能否做得像雇主一样出色,因为公共机构往往要背负着提供高品质健康计划的压力。州政府和联邦政府在扮演雇主角色时,也确实倾向于比私人雇主提供更多的选择。

4.3 保费厘定与公平

正如我们看到的,个人保险费的风险调整对消费者在健康计划选项中进行有效自我分类是必要的。在此背景下,术语"风险调整"指向所有与高费用有关的因素,包括但并不局限于健康状况。一些社会经济特征(如收入或教育)也可能有助于医疗保健需求。如果高收入群体对医疗保健有更多的需求,那么有效的保费厘定就需要对他们收取更高的保险费。按社会经济特征风险调整保险费(如收入)或健康状况(如病史)引发对医疗保健融资公平性的考虑。

在健康政策中,公平关系到健康状况(病人不应该比健康的人支付更多费用)和支付能力(富人应比穷人花更多钱)。在医疗保健中,最令人熟悉的公平概念是欧洲的"团结原则",这一原则规定健康状况不佳的个人应该和那些处于良好健康状况的人为健康保险支付相同的费用。① 团结原则在欧洲的政策讨论中是明确的。正如Stock et al.(2006)解释的,例如,德国社会健康保险的指导原则就是团结:"根据医疗需求提供医疗服务。"而且,"(筹资)意味着从低到高风险(与)从高收入者到低收入者的交叉补贴……"②在美国,对公平的关注也推动了健康保险费用的管制,禁止或限制因健康状况产生的歧视。③ 这些苛刻的约束限制了向参保人收取的保险费应如何更好地与参保人偏好相匹配。

Gruber and Levy(2011)考虑了异质性的消费者在个人市场要在"黄金"和"白银"计划之间做出取舍时,保险费用和税收政策如何才能产生一个高效且公平(在团结的意义上)的医

① 关于竞争性健康计划背景下团结原则应用的文献回顾,可参见Van de Ven and Ellis(2000)。Sass(1995)对团结原则进行了欧洲哲学性的解析。Stone(1993)则基于美国背景,将团结原则与健康保险组织与定价中的精算公平进行了比较。
② 在一次采访中,德国卫生部部长乌拉·斯密特是这样说的:"作为卫生部部长,我的首要个人目标是维护德国卫生体系的社会团结原则,这意味着我们每一位德国人应该能得到最先进的医疗服务并在家庭支付能力基础上为这份保证筹资做出贡献。"(Cheng and Reinhardt,2008)
③ Gao(2003)描述了联邦政府针对健康保险费用的歧视政策。规定由IRS执行,由ERISA计划管制,禁止根据雇员健康状况在保费收取和保费缴费方面存在歧视。Kaiser Family Foundation(2009)列出了限制利用健康状况在个人健康保险市场上设定保费(经常限定按健康状况收费的差别)的十个州,以及具有社区评级规定形式的八个州。禁止健康状况歧视也可视为一种效率议题:在一个社会性有效的政策里,个人理应得到规避健康状况变化的风险防范。

疗保健筹资系统。① 需求的异质性源自健康状况(在收取计划保险费时要考虑)和其他偏好因素(如收入,在收取保险费用时无法考虑)。如果基于健康计划选择对收入进行征税,那么有效而公平的分类便成为可能;然而,有效分类需要个人面对他们选择所带来的增量费用,而公平性则要求病情较重的人支付不超过健康者的健康保险费用,所以通常情况下,这两种情况互相冲突。②

5. 结 论

很多人同意 Gruber and Levy(2009)的观点,"美国健康保险系统面临的真正问题与其说是单个家庭高支出风险,不如说是总费用递增的系统性风险"。格鲁伯和列维指出,医疗保健费用增长类似于一项健康计划中的医疗保健费用,由于成本分摊在保险费用里,单个消费者没有动力为此做任何事情。我们可以在此基础上认为影响增长的因素,如技术、运作模式、患者预期等都是医疗保健全行业普遍存在的情况。具有单一健康保险和筹资形式的国家需要解释政策抉择对医疗保健费用增长的影响。但在美国这样的国家,不止一个支付者,除去联邦医疗保险计划,能稳健地处理影响费用增长的潜在力量。除了本章在上文中提到的内容之外,这是将健康保险计划的设计引入公共政策领域的另外一个原因。

就像医疗保健本身一样,健康保险也受制于多种形式的"市场失灵"。在世界各地,与提供医疗保健服务相比,无论是直接还是通过监管,为医疗支出提供融资和风险保险在公共领域更为彻底。因此,健康保险经济学的研究不仅与社会政策密切相关,同时也与经济学中重要研究问题密切相关。

大多数关于健康保险经济学的研究都集中在效率上,都是基于理性的行为者,都关注医疗保健部门的绩效而非关注整体经济。这些东西正在变化。对医疗保健筹资公平的担忧正吸引着更多的关注,随着给消费者更多的经济激励以选择健康保险,同时医疗保健更加关注费用问题,压力在升级,在效率和公平之间的权衡可能会变得更加尖锐。行为经济学的影响已经渗透到微观经济学的所有领域。医疗保健和健康保险都涉及与"非理性"选择相关的产品特性。行为经济学的经验规律和见解在健康保险政策中会有什么作用?医疗保健费用的增长以及健康保险在促进这一增长方面的作用,将健康政策与公共财政和宏观经济学的更广泛领域联系起来。医疗保健筹资的抉择将对整个经济的增长路径产生代际和其他动态影响。

这里提出的问题迫在眉睫。美国已经开始实施一项雄心勃勃的扩大覆盖范围的医疗改

---

① 医疗保健改革中的健康保险交易所有四个金属层级:铂金、黄金、白银和青铜。
② 在具有多种计划层级的个人市场背景下,"公平"可以用不同方式界定。如果公平仅仅是在基本(青铜)级别的保费公平,那么在公平和效率之间的冲突可能通过对每位青铜计划同等收费实现最小化。如果增量保费不是根据风险状况制定,那么在不同计划层级间的分类就仍然存在效率问题。

革政策。目前,几乎在任何地方,医疗保健筹资体系的可持续性都受到了质疑。公共和私人健康保险将医疗保健成本增长的压力传递给了纳税人、消费者、雇主和其他支付者。健康保险,包括对患者的保险覆盖和定价,以及囊括和支付供应商的规则,也将有赖于医疗保健部门如何改变医疗保健决策中的社会选择。

参考文献

Abaluck, J. & Gruber, J. (2011). Choice inconsistencies among the elderly: evidence from plan choice in Medicare Part D. American Economic Review: forthcoming.

Abraham, J. M., Vogt, W. B., & Gaynor, M. S. (2006). How do households choose their employer-based health insurance? Inquiry, 43(4), 315−332.

Aitken, M., Berndt, E. R., & Cutler, D. M. (2009). Prescription drug spending trends in the United States: Looking beyond the turning point. Health Affairs (Millwood), 28(1), w151−w160.

Arrow, K. J. (1963). Uncertainty and the welfare economics of medical care. American Economic Review, 53(5), 941−973.

Atherly, A., Dowd, B., & Feldman, R. (2004). The effect of benefits, premiums, and health risk on health plan choice in the Medicare program. Health Services Research, 39(4:1), 847−864.

Atherly, A., Hebert, P. L., & Maciejewski, M. L. (2005). An analysis of disenrollment from Medicare managed care plans by Medicare beneficiaries with diabetes. Medical Care, 43(5), 500−506.

Austin, D. A. & Hungerford, T. L. (2009). The market structure of the health insurance industry. Congressional Research Service R40834: November 17.

Baicker, K. & Goldman, D. (2011). Patient cost-sharing and healthcare spending growth. Journal of Economic Perspectives, 25(2), 47−68.

Barry, C. L., Frank, R. G., & McGuire, T. G. (2006). The costs of mental health parity: Still an impediment? Health Affairs (Millwood), 25(3), 623−634.

Bauhoff, S., Hotchkiss, D. R., & Smith, O. (2010). The impact of medical insurance for the poor in Georgia: a regression discontinuity approach. Health Economics: forthcoming.

Berndt, E. R., McGuire, T. G., & Newhouse, J. P. (2011). A primer on the economics of pharmaceutical pricing in health insurance markets NBERWorking Paper 16879.

Besley, T. J. (1988). Optimal reimbursement health insurance and the theory of Ramsey taxation. Journal of Health Economics, 7(4), 321−336.

Bitran, R. & Munoz, R. (2010). Global marketplace for private health insurance: Strength in numbers. In A. S. Preker, P. Zweifel, & O. Schellekens (Eds.), Global marketplace for private health insurance: Strength in numbers. Washington, DC: The World Bank.

Bodenheimer, T. (2000). California's beleaguered physician groups—will they survive? New

England Journal of Medicine, 342(14), 1064-1068.

Breyer, F., Bundorf, M. K., & Pauly, M. V. (2011). Health care spending risk, health insurance, and payment to health plans. Handbook of health economics, Elsevier.

Buchmueller, T. (2006). Price and the health plan choices of retirees. Journal of Health Economics, 25(1), 81-101.

Bundorf, M. K. & Royalty, A. B. (2011). Price responsiveness in health plan choice. Working Paper. Bundorf, M. K., Levin, J. D., & Mahoney, N. (2011). Pricing and welfare in health plan choice. American Economic Review: forthcoming.

Buntin, M. B., Damberg, C., Haviland, A., Kapur, K., Lurie, N., McDevitt, R., et al. (2006). Consumer-directed health care: Early evidence about effects on cost and quality. Health Affairs (Millwood), 25(6), w516-w530.

Buntin, M. B., Escarce, J. J., Kapur, K., Yegian, J. M., & Marquis, M. S. (2003). Trends and variability in individual insurance products in California. Health Affairs (Millwood), Suppl. Web Exclusives: W3-449-459.

California Public Employees' Retirement System (2004). CalPERS Health Plan Overview. Retrieved August 11, 2010, from, https://www.calpers.ca.gov/index.jsp? bc =/about/benefits-overview/health-benefits.xml/.

Capps, C., Dranove, D., & Satterthwaite, M. (2003). Competition and market power in option demand markets. RAND Journal of Economics, 34(4), 737-763.

Casalino, L. P. & Robinson, J. C. (1997). The evolution of medical groups and capitation in California.Henry J. Kaiser Foundation and California Health Care Foundation.

Chandra, A., Cutler, D., & Song, Z. (2011). Who ordered that? The economics of treatement choices in medical care. Handbook of health economics. Elsevier.

Chandra, A., Gruber, J., & McKnight, R. (2010). Patient cost-sharing, hospitalization offsets, and the design of hospital insurance for the elderly. American Economic Review, 100(1), 193-213.

Cheng, T. & Reinhardt, U. E. (2008). Shepherding major health system reforms: A conversation with German Health Minister Ulla Schmidt. Health Affairs, 27(3), w204-w213.

Chernew, M. E., & Fendrick, A. M. (2008). Value and increased cost sharing in the American health care system. Health Services Research, 43(2), 451-457.

Chernew, M. E., Encinosa, W. E., & Hirth, R. A. (2000). Optimal health insurance: The case of observable, severe illness. Journal of Health Economics, 19, 585-609.

Chernew, M. E., Gibson, T. B., Yu-Isenberg, K., Sokol, M. C., Rosen, A. B., & Fendrick, A. M.(2008a). Effects of increased patient cost sharing on socioeconomic disparities in health care. Journal of General Internal Medicine, 23(8), 1131-1136.

Chernew, M. E., Gowrisankaran, G., & Scanlon, D. P. (2008b). Learning and the value of information: Evidence from health plan report cards. NBERWorking Paper 8589.

Chernew, M. E., Juster, I. A., Shah, M., Wegh, A., Rosenberg, S., Rosen, A. B., et al. (2010).Evidence that value-based insurance can be effective. Health Affairs (Millwood), 29(3), 530–536.

Chernew, M. E., Rosen, A. B., & Fendrick, A. M. (2007). Value-based insurance design. Health Affairs (Millwood), 26(2), w195–w203.

Chernew, M. E., Shah, M. R., Wegh, A., Rosenberg, S. N., Juster, I. A., Rosen, A. B., et al. (2008c). Impact of decreasing copayments on medication adherence within a disease management environment. Health Affairs (Millwood), 27(1), 103–112.

Choudhry, N., & others (2010a).

Choudhry, N., Rosenthal, M. B., & Milstein, A. (2010). Assessing the evidence for value-based insurance design. Health Affairs (Millwood), 29(11), 1988–1994.

Christianson, J. B. & Conrad, D. (2011). Provider payment and incentives. In S. A. Glied & P. C. Smith (Eds.), The Oxford handbook of health economics (pp. 624–648). Oxford: Oxford University Press.

Commonwealth Health Insurance Connector Authority (2010a). Connector summary report. Commonwealth Health Insurance Connector Authority Boston, MA.

Commonwealth Health Insurance Connector Authority (2010b). Commonwealth care plans by region,from ,www.mahealthconnector.org/.

Congressional Budget Office (CBO) (2008). Key issues in analyzing major health insurance proposals, December.

Cook, K., Dranove, D., & Sfekas, A. (2010). Does major illness cause financial catastrophe? Health Services Research, 45(2), 418–436.

Cox, E., Klukarni, A., & Henderson, R. (2007). Impact of patient and plan design factors on switching to preferred statin therapy. The Annals of Pharmacotherapy, 41(1), 1946–1953.

Cutler, D. M. & Reber, S. J. (1998). Paying for health insurance: The tradeoff between competition and adverse selection. Quarterly Journal of Economics, 113(2), 433–466.

Cutler, D. M. & Zeckhauser, R. (2000). The anatomy of health insurance. In A. J. Culyer & J. P.Newhouse (Eds.), Handbook of health economics. Amsterdam: North Holland, Elsevier.

Cutler, D. M., Lincoln, B., & Zeckhauser, R. (2010). Selection stories: Understanding movement across health plans. Journal of Health Economics, 29(6), 821–838.

Cutler, D. M., McClellan, M., & Newhouse, J. P. (2000). How does managed care do it? RAND Journal of Economics, 31(3), 526–548.

Dafny, L. (2010). Are health insurance markets competitive? American Economic Review, 100(4), 1399–1492.

Dafny, L., Ho, K., & Varela, M. (2010). Let them have choice: gains from shifting away from employer-sponsored health insurance and toward an individual exchange. NBERWorking Paper 16687.

Damrongplasit, K. & Melnick, G. A. (2009). Early results from Thailand's 30 Baht Health Reform: Something to smile about. Health Affairs (Millwood), 28(3), w457–w466.

Danzon, P. M. & Pauly, M. V. (2002). Health insurance and the growth in pharmaceutical expenditures. Journal of Law and Economics, 45(1), 587–613.

De Meza, D. (1983). Health insurance and the demand for medical care. Journal of Health Economics, 2, 47–54.

Diamond, P. (1992). Organizing the health insurance market. Econometrics, 60(6), 1233–1254.

Dowd, B. E., & Feldman, R. (19941995). Premium elasticities of health plan choice. Inquiry, 31(4), 438–444.

Dowd, B. E. Feldman, R., & Coulam, R. (2003). The effect of health plan characteristics on Medicare+choice enrollment. Health Services Research, 38(1 Pt 1), 113–135.

Dranove, D. (2011). Health care markets, regulators, and certifiers. Handbook of health economics. Elsevier. Dranove, D. & Millenson, M. L. (2006). Medical bankruptcy: Myth versus fact. Health Affairs (Millwood), 25(2), w74–w83.

Dranove, D., Shanley, M., & White, W. (1993). Price and concentration in hospital markets: The switch from patient to payer-driven competition. Journal of Law and Economics, 36, 179–204.

Duggan, M. (2005). Do new prescription drugs pay for themselves? The case of second-generation antipsychotics. Journal of Health Economics, 24(1), 1–31.

Duggan, M. & Scott Morton, F. (2010). The effect of Medicare Part D on pharmaceutical prices and utilization. American Economic Review, 100(1), 590–607.

Duggan, M., Healy, P., & Morton, F. S. (2008). Providing prescription drug coverage to the elderly: America's experiment with Medicare Part D. Journal of Economic Perspectives, 22(4), 69–92.

Einav, L., & Finkelstein, A. (2011). Selection in insurance markets: Theory and empirics in pictures. Journal of Economic Perspectives, 25(1), 115–138.

Einav, L. Finkelstein, A., & Cullen, M. R. (2010). Estimating welfare in insurance markets using variation in prices. Quarterly Journal of Economics, 125(3), 877–921.

Elbel, B., & Schlesinger, M. (2010). How much choice? Nonlinear relationships between the number of plan options and the behavior of Medicare beneficiaries. Working Paper. Yale University.

Ellis, R. P. & Manning, W. G. (2007). Optimal health insurance for prevention and treatment. Journal of Health Economics, 26(6), 1128–1150.

Ellis, R. P. & McGuire, T. G. (1986). Provider behavior under prospective reimbursement. Cost sharing and supply. Journal of Health Economics, 5(2), 129–151.

Ellis, R. P. & McGuire, T. G. (1987). Setting capitation payments in markets for health services. Health Care Financing Review, 8(4), 55–64.

Ellis, R. P. & McGuire, T. G. (1990). Optimal payment systems for health services. Journal of Health Economics, 9, 375–396.

Ellis, R. P. & McGuire, T. G. (1993). Supply-side and demand-side cost sharing in health care. Journal of Economic Perspectives, 7(4), 135–151.

Ellis, R. P. & McGuire, T. G. (2007). Predictability and predictiveness in health care spending. Journal of Health Economics, 26(1), 25–48.

Ellison, S. F., Cockburn, I., Griliches, Z., & Hausman, J. (1997). Characteristics of demand for pharmaceutical products: An examination of four cephalosporins. RAND Journal of Economics, 28(3), 426–446.

Enthoven, A. C. (1978). Rx for health care economics: Competition, not rigid NHI. Hospital Progress, 59(10), 44–51.

Enthoven, A. C. & Kronick, R. (1989). A consumer-choice health plan for the 1990s. Universal health insurance in a system designed to promote quality and economy (2). New England Journal of Medicine, 320(2), 94–101.

Feldman, R., Parente, S. T., & Christianson, J. B. (2007). Consumer-directed health plans: New evidence on spending and utilization. Inquiry, 44(1), 26–40.

Feldman, R. D. & Dowd, B. E. (1982). Simulation of a health insurance market with adverse selection. Operations Research, 30(6), 1027–1042.

Fendrick, A. M. & Chernew, M. E. (2006). Value-based insurance design: Aligning incentives to bridge the divide between quality improvement and cost containment. American Journal of Managed Care, December 12(Spec no.), SP5–SP10.

Fendrick, A. M., Smith, D. G., & Chernew, M. E. (2010). Applying value-based insurance design to low-value health services. Health Affairs (Millwood), 29(11), 2017–2021.

Finkelstein, A. N., Luttmer, E., & Notowidigdo, M. J. (2009). What good is wealth without health? The effect of health on the marginal utility of consumption. NBER Working Paper No. 14089.

Florence, C. S. & Thorpe, K. E. (2003). How does the employer contribution for the federal employees health benefits program influence plan selection?. Health Affairs (Millwood), 22(2), 211–218.

Foote, S. M. & Jones, S. B. (1999). Consumer-choice markets: Lessons from FEHBP mental health coverage. Health Affairs (Millwood), 18(5), 125–130.

Frank, R. (2007). Behavior economics and health economics. In P. Diamond & H. Vartiainen (Eds.), Behavioral economics and its applications. Princeton University Press.

Frank, R. & Lamiraud, K. (2009). Choice, price competition and complexity in markets for health insurance. Journal of Economic Behavior and Organization: forthcoming.

Frank, R. G. & McGuire, T. G. (2000). Economics and mental health. In A. J. Culyer & J. P. Newhouse (Eds.), Handbook of health economics. North Holland: Elsevier.

Frank, R. G., Glazer, J., & McGuire, T. G. (2000). Measuring adverse selection in managed health care. Journal of Health Economics, 19(6), 829-854.

Friedson, E. (1973). Prepaid group practice and the new demanding patient. Milbank Memorial Fund Quarterly, 51(4), 473-488.

Fronstin, P. (2009). Sources of health insurance and characteristics of the uninsured: Analysis of the March 2009 Current Population Survey. EBRI Issue Brief, (334), 135.

Gabel, J., Claxton, G., Gil, I., Pickreign, J., Whitmore, H., Finder, B., et al. (2005). Health benefits in 2005: Premium increases slow down, coverage continues to erode. Health Affairs (Millwood), 24(5), 1273-1280.

Gaynor, M. & Haas-Wilson, D. (1999). Change, consolidation, and competition in health care markets. Journal of Economic Perspectives, 13(1), 141-164.

Gaynor, M., Li, J., & Vogt, W. B. (2007). Substitution, spending offsets, and prescription drug benefit design. Forum for Health Economics and Policy, 10(2), 131.

Gibson, T. B., Mark, T. L., McGuigan, K. A., Axelsen, K., & Wang, S. (2006). The effects of prescription drug copayments on statin adherence. American Journal of Management Care, 12(9), 509-517.

Gibson, T. B., Ozminkowsk, R. J., & Goetzel, R. Z. (2005). The effects of prescription drug cost sharing: A review of the evidence. American Journal of Management Care, 11(11), 730-740.

Gilman, B. H. & Kautter, J. (2007). Consumer response to dual incentives under multitiered prescription drug formularies. American Journal of Management Care, 13(6 Pt 2), 353-359.

Gilman, B. H. & Kautter, J. (2008). Impact of multitiered copayments on the use and cost of prescription drugs among Medicare beneficiaries. Health Services Research, 43(2), 478-495.

Glazer, J. & McGuire, T. G. (2000). Optimal risk adjustment of health insurance premiums: An application to managed care. American Economic Review, 90(4), 1055-1071.

Glazer, J. & McGuire, T. G. (2001). Private employers don't need formal risk adjustment. Inquiry, 38(3), 260-269.

Glazer, J. & McGuire, T. G. (2002). Setting health plan premiums to ensure efficient quality in health care: Minimum variance optimal risk adjustment. Journal of Public Economics, 84(2), 153-173.

Glazer, J. & McGuire, T. G. (2010). What to count as "offset effects" in health insurance design. Unpublished September 14, 2010.

Glazer, J. & McGuire, T. G. (2011). Gold and silver health plans: Accommodating demand heterogeneity in managed competition. Journal of Health Economics. Available online: DOI: 10.1016/j.jhealeco.2011.1005.1018.

Goldman, D. P. & Philipson, T. J. (2007). Integrated insurance design in the presence of multiple medical technologies. The American Economic Review, 97(2), 427–432.

Goldman, D. P., Jena, A. B., Philipson, T., & Sun, E. (2008). Drug licenses: A new model for pharmaceutical pricing. Health Affairs (Millwood), 27(1), 122–129.

Goldman, D. P., Joyce, G. F., & Zheng, Y. (2007). Prescription drug cost sharing: Associations with medication and medical utilization and spending and health. JAMA, 298(1), 61–69.

Goldstein, G. S. & Pauly, M. V. (1976). Group health insurance as a local public good. In R. N. Rosett (Ed.), The role of health insurance in the health services sector. New York: National Bureau for Economic Research.

Gruber, J. (2006). The role of consumer copayments for health care: lessons from the RAND Health Insurance Experiment and beyond. Kaiser Family Foundation, October.

Gruber, J. (2008). Covering the uninsured in the United States. Journal of Economic Literature, 46(3), 571–606.

Gruber, J. & Levy, H. (2009). The evolution of medical spending risk. Journal of Economic Perspectives, 23(4), 25–48.

Gruber, J. & Rodriguez, D. (2007). How much uncompensated care do doctors provide? Journal of Health Economics, 26(6), 1151–1169.

Gruber, J. & Washington, E. (2005). Subsidies to employee health insurance premiums and the health insurance market. Journal of Health Economics, 24(2), 253–276.

Handel, B. (2010). Adverse selection and switching costs in health insurance markets: When nudging hurts. Unpublished Working Paper.

Herring, B. (2005). The effect of the availability of charity care to the uninsured on the demand for private health insurance. Journal of Health Economics, 24(2), 225–252.

Himmelstein, D. U., Warren, E., Thorne, D., & Woolhandler, S. (2005). Illness and injury as contributors to bankruptcy. Health Affairs (Millwood) Suppl. Web Exclusives: W5–63–W65–73.

Hsiao, W. C., Shaw, R. P., & Fraker, A. (2007). Social health insurance for developing nations. Washington, DC: The World Bank.

Hsu, J., Price, M., Huang, J., Brand, R., Fung, V., Hui, R., et al. (2006). Unintended consequences of caps on Medicare drug benefits. New England Journal of Medicine, 354(22), 2349–2359.

Huskamp, H. A., Deverka, P. A., Epstein, A. M., Epstein, R. S., McGuigan, K. A., & Frank, R. G. (2003). The effect of incentive-based formularies on prescription-drug utilization and spending. New England Journal of Medicine, 349(23), 2224–2232.

Huskamp, H. A., Deverka, P. A., Epstein, A. M., Epstein, R. S., McGuigan, K. A., Muriel, A. C., et al. (2005). Impact of 3-tier formularies on drug treatment of attention-deficit/

hyperactivity disorder in children. Archives of General Psychiatry, 62(4), 435–441.

Jack, W. & Sheiner, L. (1997). Welfare improving health subsidies. American Economic Review, 87(2), 206–221.

Jin, G. Z. & Sorensen, A. T. (2006). Information and consumer choice: The value of publicized health plan ratings. Journal of Health Economics, 25(2), 248–275.

Joyce, G. F., Goldman, D. P., Vogt, W. B., Sun, E., & Jena, A. B. (2009). Medicare Part D after 2 years. American Journal of Management Care, 15(8), 536–544.

Kaiser Family Foundation and Health Services & Educational Trust (2009). Employer Health Benefits: 2009 Annual Survey, from http://ehbs.kff.org/pdf/2009/7936.pdf.

Kaiser Family Foundation and Health Services & Educational Trust (2010). Employer Health Benefits: 2010 Annual Survey, from http://ehbs.kff.org/pdf/2010/8085.pdf.

Keeler, E. B. & Rolph, J. E. (1988). The demand for episodes of treatment in the Health Insurance Experiment. Journal of Health Economics, 7(4), 337–367.

Keenan, P., Cutler, D. M., & Chernew, M. E. (2006). The "graying" of group health insurance. Health Affairs (Millwood), 25(6), 1497–1506.

Kingsdale, J. & Bertko, J. (2010). Insurance exchanges under health reform: Six design issues for the states. Health Affairs (Millwood), 29(6), 1158–1163.

Kremer, M. & Glennerster, R. (2011). Improving health in developing countries: Evidence from randomized evaluations. Handbook of health economics. Elsevier.

Landon, B. E., Rosenthal, M. B., Normand, S. L., Spettell, C., Lessler, A., Underwood, H. R., et al.(2007). Incentive formularies and changes in prescription drug spending. American Journal of Management Care, 13(6 Pt 2), 360–369.

Leibman, J. & Zeckhauser, R. (2008). Simple humans, complex insurance, subtle subsidies. NBERWorking Paper 14330.

Lichtenberg, F. R. & Sun, S. X. (2007). The impact of Medicare Part D on prescription drug use by the elderly. Health Affairs (Millwood), 26(6), 1735–1744.

Lo Sasso, A. T., Shah, M., & Frogner, B. K. (2010). Health savings accounts and health care spending.Health Services Research, 45(4), 1041–1060.

Lohr, K. N., Brook, R. H., & Kamber, C. J. (1986). Effect of cost sharing on use of medically effective and less effective care. Medical Care, 24(9), S31–S38.

Lu, C., Frank, R., & McGuire, T. G. (2008). Demand response of mental health services to cost sharing under managed care. Journal of Mental Health Policy and Economics, 11(3), 113–126.

Lu, C., Frank, R. G., & McGuire, T. G. (2009). Demand response under managed health care.Contemporary Economic Policy, 27(1), 115.

Lungen, M., Stollenwerk, B., Messner, P., Lauterbach, K. W., & Gerber, A. (2008). Waiting times for elective treatments according to insurance status: A randomized empirical study in

Germany. International Journal of Equity Health, 7, 1.

Ma, C. A. & McGuire, T. G. (1998). Costs and incentives in a behavioral health carve-out. Health Affairs (Millwood), 17(2), 53-69.

Ma, C. A. & McGuire, T. G. (2002). Network incentives in managed health care. Journal of Economics & Management Strategy, 11(1), 135.

Ma, C. A. & Riordan, M. H. (2002). Health insurance, moral hazard, and managed care. Journal of Economics & Management Strategy, 11, 81-107.

Maciejewski, M. L., Farley, J. F., Parker, J., & Wansink, D. (2010). Copayment reductions generate greater medication adherence in targeted patients. Health Affairs (Millwood), 29(11), 2002-2008.

Manning, W. G., & Marquis, M. S. (1989). Health insurance: Trade-off between risk sharing and moral hazard. Pub. No. R-3729-NCHSR.

Manning, W. G., & Marquis, M. S. (1996). Health insurance: The Tradeoff between risk pooling and moral hazard. Journal of Health Economics, 15(5), 609-639.

Manning, W. G., Newhouse, J. P., Duan, N., Keeler, E. B., & Leibowitz, A. (1987). Health insurance and the demand for medical care: Evidence from a randomized experiment. American Economic Review, 77(3), 251-277.

Marquis, M. S. & Long, S. H. (1995). Worker demand for health insurance in the non-group market. Journal of Health Economics, 14(1), 47-63.

McFadden, D. (2006). Free markets and fettered consumers. American Economic Review, 96(1), 529.

McGuire, T. G. (1981). Price and membership in a prepaid group medical practice. Medical Care, 18(2), 172-183.

McGuire, T. G. (2000). Physician agency. In A. J. Culyer & J. P. Newhouse (Eds.), Handbook of health economics (Vol. 1, pp. 461536). Elsevier.

McGuire, T. G. & Bauhoff, S. (2007). A decade of choice tracking the German national experience with consumer choice of sickness fund. In P. Oberender, & C. Staub (Eds.), Auf der Suche nach der besseren Losung (pp. 145160). Baden-Baden Nomos Ver Lagsgesellschaft.

McGuire, T. G. & Bauhoff, S. (2011). Adoption of a cost-saving innovation: Germany, UK and simvastatin. In N. Klusen, F. Verheyen, & C. Wagner (Eds.), England and Germany in Europe—What lessons can we learn from each other? (pp. 11-26). Baden-Baden, Germany: Nomos Verlag.

McGuire, T. G. & Sinaiko, A. D. (2010). Regulating a health insurance exchange: Implications for individuals with mental illness. Psychiatric Services, 61(11), 1074-1080.

McGuire, T. G. Newhouse, J. P., & Sinaiko, A. (2011). An economic history of Medicare Part C. Milbank Quarterly, 89(2), 289-332.

McWilliams, J. M., Afendulis, C., Landon, B. E., & McGuire, T. G. (2011). Cognitive functioning and choice between traditional Medicare and Medicare Advantage. Health Affairs: forthcoming.

Melnick, G. A. & Zwanziger, J. (1988). Hospital behavior under competition and cost-containment policies.the California experience, 1980 to 1985. JAMA, 260(18), 2669−2675.

Melnick, G. A., Zwanziger, J., Bamezai, A., & Pattison, R. (1992). The effects of market structure and bargaining position on hospital prices. Journal of Health Economics, 11(3), 217−233.

Miller, G., Pinto, D. M., & Vera-Hernández, M. (2009). High-powered incentives in developing country health insurance: Evidence from Colombia's Régimen Subsidiado. National Bureau of Economic Research Working Paper Series No. 15456.

Miller, N. H. (2005). Pricing health benefits: A cost-minimization approach. Journal of Health Economics, 24(5), 931−949.

Morrisey, M. A. (2008). Health insurance. Health Administration Press.

Newhouse, J. P. (1993). Free-for-all: Health insurance, medical costs, and health outcomes: The results of the health insurance experiment. Cambridge, MA: Harvard University Press.

Newhouse, J. P. (2006). Reconsidering the moral hazardrisk avoidance tradeoff. Journal of Health Economics, 25(5), 1005−1014.

Nyman, J. (1999a). The economics of moral hazard revisited. Journal of Health Economics, 18(6), 811−823.

Nyman, J. (1999b). The value of health insurance: The access motive. Journal of Health Economics, 18(2),141−152.

Nyman, J. A. (2003). The theory of demand for health insurance. Stanford University Press.

Nyman, J. A. (2008). Health insurance theory: The case of the missing welfare gain. European Journal of Health Economics, 9, 369−380.

Olmstead, T. & Zeckhauser, R. (1999). The menu-setting problem and subsidized prices: Drug formulary illustration. Journal of Health Economics, 18(5), 523−550.

Organization for Economic Cooperation and Development (OECD) (2004). Private health insurance in OECD countries, from http://www.oecd.org/dataoecd/42/6/33820355.pdf.

Padgett, D. K., Patrick, C., Burns, B. J., Schlesinger, H. J., & Cohen, J. (1993). The effect of insurance benefit changes on use of child and adolescent outpatient mental health services. Medical Care, 31(2), 96−110.

Parente, S. T., Feldman, R., & Christianson, J. B. (2004). Employee choice of consumer-driven health insurance in a multiplan, multiproduct setting. Health Services Research, 39(4 Pt 2), 1091−1112.

Pauly, M. (1968). The economics of moral hazard: Comment. American Economic Review,

58, 531-536.

Pauly, M. & Blavin, F. (2008). Moral hazard in insurance, value-based cost sharing, and the benefits of blissful ignorance. Journal of Health Economics, 27(6), 1407-1418.

Pauly, M. V. & Held, P. J. (1990). Benign moral hazard and the cost-effectiveness analysis of insurance coverage. Journal of Health Economics, 9(4), 447-461.

Pauly, M. V. & Ramsey, S. D. (1999). Would you like suspenders to go with that belt? An analysis of optimal combinations of cost sharing and managed care. Journal of Health Economics, 18 (4), 443-458.

Pauly, M. V., Blavin, F. E., & Meghan, S. (2009). How private, voluntary health insurance can work in developing countries. Health Affairs (Millwood), 28(6), 1778-1787.

Phelps, C. E. (1973). The demand for health insurance: A theoretical and empirical investigation. Report R-1054-OEO.

Phelps, C. E. (1976). The demand for reimbursement insurance. In R. Rosett (Ed.), The role of health insurance in the health services sector. New York: National Bureau for Economic Research.

Phelps, C. E. (2010). Health economics (4th ed.). Addison-Wesley.

Pigou, A. C. (1920). Economics of welfare. London, England: Macmillian and Co.

Pizer, S. D., Frakt, A. B., & Feldman, R. (2003). Payment policy and inefficient benefits in the Medicare+Choice program. International Journal of Health Care Finance and Economics, 3 (2), 79-93.

Relman, A. S. (2010). Could physicians take the lead in health reform? Journal of the American Medical Association, 304(24), 2740-2741.

Rice, T. (1992). An alternative framework for evaluating, welfare losses in the health care market. Journal of Health Economics, 11(1), 88-92.

Rice, T. & Matsuoka, K. Y. (2004). The impact of cost-sharing on appropriate utilization and health status: A review of the literature on seniors. Medical Care Research and Review, 61(4), 415-452.

Ridley, D. (2009). Payments, promotion, and the purple pill. The Fuqua School of Business, Duke University: Working Paper.

Robinson, J. C. (1995). Health care purchasing and market changes in California. Health Affairs (Millwood), 14(4), 117-130.

Robinson, J. C. (1996). Decline in hospital utilization and cost inflation under managed care in California. JAMA, 276(13), 1060-1064.

Robinson, J. C. (2010). Applying value-based insurance design to high-cost health services. Health Affairs (Millwood), 29(11), 2009-2016.

Robinson, J. C. & Casalino, L. P. (2001). Reevaluation of capitation contracting in New

York and California. Health Affairs (Millwood) Suppl. Web Exclusives: W11-W19.

Rosenthal, M. B., Li, Z., & Milstein, A. (2009). Do patients continue to see physicians who are removed from a PPO network? American Journal of Management Care, 15(10), 713-719.

Rothschild, M. & Stiglitz, J. (1976). Equilibrium in competitive insurance markets: An essay on the economics of imperfect information. Quarterly Journal of Economics, 90(4), 629-649

Royalty, A. B. & Soloman, N. (1989). Health plan choice: Price elasticities in a managed care setting. Journal of Human Resources, 34, 141.

Rysman, M. (2009). The economics of two-sided markets. Journal of Economic Perspectives, 23(3), 125-143.

Samuelson, W. & Zeckhauser, R. (1988). Status quo bias in decisionmaking. Journal of Risk and Uncertainty, 1, 759.

Sass, H.-M. (1995). The new triad: Responsibility, solidarity, and subsidiarity. Journal of Medicine and Philosophy, 20, 587-594.

Scanlon, D. P., Lindrooth, R., & Christianson, J. B. (2008). Steering patients to safer hospitals? The effect of a tiered hospital network on hospital admission. Health Services Research, 43(5 pt II), 1849-1868.

Scott Morton, F. & Kyle, M. (2011). Markets for pharmaceutical products. Handbook of health economics. Elsevier.

Selby, J. V., Fireman, B. H., & Swain, B. E. (1996). Effect of a copayment on use of the emergency department in a health maintenance organization. New England Journal of Medicine, 334 (10), 635-641.

Shang, B. & Goldman, D. P. (2007). Prescription drug coverage and elderly medicare spending. NBERWorking Paper 13358.

Simon, K. (2005). Adverse selection in health insurance markets: Evidence from state small-group health insurance reforms. Journal of Public Economics, 89(910), 1865-1877.

Sinaiko, A. D. & Hirth, R. A. (2011). Consumers, health insurance and dominated choices. Journal of Health Economics, 30(2), 450-457.

Song, Z., Safran, D., Landon, B. E., He, Y., Ellis, R. P., Mechanic, R., et al. (2011). Effect of the alternative quality contract on health care spending and quality. New England Journal of Medicine: forthcoming.

Squires, D., & others (2010). International profiles of health care systems. The Commonwealth Fund. Retrieved April 4, 2010, from http://www.commonwealthfund.org/B/media/Files/Publications/Fund%20Report/2010/Jun/1417_Squires_Intl_Profiles_622.pdf.

Starr, P. (1983). The social transformation of American medicine. Basic Books.

Stock, S., Redaelli, M., & Lauterbach, K. W. (2006). The influence of the labor market on German health care reforms. Health Affairs (Millwood), 25(4), 1143-1152.

Stone, D. A. (1993). The struggle for the soul of health insurance. Journal of Health Politics, Policy and Law, 18(2), 287-317.

Strombom, B. A., Buchmueller, T. C., & Feldstein, P. J. (2002). Switching costs, price sensitivity and health plan choice. Journal of Health Economics, 21(1), 89-116.

Swartz, K. (2010). Cost-sharing: Effects on spending and outcomes; the Synthesis Project Issue 20. Robert Wood Johnson Foundation, from http://www. rwjf. org/files/research/121710. policysynthesis.costsharing.rpt.pdf.

Thomson, S., Foubister, T., & Mossialos, E. (2009). Financing health care in the European Union Challenges and policy responses. European Observatory on Health Systems and Policies. Retrieved April 4, 2010, from http://www. euro. who. int/__data/assets/pdf_file/0009/98307/E92469.pdf.

Town, R. & Vistnes, G. (2001). Hospital competition in HMO networks. Journal of Health Economics, 20(5), 733-753.

US Government Accountability Office (GAO) (2003). Private health insurance: Federal and state requirement affecting coverage by small businesses.

US Government Accountability Office (GAO) (2009). Private health insurance: Research on competition in the insurance industry. GAO-09-8645, from http://www. gao. gov/new. items/d09864r.pdf.

US Office of Personnel Management (2004). Health care reform. Retrieved August 11, 2010, from http://www.opm.gov/insure/.

Van de Ven, W. P. M. M. & Ellis, R. P. (2000). Risk adjustment in competitive health plan markets. In A. J. Culyer & J. P. Newhouse (Eds.), Handbook of health economics. Amsterdam: Elsevier.

Van de Ven, W. P., Beck, K., Van de Voorde, C., Wasem, J., & Zmora, I. (2007). Risk adjustment and risk selection in Europe: 6 years later. Health Policy, 83(23), 162-179.

Waters, H. R., Hobart, J., Forrest, C. B., Siemens, K. K., Pittman, P. M., Murthy, A., et al. (2008). Health insurance coverage in Central and Eastern Europe: Trends and challenges. Health Affairs (Millwood), 27(2), 478-486.

World Health Organization (WHO) (2010). World Health Statistics. Retrieved July 7, 2010, from http://www.who.int/whosis/whostat/2010/en/index.html.

Wu, V. Y. (2009). Managed care's price bargaining with hospitals. Journal of Health Economics, 28(2), 350360.

Xu, K., Evans, D. B., Carrin, G., Aguilar-Rivera, A. M., Musgrove, P., & Evans, T. (2007). Protecting households from catastrophic health spending. Health Affairs (Millwood), 26(4), 972-983.

Zeckhauser, R. (1970). Medical insurance: A case study of the tradeoff between risk spreading and appropriate incentives. Journal of Economic Theory, 2, 1026.

Zhang, Y. (2008). Cost-saving effects of olanzapine as long-term treatment for bipolar disorder. Journal of Mental Health Policy and Economics, 11(3), 135–146.

Zhang, Y. & Soumerai, S. B. (2007). Do newer prescription drugs pay for themselves? A reassessment of the evidence. Health Affairs (Millwood), 26(3), 880–886.

Zhang, Y., Donohue, J. M., Lave, J. R., O'Donnell, G., & Newhouse, J. P. (2009). The effect of Medicare Part D on drug and medical spending. New England Journal of Medicine, 361 (1), 52–61.

Zweifel, P., Breyer, F., & Kiffman, M. (2009). Health economics (2nd ed.). Oxford University Press.

第六章　谁来做决定？医疗保健中治疗选择的经济学

阿米塔布·钱德勒 (Amitabh Chandra) ,

戴维·库特勒 (David Cutler) 和 宋子睿 (Zirui Song) [①]
哈佛大学和美国国家经济研究局

目　录

---

① 作者们衷心感谢托马斯·麦克奎尔(Thomas McGuire)令人受益匪浅的评论。宋子睿(Zirui Song)特别感谢美国国家老龄研究所博士预科 M.D./Ph.D 国家研究服务奖金(F30-AG039175)以及美国国家经济研究所老年与健康经济学博士预科奖学金(T32-AG000186)的资助。

摘要:在美国,有相同疾病的两名患者可能会接受截然不同的治疗。此外,同一个患者会在两名不同医生的诊室接受完全不同的两种治疗。本章试图理解其中的原因。它集中在三个方面:患者、医生和临床情境。具体地说,这一章研究患者或需求方面的因素,如价格、收入和偏好;医生或供给方面的因素,如专科化、经济激励和职业素质;情境因素包括行为影响和在临床决策中起作用的系统层面的因素。本章借鉴了大量临床文献对理论和证据进行了回顾。

关键词:差异;决策;需求的异质性;偏好;收入;供给方面的激励措施;支付系统;专业化;行为经济学

JEL 代码:D03;I10;I12;J44;L84

1. 引言

2007 年,西雅图共有 3368 名年龄在 45～89 岁的男性被诊断出患有局部或局限性前列腺癌。前列腺癌是美国男性中第二大常见癌症,也是导致男性癌症死亡的第二大原因,大约每年有 20 万例诊断和 3 万例死亡(Howlader et al., 2011;Smith,2011;Jemal et al., 2009)。有许多关于前列腺癌治疗方法的文献和许多临床指南可供治疗选择。还有美国泌尿学协会、美国癌症联合委员会和国家综合癌症网络的建议(Thompson et al.,2007;National Comprehensive Cancer Network,2010;AJCC,2010)。

然而,尽管有这些临床经验和广泛的文献,但这些患者的治疗方法却极其多样化(Wilt et al.,2008)。西雅图有 42% 的患者切除了前列腺,38% 的患者接受了放射治疗,其他患者接受了化学治疗(许多患者接受了这些治疗的组合)。一直以来,相当多的人决定不采取任何积极治疗,而是定期监测癌症的进展。

这些治疗选择是如何做出的?他们为什么如此多样化?这是本章的主题。我们将影响治疗的因素分为三类。首先是标准的需求方因素:价格、收入和偏好。在大多数市场中,购买决策的变化可通过以下三个考虑因素之一来解释。具有讽刺意味的是,鉴于医疗方法的巨大差异,价格和收入在医学中的作用被削弱了。大范围的保险覆盖意味着价格对于需求方来说差别不大,收入在临床决策中几乎没有作用。以前列腺癌为例,大多数男性都有医疗保险,通常都有补充保险,因此任何治疗的费用都很低。偏好可以不同,而且确实有所不同,不同的治疗方法适应这些不同的偏好(Cooperberg et al., 2007;Wei et al., 2002)。前列腺切除和放射治疗都可以降低死亡率,但治疗也会危及生活质量,如阳痿、尿失禁、肠道功能紊乱等(Bill-Axelson et al., 2005;Hayes et al., 2010;Bolla et al., 1997;Sanda et al., 2008;Litwin et al., 2007;Potosky et al., 2000)。不同的男性都不同程度上关心这些结果。

供给方是可能影响治疗决策的第二个因素。一家医院的外科医生可能比其他医院的外科医生好很多,因此对于在该机构接受治疗的男性,手术治疗可能优于放射治疗和化学治疗。即使是手术报告单的简单阅读,外科医生和机构的差异也会带来风险调整后的结果迥异的情况。可用于治疗的技术也可能因机构而异。达芬奇机器人手术系统越来越受欢迎,特别是在能够负担 139 万美元固定购买成本和 14 万美元年度服务合同的医院。2009 年,7.3万名男性(8.5 万名前列腺癌患者中的 86%)接受了机器人辅助手术,从 10 年前的不到 5000人急剧增加到目前这个数量(Kolata,2010)。通过实践或适应性学习,不同机构的医生可能采用不同的指南或技术,引导患者接受特定的治疗。

最后,情境因素例如环境或行为影响,可能起作用。某一特定男性可能更倾向于放射而不是手术治疗,但当天值班的泌尿科医生碰巧会给予这名男性手术治疗。如果一名男性在前一周手术期间不幸死亡,可能会导致初级保健医生将有类似病症的下一位患者转诊给放射肿瘤科医生。相对于手术,长时间等待的放射预约可能导致患者选择手术。这些例子说明了临床情境的多样性和随机性。

在最基本的层面上,本章考虑需求方、供应方或我们所称的情境因素在解释我们观察到的治疗差异时是否最为重要。当然,这些因素在不同的综合层面上可能或多或少是合适的。需求方因素在解释富裕和贫困地区之间的治疗差异方面可能很重要,但是在同一地区内部可能没那么重要。供给方因素可以合理地解释地区之间,甚至美国与其他发达国家之间的差异。例如,前列腺癌指南在国家内部和国家之间有所不同(Dahm et al.,2008)。情境因素可以解释为什么一个人接受手术而另一个人接受放射治疗,但很可能只是医疗保健地区差异的一小部分。然而,它们在每一个开处方或接受医疗保健服务的决策中都是显而易见的,理解它们可以为医疗保健费用的生产率提供最大可能的改善。

1.1 医疗保健的差异概述

医疗手段的差异是深远的。[①] 我们在上面提到了相同年龄和居住在同一地理区域的局部前列腺癌患者治愈率的差异性。但是,利用率的差异范围更广。

杰克·温伯格及其同事在格洛弗于 1938 年首次发现英格兰和威尔士的差异之后数十年,率先研究了美国医疗保健的地区差异(Glover,1938)。温伯格和吉特尔森于 1973 年表明,佛蒙特州小城镇的扁桃体切除率差异很大(Wennberg and Gittelsohn,1973)。他们还表明,马萨诸塞州波士顿与康涅狄格州纽黑文的治疗模式不同。所谓的"微小的地区差异"表明各种环境中的需求,供给或环境情况存在明显差异(Wennberg and Gittelsohn,1982;Wennberg et al.,1987)。但从某种意义上说,小的地区差异不那么令人印象深刻。在医生个体和患者之间,关于适宜技术操作的信念存在差异是显而易见的。真正的问题是,这些信念差异是否会影响医疗决策。

在过去 10 年中,人们一直非常强调"巨大的地区差异"——医疗操作的差异,在这些领域中,个体信念异质性更可能被平均化,并且对差异的解释要少得多(Fisher et al.,2003a,2003b;Baicker and Chandra,2004)。我们用上面提到的前列腺癌来说明这一点。2000—2008

---

① 对差异的进一步讨论,请参见 Skinner(2011,本手册)。

年,"监测、流行病学和最终结果"(Surveillance, Epidemiology and End Results,简称 SEER)数据库中有 17 个地区。在 2008 年,我们选择了所有局部、局限性前列腺癌病例,并分析了男性接受的治疗。我们选择年龄在 45—89 岁之间的男性,其中大部分患有前列腺癌。我们将治疗编入根治性前列腺切除术、放射治疗或观察等待;这个 SEER 数据并未表明是否提供了化疗。为了控制患者之间可观察到的差异,我们将手术或放射的虚拟量与年龄(确切年份的虚拟变量),肿瘤等级和大小以及 SEER 地区联系起来。地区虚拟变量给出了在每个区域中接收每个治疗的调整概率。

图 6.1 绘制了每个地区的手术和辐射治疗率。很明显,治疗意愿因地区而异。在某些地区,手术率非常高(西雅图是其中之一),而在其他地区,放射治疗率很高(夏威夷是最高的)。

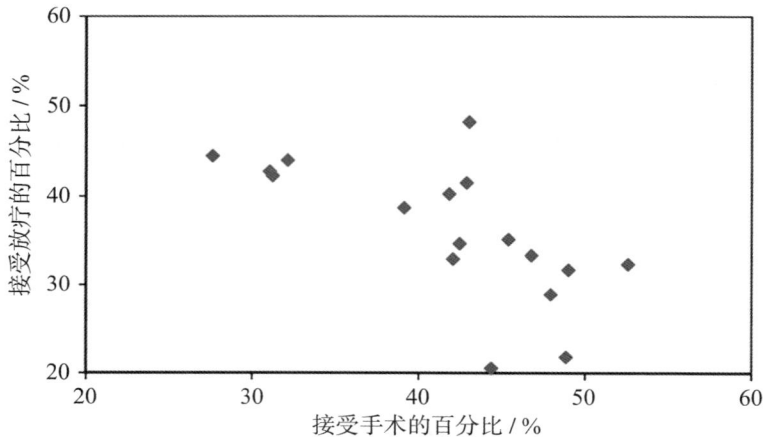

图 6.1 美国 SEER 地区前列腺癌患者的手术和放射治疗的百分比

由于自然原因,例如病例组合和患者偏好,治疗率可能会有一些变化。然而,这里的变化比随机波动更大。达特茅斯地图集记录了许多方面的这种变化。通常,差异最大的是在"供给敏感型"保健或"灰色区域医学",其中临床判断起关键作用。成像服务的使用和专家门诊的频率是这种医疗保健服务的主要例子。图 6.2 显示了美国最高支出地区(前 1/5)的部分服务的利用率,相对于美国最低支出地区(后 1/5)的利用率,表明确实存在着巨大的差异。

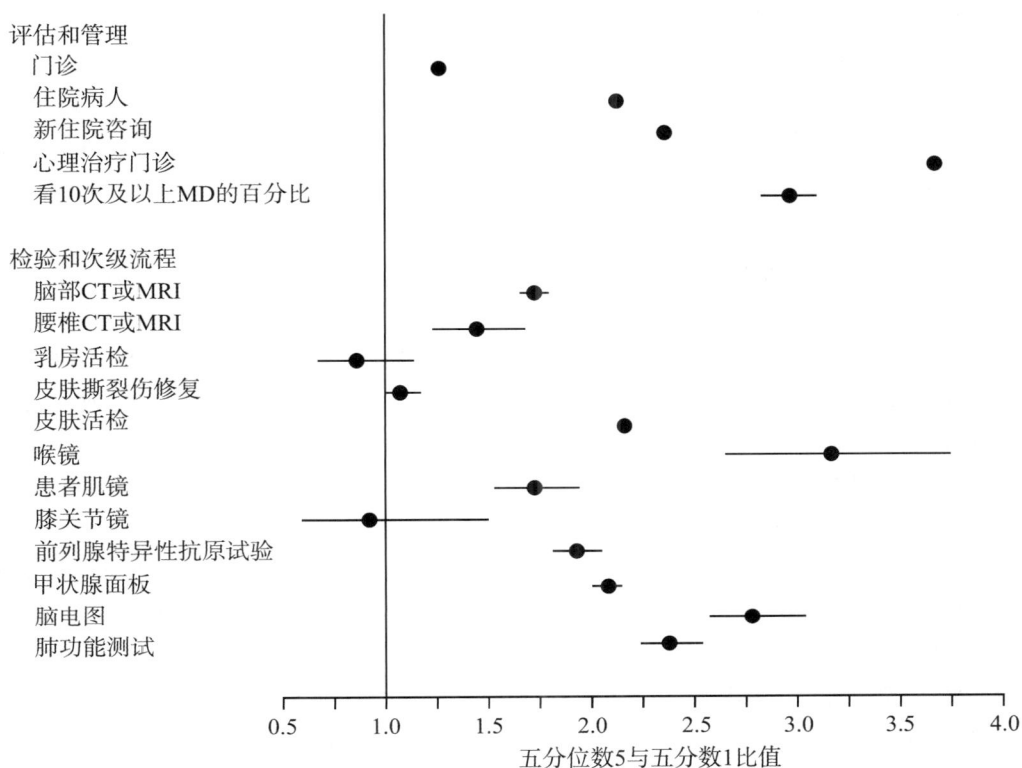

图 6.2 美国部分临床服务的相对使用率。与在三个慢性病队列中医疗保健支出处于最低的五分位数的人群与支出最高的 1/5 的队列成员提供的特定服务的相对比率和 95% 的置信区间[来自作者对 Fisher, E. S. et al.(2003a,2003b)论文中图 5 的改编]

关于这些地区差异的驱动因素存在重大争议。一些研究人员认为差异是由人口疾病负担造成的(Zuckerman et al., 2010),但其他作者认为,诊断的发病率本身在各个地区都是内生的(Song et al., 2010;Welch et al., 2011)。大多数文献都认为,患者的特征和偏好并不能解释不同地区的差异,并且在控制患者特征后,治疗手段仍然存在很大差异(Anthony et al., 2009;O'Hare et al., 2010;Baicker et al., 2004)。

1.2 医学的灰色地带

医学的灰色地带占临床实践的重要部分,其中经济激励可能产生最大影响。许多临床情况没有权威指南或治疗建议共识。在临床试验与替代疗法相比较的医学领域,我们了解到了平均收益。然而,平均收益并不能告诉医生关于某个特定患者的潜在边际收益。此外,由于技能或其他因素,平均收益并未说明某个特定医生自身对潜在边际收益的影响。结果是,当同一患者找不同医生就诊时,患者接受的治疗可能会大不相同。这方面的一个例子是医疗护理的随访频率。在一个国家,相对于医疗保健费用较低的地区来说,费用较多的地区,患者回访的频率更高,并且更有可能接受筛查测试和未经证实收益的、比较随性的干预措施(Sirovich et al.,2008)。

另一个例子是使用经皮冠状动脉介入治疗(percutaneous coronary interventions,简称PCI)治疗稳定性冠状动脉疾病(胸痛和由剧烈活动引起的相关症状),其中连续试验后没有发现其生存获益或生活质量优于最佳药物治疗(Boden et al.,2007;Weintraub et al.,2008)。尽管如此,一些患者仍然会从这个手术中受益。

PCI仍然是医学界研究最多的手术之一;至于导致这种干预措施的原因,情况就不太明确了。对于胸痛患者,有7000多种心脏病学指南可用于个人临床决策。只有11%基于随机对照试验,48%来自专家意见、案例研究或先前的护理标准(Tricoci et al.,2009)。对于简单的咳嗽,有超过4000种传染病指南,其中14%基于随机对照试验,55%来自意见或病例系列(Lee and Vielemeyer,2011)。此外,许多指南基于排除多种慢性病患者(通常存在于老年人中)或基于其他非随机样本的研究。实际上,大多数医学领域的临床指南都不符合方法学标准(Shaneyfelt et al.,1999;Atkins et al.,2004;Dahm et al.,2008)。

医学的灰色区域至少具有三个属性。首先,如上面的例子所示,临床指导很少。其次,边际伤害的范围很小,因为医生会很快学会避免有害治疗。最后,收益对患者而言比较特殊。疼痛、恶心和生活质量等因素以特殊的方式进入个人效用函数。鉴于此,尽管有临床试验证据,但医生可以声称某一特定患者有特定偏好,适合这种治疗。在Chandra and Skinner (2011)的类型学中,这些是Ⅱ型和Ⅲ型技术:前者表示治疗对一些人有效,但并非对所有人都有效(例如心脏支架),而后者指的是具有不确定临床价值的治疗(例如慢性病患者在重症监护室的天数)。

1.3 需求(患者)和供给(医生)

理解治疗选择的困难不仅仅是经验性的,同时也是概念性的。患者想要的(需求)可能与医生想提供的(供给)并不相同,而且在医疗保健中,考虑到保险和价格监管,正常市场均衡力量不太可能使二者达到平衡。考虑一个基于患者需求和医生对患者的最佳治疗方案进行评估的医学治疗的简单模型(Chandra and Staiger,2007)。我们假设在针对某一特定疾病的两种治疗方案之间作出决定("什么也不做"也可以在模型中列为选择之一)。治疗方案用 $i=\{1,2\}$ 表示。每种治疗都为患者带来益处为 $B_i(\sigma)$,其中 σ 是疾病的严重程度。除了健康之外,人们从非医疗消费中获得效用,表示为 $Y-P_i$,其中 P_i 是消费者为治疗支付的价格,Y 是任何保险费的净收入。因此,每次治疗对患者的效用如下:

$$U_k(1) = B_1(\sigma_k) + V(Y_k - P_{k1}) + \theta_{k1} \tag{6.1}$$

$$U_k(2) = B_2(\sigma_k) + V(Y_k - P_{k2}) + \theta_{k2} \tag{6.2}$$

其中 k 表示个体。θ_{k1} 和 θ_{k2} 是特定于人的随机误差,用于刻画每种治疗方案对患者收益的异质性——例如,对副作用的偏好。

1.3.1 仁慈的医生

在最简单的情况下,让我们假设医生是患者的完美代理人,了解一切有关收益,并观察所有相关偏好。在这种情况下,该模型中没有医生效用的额外作用。医生选择治疗方案 1 和治疗方案 2,提供的效用分别是 $U_k(1) > U_k(2)$。这可以用两个误差项的差异来表示。特别是,满足以下条件将选择方案 1:

$$\theta_{k1} - \theta_{k2} > [B_2(\sigma k) - B_1(\sigma k)] + [V(Y_k - P_{k2}) - V(Y_k - P_{k1})] \tag{6.3}$$

由于对误差项的分布形式的限制(例如,正态假设),这个概率可以直接求解:

$$\Pr[\text{treatment}1] = \Pr\{i=1\} = \Pr\{U_k(1) > U_k(2)\}$$

$$= \Pr\{[B_1(\sigma_k) - B_2(\sigma_k)] + [V(Y_k - P_{k1}) - V(Y_k - P_{k2})] > \theta_{k2} - \theta_{k1}\} = \Pr\{\Delta B(\sigma k) + \Delta V(Y_k - P_k) > \Delta \theta_k\}$$
$$\tag{6.4}$$

保持其他治疗方案的价格不变,作为其价格的函数,式(6.1)和(6.2)给出了每种方案向下倾斜的需求曲线(见下文)。该需求曲线如图 6.3 所示。将式(6.4)对人群中病情的严重程度(σ)的分布求积分,得到方案 1 的市场需求曲线。以 $f(\sigma)$ 作为人群中 σ 的分布,下式必须均衡:

$$D_1 = \int_{\sigma} \Pr(\Delta B(\sigma_k) + \Delta V(Y_k - P_k) > \Delta \theta_k) f(\sigma) d(\sigma) \tag{6.5}$$

如果提供者误估了特殊的患者偏好,将导致分配效率低下和潜在的大量效用损失。平均收益和平均成本的误算会进一步加剧效用的损失。

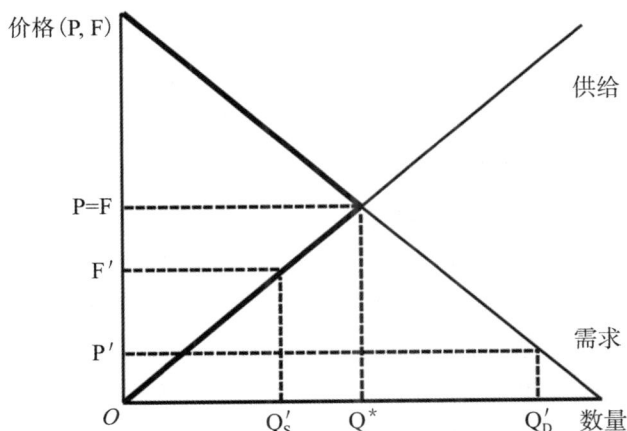

图 6.3 标准市场均衡的供给和需求。

注:P 是消费者价格,F 是医生费用,Q^* 表示标准市场均衡,其中 $P = F$,Q'_D 和 Q'_S 分别表示需求和供应的数量。

1.3.2 作为不完美代理人的医生

供给方由医生意愿给定。医生效用建模很复杂,我们将在下面讨论。继 Ellis and McGuire(1986)之后,我们假设医生效用取决于三个组成部分:患者的收益(B_k),医生获得的服务费(F_i)以及其他因素(ε_j)。这些可能包括医疗事故的麻烦(直接医疗事故费用将在 F_i 中扣除),该地区或特定时间的特定服务的可得性,或医生选择遵循的指南。为简单起见,我们假设这三个因素的效用是线性的。

$$W_j(1) = \beta_j B_1(\sigma_k) + V(F_1) + \varepsilon_{j1} \tag{6.6}$$

$$\mathbf{W}_j(2) = \beta_j B_2(\sigma_k) + V(F_2) + \varepsilon_{j2} \qquad (6.7)$$

系数 β 反映了患者健康与医生利润的相对重要性;一种解释是利他主义或职业素质。它可能因医生而异,如 j 所示。类似地,由于不同的偏好或约束,ε 可能因医生而不同。在这种不完美的代理模型中,提供者选择治疗方案 1,如果:

$$\varepsilon_{j1} - \varepsilon_{j2} > \beta_j [B_2(\sigma_k) - B_1(\sigma_k)] + [V(F_2) - V(F_1)] \qquad (6.8)$$

式(6.8)与式(6.3)有几个显著差异,反映了两种模型在治疗选择方面的差异。首先,医生和患者的个人特有错误术语上存在差异,这会导致治疗选择的差异。其次,医生系数 β 可以小于 1,在这种情况下,相对于仁慈的医生,不完美的代理低估了患者收益。在我们的简单模型中,我们认为职业素质具有外生性,完全无私的医生的 $\beta=1$。当 β 接近 0 时,医生自身经济动机的相对重要性增加。我们忽略了这个简单模型的一个考虑因素是当 β 是医生收入或补偿激励的函数时会发生什么,$\beta_j = \beta_j(F_i)$。或者,β 可能取决于医生的培训地点或组织激励合同。β 的这种内生性因素将在治疗决策中产生进一步的差异。最后,医生可能无法按服务收费获得补偿,例如各种资金或其他管理式医疗合同(这可能与负的净利润相对应);此外,由于保险的存在,费用(F_i)不必等于患者(P_{ki})面临的全部边际护理成本。

无论费用(F_i)是增加还是减少,所提供的护理数量当然都是未知的,存在收入效应和替代效应。目前,我们假设供给随价格向上倾斜,我们的实证分析将会证明这是普遍情况。图 6.3 显示了向上倾斜的供给曲线。

在标准市场(没有保险且买家具有完全信息),调整价格以使需求和供给相等。图中的点 Q^* 表示,其中 $Q_D = Q_S = Q^*$ 和 P 等于 F。但是,有保险时,P' 和 F' 不相等,因此无法实现标准价格均衡。例如,患者可能面临大量的成本分摊,因此需要 $Q'_D > Q^*$。医生可能不会收取每项服务的高额费用,因此只愿意提供 $Q'_S < Q^*$。

我们需要给这个故事加点东西来描述均衡。短边原理给出了一种可能的平衡:$Q_E = \min(Q'_D, Q'_S)$。可能的均衡集合将对应于 Q^* 左侧的需求和供给区域。第二种可能的观点是,医生是患者(不完美的)代理人,但患者绝对信任他们的医生。因此,由 $Q_E \approx Q'_S$ 给出的 Q'_S 与 Q'_D 相差不远。相对于患者偏好和价格,这样的模型将放大医生特质对均衡结果的作用,例如费用、临床判断以及适度医疗的信念。

此外,该模型表明,并非所有提供的服务都应可以反映需求。也就是说,在根治性前列腺切除术率高于全国平均水平 15% 的地区(犹他州),人们不一定就会认为根治性前列腺切除术是局限性前列腺癌的最佳治疗方法。

我们在本章余下部分的目标是了解实际如何做出治疗决策。本章不是传统意义上的评述;我们不会尝试对关于治疗选择决定因素的所有论文做一个明确的总结 —— 如果可以的话。相反,我们有选择地总结了对于理解不同个体和地区的治疗选择有最大影响的理论和文献。我们的目的是激发,所以我们在这里得出结论:**没有一个有大量证据的理论可以用来解释治疗中个体间或地区间差异的主要原因**。因此,我们怀疑需要新的理论和实证工作来解决这个问题。

本章的内容如下。第 2 节研究了需求因素作用的理论和证据。第 3 节回顾了供给因素背后的理论和证据。第 4 节考虑了一系列情境因素和系统级因素,这些因素已被证明会影响决策,但尚未纳入治疗选择的经济模型中。自始至终,我们关注的是这些因素如何有助于理解治疗决策。

2. 需求的异质性

2.1 价格与收入效应：理论

很明显,上述需求函数具有正收入效应和负的自有价格效应。想象一下,治疗方案 1 比治疗方案 2 更昂贵——例如,治疗方案 1 可能是稳定型心绞痛的支架,而治疗方案 2 可能是相同病症的医疗管理。回想一下从上面选择治疗方案 1 的式(6.3),非医疗消费的效用是 V $(Y-P_i)$, P_i 是消费者为治疗支付的价格, Y 是保险费的净收入。设式(6.3)右端为 τ 。那么 $d\tau/dY$ 由(忽略 k 下标)以下公式给出:

$$d\tau/dY = V'(Y-P_2) - V'(Y-P_1) \tag{6.9}$$

随着边际效用递减($V'>0$ 和 $V''<0$);鉴于 $P_1>P_2$,它遵循 $V'(Y-P_1)<V'(Y-P_2)$,因此 $d\tau/dY<0$ 。随着 τ 的阈值降低, $\theta_1-\theta_2>\tau$ 的概率增加。 τ 增加,因此高收入患者更可能希望选择方案 1。

价格对治疗选择的影响更复杂,因为一个或两个价格可能会发生变化。一般来说:

$$d\tau = V'(Y-P_1)dP_1 - V'(Y-P_2)dP_2 \tag{6.10}$$

一个价格的变化将产生明确的效果。例如, P_1 单独上升将增加 τ (因为 $V'>0$)并因此使消费者不太可能需要治疗方案 1,对于 P_2 的上升则相反。 P_1 和 P_2 的同步增加对治疗方案 1 的需求具有模糊影响,这取决于哪个价格更高。这类似于减少收入。在一般情况下,当一种"治疗"选择是什么都不做,由于所有治疗的价格都会增加,消费者可以选择放弃医疗保健服务。

如上所述,将患者需求转化为均衡结果非常复杂。古典道德风险模型对这些因素进行了假设(Pauly,1968;Zeckhauser,1970)。在这些模型中,医疗服务的供给是有竞争力的:费用等于边际成本,医生愿意提供任何需求。如果治疗选择没有经济利益,医生就可以作为患者的完美代理人,均衡结果等于需求。

2.2 价格和收入效应的经验证据

关于价格和收入如何影响治疗决策的理论通常可以做出明确的预测。实证问题问的是这些影响有多大。从 20 世纪 60 年代开始,出现了关于医疗服务收入和价格弹性冗长的实证文献。在观察数据中估计需求弹性的困难在于,道德风险和逆向选择都意味着更好的保险与利用更多医疗保健服务的相关。道德风险假定被外生性地分配到较低成本分摊计划的人们将使用更多的服务。逆向选择表示期望利用更多医疗保健服务的人们倾向于选择成本分摊较低的保险计划。只是观察到保险中的低成本分摊与高支出相关,并没有区分道德风险和逆向选择的解释。

区分道德风险与逆向选择的重要性使得随机实验十分必要。兰德健康保险实验(The RAND Health Insurance Experiment,简称 RAND HIE)始于 20 世纪 70 年代,持续了 3~5 年,是一项通过实证检验道德风险的对照试验。RAND HIE 将大约 2750 个家庭随机分配到具有不同成本分摊水平的计划中:从基本上没有成本分摊大致的灾难性政策(尽管只有适度的自付免赔额)。费用被记录并与外生性计划分配相关。RAND HIE 有三个重要结果(Manning et al., 1987;Newhouse et al., 1993)。第一,费用与现金价格有关;整体需求弹性约为 20.2。这种影响具有统计学意义,但幅度不大。第二,护理的收入弹性很小,前提是要有投保;弹性约为 0.1。通过观察地区层面的费用或跨国证据,这种弹性非常小,可能反映了国家层面医疗技术的内生性(Newhouse,1992)。就我们的目的而言,保持技术不变的弹性是利益的价值。第三,成本分摊会影响一个人是否进入系统,而不会影响一个人进入系统后会发生什么。举个例子,成本分摊可能会影响胸痛患者是否会看心脏病医生,而不会影响在开始治疗后心脏病医生会提供什么服务。后者的发现与简单需求模型的预测相矛盾,因此证明了供给侧也很重要。

此时,RAND HIE 已将近 30 年了。因为医疗保健系统发生了巨大的变化——例如,在进行 RAND HIE 时几乎没有昂贵的处方药——RAND HIE 中发现的弹性可能不再适用。事实上,自兰德研究以来,对医护服务需求弹性的研究一直在继续。研究人员开展了各种自然实验。例如,一些公司在一年内增加成本分摊,而其他公司则没有。如果有人认为这些成本分摊的变化与人们寻求医疗服务的其他原因是正交的,那么比较增加成本分摊和不增加成本分摊的公司雇员之间的医疗保健模式将使我们了解医疗保健的需求弹性。例如,最近三篇关于价格作用的论文发现了"抵消"效应,即需求的交叉价格弹性。Chandra et al.(2010)发现,虽然老年人口就医和处方药使用的自有价格弹性与 RAND HIE 相似,但增加成本分摊所节省的资金被后续增加的医院护理的联邦医疗保险成本所抵消。Hsu et al.(2006)还发现,药物补贴上限带来所节省的资金被住院治疗和急诊费用的增加所抵消。同样,Trivedi et al.(2010)发现,联邦医疗保险受益人的门诊护理成本分摊增加导致医院护理支出增加。我们在下面提供了有关此文献的几点观察,McGuire(2011,本手册)也对此进行了讨论。

总的来说,RAND HIE 结果很好。这些自然实验的大多数需求弹性都与 RAND HIE 一致。在某些地区,兰德结果已经用更新的数据进行了改进。特别是最近的研究表明:

第一,处方药的使用对价格非常敏感(Hsu et al.,2006;Huskamp et al.,2003;Joyce et al.,2002)。一般来说,文献发现弹性约为 20.2~20.6(Goldman and Joyce,本手册)。

第二,人们似乎削减了必要和不必要的护理。当成本分摊增加时,人们利用的服务更少,但是放弃的服务既没价值也不算浪费(Buntin et al., 2011;Chandra et al., 2010)。

第三,较高的成本分摊阻碍了推荐的预防性保健和慢性病护理,这可能导致更多的服务利用和用于其他服务(如医院护理)的费用出现不受欢迎的"抵消"(Trivedi et al., 2010; Chandra et al., 2010; Hsu et al., 2006)。Goldman and Philipson(2007)及 Newhouse(2006)讨论了抵消的经济理论。

第四,各类护理之间存在互补性(Buntin et al., 2011)。提高处方药的成本会增加医院成本,如果人们需要在获得预防性保健之前先去看初级保健医生,那么降低预防性保健的成本只会对药物的利用产生有限影响。

因为 RAND HIE 和最近的研究显示,价格和收入的弹性较低,以这些标准需求因素不太可能解释不同个体或空间之间的治疗差异。简单地说:在具有相同条件的参保人中,成本分摊差异很小,但治疗方法差异很大。一些研究为此提供了直接证据。这些研究利用微观数据来估算医疗费用模型,将之作为健康状况、地区供给特征、保险覆盖范围和收入的函数。然后,他们评估需求因素相对于其他特征的重要性。通常,此分析是利用联邦医疗保险受益人的样本完成的。这很有价值,部分原因是样本中的每个人都具有相同的基本覆盖水平,没有使用数量或其他非价格限制。价格因人们通过联邦医疗补助计划或私人保险公司获得补充保险的程度而异。

如上所述,在联邦医疗保险人口中,地区差异很大。平均而言,生活在支出最高的地区的人比那些生活在支出最低 1/5 地区的人费用多使用 50%,这很容易让人相信地区收入是一个重要因素。Sutherland et al.(2009)表明,这些地区差异没有一个是由地区收入或贫困率差异造成的。健康状况差异可以解释地区费用差异的 18%,其余的则未能解释。McClellan and Skinner(2006)也表明缺乏强有力的收入效应,他们估计联邦医疗保险费用在同一邮编区大致相等。但是,文献中存在一些分歧。例如,在《健康与退休研究》中,Marshall et al.(2010)发现自付支出因财富而异,因为最富有的 1/5 家庭平均每年花费 18232 美元,而最贫穷的 1/5 家庭则花费 7173 美元。这些差异是由养老院和家庭保健护理造成的。

Zuckerman et al.(2010)估计了一个类似的模型,包括补充保险范围以及收入和健康状况。补充性联邦医疗补助计划覆盖与较高的支出相关,而补充性私人保险覆盖与较低的支出相关——在每种情况下健康状况控制可能不能很好地解释选择。尽管如此,补充性保险对地区费用差异的综合影响很小。他们估计,与低成本地区相比,收入和补充保险共同解释了高成本地区 1% 的较高费用。因此,虽然价格和收入对费用很重要,但它们不太可能解释为什么不同的人或地区之间费用会存在如此大的差异。

2.3　偏好

不同的人对不同的健康结果(例如寿命与生活质量)有不同的偏好。例如,以局限性前列腺癌为例,在无症状时,一些男性更偏好接受保守治疗,而另一些男性更喜欢接受积极治疗,因为考虑到其潜在的并发症(Stewart et al., 2005)。虽然年龄和疾病严重程度可以解释一些这种差异(例如选择效应),但差异仍然存在(Shappley et al., 2009)。剩下的一些差异是由于特殊的因素造成的。例如,前列腺癌患者报告说,他们对不同健康状态的偏好非常不稳定,这违反了基本的效用排序假设(Dale et al., 2011)。此外,通过主观幸福感测量表达的偏好受到许多心理影响。它作为人们比较的工具,经常会不可靠(Smith et al., 2006,2008;Ubel et al., 2005)。类似地,关于共享决策的文献表明患者具有不同的偏好,这可能导致不同的最佳治疗方案(Barry et al., 1995;Sepucha and Mulley,2009)。对此有一种解释,对健康状态的偏好因人而异,不同研究的随机差异反映了这一点。然而,差异也可以由患者需求之外的因素驱动。Sommers et al.(2008b)调查了那些被诊断患有局限性前列腺癌并正在接受手术或放射治疗的男性。对这些治疗的副作用的偏好因人而异,但男性接受的治疗与这些偏好没有高度相关。

在一般意义上,文献没有评估患者偏好对个体或地区间的治疗差异的贡献程度。然而,有一些证据表明差异很小。例如,大多数患者宁愿在家中去世,但大多数患者实际上是在医院去世的(Pritchard et al.,1998)。Angus et al.(2004)还发现,一些患者在生命结束时接受了比他们预期还要更多的强化治疗,而另外一些患者接受得较少。在临终时,当生命长度和生活质量之间的权衡变得最为突出时,人们实际上具有特别强烈的偏好(例如,他们希望他们的价值观得到尊重、症状能得到很好的控制、他们与所爱的人在一起的时间最大化)(Steinhauser et al., 2000)。然而,强化治疗通常代替姑息治疗。一种解释是对患者偏好的沟通不畅,因为患者被转移到重症监护并由他们素未谋面的医护人员照顾(Back et al,2009)。

然而,另一个可能的解释是,医生在临床决策中没有充分考虑患者偏好。有证据表明,用于向医生传达患者偏好的传统设备,如预先放弃治疗的指示和命令,不会影响临终治疗(Fagerlin and Schneider,2004;Teno et al., 1997)。Pritchard et al.(1998)发现,患者的实际死亡地点与其居住地和供给侧因素更相关,而不是患者偏好或人口统计学和临床特征。一般而言,患者对初级保健和专业护理的偏好并未能显著解释医疗保健服务利用的地区差异(Anthony et al., 2009;Baicker et al., 2004;O'Hare et al., 2010)。

总体而言,我们的推测是,偏好的差异并不能解释治疗差异的很大一部分 ——不是因为偏好没有差异,而是因为在实际的治疗决策中,它们经常没有被考虑在内。事实上,这些文献表明,患者通常比医生建议的更喜欢不那么激进的治疗。尽管如此,在这个领域做更多的研究还是很有价值的。

3. 临床决策的供给方驱动因素

医疗服务最终由医生提供或监督。了解医生的动机至关重要。正如需求方模型将医生简化为完美代理人一样,供给方模型通常可以将患者简化成为昏迷、不知情或无法前往其他地方的人。在这种情况下,医生可以不受患者需求的限制,最大限度地发挥其效用。

一个不太极端的假设是,式(6.6)和(6.7)中的 $B_i(\sigma)$(某特定治疗对患者的收益)表示一个约束条件,即患者对所接受的治疗不能不太满意。例如,患者离开去找另一位医生,或威胁对医生提起诉讼,可能会增加患者对其医疗结果的不满意程度。在这种情况下,即使只关心自己收入的医生也会隐晦地关心治疗对患者的收益。利用式(6.6)和(6.7),如果满足下式,医生将采用治疗方案1:

$$W_j(1) > W_j(2) \rightarrow \beta_j(B_1(\sigma_k) - B_2(\sigma_k)) + (V(F_1) - V(F_2)) + (\varepsilon_{j1} - \varepsilon_{j2}) > 0 \qquad (6.11)$$

如果 ε 具有随机成分,则这将是概率表达式,如对患者的最优决策。如果 ε 是确定性的,则会明确叫停。

在这个模型中,医生会选择其中一种治疗方案,原因有四种。首先,患者的收益可能不同。其次,不同的医生可能相对利润 β_j 和患者的收益给以不同的权重。这对医疗实践的影响程度取决于医生的职业素质和医疗机构市场的竞争。再次,与两种治疗相关的费用(净收入)可能促使医生提供费用更多的方案。假设替代效应大于收入效应,治疗方案1的费用增加将使医生更有可能开出该治疗方案。最后,可能存在影响医疗服务的其他非费用因素,例如能力限制、防御性医疗或指南和经验的结合。

3.1　利润与患者

尽管数据有限,但有一些证据表明,医生是如何评估患者的收益和他们自己的净收入的。Campbell et al.(2007b)调查了大约1600名医生关于职业操作中的规范和行为。96％的医生同意这样的说法:"医生应该将患者的利益置于医生的经济利益之上。"然而,实际上并非如此。在给出以下情形时:"您和您的合作伙伴已在您的郊区诊所附近投资了当地的造影设施。在转诊患者进行影像学检查时,您会:1.将您的患者转介到该机构吗? 2.将您的患者转介到该机构并告知患者您的投资情况? 3.将患者转诊至其他医疗机构?"有24%的医生选择了1——他们会在没有告知患者经济利益的情况下转诊。

此外,有一些建议认为不同地区的 β_j(职业素质)可能存在显著差异,这可能合理地解释了部分医疗保健地区差异的原因。在 Gawande(2009)对麦卡伦和得克萨斯州埃尔帕索医疗行业的描述中,他指出麦卡伦的医生似乎比埃尔帕索的医生更具创业精神。他描述了某些重症监护服务戏剧性的过度供给的故事,例如俄亥俄州伊利里亚的血管成形术比邻近的克利夫兰或犹他州普罗沃的高三倍,其中联邦医疗保险参保人的肩关节置换量比纽约州锡拉丘兹多十倍,这表明职业素质和培训发挥了作用(Abelson,2006;Fisher et al.,2010)。

此外,具有或高或低 β_j 的医生可能会选择在同一地区工作,或者可能在社区间流转。这种讨论可能会使人认为职业素质似乎存在着凝聚——虽然肯定存在,但没有理由相信这纯粹是一种地区现象。在某种程度上,专业水平较低的医生分散在所有系统中,提高医疗保健整体生产率的范围很大。虽然职业素质可能不会立即显现,但它部分地决定了医务人员的收入、不同的转诊实践、不同的医疗决策等等。了解职业素质——患者福祉与经济利益之间的权衡——是如何产生和破坏的,以及它是如何影响结果的,是未来研究工作的重中之重。

如前一节所述,β_j 可能是其他医生激励的函数。然而,即使 β_j 是外源性的并且等于1,意味着医生只关心患者的健康,因此总是选择最大化患者利益(B_i)的适宜治疗,"适宜性"仍然难以定义。事实上,适宜性本身可能是内生的。一个说明性的例子是由 American College of Cardiology Foundation, American Society of Echocardiography, and related medical societies(2011)确定的"适宜的影像学研究"的共识定义:"适宜的影像学研究是这样一种研究,即预期的增量信息与临床判断相结合,超出了预期的负面后果[流程风险(即辐射或对比剂暴露),检测性能不佳的下游影响,如诊断延误(假阴性)或不恰当的诊断(假阳性)]。对于特定的指征,该手术通常被认为是可以接受的治疗和合理的方法。"这些指导方针为适宜性留下了解释的余地。他们还认为,如果职业素质是内生的,可能是一个经典的不确定性的函数(Arrow,1963)。例如,当利益与成本之间的权衡——上述定义中"足够高的利润"的宽度——明确且显著时,医生可能表现出更强的职业素质。在确定性较低的临床情景中,其他激励措施可能会让医生获得超出职业素质的确定性。效用最大化的医生可能更倾向于选择报销额度更多的治疗方案,例如,当治疗方案选择领域没有明确的先天的赢家时。

3.2 支付系统和供给方引致需求

大量文献研究了支付系统对医生行为的影响。最近的评论见麦克莱伦(McClellan,2011)和麦克奎尔(McGuire,2000)。文献很清楚,提供方对支付做出反应,而且反应可能非常大。当然,这些反应不一定被称为"供给方引致需求",其具有非常特定的含义,即医生通过改变患者期望的治疗(需求)来增加利用率。

关于支付系统对供给的影响最突出的例子是从按服务付费到预付款的转变。1983年,联邦医疗保险计划从回溯性的、按服务付费的医院护理支付系统转移到前瞻性的、疾病诊断相关分组(Diagnostic-Related Group,简称DRG)支付系统。因此,在医院中额外住院天数、小手术和检测的边际报销从大于边际成本变为零。结果是总住院天数大幅减少(Coulam and Gaumer,1991):入院人数在前八年下降了11%,而住院时间和医疗保险总支出也在1983年后急剧下降(Hodgkin and McGuire,1994;Ellis and McGuire,1993)。

一些住院患者被转为门诊安置——例如,在髋部骨折后需要康复的参保人常常被转到熟练的护理机构接受护理,而这些护理服务以前是在医院提供的。对于综合的医疗服务机构而言,这是有益的,因为熟练的护理机构可以收取康复服务费用,而医院则不能。在其他情况下,能实施前瞻性付款的技术导致住院天数减少,例如能够在门诊进行白内障手术。尽管如此,随着医院效率的提高,一些住院时间被取消了。住院患者使用量的减少对患者健康没有显著的不利影响(Miller and Luft,1994;Lurie et al.,1994;Cutler,2004;Berwick,1996)。

当收费高时增加服务在概念上类似于减少价格过低的服务。然而,文献给出了这种服务增加的一个特殊名称:医生引致的需求。医生引致的需求被定义为,如果在患者完全知情的情况下,他们不会选择医生提供的服务。请注意,医生引致的需求不会发生在完全信息的市场中——这是某种程度的信息不对称(Arrow,1963)或需要其他不完善因素,才能使需求曲线不受影响。同样,需要一些外部约束来确定医生何时停止提供医疗服务:是否大大降低了患者福利,是否担心被起诉,或者是否符合职业规范。McGuire and Pauly(1991)提供了一个框架,用于考虑多个付款人情况下的引致需求,其中收入和替代效应对于确定治疗选择很重要。

文献已经详细探讨了医生引致的需求。早期的经验研究通过寻找"可得性"效应,检验了医生引致的需求解释:医生—人口比率增加会导致平均收入减少和更多服务提供的假设(Fuchs,1978;Cromwell and Mitchell,1986;另见 Phelps,1986;Feldman and Sloan,1988)。这些研究得出的一般结论是,可得性与使用呈正相关。然而,这些研究的难度很明显:供给可能很高,因为需求很高。区分是否因为供给量高或需求高而提供更大的均衡量总是困难的,并且,当不允许价格调整时几乎不可能实现。

近年来,实证研究采取了两种方法:一是研究外源性需求冲击;二是研究削减医生薪酬后的利用率变化。在每种情况下,文献一般都假设供给曲线向后弯曲,与目标收入模型一致:如果医生的费用减少,作为补充其收入的一种方式,医生是否会提供更多的服务。该文献中值得注意的论文包括 Rossiter and Wilensky(1984)、Dranove and Wehner(1994)、Gruber and Owings(1996)、Nguyen and Derrick(1997)、Yip(1998)、Jacobson et al.(2010)和 Rice(1983)。例如,Yip(1998)发现,1988 年,随着心脏搭桥手术的联邦医疗保险费用发生变化后,收入减少最多的医生对此的反应是在联邦医疗保险和私人保险患者中进行了更多的此类手术。同样,根据 2003 年《联邦医疗保险处方药改善与现代化法案》(*Medicare Prescription Drug, Improvement, and Modernization Act*),减少了某些抗癌药物的支出,医生们对此的反应是减少这类药物的使用,并代之以利润更高的药物(Jacobson et al., 2010)。虽然这些研究不能完全令人信服,但医生引致需求的信念在设定联邦医疗保险医生支付率和影响国家医生供给政策方面发挥了作用(Reinhardt,1999)。

费用差异在解释不同患者或地区的不同治疗方法方面的作用尚不清楚。对于报销多的患者与报销少的患者(无论是没有保险的患者还是联邦医疗补助患者),效果都很明显:许多医生甚至不会为使用联邦医疗补助或无保险的患者看病。然而,对于那些保险充足的患者,差异更难以辨别。例如,在联邦医疗保险人群中,费用在全国范围内相似,但不同患者和地区之间的医疗费用不同。在这种情况下,我们怀疑,重要的不是费用的绝对值,而是医生对收入与患者福利的相对权重——即上述变量 β_j。

3.3　医师专业化和培训

医师专业一个例子是,ε-因子可能独立于患者福利和费用影响治疗。很明显,医生的专业对于治疗选择至关重要。Sommers et al.(2008b)表明,当患有局限性前列腺癌的男性看肿瘤科医生时,他更有可能接受化疗,而如果他看的是外科医生,他更有可能接受前列腺切除术。实际上,患者看哪种医生的重要性远远超过患者的偏好(Sirovich et al.,2008)。然而,很明显,医生的专业选择是内生的。例如,美国各地专科医生的工资差别很大,从神经外科手术的平均小时工资 132 美元到初级保健医生的 50 美元(Leigh et al., 2010)。喜欢提供强化治疗的医生在训练中可能专注于某一个强化的领域,并保持其他因素不变。近年来,医学专业化的机遇越来越多(Cassel and Reuben,2011)。

虽然医生专业对医疗服务利用的影响可能反映了医生引致的需求,但更温和的解释也是似是而非的。例如,因为医生们接受过培训,认为他们的专业知识非常重要,并且由于他们在成功的干预措施中曾取得了成功,所以可能他们认为所做的就是最好的治疗方法。然后他们可以将此转化为他们未来的建议。或者,可能是那些与罕见疾病或病情较重的患者一起工作的专业医生会将每个患者视为一种独特的情况,并更多地关注该患者特有的边际收益,而通常会将患者作为人群的一部分并将更多的权重分配给平均收益(Redelmeier and Tversky,1990)。

事实上,通过改变不同形式治疗的真正相对收益,专业化也可能以另一种方式发挥作用。Chandra and Staiger(2007)假设专业化的回报是递增的(正溢出效应):在做了大量单一疗法的领域,医生会做得更好,因此随着时间的推移,这种疗法会更加优化,即使对于那些不太适合这种疗法的患者也是如此。图 6.4 显示了该专业化的一个示例。两条线表示治疗方案 1 和 2 对不同疾病严重程度(σ)的患者的收益。具体在前列腺癌的治疗方案,治疗方案 1 可能表示强化治疗,这对于年轻和病情较重的男性更为合适,而治疗方案 2 可能代表主动监测,更适合年龄更大、更健康的男性。美国的经验治疗模式很大程度上遵循这些年龄和严重程度的二分法(Shappley et al.,2009)。如果分配治疗的目的是最大化患者的治疗效果,σ^* 左侧的每个人都会接受治疗方案 2。如果有专科治疗的收益,那么治疗方案 1 的收益也取决于接受治疗方案 1 的患者比例,$P1$(类似地,治疗方案 2 的收益为 1 减去接受治疗方案 1 的患者的比例)。

$$\mathbf{U_k}(1) = \alpha_1 P_1 + B_1(\sigma_k) + V(Y_{k1} - P_{k1}) + \theta_{k1} \tag{1'}$$

$$\mathbf{U_k}(2) = \alpha_2(1 - P_1) + B_2(\sigma_k) + V(Y_k - P_{k2}) + \theta_{k2} \tag{2'}$$

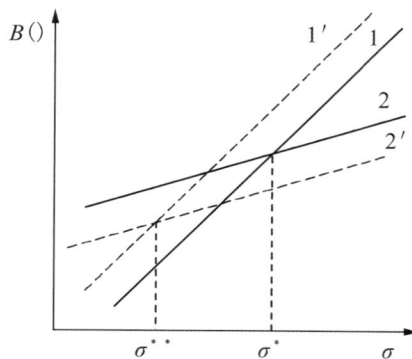

图 6.4　罗伊模型中的生产率溢出效应

曲线 1'和 2'说明了这种专业化的几个含义,它产生了一个新的均衡点 σ^{**}。更适合治疗方案 1 的患者最好在专门提供治疗方案 1 的地区获得治疗。更适合治疗方案 2 的患者在这些地区会更糟糕。相对于在非专业领域,任何在专业领域获得治疗方案 1 的患者将获得更大的收益。此外,在特定区域接受治疗方案 1 的边缘患者比接受治疗方案 1 的普通患者更不适合接受治疗 1。

Chandra and Staiger(2007)认为,该模型解释了心脏病发作率和结果的一些变化:即使考虑疾病的严重程度和患者的特征,经常做手术的地区比那些更倾向于提供医疗管理的地区有更好的手术结果。这种模式中的正面和负面溢出效应意味着,在一种类型的医疗服务中做得更好,就必须在另一种医疗服务上做得更差。例如,如果医生有一个时间预算,他们可以在实施治疗方案 1 和治疗方案 2 间进行权衡,不同的选择对结果有不同影响,那么任何一种选择都会对所选择的治疗产生正面溢出效应,对另一种治疗产生负面溢出效应。换句话说,医生会专注于一项技能而牺牲其他技能。这种对竞争治疗的学习和遗忘,可能在一个选择性输入的世界中交替出现。

在临床文献中,许多研究发现工作量与不良结果(如死亡率)之间存在反比关系,这被称为数量结果关系(Birkmeyer et al., 2002；Dudley et al., 2000；van Heek et al., 2005)。在这种类型的"干中学"中,医生提供的 1 型和 2 型手术的量会影响患者的预后(此处,N_1 和 N_2 是接受每个手术的患者数量):

$$\mathbf{U}_k(1) = \alpha_1 N_1 + B_1(\sigma_k) + V(Y_k - P_{k1}) + \theta_{k1} \tag{1''}$$

$$\mathbf{U}_k(2) = \alpha_2 N_2 + B_2(\sigma_k) + V(Y_k - P_{k2}) + \theta_{k2} \tag{2''}$$

钱德勒和斯泰格没有发现心脏病治疗中有这种专业化的证据,但是该理论尚未在不同类型的治疗中得到严格检验,而这样做可能会是一个成果丰富的研究领域。此外,最近的临床工作表明,数量对死亡率预测作用可能不像以前认为的那样强烈(Finks et al., 2011；Kozower and Stukenborg, 2011)。即使没能解释同一地区内的个体差异,专业化理论也为医疗保健的地区差异提供了一种自然的解释。

此外,与专业化无关的是,医生的培训机构或地点可能很重要——这是 ε 的另一个例子。医学中的逸事证据表明,医护人员在哪里接受培训会严重影响他们的治疗方式。医学培训的座右铭是"见一、做一、教一"。包括住院医师和奖学金在内的培训计划,让新手医生在经验丰富的临床医生指导下进行类似学徒的学习过程。受训者可能经常会遇到这样的意见:对于相同的手术或治疗方案,一家医院用一种方法,而另一家医院用另一种方法。在给患者撰写病历的心内科医生中,在同样的情况下他们的同事是否会安排心导管插入术,就可以预测受访者是否也会安排心导管插入术(Lucas et al., 2010)。由于培训项目而产生的制度效应无疑属于企业内部决策定义不明确的黑匣子,这一点我们将在下文进一步说明(第4.5 节)。有证据表明,排名较高与排名较低的医疗机构的医生所治疗的患者的预后存在差异(Doyle et al., 2010)。然而,来自佛罗里达州剖宫产术的证据表明,虽然医生确实会向其他医生学习,但住院医师项目仅解释了不到4%的手术率差异(Epstein and Nicholson, 2009)。医生似乎不会更新他们之前的理念,即使是新培训的医生也产生地区内的差异,使地区差异大约翻一倍。

3.4　防御性医疗

医生害怕被起诉可能会影响医疗服务(Lucas et al., 2010)。与提供具体医疗服务有关的医疗事故的财务成本可以用上文中的 F_i 表示。但被起诉很少是因为财务成本。医生为医疗事故费用投保,这些费用与提供的任何具体医疗服务无关——尽管这取决于行医的特殊性。相反,被起诉的主要成本是应付诉讼所涉及的时间和精力以及对某人的专业判断质疑的心理成本。这些体现在 X_i 项上。

对医疗事故问题的回应可能涉及提供过度或过少的医疗服务。前者被称为防御性医疗;后者被称为限制性或消极的防御性医疗。防御性医疗的一个例子是为常规受伤做成像检查,以确保没有严重的问题。消极的防御性医疗的一个例子,是产科医生由于担心因伤害婴儿而受到指责,会避开高风险的产妇。在医疗事故环境中,即使没有发生医疗事故,伤害等不良事件也会得到赔偿,就会出现消极的防御性医疗。

一些研究已经估计了防御性医疗和限制的综合效果(Brennan et al., 2004;Localio et al., 1991;Mello et al., 2010)。这些估计并非没有困难;衡量一个地区的医疗事故压力是困难的,找到一个外生的衡量指标则更难。即便如此,一些研究已经通过医疗事故保险费的地区差异或其他医疗事故压力指标(例如赔偿金额)来克服这个问题。结果显示,医疗事故问题对医生行为的净影响小得令人惊讶。Mello et al. (2010)估计,在国家医疗保健系统中,每年医疗事故和管理其风险的努力花费超过550亿美元,约占年度医疗保健支出的2.4%。该研究总结了医疗责任制度的各个组成部分,包括对医疗事故原告的支付、防御性医疗成本,行政费用,如律师费和临床医生工作时间的损失。防御性医疗成本是医疗事故总支出中最大的一部分,每年约为450亿美元。在其他研究中,Baicker et al.(2007)指出,医疗事故压力提高了成像的使用,但对总支出的影响很小,这可能是因为存在消极的防御性医疗。

几乎所有量化防御性医疗范围的研究都依赖于医疗支出与医疗事故压力之间关系的横截面或面板变化。但是,如果一个州的医生受到其他州的朋友和同事的医疗事故经历的影响,这种设计可能会低估防御性医疗的数量。我们很少指导医生评估诉讼威胁,并且理解这一渠道将是未来研究的一个富有成效的领域。

4. 情境因素

本节是讨论关于决定治疗选择的误差项。尽管知道收入、地域、健康状况、赔偿和其他因素对治疗差异的贡献,但治疗选择仍存在很大差异。这种差异的来源是什么?我们怀疑它可能源于进行治疗决策临床情境的特定影响。这些影响对解释地区差异的作用较小,因为它们在很大程度上与地理区位正交。特别是,我们怀疑医生和患者遵循一些心理启发法或经验法则,这些都会以相似的方式影响各地区的临床决策。

越来越多的行为经济学文献为剖析这些行为影响提供了一个起点。Frank and Zeckhauser(2007)推测,医生采用基于启发式("现成")的治疗方法,因为相对于患者特定("定制")治疗,可以将行为成本降至最低。这些成本包括患者和医生关于治疗选择的沟通成本、提出定制治疗的认知成本、在日益专业化的医学专业的医护人员之间的协调成本以及系统层面的能力或资源成本。我们广泛使用这个框架作为指导，如下文所示，调查了一些具体的行为影响。

4.1　可得性启发法

确定可能性列表中的最佳治疗路径可能需要努力和时间，这对医生来说并不是没有成本的。因此，医生们采用可得性启发法来做出决策（Groopman，2007）。可得性启发法是指人们通过某件事在脑海中出现的容易程度来预测其发生的概率。飞机失事比较显著，胃癌可能则不然。因此，人们可能认为飞机失事是比胃癌更常见的死因，尽管胃癌的死亡率实际上是人们以为的 5 倍（Lichtenstein et al.，1978）。由于显著性事件的发生是随机的，因此可得性启发法自然地将随机性引入治疗选择中。

在诊断中，可得性启发法表明，一名刚刚接诊过流感患者的医生更有可能为下一位咳嗽进门的患者做出流感诊断，即使后者患有肺部罕见疾病。如果最近有肺癌病例，情况可能正好相反。

Choudhry et al.（2006）为此找到了一些实证证据。他们表明，看到患者有出血的不良反应的医生在治疗服用华法林（血液稀释药物，有出血风险）的患者时，给其他患者开具华法林的概率降低了 21%，哪怕出血的不良反应是在 90 天后。可得性启发法为医生提供了决策捷径，允许医生回忆和重复使用最近的显著病例信息。

关于可得性启发法的一个重要说明是，它适用于缺乏关于容易获得的真实风险信息的情况。如果患者和医生对每次诊断的可能性以及给出这些可能性的适当诊断检测能提出系统性的概率，那么可得性启发法将不那么有效。

4.2　框架、选择和风险

框架和选择架构影响决策制定（Thaler and Sunstein，2008；Botti and Iyengar，2006；Ubel，2009）。例如，如果医生面临越来越多的治疗选择，所有这些选择对于患者来说都是合理的，那么选择的任务将变得越来越困难。在经典的例子中，超市购物者可以选择 6 种不同口味的果冻，但是如果有 30 个品牌的话，购物者会发现选择太复杂，他们购买的可能性只有 1/10（Iyengar and Lepper，2000）。

有证据表明，医疗保健的专业人士和患者都对临床决策中的选择框架敏感（Akl et al.，2011；Sommers and Zeckhauser，2008a；Redelmeier and Tversky，1990；McNeil et al.，1982）。在一个对 35 项研究的系统评述中，相对于风险呈现中的概率，医护人员和患者都能更好地理解自然频率（Akl et al.，2011）。例如，50% 的风险降低被认为比从 2% 到 1% 的绝对风险降低要大得多。以需要治疗的数字表示的统计数据是最不具有说服力的，例如以预防 1 例病例而治疗 100 人。也许正因为如此，前列腺癌中普遍存在过度侵入性筛查和治疗（Drazer et al.，2011；Schröder et al.，2009）。

实际上,经典的风险厌恶可能会推动患者和医生的决策。此外,风险厌恶的程度可能取决于临床情境,这意味着经典阿罗—普拉特风险厌恶系数在个人层面可能不是外生的,但可能是情境的函数。在最简单的例子中,临床医生处理特定情况的经验可能会影响风险厌恶,因为年轻的医生通常会比经验更丰富的医生要求更多的手术(Woo et al.,1985)。我们还可以考虑风险厌恶如何影响第 2 节和第 3 节中提出的理论模型。在医生方面,风险厌恶可以(至少)采取两种形式。首先,由于担心会伤害到患者,医生可能会避开高风险的治疗[$B_i(\sigma_k)$ 中的不确定性]。其次,医生可能因担心医疗事故诉讼[$V(F_i)$ 中的不确定性]而避开这种治疗。重要的是,这种治疗选择可能是"什么也不做",特别是在医生和患者厌恶风险的情况下。根据临床情况的不同,这两种力量可能会结合起来,促使医生开出最先进的腹腔镜手术的处方,例如,这可以降低失血量和住院时间。或者在患者受益的低风险 $B()$ 是医生收入 $V()$ 的高风险时,这两种力量可能会相互对抗,例如前列腺癌的观察等待。在需求方面,患者在 $B()$ 的不确定性水平上可能同样存在风险规避。

在我们的简单模型中,当双方表达风险厌恶或任何一方表达出风险厌恶时,可能会出现对某些服务的更高利用率。假设医生是完全仁慈的($\beta=1$),患者的偏好决定了这些决策。我们还可以假设患者厌恶风险。在这种情况下,如果患者推动使用最新和最先进的技术,那么就足以导致这些治疗方案的使用和消费。

4.3 现状和确认偏差

"现状偏差"指的是人们往往不会改变自己的行为,除非有很强烈的动机去改变。在治疗决策情形中,厌恶改变可能导致现状偏差。对于医生来说,改变治疗方案的选择,其至仅仅是与患者讨论替代方案的过程,都是非常昂贵的(Groopman,2007)。人类也有规避损失的天性,因此改变新治疗所带来的风险和不确定性可能同样会使医生偏向熟悉的路径。例如,医生可能在同类替代品中有他最喜欢的药物。这种偏好的来源可能与我们迄今为止所考虑的任何东西都是正交的。然而,其后果是对这种药物的偏好。

患者也倾向于现状偏差,并且患者在治疗决策之外普遍存在懒于改变的惰性。例如,考虑到不同保单的价值和这些保单的价格,年复一年留在他们的保险计划里的人远超预期。事实上,在世界各地,人们经常留在强势的保险计划中,而这个计划是他们去年选择的(Kahneman et al.,1991)。

这种现状偏差可能是由一种自我强化的确认偏差进一步驱动的,在确认偏差中,先前一种治疗的成功会诱导医疗服务提供者继续使用该治疗。确认偏差指的是人们根据其已有的偏见来解释新信息(Myers and Lamm,1976;Halpern,1987)。专业化可能是这种确认偏差的来源(Sommers et al.,2008b)。一位在某特定治疗方面(例如,局限性前列腺癌患者的放射性前列腺切除术)取得成功的专科医生将判断该治疗方法对更大范围的患者有效,其至可能比客观文献所表明的范围还要大。然而,这种判断是否被"干中学"的正面溢出效应所证实,仍是一个悬而未决的问题。

4.4　渠道因素

渠道因素也可能在确定治疗选择中起重要作用。渠道因素是指在追求某一特定选择的过程中，影响感知利益和成本的因素。在一个典型的例子中，大四学生对破伤风接种给出了积极的信息，这改变了他们对破伤风接种价值的看法，但却很少接种疫苗。只有当学生们还获得了标有医务室的校园地图，并被要求选择特定接种时间（没有遗漏它）时，他们才会接种（Bertrand et al.，2004）。渠道因素（包括地图、预定时间或地域邻近等）似乎比信息更重要。

在各种临床情境中也存在独特的渠道因素。例如，药物依从性是一个特别有趣的领域。只有约 50% 的患者坚持他们所开的药物治疗方案。经济学家往往关注成本分摊在决定这种变化中的作用（Shrank et al.，2010）。但即使药物没有成本分摊，依从性也不会接近 100%。一个相关渠道因素的例子是药物摄入途径。考虑使用万古霉素和利奈唑胺这两种药物，这两种药物都是耐甲氧西林金黄色葡萄球菌（一种抗生素耐药的细菌感染，常常在住院期间被检出）。利奈唑胺可作为口服药物，能促进依从性，而万古霉素则不然。虽然两者在生存获益和再入院率方面同样有效，但利奈唑胺的停药率较低（Caffrey et al.，2010）。

4.5　资源、能力因素

到目前为止，我们已经将治疗决策建模为由患者、医生个体或两者的组合做出决策。然而，这可能不一定正确。大多数医疗服务提供者在组织中工作，组织本身或可能是保险公司，会影响所提供的医疗服务。假设提供者是一家生产医疗服务的医院企业。企业如何在内部决定为每类患者（消费者）生产（或允许生产）什么？ 在企业内部的是医生，每个人都可能对医疗服务利用和决策结构有自己的固有观点（Snail and Robinson，1998；Harris，1977）。

对于经济学家而言，企业的内部决策过程在很大程度上仍然是黑箱（Hart and Holmstrom，2010；Williamson，2010；Gibbons，2005；Holmstrom and Roberts，1998；Gibbons，1998）。在企业内部，雇佣合同、代理合同和关系合同都可能影响提供者的生产流程和治疗选择。具体规定这些合同的难度使得医疗保健提供者对治疗选择的分析特别困难——特别是考虑到医疗保健中独特的机构和道德风险的复杂性。但是，提供者组织（医院企业或医生企业）的可识别组成部分可能会影响治疗选择。

治疗选择也可能受提供者与患者关系之外的机构或实体之间的从属关系的影响。制药商和医疗器械公司每年花费数十亿美元向医生直接推销产品（参见 Scott Morton and Kyle，2011，本手册）。尽管存在针对这种关系的联邦法规，但是明显的利益冲突机械地影响了治疗，医生可能会收到提供某种药物的回扣。还有一种非正式关系，医生通过演讲和非正式产品代言，以换取费用和休假。然后还存在互惠的心理影响，医药代表提供的免费样品和免费午餐，即使是没有附加条件，也被证明可以通过内在互惠来改变行为（Fehr and Gächter，2000）。

2007年,坎贝尔及其同事发布了一项针对140所院校的459所医学院系主任的全国性调查,结果发现67%的院系和60%的系主任与行业有关联。在这项研究中,与临床院系相比,非临床院系更有可能与行业建立关系,作者将其归因于与非临床院系有关的更大程度的可能许可和产品开发活动。另外,临床院系更有可能获得购买设备、支持研讨会以及研究生医学教育和继续医学教育的自由支配资金(Campbell et al.,2007a)。一项针对患者的研究发现,90%的癌症研究试验参与者很少担心机构或研究人员与制药公司之间的金钱关系(Hampson et al.,2006)。

系统层面的医疗保健资源至关重要。并非所有资源都可用于所有环境。例如,资源匮乏的环境很少能够购买最先进的64层CT扫描仪,而城市学术医疗中心却通常可以。某些地方的消费者可能比其他地方的人需要更多的新技术,从而在需求量大的地方创造一个更强大的技术市场。药物或设备制造商直接面向消费者的广告也可以诱导这样的市场并催化扩散(Law et al.,2008)。社会学和管理学的文献表明,技术创新在不同的地方以不同的速度扩散(Rogers,1983)。托马斯·谢林和其他人描述了扩散的动态过程,他们撰写了关于临界点理论的文章(Schelling,2006)。在后来的工作中,学者们将谢林的内容扩展到创新扩散的模型和经验研究(Young,1998)。技术采用的差异显著且持久。在一个有充分证据的例子中,20世纪80年代β阻滞剂(一种减少首次心脏病发作患者复发的技术)的州级采用率与20世纪50年代州一级对杂交玉米的采用率高度相关(Skinner and Staiger,2005)。

扩散对医疗保健的生产率具有长期影响。Skinner and Staiger(2009)发现,即使采用率的微小差异也会导致医院生产率的巨大差异。具体而言,他们发现,在心脏病发作治疗的情况下,β受体阻滞剂、阿司匹林和初级再灌注等低成本技术的扩散速度解释了大部分生产率的长期差异,压倒了传统要素投入的影响。

相对于高扩散率的医院,低扩散率医院的存活率可能会滞后10年。医疗技术的采用或接受可能因多种原因而有所不同(Chandra and Skinner,2011)。提供者组织的结构、医生文化、市场力量、医生专业化和支付系统都可以影响患者的接受。差异化利用尤为重要,因为随着时间的推移,医疗技术在治疗中扮演着重要角色(Chernew and Newhouse,2011,本手册)。

5. 结论

地区差异的文献表明,尽管接受了全国标准化的培训,不同地理区位的医生可以为具有相似临床特征的患者做出明显不同的治疗决策。这是第一个证据表明,作为一种职业,医疗服务提供者可能不会系统地为患者选择临床上最佳的治疗途径。健康经济学中的早期文献主要关注医生引致需求的可能性——它们更关注数量而非选择——我们试图分解对治疗选择差异的潜在解释。

总的来说,文献指出,在驱动治疗选择时,供给侧激励比需求侧激励更重要。我们的观点在很大程度上符合这一范式。然而,诸如偏好和患者特征等传统需求因素无疑仍然具有相关性,行为的影响刚刚开始被人们理解。最后,理解如何做出治疗选择的最终目标之一,是告知将医生和患者选择转向社会最优政策,即使我们考虑治疗选择的框架仍主要依赖于局部(即个体)最优模型。

由于医学的特殊性,挑战众多。在这个世界中,最优的定义取决于许多内生因素,判断治疗相对优点的提供者恰恰就是直接从决策中获益(或损失)的同一提供者,给定的治疗对于任何患者是否合适,从好的方面看算是开放式解释,但从坏的一面看其实完全未知,因此,了解治疗选择的决定因素将是一个不断发展的任务。

参考文献

Abelson, R. (2006). Heart procedure is off the charts in an Ohio City. New York Times, August 18.

Akl, E. A., Oxman, A. D., Herrin, J., Vist, G. E., Terrenato, I., Sperati, F., et al. (2011). Using alternative statistical formats for presenting risks and risk reductions. Cochrane Database of Systematic Reviews, 3, CD006776.

American College of Cardiology Foundation, Appropriate Use Criteria Task Force, et al. (2011). Appropriate use criteria for echocardiography. Journal of the American College of Cardiology, 57(9), 1126-1166.

American Joint Committee on Cancer (2010). AJCC cancer staging manual (7th ed.). New York: Springer, Inc.

Angus, D. C., Barnato, A. E., Linde-Swirble, W. T., et al. (2004). Use of intensive care at the end of life in the United States: An epidemiologic study. Critical Care Medicine, 32, 638-643.

Anthony, D. L., Brooke Herndon, M., Gallagher, P. M., Barnato, A. E., Bynum, J. P. W., Gottlieb, D. J., et al. (2009). How much do patients' preferences contribute to resource use? Health Affairs, 28(3), 864-873.

Arrow, K. J. (1963). Uncertainty and the welfare economics of medical care. American Economic Review, 53, 941-973.

Atkins, D., Best, D., Briss, P. A., Eccles, M., Falck-Ytter, Y., Flottorp, S., et al. (2004). Grading quality of evidence and strength of recommendations. BMJ, 328(7454), 1490.

Back, A. L., Young, J. P., McCown, E., et al. (2009). Abandonment at the end of life from patient, caregiver, nurse, and physician perspectives: Loss of continuity and lack of closure. Archives of Internal Medicine, 169(5), 474-479.

Baicker, K. & Chandra, A. (2004). Medicare spending, the physician workforce, and beneficiaries' quality of care. Health Affairs (Millwood), Suppl. Web Exclusives: W4-184-97.

Baicker, K., Chandra, A., Skinner, J. S., & Wennberg, J. E. (2004). Who you are and where you live: How race and geography affect the treatment of Medicare beneficiaries. Health

Affairs (Millwood), Suppl. Variation: VAR33-44.

Baicker, K., Fisher, E. S., & Chandra, A. (2007). Malpractice liability costs and the practice of medicine in the Medicare program. Health Affairs, 26(3, MayJune), 841-852.

Barry, M. J., Fowler, F. J., Jr., Mulley, A. G., Jr., Henderson, J. V., Jr., & Wennberg, J. E. (1995). Patient reactions to a program designed to facilitate patient participation in treatment decisions for benign prostatic hyperplasia. Medical Care, 33(8), 771-782.

Bertrand, M., Mullainathan, S., & Shafir, E. (2004). A behavioral-economics view of poverty. American Economic Review, 94(2), 419-423.

Berwick, D. M. (1996). Quality of health care. Part 5: Payment by capitation and the quality of care. New England Journal of Medicine, 335(16), 1227-1231.

Bill-Axelson, A., Holmberg, L., Ruutu, M., Häggman, M., Andersson, S. O., Bratell, S., et al. (2005). Radical prostatectomy versus watchful waiting in early prostate cancer. New England Journal of Medicine, 352(19), 1977-1984.

Birkmeyer, J. D., Siewers, A. E., Finlayson, E. V., et al. (2002). Hospital volume and surgical mortality in the United States. New England Journal of Medicine, 346, 1128-1137.

Boden, W. E., O'Rourke, R. A., Teo, K. K., et al. (2007). Optimal medical therapy with or without PCI for stable coronary disease. New England Journal of Medicine, 356(15), 1503-1516.

Bolla, M., Gonzalez, D., Warde, P., Dubois, J. B., Mirimanoff, R. O., Storme, G., et al. (1997).Improved survival in patients with locally advanced prostate cancer treated with radiotherapy and goserelin. New England Journal of Medicine, 337(5), 295-300.

Botti, S. & Iyengar, S. S. (2006). The dark side of choice: When choice impairs social welfare. Journal of Public Policy and Marketing, 25(1), 24-38.

Brennan, T. A., Leape, L. L., Laird, N. M., Hebert, L., Localio, A. R., Lawthers, A. G., et al. (2004). Incidence of adverse events and negligence in hospitalized patients: Results of the Harvard Medical Practice Study I. 1991. Quality & Safety in Health Care, 13(2), 145-151.

Buntin, M. B., Haviland, A. M., McDevitt, R., & Sood, N. (2011). Healthcare spending and preventive care in high-deductible and consumer-directed health plans. American Journal of Management Care, 17(3), 222-230.

Caffrey, A. R., Quilliam, B. J., & LaPlante, K. L. (2010). Comparative effectiveness of linezolid and vancomycin among a national cohort of patients infected with methicillin-resistant Staphylococcus aureus. Antimicrobial Agents Chemotherapy, 54(10), 4394-4400.

Campbell, E. G., Regan, S., Gruen, R. L., Ferris, T. G., Rao, S. R., Cleary, P. D., et al. (2007b). Professionalism in medicine: Results of a national survey of physicians. Annals of Internal Medicine, 147(11), 795-802.

Campbell, E. G., Weissman, J. S., Ehringhaus, S., Rao, S. R., Moy, B., Feibelmann, S., et al. (2007a). Institutional academic industry relationships. JAMA, 298(15), 1779-1786.

Cassel, C. K. & Reuben, D. B. (2011). Specialization, subspecialization, and subsubspecialization in internal medicine. New England Journal of Medicine, 364(12), 1169-1173.

Chandra, A. & Skinner, J. S. (2011). Technology growth and expenditure growth in health care. NBER Working Paper 16953.

Chandra, A. & Staiger, D. O. (2007). Productivity spillovers in health care: Evidence from the treatment of heart attacks. Journal of Political Economy, 115(1), 103-140.

Chandra, A., Gruber, J., & McKnight, R. (2010). Patient cost-sharing and hospitalization offsets in the elderly. American Economic Review, 100(1), 193-213.

Choudhry, N. K., Anderson, G. M., Laupacis, A., Ross-Degnan, D., Normand, S. L., & Soumerai, S. B. (2006). Impact of adverse events on prescribing warfarin in patients with atrial fibrillation: Matched pair analysis. BMJ, 332(7534), 141-145.

Cooper, R. A. (2004). Weighing the evidence for expanding physician supply. Annals of Internal Medicine, 141(9), 705-714.

Cooperberg, M. R., Broering, J. M., Kantoff, P. W., & Carroll, P. R. (2007). Contemporary trends in low risk prostate cancer: Risk assessment and treatment. Journal of Urology, 178(3 Pt 2), S14-S19.

Coulam, R. F. & Gaumer, G. L. (1991). Medicare's prospective payment system: A critical appraisal. Health Care Financing Review, Annual Supplement, 45-77.

Cromwell, J. & Mitchell, J. B. (1986). Physician-induced demand for surgery. Journal of Health Economics, 5, 293-313.

Cutler, D. M. (2004). Your money or your life: Strong medicine for America's healthcare system. Oxford University Press.

Dahm, P., Yeung, L. L., Chang, S. S., & Cookson, M. S. (2008). A critical review of clinical practice guidelines for the management of clinically localized prostate cancer. Journal of Urology, 180(2), 451-459.

Dale, W., Bilir, S. P., Hemmerich, J., Basu, A., Elstein, A., & Meltzer, D. (2011). The prevalence, correlates, and impact of logically inconsistent preferences in utility assessments for joint health states in prostate cancer. Medical Care, 49(1), 59-66.

Doyle, J. J., Jr., Ewer, S. M., & Wagner, T. H. (2010). Returns to physician human capital: Evidence from patients randomized to physician teams. Journal of Health Economics, 29(6), 866-882.

Dranove, D. & Wehner, P. (1994). Physician-induced demand for childbirths. Journal of Health Economics, 13, 61-73.

Drazer, M. W., Huo, D., Schonberg, M. A., Razmaria, A., & Eggener, S. E. (2011). Population-based patterns and predictors of prostate-specific antigen screening among older men in the United States. Journal of Clinical Oncology, 29(13), 1736-1743.

Dudley, R. A., Johansen, K. L., Brand, R., Rennie, D. J., & Milstein, A. (2000). Selective referral to high-volume hospitals: Estimating potentially avoidable deaths. JAMA, 283, 1159-1166.

Ellis, R. P. & McGuire, T. G. (1986). Provider behavior under prospective reimbursement. Journal of Health Economics, 5, 129-151.

Ellis, R. P. & McGuire, T. G. (1993). Supply-side and demand-side cost sharing in health care. Journal of Economic Perspectives, 7(4), 135-151.

Epstein, A. J. & Nicholson, S. (2009). The formation and evolution of physician treatment styles: An application to cesarean sections. Journal of Health Economics, 28(6), 1126-1240.

Fagerlin, A. & Schneider, C. E. (2004). Enough: The failure of the living will. Hastings Center Report, 34, 30-42.

Fehr, E. & Gächter, S. (2000). Fairness and retaliation: The economics of reciprocity. Journal of Economic Perspectives, 14(3), 159-181.

Feldman, R. & Sloan, F. (1988). Competition among physicians, revisited. Journal of Health Politics, Policy and Law, 13, 239-261.

Finks, J. F., Osborne, N. H., & Birkmeyer, J. D. (2011). Trends in hospital volume and operative mortality for high-risk surgery. New England Journal of Medicine, 364(22), 2128-2137.

Fisher, E. S., Bell, J., Tomek, I. M., Esty, A. R., & Goodman, D. C. (2010). Trends and regional variation in hip, knee, and shoulder replacement. The Dartmouth Institute for Health Policy and Clinical Practice, April 6.

Fisher, E. S., Wennberg, D. E., Stukel, T. A., Gottlieb, D. J., Lucas, F. L., & Pinder, E. L. (2003a). The implications of regional variations in Medicare spending. Part 1: The content, quality, and accessibility of care. Annals of Internal Medicine, 138(4), 273-287.

Fisher, E. S., Wennberg, D. E., Stukel, T. A., Gottlieb, D. J., Lucas, F. L., & Pinder, E. L. (2003b). The implications of regional variations in Medicare spending. Part 2: Health outcomes and satisfaction with care. Annals of Internal Medicine, 138(4), 288-298.

Frank, R. G. & Zeckhauser, R. J. (2007). Custom-made versus ready-to-wear treatments: Behavioral propensities in physicians' choices. Journal of Health Economics, 26(6), 1101-1127.

Fuchs, V. R. (1978). The supply of surgeons and the demand for operations. Journal of Human Resources, XIII, 35-56.

Gawande, A. (2009). The cost conundrum: What a Texas town can teach us all about health care. The New Yorker, June 1.

Gibbons, R. (1998). Incentives in organizations. Journal of Economic Perspectives, 12(4), 115-132.

Gibbons, R. (2005). Four formal(izable) theories of the firm? Journal of Economic Behavior & Organization, 58, 200-245.

Glover, J. A. (1938). The incidence of tonsillectomy in children. Proceeding of the Royal Society of Medicine, 31, 1219–1236.

Goldman, D. & Philipson, T. J. (2007). Integrated insurance design in the presence of multiple medical technologies. American Economic Review, 97(2), 427–432.

Groopman, J. (2007). How doctors think. New York: Houghton Mifflin.

Gruber, J. & Owings, M. (1996). Physician financial incentives and Cesarean section delivery. RAND Journal of Economics, 27, 99–123.

Halpern, D. F. (1987). Critical thinking across the curriculum: A brief edition of thought and knowledge. Lawrence Erlbaum Associates.

Hampson, L. A., Agrawal, M., Joffe, S., Gross, C. P., Verter, J., & Emanuel, E. J. (2006). Patients' views on financial conflicts of interest in cancer research trials. New England Journal of Medicine, 355(22), 2330–2337.

Harris, J. E. (1977). The internal organization of hospitals: Some economic implications. Bell Journal of Economics, 8(2), 467–482.

Hart, O. & Holmstrom, B. (2010). A theory of firm scope. Quarterly Journal of Economics, CXXV(2), 483–513.

Hayes, J. H., Ollendorf, D. A., Pearson, S. D., Barry, M. J., Kantoff, P. W., Stewart, S. T., et al. (2010). Active surveillance compared with initial treatment for men with low-risk prostate cancer: A decision analysis. JAMA, 304(21), 2373–2380.

Hodgkin, D. & McGuire, T. G. (1994). Payment levels and hospital response to prospective payment. Journal of Health Economics, 13(1), 1–29.

Holmstrom, B. & Roberts, J. (1998). The boundaries of the firm revisited. Journal of Economic Perspectives, 12(4), 73–94.

Howlader, N., Noone, A. M., Krapcho, M., Neyman, N., Aminou, R., & Waldron, W. (Eds.) (2011). SEER cancer statistics review, 1975–2008. Bethesda, MD: National Cancer Institute.

Hsu, J., Price, M., Huang, J., Brand, R., Fung, V., Hui, R., et al. (2006). Unintended consequences of caps on Medicare drug benefits. New England Journal of Medicine, 354(22), 2349–2359.

Huskamp, H. A., Deverka, P. A., Epstein, A. M., Epstein, R. S., McGuigan, K. A., & Frank, R. G. (2003). The effect of incentive-based formularies on prescription-drug utilization and spending. New England Journal of Medicine, 349(23), 2224–2232.

Iyengar, S. S. & Lepper, M. R. (2000). When choice is demotivating: Can one desire too much of a good thing? Journal of Personality and Social Psychology, 79(6), 995–1006.

Jacobson, M., Earle, C. C., Price, M., & Newhouse, J. P. (2010). How Medicare's payment cuts for cancer chemotherapy drugs changed patterns of treatment. Health Affairs

(Millwood), 29(7), 1391-1399.

Jemal, A., Siegel, R., Ward, E., Hao, Y., Xu, J., & Thun, M. J. (2009). Cancer statistics, 2009. CA Cancer Journal for Clinicians, 59(4), 225-249.

Joyce, G. F., Escarce, J. J., Solomon, M. D., & Goldman, D. P. (2002). Employer drug benefit plans and spending on prescription drugs. JAMA, 288(14), 1733-1739.

Kahneman, D., Knetsch, J. L., & Thaler, R. H. (1991). Anomalies: The endowment effect, loss aversion, and status quo bias. Journal of Economic Perspectives, 5(1), 193-206.

Kolata, G. (2010). Results unproven, robotic surgery wins converts. The New York Times, February 13.

Kozower, B. D. & Stukenborg, G. J. (2011). The relationship between hospital lung cancer resection volume and patient mortality risk: study design: original observational research (population based cohort study). Annals of Surgery [Epub ahead of print].

Law, M. R., Majumdar, S. R., & Soumerai, S. B. (2008). Effect of illicit direct to consumer advertising on use of etanercept, mometasone, and tegaserod in Canada: Controlled longitudinal study. BMJ, 337, a1055.

Lee, D. H. & Vielemeyer, O. (2011). Analysis of overall level of evidence behind Infectious Diseases Society of America practice guidelines. Archives of Internal Medicine, 171(1), 18-22.

Leigh, J. P., Tancredi, D., Jerant, A., & Kravitz, R. L. (2010). Physician wages across specialties: Informing the physician reimbursement debate. Archives of Internal Medicine, 170(19), 1728-1734.

Lichtenstein, S., Slovic, P., Fischhoff, B., Layman, M., & Combs, B. (1978). Judged frequency of lethal events. Journal of Experimental Psychology: Human Learning and Memory, 4, 551-578.

Litwin, M. S., Gore, J. L., Kwan, L., Brandeis, J. M., Lee, S. P., Withers, H. R., et al. (2007). Quality of life after surgery, external beam irradiation, or brachytherapy for early-stage prostate cancer. Cancer, 109(11), 2239-2247.

Localio, A. R., Lawthers, A. G., Brennan, T. A., Laird, N. M., Hebert, L. E., Peterson, L. M., et al. (1991). Relation between malpractice claims and adverse events due to negligence. Results of the Harvard Medical Practice Study III. New England Journal of Medicine, 325(4), 245-251.

Lucas, F. L., Sirovich, B. E., Gallagher, P. M., Siewers, A. E., & Wennberg, D. E. (2010). Variation in cardiologists' propensity to test and treat: Is it associated with regional variation in utilization? Circulation: Cardiovascular Quality and Outcomes, 3(3), 253-260.

Lurie, N., Christianson, J., Finch, M., & Moscovice, I. (1994). The effects of capitation on health and functional status of the Medicaid elderly: A randomized trial. Annals of Internal Medicine, 120, 506-511.

Manning, W. G., Newhouse, J. P., Duan, N., Keeler, E., Leibowitz, A., & Marquis, M.

S. (1987). Health insurance and the demand for medical care: Results from a randomized experiment. American Economic Review, 77(3, June), 251–277.

Marshall, S., McGarry, K. M., & Skinner, J. S. (2010). The risk of out-of-pocket health care expenditure at end of life. NBERWorking Paper No. 16170.

McClellan, M. (2011). Reforming payments to healthcare providers: The key to slowing healthcare cost growth while improving quality? Journal of Economic Perspectives, 25(2), 69–92.

McClellan, M. & Skinner, J. (2006). The incidence of Medicare. Journal of Public Economics, 90, 257–276.

McGuire, T. G. (2000). Physician agency. In A. J. Culyer & J. P. Newhouse (Eds.), Handbook of health economics. Amsterdam: Elsevier (Chapter 9).

McGuire, T. G. & Pauly, M. V. (1991). Physician response to fee changes with multiple payers. Journal of Health Economics, 10(4), 385–410.

McNeil, B. J., Pauker, S. G., Sox, H. C., Jr., & Tversky, A. (1982). On the elicitation of preferences for alternative therapies. New England Journal of Medicine, 306(21), 1259–1262.

Mello, M. M., Chandra, A., Gawande, A. A., & Studdert, D. M. (2010). National costs of the medical liability system. Health Affairs (Millwood), 29(9), 1569–1577.

Miller, R. H. & Luft, H. S. (1994). Managed care plan performance since 1980: A literature analysis. JAMA, 271, 1512–1519.

Myers, D. G. & Lamm, H. (1976). The group polarization phenomenon. Psychological Bulletin, 83, 602–627.

National Comprehensive Cancer Network (2010). Prostate Cancer: NCCN Guidelines for Patients, version 2010. http://www. nccn. com/images/patient-guidelines/pdf/prostate. pdf. Accessed on June 7, 2011.

Newhouse, J. P. (1992). Medicare care costs: How much welfare loss? Journal of Economic Perspectives, 6(3), 3–21.

Newhouse, J. P. (2006). Reconsidering the moral hazard-risk avoidance tradeoff. Journal of Health Economics, 25(5), 1005–1014.

Newhouse, J. P. & the Insurance Experiment Group (1993). Free for all? Lessons from the RAND Health Insurance Experiment. Cambridge, MA: Harvard University Press.

Nguyen, N. X. & Derrick, F. W. (1997). Physician behavioral response to a Medicare price reduction. Health Services Research, 32, 283–298.

O'Hare, A. M., Rodriguez, R. A., Hailpern, S. M., Larson, E. B., & Kurella Tamura, M. (2010). Regional variation in health care intensity and treatment practices for end-stage renal disease in older adults. JAMA, 304(2), 180–186.

Pauly, M. V. (1968). The economics of moral hazard: Comment. American Economic Review, 58(3), 531–537.

Phelps, C. E. (1986). Induced demand: Can we ever know its extent? Journal of Health Economics, 5, 355−365.

Potosky, A. L., Legler, J., Albertsen, P. C., Stanford, J. L., Gilliland, F. D., Hamilton, A. S., et al. (2000). Health outcomes after prostatectomy or radiotherapy for prostate cancer: Results from the Prostate Cancer Outcomes Study. Journal of the National Cancer Institute, 92 (19), 1582−1592.

Pritchard, R. S., Fisher, E. S., Teno, J. M., Sharp, S. M., Reding, D. J., Knaus, W. A., et al. (1998).Influence of patient preferences and local health system characteristics on the place of death.SUPPORT Investigators. Study to Understand Prognoses and Preferences for Risks and Outcomes of Treatment. Journal of the American Geriatric Society, 46(10), 1242−1250.

Redelmeier, D. A. & Tversky, A. (1990). Discrepancy between medical decisions for individual patients and for groups. New England Journal of Medicine, 322(16), 1162−1164.

Reinhardt, U. E. (1999). The economist's model of physician behavior. JAMA, 281(5), 462−465.

Rice, T. (1983). The impact of changing Medicare reimbursement rates on physician-induced demand. Medical Care, 21, 803−815.

Rogers, E. M. (1983). Diffusion of innovations. New York: Free Press.

Rossiter, L. F. & Wilensky, G. R. (1984). Identification of physician-induced demand. Journal of Human Resources, 19, 231−244.

Sanda, M. G., Dunn, R. L., Michalski, J., Sandler, H. M., Northouse, L., Hembroff, L., et al. (2008). Quality of life and satisfaction with outcome among prostate-cancer survivors. New England Journal of Medicine, 358(12), 1250−1261.

Schelling, T. (2006). Micromotives and macrobehavior. W. W. Norton and Co.

Schroder, F. H., Hugosson, J., Roobol, M. J., Tammela, T. L., Ciatto, S., Nelen, V., et al. (2009). Screening and prostate-cancer mortality in a randomized European study. New England Journal of Medicine, 360(13), 1320−1328.

Sepucha, K. & Mulley, A. G., Jr. (2009). A perspective on the patient's role in treatment decisions. Medical Care Research Review, 66(Suppl. 1), 53S−74S.

Shaneyfelt, T. M., Mayo-Smith, M. F., & Rothwangl, J. (1999). Are guidelines following guidelines? The methodological quality of clinical practice guidelines in the peer-reviewed medical literature. JAMA, 281(20), 1900−1905.

Shappley, W. V., 3rd, Kenfield, S. A., Kasperzyk, J. L., Qiu, W., Stampfer, M. J., Sanda, M. G., et al. (2009). Prospective study of determinants and outcomes of deferred treatment or watchful waiting among men with prostate cancer in a nationwide cohort. Journal of Clinical Oncology, 27(30), 4980−4985.

Shrank, W. H., Choudhry, N. K., Fischer, M. A., Avorn, J., Powell, M., Schneeweiss,

S., et al. (2010). The epidemiology of prescriptions abandoned at the pharmacy. Annals of Internal Medicine, 153(10), 633–640.

Sirovich, B., Gallagher, P. M., Wennberg, D. E., & Fisher, E. S. (2008). Discretionary decision making by primary care physicians and the cost of U.S. health care. Health Affairs (Millwood), 27(3), 813–823.

Skinner, J. & Staiger, D. (2005). Technology adoption from hybrid corn to beta blockers. NBERWorking Paper No. 11251.

Skinner, J. & Staiger, D. (2009). Technology diffusion and productivity growth in health care. NBERWorking Paper No. 14865.

Smith, D. M., Brown, S. L., & Ubel, P. A. (2008). Are subjective well-being measures any better than decision utility measures? Health Economics, Policy & Law, 3(Pt 1), 85–91.

Smith, D. M., Sherriff, R. L., Damschroder, L., Loewenstein, G., & Ubel, P. A. (2006). Misremembering colostomies? Former patients give lower utility ratings than do current patients. Health Psychology, 25(6), 688–695.

Smith, M. R. (2011). Effective treatment for early-stage prostate cancer—possible, necessary, or both? New England Journal of Medicine, 364, 1770–1772.

Snail, T. S. & Robinson, J. C. (1998). Organization diversification in the American hospital. Annual Review of Public Health, 19, 417–453.

Sommers, B. D. & Zeckhauser, R. (2008a). Probabilities and preferences: What economics can teach doctors and patients making difficult treatment decisions. Urologic Oncology, 26(6), 669–673.

Sommers, B. D., Beard, C. J., D'Amico, A. V., Kaplan, I., Richie, J. P., & Zeckhauser, R. J. (2008b).Predictors of patient preferences and treatment choices for localized prostate cancer. Cancer, 113(8), 2058–2067.

Song, Y., Skinner, J., Bynum, J., Sutherland, J., Wennberg, J. E., & Fisher, E. S. (2010). Regional variations in diagnostic practices. New England Journal of Medicine, 363(1), 45–53.

Steinhauser, K. E., Christakis, N. A., Clipp, E. C., et al. (2000). Factors considered important at the end of life by patients, family, physicians, and other care providers. JAMA, 284, 2476–2482.

Stewart, S. T., Lenert, L., Bhatnagar, V., & Kaplan, R. M. (2005). Utilities for prostate cancer health states in men aged 60 and older. Medical Care, 43(4), 347–355.

Sutherland, J. M., Fisher, E. S., & Skinner, J. S. (2009). Getting past denial—the high cost of health care in the United States. New England Journal of Medicine, 361(13), 1227–1230.

Teno, J. M., Licks, S., Lynn, J., et al. (1997). Do advance directives provide instructions that direct care? Journal of the American Geriatric Society, 45, 508–512.

Thaler, R. H. & Sunstein, C. R. (2008). Nudge. New Haven, CT: Yale University Press.

Thompson, I., Thrasher, J. B., Aus, G., Burnett, A. L., Canby-Hagino, E. D., Cookson,

M. S., et al. (2007). Guideline for the management of clinically localized prostate cancer: 2007 update. Journal of Urology, 177(6), 2106.

Tricoci, P., Allen, J. M., Kramer, J. M., Califf, R. M., & Smith, S. C., Jr. (2009). Scientific evidence underlying the ACC/AHA clinical practice guidelines. JAMA, 301(8), 831–841.

Trivedi, A. N., Moloo, H., & Mor, V. (2010). Increased ambulatory care copayments and hospitalizations among the elderly. New England Journal of Medicine, 362(4), 320–328.

Ubel, P. A. (2009). Free market madness. Boston, MA: Harvard Business Press.

Ubel, P. A., Loewenstein, G., Schwarz, N., & Smith, D. (2005). Misimagining the unimaginable: The disability paradox and health care decision making. Health Psychology, 24 (Suppl. 4), S57–S62.

Van Heek, N. T., Kuhlmann, K. F., Scholten, R. J., de Castro, S. M., Busch, O. R., van Gulik, T. M., et al. (2005). Hospital volume and mortality after pancreatic resection: A systematic review and an evaluation of intervention in the Netherlands. Annals of Surgery, 242(6), 781–788.

Wei, J. T., Dunn, R. L., Sandler, H. M., McLaughlin, P. W., Montie, J. E., & Litwin, M. S., et al. (2002). Comprehensive comparison of health-related quality of life after contemporary therapies for localized prostate cancer. Journal of Clinical Oncology, 20(2), 557–566.

Weintraub, W. S., Spertus, J. A., & Kolm, P., et al. (2008). Effect of PCI on quality of life in patients with stable coronary disease. New England Journal of Medicine, 359(7), 677–687.

Welch, H. G., Sharp, S. M., Gottlieb, D. J., Skinner, J. S., & Wennberg, J. E. (2011). Geographic variation in diagnosis frequency and risk of death among Medicare beneficiaries. JAMA, 305(11), 1113–1118.

Wennberg, J., & Gittelsohn, A. (1973). Small area variations in health care delivery. Science, 182(117), 1102–1108.

Wennberg, J., & Gittelsohn, A. (1982). Variations in medical care among small areas. Scientific American, 246(4), 120–134.

Wennberg, J. E., Freeman, J. L., & Culp, W. J. (1987). Are hospital services rationed in New Haven or over-utilised in Boston? Lancet, 1(8543), 1185–1189.

Williamson, O. E. (2010). Transaction cost economics: The natural progression. American Economic Review, 100, 673–690.

Wilt, T. J., MacDonald, R., Rutks, I., Shamliyan, T. A., Taylor, B. C., & Kane, R. L. (2008). Systematic review: Comparative effectiveness and harms of treatments for clinically localized prostate cancer. Annals of Internal Medicine, 148(6), 435–448.

Woo, B., Woo, B., Cook, E. F., Weisberg, M., & Goldman, L. (1985). Screening procedures in the asymptomatic adult. Comparison of physicians' recommendations, patients' desires, published guidelines, and actual practice. JAMA, 254(11), 1480–1484.

Yip, W. (1998). Physician responses to medical fee reductions: Changes in the volume and intensity of supply of Coronary Artery Bypass Graft (CABG) surgeries in the Medicare and private sectors. Journal of Health Economics, 17, 675–700.

Young, H. P. (1998). Individual strategy and social structure: An evolutionary theory of institutions. Princeton, NJ: Princeton University Press.

Zeckhauser, R. J. (1970). Medical insurance: A case study of the tradeoff between risk spreading and appropriate incentives. Journal of Economic Theory, 2(1), 10–26.

Zuckerman, S., Waidmann, T., Berenson, R., & Hadley, J. (2010). Clarifying sources of geographic differences in Medicare spending. New England Journal of Medicine, 363(1), 54–62.

第七章　健康技术经济评估的相关理论[①]

大卫·O. 梅尔泽(David O. Meltzer)　　　芝加哥大学

彼得·C. 史密斯(Peter C. Smith)　　　伦敦帝国学院

目　录

① 感谢来自哈佛大学参与《健康经济学手册》编著的专家对本章节的评论;感谢格拉纳达大学的戴维·爱普斯坦(David Epstein)以及里斯本诺瓦大学的佩德罗·皮塔·巴洛斯(Pedro Pita Barros)。

摘要：医疗成本—效果分析（cost-effectiveness analysis，简称 CEA）可能是指导医疗保健资源利用决策的最广泛应用工具。本章首先回顾 CEA 的基本原理和常用方法。我们试图将CEA 置于传统的微观经济学框架内。然后在这个框架中讨论 CEA 方法论上的争议。它们包括分析的决策视角、对公平问题的综合考察、治疗的联合成本收益以及治疗的时间范围与贴现。

关键词：健康技术评估；成本—效果分析；方法论；医疗决策

JEL 代码：I11；I18

1. 引言

尽管人们和决策者们都将健康放在高度优先的位置，但资源约束对医疗保健决策来说依旧是一个重要问题。鉴于医疗技术非比寻常的资源消耗能力，以及过度利用医疗保健服务的诱因，从医疗保健支出中最大限度获得健康收益的方法变得越来越重要。医疗成本—效果分析（CEA）可能是用于健康资源配置决策的最广泛的工具。在全球范围内，CEA 已经成为许多应用健康经济学家评价替代性医疗的健康与经济效果的核心工作。在 CEA 发展的30 多年中，伴随着方法日渐复杂、新方法的不断提出，争议不断出现，其方法也越来越规范化（Gold et al.，1996；Drummond et al.，2005）。

本章回顾 CEA 的基本原理和常用方法，并讨论 CEA 基础理论对目前实践有怎样的影响以及该领域出现的方法论争议。我们试图将 CEA 置于传统的微观经济学框架内，对这些问题展开讨论。CEA 方法论的争议也是在传统微观经济学框架内得到讨论的。这些内容包括：决策视角的分析、对公平问题的综合考察、治疗的成本和效益、治疗时间的范围和贴现。

1.1　健康技术经济评估的基本原理

健康技术的经济评估旨在促进医疗保健的有效配置。在一定条件下，个体在市场交换情境下产生的行为优化有望促使有效配置的实现。因此，对个人优化行为模型的分析常常用于指导开发成本效益分析方法，希望以此来确定资源配置的有效模式。

最基础的消费者选择经济模型是（在给定时间内）预算约束下效用的最大化。该模型表明，个体可以根据很多简化假设（例如固定预算、固定价格和单个时间段），在不同给定的资源水平，通过增量成本与增量效用之比对所有形式的消费进行排序，以及选择在可获资源消耗殆尽时候那些增量成本与增量效用比率最低的效用，生产出最大的效用（收益或者效果）。超过这一临界边际之后，边际成本与边际效用之比就足够高，以致对商品的进一步消费会挤出成本与效益之比较低的消费品和服务，从而降低个人效用。因此，使增量成本与增量效益之比低于这一临界比率是提高经济效率的必要条件。

1.1.1 市场失灵

大多数健康服务的收益都针对接受治疗的个人,因此健康服务具有许多传统消费品的特征。然而,与竞争性市场相比,发达国家的大多数医疗保健是通过税收、社会卫生保险或私人健康计划集体筹资的。因此,由于个体在消费时并不直接承担治疗的全部费用,在不实施反补贴措施的前提下,消费者将倾向于消费超过社会最优水平的治疗。

这种过度医疗是由个人所掌握的关于医疗保健服务收益的信息不足,以及在此基础上个人越来越依赖医疗保健服务提供者关于如何使用医疗保健服务的建议造成的。同时,由于许多医疗保健系统会给予医疗保健的服务提供者一定的直接或间接的个人激励以鼓励患者使用健康服务,这可能使情况更加复杂。因此,医疗保健是集体购买还是由个人在传统市场上购买,都有必要向购买者提供健康技术能够带来的预期收益信息。

现代医疗保健市场效率低有两个根本原因——缺乏针对消费者的价格规律,以及提供者和购买者之间的信息不对称——已促使政策制定者寻求纠正机制。为此,健康经济学家提倡制定成本效果指标,试图复制适用于传统消费者选择的基本决策标准。这样做的目的是,通过按增量成本与增量效果之比对治疗进行排序,并选择成本相对来说最低的干预措施,从而帮助集体和个体医疗保健购买者在任意的支出水平下获得的总效益最大化。增量成本和效果的概念反映了最优化条件最能在边际上获得的基本理念。为了确定一种治疗是否有效,不仅必须将其与"不提供任何治疗"这一选择进行比较,而且还必须与所有其他可能的治疗选择进行比较。其目的是确定替代治疗所带来的额外好处是否比所有其他可能的干预措施更合理。

1.2 CEA 的制度背景

CEA 已经在各种不同的背景下产生了影响。其中最重要的影响是将公共部门和购买服务的私人在支付责任方面进行了责任划清,以及提供可能影响供方和病人的指导。作为明确覆盖范围的决策工具,CEA 在许多国家的医疗保健决策中都具有非常重要的影响。将CEA 概念纳入决策的一个经典案例,是 1999 年英格兰国家临床优化研究所(the National Institute for Clinical Excellence,简称 NICE)①的成立,该研究所评估健康技术,并为公共资金用于疾病治疗提供指导。在发达国家已经成立了许多类似的机构,包括加拿大、德国和澳大利亚。这些国家采取了类似的方法原则,但在建议的强制程度和其他重要机制的安排上各不相同。

然而,在一些国家,尤其是美国,使用 CEA 来配给医疗保健服务的做法尚未被接受。但是,这并不影响将 CEA 用于资源配置决策。CEA 以健康服务提供者和其他决策者为目标,鼓

---

① 随后更名为国家健康与临床卓越研究所。

励使用更多成本效果高的干预措施。例如,美国疾病控制中心以效果和成本效果为循证依据,提倡采取预防性干预措施,包括流感免疫接种、巴氏涂片检查和艾滋病病毒筛查。美国的比较效果研究(comparative effectiveness research,简称 CER)这一概念的发展证明了 CEA 思想的持久影响;CER 不鼓励使用成本更高但效果却不能更好的干预措施。更多细节将在第 8 章中讨论。

大多数 CEA 研究都聚焦决策者的需求,因此需要深入研究决策者的目标,以及应用于决策的约束条件,包括:

(1)基于消费和健康,收入有限的个人寻求效用函数最大化(此时不存在市场失灵,但 CEA 作为一个工具,帮助个人评估他们的私人效用是否值得付出私人成本);

(2)私营健康保险公司希望向潜在客户提供一套保障福利,以最大化利润[例如,客户愿意支付的保险金额(根据自费支付所获得的健康产出)减去提供该保险的费用];

(3)希望从给定的医疗服务预算中获得最大健康收益的社会医疗保险机构;

(4)以最大化社会福利函数(包括人口健康方面的争论)为目标的社会决策者,受到有限的社会资源和税收带来的效率损失的影响。

在实践中,CEA 的应用在视角上常常不一致。例如,它们可能适用于社会目标函数,但采用的预算约束只适用于医疗保险公司。这种差异与我们在本章讨论的几个争论有关。

2. CEA 方法论问题的标准方法

2.1　简介

在介绍 CEA 方法的标准方法时,一定要认识到,CEA 是在迫切需要监管工具的背景下产生的,用以帮助做出有关健康服务配置的决策。当时比较成熟的方法,特别是成本—效益分析(cost/benefit analysis,简称 CBA),原则上也可以起到类似的作用。CBA 的挑战性在于使用的时候需要利用复杂的信息和分析方法,但似乎在研究中只要保持持续关注就能克服这一挑战。然而,与 CBA 相比,CEA 对信息的要求相对较低,这使得 CEA 在实践运用中更具可行性。这一点特别重要,因为健康技术评价的重点在于对技术的比较,而且需要研究人员能够确保在不同场景下以一致性为原则进行分析。此外,CBA 依赖利用货币对健康收益进行估计,这样就让这一评价方法面临政治风险。相反,CEA 对干预措施进行排序,能够避免对健康价值变化进行评估,降低了与此类评估相关的政治阻力。因此,CEA 在实践中被广泛使用的关键原因可能是它减少了对信息的需求,以及对健康的货币估值的依赖程度较低。

因此,早期的成本效益研究人员认识到,CEA 要得到广泛认可和应用,简单、可行以及最低程度的政治争议是至关重要的。利用 CEA,最直接的需求是用于得到估算成本效果比的分子和分母的方法。只有建立了广泛的方法,研究人员才能在探索 CEA 在不同情形下使用中形成逻辑统一的框架。因此,CEA 在其实践运用的历史过程中往往充满不一致性,为谨慎起见,我们必须将其视为具有指导意义的方法论。人们一直希望创建可比较且无偏倚的 CEA 估计,这最终促使人们使用理论来解决有争议的方法论问题。我们将在第 3 节和第 4 节讨论这些问题,本节重点关注关于 CEA 被普遍接受的实践问题。

2.2 CEA 框架概述

由于医学成本效果分析的实践在很大程度上是先于理论发展起来的,因此,这些实践并非与理论紧密结合,最好将其理解为随时间推移而发展起来的核心实践。务实地对 CEA 实践进行回顾,有助于为第 3 节中更严谨地探讨 CEA 的理论基础提供有用的背景。

医疗成本效果分析所解决的问题可以概括为在某种资源约束的条件下选择健康干预措施,以最大化健康或福祉。最大化条件是指增量成本与增量收益比应等于所有干预措施的健康(或福利)边际值,这通常被称为"接受阈值"或"成本效果阈值"。从技术上讲,适用于干预可以在应用强度(例如测试频率)或目标人群中连续变化的情况;当一项干预本质上是离散的,其成本与收益之比通常会位于健康值的一端或另一端,因此,干预是否划算取决于其相对于该阈值的位置。一般而言,干预的成本效益比定义为(C1-C0)/(E1-E0),其中 C1 和 E1 分别是干预措施的成本和效果,C0 和 E0 分别是替代方案的成本和效果。替代方案可能是其他一些干预方法,也有可能是不施加任何干预。因此,请注意,相对于某些替代方案的影响和成本变化,成本效益比率总是递增的。

通常衡量"效果"的方法主要是关注治疗所带来的健康收益。很多医疗干预的主要目标是提高预期寿命。然而,人们早就认识到很多治疗方法也会对健康相关的生命质量产生影响。这导致研究者设计了新的指标,例如质量调整生命年(quality-adjusted life year,简称 QALY)和伤残调整寿命年(disability-adjusted life year,简称 DALY)。这些指标的设计目的是能够提供一个综合的衡量健康效益的指标,以便比较不同类型技术所引发的诸如寿命、生活质量等健康收益的改变(参见第 2.4 节)。

成本效果分析的结果通常是成本效果比(例如成本/寿命年或成本/QALY),在实践中既可以通过成本效益阈值进行解释,也可以通过比较不同干预措施的成本效果比进行解释。当干预措施非互斥关系时,资源配置决策可以通过对不同干预措施排序表来确定,该排序表将所有干预措施从每收获一个寿命年或人均 QALY 所消耗的成本由低到高进行排序(表 7.1)。然后,决策者可以选择成本效果比低的干预措施,直至其预算用尽,或者如果不给定预算,则需考虑额外干预措施的成本将超过其在一定水平下产生的效益。在不同的政策背景下,这些阈值可能有所不同,但在大多数情况下,这些阈值与对生命价值的统计估计有关。这通常是基于为降低健康风险而支付的个人意愿,这种意愿在其他情况下也会表现出来,例如诱导人们接受对健康带来更大风险的工作所需的工资差异。发达国家对阈值大小的估计通常在 5 万～200 万美元之间,但在低收入国家通常要低一个量级(Braithwaite et al., 2008; Meltzer, 2006)。

表 7.1　普通医疗干预的成本效果　　　　　　　　　　　　　单位:美元

干预	成本/生命年
新生儿苯丙酮尿症筛查	<0
55～64 岁年龄段男性高胆固醇血症的二级预防	2000
55～64 岁年龄段乳房检查	14000～27001
治疗重症高血压	17000
65～74 岁年龄段乳房检查	12000～22000
75～84 岁年龄段男性高胆固醇血症的二级预防	25000
4 次巴氏涂片阴性后,每 3 年进行一次巴氏涂片检查	17000(20～74 岁)
40～50 岁年龄段乳房检查	25000～58000
腹主动脉瘤的一次性体格检查	29000
胸部 X 光检查高血压	34000
55～64 岁年龄段胸部 X 光检查与乳房检查相比	28000～106000
一次性超声治疗腹主动脉瘤	42000
65～74 岁年龄段胸部 X 光检查与乳房检查相比	45000～163000
40～50 岁年龄段胸部 X 光检查与乳房检查相比	37000～170000
无症状 40 岁男性的运动筛查试验	124000
3 次巴氏涂片阴性后,每 2 年进行一次巴氏涂片检查与 每 3 年进行一次巴氏涂片检查相比较	258000(20～74 岁)
腹主动脉瘤每 5 年进行一次体格检查	747000
腹主动脉瘤每 5 年进行一次超声检查	907000

资料来源:根据 Meltzer(1997),表 2。

　　针对特定条件考虑多个相互排斥的干预措施,重要的是评估每个干预措施相对于所有其他选择的增量成本和效果。示意图有利于理解这一过程,如图 7.1 所示,y 轴表示效果,x 轴表示成本。一些选项(例如 C)可以排除,因为存在能够通过更低成本获得更大效果的选择(例如 B)。遵循"扩大占优"原则,可以排除一些选项(例如 D)。当任何两个其他选项(例如 A 和 B)的线性组合优于选项时(如 A 和 B 之间的任何一点都优于 D),就需要考虑这种情况。这些点在某种意义上占优,因为一些随机将人力配置给 A 或 B 政策会主导 D。因此从 A、B 之间的线定义了最大化效果的资源配置决策集。其中的选择取决于可用资源的数量。

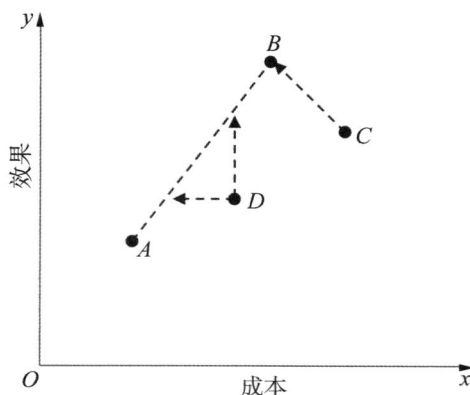

图7.1 优势和扩展优势图示

2.3 分析范围(视角)

大多数成本效果研究的关键问题是决策"视角"的性质。CEA可以从许多不同的视角进行分析,包括私人、政府、社会和多方面综合。从私人角度来看,CEA可以反映医疗干预对单个组织(如健康维护组织)的成本和收益。这种分析通常是有意义的,因为它们反映了这些私人实体的成本和收益,从而更好地理解他们的行为。然而,私人视角可能很狭隘,未能反映干预决策者以外的组织团体的成本和收益。此外,在许多国家,决策者实际上是政府或其他一些集体机构。这可能导致需要更广泛的视角,反映医疗干预对医疗保健系统、政府预算甚至整个社会产生的成本(和收益)。

通常,在成本效果分析中采用的集体观点仅仅是医疗保健系统意志的体现。例如,对于评估公共保险计划为基础的决策国家来讲,干预对医疗保健支出的影响可能是唯一考虑的成本。但是,如果将政府视角进一步扩大可能需要考虑对政府其他部门的影响。例如,精神病患者管理制度化可能被理解为对监禁成本产生影响。同样,老年人健康状况的改善如果导致提前退休的减少和税收收入的增加,也可能会对预算产生影响。然而,即使在从政府视角进行的成本效果分析中,往往也很少考虑这种影响。

私人和政府视角的局限性导致人们越来越关注利用社会视角进行成本效果分析。从社会视角看,人们需要计算医疗干预的所有成本和收益,而不管这些成本和收益是谁产生的。在美国,美国公共卫生局在20世纪90年代发表的一份非常有影响力的报告,引领了成本效果分析从社会视角出发的潮流(Gold et al., 1996)。从那时起,从社会视角开展成本效果分析被广泛采纳。与私人或政府视角相比,社会视角的优势在于反映了干预所产生的更广泛的结果。另一个优点是其具有类似帕累托改进的特点,即干预有可能至少使一个人变得更好而不会使任何人变得更糟。这是因为从干预中受益的人可以补偿受其伤害的人,并且比没有干预的人更好。

社会视角的局限性在于它忽略了这些影响来自各个不同的利益团体。这一点非常重要,因为从私人或政府视角可以了解到,当某一决策者从社会的角度提供积极的净收益时,什么时候可能没有足够的动机进行某种干预。在这种情况下,能够从多视角展开成本效果分析就更具有价值。然而,多视角分析在实践中却很少开展,可能是因为从多个视角进行分析,然后在一些决策论坛或出版物对其进行解释过于复杂。

2.4　CEA 中效果的度量

对所有 CEA 来说,最根本的是需要制定特定衡量健康收益的指标。最明显的衡量指标就是对所评估的技术所能够增加的寿命年进行测量。然而,在采用寿命年指标后,很快就被证明仅仅采用这一指标是不够的,因为这样做忽略了治疗引起的与健康相关的生活质量的变化。许多治疗(例如缓解疼痛)可能对延长生命没有明显影响,但是对生活质量有明显改善。即使有的治疗确实会影响期望寿命,生存质量也可能是结果的一个重要方面。

因此,经济学家一直致力于制定健康指标,期望通过这些指标能够测量人们不同的健康结果(Chapman et al., 2004)。目前已经开发了许多不同的方法综合平衡测量生命长度和生活质量的指标,最常用的就是质量调整生命年(QALY)(Gold et al., 1996)。QALY 在发展的过程中也曾出现许多方法论问题:如何评估与健康相关的生活质量? 应该秉持什么样的价值观去平衡不同的生活质量维度(疼痛和活动)以及生命长度和生活质量? 未来的健康收益应如何与当前的收益进行比较? 如何利用有限的经验数据推断未来的 QALYs? 质量调整生命年基于具有代表性个体的偏好,在一般情况下,在经济学评价中采用 QALY 能确保不同治疗的评价之间尽可能保持一致性。在其他情况下,该方法已经直接受到个体健康状况和干预措施测量的影响,因此,显性或隐性地反映某些个体的偏好并不能代表其他个体。

QALY 可以通过健康状态路径来说明,如图 7.2 所示。任何时间的健康相关生命质量或健康状态采用 0~1 的连续数值测量,最大健康状态为 1.0。这也许反映了世界卫生组织对全面健康的定义,即"身体、精神和社会适应全面健康的状态,而不仅仅是没有疾病或虚弱"。相反,零可以被认为是死亡。[1] 未来的 QALY 由横轴和路径之间的面积表示。

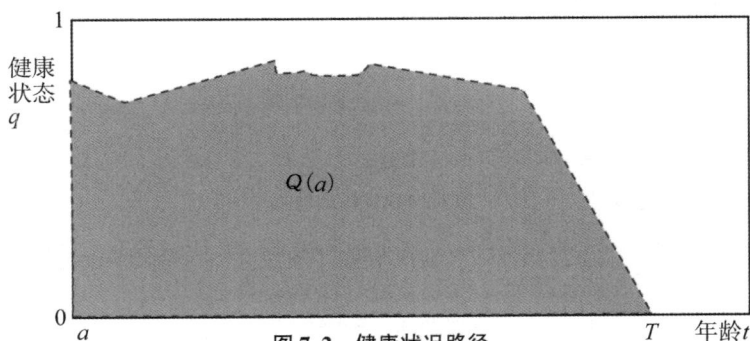

图 7.2　健康状况路径

---

[1] 健康状况测量文献确实考虑了健康状况"比死亡更糟"的可能性。这里不再进一步考虑这个问题,尽管这些状态的存在并没有改变我们的分析论点,只要它们被给予适当尺度的负向赋值,从而允许它们在任何质量调整生命年计算中与正的赋值聚合。

使用这种数量指标的前提是假设个体可以按健康状态进行排序。QALY 文献进一步假设可以选择健康基本状态量表测量健康状态 $q(\cdot)$ 反映个体健康状态强度。也就是说,对于 $0<q<1$ 范围内,q 取任何值,个体在任何时段 dt 享受最大健康状态($=1$)与 dt/p 时期健康状态 $q<1$ 没有差别。这意味着个人需要在一段时间内以完美的健康状况为基准进行权衡,以便在不完美的健康状况下存活更长时间。这样很容易发现,只要可以假定一些不严格的、理性的公理,就可以实现个人偏好的有效测量。生活质量权重实际上是通过线性模拟量表、标准博弈或时间权衡等方法来测量的,这些方法通过各种选择问题直接评估效用。

在实践中,用于引导生命质量价值的特定心理测量方法在某种程度上可以与所要开展的经济学评价的基础产生关联(Torrance,1986)。在线性模拟方法中,调查者要求受访者在一条线上对自己的健康状况进行评分,线的左端为 0,意在反映死亡时的生命质量,而右端为 1,意在反映完美的健康状况。只有当生活质量以同样的尺度形式被看作是线性的时候,这在理论上才是合理的。举例来说,如果两年的生活质量为 0.5,这相当于一年的生活质量为 1。在标准博弈中,要求被调查对象在给定的有限健康状态下选择一定的生命年数,或者在有一定概率(p)的博弈中,他们完全健康地活了多少年,并且有一定概率($1-p$)立即死亡。如果 p 是变化的,直到人们对特定结果和博弈不感兴趣,并且人们最大化期望效用的时候,那么 $1\times q=p\times1+(1-p)\times0$,所以此时 $q=p$。因此,可以通过被调查对象对这些选项无动于衷的概率来估计效用。最后,在时间权衡方法中,要求人们在某些有限的生活质量(q)中选择 T 年或在完美健康状况下选择 $t<T$ 的较短寿命。因此,如果人们最大化生命长度和生命质量产出(我们忽略贴现),当人们对这些选择无动于衷时,$qT=1\times t$,所以 $q=t/T$,这样生命质量可以估算为 t/T。生活质量也可以通过使用健康状况问题来间接测量,这可以通过线性模拟、标准博弈或时间权衡方法得出的健康效用直接测量去实现。

在实践中,$q(t)$ 的测量可以采用通用健康状态测量工具(例如 EQ5D)在时间 t 处的使用去估计,具体分析已经开发了直接进行效用分析的方法,如时间权衡法或标准博弈。这种对效用估值的实例在健康经济文献中比比皆是(Gold et al.,1996)。

对于任何个体 i,健康状况 $q_i(\cdot)$ 通常会随时间而变化,其积分反映了 QALY 的概念。也就是说,对于 a 岁的个体 i,未来的 QALY 可以用下式测度:

$$Q_i(a) = \int_q^\infty q_i(t)\,dt$$

由于 $q(\cdot)$ 的基数扩展属性,求和是可能的。当然,所有生命周期都是有限的,并且在实践中,积分将在死亡发生的 T 时刻被截断。可能是这样的情况:对某一个体当前的健康状态进行价值赋值,这个值可能会比将来某个具有相同健康状态的值要高。QALY 计算可以很容易通过贴现进行修改。

在评估医疗保健干预措施的成本效果时,通常需要将干预后的健康状况路径与一些其他可选路径进行比较。根据比较的性质,这种反事实可以表示为未接受治疗或接受替代治疗。举例来说,图 7.3 比较了一个人从 a 岁开始的两种替代医疗保健干预措施下个体的健康状况变化路径(Smith and Street,2011)。干预措施 A 相对于干预措施 B,在健康生命质量方面带来了短期收益,但是使用干预措施 A 却导致早逝,因此其优势不可持续。干预 B 相对于

A 的相对优势是两个积分之间的差异。

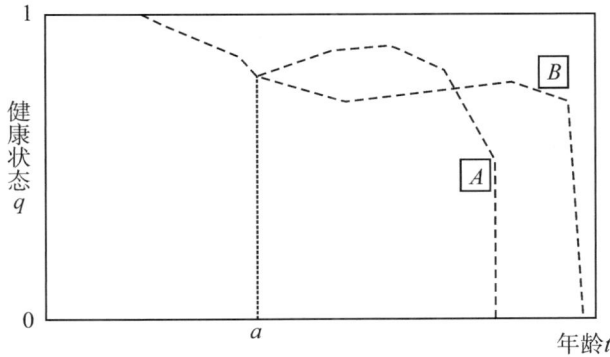

图 7.3 干预措施 A 比 B 具有短期优势

资料来源:Smith and street(2011)。

　　一般而言,人们会对替代干预下的健康状况进行不同的估值。因此,当寻求做出集体决策时,所需要解决的问题仍然是如何将个体的不同偏好映射到更广泛的社会价值视角。古典福利经济学认为,一般情况下,为反映个人偏好的决策提供有效的证据而定义一种社会福利函数并不能实现(Arrow,1950)。从理论上来说,衡量采用技术带来的收益需要考虑的是它引起的每个个体的效用的变化,但这通常不能为决策提供可行或有用的依据。几乎所有的决定都会使一些人受益而使其他人利益受损,基于一系列决策的赢家和输家做出社会决策从根本上是一种判断问题。如果治疗的收益超出个人对家庭成员的影响(Basu and Meltzer,2005)或者更广泛地扩展到社会(以各种潜在的外部性的形式,包括利他主义和对公平的关注),那么最优决策的挑战可能会更加复杂。

2.5　CEA 中成本的度量

　　CEA 中的成本定义一直处于争议之中。原则上,CEA 应该包含采用特定技术的机会成本。但是,通常的做法是采用会计数据对健康服务费用的估计作为测算依据。这意味着成本估计反应的是短期资源的平均使用情况,以及当前资本存量和其他固定资产配置。会计数据的局限性已被充分证明。未能批判性地评估其局限性意味着基于成本效果的决策可能不会对成本产生预期影响。例如,使用平均成本的前提是假设没有明显的经济性或者非经济性指标;当机器处于闲置状态时,订购额外的 MRI 的机会成本很可能比任何标准的成本核算方法都更接近于零。考虑到药品的成本,会出现类似且可能更严重的问题,因为它们具有较大的固定成本,这些成本通常以远高于其边际成本的价格出售,但边际成本却比较低。因此,对于药品而言,大部分支付的价格在短期内更适合作为从购买者到制药公司的转移支付,而非经济成本。可以说,从长远来看,这种转移支付也可以通过研发来消除,因此可能不会有效。

　　这些问题只是测量成本的挑战的开始。CEA 中医疗成本的测量通常侧重直接医疗费用。但由于各种原因,其他类型的成本存在很大差异,包括在不同成本效果分析中观点差异,以及调查人员对如何从不同角度测量成本的观念差异。从狭义上讲,如果只关注付款人的成本(例如,雇主、保险计划或政府)的话就相对简单。增量成本可以理解为付款人为引入技术导致的净财务变化。然而,即使这个看似简单的定义也会产生非常微妙的复杂情况,在方法上具有相当的挑战性。例如,新技术意味着短期成本增加,但未来会降低预期成本。在这里,我们先不考虑与干预不相关的直接医疗费用以及非医疗费用(其他消费)。此外,健康干预措施也可能会随健康状况或生存状况变化的生产力发生变化。

成本计算方法尚有许多未解决的问题,包括:(1)将货币价值与资源使用相挂钩的最佳方法(尤其是资本资产);(2)研究成本的视角;(3)非正式照顾的适当的测量和评估方法;(4)生产力成本的测量和评估;(5)增加的寿命产生的成本;(6)将后勤服务成本配置给运营单位的最佳方法(Mogyorosy and Smith,2005)。仅仅将成本的定义限制为直接医疗费用就是一个重大挑战。即使是最成熟的成本核算方法,例如以活动为基础的会计核算,在解决上述挑战方面也受到诸多限制,例如固定成本和联合成本的处理(Chan,1993)。

此外,新技术的引入通常对成本(或节省)的影响远远超出了支付方狭义的权限(Neumann,2009)。例如,它可能会给患者或患者的护理人员带来额外费用(以增加交通费用的形式)。家庭的直接成本可能会更低,可能是以工余时间的形式体现。更重要的问题是,新技术可能与公共服务、雇主和福利机构相关的更广泛的社会成本产生关联。应在多大程度上考虑这些问题仍然是一个争议的话题,并且这还取决于决策者所采取的观点确切发挥的作用。然而,因为需要去估计更广泛的潜在成本,分析视角的扩大通常会更难以确保在比较不同技术时获得真正的可比性。在极端情况下,研究者需要对所提议的创新进行更全面的成本/收益甚至更加均衡的评估。通常,这需要在分析方法的可比性,以及他们努力处理日益复杂的测量问题之间做出平衡,毕竟处理复杂的测量问题需要在严格的理论分析方法产生中形成突破。

2.6 CEA 的应用

CEA 的应用需要一个估算成本和效果的过程。从广义上讲,这可以通过将直接测量成本和结果作为随机试验的一部分,或通过结合来自多个来源的相关参数的信息的模拟建模来完成。

2.6.1 CEA 与临床试验

前一种方法,通常称为 CEA 结合临床试验,由于相关结果(即成本和 QALYs)是直接测量的,因此更容易描述。该方法的挑战是试验必须进行足够长的时间并且具有足够大的样本量以允许可靠地估计这些效果。在实践中,成本效果结合临床试验的应用往往局限于短期内对成本结果产生影响的干预措施,因此干预措施并不会影响长期生存。例如,主要影响生命质量而非寿命长短的干预措施在治疗开始后迅速显现出来,可以减轻疼痛或改善功能,这可能来自疼痛联合治疗、溃疡治疗或关节置换。

2.6.2　数学建模

使用数学模型是实践中 CEA 更常见的方法。这些模型可以是简单的,例如对于当前发生的不确定结果的决策树的构建,或者更复杂的,例如描述健康状态随着时间推移而变化的马尔可夫模型的构建。这些模型的结果可以直接计算或进行概率模拟。随着数据处理成本的降低和相关软件包的出现,概率仿真的应用越来越广泛。

这些建模方法的主要优点是它们可以引入在临床试验之外的外推信息。当干预的影响可能比通过随机试验所需要的时间更长久时,这尤其有用。通常,需要将疾病过程概念模型用于将容易测量的中期结果与长期结果联系起来,否则无法测量这些结果。这些模型中的参数通常根据短期临床试验和观察流行病学的实验数据进行估算。可以通过查看文献或重新分析可用数据来完成这些参数的推导。模型本身和用于估计它们的数据都非常复杂,因此该领域的论文越来越强调必须记录数据来源和偏差,提供技术附录。这些模型的验证可以通过将它们的输出结果与已知的临床试验或流行病学数据进行比较来完成,或者可以将数据直接用于估计。在某些情况下,这些模型甚至被用于在临床试验完成之前预测它们的结果(Eddy et al.,2005)。

这些模型的局限是往往无法对可能对干预结果产生重大影响的行为进行解释。如果患者不能很好地遵守治疗以使其治疗有效,例如当患者过早地停止抗生素治疗方案时,这种行为会降低干预措施的有效性。当干预对他们造成伤害时或当人们停止治疗时,某种替代行为也可以提高干预的有效性。类似的担忧也存在于传统的疗效试验,这也是人们对有效性试验越来越感兴趣的原因(Lewis et al.,1995)。为了采用建模方法来解决这些问题,研究者必须构建理论和开发实证研究方法来解释这些行为。在针对糖尿病的强化治疗的一些分析中,基于患者偏好对治疗进行自我选择建模(对治疗进行建模)对强化治疗的有效性和成本效益具有一阶效应(Eddy et al.,2005)。

3.　CEA 的理论基础

健康技术的经济评估建立在经济学、心理学、临床流行病学和运筹学等学科基础之上。然而,为大多数成本效果分析方法提供基础的却是福利经济学家。因此,CEA 是一种"福利主义",它基于个人效用描述了所有干预结果的特征,而"社会福利"仅仅被理解为个人效用的一个应用范围,这符合帕累托法则所体现的福利经济学的基础,即标准的配置原理。而且,原则上,当健康或收入受到外源性冲击时,个人应该重新优化已经计划好的消费决定。我们将在"CEA 通常采用部分均衡的方法"一部分就这一问题在更广泛范围内讨论。如果外源性的冲击引起的变化较小时,这也许不是一个问题;但对于较大的变化或面对不合理的冲击,这些问题处理起来可能会变得更复杂。

福利最大化方法为成本效果分析的调查研究所需的一系列丰富的理论在概念上提供了

一个一致的起点。然而,"额外福利主义"的发展已经给社会福利主义的方法带来挑战。布劳威尔认为"额外福利主义"有四个显著的特点:(1)允许使用效用以外的结果;(2)允许使用受影响人员以外的其他评估资源;(3)允许脱离偏好基础对结果(不论是效用还是其他)进行加权;(4)允许人们在不同维度上对幸福感进行人际比较,因此能够超越帕累托经济学。采用额外福利主义的主要原因是,它把健康本身(而不是效用)作为最重要的关注点是正确的,并且也有必要进行人际外部结果的比较。这就很容易促使社会决策者可能代表特定人口作出医疗卫生服务覆盖哪些人群的决策。在最简单的情景下,决策者必须在其权力范围内做现行预算,其目的是使总体人口的健康水平最大化,没必要进行多时段的优化。这种观点与体制安排是一致的:集体支付的预算仅仅以增进健康为明确的目标。实际上,集体组织医疗保健的决策,无论是政府的决定还是以自愿健康保险的形式,都是为了使社会决策规则合法化,而这种规则在福利经济学中是不必要的。

在这一节中,我们首先概述了传统的福利经济学家对 CEA 的理解,然后介绍了 CEA 在集体决策中的应用,我们可以从现在的实践中提炼出精华,知道尚未解决的挑战。

3.1 个人效用最大化和成本效果

Weinstein and Zeckhauser(1973)指出,当所有干预措施的数量不断变化时,受预算约束的效用最大化意味着干预的数量应增加到所有干预措施的边际成本与边际收益之比等于一个常数。当干预措施不再变化时,边际成本与边际效益之比低于这一"临界比"的干预措施提供的效益超过其成本,因此在资源的限制下使效益最大化,而超过这一比率的干预措施在资源限制的情况下不会使效益最大化。

在一个程序化形式下,当所有的干预措施不断变化并且应用在一个单一时期时,效用最大化的模型可以被理解为将一个总的财富 I 配置为医疗保健 M 和其他的消耗 C,如下:

$$\max_{C,M} U(C,M)$$

服从于

$$pcC+p_M M=I$$

产生一阶条件:

$$\frac{\partial U}{\partial M}/p_M=\frac{\partial U}{\partial M}PC=1/\mu$$

其中 $1/\mu$ 是收入的边际效用,所以 μ 是效用增加的收入值。

这个公式可以用多种方式重写,以对应于可供选择但又具有同等意义的决策公式。传统的成本效果分析以比率表示这种关系:

$$p_M/\frac{\partial U}{\partial M}=\mu$$

这意味着任何干预措施的数量都应该改变到成本效益比率等于临界值。这可以重新推导出与传统的成本效果分析相一致的公式:

$$\mu \frac{\partial U}{\partial M} - p_M = 0$$

这意味着干预应增加到干预成本净额所产生利益的货币价值等于零的程度。类似地，这种关系可以用"净健康效益"来表示，这意味着干预的水平应该设定在额外的效用产生一个因其成本等于零而被放弃的医疗干预的点上：

$$\frac{\partial U}{\partial M} - \frac{p_M}{\mu} = 0$$

这些结果都是基于干预可以连续变化这一假设的，下面我们将讨论干预是非连续的情况。

3.1.1　生命周期效用最大化

上述模型描述了一个简单的单周期模型，但是因为健康可以影响生存，因此自然需要在一个多时间段框架内评估医疗干预的成本效果，该框架能够反映出健康干预在生命周期中的影响，包括随着时间的推移对生存和生活质量的影响，以及对成本的相关影响。

生存所固有的不确定性可以具有代表性个体或群体的预期效用在建模中体现。如果我们的目标是以净成本取得最大化预期产出，或者能够将风险降至最低并有效分散，那么评估平均的产出和成本就足够了，这一观点曾引起争论（Claxton，1999；Meltzer，2001）。当决策者规避风险或风险很大时，我们不能以此为例。从理论上讲，使一个有代表性的个人的期望效用达到最大的情况比使一群个人的福利达到最大的情况要简单得多，因此，这是一个有用的框架，可以用来形成一个成本效果的初步框架。

因此，类似于 Meltzer(1997)、Garber and Phelps(1997)所使用的框架，终生效用可以被视为健康结果预期效用的折现总和。任何给定时期的效用可取决于该时期的物品消费情况和该期间的健康状况，即 $U_t(C_t, H_t)$。当生存和以生存为基础的健康状态两者都被作为不确定因素时，从暴露的观点来看，如果生存是确定的，那么健康就更容易确定。令 S_t 为存活到年龄 t 的概率，另外，假设当前时期的效用要比未来时期的效用重要，遵循折现作用 β'（此处 $\beta<1$）。将这些组合起来，代表个体的预期寿命效用是在每个时间单位上该效用的所有潜在时间段的概率加权和 $S_t U_t(C_t, H_t)$。根据 Meltzer(1997)的研究，使用这些原则去建立一个个人一生医疗保健的消耗模型是可行的，所有消费由个人自己的收入来源投资。对技术 i 的健康支出 $m_i(t)$ 有：

$$\max_{\{m_i(t)\}_{i=1}^n} EU = \sum_{t=0}^{T} \beta^t S(t) U(t)$$

此处

$$U(t) = U(C(t), H(t))$$

$S(t) = S(m(j): j = 0, 1, \cdots, t-1)$ 为可能生存周期 t

$$m(i) = \sum_{i=1}^{n} mi(j)$$

$H(t) = H(m(j): j = 0, 1, \cdots, t-1)$ 是周期 t 内的健康状态

$$H(0) = H_0$$

考虑周期 t 的收入 $I(t)$,相关的生命周期预算限制为:

$$\sum_{t=0}^{T}\left(\frac{1}{1+r}\right)^{t}s(t)\left(C(t)+\sum_{i=1}^{n}m_i(t)\right)=\sum_{t=0}^{T}\left(\frac{1}{1+r}\right)^{t}S(t)I(t)$$

此处

$I(t)$ 代表周期 t 内的收入

C_t 为周期 t 内的非健康性消费

生成 $m_i(t)$ 的一阶条件集:

$$\frac{\left(\frac{1}{1+r}\right)^{t}S(t)+\sum_{\tau=t}^{T}\left(\frac{1}{1+r}\right)^{\tau}\frac{\partial S(\tau)}{\partial m_i(\tau)}\left(C(\tau)+\sum_{i=1}^{n}m_j(\tau)-I(\tau)\right)}{\sum_{\tau=t}^{T}\beta^t\left[\frac{\partial S(t)}{\partial m_i(t)}U(\tau)+S(\tau)\frac{\partial U(\tau)}{\partial m_i(t)}\right]}=\frac{1}{\lambda}=\mu$$

其中 λ 是终身收入的影子价格。参数 μ 表示决定治疗数量的阈值水平,以放弃终身消费机会反映医疗保健的机会成本。

这些公式为 CEA 应用于个人医疗服务的消费提供了理论依据,在该理论中,医疗保健对个人的好处与机会成本是均等的,这具体体现在之前的个人消费中。公式分母代表从干预措施中获得的收益,以延长的寿命和生命质量来表示。分子代表在时间 t 内,与使用干预措施有关的预期增长成本;第一项是 t 时支出的贴现预期成本,而第二项是由于因这一支出而导致的不同年龄的生存变化而使预期未来费用超过时间 t 的变化,再乘以该年龄的资源使用净额。如果要从社会视角进行成本效果分析,就必须将未来的成本包括在内,这是第二项的基础。虽然嘉博和菲尔普斯的早期研究表明,在没有改变医疗干预的排名的情况下,这样的未来成本可能会被忽略。只有当资源使用净额(=消费+医疗支出−收入)在所有年龄段都为零时,这一结果才成立,显然这是不可能的情况。相反,如果不考虑未来成本,就会改变干预措施的相对成本效果,而倾向于忽略未来成本,倾向选择有利于延长寿命的干预措施,而不是改善生活质量的干预措施,这至少在资源使用净额为正的老年人中应当如此。

3.2　数学规划视角

上述的方法假设的是干预措施可以不断变化,但通常情况下,这都是进行二元决策,因此线性规划方法是优先考虑的。在这种情况下,决策者面临的问题是一个数学程序,在这一程序中,期望健康收益在服从于人均预算限制 M 的条件下被最大化(Stinnett and Paltiel,1995)。这和上文提到的福利经济学有许多相似之处,但也做了一些与法外福利主义观点一致的重要简化。如前所述,这里有 n 个医疗保健问题,对于每一个问题 i,都有一一对应的医疗保健措施,并且这种医疗保健措施的价格是众所周知的。在这个最初的规划中,我们假设:(1)治疗是独立的,没有疾病或治疗间的相互作用;(2)研究人群是同质的,对于治疗 i 的需要同等概率 π_i 发生;(3)对于所有人来说,任何治疗对于健康的递增收益是相等的;(4)每种治疗的预期成本(概率乘以 m_i)相对于总预期医疗支出较小(在健康生产函数中不存在"团状结构");(5)对于被保险人来说,所选择的治疗方案将是唯一的医疗保健来源;(6)这个决定只需要一段时间(这个问题是非动态的),尽管在病人未来的生命过程中可能会产生收益。这对一个个人的优化问题就可以表示为:

$$最大化\ H = \sum_i \lambda_i \pi_i h_i$$

$$服从 \quad \begin{array}{c} \sum_i \lambda_i \pi_i m_i \leq M \\ \lambda_1 \in \{0,1\} \end{array}$$

n 个变量 $\{\lambda_1\}$ 是一组决策变量,如果治疗方案是有用的,则等于 1,否则等于 0(或者,如上所述,$\{\lambda_1\}$ 可以被认为在 $[0,1]$ 范围内变化,反映了每种可用治疗方案的数值)。这个数学程序的解给出了一个简单的决策规则($\lambda_1 = 1$),当且仅当 $m_i / h_i \leq \mu$,治疗方案有效(此处 μ 为预算约束拉格朗日乘数的倒数)。m_i / h_i 是治疗方案的成本效果比,而且数值 μ 是决策者接受治疗所采用的阈值。

CEA 的决策规则 $m_i / h_i \leq \mu$ 展示了对于治疗选择的阈值,这一阈值基于健康收益与支出的比率,并反映了替代性医疗保健资金使用的机会成本。阈值隐含现有预算水平和可用治疗的范围,在实践中,决策者必须调整阈值,以避免超出预算限制。[1]

如第二部分所讨论的,当某一健康问题有一种以上的治疗方法,并表现出不同的费用和健康效益时,这一公式很容易运行。注意,在这种情况下,治疗方案必须是互斥的,即只能选择一种治疗方案(或者都不选)。比如说,如果对于一个问题 i 仅仅有两个可供选择的方案 $\{h_i^1, m_i^1\}$ 和 $\{h_i^2, m_i^2\}$,这些可以纳入额外的约束,$\lambda_i^1 + \lambda_i^2$ 必须小于或等于 1。

注意,如果两个治疗方案的成本效果比超过了决策者所规定的阈值,那么这两个方案都不会被选择。此时,有趣的情况出现了,当治疗方案 2 提供额外的健康收益但少于治疗 1 的成本效果时,线性规划提出的问题是:相对于治疗方案 1,治疗方案 2 所获得的额外健康收益是否值得额外开支?互斥的治疗方法很容易出现需要考虑在超过两个可供选择的方案中进行选择的情况。如果治疗方案 1 比起备选方案成本高效果低或者治疗方案 2 增长的成本效果比低于更有效的备选方案,备选就应当被采纳(这就是众所周知的"扩展"优势)。

有些情况下,新的治疗方案 B 不能很好地替代已经存在的治疗方案 A。相反地,它可能可以替代一些接受 A 方案的病人的治疗方案。此外,新的方案 B 对于那些没有接受治疗的病人也可能是一个备选。这种情况原则上是没有问题的。它要求把每一类有关的病人小组模型进行分类,比如:

(1) 如果方案 B 变得可行,那些可能从方案 B 中获取收益但是目前还在接受方案 A 的人。

(2) 如果方案 B 变得可行,那些可能从方案 B 中获取收益但是目前没有接受任何治疗的人。

(3) 即使方案 B 变得可行,那些不会接受方案 B 且目前正在接受方案 A 的人。

———————————

[1] 原则上讲,下一步应该是使预算选择成为决策的内源性问题。

3.3 异质性

区分支付者和决策者所认知的异质性与病人所认识的异质性很有意义。病人所认识的异质性与在第 2.6 节中讨论的评估成本效果的行为密切相关。假设从治疗 k 中获得的健康收益在个体之间是不同的。如果一项治疗方案已经被认可,决策者却不能区分出接受治疗方案的个人,那么这个问题依旧没有解决(除非 h_k 代表的是那些为了提高自身健康收益主动寻求治疗的人)。如果一项治疗方案在此基础上通过了 CEA 的测试,所有的病人都有资格接受这项治疗,包括现存的获得的健康收益低的病人。这种情况在社会保险制度中也很常见,一旦一种治疗获得批准,对于接受治疗的病人来说几乎没有什么限制因素。这些可能是理解病人异质性对于成本效果影响的关键问题。

然而,关于患者异质性的文献更关注的是决策者如何根据某些可观察到的特征对患者进行有效区分。举个最简单的例子,决策者在努力区分不同的患者,可能会根据某些变量产生离散的"亚组",比如吸烟者和不吸烟者。被评估的技术的成本效果可以在每个"亚组"分别进行评估,如果存在低于被选择的成本效果的阈值,那么这个技术可被应用到对应的小组。事实上,提供给每个分组的治疗方案是一种单独的技术方案,但是决策问题并未改变。

在某些情况下,可以被观察到的特征可能是一个计量资料,如年龄或者体重指数。例如,假设年轻的病人比起年长的病人能从治疗方案中获得更大的健康收益,那么比起简单的二分类变量 λ_k(是或不是)去建立一个更有效的模型是可行的。如果预期的健康收益是年龄的单调递增函数,并且成本不随年龄变化而变化,决策变量可以用 ζ_k 表示,它表示的是治疗方案停止的年龄。当然,如果决策变量 $\zeta_k = 0$,则没有人可以获得治疗方案。数学模型修改为如下:

$$最大化\ E(H) = \sum_{ie;k} \lambda_i \pi_i h_i + \int_0^{\zeta k} h_k(v) p_k(v) dv$$

$$服从 \sum_{i \neq k} \lambda_i \pi_i m_i + \int_0^{\zeta k} m_k p_k(v) dv \leqslant M$$

其中 $h_k(v)$ 是在 v 年龄时,从治疗方案 k 中获得的健康收益;$p_k(v)$ 是在 v 年龄时需要治疗疾病的发生率。决策规则变为治疗方案 k 对所有年龄为 $\zeta_k *$ 及以下有效,此处年龄的界限由 $m_k / h_k(\zeta_k *) = \mu$ 得出。和之前一样,μ 是拉格朗日乘以预算约束的倒数,也就是健康保健资金的机会成本。通过这个模型,那些比关键限制年龄小的病人将会偏好成本效果比低于 μ。其他治疗方案的评估方法和之前的一样。

这个例子是高度程序化的。它有效地将人口分成不同的年龄组,并考虑到治疗方案对这些群体的不同影响。它包括保险套餐中对于具体年龄的治疗方案,只有保险套餐能够确保成本效果比低于阈值,健康服务提供者才能够只向符合条件的人口提供治疗服务。在实践中,大多数治疗方案的有效性在不同的年龄段之间是不确定的,这样的分析方法对数据提出了很高的要求。然而,如果根据健康服务提供者提供的可观察到的特征,将群体划分为具有不同预期成本效果的不同分组是可行的,那么,如果对某些群体的治疗使成本效果比低于

μ,而另外一些高于μ,就有可能获得具有效率的收益。

如果对所需评估的疾病有某些可测量的治疗指征,那么就可能出现特定类别的分类。在这种情况下,如果是预期健康收益的预测指标,那么健康服务提供者可以使用它作为是否向患者提供治疗的决策准则。例如,只有当患者目前的视力低于某一预定水平时,治疗的预期收益才会高于那些视力较高的患者,才可能会接受白内障的手术治疗。通过亚组进行分析在实践中必然取决于数据是否可用。另外,决策者在寻找对亚组来说限制治疗方案的有效性时,经常会遇到敏感的政治困难。

3.4 可区分性

Johannesson and Weinstein(1993)与 Birch and Gafni(1993)之间争论的焦点在于,当方案的可区分性标准过于宽松,评估的复杂性可能会上升。如果所需要评价的项目很复杂不可区分的时候(一旦项目执行,就不能限制接受治疗方案),那么,即使它的成本效果低于阈值,接受这样的方案也可能会因为超出预算而不具备可行性。如果部分接受方案不可行,整数规划可能会是解决之道,以确保在预算限制范围内最大程度保持健康。这意味着最终接受的治疗方案不一定是成本效果比最低的治疗,但它可以确保预算发挥最大效用,而不单单靠采用部分方案。这种考量完全是必要的,因为大型项目可能影响接受阈值,并且需要遵守预算限制下最大化健康的目标,因此,最终可能会改变不同项目的排名。

对大型不可分割的治疗项目进行评估,如采用整数规划的方法要求所有的λ_i只能取0或1,这可以构建一个数学模型,其公式与之前的基本模型几乎相同。然而,当需要考虑复杂的治疗方案,决策就没有那么简单了。一些大型项目可能不得不在决策中取消,因为这些大项目不能对所包含的小项目有效区分。总的来说,这些较小的项目比大型项目具有更好的成本效果优势(Birch and Gafni,1992)。然而,在那些已经被选中的项目中,可能存在一些项目的成本效果优势还低于那些被排除掉的项目。大型项目之所以被排除,是因为它优先占用了太多本来就有限的预算。

从数学解析的角度来看,一种更简单的方法是保留现有模型公式,并且允许决策变量取0到1之间的任何值。这将保留所有成本效果比低于或等于μ的治疗方案,但是可能需要决策中在一些最具有边际效益的治疗方案只选取一部分方案,即治疗方案中的方案得到资助。这样做的结果会让公众感到失望,因为它回避了决策者只采纳部分方案的做法。许多方法(比如中彩票)很可能不被社会所接受,并且公众越来越抗拒长时间等待得到的治疗。在这种情况下,一种备选方案可以采纳,即对治疗方案收取部分费用(Smith,2005)。

CEA 实际上是以零敲碎打的方式考虑新技术的增量成本效果,而不是每次新技术出现时都寻求重新优化整个效益包。通常认为,阈值是由外部决定的。然而,如果一项新技术按照通行的阈值被接受,并且预算总额 M 保持不变,那么两个重要的结果可能会出现:一些已经存在于效益包中的治疗方案必须被移除以便促进新技术采纳;这样阈值水平也可能随之改变。移除的治疗方案就是被接受的新方案的机会成本。阈值的任何改变反映了新的治疗方案利用有限的预算所增加的效果。正如第三节刚开始时所讨论的,如果方案变动很小并且是最优行为的结果,也可能不需要进行该调整,这样包络分析才可以被有效运用。

3.5 不确定性

干预结果的不确定性在 CEA 中以多种形式出现。如果风险很小或者决策者不规避风险,那么评估平均结果和成本就足够了。一般情况下,当决策者可能会采取其他策略来解决不确定性的存在,这样,情况就会不一样了。比如,通过研究去发掘新的信息。当决策者规避风险时,围绕成本和有效性估计的置信区间可能有助于决策。当然,也有可能通过研究减少不确定性解决该问题。在这种情况下,信息价值分析也许是最重要的方法,因为它可以提供与成本相关的研究价值的估计(见第 3.6 节)

在考虑不确定性时,需要明确任何治疗固有的自然随机变异性,已知的患者亚组的异质性,以及决策的不确定性。决策的不确定性是指可供决策使用的有限信息。当然,可以通过收集进一步的信息来减少不确定性。然而,收集进一步的信息有收集的成本,以及延迟采用可能有益的治疗的间接成本。

Claxton(1999)提出了一个评估决策过程中不确定性处理的一般模型,他指出在没有任何成本来纠正错误决策的情况下,不确定性分析是没有必要的。决策者应该简单地选择最佳具有循证依据的治疗方案(使用期望值),并在新证据可用时更改选择。Meltzer(2001)将其理解为一个社会决策问题,在这个问题上,风险中性可能会在总支出一定的情形下,因任何一项技术决策规模相对较小而产生(Arrow and Lind,1970;Meltzer,2001)。

如果在实践中改变决策(逆向决策)会花费大量成本,考虑不确定性就显得愈加重要(Griffin et al.,2010)。Palmer and Smith(2000)使用"实物期权"的方法展示了如何将不确定性、撤销决策的成本和延迟机会的成本整合在 CEA 中。这个模型理论认为,在其他条件相同的情况下,与具有相反特征的新疗法相比,创新疗法的采用可能带来高不确定性,需要花费大量成本去实施决策改变,在调整过程中会因为延迟带来机会成本,其补偿率应当更低。然而,虽然帕默和史密斯提出了这一理论模型,但迄今为止还不曾有研究者采用这种方法进行系统性研究。

在实践中,不确定性的程度通常采用启发的方式呈现给决策者,以增加关于预期治疗成本效益的证据。所采用的方法取决于对结果的估计是来自对这些结果的直接测量,还是通过决策分析模型去解决。在前一种情况下,结果的不确定性可以从测量结果中直接计算得来:决策者可以根据成本和结果的平均值,即成本或效益的可能界限(比如 95% 的置信区间),或者描述成本效果比符合标准的可能性(比如 95% 的成本效果可接受曲线)进行计算。当使用建模方法时,模型参数的不确定性会产生结果的不确定性。评估参数不确定性影响的常用方法包括敏感性分析、决策树和蒙特卡罗模型(概率敏感性分析)(Griffin et al.,)。采用这些建模方法的难题在于如何对参数之间的协方差进行建模,因为通常每个参数的不确定性不是独立的。甚至所使用模型的结构本来就是不确定性的来源。模型结构常常是一个判断问题,由专家意见提供信息,例如关于疾病进展的意见,特别是当在计算质量调整生命年时所涉及任何需要长时间测量现有证据的时候,这尤为重要。

3.6　信息分析的价值

信息价值分析越来越流行,影响力也越来越大。研究者采用信息价值分析评估研究调查的预期价值,以减少医疗干预措施价值的不确定性。尽管信息价值分析的方法论根源可以追溯到 20 世纪 60 年代的统计决策理论(Raiffa and Schlaifer,1961;Pratt et al.,1965),但是信息价值分析在临床试验设计和优先开展的理论应用研究中还是一个相对较新的领域。信息价值分析的一个基本原则是,信息只有在可能改变决策时才有价值。信息的期望值可以代表信息的价值,表示为(收益),其中 p 是研究改变对首选方案决策的概率,E 是决策变化带来的预期收益。收益可以用货币表示(类似成本效益分析中的效益),也可以用健康表示(健康净收益)。信息价值分析评估一般是在人口水平上开展的,这样就可以通过计算一个项目的预期效益减去其成本的值,从而评估项目可能带来的预期净效益。原则上,具有正效益的项目是值得实施的。在有限的项目预算下,应该优先支持预期服务最多人口的项目,每一块钱的项目经费都能带来相应的收益。信息价值分析还可以用于在已知特定的几种不同类型的研究设计中(例如样本规模)选择最优设计,其基本原理是信息价值分析能够通过比较备选研究设计,寻找那个研究投入最少,但对人口带来收益最大的项目(抑或在一个有限的预算框架内,预期的额外收益恰好等于该研究资金次优支持的项目)。

估算信息价值分析需要估算替代干预措施的收益(或如考虑成本的话,就需要估计净收益)的不确定性。这通常需要构建决策分析模型,以估计潜在的不确定性并对这些参数进行估计(例如,通过 Markov-chain Monte Carlo 方法)。这样可以生成一个净收益的概率分布,可以估计减少这些参数中的一个或多个的不确定性的研究将带来的预期收益(Neumann et al.,1999)。通常很难评估一项研究该如何减少特定参数的不确定性及净收益的分布,因此使用信息价值分析方法来计算完美信息下的期望值,以消除关于干预的实际净收益的所有不确定性。这只提供了研究价值的一个上限,但它的优势是可以用更有限的信息进行估计。疾病负担的计算是类似的,这类研究也提供了一个价值上限与更有限的信息。通常,只有当研究的价值很小时,这些上限才有用。梅尔泽还阐释了一组"最小建模"方法,当这些结果足够全面来描述决策的不确定性时,这些方法可直接以临床试验产生的结果指标来估计信息价值分析。在现实中,针对具体情况选择最实用的信息价值分析方法是一个很值得研究的领域。

4. CEA 的持续争论

CEA 是基于比较的方式对医疗干预措施进行评估,这样就需要尽可能将分析简单化。

然而,随着实证研究不断开展,出现了很多对 CEA 建模的方法学挑战。其根本原因是,很多研究者认为如果不能解决方法上的缺陷,这就可能在对不同干预措施比较上出现主观臆断,给一组患者或治疗方法带来不恰当的优势,损害其他患者的利益。考虑到方法的可移植性和简化性需要,只有对评价结果产生影响时才能考虑改进方法。即使如此,依然存在几个明显的争论领域。本节讨论这些领域中几个最重要的争论问题。

4.1 观点

大多数 CEA 都对医疗干预对个人的影响和干预的经济成本进行分析。这引起了几个方面的分歧:是否应当考虑,以及如何考虑对个人福利的影响,这些影响往往与可能受影响的个人紧密联系在一起。Basu and Meltzer(2005)提出了一个框架来解决这个问题,他们还以家庭背景下的配偶效用联系的重要性作为实证证据。目前这种方法尚未在文献上得到广泛的应用和验证,但对于影响与家庭密切相关的(比如孩子、配偶、父母)个人健康的干预措施可能尤其重要。一些具有重要意义的其他领域相关研究表明,这是一个值得进一步研究的问题。

更普遍的情况是,健康治疗对社会成本和效益的影响超出了健康的范围。例如,一些治疗可能具有健康以外的好处,比如也许这些方案能使人们重返生产就业。相反,一些治疗可能会产生超出决策者支出能力外的社会成本,例如私人旅行成本或休假治疗。CEA 到底采用什么"视角",有大量经济学文献,最重要的观点是这应该取决于具体决策环境。然而,全面的社会分析需要进行成本—效益分析(CBA)。CBA 是 CEA 的理论基础(Phelps and Mushlin,1991),实际上是 CEA 的泛化,该方法是以货币的形式对所有结果进行经济化评估。然而,正如第二节所讨论的,在大多数情况下,它的实现可能具有挑战性。

Claxton et al.(2010)从额外福利角度提出了一个社会成本和效益的广义模型,认为在一个单一的时期有特定的社会决策者。有一个普适性的社会福利函数 $W(H,B)$,其参数 H 代表健康福利,B 代表健康之外的社会净消费收益。每一种健康治疗 i 产生健康效益 h_i 和超越健康的净收益 b_i(这个净收益有可能是一个负值,以社会净消费成本的形式表示)。社会优化问题就是为了选择一组治疗方法:

$$最大化\ W(H,B) = W\left(\sum_i \lambda_i \pi_i h_i, \sum_i \lambda_i \pi_i b_i\right)$$

$$服从 \begin{array}{c} \sum_i \lambda_i \pi_i m_i \leqslant M \\ 0 \leqslant \lambda_i \leqslant 1 \end{array}$$

其中 M 为人均健康预算约束。

这就产生了社会决策规则:

$$\frac{\partial W}{\partial H}\left(h_i - \frac{m_i}{\mu}\right) + \frac{\partial W}{\partial B}b_i \geqslant 0$$

可改写为:

$$v\left(h_i - \frac{m_i}{\mu}\right) + b_i \geqslant 0$$

其中 $\nu=(\partial W/\partial H)/(\partial W/\partial B)$ 反映了健康消费的社会价值。

如我们在前面的模型中展示的一样,第一个表达式可得到治疗对健康产生的净收益。第二个表达式反映了治疗产生的更广泛的净效益。这条规则表明,从社会的角度来看,传统的(狭隘的)成本效果决策规则导致了对 b_i/ν 的效益的低估,原则上应在健康之外存在非零成本或收益时予以修正。

此外,需要注意的是,如果决策者采用混合方法,在他们的健康相关分析中包括一些社会成本和收益,就会产生偏倚。例如,在传统的 CEA 中,如果估计健康收益的时候需要考虑更广泛的收益,则使用的决策规则应为:

$$\left(h_i+b_i-\frac{m_i}{\mu}\right)\geqslant 0$$

这与偏倚 $\left(\frac{1}{\nu}-1\right)b_i$ 相关,除非选择健康预算,这样 $\partial W/\partial H=\partial W/\partial B$,否则该偏倚不为零。产生这种偏倚的原因是,在制定预算时未能适当考虑到其他消费品,以及健康所具有的社会价值。

可以采用纳入卫生干预服务机会成本的附加条款的形式,将该模型扩展到与其他预算受限的经济部门(如其他公共服务部门)相互产生作用的情况。原则上,健康治疗的外部性可以通过赋予卫生决策者处理更广泛的社会问题的权限,使其预算的范围扩大到包括教育或刑事司法等其他部门这种内部化方式来解决。或者,可以安排预算之间的适当平衡,使每一项服务预算的机会成本相等。在实践中,追求上述任何一种解决方案都可能非常具有挑战性。

Claxton et al.(2010)在健康技术的经济评估中提出了三种可能的方法来处理更广泛的社会成本和效益:

1. 忽略卫生部门之外的更广泛的成本,即传统的 CEA 方法;

2. 将更广泛的成本和收益视为医疗预算约束的一部分,正如上文所指出的,这很可能导致有偏倚的评估;

3. 开展成本/效益分析,在这种分析中要明确反映非市场商品的机会成本的最优计划价格。

在评估健康技术时(上文第三个选择),很难确定评价是否需要采用全面的社会视角。Jönsson(2009)给出了为什么首选社会视角的十个原因,其中包括全面性、一致性、无偏见、与质量调整生命年方法的互补、开放性和问责性等。然而,在实践中,并没有将全社会的因素整合起来去做出全面覆盖健康服务的决策,这是否可能永远可行很值得怀疑。即使采用 Claxton et al.(2010)提出的第二种选择,为了纠正狭隘的预算视角所产生的任何偏倚,有必要做好如下工作:

(1)评估与健康治疗相关但与健康无关的所有成本和收益;

(2)正确测量出与更广泛收益相关的健康收益的社会价值;

(3)正确识别和评估对其他公共服务预算的影响的机会成本;

(4)确保对所有成本和收益采用一致的评估框架。

面对这些观点带来的挑战,重要的事情是确保 CEA 的应用在内部是一致的,任何潜在的偏倚都能被很好地理解,对竞争技术的评估需要在一致的基础上进行。

4.2 公平(配置)方面的考虑

Weinstein and Manning(1997)得到一些令人不安的结论,这些结论是由于严格地将经济福利理论应用于 CEA 而得到的,这引起了人们对公平的深切关注。例如,个人的成本效益阈值是收入的递增函数。当然,这应该基于公平理论通过收入再配置来解决,而不能依赖于医疗卫生体系。然而,出于公平角度考虑,集体购买医疗服务已经广泛存在,在这种情况下,是否有资格接受治疗取决于临床需要,而不应考虑个体收入或其他社会特征。

功利主义原则是成本效果集体决策模型的基础,其目标是最大限度地增加健康收益,而不管是哪个个体获得这些健康收益。资源将用于那些最有能力从中受益的人。然而,这也就意味着,与更年轻、更健康的人接受的治疗相比,那些从治疗中获益较少的人(可能是预期寿命较短的老年人,或者永远没有机会拥有完美健康状态的慢性病患者)接受的治疗有时会被认为成本更低。因此,政策制定者经常出于公平角度,表示应当关照某些特定群体(相对于其他用户群体)的利益。例如,许多政策制定者表示,希望将公共资金转向弱势群体,或许是因为他们对长寿或健康生命的预期较低。Williams(1997)将这一想法概括为"公平"的论点,认为资源应该偏向于那些在没有治疗的情况下会被剥夺真正合理的寿命或生命质量的人。

这种对特定群体的关照需要背离生命质量调整年最大化,需要更重视弱势群体的健康收益。已经有大量文献尝试如何将公平问题概念化,并将其整合到一个成本效果框架中。这个问题经常被表示为公平和效率的权衡。然而,Culyer(2006)认为这是一个"虚假的"冲突,最基本的是需要确保对潜在的社会福利功能有一个正确的理解。

从技术角度看,公平目标可以很容易被纳入以下的成本效果模型。假设人口弱势程度可通过一些基本概念的测量(比如财富 y),用概率密度函数 $\rho(y)$ 来表示,而相对权重被附加到一个人的财富 y,$w(y)$ 是关于 y 的一个递减函数。然后,假设对治疗 i 的需要为 $p_i(y)$,从治疗中得到的健康收益与 y 无关,数学公式为:

$$最大化\ W = \sum_i \lambda_1 h_i \int_0^\infty w(y) p_i(y) \rho(y) \,\mathrm{d}y$$

$$服从 \sum_i \lambda_i m_i \int_0^\infty p_i(y) \rho(y) \,\mathrm{d}y \leqslant M$$

$$\lambda_i \in \{0,1\}$$

当 $m_i \int_0^\infty p_i(y) \rho(y) \,\mathrm{d}y / h_i \int_0^\infty w(y) p_i(y) \rho(y) \,\mathrm{d}y \leqslant \mu$ 时,选择治疗方案 i。这与简单的公式的不同之处在于,健康福利是"公平加权的",因为随着财富的增加,健康福利的权重会下降。因此这一决策规则将普遍使患有高发疾病的穷人获益。请注意,如果健康方面的风险收益 h_i(或成本 m_i)与财富有关,那么修改这个模型并不困难。还要注意的是,这个模型并没有暗示只有穷人才应该接受这种治疗。相反,它表明了人们对穷人中发病率相对较高的疾病的特殊关注。

可以设想采用类似的方法,按照任何涉及公平而调整 CEA 的计算。与公平和 CEA 有关的主要挑战不是与这些技术问题有关,而是如何概念化公平问题,如何量化他们的重要性,如何确保执行公平权重所需的数据,以及如何融入政策进程。从经验的角度来看,有证据表明人们对与公平相关的因素(比如年龄和目前的健康状态)等感到担忧。然而,经验结果很多都是不确定的,并受到方法论的挑战。通过离散选择实验来解决一些方法论上的挑战的尝试表明,迄今为止还没有针对不同群体使用不同权重的案例。

4.3 联合成本和收益

CEA 必须首先确定各种可能的治疗方法。在特定的疾病谱内,可能会有一系列相互排斥的治疗方法(包括"不采取任何疗法")。在舍弃被优势淘汰的治疗方案(或延长优势,见第 2.2 节)后,在疾病谱内选择单一的最优的治疗方案将以竞争治疗的增量成本效果比和决策者的接受阈值为决策依据(Johannesson and Weinstein,1993)。注意,因为这个决策是基于增量成本和效益,所以完全有理由考虑其他治疗的组合治疗(可能是更强化的治疗)。从这个意义上说,相互排斥的治疗方案之间的依赖关系很容易在 CEA 框架中建模。

然而,当不同疾病谱的治疗成本或收益之间存在一些联系时,就会出现更复杂的情况。大多数理论的 CEA 模型认为各种治疗方法是独立的,因为治疗方法(或其成本)所带来的健康收益不会因治疗中包含的其他治疗方法而发生变化。这显然是一个很高的要求,但这种情况也很难成立。在这种情形下,治疗组合的总成本效果可能是一个需要考虑的因素,而不是单个治疗的成本效果。例如,如果有新的筛查项目可以替代,一项新生儿筛查试验的增量成本可能会显著降低,这样可以防止收集样本所需的成本增加。

不同治疗方案之间的交互建模通常需要考虑具体情形。很大程度上取决于决策问题的外源变量。如果研究问题仅仅是研究一个单一的新的治疗方案的增量成本效果,那么这有可能与具有现存成本结构和治疗方案的案例类似。除非新方案会使与其有重大成本或收益交互的现有方案被废弃,否则分析只需要确保对真正的增量成本和收益建模(包括对现有方案中收益任何一点增加或减少)。但是,请注意,如果存在成本或收益相互作用,在某些情况下,纳入新疗法可能会提高一些目前已废弃疗法的成本效果比。在适当情况下,必须谨慎考虑这些变化。

如果治疗方案的独立性不成立,而且评估目的是确定健康福利包的全部内容,那么就有必要对替代治疗组合的成本和收益进行建模。简单通过成本效果比排名来确定服务包的内容并不正确。这个时候可能需要一些新的概念解决这一问题,比如混合整数模型,来比较不同治疗组合的成本效果(Stinnett and Paltiel,1995)。遗憾的是,这种建模放弃了增量成本效果比排序的便捷性,并且可能有不合理的信息需求。

按比例计算的可变收益也同样需要考虑。例如,如果有与治疗有关的重大固定成本,必须记入预算,决策者在决定是否开展治疗时原则上应该考虑这些成本。

4.4 时间界限和贴现

传统的经济模型普遍认为,未来的成本和收益应该在 CEA 中进行折现。然而,在 CEA 理论文献中,关于如何进行这样的折现一直存在持续的争论(Gravelle and Smith,2001;Ades et al.,2006;Gravelle et al.,2007)。早期的理论工作一般主张基于一致性,以与成本相同的比率对收益进行折现,并且美国等国家在决策时就是遵循这一原则(Keeler and Cretin,1983;Cropper and Portney,1990;Lipscomb et al.,1996)。然而,这一观点在最近研究中受到了挑战(Claxton et al.,2011;Nord,2011)。与 CEA 中出现的大多数方法问题一样,贴现的处理取决于现有的制度安排、目标应用,以及任何预算约束的精确性质。

Claxton et al.(2011)提出了贴现的一般处理方法。所涉及的问题可以用一个简单的两阶段模型来说明,这个模型很容易推广。首先假定目标是使当前健康投资的现值最大化,受限于外生性卫生预算限制 M_0 以及在 0 期和 1 期强加的 M_1。在这种情况下,在 0 期接受一项技术会以当前放弃的健康状况的形式产生机会成本。决策问题是:

$$最大化 H = \sum_i \lambda_i \pi h_i^0 + 1 \frac{1}{1+r_h} \sum_i \lambda_i \pi_i h_i^1$$

$$服从 \quad \sum_i \lambda_i \pi_i m_i^0 \leqslant M_0$$
$$\sum_i \lambda_i \pi_i m_i^1 \leqslant M_1$$
$$0 \leqslant \lambda_i \leqslant 1$$

其中 r_h 是代表健康收益时间偏好的折现因子。请注意,未来时期预算限制代表放弃当前健康收益,所以在阶段 1 内,预算约束必须按照和健康收益相同的比率进行贴现,也就是 $1/(1+r_h)$。

这就产生了一个接受技术的决策规则:

$$h_i^0 + \frac{h_i^1}{1+r_h} \geqslant \frac{m_i^0}{\mu_0} + \frac{m_i^1}{(1+r_h)\mu_1}$$

其中 μ 表示第一阶段机会成本(以放弃的健康状况表示)。该方程有效地反映了该技术的净健康收益。

这一分析的含义是,在这些安排下,有必要对成本和收益使用不同的折现率,除非 $\mu_0 = \mu_1$。一般情况下,这种情况不会出现。例如,如果卫生预算的阈值预计将以 g_k 的速度增长,那么未来的成本必须以接近 $r_h + g_k$ 的速度折现(当然 g_k 可能是负的)。Claxton et al.(2011)提出了一个类似的观点,即在外源性预算约束下,当寻求最大化健康的消费价值时,存在差别贴现率。

如果没有明确的卫生预算约束,接受治疗的机会成本只会落在每个时期失去的消费机会上(而不会落在放弃的健康上)。因此,可以以反映消费时间偏好 r_c 的速度来折现成本。相反,必须以反映 r_c 和健康消费价值增长率之间任何差异的速度来折现收益。例如,如果收入正在增加,并且随着时间的推移,健康收益的相对价值也在增加,那么应该对健康收益采用较低的贴现率。

因此,一般而言,折现的处理是一个尚未解决的问题,这取决于需要对问题解决的精确程度,以及与健康治疗相关的机会成本的性质。对于多期模型,始终需要考虑对健康的时间偏好,以及相关治疗消费的机会成本。折现方法对许多治疗都有非常重要的意义,尤其是那些与长期患病和疾病预防有关的方法。没有什么简单的决策法则可用,最重要的是所选择的模型和所需要解决的决策问题是一致的。

5. 结 论

CEA 的应用已经在全世界范围内对医学技术的评估产生了非凡的影响,它也是一个很好的例子,说明了经济思维如何为个人、组织和社会的日常决策提供信息。然而,医学 CEA 起源于实证研究,导致了其所提供的指导存在某些不一致性和偏倚。为 CEA 建立一个连贯的理论框架尚需要进一步在相关领域开展工作,因为目前的做法在某些情况下可能导致错误的结论。是否采用新的研究方法,需要考虑是否有可能改变 CEA 提出的医疗保健资源配置建议。考虑到这一点,我们将以下三个领域作为进一步研究的当务之急:

第一,制定一个协调一致的框架,以处理不同的决策观点;

第二,解决患者的异质性;

第三,拓展 CEA 中不确定性处理的最新方法的实际应用,以及如何确定新数据需求的优先级。

在整个章节中,我们强调了使 CEA 与适当决策者所面临的目标和限制保持一致的必要性。CEA 文献中发现的许多模糊性可以追溯到对决策问题如何表述的需求。在实践中,CEA 的广泛应用不太可能受不断需要澄清的挑战。然而,它将有助于解决可能在该领域工作的健康经济学家的指导产生实质性影响的重要观点。

方法是 CEA 的一个重要元素,不仅仅是因为它有助于指导实践者的应用工作,而且还因为它可以提高决策者在其建议中所具有的信心。CEA 越来越多地被用于"仲裁"政府、保险公司、行业和患者群体之间的基本博弈。CEA 在医疗保健政治经济中发挥的这一中心作用,是经济学家们在激烈的政治舞台上率先使用它的一个很好的证明。重要的是,这些方法必须符合目的,并继续为一场知情的博弈提供可信的科学证据。

参考文献

Ades, A. E., et al. (2006). Evidence synthesis, parameter correlation and probabilistic sensitivity analysis.Health Economics, 15(4), 373–381.

Arrow, K. & Lind, R. (1970). Uncertainty and the evaluation of public investment decisions. American Economic Review, 16(3), 364–378.

Arrow, K. J. (1950). A difficulty in the concept of social welfare. Journal of Political Economy, 58(4),328-346.

Baker, R., et al. (2010). Weighting and valuing quality-adjusted life-years using stated preference methods: Preliminary results from the Social Value of a QALY Project. Health Technology Assessment, 14(27), 1-162.

Basu, A. & Meltzer, D. (2005). Implications of spillover effects within the family for medical cost-effectiveness analysis. Journal of Health Economics, 24(4), 751-773.

Birch, S. & Gafni, A. (1992). Cost-effectiveness analyses: Do current decision rules lead us where we want to be? Journal of Health Economics, 11, 279-296.

Birch, S. & Gafni, A. (1993). Changing the problem to fit the solution: Johannesson and Weinstein's (mis)application of economics to real world problems. Journal of Health Economics, 12, 469-476.

Bleichrodt, H., et al. (2004). Equity weights in the allocation of health care: The rank-dependent QALY model. Journal of Health Economics, 23(1), 157-171.

Braithwaite, R. S., et al. (2008). What does the value of modern medicine say about the $50,000 perquality-adjusted life-year decision rule? Medical Care, 46(4), 349-356.

Brouwer, W. B. F., et al. (2008). Welfarism vs. extra-welfarism. Journal of Health Economics, 27(2), 325-338.

Chan, Y. (1993). Improving hospital cost accounting with activity-based costing. Health Care Management Review, 18(1), 71-77.

Chapman, R. H., et al. (2004). When does quality-adjusting life-years matter in cost-effectiveness analysis? Health Economics, 13(5), 429-436.

Claxton, K. (1999). The irrelevance of inference: A decision-making approach to the stochastic evaluation of health care technologies. Journal of Health Economics, 18(3), 341-364.

Claxton, K. & Posnett, J. (1996). An economic approach to clinical trial design and research priority-setting. Health Economics, 5(6), 513-524.

Claxton, K., Walker, S., Palmer, S., & Sculpher, M. (2010). Appropriate perspectives for health care decisions. York: Centre for Health Economics.

Claxton, K., et al. (2011). Discounting and decision making in the economic evaluation of health-care technologies. Health Economics, 20(1), 2-15.

Cropper, M. L. & Portney, P. R. (1990). Discounting and the evaluation of lifesaving programs. Journal of Risk and Uncertainty, 3(4), 369-379.

Culyer, A. J. (2006). The bogus conflict between efficiency and vertical equity. Health Economics, 15(11), 1155-1158.

Dolan, P., et al. (2005). QALY maximisation and people's preferences: A methodological review of the literature. Health Economics, 14(2), 197-208.

Drummond, M., et al. Methods for the economic evaluation of health care programmes (3rd ed.). Oxford: Oxford University Press.

Eddy, D., et al. (2005). Clinical outcomes and cost-effectiveness of strategies for managing people at high risk for diabetes. Annals of Internal Medicine, 143, 251-264.

Garber, A. M. & Phelps, C. E. (1997). Economic foundations of cost-effectiveness analysis. Journal of Health Economics, 16(1), 1-31.

Gold, M. (Ed.) (1996). Cost-effectiveness in health and medicine Oxford: Oxford University Press.

Gravelle, H. & Smith, D. (2001). Discounting for health effects in costbenefit and cost-effectiveness analysis. Health Economics, 10(7), 587-599.

Gravelle, H., et al. (2007). Discounting in economic evaluations: Stepping forward towards optimal decision rules. Health Economics, 16(3), 307-317.

Griffin, S. & Claxton, K. (2011). Analyzing uncertainty in cost-effectiveness for decision-making.In S. Glied & P. Smith (Eds.), The Oxford handbook of health economics. Oxford: Oxford University Press.

Griffin, S. C., et al. (2010). Dangerous omissions: The consequences of ignoring decision uncertainty.Health Economics, 20(2), 212-224.

Johannesson, M. & Weinstein, M. C. (1993). On the decision rules of cost-effectiveness analysis. Journal of Health Economics, 12(4), 459-467.

Jönsson, B. (2009). Ten arguments for a societal perspective in the economic evaluation of medical innovations. European Journal of Health Economics, 10, 357-359.

Keeler, E. B. & Cretin, S. (1983). Discounting of life-saving and other nonmonetary effects. Management Science, 29(3), 300-306.

Lancsar, E., et al. (2011). Deriving distributional weights for QALYs through discrete choice experiments. Journal of Health Economics. In press, Accepted Manuscript.

Lewis, B., et al. (1995). Intention-to-treat analysis and the goals of clinical trials. Clinical Pharmocology, 57, 6-15.

Lipscomb, J., et al. (1996). Time preference. In M. Gold, J. Siegel, L. Russell, & M. Weinstein (Eds.), Cost-effectivness in health and medicine. Oxford: Oxford University Press.

Meltzer, D. (1997). Accounting for future costs in medical cost-effectiveness analysis. Journal of Health Economics, 16(1), 33-64.

Meltzer, D. (2001). Addressing uncertainty in medical cost-effectiveness analysis: Implications of expected utility maximization for methods to perform sensitivity analysis and the use of cost-effectiveness analysis to set priorities for medical research. Journal of Health Economics, 20(1), 109-129.

Meltzer, D. (2006). Economic approaches to valuing global health research. In D. Jamison et al. (Eds.), Disease control priorities in developing countries (2nd ed.). Oxford: Oxford University Press.

Meltzer, D., et al. (2002). Effects of self-selection on medical cost-effectiveness analysis: Impact in intensive therapy for type 2 diabetes mellitus among the elderly. Medical Decision Making, 22(6), 535.

Meltzer, D., et al. (2011). Minimal modeling approaches to value of information analysis for health research. Medical Decision Making. Forthcoming.

Mogyorosy, Z. & Smith, P. (2005). The main methodological issues in costing health care services: A literature review. Research Paper RP7. York, Centre for Health Economics.

Neumann, P. (2009). Costing and perspective in published cost-effectiveness analysis. Medical Care, 47, S28-S32.

Neumann, P., et al. (1999). Cost-effectiveness of donepezil in the treatment of mild or moderate Alzheimer's disease. Neurology, 52(6), 1138.

Nord, E. (2011). Discounting future health benefits: The poverty of consistency arguments. Health Economics, 20(1), 16-26.

Palmer, S. & Smith, P. (2000). Incorporating option values into the economic evaluation of health care technologies. Journal of Health Economics, 19(5), 755-766.

Phelps, C. E. & Mushlin, A. I. (1991). On the (near) equivalence of cost-effectiveness and cost-benefit analysis. International Journal of Technology Assesment in Health Care, 7(1), 12-21.

Pratt, J. W., et al. Introduction to statistical decision theory. New York: McGraw-Hill.

Raiffa, H. & Schlaifer, R. (1961). Applied statistical decision theory. Harvard Business School, Colonial Press.

Smith, P. (2005). User charges and priority setting in health care: Balancing equity and efficiency. Journal of Health Economics, 24, 1018-1029.

Smith, P. & Street, A. (2011). On the uses of routine patient reported health outcome data. York: Centre for Health Economics.

Stinnett, A. A. & Paltiel, A. D. (1995). Mathematical programming for the efficient allocation of health care resources. Journal of Health Economics, 15, 641-653.

Torrance, G. (1986). Measurement of health state utilities for economic appraisal: A review. Journal of Health Economics, 5(1), 1-30.

Weinstein, M. & Zeckhauser, R. (1973). Critical ratios and efficient allocation. Journal of Public Economics, 2(2), 145-157.

Weinstein, M. C. & Manning, W. G. (1997). Theoretical issues in cost-effectiveness analysis. Journal of Health Economics, 16(1), 121-128.

Williams, A. (1997). Intergenerational equity: An exploration of the 'fair innings' argument. Health Economics, 6(2), 117-132.

第八章　成本效果与支付政策

艾伦·盖博(Alan Garber)

马克·斯库费尔(Mark Sculpher)　　约克大学

目　录

摘要:CEA 是通用的,广泛应用于协助医疗保健决策。本章讨论如何在系统或国家一级使用 CEA,特别是在保险和支付政策领域。我们描述了它与其他技术的关系,如成本—收益分析(CBA),以及在决策框架中应用分析技术的理论和实践方面。然后,我们将讨论它目前在世界各地的不同环境中不同的应用方式,以及它将来可能的应用方式。

关键词:CEA;CBA;决策;健康政策

JEL 代码:D610;配置效率;CBA;I100;健康:一般;I120;健康生产;I180;健康:政府政策;监管;公共卫生;I190;健康:其他;I110;医疗保健市场分析

1. 引言

成本—效果分析(CEA)已被证明是协助医疗保健决策的通用工具。它的起源包括不同的知识数据流;其合理性基于与福利经济学中保底照护的 CBA 的相似性(Weinstein and Stason, 1977;Phelps and Mushlin,1991;Garber and Phelps,1997),但它也受到那些拒绝将福利经济学作为医疗保健决策框架者的欢迎。因此,特别是在英国,其有效性的主张基于"超额福利主义者"的视角(Brouwer et al., 2008)。虽然这一套被称作成本收益分析的技术并不是没有争议的,但事实证明它在多元化的背景下行之有效。在任何地方,只要能确定健康干预的价值是有益的,那这就有可能成为 CEA 应用的潜在舞台。其最引人注目的应用属于健康保险覆盖(或健康系统支付)政策,在该政策中,健康系统、医疗保健服务提供者和负责药物分发的机构决定向患者提供哪些健康干预措施(Freemantle and Hill, 2004)。它极具吸引力,因为它提供了一种可以应用于各种干预措施和疾病状态的绩效指标。此外,在执行和应用 CEA 方面的丰富经验使该技术比其他方法更具有重要优势,即使那些声称具有优越的理论性能的方法也是如此(Gafni and Birch, 1997;Johannesson and Jönsson,1991;Drummond et al., 2005)。很难想象,一个关心提高效率或从给定资源中获得尽可能大的健康收益的医疗保健系统,如何能够避免使用 CEA 或另一种同样权衡成本和健康收益的技术。

本章讨论了 CEA 在保险和支付政策中的应用,回顾了它在世界各地各种情境中的利用情况,并描述了它在未来的可能应用。

2. 衡量健康干预措施的价值和卫生系统绩效

2.1 CEA 中的 QALY

CEA 和相关技术用于各种目的,从协助个人决策到提高医疗保健提供组织或卫生系统的整体效率等。事实上,任何试图评估整个卫生系统绩效的人面临的一个关键挑战是,需要开发一种可以用来估计生产效率的产出指标。综合特征如人口死亡率、住院天数,或者因病或受伤的缺勤天数,这些数据可以直接测量并且通常容易获得。但这些指标都不够全面。而且任何遗漏了健康的重要方面的指标,均不足以作为评估卫生系统绩效的唯一依据。在寻找健康结果的综合衡量指标的过程中,CEA 中使用的主要衡量指标——质量调整寿命年(QALY),已被证明既有效又可行。这并不是说 QALYs 从理论上来说是完美的,也不是说它们计算起来比较简单。但是在很长一段时间内它们备受欢迎,因为它们具有相当大的概念吸引力,尤其是作为正在进行的调查和其他研究的贡献,它们可以在不同的人群中进行计算。因此,尽管有其不完善之处,QALYs 仍然是最容易被接受的用于评估卫生系统和个体医疗干预措施绩效的健康结果综合指标(Dolan, 1998; Garrison, 2009)。

第 7 章对 QALYs 有所描述。它们代表了预期寿命的一般化,其中通过应用“效用”或质量权重来调整生命周期中的每一年,质量权重的值通常从 0(相当于死亡,假设死亡是最糟糕的健康状态)到 1(最好的健康状态)不等。然而,可以并且能够修正效用,以考虑那种被认为比死亡还要糟糕的健康状态(即负效用)。此外,每一年额外寿命都以特定的利率或贴现率贴现。尽管有些人质疑对未来几年的健康进行贴现的做法,但不这样做通常更难证明其合理性,因为健康和财富一样,基本上随着时间的推移是可交易的——也就是说,社会可以用今天的财富换取未来的健康,或者保持现在的财富而放弃未来的健康(Claxton et al., 2006)。更一般地说,CEA 方法中并没平等对待所有 QALYs 的内在要求,更不要说获得 QALY 的人的身份和 QALY 出现的时间。例如,为了减少健康结果差异,导致经常有人呼吁要更加重视不良健康结果或未得到足够服务的人积累的 QALYs。此外,许多关于医疗保健资源配置的政治决策,无论是含蓄的还是明确的,都对短时间内获得的而非很久以后出现的健康收益赋予了较高权重。由于这些原因,有必要明确分析的目标,并认识到在许多情况下,可能需要使用复杂的目标函数,以便灵活计算 QALYs。

DALYs(Murray and Acharya, 1997; Gold et al., 2002)与 QALYs 密切相关,HYEs(healthy year equivalents,健康年当量)(Mehrez and Gafni, 1989)代表了 QALYs 的一般化,可以更灵活地表示健康影响的不同时间模式上的不同值。这些方法有重要的差异,但它们都是质量调整预期寿命概念的变体,从决策者的角度来看,这些方法的优点和缺点都是相似的。应该指出,很少有成本效果分析真正测量了 HYEs 的结果。

也许描述卫生系统生产效率或医疗保健组织层面生产效率的最简单方法是显示作为总支出函数的存活率或 QALYs(Garber and Skinner, 2008)。在图 8.1 中,点 A 和点 B 代表两个不同系统在人口一级的支出和 QALYs 的组合。每一点都在代表各自系统的生产可能性边界[PF(1) 和 PF(2)]的曲线上,表明系统 A 比系统 B 具有更高的生产效率。虽然这种显示本质上是卫生系统层面的成本效果曲线,但它也可以用于更传统的意义上的个人层面或一组同质个人层面。无论是在个人层面还是在人口层面,支出水平都是根据为健康结果付费的意愿(即对健康结果的需求)或决定社会层面预算或结果价值的社会进程来确定的。下面,我们回到预算和成本效果阈值之间的关系问题上。

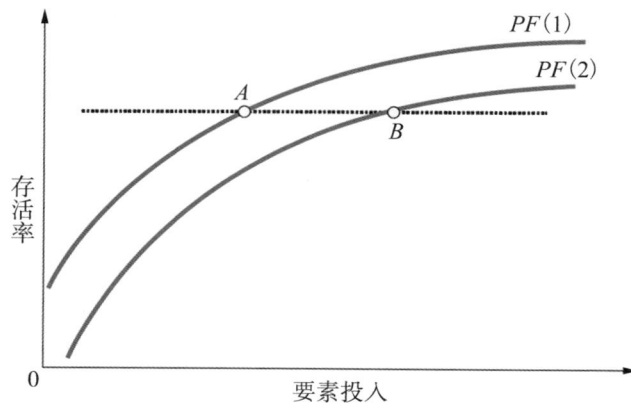

图 8.1 两个卫生系统的卫生支出与结果之间的关系

资料来源:Garber and Skinner(2008)。

2.2 CEA 与 CBA 的对比

衡量卫生系统绩效以及衡量任何公共或私人项目投资的福利结果的一个密切相关的技术是 CBA。在经济学中,CBA 长期以来一直是备受欢迎的技术,因为它直接立足于福利经济学;任何净收益为正(即收益大于成本)的项目或其他干预措施都会导致潜在的帕累托改进(Mishan, 1988; Garber, 2000)。

在实践中,从福利经济学的角度来看,CBA 的优势通常不足以克服非经济学家对 CBA 的质疑。对许多人来说,不适是因为需要明确地将健康收益货币化:为了应用 CBA,成本和收益必须用相同的货币单位表示(Garber et al., 1996)。将健康福利货币化的方法经常引起争议。无论是基于条件价值评估,还是显示性偏好的方法,对于存活率变化的评估尤其如此,在条件价值评估中(Viscusi, 1993; O'Brien et al., 1994),调查问卷被用于得出收入和寿命的长度(或质量)之间的权衡,而显示性偏好方法则从经济行为推断生命的价值(或发病率,或时间)(Thaler and Rosen, 1976)。基于需求衡量的货币化的结果是,只要生存需求和其他健康结果的收入(或财富)弹性是正的(当然是正的;参见 Hall and Jones, 2007 年的文献)。相比之下,在成本效果分析中,只有成本(成本效果比率的分子)以货币单位表示。对分子的计算可能需要对那些可能的健康收益进行货币化,例如当干预措施需要大量时间投入时。然而,由于时间成本通常比干预措施的货币成本小[也有明显的例外,例如运动干预(Hatziandreu et al.,1988)],并且因为不需要重视存活率的变动,所以人们对 CEA 的这一组成部分的反对往往比对全面 CBA 的反对要少。

尽管成本效果分析的实施不需要分析人员对生命年或 QALY 进行货币价值评估,但如果要将其用于决策制定,则必须有人对其价值做出判断。这种判断可能是隐含的,甚至是无意识的,但这是不可避免的。事实上,在这个过程中发生的货币化和作为 CBA 一部分的健康效益货币化,形式上的差异大于实质差异。通常,它采取的形式是设置成本—效果阈值,或每个 QALY 的最高成本,这被认为是一个可接受的费用。或者,也可以将其纳入分配给医疗保健的预算中。这使得分析师有理由声称,他只是在报告所讨论的干预措施的成本效果,让决策者、医生或其他方面来决定如何处理这些数字。

不愿意提供明确的结论,可能反映了一种令人钦佩的谦逊态度,以及一种认知,即分析师很少能自称权威代表大众发言。但这也意味着,对于某个成本—效果阈值是否准确反映了其价值和愿望,研究结果的预期用户很少得到一个具体的指导。因此,许多研究仅仅指出,像 5 万美元或 3 万丹麦克朗这样不随时间变动的数字,通常被认为是可以接受的。换句话说,如果不加描述的话,CEA 中生命年或 QALY 货币化的转换通常是临时的和非正式的。随着 CEA 的应用越来越广泛,为政策决策提供适当阈值估计值的研究需求也越来越大。根据卫生系统的性质,这些指标将基于个人对以消费换取健康的意愿或基于外生性设定的预算约束所隐含的阈值。

相比之下,在 CBA 中,需要研究者解释并证明作为分析本身一部分的方法是正确的。一些决策当局指定了它们在决策时使用的成本效果阈值。例如,英国的 NICE 声明其"每 QALY 获得的阈值范围在 2 万~3 万英镑之间"(NICE,2008),这使得研究者可以在分析中直接包括相关的阈值。采用明确的阈值设施表明,使用"净货币收益"或"净健康收益"的概念有助于交流和统计分析(Stinnett and Mullahy,1998)。当 CEA 和 CBA 相等时,这是因为适当的货币估值被用于通过有争议的干预所获得的 QALY 上。

然而,从政策制定的角度来看,CEA 的一个潜在缺点是它仅限于健康领域。CBA 则可用于比较一系列广泛的干预措施,解决诸如是否将公共资金用于桥梁、学校或公共卫生干预措施等问题。但是由于成本效果分析的结果测算通常局限于健康测算,最适合替代性健康干预措施之间的比较。当然,与大多数政府官员相比,立法者对涉及卫生和教育等领域的项目进行比较更有意义。许多政策决策是在专门机构做出的,在这些专门机构中,正在考虑的替代方案通常包括不同的健康计划,但不包括教育、国防或交通等其他领域。此外,这些机构经常面临预算约束,必须慎重考虑资源分配决定。因此,对于应用这种技术的政府来说,其范围足够大,可以使成本效果分析用途极广。

3. CEA 在决策中的应用

3.1 CEA 原则—决策规则

如何将 CEA 用于优化资源配置的理论描述简单明了,在教科书和文献回顾中均有阐述(Drummond et al., 2005;Garber, 2000)。首先,计算与每个可能的干预措施有关的成本和健康结果,然后淘汰不占优势的方案。当一种干预措施的成本至少与另一种方案一样高,但却不会产生更大的健康效果时,就会出现严格占优。当一项干预措施的成本—效果比大于另一项产生更大健康收益的干预措施时,优势就会扩大(图 8.2)。

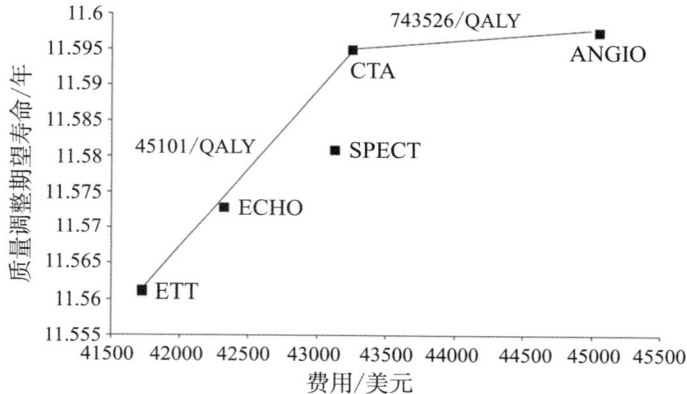

图 8.2 使用美国联邦医疗保险费用对 55 岁男性冠心病诊断的替代检测的成本效果

ETT 代表运动平板检测,ECHO 代表压力超声心动图,SPECT 代表单光子发射计算机断层扫描(核心肌灌注分析),CTA 代表冠状动脉 CT 血管造影,ANGIO 代表传统的侵入性冠状动脉造影。考虑到扩展性优势,这里 SPECT 和 ECHO 都被排除在外。虽然这两种方法都比其他方法更昂贵、效率更低,但从 ETT 到 ECHO 或 SPECT,或从 ECHO 到 SPECT 的成本效果比,都要低于从任何一种检测到 CTA 的成本效果比。因此,对于任一种有效性阈值高到足以导致选择 ECHO 或 SPECT 而不选择 ETT 时,将选择 CTA,因为 CTA 与任一检测相比的成本效果比都更低(Sanders et al., 2009 年未发表的论文)。

排除了占优的替代方案后,在其余替代方案中,成本更高的干预措施提供了更大的健康收益。所选择的干预措施应具有可接受的成本效果比,并能提供最高的健康收益。

当然,如前一节所述,这种方法要求决策者确定一个可接受的成本效果比或阈值。阈值是如何设定的? 界定一个社会上可接受的成本—效果阈值或许是可能的。但是,几乎没有政府领导人会认为这样的任务在政治上有吸引力。但是,如果基本决策问题是针对政府或个人从给定预算中最大化健康结果,则阈值取决于预算约束[从技术角度来说,成本—效果阈值是预算约束的拉格朗日乘数(Culyer et al., 2007;Garber and Phelps, 1997)]。

然而,不可避免地,健康预算是一个软约束,因为个人可以选择用医疗保健代替其他形式的消费。即使是政府在某一年内为医疗保健设定了预算,也通常可以在一个预算期内或跨期对健康预算进行常规性调整。举例来说,如果政府在面对重大公共卫生紧急事件或任何其他重大的、无法预料的医疗保健需求变化时不能调整其卫生预算,那么,政府为公民提供的服务将会很糟糕。预算的制定和预算约束的性质,包括预算执行,在不同的司法管辖区各不相同,因此,可以在不同的情况下或多或少地采用隐含的成本—效果阈值。

如上所述,英国的 NICE 也许是一个最广为人知的例子,它应用了一个具有高度一致性的固定成本效果阈值。甚至在它对所应用的阈值做出明确声明之前,人们已经发现其决策符合 2 万~3 万英镑/QALY 的阈值(Devlin and Parkin, 2004)。这一阈值似乎与国民保健系统 NHS 面临的总体预算约束大致相关(Devlin and Parkin, 2004;McCabe et al., 2008)。人们已经开展了一些工作,从产生额外生命年的边际成本和 QALY 特定领域的边际成本来估计国民保健系统 NHS 的运行阈值。例如,该研究估计患癌症的一单位 QALY 的费用为 22332 英镑;对于循环系统疾病,相应的金额是 14909 英镑(Claxton et al., 2008)。

在个人层面的决策中,很明显,医疗保健预算不会是一个固定值。个人面临总体预算约束。然而,个人的优化问题通常不是通过为每一个广泛的支出类别找到最优配置,然后根据特定类别的预算约束确定最优支出来解决的。任何项目价格或数量的变化,或新项目的引入,通常会导致资源在不同类别之间的配置发生变化。给定所有项目保持不变,个人的成本—效果比阈值会像政府机构一样。但是,这一阈值在背景有变时,如非健康商品价格发生变化时,也会发生改变。

3.2 CEA 的应用

因此,理论表明,CEA 的成果应该可以直接应用。然而,实际应用中却大不相同。理论上,当按成本—效果标准可以采纳新干预措施且预算给定时,具有最不利成本—效果比的干预措施首先会被排除,所有这些干预措施的成本—效果比都大于该干预措施。因此,如果卫生当局决定批准一项成本效果比为每质量调整年 5 万美元的癌症治疗方案时,它应该取代成本效果最大的干预措施,例如成本高昂,但在对健康影响不大的情况下进行的成像研究。在这种情况下,支出保持不变,健康状况将会得以改善。

然而,如果卫生决策者不能有选择地削减低价值服务,后果可能会非常不同。这是英国一些初级保健信托基金(Primary Care Trust,简称 PCT)董事的主张。PCT 在 NHS 中扮演着保险公司的角色,从基于人口的固定预算中支付特定人群的保健和医疗费用(Claxton et al., 2008)。他们声称,当 NICE 确定的一种新药符合他们的标准时,例如成本—效果比为 3 万英镑/QALY,PCT 需要从其现有预算中支付该费用。实际上,根据一些 PCT 管理层的说法,他们无法有选择地减少昂贵医疗服务的使用,因为这种医疗服务几乎不会带来额外的收益。相反,他们更有可能全面削减支出。如果放弃的医疗保健服务平均上比新药更具成本效果,那么新药的覆盖将会减少健康而不是增强健康。如本例所示,实施的具体细节可以基于成本—效果考虑的决策是否会实际改善健康结果而决定。

关于 CEA 在决策中实际应用的另一个问题涉及最大值的规定。绝大多数已发表的成本效果研究使用了健康收益的一些指标。目前,大多数都是通用的健康指标,如 QALYs。原则上,这种指标有助于卫生系统的卫生收益和机会成本的比较。然而,一些研究使用特定疾病的效果测算(例如,病例检测避开了哮喘发作)。这种分析不太可能有助于整个卫生系统的资源配置。理论上,它们可能有助于支持只负责一个疾病领域的决策者,在该领域,干预措施的健康影响不会扩散到其他领域(例如药物的副作用),并且预算被"圈定"在该疾病领域。如下所述,德国的卫生保健和质量效率研究所(Institut für Qualität und Wirtschaftlichkeit im Gesundheitswesen,简称 IQWiG)制定了方法指南,试图实施这种"特种病"决策,但受到了广泛批评,目前还不清楚这些条件是否适用于医疗决策。

在卫生系统,使用成本效果分析来确定保险或报销额度时,促进健康不太可能是资源配置时唯一的考虑因素。换句话说,尽管促进健康可能是一个决策者目标函数中的关键因素,但人们普遍认为它不会是唯一的。例如,另一个考虑因素可能是患者在治疗前病情的严重程度,比如,轻度湿疹患者的 QALY 是否应该被认为与晚期癌症患者的 QALY 增幅相当?此外,每单位 QALY 的增值可能随效果的幅度而变化,对较大 QALY 增值的支付意愿可能小于或大于较小 QALY 增益的支付意愿。因此,如果决策者希望考虑到健康效果的大小或受众患者群体行为的特征,最终资源配置可能会偏离成本效果分析结果所建议的行动方案。这与经济评估的目的是为政策、决策提供信息而不是代替它做决策的观点是一致的,而且决策的制定需要考虑的因素是而且应该是有细微差别的。

然而,一系列的方法论研究试图在经济评估中引入这些"额外的"因素以缩小这种差距。其中的一个因素是试图在不同个体之间嵌入关于健康结果分布的社会偏好。它采取了各种形式,包括"公平加权 QALY"的概念,以反映健康受益者的"应得性"。在英国,有两项大型研究获得了资助,以使这一概念可用于 NICE 决策(Dolan et al., 2008;Baker et al., 2008),尽管公平加权尚未被纳入该机构的方法指南或决策中。通过更加明确地说明决策者在决策中认为重要的因素来提高透明度,也引起了更广泛的兴趣。这方面的一个关键方面是多标准决策分析(multi-criterion decision analysis,简称 MCDA),其中使用正式方法来对各种与决策相关的因素进行确定和评分(例如成本、健康收益、创新、严重性或受众的"需求")。MCDA 已被用于医疗保健,并且已经有压力要求在资源配置中更广泛地使用这些方法(Baltussen and Niessen, 2006)。例如,制药公司认为,在决策中利用 MCDA 来获取技术创新特征等因素并保持透明度,将使 NICE 受益。一个与之竞争的思想流派认为,无法对决策的诸多方面进行评分和取平均值,需要将其视为决策审慎方法的一部分(Culyer, 2009)。一些尚未解决的问题留下了一个争议活跃的领域。例如人们经常提出,是否应该为创新性产品放松成本效果阈值(或者 QALYs 增益权重应该提高)。实施这一提议需要就"创新性"的操作定义达成共识,这个障碍可能远超许多人的认知。而且,这可能会引起一些令人不安的问题:政府或支付人是否应该仅仅因为有一个新的行动机制,就愿意为一个效率较低的项目投入更多资金?用于治疗的第二种药物是否具有创新性?干预措施何时停止创新?如果人们一致认为创新产品应该得到奖励,那么一次性支付或其他支付创新者的机制会被证明是更有效的奖励吗?

3.3 不确定条件下的应用

由于用于分析的基础数据等的来源多元性,关于医学干预措施价值的决策不可避免地具有不确定性的特征。通常,卫生系统会在产品上市时或上市后不久就做出报销和覆盖范围的决策。就新药而言,可以上市的证据主要来自为获得许可而进行的试验,一般几乎没有经济数据。通常只有在申请新适应证的审批许可时,才会严格地收集新的临床数据。药物信息往往比其他医疗技术(如诊断和医疗设备)更加完整,而大多数国家对这些技术的监管并不严格。因此,主要的不确定性首先与新技术在常规操作中的使用和结果有关;其次是其临床效果对长期资源使用、成本以及对患者健康结果的影响。评估一项技术的成本效果应该反映现有证据的不确定性。

在关于成本效果方法论的文献中,出现了两种主要的量化不确定性方法。第一种反映了临床试验中尤其是临床流行病学中使用的方法。使用这种方法的研究报告了增量成本效果比的置信区间[或净货币效益度量的置信区间,后者又通过使用明确的成本效果阈值来计算(Stinnett and Mullahy, 1998)],研究人员使用统计量和统计显著性的标准概念来估计随机试验的适宜样本规模,以估计成本效果(Glick et al., 2007)。第二种范式受到贝叶斯统计和统计决策理论的影响。涉及决策不确定性等概念——例如,使用成本效果可接受曲线表明了基于现有证据所得出的一项新技术的表面成本效果在决定对其报销、覆盖时做出错误决策的概率(O'Hagan and Luce, 2003)。这已经用于进一步量化卫生系统成本或放弃健康结果方面的不确定性成本,将其与使用完全信息的预期价值等概念进行额外研究的价值联系起来,并考虑到研究中的成本和有限的患者样本、样品信息的预期价值(Briggs et al., 2006)。原则上,这些方法可用于告知决策者进一步研究新技术的潜在价值,哪些类型的研究最有价值以及新研究的合理设计。

这一系列方法现已广泛应用于已发表的成本效果研究。尽管有一些关于信息方法的使用价值可告知研究资助者,诸如英国的医学研究委员会(Medical Research Council)和国家卫生研究中心(National Center for Health Research)、美国的全国卫生研究院(National Institutes of Health)和医疗保健研究与质量署(Agency for Healthcare Research and Quality),这些机构与医疗保健系统仅一臂之遥(Claxton and Sculpher, 2006),这些方法对卫生系统决策的影响尚不清楚。许多方法指南经由报销机构在全球出版,推荐使用如概率敏感性分析这样的方法(Claxton et al., 2005),用来量化决策的不确定性和信息的价值。然而,分析人员和决策机构对于如何使用不确定性的正式描述来指导新知识投资或临床和保险覆盖决策方面,几乎没有相关表述。尽管政策选择的涌现事实上是对证据不确定性的一种回应,这些政策选择包括证据开发的覆盖和对绩效计划的支付。

3.4 为经济分析与政策提供信息

负责评估健康干预措施的卫生系统不仅需要分析方法,还需要适当的数据。如上所述,对任一项健康干预措施的价值进行准确评估的最大障碍,是缺乏有效性的全面证据。这是因为有效性的衡量不仅应包括健康干预的预期健康收益,还应包括预期风险和未预期风险、对生活质量的影响及其影响的许多其他方面。此外,必须衡量所有这些影响的时间进程。许多关于疗效的高质量信息都来自药物批准过程,但即使是这些信息也往往是不完整的。美国食品和药物管理局(Food and Drug Administration,简称 FDA)、日本药品和医疗器械管理署(Pharmaceuticals and Medical Devices Agency,简称 PMDA)和欧洲药品管理署(European Medicines Agency,简称 EMA)等组织通常需要大量高度结构化的疗效数据。根据详细的、预先指定的协议条款进行测算和收集数据。在其他情况下,收集的信息不够详细和严谨,除了行政数据和其他大型观测数据库中,观测数据较少。当然可用数据的匮乏反映了执行大型临床研究的巨额成本,其成本包括研究参与者的认证与选择、制定和执行详细的研究协议,并监测整个研究中的健康结果(不限于主要结果)。

在美国,避开正式 CEA 的评估流程的证据,例如在联邦医疗保险证据开发和保险覆盖咨询委员会(Medicare Evidence Development and Coverage Advisory Committee)与蓝十字蓝盾协会的技术评估中心(Blue Cross Blue Shield Association's Technology Evaluation Center)下所做出的全国性保险覆盖决策,干预没有效果标准的最常见原因是缺乏足够的证据,而不是缺乏令人信服的、能证明干预无效的证据(Garber,2001)。

因此,与技术评估有关的组织寻求可以提高证据质量的策略(Carlson et al.,2010)。医疗保健的支付者或提供者可以寻求的最有前景的方法之一,是同意只有在结构化研究的背景下提供医疗服务支付或提供价值不确定的服务。这种方法在美国被称为"证据开发的医保覆盖"(coverage with evidence development,简称 CED),其中,在美国联邦医疗保险和医疗补助服务中心处于领先地位,在英国则被称为"仅限于研究"(only in research,简称 OIR)。

当备选方案没有保险时,以参与研究为条件的支付人或提供者会给患者、医生和制造商带来强有力的激励。如果预期付款人或医疗保健服务提供者会以其他方式提供有效干预,提供者和制造商不太可能接受仅在研究工作的背景下实施干预要求所带来的种种限制。这种方法可能特别有吸引力的一种情况是,小型设备制造商不需要大型随机试验以确保获得相关监管机构的批准,以及无法获得为严格设计的临床试验提供资金所必需的资金。在美国,在这种情况下,联邦医疗保险计划和私人保险公司很可能会得出结论,即使在 FDA 批准销售该产品后,也没有足够的证据支持保险覆盖。CED 将为设备在接受评估过程中创造收入提供机会。对公司而言,CED 并非没有风险——毕竟,评估可能表明该设备不安全或无效——但因为它有成功的可能性,这种机制可能会比备选方案提供更好的前进道路,除非公司自己出资进行评估,否则这种机制不会导致设备能够纳入报销。

证据开发可能采取的具体形式各不相同。它可以包括同意参加一个或多个正式的随机对照试验,或者同意在注册中心提供信息,或者参加另一项观察性研究设计。这些方法中的每一种都已用作联邦医疗保险计划实施 CED(Tunis and Pearson,2006)或是英国的 OIR(Chalkidou et al.,2007,2008),或是安大略省技术评估项目中的一部分(Levin et al.,2007),这些工作已经产生了重要的数据。例如,CMS 需要慢性阻塞性肺疾病患者在参加一项名为全国肺气肿治疗实验(national emphysema treatment trial,简称 NETT)(1999)的随机试验,然后才能考虑对患者进行肺减容术手术(这是治疗慢性阻塞性肺疾病的新方法)。试验表明,手术并没有提高整体存活率,尽管它导致呼吸功能的某些方面和生活质量的其他方面有所改善(Fishman et al.,2003),长期随访表明,某些亚组患者的存活率可能会增加(Naunheim et al.,2006)。这些类型的新颖数据可以支持改进疗效衡量指标,并最终支持成本效果。

4. 在支付和保险覆盖政策中的应用

在过去的 15～20 年中,全球政策格局的一个特点是使用正式的经济评估来确定哪些干预措施和项目值得配置资源。这种方法在有关新药的决策中应用最为广泛。20 世纪 90 年代初至中期,从澳大利亚和加拿大安大略省开始,利用经济评估来支持新药决策的做法已经蔓延到欧洲、亚洲和大洋洲的许多国家。在美国,这些方法已经被一些州的医疗补助计划采用,并且经常被私人保险公司和药房福利经理要求使用。在许多其他卫生系统中,NICE 将使用经济评估作为新技术(主要是药物)采用指南的一部分。各国各有差异,例如,与其他国家的相应决策机构相比,NICE 方法对可接受的经济评估方法更具规范性(NICE,2008)。他们的参考案例证明了这一点,该案例遵循了美国公共卫生服务成本效果小组 1996 年的建议(Gold et al.,1996)提出的原则,确定了 NICE 首选的分析方法。提交材料的人可以提供非参考案例分析,作为参考案例分析的补充而非替代。表 8.1 总结了这一研究机构 2008 年的方法指南(NICE,2008)中列出的 NICE 参考案例。被指定为"首选"的一些方法已经证明是有争议的。例如,成本视角界定 NICE 标准关注点在于仅由 NHS 承担的成本。广义成本,例如那些由患者承担的成本,以及生产率损失和由其他公共部门(如学校)承担的成本,通常都不包括在 NICE 评估范围之内。这种做法受到了制造商的批评——例如,在 NICE 对阿尔茨海默病新药的评估中,在经济评估中没有考虑到亲友们对患者进行无偿(非正式)护理的相关成本。然而,应该指出的是,NICE 在成本效果比的分母中正式考虑了照护患病亲友对个人的健康影响,因为所有健康影响都被认为是疗效指标的一部分。

表 8.1 NICE 参考案例

健康技术相关要素	参考案例
界定决策问题	研究所制定的范围
比较	NHS 中常规使用的疗法,包括被视为目前应用的最优技术
成本视角	NHS 和 PSS

续　表

健康技术相关要素	参考案例
健康结果视角	对个人的所有健康影响
经济评估类型	成本收益分析
结果的综合证据	基于系统综述
健康效果的测量	QALYS
HPQL 测量的数据来源	由患者和(或)由医护人员直接报告
HRQL 中变动评估的优选数据来源	公众代表性样本
贴现率	成本和健康影响的年增长率为 3.5%
加权权重	额外新增的 QALY 具有相同的权重,而不管接受健康收益的个人的其他特征如何

注:HRQL 指与健康相关的生活质量;NHS 指国民健康服务;PSS 指个人社会服务;QALYS 指经质量调整的生命年(NICE,2008)。

表 8.1 显示了在其技术评估过程中提交的 NICE 经济评估的特点。这并不排除提交被认为是相关的其他(非参考案例)分析。

NICE 明确要求用 QALYs 对健康效果进行量化。其关于 QALYs 应该如何测算的建议非常详细。具体来说,就 NICE 参考案例而言,它要求将英国公众偏好作为生活质量权重的来源,而不是来自问题缠身的患者的效用。还有一种偏好是使用 EQ5D 工具描述健康状态(尽管参考案例中没有对其进行界定),健康状态是 QALY 计算的基础(Dolan et al.,1996)。还要求使用基于选择的方法(如标准博弈或时间权衡)来得出生活质量的权重。在 EQ5D 的情况下,英国的估值基于使用时间权衡的启发式练习。成本效果文献使用了更宽泛的方法,但是为确保评估过程中更具一致性,NICE 限制了允许使用的方法。一致性尤其重要,因为被评估的新技术涵盖不同的临床领域。优先选择 EQ5D 作为衡量健康的指标是基于这样的观点:即它在此类测算尤其是临床试验中应用最为广泛。NICE 认为一般 QALYs,尤其是 EQ5D 不太适合某些临床领域,例如儿科和心理健康。在这些情况下,NICE 要求那些提交评估报告的人证明(而不是仅仅主张)衡量健康收益的标准方法不够合适,且他们使用的替代方法更好。

表 8.1 还指出 NICE 的参考案例关于权重的立场,即在提交意见时不应该包括这种权重。如前所述,这并不意味着可以忽略那些愿意接受新技术的患者群体的特征。NICE 采取审慎的方法来评估受众群体的特定特征是否使其成员会比普通患者更"值得"获得健康收益(即他们的 QALY 收益应该比其他人的权重更高)。例如,2009 年 NICE 发布的补充指南(NICE,2009)中,因疾病而预期寿命较短的患者(即所谓的"临终决策")就是这种情况。随着患者的特征和符合条件的技术的详细界定,指南要求评估委员会考虑对此类患者的健康收益进行合理的加权是否足以使每 QALY 获得的技术增量成本低于 NICE 阈值。

医疗技术的价格显然是其成本效果的主要决定因素。在撰写本文时,英国的 NHS 并未决定这类价格可以"报销"。在这方面,它不同于许多其他系统。相反,药品定价监管方案(Pharmaceutical Pricing Regulation Scheme,简称 PPRS)允许制造商为其处方药定价,并且监控制造商在产品中获得的回报率,如果回报率高于协定水平,则商定降价。因此,在这个过程中,NICE 在建议与产品的成本效果相一致的价格方面没有任何作用。这些安排受到英国公平交易署(Office of Fair Trading,简称 OFT,负责保护消费者利益的政府机构)的批评(OFT, 2007),该机构主张价值定价法(Value-Based Pricing,简称 VBP)。从本质上讲,VBP 需要考虑每种处方药的成本效果,并确定一个能带来增量成本效果比低于 NICE 阈值的价格。鉴于大多数适应证包括给定产品或多或少具有成本效果的一系列亚组,价格可以有效地确定药物的收入——制造商可以同意相对较低的价格,并确保在更高比例的亚组中使用,或者相对较高的价格以及更少的患者可以获得药物(Claxtonet al., 2005)。尽管很多细节需要解决,包括价格是否允许根据不同的适应证有所变化,2011 年的英国政府就该计划的主要特点编写了一份咨询文件(Department of Health,2010),还出现了一篇关于该方案最适宜规范的文献(Claxtonet al.,2011)。

英国的 NICE 和 SMC,加拿大的共同药物审查(Common Drug Review),澳大利亚的PBAC,瑞典、荷兰和爱尔兰都要求制造商提交以健康结果作为效果衡量标准的成本效果研究。但是,即使在这种情况下,各种因素也有所不同,例如 QALYs 是否是强制性的,首选还是可选;首选成本视角——是仅限于医疗保健、支付人预算,还是包括更广义的成本,包括患者、医护人员和更广义的经济体承担的成本;是建模的作用,还是来自对随机试验证据的依赖;是对亚组分析的支持,还是对相关人群中的平均成本效果;选择用于新产品评估的比较指标的原则以及要进行的不确定性分析的类型。

德国的演进安排(以 IQWiG 的形式)在关键方面有所不同(Caroet al., 2010)。尽管IQWiG 推荐用一般形式的成本效果分析,但它拒绝在临床领域间进行比较,也拒绝使用适用于各专科和临床项目的明确阈值。与几乎所有其他应用成本效果分析的组织相比,IQWiG 一般不支持使用 QALYs。IQWiG 的方法是根据一项新技术的具体临床适应证来评估其价值。选择其中所有相关的比较指标,并采用增量成本效果方法(其中两种方法都符合其他机构的首选方法)。主要区别是在这种情况下对估值的定义。鉴于其他系统使用通用的成本效果阈值(例如,按每 QALY 成本计算),其定义或多或少是透明的,而 IQWiG 建议界定一种疾病(适应证)的特定阈值,该阈值是从德国以前在该领域做出的决策中推断出来的。使用成果的简要核算是使用成本效果分析的核心,尽管 IQWiQ 并不认可使用 QALYs,但它尚未确定其替代方案。

IQWiG 提出的经济评估方法受到了严厉批评(Jonsson, 2008; Sculpher and Claxton, 2010; Brouwer and Rutten, 2010)。尽管指南的作者们描述了德国法律对他们的一系列限制,但鉴于成本和效果不可避免地超出了个别疾病领域,卫生部和 IQWiG 本身也并不清楚他们提出的方法如何为资源配置决策提供信息。此外,在德国使用过去(IQWiG 之前)的决策来界定"现行比率"(即成本效果阈值)可能会对动态效率产生影响——最近引入许多新品牌药物的那些领域将具有高"现行比率",而且尽管有大量的新产品为新药开发者提供了最大回报。相反,这些仿制药占主导地位的临床领域,最近治疗进展极少,因此,较低的"现行比率"将对制造商几乎没有激励作用。到目前为止,IQWiG 很少实施经济评估以指导资源配置决策。其专家小组建议的方法是否会真正用于研究,还有待观察。

法国对新医疗技术进行资源配置的决策方法明显不同于使用正式成本效果标准的系统(de Pouvourville,2009)。自 2004 年起,HAS(High Health Authority,卫生最高当局)特别就药品报销向疾病基金和政府提供了建议。在确定该指南时,一个重要的角色是公开委员会(Transparency Commission,简称 TC),该委员会在整个过程中有一系列任务。首先是基于服务医学联盟(Service Medical Rendu,简称 SMR)确定一种新药的重要程度,在四个层次上确定这一产品的分级:重要、适中、低和不足。根据 SMR 确定报销水平。没有正式的成本效果分析为此决策提供信息,决策主要是基于一般定义的临床标准,包括患病率、严重程度和未满足的需求。TC 的第二个作用是定义相关患者群体的规模——这构成了关于产品价格和数量的讨论。尽管这涉及明显的经济考虑,但成本效果分析并不是强制性的;相反,它似乎没有什么作用。TC 的第三个作用是进行相对疗效评估,以确定新产品相对于现有干预措施的最佳用途。它使用了一个五级评分系统来表明相对于现有疗法的重要性,这直接影响到定价:例如,评分为前三个等级的产品制造商比那些较低等级的拥有更大的(但不是完全的)定价自由。同样,这些基本的经济决策并不是由确切的成本效果分析提供信息,而是主要由临床考虑驱动。

最近,人们认为法国的一项新进展为经济分析提供了更大的作用。自 2007 年以来,经济和公共卫生评估委员会(the Commission for Economic and Public Health Evaluation)涵盖了所有医疗保健服务,并向 HAS 提供有关效率的一系列问题的信息。然而,这一作用似乎主要与在卫生系统中实施新技术有关,而不是决定是否应该报销这些费用,如果是,则应该涉及以什么价格报销。

因此,较大的国家一般在利用经济分析,特别是成本效果分析来为医疗技术决策提供信息方面存在明显的差异。正如已公布的方法指南所表明的,不同国家使用经济评估的方式有很大差异。例如,表 8.2 显示了不同司法管辖区之间在确定其首选方法以确定其感兴趣技术的相关比较指标(从 2004 年收集数据时开始)的差异。虽然在方法论文献中定义的一般原则是应该选择所有相关的比较指标,但许多国家似乎根据一系列标准定义了一个单项指标。这种变化反映在许多其他方法领域,包括敏感性分析的首选方法(Sculpher and Drummond,2006)。

表 8.2 国际方法指南之间的差异——比较指标的选择

关于比较指标选择的优先选择	管辖区数量
最常用的	8
现有的,最有效的或最少用的	2
现有或最有效的	1
证明	1
现有的和无治疗的	2
最常用的,成本最小的,无治疗的	1
最常用的,成本最小的,无治疗的,最有效的	2
最常用的,成本最小的,最有效的	1

续　表

关于比较指标选择的优先选择	管辖区数量
最有可能被取代的	1
效率最高的,最有效的,什么也没有做	2
所有相关比较指标	2
最有效的和无治疗的	1
不清楚/不具体	3

注:表格中的每一项都涉及某一特定指南如何描述其优先选择的比较指标,以此来评估新技术的成本和收益。根据 Tarn and Smith(2004)提供的数据。由 Sculpher and Drummond 重新整理。

管辖区之间经济评估要求的这种国际性差异引起了新技术制造商尤其是制药公司的关注,因为这往往迫使它们针对世界各地不同的决策机构对同一产品进行不同的分析。这引起了人们对各国在方法要求方面加强协调的可能性的兴趣,反映了国际上一些药品许可当局之间的互动。这种情况最有可能发生在欧洲,在欧洲,为更大市场的决策提供信息的机构之间已经在讨论如何为更大的市场进行经济评估,通过欧洲卫生技术评估网络(European Network for Health Technology Assessment,简称 EUnetHTA)和委托卫生技术评估的组织之间也有相当多的合作(Kristensen et al., 2009)。就经济评估中使用的证据而言,可能有协调的余地——例如,委托和共享用于分析或经济模型中推断较长时期时间范围的临床证据的单一系统审查。然而,即使这一点,也很可能会被各机构之间在什么构成为决策提供合法证据方面的强烈意见分歧所限制。在决策端,实现协调的可能性似乎很小,特别是因为各国在为医疗保健筹集资金以及它们为这些干预措施和方案确定的优先次序方面存在的差异。

尽管所采用的具体方法各不相同,但现在成本效果已经在发达国家广泛地应用于为新药保险覆盖或报销的选择提供信息。运用这些方法的中等收入国家数量也有所增加,特别是在中美和南美以及东南亚国家。除了药物之外,很少有经济评估被定期正式用于支持决策的例子。在英国,NICE 通常将经济评估作为其临床指南和医疗器械、诊断和公共卫生项目评估的一部分。世界各地的其他决策机构也使用正式的经济分析来支持非药物医疗技术的决策(例如,澳大利亚医疗设备评估委员会)。然而,NICE 是一个中央集权式机构,大多数资源配置决策都是在地方一级做出的,而在地方一级,经济评估非常有限。

值得注意的是,这次讨论中没有提到美国,美国的经济评估没有得到广泛应用。在美国,除了极少数例外,私人健康保险公司和医疗保健的政府资助者避免明确使用 CEA 来确定承保范围或决定提供哪种医疗或保健服务。在正式的保险覆盖决策中,会考虑安全性和有效性,但并不考虑成本(Carlson et al.,2010;Garber,2004)。同样,FDA 在签发药品和医疗器械的批准时考虑的是安全性和有效性,而不是成本。联邦政府通过 2009 年的《美国复苏和再投资法》(刺激法案)和 2010 年的医疗改革法《患者保护和平价医疗法案》(PPACA)两项法案支持疗效比较研究(comparative effectiveness research,简称 CER),对改善医疗保健的证据基础做出了重大承诺。PPACA 将 CER 定义为"评估和比较两种或两种以上医疗、服务和项目的健康结果和临床效果、风险和收益的研究"[《患者保护和平价医疗法案》(HR3590),

副标题 D 第 6301 节]。尽管它支持类似于经济评估技术的评估研究,但审查这些法律的辩论,以及法律的语言都清楚地表明,这些技术在美国仍然存在争议。例如,即使是联邦资助的 CER 的支持者也反对在研究中包括成本(Wilensky,2008)。因此,法律对联邦项目应用 CEA 的方式有明确的限制,包括一项禁止联邦医疗保险计划使用每 QALY 成本阈值的禁令:

> 以患者为中心的疗效研究所(该机构负责协调疗效比较研究)……不得开发或使用经质量调整的生命年(或因个人残疾而降低生命价值的类似指标)作为确定哪种类型的医疗保健具有成本效果或值得推荐的阈值。秘书处不得利用这种调整后的生命年(或类似指标)来确定 XVIII 条款下的保险覆盖、报销或奖励的阈值(包括适用于老年人和残疾人全国医疗保险计划——联邦医疗保险计划)。

(摘自 2010 年《患者保护与平价医疗法案》第 1182 节)

无论是这类表述还是审查这项法令的政治辩论都表明,美国的公立保险机构在近期内都不太可能正式考虑成本和 CEA,这类似于英国 NHS 纳入 NICE 评估结果的方式。不愿将 CEA 纳入保险决策并不意味着对成本或成本效果分析没有兴趣,然而,医疗改革法令的几个方面将鼓励医院、医生和其他医疗保健提供者承担更多的财务风险,并在更加节约使用资源的同时提高医疗质量。医生、医院和其他医疗保健提供者将更有动力提高他们提供的医疗保健服务的效率,将寻求能够帮助他们以更低的成本产生更好的健康结果的工具。由于这几乎是每个卫生系统都面临的挑战,也是其他国家采用成本效果分析作为辅助医疗保健资源配置决策的工具的原因,医疗服务提供者可能会探索 CEA 和类似的分析工具。

在美国,CEA 还可以支持所谓的基于价值的保险设计(Chernew et al., 2007),例如,在这种保险设计中,以对患者很低的成本或没有成本的方式分发成本效果高的药物,而较高的自付费用与高成本—效果比的药物联系在一起。事实上,独立于基于价值的设计,CEA 也可能在患者及其家人中找到愿意接受的受众,因为即使是有充分保险的美国人也经常要承担高额的医疗保健自付费用。

事实上,在使用经济评估来决定哪些技术将会被批准或采用的国家中,这种方法也有更广泛的用途。如上所述,在英国,人们对采用"基于价值的定价"非常感兴趣,这种方法有助于促进谈判,直到新药达到可接受的成本效果比。这与 NICE 的传统方法形成了对比,即给定药物的价格,并确定其成本效果比是否可以接受。原则上,可能很难区分以前的方法和基于价值的定价,因为在这两种情况下,人们都会预期 NICE 将会对任何有能接受的成本效果比的药物做出积极决定。但如果制造商设定价格时,不知道药物在 NICE 评估中会表现如何——这可能是因为制造商不能预期到评估中使用的建模假设或数据——那么在公司的计算中似乎可以接受的价格就有可能太高以至于得不到 NICE 的积极决策。基于价值的定价将可能使 NICE 与制造商在价格上达成一致,并且会(正好)满足 NICE 所使用的成本效果阈值。

将 CEA 纳入医疗保健服务配置决策的另一种方法有时被称为结果付费或按结果付费(不要与 NHS 计划中医院护理病例率报销的同一名称搞混)。除非达成商定结果,按结果付费通过扣留部分或全部医疗服务或产品的付款,将风险转移给医疗机构或制造商。一个广为人知的按结果付费的例子是:制造商强生公司和英国 NHS 达成了一项协议,根据该协议,用于治疗多发性骨髓瘤的药物维尔卡德的费用将返还给那些对该药物似乎无效的患者（通过病情降低的标志性指标 M 蛋白水平来测算）（Garber and McClellan，2007）。国际上已经实施许多此类性质的其他协议（Carlson et al.，2010）。也许按结果付费和按所有患者的平均成本效果付费之间最重要的区别是它转移了风险。也就是说，如果结果好于预期，制造商或医疗机构通过获得更高补偿而获得收益，然而，在基于价值的支付方式下，超出预期的良好结果并不能给制造商带来特别的收益，除非修改支付方式以反映出超预期的性能。

更广泛地使用按结果付费的一个主要挑战是需要适当的效果衡量指标——这些指标易于监测，且难以操作，它们要么代表预期效果本身，要么与效果紧密相关。

4.1　超越成本—效果比

世界各地采用成本效果分析的情况表明，这种方法被视为是一种有用的工具，尽管它并不完美。作为一种促进提高医疗保健效率的结构化、相对直接的机制，它满足了公共和私人的迫切需求。然而，有很多事情它还没有做，或者至少做得不够完美。许多顾虑并不完全属于分析框架。通常源自考虑的问题，类似于可能会导致决策者和负责医疗保健的其他人拒绝将成本效果比增量作为唯一决策标准这样的分配后果，会从根本上补充成本效果分析的效率取向。尽管对基本成本效果分析的修正可能会纳入分配结果，例如通过对不同个人或人群分配不同权重，过度热衷于这种修改的应用可能很容易模糊计算出来的 ICER 和作为分析基础的假设。认识到 CEA 不能轻易适应与临床政策决策相关的所有问题，使得几乎每一个推荐使用（例如美国健康与医疗成本效果专家小组）（Gold et al.，1996）或直接使用 CEA 的群体（Henry et al.，2005；Laupacis，2005；Rawlins，1999）还会被建议不应该仅仅基于 ICER 进行决策，还应考虑到这种分析中未包含的重要因素。

各国政府还需要考虑其他因素。公众的理解能力和接受能力不仅取决于公平的程序和公开透明的医疗保健决策过程，还取决于公共利益的有效体现。大多数参与此类决策的机构包括公众代表；就 NICE 而言，公民委员会特别成功地将公众的声音纳入审议过程，部分是通过向公众代表提供大量方法上的培训。如果要保持公众的长期信任，有效的信息交流和传播是必不可少的。

严格应用 CEA 的一个限制是，它是静态效率的工具，但这就产生了它是否足以确保动态效率的问题。开发药物和设备等医疗技术需要大量固定成本，因此边际成本定价会导致负利润。严格的成本效果标准可以导致静态效率，但有些人认为，在某些情况下，它会使承担 R&D 固定成本的公司激励不足，从而导致次优创新，即产生动态低效率。其他人认为，标志着系统需求曲线的成本效果分析（也许与以基于价值的定价相辅相成，并可能在资助 R&D 方面扮演公共角色），加上适当的专利保护，可以确保创新直指社会回报最高的领域（Claxton，2007；Claxton et al.，2008）。有一类文献数量虽然不多但却不断增长，讨论了可同时导致静态和动态效率的定价方法（Garber et al.，2006；Lakdawalla and Sood，2009；Jena and Philipson，2008）。这些方法包括两部定价法［译者注：经典的两部定价法（Two-part Pricing）

始于吉列,因此也被称为刀架和刀片模式(razor and blades model),是指低价销售一款设备,通过重复销售相对高价的耗材盈利]的变体;然而,在现实的条件下,同时实现静态和动态效率可能是不可行的,因而有时会出现次优解决方案,例如提高成本效果阈值以激励创新,人们认为这样的方法为了获得更高的动态效率而牺牲了静态效率。

尽管 CEA 在指导医疗保健配置决策方面的能力有限,而且仍存在方法上的争议,但该技术提供了一种结构化的方法来汇集并展示关于替代性医疗方案的成本和效益的各种证据。能促使采用这种方法的挑战并没有减少,但也没有出现令人信服的替代技术。在未来几年里,它可能仍然是医疗保健配置决策的一个重要工具,因此,做好此类分析并对其方法继续进行完善显得至关重要。

参考文献

Baker, R., Bateman, I., & Donaldson, C. (2008). Weighting and valuing quality adjusted life years: Preliminary results from the Social Value of a QALY Project. London: National Institute for Health and Clinical Excellence.

Baltussen, R. & Niessen, L. (2006). Priority setting of health interventions: The need for multi-criteria decision analysis. Cost Effectiveness and Resource Allocation, 4. 10.1186/478-7547-4-14.

Briggs, A., Claxton, K., & Sculpher, M. (2006). Decision modelling for health economic evaluation. Oxford: Oxford University Press.

Brouwer, W. B. F. & Rutten, F. F. H. (2010). The efficiency frontier approach to economic evaluation: Will it help German policy making? Health Economics, 19, 1128–1131.

Brouwer, W. B. F., Culyer, A. J., van Exel, N., & Rutten, F. F. H. (2008). Welfarism vs. extra-welfarism. Journal of Health Economics, 27(2), 325–338.

Carlson, J. J., Sullivan, S. D., Garrison, L. P., Neumann, P. J., & Veenstra, D. L. (2010). Linking payment to health outcomes: A taxonomy and examination of performance-based reimbursement schemes between healthcare payers and manufacturers. Health Policy, 96(3), 179–190.

Caro, J., Nord, E., Siebert, U., McGuire, A., McGregor, M., Henry, D., et al. (2010). The efficiency frontier approach to economic evaluation of health-care interventions. Health Economics, doi:10.1002/hec.1629.

Chalkidou, K., Hoy, A., & Littlejohns, P. (2007). Making a decision to wait for more evidence: When the National Institute for Health and Clinical Excellence recommends a technology only in the context of research. Journal of the Royal Society of Medicine, 100(10), 453.

Chalkidou, K., Lord, J., Fischer, A. and Littlejohns, P. (2008). Evidence-based decision making: When should we wait for more information? Health Affairs (Project Hope), 27(6), 1642.

Chernew, M., Rosen, A., & Fendrick, A. (2007). Value-based insurance design. Health Affairs, 26(2), w195.

Claxton, K. (2007). OFT, VBP: QED? Health Economics, 16(6), 545–558.

Claxton, K. & Sculpher, M. J. (2006). Using value of information analysis to prioritise health research: Some lessons from recent UK experience. PharmacoEconomics, 24, 1055–1068.

Claxton, K., Briggs, A., Buxton, M. J., Culyer, A. J., McCabe, C., Walker, S., et al. (2008). Value based pricing for NHS drugs: An opportunity not to be missed? British Medical Journal, 336(7638), 251–254.

Claxton, K., Sculpher, M., & Carroll, S. (2011). Value based pricing for pharmaceuticals: Its role, specification and prospects in a newly devolved NHS. York: University of York.

Claxton, K., Sculpher, M., McCabe, C., Briggs, A., Akehurst, R., Buxton, M., et al. (2005). Probabilistic sensitivity analysis for NICE technology assessment: Not an optional extra. Health Economics, 14, 339–347.

Claxton, K., Sculpher, M. J., Culyer, A. J., McCabe, C., Briggs, A. H., Akehurst, R., et al. (2006). Discounting and cost-effectiveness in NICE-stepping back to sort out the confusion. Health Economics, 15, 1–4.

Culyer, A., McCabe, C., Briggs, A., Claxton, K., Buxton, M., Akehurst, R., et al. (2007). Searching for a threshold, not setting one: The role of the National Institute for Health and Clinical Excellence. Journal of Health Services Research & Policy, 12(1), 56.

Culyer, A. J. (2009). Deliberative processes in decisions about health care technologies: Combining different types of evidence, values, algorithms and people. London: Office of Health Economics.

Department of Health (2010). A new value-based approach to the pricing of branded medicines. London, UK: Department of Health. Availabale from: , http://www.dh.gov.uk/prod_consum_dh/groups/dh_digitalassets/@ dh/@ en/documents/digitalasset/dh_122793.pdf/.

De Pouvourville, G. (2009). Pricing and reimbursment for drugs in France. What is the role for costeffectiveness analysis? ESSEC Business School Working Paper. Paris.

Devlin, N. & Parkin, D. (2004). Does NICE have a cost-effectiveness threshold and what other factors influence its decisions? A binary choice analysis. Health Economics, 13(5), 437–452.

Dolan, P. (1998). The measurement of individual utility and social welfare. Journal of Health Economics, 17, 39–52.

Dolan, P., Edlin, R., Tsuchiya, A., et al. The relative societal value of health gains to different beneficiaries. London: National Institute for Health and Clinical Excellence.

Dolan, P., Gudex, C., Kind, P., & Williams, A. (1996). Valuing health states: A comparison of methods. Journal of Health Economics, 15, 209–231.

Drummond, M., Sculpher, M., Torrance, G., O'Brien, B., & Stoddart, G. (2005). Methods for the economic evaluation of health care programmes. New York: Oxford University Press, USA.

Fishman, A., Martinez, F., Naunheim, K., Piantadosi, S., Wise, R., Ries, A., et al. (2003).

A randomized trial comparing lung-volume-reduction surgery with medical therapy for severe emphysema. New England Journal of Medicine, 348(21), 2059.

Freemantle, N. & Hill, S. (2004). Evaluating pharmaceuticals for health policy and reimbursement. Oxford: Blackwell.

Gafni, A. & Birch, S. (1997). QALYs and HYEs (healthy years equivalent). Spotting the differences. Journal of Health Economics, 16(5), 601−608.

Garber, A., Jones, C., & Romer, P. (2006). Insurance and incentives for medical innovation. Forum for Health Economics and Policy, 9(2), 4.

Garber, A., Weinstein, M., Torrance, G., & Kamlet, M. (1996). Theoretical foundations of cost-effectiveness analysis. In M. Gold, J. Siegel, L. Russell, & M. Weinstein (Eds.), Cost-effectiveness in health and medicine (pp. 25−53). New York: Oxford University Press.

Garber, A. M. (2000). Advances in cost-effectiveness analysis of health interventions. In J. P. Newhouse & A. J. Culyer (Eds.), Handbook of health economics (pp. 181221). Amsterdam: North-Holland.

Garber, A. M. (2001). Evidence-based coverage policy. Health Affairs (Millwood), 20(5), 62−82.

Garber, A. M. (2004). Cost-effectiveness and evidence evaluation as criteria for coverage policy. Health Affairs (Millwood), Suppl. Web Exclusives: W4−284−96.

Garber, A. M. & McClellan, M. B. (2007). Satisfaction guaranteed—"payment by results" for biologic agents. New England Journal of Medicine, 357(16), 1575−1577.

Garber, A. M. & Phelps, C. E. (1997). Economic foundations of cost-effectiveness analysis. Journal of Health Economics, 16(1), 1−31.

Garber, A. M. & Skinner, J. (2008). Is American health care uniquely inefficient? Journal of Economic Perspectives, 22(4), 27−50.

Garrison, L. P. (2009). On the benefits of modeling using QALYs for societal resource allocation: The model is the message. Value in Health, 12, S36−S37.

Glick, H. A., Doshi, J. A., Sonnad, S. S., & Polsky, D. (2007). Economic evaluation in clinical trials. Oxford: Oxford University Press.

Gold, M., Stevenson, D., & Fryback, D. (2002). HALY S and QALY S and DALY S, OHMY: Similarities and differences in summary measures of population health. Annual Review of Public Health, 23(1), 115−134.

Gold, M. R., Siegel, J. E., Russell, L. B., & Weinstein, M. C. (Eds.) (1996). Cost-effectiveness in health and medicine New York: Oxford University Press.

Hall, R. & Jones, C. (2007). The value of life and the rise in health spending. Quarterly Journal of Economics, 122(1), 39−72.

Hatziandreu, E., Koplan, J., Weinstein, M., Caspersen, C., & Warner, K. (1988). A cost-effectiveness analysis of exercise as a health promotion activity. American Journal of Public Health, 78(11), 1417.

Henry, D., Hill, S., & Harris, A. (2005). Drug prices and value for money: The Australian Pharmaceutical Benefits Scheme. JAMA, 294(20), 2630.

Jena, A. & Philipson, T. (2008). Cost-effectiveness analysis and innovation. Journal of Health Economics, 27 (5), 1224-1236.

Johannesson, M. & Jönsson, B. (1991). Economic evaluation in health care: Is there a role for costbenefit analysis? Health Policy, 17(1), 1-23.

Jonsson, B. (2008). IQWiG: An opportunity lost. European Journal of Health Economics, 9, 205-207.

Kristensen, F. B., Mäkelä, M., Neikter, S. A., Rehnqvist, N., Håheim, L. L., Mørland, B., et al. (2009). European network for Health Technology Assessment, EUnetHTA: Planning, development, and implementation of a sustainable European network for Health Technology Assessment. International Journal of Technology Assessment in Health Care, 25(Supplement S2), 107-116.

Lakdawalla, D. & Sood, N. (2009). Innovation and the welfare effects of public drug insurance. Journal of Public Economics, 93(3-4), 541-548.

Laupacis, A. (2005). Incorporating economic evaluations into decision-making: The Ontario experience. Medical Care, 43(7), II-15-II-19.

Levin, L., Goeree, R., Sikich, N., Jorgensen, B., Brouwers, M., Easty, T., et al. (2007). Establishing a comprehensive continuum from an evidentiary base to policy development for health technologies: The Ontario experience. International Journal of Technology Assessment in Health Care, 23(3), 299-309.

McCabe, C., Claxton, K., & Culyer, A. (2008). The NICE cost-effectiveness threshold: What it is and what that means. PharmacoEconomics, 26(9), 733-744.

Mehrez, A. & Gafni, A. (1989). Quality-adjusted life years, utility theory, and healthy-years equivalents. Medical Decision Making, 9, 142-149.

Mishan, E. J. (1988). Cost-benefit analysis. London: Unwin Hyman.

Murray, C. & Acharya, A. (1997). Understanding DALYs. Journal of Health Economics, 16(6), 703-730.

National Emphysema Treatment Trial Research Group (NETT) (1999). Rationale and design of the national emphysema treatment trial (NETT): A prospective randomized trial of lung volume reduction surgery. Journal of Thoracic and Cardiovascular Surgery, 118(3) 518-528.

National Institute for Health and Clinical Excellence (NICE) (2008). Guide to the methods of technology appraisal. London: NICE.

National Institute for Health and Clinical Excellence (UK) (2009). Appraising life-extending, end of life treatments [cited November 2, 2010]. Available from: http://www.nice.org. uk/media/E4A/79/SupplementaryAdviceTACEoL.pdf/.

Naunheim, K., Wood, D., Mohsenifar, Z., Sternberg, A., Criner, G., DeCamp, M., et al. (2006). Longterm follow-up of patients receiving lung-volume-reduction surgery versus medical therapy for severe emphysema by the National Emphysema Treatment Trial Research Group. Annals of Thoracic Surgery, 82(2), 431-443.

O'Brien, B. J., Drummond, M. F., Labelle, R. J., & Willan, A. (1994). In search of power and significance: Issues in the design and analysis of stochastic cost-effectiveness studies in health care. Medical Care, 32(2), 150-163.

Office of Fair Trading (2007). The pharmaceutical price regulation scheme. An OFT market study. London: OFT.

O'Hagan, A. & Luce, B. (2003). A primer on Bayesian statistics in health economics and outcomes research. Bethesda, Maryland: Medtap International.

Phelps, C. E. & Mushlin, A. I. (1991). On the (near) equivalence of cost effectiveness and cost benefit analysis. International Journal of Technology Assessment in Health Care, 7(1), 12-21.

Rawlins, M. (1999). In pursuit of quality: The National Institute for Clinical Excellence. The Lancet, 353 (9158), 1079-1082.

Sculpher, M. & Claxton, K. (2010). Sins of omission and obfuscation: IQWIG's guidelines on economic evaluation methods. Health Economics, 19, 1132-1136.

Sculpher, M. & Drummond, M. (2006). Analysis sans frontières: Can we ever make economic evaluations generalisable across jurisdictions? PharmacoEconomics, 24(11), 1087-1099.

Stinnett, A. A. & Mullahy, J. (1998). Net health benefits: A new framework for the analysis of uncertainty in cost-effectiveness analysis. Medical Decision Making, 18(2 Suppl.), S68-S80.

Tarn, T. Y. & Smith, M. D. (2004). Pharmacoeconomic guidelines around the world. ISPOR Connections, 10(4), 5.

Thaler, R. & Rosen, S. (1976). The value of saving a life: Evidence from the labor market. In N. E. Terleckyj (Ed.), Household production and consumption (pp. 265-298). New York: National Bureau of Economic Research, Inc.

Tunis, S. & Pearson, S. (2006). Coverage options for promising technologies: Medicare's coverage with evidence development. Health Affairs, 25(5), 1218.

Viscusi, W. (1993). The value of risks to life and health. Journal of Economic Literature, 31 (4), 1912-1946.

Weinstein, M. C. & Stason, W. B. (1977). Foundations of cost-effectiveness analysis for health and medical practices. New England Journal of Medicine, 296(13), 716-721.

Wilensky, G. R. (2008). Cost-effectiveness information: Yes, it's important, but keep it separate, please! Annals of Internal Medicine, 148(12), 967-968.

第九章　医疗保健市场的竞争[①]

马丁·盖诺(Martin Gaynor)　　　卡耐基梅隆大学、布里斯托大学

罗伯特·唐恩(Robert Town)　　宾夕法尼亚大学

目　录

[①] 我们要感谢在葡萄牙里斯本举行的《健康经济学手册》会议的与会者们,佩德罗·皮塔·巴罗斯(Pedro Pita Barros)、赖因·哈尔伯斯马(Rein Halbersman)和科里·卡普斯(Cory Capps)提出了有益的意见和建议。荷兰医疗保健局的米西亚·米克尔斯(Misja Mikkers)、赖因·哈尔伯斯马(Rein Halbersman)和拉姆西斯·克罗斯(Ramsis Croes)慷慨地提供了荷兰医院和保险市场结构的数据。大卫·埃蒙斯(David Emmous)热情地提供了美国医学协会对健康保险市场结构的计算结果。利莫尔·达夫妮(Leemore Dafny)非常热心地分享了她对美国健康保险市场大雇主群体的市场集中度衡量方法。所有在此表达的观点和任何错误都是作者的责任。请读者勿暗示或推断任何其他个人或机构的背书或批准。

摘要：本章回顾了研究医疗保健服务和健康保险市场的文献。这一领域取得了巨大进展。自本手册第一卷出版以来，人们已进行了大量的新研究。此外，产业组织前沿方法的开发和应用也越来越多。首先，我们研究了市场结构的决定因素，同时考虑静态和动态模型。其次，我们对健康保险公司和医疗服务提供者之间的价格战略决定进行了建模，在这种情况下，保险公司向消费者推销其产品，部分是基于其提供商网络的质量和广度。再次，通过该模型的视角，我们对医院价格战略决策的大量实证文献进行回顾。医疗保健质量的差异显然会产生巨大的福利后果。因此，我们也描述了关于市场结构对医疗保健质量影响的理论和实证文献。接着，本章讨论了健康保险市场和医生服务市场的竞争。最后，我们以对纵向约束和垄断力量的讨论作为总结。

关键词：医疗保健；竞争；市场；产业组织；反垄断；竞争政策；医院；健康保险；医生

JEL 代码：I11；L13；L10；L40；I18；L30

1. 引言

医疗保健提供者之间的竞争互动所提供的激励是形成其行为的核心力量，会影响医疗保健服务的价格、数量和质量。在美国尤其如此，美国有56％的卫生总支出是由私人出资的（Martin et al.，2011），因此这些服务的价格、数量和质量由买卖双方的市场互动决定。即使是行政定价，正如大多数公共筹资的医疗保健一样①，提供者之间的战略互动也会影响到数量、质量和获得医疗保健服务的机会。在本章，我们的目标是回顾医疗保健市场竞争的相关知识，重点关注自2000年出版的《健康经济学手册（第一卷）》以来出现的文献。②

本章的组织原则大致基于约瑟夫·贝恩和爱德华·梅森的结构—行为—绩效（structure conduct performance，简称SCP）范式（见Schmalensee，1989的文献回顾）。从20世纪50年代到70年代，这是产业组织经济学家进行分析的主要框架。博弈论和新的实证产业组织的兴起取代了SCP方法（Bresnahan，1989）。然而，SCP框架是构建本章的实用指南。首先，为了给我们的讨论提供一些背景，我们列出了供应商市场结构的最新趋势的数据，以及关于这些趋势背后潜在力量的最新研究。第2节讨论了对医疗保健提供者市场结构决定因素的研究。本节将探讨进入、退出、合并和生产率的作用。第3节分析了对市场结构差异的后果，重点是其对医院价格的影响。第4节探讨了这些因素对医院医疗质量的影响。第5节研究了医疗保险市场竞争的证据，第6节则侧重于医生服务市场。可以看出，关于医疗保健市场竞争的实证文献大部分是关于医院的。这是因为医院数据唾手可得以及保险和医生市场数据的匮乏。在第8节我们做了总结。

---

① 美国医疗保险计划和美国以外的大多数医疗系统也是如此。

② 请参阅Dranove and Satterthwaite（2000）和Gaynor and Vogt（2000）在该卷的优秀章节，以回顾当时的文献和建模策略的初始蓝图，这些蓝图指导了该领域的许多后续论文。

1.1 市场环境

在本节中,我们将讨论医疗保健企业运营的市场环境。我们记录了一些关于市场结构的事实,主要是针对医院和美国,但也针对美国保险和医生市场,以及英国和荷兰的医院市场。然后,我们将在第2节中讨论市场结构模型和实证研究证据。

医院和医生服务占美国国内生产总值(GDP)的很大一部分。2009年,仅医院医疗就占GDP的5.4%,大约是汽车制造业、农业或采矿业的2倍,除食品、饮料和烟草产品外,它比所有制造业所占的比例都大,而食品、饮料和烟草产品的规模大致相同。医生服务占GDP的3.6%(Martin et al.,2011)。[①] 在过去30年中,这些部门在经济中所占的份额急剧上升。1980年,医院和医生分别占美国GDP的3.6%和1.7%(Martin et al.,2011)。[②] 这些行业的规模和长期趋势表明,了解它们的结构、行为和绩效,不仅对医疗保健行业的绩效很重要,而且对了解整个经济也非常重要。

这些行业不仅规模庞大,而且在过去几十年中经历了重大的结构性变迁。20世纪90年代,美国医院市场结构发生了巨大变化,这种增长可能会对医院的行为产生长期影响。表9.1列出了1987—2006年6月的人口加权赫芬达尔—赫希曼指数(HHI)[③]。从表9.1中可清楚地看到两件事情。美国医院市场高度集中,且随着时间的推移变得更加集中。图9.1显示了1990—2006年医院HHI的趋势、市场内医院合并和收购的数量以及参加HMO人数的百分比。从表9.1和图9.1中很容易看到,医院市场的集中已明显提高。1987年,HHI的平均值为2340;到2006年,HHI为3261,增加了900多个点。[④] 1992年,医院集中度平均值(2440)(勉强)低于最近更新的《联邦并购指南》(联邦贸易委员会和司法部,1992)划分出的市场"高度集中"分界点(HHI≥2500)。但到了2006年,平均集中度(3261)上升到远高于这一分界点。Town et al.(2006)指出,合并和收购是在此期间医院集中度提高的主要原因。

表9.1 1987—2006年美国医院市场集中度[a]

年份	HHI 均值[b]	变动幅度[c]
1987	2340	—
1992	2440	100
1997	2983	543
2002	3236	253
2006	3261	25

　　a—来源:全美医院协会,为人口小于300万的美国都市统计区(MSA)的数据。

---

① 2009年,医疗保险的净成本(当年保费减去当年支付的医疗福利)占GDP的1%。
② 1980年医疗保险的净成本为0.34%。
③ HHI是市场上的市场份额的平方和。它是最常用的市场结构衡量标准。我们提供了大都市统计区(MSAs)的人口加权平均值(基于参保人数)。把MSA的样本限制在1990年人口少于300万的人群。之所以这样做,是因为在超过300万的MSAs中存在多个医院市场,对该MSA的HHI可能会出现误估。
④ 有趣的是,大约同一时期,疗养院行业的市场集中度并没有显著提升,尽管它也受到一些合并和收购的影响。

b—郝芬达尔—郝希曼指数,按 MSA 人口计算平均值。

c—与表中前一年相比的总变动幅度。

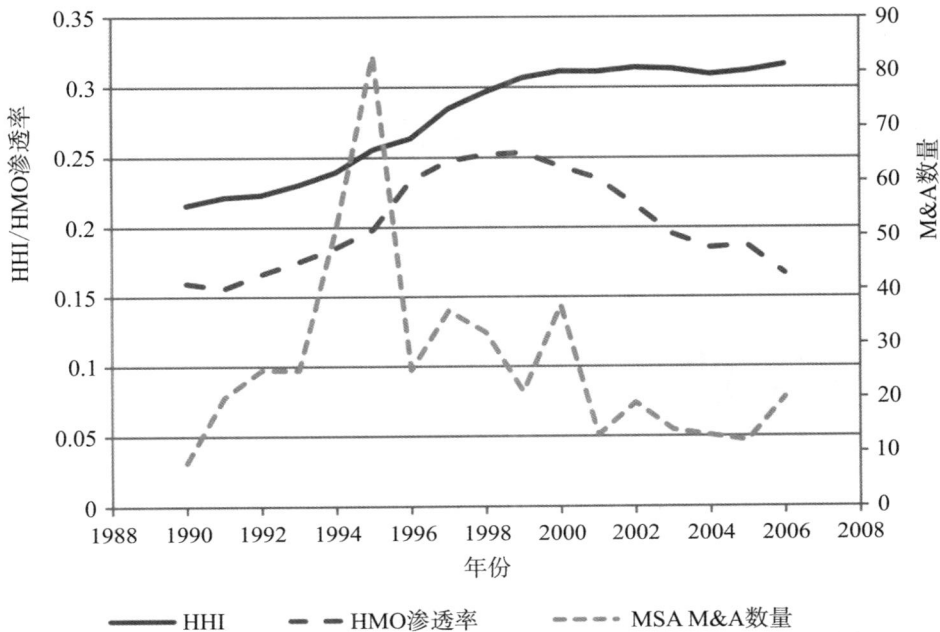

图 9.1　1990—2006 年美国医院集中度、M&A 活跃度和 HMO 渗透率的变动趋势

虽然医院市场平均高度集中,但集中度也有很大差异。图 9.2 显示了 1990 年和 2006 年 MSAs 级别市场集中度的散点图。该图显示两个现象。首先,它显示了 HHIs 在 MSAs 中的分布情况。大多数 MSAs“高度集中”。2006 年,在美国 332 个 MSAs 中,有 250 个 HHIs 大于 2500。其次,从图 9.2 中可以明显看出,医院集中度的增加是一个普遍现象——在此期间,绝大多数的 MSAs 变得更加集中。特别引人注目的是,1990 年中度集中的 MSAs 到 2006 年已变得高度集中。到 2006 年,大多数医疗保险公司不得不在高度集中的市场与医院系统进行谈判,这可能降低了他们的议价能力。[①]

一个显而易见的问题是,为什么会出现这一波医院合并浪潮。Fuchs(2007)和其他人指出,管理式医疗(HMO)的兴起是推动这种大规模整合的主要因素。粗略地浏览一下图 9.1,就可以得出这种因果解释。HMO 的兴起引发了医院与健康计划之间激烈的价格谈判,从而激励医院通过整合获得议价能力。20 世纪 90 年代,HMO 的兴起大大降低了医疗保健成本的增长,其方式主要是通过艰难的价格谈判(见 Cutler et al.,2000)。Chernew(1995)提供了早期证据,他发现在 20 世纪 80 年代,HMO 普及率与市场上运营的医院数量之间存在关系。Dranove et al.(2002)研究了 1981—1994 年的数据,发现 1994 年大都市区 HMO 普及率与市场结构变化之间存在相关性。然而,Town et al.(2007)研究了医院市场结构的变化和 HMO 普及率的变化,发现二者几乎没有相关性,这表明并不存在直接的因果关系。

---

① 医疗保健融资和组织的变化(http://www.hschange.com/index.cgi?func=pubs&what=5&order=date)提供了一些针对各个市场的案例研究,这些研究强调了在过去几十年中的医院议价能力的提高。

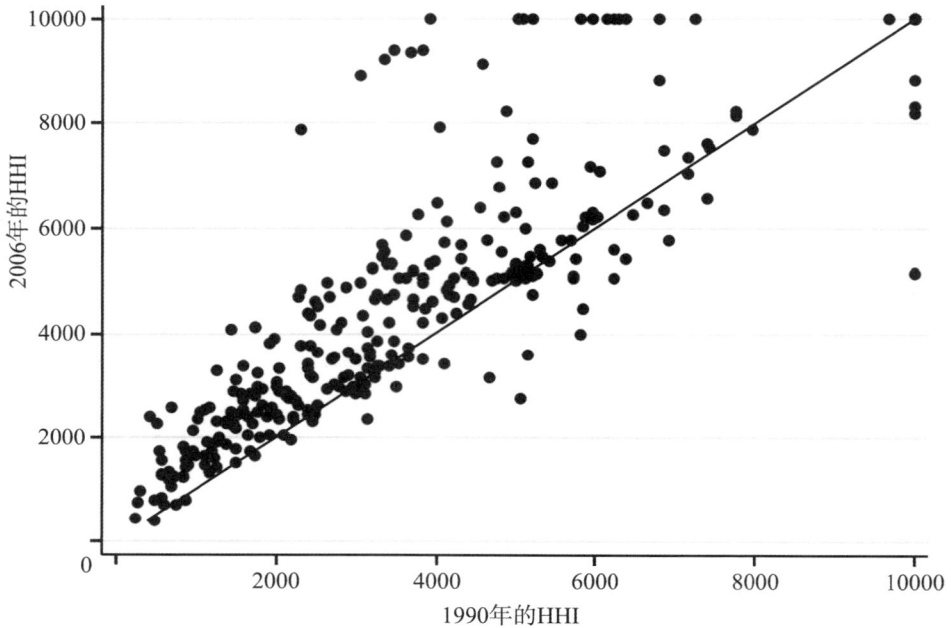

图 9.2　1990 年与 2006 年美国的 HHI 散点图

这些结果令人相当费解。坊间证据表明,HMO 是医院整合浪潮的重要驱动因素,但经验证据却好坏参半。一些人认为,不是人们意识到管理式医疗的兴起,而是人们的预期(在许多情况下是错误的)导致了医院合并。Town and Park(2011)正在进行的研究为这一假设提供了支持。他们发现,HMO 退出与医院合并相关,而 HMO 退出是衡量对某一地区对管理式医疗需求的预期繁荣程度的一个指标。

医院市场日益集中的趋势并不仅限于美国。表 9.2 和表 9.3 提供了关于英国和荷兰市场结构水平和趋势的信息。我们看到,这些国家的趋势与美国非常相似——随着时间的推移,两国的医院总数都大幅下降。对于英国来说,当地医院市场多年来一直有 HHIs。这些数据反映了医院的高度集中,尽管随着时间推移略有下降。图 9.3 显示了 2003/2004 至 2007/2008 财政年度之间 HHI 分布的变化。可以看出,分布正在从较为集中的市场转向不太集中的市场。大多数偏移位于分布的中间,而不是尾部。这里记录的英国医院 HHI 下降,很可能是由于 2006 年英国国民健康服务(National Health Service,简称 NHS)进行了有利于竞争的改革(见 Gaynor et al.,2010)。

表 9.3 按年份列出了荷兰医院和独立门诊治疗中心总数的信息。医院数量明显下降——2010 年比 1997 年减少了 23 家。最近,独立门诊治疗中心的数量大幅增加。这一数字从 2005 年的 37 家增加到 2010 年的 184 家。

表 9.2　1997—2007 年英国的 NHS 医院市场结构　　　　　　　　单位:家

年份	NHS 医院数[a]	合并数	HHI	私立医院[b]
1997	227	26	—	—
1998	214	21	—	—
1999	202	17	—	—
2000	193	23	—	—
2001	188	25	—	—
2002	174	6	—	—
2003	171	0	5573	—
2004	171	0	5561	3
2005	171	3	5513	21
2006	168	3	5459	32
2007	167	0	5461	—
总计	—	124	—	—

a—来源:英国卫生部,不包括每年接诊次数少于 5000 的医院。

b—独立部门治疗中心。这些是与 NHS 有合同的私立医院。

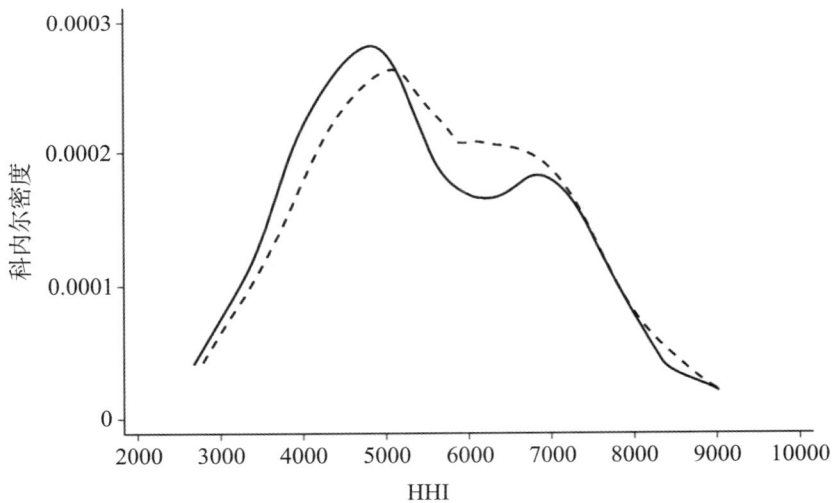

医院数量:162(2003/2004);162(2007/2008)
市场界定方法:实际患者流量

图 9.3　(所有选择性服务)HHI 分布的科内尔密度估值

表 9.3　1997—2010 年荷兰的医院市场结构^a　　　　单位:家

年份	医院数量^b	门诊治疗中心数量^c
1997	117	—
1998	117	—
1999	115	—
2000	111	—
2001	104	—
2002	102	—
2003	102	—
2004	101	—
2005	99	37
2006	98	57
2007	97	68
2008	97	89
2009	95	129
2010	94	184

a—资料来源:荷兰医疗保健局。

b—医院总数,包括综合医院、专科医院和大学医疗中心。绝大多数是综合医院。

c—独立治疗中心(ZBC)。这些是独立门诊治疗中心,而不是医院的一部分。

图 9.4 显示了衡量市场结构的另一种方法,即 LOCI(Logit 竞争指数)2010 年在荷兰的分布情况。[①] LOCI 是衡量一家企业在差异化产品市场中所面临的竞争程度的指标。取值范围为 0 到 1,0 是纯粹垄断,1 是完全竞争。该图按 LOCI 的倒数值显示了荷兰医院累计分布情

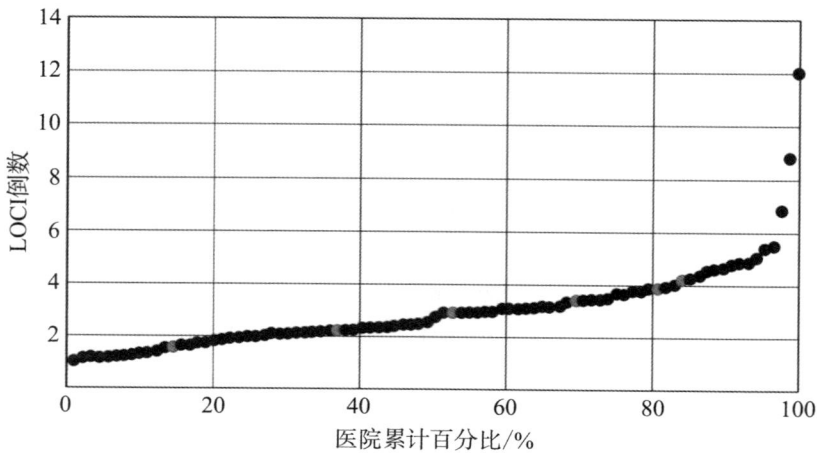

图 9.4　2010 年荷兰 LOCI 集中度分布

[①] 这是具有对数需求的伯川德(Bertrand)寡头垄断差异化产品的竞争指标,见 Akosa Antwi et al.(2006)。

况。可以看出,大约有20%的医院LOCI的倒数值为2或以下。分值为2意味着市场竞争不是很激烈,例如,在双头垄断的情况下,一家医院与竞争对手平分市场,其LOCI值为1/2,即LOCI倒数为2。半数医院的LOCI倒数值为3或更低。这意味着,半数荷兰医院面临的市场竞争相当于三头垄断或更少。

表9.4、表9.5、表9.6和表9.7提供了有关美国和荷兰医疗保险市场结构的信息。美国的信息表明,医疗保险市场一直高度集中。荷兰的集中度明显低于美国,但随着时间的推移,集中度也大幅上升。

表9.4中HMO和PPO市场的HHI指标来自美国医学协会(American Medical Association,简称AMA)的报告。它们表现出高度集中(虽然低于医院)。数据显示,保险市场的集中度随着时间的推移有所下降(尽管不是单调下降)。然而,对这些数字的准确性有一些担忧(见Capps,2009;Dafny et al., 2011a)。

表9.4　2004—2008年美国保险市场集中度[a,b]

年份	中位数	HHI 变动值		平均 HHI 变动值	
2004	3544	—	3939	—	
2005	3748	204	4077	138	
2006	2986	−762	3440	−637	
2007	3558	572	3944	504	
2008	3276	−282	3727	−217	

a—资料来源:这些数字是由大卫·埃蒙斯慷慨地提供的。有关数据和计算的更多信息,请参阅American Medical Association(2010)。美国医学协会(AMA)使用来自健康领袖——国际研究组织(HLIS)管理市场监管健康领导者——内部研究的1月1日的注册数据,计算合并的HMO与PPO市场。

b—HMO与PPO市场中MSA级的HHIs。

表9.5　1998—2009年美国大雇主保险市场的集中度[a]

年份	自保+全保		仅含全保	
	HHI 平均值[b]	变动值	HHI 平均值[b]	变动值
1998	2172	—	2984	—
1999	1997	−175	2835	
2000	2175	178	3092	
2001	2093	−82	3006	
2002	2280	187	3158	
2003	2343	63	3432	
2004	2519	176	3706	
2005	2609	90	3951	
2006	2740	131	4072	
2007	2873	133	4056	
2008	2916	43	4201	
2009	2956	40	4126	

a—资料来源:这些数据由利莫尔·达夫妮慷慨提供,适用于大雇主,并不代表保险市场的整体规模。有关数据源的详细信息,请参阅 Dafny(2010)。

b—按投保人数平均。

Dafny(2010)和 Dafny et al.(2011b)利用保险市场大雇主部门的数据,也表明医疗保险市场的日益集中。Dafny(2010,图 9.5)表明,1998—2005 年,美国拥有 1~4 家、5~6 家或 7~9 家保险公司的市场比例有所增加,而拥有 9~10 家或 10 家以上的保险公司的市场比例则有所下降。Dafny et al.(2011b)指出,1998—2006 年,其样本中 HHI 的集中度平均值从 2286 增加到 2984,四家公司集中度的中位数从 79% 增加到 90%,每个市场的平均运营商数量从 18.9 个下降到 9.6 个。他们显示(其论文中的图 9.1),78% 的市场 HHI 在 2002—2006 年增加 100 点或更多,53% 的市场增长了 500 点或 500 点以上。表 9.5 列出了从这些论文中使用的按年表示的 HHIs 数据。这些数字表明,医疗保险市场的大雇主部门是集中的,而且随着时间的推移,这一比例还在不断增长。这些数字与 AMA 计算的量级大致相似。然而,它们表明集中度随着时间的推移而增加(2004—2008 年上升了约 400 点),而 AMA 的数据则随着时间的推移略有下降。

表 9.6 2000—2008 年美国小团体保险市场结构

年份	市场份额中值最大的运营商	5 家企业集中度≥75% 的州
2002	33%	19(34;56%)
2005	43%	26(34;77%)
2008	47%	34(39;87%)

数据来源:Government Accountability Office(2009)。

表 9.7 2005—2010 年荷兰保险市场结构

年份	HHI 平均值
2005	1346
2006	1625
2007	1630
2008	2124
2009	2119
2010	2111

数据来源:荷兰医疗保健局。

Government Accountability Office(2009)最近的一份报告汇编了有关美国小团体医疗保险市场结构的信息。表 9.6 再现了该报告的数字。可以看出,这些市场似乎相当集中,而且集中度也越来越高。Schneider et al.(2008a)最近的一篇论文利用加州独特的数据源,为 2001 年县级保险计划构建了 HHIs。他们发现加州各县的保险计划的 HHI 平均值为 2592。他们报告说,21% 的县 HHIs 低于 1800[①],55% 的县 HHIs 在 1800~3600 之间,24% 的县 HHIs 值在

[①] 之前的《联邦并购指南》因考虑市场高度集中而中断(Federal Trade Commission and Department of Justice,1992)。

3600以上。来自不同数据源的信息似乎大体一致。

表9.7记载了关于荷兰医疗保险市场结构的资料。在2005年,平均HHI并不高,但到了2010年却上升了近800个点。2010年HHI平均值略高于5家企业平分市场的HHI(2000)。当然,这不是微不足道的事,因为这个数据低于最近修订的《横向并购指南》(*Horizontal Merger Guideline*)所提的市场高度集中的下限。最值得注意的是,这段时间里,企业的集中度大幅上升,这可能会引起人们的担忧。

美国医生市场的市场结构也发生了重大变化。Liebhaber and Grossman(2007)报告称,单独执业或双人执业的医生比例从1996—1997年的40.7%下降到了2004—2005年的32.5%。此外,3—5名医生执业的比例在同期也有所下降。6人或6人以上执业医生的比例从15.9%上升到21.8%。在此期间,其他执业机构(主要由他人聘用)的医生人数从31.2%上升至36.0%。自1997年以来,每1000个人中医生的数量并没有真正改变(~2.5),这表示集中度在上升。

关于当地的医生市场结构,还没有较完善的系统信息。这些市场,特别是专科服务市场,可能会非常集中,但一般没有国家层面的相关资料。Schneider et al.(2008a)构建了加州县一级医生组织2001年的HHIs。他们发现,医生组织的平均HHI为4430,这意味着平均高度集中。他们发现,加州17%的县的医生组织HHI低于1800,33%的HHI在1800到3600之间,50%的HHI高于3600。

除了关于市场结构的信息外,还有一些关于价格趋势和医疗保健价格对整体医疗保健费用增长贡献的资料。Akosa Antwi et al.(2009)记录了1999—2006年加州医院价格100%的上涨,尽管他们没有发现市场集中是造成价格上涨的一个因素。Martin et al.(2011)将美国卫生支出增长分解为价格引起的增长与非价格因素(如人口、医疗强度)引起的增长。他们发现,2008—2009年,价格占总支出增长的60%。由于价格造成的卫生支出增长的比例随时间而变化(Martin et al., 2011),且自2001年以来一直在稳步增长。

州政府最近的一些报告记录了医疗保健价格的增长或变化。马萨诸塞州总检察长办公室(Massachusetts Attorney General,2010)的一份报告发现,近年来,价格上涨是该州医疗保健支出增加的主要原因。该报告还发现价格的显著变化,且该变化与医疗质量无关,但与市场杠杆相关。一份关于宾夕法尼亚医院的报告发现,心脏手术的价格存在很大差异,但价格与质量没有相关性((Pennsylvania Health Care Cost Containment Council,2007)。

总体而言,这里提供的统计数字描绘了医疗保健和医疗保险市场日益集中的情况。还有一些证据表明,价格的上涨速度快于数量,价格变化与质量无关,而可能是由于市场力量。然而,这些统计数字并不全面。特别是,它们没有考虑到进入市场的难易程度,也没有考虑到这些市场的行为。我们将在本章的主体部分讨论思考这些问题的经济模型,以及我们目前从研究中了解到的情况。

2. 医疗服务提供者的投资、退出和技术投资

医疗保健政策,无论是通过意图还是作为意外后果,往往影响医疗保健提供者进入、退出、投资、合并和创新的动机。也就是说,卫生政策可能会影响供方市场结构,从而改变那些受市场结构(如价格、数量或质量)影响的结果,而这些结果都超出了政策的本意。这些激励措施可能因所有权状况而异,因此政策可能会改变非营利性组织(not-for-profit,简称 NFP)、营利性(for-profit,简称 FP)和公共组织的组合。

例如,美国的希尔·伯顿项目为 NFP 和公立医院的建设和扩建提供补贴。这项政策影响到医院的数量、生产能力和产权结构,因此也可能影响市场成果,如价格、数量和质量。另一个例子是对供应商的公共支付。医院和大多数医生的收入很大一部分来自向公共保险患者提供医疗服务(在一些国家几乎是他们的全部收入),这些报销由行政部门决定。这些支付的差异会影响这些提供商进入、退出、投资、合并和创新的回报。因此,要充分理解给定政策的影响,通常需要了解该政策对提供者行为的影响将如何影响市场结构。在本节中,我们将简要讨论我们对供应商市场结构演变的理解的最新发展。

在过去 10 年中,在分析企业进入、退出和投资决策的(动态)寡头垄断模型,在方法和理论上取得了重大的进步。这些决策是动态的,因为它们需要前期支出,使组织在一段时间内获得回报,或者决策难以逆转。正如经济学家指出的,了解这些模型的动态含义通常需要估计策略的不变参数以及自然(尽管通常具有挑战性)的方法,即从可以捕捉与利益问题相关的行业基本特征的模型中指定和估计参数。在本节中,我们将概述一个基本框架,用于分析进入、退出和投资决策,并回顾致力于理解企业动态行为的小范围但却不断增长的文献。空间限制使我们无法讨论求解和估计完全动态模型的细节。然而,该文献有一些非常精彩的总结,感兴趣的读者可以参考 Ackerberg et al.(2007)、Doraszelski and Pakes(2007)以及其中的引用,以便更完整地了解这些问题。

我们提出了一个简单的模型框架,它松散地基于 Gowrisankaran and Town(1997)的研究,这份研究反过来又受到 Ericson and Pakes(1995)与 Pakes and McGuire(1994)研究的较大影响。对组织的静态回报建模取决于(潜在)市场参与者的当前状态,他们在此期间采取的行动和不可观察的因素。[1] 更为正式的是,我们令 $\pi(s_t, a_t, \xi_t)$,为医院在周期 t 从状态变量向量中获取的利润,每个市场参与者为 $s_t \in S$,以及行动为 $a_t \in A$(包括投资、进入、退出、合并等),这些行动影响 s_t 的演变。[2] 给定行动成功的概率受 i.i.d 的冲击,即 ξ_t。每家医院的冲击都是医院的内部信息。在这个框架中,s_t 代表医院议价的筹码,a_t 是医院进行的技术投资,而 ξ_t 是影响成功实施投资的一个冲击。有很多方法可以对状态转换进行建模,但一般来说,它

---

① 静态企业行为的许多模型都与此表述一致,包括第 3.1 节中介绍的议价模型。
② 为了表达更清晰,我们把单个企业的下标去掉。

们允许状态按照一阶马尔可夫过程进行演变,其中 t 时期医院的行为对 $t+1$ 时期的状态分布有何影响,即,$s_{t+1}=f(s_t,a_t,\xi_t)$,其中 f 是一个分布函数的概率分布函数,该函数用以刻画状态更新的相关过程。

到目前为止,此假设是通用的,并不特定于给定的提供者设定或一个研究问题。但是,我们可以将医院(或其他提供者)的一些制度特征纳入此框架。例如,为了内向地解释 NFP 医院的存在,NFP 医院效用函数可以假定为利润及其状态和行动的函数(Newhouse,1970)。[①] NFP 效用函数按 $U_t(s_t,a_t,\xi_t)=\pi(s_t,a_t,\xi_t)+(1-\gamma)q_t(s_t)$ 处理,其中 q_t 是治疗的患者数,γ 是医院相对于患者数量的利润的相对权重。在这个框架内,也很容易让 FP 医院面临收入和财产税(从而排除 NFP 医院),这可能会对他们的投资决策产生不同的影响。事实上,大多数医院会同时治疗自费和公费患者,他们在付费慷慨度上存在的差异也可以纳入模型。

状态按马尔可夫过程演进,这个过程取决于医院及其竞争对手的行动。医院寻求最大化当前效用函数的贴现值。在这些环境中,通常使用的均衡概念是马尔可夫完全均衡,它规定每个医院在对其他医院的战略有理性信念的情况下,选择自己的行动以最大化效用的现值,这一假设同时适用于所有医院。

在每期,所有医院都会解决:

$$\max_{a_t} E_t\left[\sum_t \beta^{t-1} U_t(s_t,a_t,\xi_t)\right] \qquad \text{s.t.} \quad s_{t+1}=f(s_t,a_t,\xi_t) \qquad (9.1)$$

其中 E_t 是期望运算符,给定 t 时间段内可供医院使用的信息集。这个问题的解是将医院的每个状态和冲击的实现映射到某一行动。

进入是通过允许一组获得随机进入成本冲击的潜在进入者,而退出是通过给医院分配他们退出时获得的报废值。如果市场参与的预期现值折现超过进入成本,医院选择进入;如果继续参与市场的预期现值折现低于报废价值,则医院退出。如果回报是平滑的、凹的函数,并且状态变量的演化也很好,通常至少存在一个均衡。一般来说,这些类型的模型没有闭合解。然而,给定模型的参数,已有成熟的算法来求解这些模型。[②]

该模型的经济和政策影响将取决于研究人员选择的参数。因此,选择"合理的"参数值对于这些模型提供政策指导至关重要。参数值的自然选择是那些与数据中的模式一致的值。静态参数(将状态与单周期回报联系起来的参数)可以通过指定供求体系并为每个可能状态求解静态均衡来估算。给定单周期回报的估值,其余需要估计的参数是动态参数。这些参数通常包括进入的沉没成本、退出的报废值、固定生产成本以及投资过程的参数。有一篇重要的文献已经出现,它开发了计量方法来估计这些参数。

Gowrisankaran and Town(1997)首次尝试从动态寡头垄断模型估计进入、退出和质量投资的结构参数。他们的研究目标是分析不同政策措施对医院产业结构和病人福利的影响。在他们的模型中,有三种类型的患者——有私人保险的、联邦医疗保险受益人和未投保患者,两种类型的医院——NFP 和 FP。NFP 医院寻求最大化效用函数的贴现值,这取决于利润和治疗病人的数量。FP 医院为其资本存量支付财产税。为了估计参数,他们使用了矩估计法,

---

[①] 显然,医院的其他目标函数是可能的,适当的目标函数将取决于所审议的问题。

[②] 参见 Pakes and McGuire(1994)、Gowrisankaran(1995)与 Doraszelski and Satterthwaite(2010)。

对每个试验参数值求解动态博弈的不动点。根据估计的参数值,他们发现 NFP 医院的寿命更长(FP 更有可能进入和退出),并且质量更高。降低联邦医疗保险支付水平会减少医院的数量,这主要是因为 FP 医院退出了市场,并导致针对自费患者的质量调整价格更高。FP 医院更有可能是边缘医院,其市场参与对需求或对政府政策的变化更敏感。

与上述动态背景相比,有几篇应用理论型论文在更简单的背景下检查医疗保健提供者的进入和退出,从而得出分析结果。Lakdawalla and Philipson(2006)研究了大多数经济学家所熟悉的简单的、传统的、完全竞争的均衡模型,并增加了非营利性企业进入并且与营利性企业竞争的能力。在其框架中,营利性医院最大化利润,而非营利性医院最大化效用,分别以利润和产出(和潜在的投入)作为参数。拉克达瓦拉和菲利普森表明,当 NFP 医院对产出给以正的权重时,它们的行为就好像它们是边际成本较低的利润最大化者,在均衡时总是利润为负。一般来说,NFP 企业挤出了 FP 组织。但是,如果潜在的非营利性企业数量有限,那么营利性企业就会参与市场。在这种情况下,市场环境是由营利性企业的反应决定的,因为它们是营利性的组织。

Hansmann et al.(2003)强调,营利性医院对需求减少反应最迅速,其次是公立医院和教会所属的非营利性医院,而非教会的非营利性医院显然是四种产权类型医院中反应最慢的。Glaeser(2002)指出,NFP 管理人员的治理结构普遍薄弱。他构建了一个 NFP 部门的模型,该模型考察了 NFP 理事会对组织以外的任何人不负责的情况。他进一步指出,医院的行为表现出与管理层和医生一致的模式。

2.1 医疗服务提供者动态行为的结构估计

在过去 20 年中,从寡头垄断的动态模型中估算参数的计量经济学方法取得了重大进展。早期方法(如前面提到的,Gowrisankaran and Town,1997)解决了每个试验参数值的模型均衡问题。最近,人们开发了两步法,减轻了为了恢复参数而求解模型的需要,从而大大减轻了估计的计算负担。Bajari et al.(2007)、Aguirregabiria and Mira(2007)与 Pakes et al.(2007)都提出了从动态寡头垄断中估计参数的方法。[①]

Schmidt-Dengler(2006)研究了美国医院采用核磁共振成像(MRI)的情况。具体来说,他考察了医院不得不采用该技术的战略动机。采用该技术可使医院从竞争对手那里"窃取"业务,也可能阻止或延迟竞争医院进入此服务领域。他估计了技术采用时间的结构模型的参数(求解每个试验参数向量的均衡),以便解开这两个效应。他的模型显示,业务窃取是采用 MRI 主要的利润影响因素,而抢先采用对医院利润的影响虽然很小,但意义重大。

Beauchamp(2010)使用 Arcidiacono and Miller(2010)的两步法估计了堕胎提供者的进入、退出和服务提供的动态模型。这项研究的目的是审查堕胎提供者日益集中的原因。他发现,高固定成本解释了大型诊所的增长,而供应商监管的加强提高了小型诊所的固定进入成本。有趣的是,他的模型显示,取消所有监管会导致小型供应商更多地进入现有市场,增加

---

① 另见 Arcidiacono and Miller(2010)和 Pesendorfer and Schmidt-Dengler(2008)。

竞争和堕胎数量。

养老院是一个非常大的行业,联邦和州政府是主要的支付者。200 万美国居民住在 1.8 万个养老院中。由于养老院不为其绝大多数患者定价,因此竞争主要取决于质量层面。然而,有充分证据表明,美国养老院的护理质量很低。73% 的养老院在例行检查中被指存在护理质量违规。[①] 为了研究养老院产业对不同政策实验的动态反应,Lin(2008) 估计了 Ericson and Pakes(1995) 类型模型的参数。在她最有趣的三项政策实验中,她将政府为提供高护理质量的支付提高了 40%。这导致高质量养老院的比例和养老院总数都急剧增加。

1997 年《平衡预算修正案》通过了农村医院弹性方案,其首要目标是为农村居民提供优质医院医疗服务。为了实现这一目标,该方案创建了一类新的医院——关键接入医院(critical access hospitals,简称 CAH)。参与的医院选择退出联邦医疗保险的标准预期支付系统(standard prospective payment system,简称 PPS),转而从联邦医疗保险获得相对慷慨的与成本挂钩的补偿。作为回报,他们必须遵守一系列限制,主要是限制其床位不超过 25 张,病人住院时间不超过 96 小时。到 2006 年,美国所有普通急诊医院中已有 25% 转为 CAH 状态。Gowrisankaran et al.(2011) 估计了动态寡头能力博弈的结构参数,以评估该方案对农村医院基础设施的影响。他们通过构建一个能显著减轻估计计算负担的进一步预估量,扩展了最近关于估计动态寡头博弈的工作。初步结果显示,该方案对退出的可能性影响不大,但却极大地改变了农村医院的规模分布。估计表明,农村医院规模的缩小对农村居民产生了不利影响,超过了他们继续开放一些本来会关闭的几家医院所带来的好处。

Dunne et al.(2009) 利用 Pakes et al.(2007) 的方法估计了牙医和脊医的进入退出的动态结构模型。他们的目标是,了解进入、固定成本和竞争激烈程度在决定市场结构中的作用。他们发现,在确定市场结构方面,这三个因素都很重要。为了理解进入成本在影响市场结构方面的作用,他们模拟了降低进入成本的影响,并发现价格竞争的加剧抵消了进入成本的降低。

正如 Brenahan and Reiss(1990,1991) 所指出的,市场结构是内生的,市场结构(即企业数量)和市场规模(如人口)之间的关系说明了静态价格竞争的本质。"BR 法"使用一个简单的、通用的进入条件对市场结构进行建模。直觉告诉我们,如果市场中支持特定数量企业所需的(每家企业)人口随着公司数量的增加而增长,那么竞争必然变得更加激烈。更激烈的竞争会缩小利润率,因此需要更多的人口来产生支付进入成本所需的可变利润。例如,市场规模需要增至 3 倍才能增加一个进入者,这意味着该企业的加入会大大降低企业利润。因此,此方法所需的关键数据是最小且普遍适用的:市场结构和人口。

Abraham et al.(2007) 指定了一个从"BR 法"修改而来的静态进入模型,以更好地了解医院竞争的本质。亚伯拉罕等人通过整合使用数量数据来强化"BR 法"。其方法允许分别确定进入市场的固定成本的变化和竞争激烈程度的变化。他们的估计表明,支撑一家医院所需的每家企业人口的门槛约为 7000 人,支撑两家医院的门槛增加到 1.26 万人,三家医院的门槛约为 1.9 万人,四家或四家以上医院的门槛不到 2 万人。他们还发现,在有三家医院以

---

① 总监察署,"疗养院缺陷和投诉趋势",OEI-02-08-00140。

前,市场上医院数量的增加会大大增加患者数量,第二家医院的进入会增加 23%,第三家医院的进入会增加 15%。这意味着随着第二或第三家企业的进入,竞争的激烈程度会大大增加,但之后就不会了。这些结果指出,即使市场上只有第二家企业,也会对竞争产生重大影响。而且,影响的幅度(从垄断转向双寡头的数量增加了 23%)似乎非常大。

Schaumans and Verboven(2008)提出了一个药店和医生进入的静态模型,其中药店和医生可以是互补性服务。他们的模型与 Bresnahan and Reiss(1991)与 Mazzeo(2002)的一致。在欧洲,药店经常获得高于批发成本的高额监管加价,并通过区域准入限制免受额外竞争。这些限制可能不仅会影响到药店的市场结构,还可能波及并影响其他补充服务的进入。他们使用来自比利时的数据估计模型的参数。发现药店和医生的进入决策战略性互补。此外,准入限制直接减少了 50%以上的药店数量,间接减少了约 7%的医生数量。他们的模型将在第 6 节"医生服务市场的研究"中进行更详细的讨论。

2.2 医疗服务提供者动态行为的简化形式研究

了解医疗保健提供者市场结构的演变模式,可以使人们洞察政策的潜在作用和影响市场结构的其他因素。为此,有几篇论文使用简化形式技术研究了医疗服务提供者的进入、退出、投资和技术采用模式。有了明确的甄别,这些方法将有助于深入研究影响提供者动态行为的基础关系。这些方法有一个局限性,很难使用这些估计进行反事实的政策实验。

20 世纪 60 年代中期,美国医疗保健政策最重要的变化是实行了联邦医疗保险和联邦医疗补助计划。很大一部分健康状况不佳的人受益于该计划。也就是说,联邦医疗保险和联邦医疗补助的引入对医院和医生服务的需求构成了巨大的正面冲击,进而有可能影响提供者的进入、退出和投资决策。Finkelstein(2007)考察了此计划对医院动态行为的影响。她使用美国医院协会(American Hospital Associatio)的面板数据,采用对分识别策略。此策略借助引入联邦医疗保险、联邦医疗补助计划之前医院保险费率的区域差异,来确定这些计划的影响。其理念是,在引入联邦医疗保险和联邦医疗补助之前,那些大部分人口就已经拥有保险的地区,与那些保险覆盖率较低的地区相比,接触治疗的机会更少(与计划实施相关的需求冲击)。她发现,联邦医疗保险计划大大扩大了医院的规模,增加了住院率,而且有一些证据表明,它还提高了新技术的采用率。

保险的存在不仅影响医院的激励,而且保险市场的性质也可能影响赔付率,从而影响企业投资技术的积极性。特别是,HMO 通过协商降低支付并限制使用,可能会影响技术的采用。在一系列论文中,劳伦斯·贝克和共同作者发现了管理式医疗的参与率影响技术采用的证据。Baker and Wheeler(1998)发现,高 HMO 市场份额与低水平的 MRI 可及性和利用率有关。这表明,通过影响新医疗设备和技术的采用和使用,管理式医疗可能能够降低医疗保健费用。Baker and Brown(1999)发现,有证据表明,HMO 活动增加与胸部 X 光检查的提供者数量减少以及其余提供者提供的服务数量增加有关。他们还发现,HMO 市场份额的增加与胸部 X 光检查成本的降低和预约等待时间的增加有关,但与恶化的健康结果无关。Baker and Phibbs(2002)发现,管理式医疗减缓了医院采用新生儿重症监护病房(neonatal intensive care units,简称 NICUs)的速度,主要是减缓了中级 NICU 的采用,但并未减缓高级 ICU 的采用。减缓中级 ICU 的采用可能会节省开支。此外,通常人们会假设技术增长放缓对患者有害,在这种情况下则正好相反,减少中级 ICU 的采用可能有益于患者,因为在高级 NICUs 中重症新生儿的健康结果会更好,中级 ICU 的减少似乎增加了在高级 ICU 接受治疗的机会。

医疗服务提供者的进入行为可用于揭示不同付款人的相对慷慨程度。Chernew et al.(2002)利用这种思路来衡量支付冠状动脉搭桥(coronary artery bypass graft,简称 CABG)手术的相对慷慨程度。他们调查了 1985—1994 年加州医院的行为,在此期间,CABG 技术正在扩散,医院正在积极决定是否提供这种手术。Chernew et al.(2002)利用不同保险安排患者分布的地理差异,作为根据付款人类别的预期数量函数,来确定 CABG 进入的回报。他们首先估计 CABG 的医院选择模型,然后在简单的进入回归中按保险公司类型使用预测数量。他们发现,在整个过程中,按服务收费(fee-for-service,简称 FFS)保险提供了高回报。医疗保险报销最初很慷慨,但在整个研究期间有所下降。HMOs 的薪酬大约是平均可变成本,有趣的是,回报与竞争成反比。

Chakravarty et al.(2006)利用 Lakdawalla and Philipson(2006)模型检查了医院的进入和退出率。他们分析了 1984—2000 年医院的进出市场行为,发现 FP 医院的进出率高于 NFPs。此外,FP 医院对需求变化更为敏感。这些结果都与理论预测相一致,即 FPs 是营利性企业。Ciliberto and Lindrooth(2007)推导出医院退出的随机效应估值,发现联邦医疗保险报销的增加和效率的提高降低了退出的概率。Deily et al.(2000)发现,在 20 世纪 80 年代后期,相对低效率的增加提高了 FP 和 NFP 医院退出的概率,但不包括公立医院。

公共政策可以直接或间接地影响医院的关闭。直接的影响可能通过关闭公立医院、迫使现有的私立医院关闭或救助濒临破产的医院而实现。例如,在纽约州,最近的伯杰委员会报告(Commission on Health Care Facilities in the 21st Century,2006)要求对 59 家医院进行重组和(或)关闭,这些医院占该州所有医院的 25%。支付或监管政策的变化会间接影响医院的财务生存能力,从而影响其退出的可能性。这种关闭的福利影响将取决于关闭医院的相对费用和患者对进入该医院所赋予的价值。

Lindrooth et al.(2003)研究了医院关闭对社区医院医疗平均费用的影响。他们发现,关闭的医院效率较低,由于病人转向效率更高的医院,对于所有患者而言,每次出院费用下降了 24%,对于关闭医院的病人而言,这项费用下降了 68%。Capps et al.(2010b)将关闭医院给患者造成的消费者盈余损失与关闭低效医院的潜在成本节约进行比较。他们调查了亚利桑那州和佛罗里达州的五家医院的关闭情况,并得出结论,就他们所研究的关闭医院而言,关闭所节省的成本足以抵消病人福利的减少。相比之下,Buchmueller et al.(2006)发现,加州医院的关闭对周边人群的健康产生了负面影响。具体来说,他们发现,距离附近的医院越远,死于心脏病发作和意外伤害的人就越多。卡普、詹诺夫和林德鲁特的消费者盈余分析没有体现这些健康效应。

进入可以显著地塑造市场结构,并可以对市场上的现有企业产生重大影响。如果这些企业能够阻止新企业进入,或者如果存在摩擦阻止原本可能成为市场参与者的组织进入,则会对医疗服务提供者和医疗保健消费者产生重大影响。除了 Schmidt-Dengler(2006)的研究外,另外两篇论文还涉及进入威慑和进入摩擦问题[Ho(2009a)和 Dafny(2005)]。

凯撒健康计划和医疗集团是一家纵向整合、员工模式的管理式医疗组织(MCO),总部位于加利福尼亚州,拥有多家医院,并直接聘用医生和其他医疗服务提供商。在加州和夏威夷,凯撒集团相当成功,在加州众多市场上拥有大量市场份额。然而,在美国西海岸以外,该集团却不是重要角色。凯撒集团的成功主要归功于其以低成本提供合理高质量医疗服务的能力。它的会员通常不会在凯撒提供商网络之外接受医疗服务,因此它的提供商选择有限。鉴于它的比较优势和在加州的成功,一个有趣的问题是,为什么凯撒集团无法复制其加州的商业模式并进入其他市场? 凯撒集团曾试图进入七个不同的市场,但只成功地在其中三个市场站稳了脚跟。Ho(2009a)基于她之前的研究(Ho,2006),采用模拟方法研究了凯撒集团在西海岸以外地区缺乏成功的根本原因。她发现,由于供应商网络有限,凯撒集团提供的保费削减幅度很大,不太可能被它拥有的任何成本优势所抵消。此外,即使在现有计划质量较低的地区,客户对计划质量存在信息不对称,也意味着凯撒集团需要很长时间才能实现必要的规模经济,从而实现盈利。最后,她指出,需求证书(Certificate of Need,简称 CON)法也提高了凯撒集团的进入成本,影响了其成功的可能性。

正如我们在本章后面的讨论(4.4.3 节)所述,在许多医院提供医疗服务时会产生显著的容量结果效应,即去医院做大量手术的患者通常健康结果更好。因此,如果他们真的进入市场的话,医院可能有动机投资扩大医院床位数,希望留下足够的病人,以吸引任何潜在的进入者。[①] Dafny(2005)对这种类型的占优策略进行了电生理学研究测试,这是一种识别和纠正心律失常的方法。基于 Ellison and Ellison(2007)的观点,她指出,占先进入最有可能发生在进入概率为中等的市场中。在进入概率较高的市场中,即使有现任策略行为,进入也可能发生。在低进入概率市场,进入威慑是不必要的,因为即使没有占先,进入也是不太可能的。她利用联邦医疗保险索赔数据测试了这一命题,发现在只有一个潜在进入者(中间进入概率情况),电生理学研究的现有数量增长最大,而且进入者数量越多,现有数量增长越低。因此,该研究表明,医院确实实施了进入威慑。

对医院以外的医疗服务提供者进行进入、退出情况的分析相当有限。Orsini(2010)研究了 1997 年《平衡预算法案》通过的联邦医疗保险家庭健康报销率变化对家庭保健机构退出的影响。奥尔西尼发现,每个用户一次就诊的报销费用下降,家庭保健机构退出的风险就会增加 1.13%,而且根据产权类型的不同,退出时的反应没有差别。Bowblis(2010)研究了养老院行业的关闭,发现 FP 养老院关闭的可能性略高于 NFP 养老院。此外,那些照顾更多公共保险患者和财务状况不佳患者的养老院更有可能关闭。

2.2.1 引入新类型提供者的影响

在过去的半个世纪中,医疗保健提供者的基本结构、角色和市场细分仍然相对稳定。医

---

① 由于固定的进入成本或床位—结果效应,这可能形成障碍。床位不足可能导致服务质量低劣,因此无法进入。

院提供各种住院和门诊服务,医生根据其专业在诊所和(或)医院提供医疗服务。Cutler(2010)对解决医疗保健提供的低效率问题缺乏创业活力的现象进行了评论。他列举了造成效率低下的两个原因。首先,"按服务收费"的报销方案几乎没有激励医疗服务提供者降低他们的医疗服务成本。其次,关于医疗费用和质量的信息通常是不透明的。因此,开发新医疗服务模式以获得高质量和(或)低成本医疗服务的回报可能不大。Cebul et al.(2008)也考虑了医疗保健中的组织问题。他们指出,社会因素、法律障碍和信息问题(特别是信息技术的兼容性和部署)是该部门组织效率低下的关键原因。虽然库特勒和塞布尔等人正确地指出了医疗保健供给方面的组织问题和缺乏大量创业性进步问题,但也有一些重要的例外。

更广泛地说,在医疗保健之外的文献普遍发现,新产品的引入可以对消费者福利产生巨大的积极影响(例如 Petrin,2002;Gentzkow,2007)。然而,在医疗保健领域,情况却未必如此。由行政定价的公共项目的巨大作用、私人第三方付款人的重要性以及信息不对称的存在,都意味着新的组织形式可能会降低消费者的福利。也就是说,这些组织可以利用行政定价违规行为、保险公司无力限制患者使用、患者和提供者之间对医疗服务质量和必要性方面的知识差距。在过去的几十年里,至少引入了三种新的组织类型,我们将在下面讨论它们。

专门针对特定情况或人群的医院有很长的历史——妇女医院、儿童医院、精神病医院和结核病医院已经存在了一个多世纪。然而,在 20 世纪 90 年代初,一种新型的专科医院诞生了。专科医院是治疗有限范围疾病(如心脏和骨科)的住院设施。这些医院主要是营利性组织,医生在医院中持有大量股份。专科医院是有争议的。批评人士认为,专科医院是一种利用不对称信息的机制,通过向医生提供回扣来进行转诊,它们限制了综合医院通过从高利润病人身上捞取利润、在内部交叉补贴非营利性服务的能力。支持者认为,专科化有重要的好处。专科医院可以提供更好的经济效益、更高的质量、更能满足消费者需求的产品和服务,为综合医院提供了有益的竞争。[①] Barro et al.(2006)研究了专科医院的影响,发现进入心脏专科医院市场的心脏医疗费用较低,但临床效果不明显。然而,在有专科医院的市场中,专科医院往往比普通医院更吸引较健康的病人,并提供更高水平的强化治疗。Carey et al.(2008)发现骨科和外科专科医院的成本低效率明显较高。然而,心脏医院在这方面似乎与竞争对手没有什么不同。

Chakravarty(2010)运用了大量的分析来评估专科医院对综合医院的影响。在一项研究中,他利用全国数据集的倾向性评分匹配和双差分析来估计专科医院对综合医院利润的影响。他没有发现专科医院进入对一般医院利润的统计学意义上的显著影响。在这项分析中,他无法控制专科医院选择健康病人的程度。他使用了来自得克萨斯州的数据集,其中包含详细的临床信息,以控制专科医院筛选健康患者的可能性。他发现专科医院进入对综合医院利润的影响存在异质性:进入降低了专科医院病人比中位数(县)更健康的县的综合医院利润,但在其他县则没有降低。他还研究了专科医院进入对综合医院退出和合并的影响,没有发现存在影响退出的证据,但一些证据表明,专科医院的进入增加了综合性医院合并的可能性。

① 见 Schneider et al.(2008b)了解专科医院的经济概况。

20 世纪 70 年代,随着越来越多的外科手术转移到门诊,门诊手术中心(Ambulatory Surgical Centers,简称 ASC)被引入美国,并逐渐成为一种重要的医疗保健服务提供者。每年有 4500 个独立的 ASC 执行超过 1500 万例手术(Karen et al.,2009)。ASCs 提供非紧急的门诊手术服务,通常侧重于特定的手术(如白内障手术、骨科手术)。在提供这些服务方面,ASCs 不仅相互竞争,而且与普通急诊医院的门诊部竞争。Weber(2010)调查了门诊手术中心的福利收益。为此,她利用来自佛罗里达州的数据,根据距离、患者和医疗设施特征估计了对 ASC 的需求函数。她的估计表明,消费者对 ASC 可及性的重视程度相对较低。如果所有 ASC 都被关闭,保守估计:对于最廉价的手术,ASC 服务的潜在消费者每台手术将损失大约 1.50 美元的消费者剩余;对于最昂贵的手术,每台手术的消费者剩余将损失约 27 美元。约 2/3 的福利损失来自 ASC 的利润损失及其独特属性,而其余 1/3 来自消费者面临较小的选择集和更长的行程。

零售诊所(或便利诊所)是一种相对较新的医疗保健提供者,它与医生诊所在诊断和治疗几种常见的低视力疾病方面存在竞争。2000 年,第一家零售诊所在明尼苏达州圣保罗市的一家儿童杂货店开业。零售诊所的病人不需要预约,医疗服务由受过高级培训的护士(通常是执业护士)提供,由医生(通常是远程)问诊。目前,美国有超过 1200 家诊所。一般在诊所和网上公布每项服务的价格,保证患者病人财务透明。这些费用比大多数医生的门诊费用要低得多,使得零售诊所对没有保险的人更具吸引力。诊所通常位于零售场所(药店、杂货店、大卖场),开业时间持续到晚上和周末。Parente and Town(2011)利用一个大型的全国私人保险索赔数据库,研究了这些诊所对医疗成本和质量的影响。他们发现,相对于医生办公室提供的医疗服务,这些诊所的医疗成本要低得多,且没有明显的质量差异。因此,这些结果表明,零售诊所的引入带来了显著的消费者福利收益。然而,Ashwood et al.(2011)利用另一家大型国有保险公司的数据得出的一些最新结果发现,零售诊所的利用率和成本都有所提高。零售诊所与降低医生诊所和急诊室的利用率和费用有关。然而,零售诊所访问量的增长大于其他类型医疗机构利用率的下降。

3. 医院市场结构、竞争和价格

3.1 医院—保险公司谈判模型

如引言所述,医院产业是美国经济中最大的产业之一。医院不仅产业规模庞大,而且运营环境非常独特。在过去的 10 年里,学者们已经写了一系列的论文来模拟医院的定价行为。这些模型认识到,美国医院市场的制度特征是独一无二的,这些特征对竞争在影响价格和医疗质量方面的作用产生了影响。医院市场至少有四个主要特征,在影响医院之间的竞争互动方面发挥着重要作用。

首先,私人保险的病人主要通过他们的医疗保险获得医院的医疗服务,因此可选择医院将取决于健康计划的提供者网络结构。医疗保险公司通常与某特定地区的部分医院签订合同。因此,当病人需要治疗时,有效的医院选择将取决于他们的医疗保险计划(Ho,2006)。其次,病人不直接支付住院治疗费用。住院病人的大部分费用由病人的保险承担,因此医院之间的任何价格差异通常不会反映在病人的自付费用中。再次,病人的医疗保险选择一般是在需要住院治疗之前做出的。从这个意义上说,医院是一个期权需求市场。最后,医院与私营保险公司就是否纳入其供应商网络进行谈判,并就医院将从保险公司的参保者中获得的偿付率进行谈判。这些谈判还决定将如何监控医院的利用率以及计费安排的细节。反过来,医疗保险公司之间的竞争是基于保费(这是他们支付给医院的价格函数),而保费则基于供应商网络的广度和质量。大部分私人保险是通过雇主获得的,雇主对医院有偏好,而医院是雇员偏好的总和,雇主根据预期成本、福利结构和供应商网络来选择他们提供给员工的健康计划。[1]

下面,我们概述了一个简单的医院—保险公司谈判模型,希望用此模型实现几个目标。第一,我们希望了解市场力量及其来源在影响医院医疗价格方面的作用。第二,一个相关的目标是了解医院合并如何影响住院医疗的价格以及对福利的影响。第三,我们为构建实证模型的人们提供指导,以便可以估计直接或间接地与医院价格决定基本理论相关的参数。我们还注意到,这种模型虽然忠实于医疗保健的关键制度细节,但已具有足够的普适性,可以应用于医院以外的其他医疗保健提供者,尤其是医生。它也可以向一个包含更丰富的保险市场模型的方向扩展,尽管出于实用目的,我们必须简化模型的保险人—提供商那部分。

该模型结合了 Gal-Or(1997)、Town and Vistnes(2001)、Capps et al.(2003)、Gaynor and Vogt(2003)、Ho(2009b)、Haas-Wilson and Garmon(2011)以及 Lewis and Pflum(2011)对医院竞争的研究成果。这种模型的结构也类似于 Crawford and Yurukoglu(2010)和 Grennan(2010)的议价模型,他们分别研究有线电视分销以及医院与医疗器械供应商之间关于支架价格的谈判。我们的模型最接近 Brand et al.(2011)(简称 BGGNT)的阐述。

医院与大多数产品的不同之处在于,绝大多数消费者通过他们的健康计划获得医院服务。为了让健康保险公司提供在市场上可行的产品,保险公司必须建立医院网络,参保者可以从中获得医疗服务。医疗服务提供者网络的广度和深度在很大程度上决定了不同健康计划的可取性,因为消费者重视在出现不良疾病冲击时各种医院的可及性。与此同时,消费者重视收入,因此保费较低的医疗保险计划也更具吸引力。正如我们将看到的,保险公司网络的包容性与保险公司保费之间存在权衡。拥有更具包容性网络的健康计划,将在其他条件不变的情况下,与医院的议价能力下降,从而支付更高的价格,进而导致更高的保费。

在构建模型时,我们将医院竞争分为三个阶段。首先,健康计划和医院讨价还价,确定纳入计划网络的医院集,以及从健康计划向医院支付的每个住院病人的费用。其次,病人选择健康计划。最后,患者意识到疾病冲击,并根据自己的疾病冲击和网络中的医院选择医

---

[1] 大多数大雇主是自保险的,因此,供应商和健康计划之间协议价格的变化会直接传递到雇主身上。

院。假定医院和健康计划具有"被动信念",也就是说,如果一个计划或医院在谈判过程中得到了另一个报价,这不会改变他们对竞争对手提供或接受报价的信念。我们从最后一个阶段开始,依次描述博弈的三个阶段。

市场上有 H 个健康计划和 N 家医院。一组患者,记为 $i=1,\cdots,I$,住在市场区域,可能会参加一项健康保险计划,他们参保后,可能会生病到需要住院治疗的程度。在博弈的最后阶段,每个患者将自己的健康计划 h 和相应的网络医院 J_h 集作为给定值。在第三个阶段的开始,每个病人都了解他的疾病冲击。将这些冲击记为 $m=1,\cdots,M$,其中每个 m 对应一个特定的疾病,如果没有疾病则表示为 $m=0$。令 $\rho_{i1},\cdots,\rho_{iM}$ 表示每个冲击的事前概率。每次诊断都有相应的权重 $w_1,\cdots,w_M$。如下所述,权重描述了每个诊断在成本和效用函数中的相对重要性。在实践操作中,m 值通常对应于诊断相关组(Diagnosis Related Groups,简称 DRGs)或其他一些疾病分类系统。

给定诊断 m,病人选择一家医院接受治疗。假设医院为网络内医院,病人不会根据他们选择的医院支付自付差价。病人获得的效用取决于医院的特征(如提供的服务和感知到的医疗质量)、病人的特征(如人口统计和诊断)、到医院的行程长短和一个特殊的误差项。[1]我们让病人从医院获得的疾病冲击的事后效用函数如下式:

$$u_{ij,m}=w_m\big[f(x_j,z_i,d_{ij},m_i;\theta)+e_{ij}\big] \tag{9.2}$$

x_j 是表示医院特征的一个向量,包括医院指数;z_i 是表示患者特征的一个向量,包括年龄、性别、种族;d_{ij} 是从病人的家里到医院的距离;m_i 是诊断,θ 是一个估计参数向量,e_{ij} 是一个 i.i.d 误差项,它是一个型分布极值,在病人疾病冲击时透露给他。在实践中,u_{ij} 参数化为医院固定效应、行程时间和医院特征(如床位大小、产权类型、教学状况、服务提供)、患者特征、诊断、诊断权重、行程时间之间的交互作用的线性函数。

除了医院 J_h,患者还可以选择外部选项 0,这相当于去网络外或区域外医院就医,或干脆不去医院。我们将从外部选项获得的效用规范化表示为 0,所以 $u_{i0}=e_{i0}$。我们假设,如果健康冲击 $m=0$,那么医院治疗的效用足够低,以至于患者总是选择外部选项 0。

根据对数假设,患有疾病 m 的个人 i 在医院 j 就医的概率为:

$$S_{ijm}=\frac{\exp(f(x_j,z_i,d_{ij},m;\theta))}{1+\sum_{k\in J_i}\exp(f(x_k,z_i,d_{ik},m;\theta))}$$

反过来,患者从给定医院选择集 J_h 得到的事先预期效用由下式可得[2]:

$$W_j(J_h)=\sum_{m=1\cdots m}(\rho_{im}w_m\ln(1+\sum_{j\in J_i}\exp(f(x_j,z_i,d_{ij},m;\theta)))) \tag{9.3}$$

根据疾病严重程度和概率、x_j 分布和医院地理分布,患者从健康计划网络获得的福利是计划网络中医院特征的函数。

---

[1] 在我们的效用公式中,我们假设患者不会面临医院之间的任何价格差异。做出这个假设主要是为了简化阐述。有证据表明,医院价格实际上确实影响医院的选择(例如,Gaynor and Vogt,2003)。这可能是由于病人费用分摊安排、保险公司代表其保险人就费用问题进行谈判,或者因为医生被激励使用低成本医院的结果(Ho and Pakes,2011)。允许价格进入患者效用的好处是,恢复价格的效用参数可以将患者从给定的医院网络中获得的消费者剩余货币化。

[2] 为了减轻标识负担,我们仅用对进行标识,但要明白它是患者、医院特征和的函数。

现在转到第二阶段,每位参保人(和潜在的患者)都面临一套健康计划,$h = 1, \cdots, H$,他们从中做选择。每个计划在其网络中都有一组医院,J_h,每个计划同时为其客户选择其保费。[①]计划属性由一组特征 c_h 给出。假设计划 h 的消费者的期望效用为[②]:

$$\nu_{ij} = W_j(J_h; \theta) + \gamma c_h + \xi_h + \alpha^p \ln(income_i - Prem_h) + \varepsilon_{ih}$$

其中 $Prem_h$ 是计划 h 的保险费,ξ_h 用于刻画(由计量经济学家)无法测量的参保意愿的差异,γ 和 α^p 是参数,其中 ε_{ih} 是 I 型分布极值。[③] $\tilde{\nu}_{ih}$ 表示 ν_{ih} 的无条件期望值,W_i 和 $Prem$ 表示市场上所有计划的这些变量的计划值向量。个人 i 参加 h 计划的概率为:

$$\gamma_{ih}(J, \xi, Prem; \theta, \gamma, \alpha) = \frac{\exp(\tilde{\nu}_{ih})}{\sum_l \exp(\tilde{\nu}_{il})}$$

其中,J 是一个由 1 和 0 组成的 $H \times N$ 矩阵,表示所有计划 H 的医院网络,ξ 是 ξ_h 值的 $H \times 1$ 矢量。计划 h 的市场份额是整个人口中选择该计划的概率总和:$Y_h(J, \xi, Prem) = \sum_i y_{ih}(J_1, \cdots, J_H, Prem)$[④],然后,健康计划从一个给定网络中获得的利润为:

$$\pi_h(J, \xi, P_{rem}) = (Prem_h - ac_h - \sum_j p_{jh} q_{jh}) Y_h(J, \xi_h, Prem) - Fixed_h$$

其中,ac_h 为该计划在医院支出之外产生的其他可变成本,如行政和营销成本。我们假设所有其他计划都知道该计划的成本结构。假定健康计划选择单一保费以最大化利润。也就是说,将他们自己和竞争对手的医院网络视为固定不变的,一阶条件为:

$$Y_h(J, \xi, Prem) + (Prem_h - ac_h - \sum_j p_{jh} q_{jh}) \frac{dY_h(J, \xi, Prem)}{d\, Prem_h} = 0 \tag{9.4}$$

保费设定博弈的均衡是指所有计划的保费同时满足(9.4)。Caplin and Nalebuff(1991)证明,给定一组医疗计划医院网络,在保费设定博弈中存在唯一均衡。所有健康计划的保费和由此产生的利润将取决于所有竞争计划的医院网络结构、成本以及病人在不同地域和收入之间的分布情况。

最后,在博弈的第一阶段,我们假设医院和健康计划在住院病人的医疗服务价格上进行议价。这场议价博弈的结果决定了哪些医院和健康计划将同意签订合同,以及健康计划将向医院支付的参保人医疗费用。虽然医院和健康计划之间的合同条款很复杂,但我们假设健康计划和医院必须就每位病人的基本价格进行谈判。健康计划支付给医院的实际价格将是基本价格乘以疾病权重 w_m。由于权重实际上是用于刻画成本的,所以可以通过使用 DRG 权重来实现这一点,其目的大致相同。将 w 项解释为 DRG 权重,我们认为,健康计划和医院之间的合同结构对实际合同来说是近似合理的。

[①] BGGNT 将健康计划建模为合作性计划,其目标是使参保人剩余最大化。这种方法的优点是,它允许明确解决医院—保险公司的议价博弈,而不需要对健康计划竞争进行建模。在这种方法中,消费者剩余直接进入议价解决方案。

[②] 为了简化表述,我们将健康计划参保人的 z_i 和 e 视为具有同质性。然而,在实际操作中,可能需要考虑偏好参数的随机系数,如 Berry et al.(1995)。

[③] 在对效用参数化时,健康保险的税前福利待遇以 a^p 的简化形式进行刻画。

[④] 我们通过将参数索引包含到 Y_h 中来减轻计数负担。

我们考虑一个类似 Horn and Wolinsky(1988)的议价和竞争模型。[①] 有 JH 对医院和健康计划正在协商健康计划的价格(p_{jh}),用于支付医院对每个病人进行治疗。这家医院治疗这个病人的边际成本是 C_j。[②] 自然选择每对之间的随机排序,并为每一对分配一个初始报价。然后,双方就价格问题进行谈判。在谈判之前,健康计划从配对中获得一个 i.i.d.协同成本匹配项 cm_{jh},这是双方的共识,它将产生事前的随机结果。分析讨价还价博弈的一个自然起点是关注纳什议价解。[③] 该解决方案令每对保险公司—医院保持独立,并保持其他医院—保险公司的价格不变。我们考虑的纳什议价解忽略了给定的被保险公司—医院价格可能与其他保险公司—医院的价格战略互动。重要的是,这个框架类似于决定价格和整个供应商网络的博弈。[④] 显然,允许更丰富的战略互动将是一个可喜的进步。

为了计算纳什议价的结果,我们需要指定医院和保险公司协议值和分歧值。医院的协议值是他们从保险公司向医院输送的病人中获得的净收入。在分歧的结果下,假定医院获得固定净收益 r_h。对于保险公司来说,协议值是他们从建立医院网络 J_h 中获得的总收入减去医院住院治疗的支出。在保持其他计划的医院网络不变的情况下,我们表示总收入为:

$$F_h(J_h) = Prem_h^*(J_h, J_{-h}) Y_h(J_h, J_{-h}, \xi, Prem_h^*) \tag{9.5}$$

其中 $Prem_h^*$ 为求解(9.4)的保费向量,将医院网络矩阵分解为 h 计划网络和其他计划网络 J_{-h} 两部分。不包括医院 j 的医院网络为 J_{h-j}。则不包括医院 j 的网络总收入为:

$$F_h(J_{h-j}) = Prem_h^*(J_{h-j}, J_{-h}) Y_h(J_{h-j}, J_{-h}, \xi, Prem_h^*) \tag{9.6}$$

保险公司的分歧值是 $F_h(J_{h-j}) - \sum_k qk_j q_{kh}^{J_{-j}}$,其中 $q_{kh}^{J_{-j}}$ 为给定网络 $q_{kh}^{J_{-j}}$ 的网络医院患者流量。如果来自医院—保险公司匹配的净盈余不大于零,则不进行议价,医院也不在保险公司的网络中。也就是说,只有在 $F_h(J_h) - F_h(J_{h-j}) - c_{jh}q_{jh} - \sum_{l \neq j} p_{lh}d_{jlh} - cm_{jh} > 0$ 时才会进行议价,其中 $d_{jk} = (q_{kh}^{J_{-j}} - q_{kh})$。

总结我们的协议值和分歧值:

$$H_{agree} = (p_{jh} - c_j) q_{jh}(J_h)$$

$$H_{disagree} = r_j$$

$$M_{agree} = F_h(J_h) - p_{jh}q_{jh}(J_h) - \sum_{l \neq j} p_{lh}q_{lh}(J_h) - cm_{jh}$$

$$M_{disagree} = F_h(J_{h-j}) - \sum_{l \neq j} p_{lh}q_{lh}(J_{h-j})$$

在纳什议价条件下,在给定其他价格的情况下,每个双边价格使协议中医院网络净利润和保险公司净盈余的纳什解最大化,求解:

$$\max_p [H_{agree} - H_{disagree}]^\beta [M_{agree} - M_{disagree}]^{1-\beta}$$

其中 $\beta \in [0,1]$ 是医院相对于保险公司的相对议价能力或非模型议价能力。求解 p_{jh} 的导

[①] 最近对供应商网络环境下议价博弈的分析包括 Stole and Zwiebel(1996)、Inderst and Wey(2003)、de Fontenay and Gans(2007)。

[②] 我们假定费用不会因健康计划而有所不同。

[③] 请参见 Dranove et al.(2007)对医院在议价博弈中所具有的理性"水平"的检验。

[④] Ho(2009b)和 Pakes(2010)认为医院网络形成是一个内源性网络结构的博弈。

数,得①:

$$p_{jh}=(1-\beta)\left(c_j-\frac{r_j}{q_{jh}}\right)+\frac{\beta}{q_{jh}}(F_h(J_h)-F_h(J_{h-j})-cm_{jh})+\beta\sum_{l\neq j}p_{lh}d_{jlh}\qquad(9.7)$$

我们将 d 细化为一个份额,则如果网络是 J_{h-j}, $d_{jk}=(q_{kh}^{J-j}-q_{kh})/q_{jh}$, q_{kh}^{J-j} 就是流向医院 k 的病人数量。也就是说,当医院 j 不再可用时, d_{jk} 就是从医院 j 转移到医院 k 的份额。

纳什议价解非常直观地预测,医院的价格将会增加其成本、议价能力、其他竞争医院的价格,以及更重要的是,医院给保险公司网络带来的净价值也会增加。在这种框架下,我们没有给保险公司留下多少工具来影响他们的谈判地位。在某些情况下,如果医疗计划能够引导患者选择价格较低的医院,那么它可能会显著影响议价结果。这在理论上和实践上都是正确的。Sorensen(2003)和 Wu(2009)发现,能够更好地引导患者的健康计划能从医院获得更大的折扣。

本分析的部分目标是为医院合并的分析提供一个框架。在开始分析时,假设医院在联合监管下单独谈判,但考虑到系统中不同意见对患者流向其他医院的影响。② 这会改变威胁点,从而改变了纳什议价解。协议和分歧的结果如下:

$$H_{\text{agree}}^{j+k}=(p_{jh}-c_j)q_{jh}+(p_{kh}-c_k)q_{kh}(J_h)$$

$$H_{\text{disagree}}^{j+k}=(p_{kh}-c_k)q_{kh}(J_{h-j})+r_j$$

$$M_{\text{agree}}^{j+k}=F_h(J_h)-p_{jh}q_{jh}-\sum_{l\neq j,k}p_{kj}q_h(J_h)-cm_{jh}$$

$$M_{\text{disagree}}^{j+k}=F_h(J_{h-j})-\sum_{l\neq j}p_{kh}\widetilde{q}_{lh}(J_{h-j})$$

求解该议价博弈的一阶条件,得到以下纳什均衡解:

$$p_{jh}^{j+k}=(1-\beta)\left(c_j+\frac{r_h+d_{jkh}p_{kh}}{q_{jh}}\right)+\frac{\beta}{q_{jh}}(F_h(J_h)-F_h(J_{h-j})-cm_{jh})+\beta\sum_{l\neq j}p_{lh}d_{jlh}\qquad(9.8)$$

假设医院成本不受合并和常数 β 的影响,则合并引起的价格变化由下式表示:

$$\Delta p_{jh}^{j+k}=(1-\beta)d_{jkh}p_{kh}-c_j\qquad(9.9)$$

合并对医院 k 的价格的影响是对称的。直观上,价格的上涨是 j 和 k 之间转移份额的函数。如果在 j 不可用的情况下,没有患者认为医院 k 是 j 最接近的替代品,那么合并对价格没有影响。合并对医院 j 价格的影响在 k 的价格和医院的议价能力方面都在增加。

现在令医院联合议价。具体地说,假设医院提供孤注一掷式的方案。也就是说,保险公司在网络内拥有系统中的所有医院,也可以连一家医院都没有。这里我们假设 j 和 k 两家医院合并形成一个系统,他们承诺对系统中的两家医院收取同一个价格。合并后的协议值和分歧值是:

$$H_{\text{agree}}^{j+k}=(p_{jh}-c_{j+k})(q_{kn}(J_k)+q_{kh}(J_h))$$

$$H_{\text{disagree}}^{j+k}=r_j+r_k$$

$$M_{\text{agree}}^{j+k}=F_h((J_j)-p_{jk}(q_{jh}(J_h)+q_{kh}(J_h))-\sum_{l\neq j,k}p_{lh}q_{lh}(J_h)$$

---

① 注意,根据包络定理, $\dfrac{\partial F(V_{jh},p_{jh})}{\partial p_{jh}}=0$。

② Balan and Brand(2009)在他们对医院合并模拟分析中也进行了类似的分析。

$$M_{\text{disagree}}^{j+k} = F_h(J_{h-j-k}) - \sum_{l \neq j,k} p_{lh} q_{lh}(J_{h-j-k})$$

其中 c_{j+k} 是新合并系统的容量加权平均成本。

如前所述,求解,得到:

$$p_{jh} = (1-\beta)\left(c_{j+k} + \frac{r_{j+k}}{q_{jh}+q_{kh}}\right) + \frac{\beta(F_h(J_h) - F_h(J_{h-j-k}) - cm_{j+kh})}{q_{jh}+q_{kn}} + \beta \sum_{l \neq j} p_{lh} d_{(j+k)lh} \tag{9.10}$$

转移份额 $d_{(j+k)lh}$ 现在相对于合并的实体, $d_{(j+k)kh} = 0$。医院合并的影响将取决于相对威胁点的变化。然而,如果这些医院被潜在的病人视为替代品,那么合并后的价格将会上涨。为了看到这一点,让医院 j 和 k 在合并前价格、平均成本和业务量相同的情况下保持对称,并假设匹配值项不受合并的影响。[①] 设 $\Delta^{J_{h-j}} = \frac{1}{q_{jh}}(F_h(J_h) - F_h(J_{h-j}))$,为未达成协议的情况下,每位患者的平均净收益损失。合并后医院的对应值为 $\Delta^{J_{h-j-k}} = \frac{1}{q_{jh}+q_{kh}}(F_h(J_h) - F_h(J_{h-j-k}))$。医院 j 的价格变化为:

$$\Delta p_{jh} = \Delta^{J_{h-j-k}} - \Delta^{J_{h-j}} + \sum_{l \neq j,k} p_{lh}(d_{j+klh} - d_{jlh}) \tag{9.11}$$

只要医院网络 J_{h-j-k} 给每个病人带来的额外福利损失(相对于网络 J)大于医院网络 J_{h-j} 给每个病人带来的福利损失,合并就会增加价格。当且仅当病人把医院 j 和医院 k 视为替代品时,就会出现这种情况。要看到这一点,假设医院 j 和 k 不是 $\frac{d_{jkh}}{q_{jk}} < a$ 的替代品,其中 a 足够小(比如 0.05)。所以 $F_h(J_h) - F_h(J_{h-j-k}) \approx 2F_h(J_h) - F_k(J_{h-j}) - F_h(J_{h-k})$,然后 $\Delta^{J_{h-j-k}} \approx \Delta^{J_{h-j}}$, $\Delta p_{jh} \approx 0$。[②]

为了评估医院市场结构变化对福利的影响,我们需要追踪从医院价格变化到健康保险费变化的传递过程。在这一框架下,医院是健康保险生产过程的一项投入,因此,医院价格的任何变化只有在这些变化传递给消费者时,才会影响消费者剩余。给定健康计划效用的参数和适当的数据,就有可能量化医院合并对福利的影响。假设竞争医院 j 和 k 成功合并,在医院与医疗保险公司的新谈判中,医院价格变动为 Δp_{j+k},其中是一个 $H \times 1$ 向量。假设合并不会影响任何健康计划的医院网络的结构或任何其他健康计划的属性。[③]

要计算合并对新医院价格保费的影响,要解决合并后新保费的一阶条件(9.4)。令合并后的保费为 $Prem^{j+k}$。设 $v_{ih}^*(Prem_j, W_i, c_h, \xi_h; \alpha^p, \gamma) = v_{ih} - \varepsilon_{ih}$。个人 i 的医疗保险消费者剩余为:

$$CS_i(Prem, W_i, c_h, \xi_h; \alpha^p, \gamma) = \frac{1}{\alpha^p} \ln[1 + \sum_{h+1\cdots H} \exp(v_{ih}^*)] \tag{9.12}$$

医院合并通过影响医院价格从而对消费者福利的影响为:

$$\Delta CS_i = CS_i(Prem^{j+k}) - CS_i(Prem) \tag{9.13}$$

---

① 在这个过程中,令不同医院的价格有所不同,虽然简单,但理论上却很麻烦。

② 在随机效用医院选择模型中,医院之间总是存在一些非零替代,因此不存在 $d_{jkh} = 0$ 的一对医院。

③ 如果它们是可量化和可测量的,那么将健康计划属性的任何其他更改纳入到此分析中就很简单了。例如,参见 Petrin(2002)。

因此,总效应是受影响人群(例如未参加公共医疗保险的人群)ΔCS_i 的总和。

3.2 医院市场力量对价格的影响评估

医疗保健产业组织中最活跃的研究领域是分析医院集中度对医院价格的影响。有几种不同的方法可以评估议价对医院价格的影响。这些方法在识别的性质、数据质量、施加于数据生成过程的结构以及计量经济学的复杂性方面各不相同。然而,几乎所有的方法都或明或暗地依赖于保险公司与医院的议价框架。基本策略(除了一些重要的例外)是估计式(9.7)中的参数,或者更常见的是估计近似式(9.7)中的函数关系。有了这些参数估计,通过使用式(9.11)计算预测的并购后价格,计算反事实并购就相对简单了。我们讨论了三大类用于估计市场结构变化对价格影响的经验策略:(1)简化形式;(2)并购案例研究;(3)结构方法和半结构方法。

仅单独考察医院价格的分布情况,就可以提供有关医院市场运作的信息。Ginsburg (2010)使用了来自4家大型保险公司的8个区域的行政索赔数据来构建住院病人医院价格。他发现,不同地区的医院价格存在显著差异。例如,2008年旧金山的平均医院价格最高,相当于联邦医疗保险报销率的210%。最低的是南佛罗里达州的迈阿密,平均价格是联邦医疗保险报销率的147%,旧金山的平均价格比迈阿密高43%。在旧金山,四分位范围是联邦医疗保险价格的116%。当然,造成这种差异的原因有很多。成本、质量和需求的差异通常意味着价格差异。然而,这些因素之间的差异似乎不大可能产生如此大的价格差异。必须指出,在上述议价框架中,只要改变医院的产权结构,很容易在市场之间和市场内部产生巨大的价格差异,这向我们表明,价格的变化可能与医院议价杠杆的变化有关。

3.2.1 简化型估计

在产业组织和健康经济学文献中,估算价格集中度的简化方法由来已久。在这种方法中,研究人员构建了市场集中度的指标,通常是某种形式的赫芬达尔—郝希曼指数,并将其回归到控制可观察到的混杂变量的感兴趣变量上(例如价格)。简化形式的方法允许研究人员在一定程度上质疑基础理论模型,从而让数据直接说明感兴趣的变量之间的关系。[1] 虽然较广义的产业组织文献在很大程度上已不再采用简化形式的方法,但它仍然是健康经济学和健康服务研究文献中流行的研究方法。

远离简化形式策略的运动背后有几个原因。第一,在大多数应用环境中,很难将价格与 HHI 之间的严格函数关系与经济理论联系起来。最基本的寡头理论认为,只有在同质产品的古诺行为—数量设定下,HHI 与价格之间才存在函数关系。如前所述,同质产品、数量设置模型与医院市场的制度事实并不一致。

一些替代模型将定价权作为市场份额的函数,因此与 HHI 相关。Akosa Antwi et al. (2006)利用 logit 需求和伯川德定价为差异化产品寡头制定了竞争指数。他们把 Logit 竞争

---

[1] 见 Gaynor and Vogt(2000)与 Dranove and Satterthwaite(2000)关于本文献早期部分的摘要。

指数称为 LOCI(Logit Competition Index)。LOCI 采取以下形式:

$$\Lambda_j = \sum_{t=1}^{T} \frac{N_t \ \overline{q}_t s_{tj}}{\sum_{t=1}^{T} N_t \ \overline{q}_t s_{tj}} (1-s_{tj}) \qquad (9.14)$$

其中 Λ_j 是 LOCI,医院用 j 表示,不同类型消费者用 t 表示,N_t 是 t 型消费者的数量,$\overline{q}_t$ 是 t 型消费者的平均数量,s_{tj} 是 t 型消费者去医院 j 的比例。此模型的定价公式为:

$$p_j = c_j + \frac{1}{\alpha} \frac{1}{\Lambda_j} \qquad (9.15)$$

其中 c_j 是医院边际成本,而 α 是基础效用函数中的收入边际效用。这是一个连续的经济模型,生成一个价格作为市场份额函数的等式。

另一种方法同样利用了 logit 需求,Capps et al.(2003)表明:

$$W_j(J_h) - W_i(J_h - j) = \ln\left(\frac{1}{1-s_{ij}}\right) \qquad (9.16)$$

因此,医院系统的议价杠杆是单个医院选择概率的非线性函数的集合。计算 HHI 的常见方法是在邮政编码层面构造 HHI,然后聚合到医院层面。这给出了以下集中度指标:$HHI_j = \sum_z \overline{s}_z^j \sum_k s_{zk}^2$,其中 $\overline{s}_z^j$ 是医院从邮政编码 z 中剔除的患者份额。HHI 的这个公式在功能上与下文中的 WTP 相关,因此与 WTP 不完全相关。人们可能会更广义地认为,HHI 是基于市场结构的预期竞争激烈程度的一个指标。HHI 并不是从明确的基础理论框架中衍生出来的,而是为了刻画竞争的潜力。这有一定的吸引力,但重要的是要认识到,虽然构建 HHI 可以不完美地刻画地理和产品差异,但它可能包含有意义的度量失误。许多使用 HHI 估计方程的分析人员对这个问题很敏感,并试图解决这个问题,通常是通过使用工具变量。同往常一样,由此产生的估值会和工具一样好。

关于简化形式方法的第二个问题是,市场结构是内生的。[①] 可能存在一些不可观测的因素,如所提供服务的质量,或未观测到的成本差异,这些因素将与价格和市场结构相关。例如,如果价格没有根据质量进行适当调整,那么对医院价格集中度的标准回归分析将产生有偏系数。通过估计医院选择的多项模型,并利用这些估计结果来构建医院特有的市场集中度指标,可以缓解这种担忧。Kessler and McClellan(2000)、Gowrisankaran and Town(2003)开发了这样一种方法,用以构建市场集中度指标,而最近的许多文献已经转向构建医院特定版的 HHI。这些 HHI 指标通常是(按医院患者份额)加权的邮编 HHIs。更一般地,可以使用工具变量方法来处理内生性问题,包括刚才描述的方法。

第三个问题是,医院销售差异化产品,而传统的 HHI 核算方法没有考虑到这种差异化。上述医院特定指标就是处理此问题的一种特定办法。上述 LOCI 指标是为差异化产品寡头明确衍生出的一个竞争指标。

第四个问题是,简化形式的方法通常需要指定一个地理市场。这通常要依赖地缘政治边界来定义市场,例如县或主要大都会统计区(Primary Metropolitan Statistical Areas,简称

---

① 内生性市场结构问题并不是简化形式方法所特有的。结构方法一般只假定固定的市场结构,因此当市场结构是内生的时,它们也面临着估计模型的挑战。

PMSAs)。地缘政治边界不太可能与市场定义相对应,因此这种方法将产生测量误差。如上所述,许多最近的 SCP 方法通过在邮政编码层面测量 HHI,并通过跨邮政编码的份额加权平均来构建医院的 HHI,从而构建医院特有的 HHI 指标。这种计算 HHI 的方法至少在一定程度上缓解了上面列出的第三种和第四种批评。

建立医院价格竞争模型的主要挑战是构建一个精确的医院价格指标。与保险公司签订的医院合同通常非常复杂,而且不同服务的价格也各不相同。一般来说,有三种类型的合同:基于 DRG 的合同、按日计费合同和按费率核算合同。医院合同通常包含这些方法的组合。例如,一份医院—保险公司的合同可能有一个 DRG 结构,用于一般的医疗或外科服务和按日计费的产科。这些合同给予医院不同的资源使用激励。有趣的是,议价能力似乎在确定合同形式方面发挥了重要作用,医院更偏好低激励合同,保险公司更偏好高激励合同。

在确定保险公司合同结构时,几乎没有研究考虑竞争的作用。[①] Bajari et al.(2010)在对移植服务保险合同的分析中发现,大多数医院合同依赖于非线性的按费率核算的结构。由于保险公司与医院合同的复杂性,在大多数情况下,用于裁决医院与保险公司之间付款的实际行政索赔数据将提供最佳的价格指标。使用行政索赔构建价格,需要根据不同的病情严重程度和服务类型进行调整。不幸的是,很难获得大量的支付者和医院的行政索赔数据。研究人员更常用的价格指标是根据国家强制规定的医院财务报告构建的。Capps and Dranove(2004)、Tenn(2011)、Haas-Wilson and Garmon(2011)、Thompson(2011)、Ginsburg(2010)和 Brand et al.(2011)的论文集使用了这种方式利用保险索赔数据进行价格构建。

表 9.8 罗列了 2000 年以来发表的论文摘要。由于数据可用性问题,这类文献已基本不再使用加利福尼亚州的数据,因为加利福尼亚州的数据是之前研究工作的主要数据源。本表除一篇论文外,其余均发现医院集中度与价格之间存在正相关关系。毫不奇怪,这种关系似乎是健康计划结构的一个功能。具体来说,在 20 世纪 90 年代 MCOs 兴起期间,这种关系得到了加强,而在 MCO 反弹期间,这种相关性的增长似乎有所减弱。此外,这种相关性在 MCO 参保率高的市场或有大量 MCO 机构的地区更强。在其他国家,也存在价格与市场结构指标之间的关系。Halbersma et al.(2010)发现,2004 年荷兰引入市场化医疗改革后,医院—保险公司价格与医院集中度呈正相关,与保险公司集中度呈负相关。

表 9.8 医院价格集中度的文献综述

研究	主要数据来源、服务、位置和时间段	市场结构/价格指标	实证方法	结果
Akosa Antwi et al.(2009)	OSHPD;住院;加州;1999—2002.5	县级 HHI;每次收费的平均净利润	价格增长趋势的图形分析	价格增长了两倍,在垄断市场中增长到了最高水平;然而,市场结构的变化与价格增长的差异无关

① Town et al.(2011)在与健康保险公司签订的合同中检查了医生承担风险的程度。他们发现,面临较少竞争的医生更有可能签订收费服务合同。

续 表

研究	主要数据来源、服务、位置和时间段	市场结构/价格指标	实证方法	结果
Burgess et al. (2005)	AHA；OSHPD；住院；加州；1994—1998	每次私人收费的净平均私人利润；医院系统 HHI 按邮编平均加权	估计 GEE 以解释院内相关性	医院系统的 HHI 与价格正相关
Dranove et al. (2008)	OSHPD；佛罗里达州卫生统计中心；住院；佛罗里达州和加州；1990—2003	医院系统 HHI 基于患者流量的实际值和期望值	对价格集中度的 OLS 和 IV 回归以及 MC 强度的测量	在 20 世纪 90 年代，集中度和价格之间的联系有所增加；而在 21 世纪初，集中度和价格之间的联系趋于平缓
Melnick and Keeler (2007)	OSHPD；AHA；住院；加州；1999—2003	每次私人收费的净平均私人利润；医院系统 HHI 按邮编平均加权	对数价格对集中度指标和系统指标的线性回归	系统 HHI 与价格增长呈正相关；大型系统的医院价格增长较快
Moriya et al. (2010)	联邦医保统计中心医保索赔数据；AHA 数据；全部住院服务；美国；2001—2003	用 AHA 数据和索赔数据中的 DRG 调整价格核算 HHI	利用最小二乘法(Ordinary Least Squares，简称 OLS) w/市场 FE 估计保险公司—医院集中度与价格之间的关系	保险公司的集中度与医院价格负相关；医院价格与集中度的关系不显著
Wu(2008)	联邦医保成本报告；AHA；住院；麻省；1990—2002	每次住院私人付款的变化	利用三重差分模型(Difference-in-Difference-in-Difference，简称 DDD)调查医院关闭对价格的影响	竞争对手关闭时医院相对于对照组价格上升
Zwanziger et al. (2000)	OSHPD；住院；加州；1980—1997	医院利润和支出，HHI 是邮编 HHI 的加权平均	估计医院集中度的影响，允许每年影响有所不同；利用医院 FE 进行估计	1983—1997 年，市场集中度和医院利润之间的相关性单调上升
Zwanziger and Mooney (2005)	HMO 年度报告；SPARCS；纽约州成本报告；住院；纽约州；1995—1999	价格是 HMO 支付/风险调整收费；医院/系统 HHI 是邮编 HHI 的加权平均	估计医院集中度和价格杠杆之间的关系；1997 年纽约放宽了医院收费的规定	改革后，系统 HHI 和价格之间的关系变得大而显著

注：仅罗列了 2000 年后出版的论文。

3.2.2 已完成合并对价格的影响评估

第二种流行的医院合并影响的分析方法是研究已完成合并的影响。对实际合并的分析具有明显的吸引力。市场结构的变化是由首要利益现象驱动的。了解过去医院合并的结果，直接关系到竞争的作用和合并对医院价格的影响，以及最终对下游医疗保健消费者的影响。研究已完成的合并也提出了一种自然估计策略。这类文献中的大多数论文依赖于一种双差分析的研究设计，在这种设计中，研究人员将正在合并的医院(有时是它们的竞争对手)

作为处理组,其他医院作为对照组。为了更好地理解恰当的并购执行策略,美国联邦贸易委员会启动了一项计划,对已完成的并购进行回顾性研究。这些研究结果发表在《国际经济商业杂志》(*International Journal of the Business of Economics*)上。

尽管很有吸引力,但在实施合并案例分析方面仍存在一些挑战。在这些挑战中,最主要的是确定一套合理的对照组医院。在过去的 10 年里,医院的通货膨胀一直很严重,而且还在持续——医院的生产者价格指数平均每年增长 3.8%。因此,简单地分析院前和院后价格可能会造成对合并所导致的竞争环境潜在变化的误导性推断。此外,合并可能会改变合并医院提供的质量或服务,这也可能影响推断。这一套控制医院的成本和需求冲击,应该类似于合并后的医院在合并没有发生的情况下所遭遇的冲击。

在研究埃文斯顿西北医疗集团和高地公园医院合并以及圣特丽斯医疗中心和胜利纪念医院的影响时,Haas-Wilson and Garmon(2011)利用了芝加哥大都市统计区的非联邦一般急诊医院,这些医院在相关时间段内没有参与合并。然而,从我们的议价模型的定价方程(9.7)可以看出,医院合并会影响竞争对手的价格。也就是说,医院合并带来议价能力的增强,也会波及并提高来参与合并的竞争医院的价格。使用一组地理位置接近合并医院对照组医院作为参照,将控制本地需求和成本冲击,但由于溢出效应,可能导致估计影响的向下偏差。将非邻近医院作为对照组,可以减少溢出效应带来的偏差,但增加了需求和成本冲击得不到充分控制的可能性。

表 9.9 提供了审查完成合并对估计价格影响的论文摘要。有几个模式值得注意。由于篇幅有限,我们没有足够的空间对所有的论文进行详细的讨论,因此重点介绍其中的模式和特别值得注意的论文。首先,在高度集中的市场中,大量医院合并为检验合并的价格效应提供了许多机会。这反映在估计合并价格效应的论文数量上(总共 9 篇)。在广义的产业组织文献中,研究合并后定价行为的论文数量相当有限。[①] 其次,平均而言,行业整合对价格的影响是积极而巨大的。最后,虽然平均影响很大,但在合并后谈判价格的变化中,不同健康计划之间似乎存在异质性。上述模型可以在一定程度上通过合并后议价杠杆参数的变化来解释这种异质性。然而,令人困惑的是,为何并购后的价格效应在不同市场、不同保险公司之间同质性并没有更强。

表 9.9　医院并购文献综述

研究	主要数据来源和时间段	地点/并购	服务	价格指标	实证方法	研究结果
Capps and Dranove (2004)	保险公司索赔;1997—2001	分析 12 家涉及并购的医院	住院	索赔中的住院价格	差分法(DID)	12 家医院中,有 9 家医院价格提高至超过中位数
Dafny (2009)	AHA;联邦医保报告;1989—1996	分析美国 97 个医院并购案	住院	每次收费 CMI 调整后的住院利润	工具变量	合并医院的价格高于非合并医院的 40%

---

① 这方面的文献主要侧重于航空业和银行业的合并。

续　表

研究	主要数据来源和时间段	地点/并购	服务	价格指标	实证方法	研究结果
Haas-Wilson and Garmon (2011)	保险公司索赔;1997—2003	埃文斯顿、埃文斯顿西北医疗保健集团和高地公园医院以及圣特丽斯医疗中心和胜利纪念医院的并购	住院	索赔中的住院价格	DID	合并后,埃文斯顿西北医疗保健集团价格比对照组高20%;圣特丽斯医疗中心没有价格效应
Krishnan (2001)	俄亥俄健康署与OSHPD;1994—1995	俄亥俄州和加州37个医院并购案	住院	基于利润收费的 DRG 价格	DID	在俄亥俄州和加州,医院合并带来的价格涨幅分别为16.5%和11.8%
Spang et al. (2001)	AHA;联邦医保费用报告;1989—1997	分析全美 204 个医院并购案	住院	平均每次入院的调整后住院利润	OLS	相对于竞争对手,合并医院的价格增长低了5%
Tenn (2011)	保险公司索赔;1997—2002	加州旧金山海湾地区,Sutter/Summit合并案	住院	索赔中风险调整住院价格	DID	相较于对照组,Summit 价格上涨28.4%~44.2%
Thompson (2011)	保险公司索赔;1997—1998 和 2001—2002	北卡州威明顿,New Hanover-Cape Fear1998 年合并案	住院	索赔中风险调整住院价格	DID	4 家保险公司中,有3家有大幅价格上涨;1 家价格下跌
Town et al. (2006)	CPS;AHA 与 InterStudy;1993—2003	全美国	不适用	未投保率	DID	总的合并活动使未投保率上升0.3%
Sacher and Vita (2001)	OSHPD 数据;1986—1996	加州圣克鲁兹,Dominican 和 Watsonville 合并案	住院	每次急诊住院的平均净利润	DID	相对于对照组,Dominican 医院从私人支付者得到的平均净利润在合并后高了22%

注:仅罗列了 2000 年后出版的论文。

　　除一项研究外,所有的研究都发现,在他们分析的大多数合并案例中,合并后的医院的价格相对于对照组医院上涨了(或相对于总体趋势而言上涨更快了)。[1] 这些研究可分为两类:一类使用综合价格指标(通常来自上报的会计数据),另一类使用保险索赔数据来构建价格。由索赔构建的定价信息可能包含的测量误差更少。重点关注这些研究,在 23 家医院合并或 MCO 的合并中,有 17 家医院的价格相对于对照组大幅上涨。[2] 典型的价格上涨往往相当大。例如,Tenn(2011)发现,与阿尔塔—贝茨医院合并后,萨特医院的价格相对于对照组上涨了 28%~44%。[3]

---

[1] Spang et al.(2001)的一项研究没有发现合并医院的价格上涨,这是该综述中最早的一篇论文,使用了相对较弱的价格和成本衡量方法,研究设计不太适合确定医院合并的影响。

[2] 这个计算排除了圣特威斯医院的合并。

[3] 由于阿尔塔—贝茨医院的价格涨幅与对照组相当,这表明,合并后医院系统只是为了提高萨特医院的费率,才使用了他们的议价优势。

在高度集中的市场,相互竞争的医院之间的合并往往导致价格的大幅上涨,这种模式在国际环境中也存在。虽然大多数非美国的经合组织国家依赖管理价格,但 2004 年荷兰实施的医疗改革允许保险公司和医院就价格进行谈判。在改革之前,两例竞争医院之间的合并已经完成。Kemp and Severijnen(2010)估计了合并对髋关节手术价格的影响,发现参与最具争议的合并医院相对于控制医院的价格大幅上升。

在使用双差法的研究中,一个值得关注的问题是,合并具有内生性。也就是说,有一些(对计量经济学家来说)无法观测的因素会影响并购回报,如果并购没有发生,价格会呈现什么样的情况。例如,一家正在衰落的医院更有可能合并,而且它未来的价格很可能比人们预期的要低。[①] 在这种情况下,估计合并效应会趋于零。Dafny(2009)通过构建一个指标来解决内生性问题,即医院作为一种工具是否位于同一地点(彼此相距 0.3 英里以内)。其主要思想是,如果距离是合并的预测因素(合并的收益应该是医院之间距离的函数),但与这些不可观测的因素无关,那么就应该对合并的选择进行校正。然后,她使用 IV 策略研究了一家医院的竞争对手合并对该医院价格的影响,发现 OLS 分析导致了相对于 IV 的较低的估计合并效果,这与医院选择合并的想法相一致。她的分析主要依赖于不可观测变量的线性可分性。也就是说,为了使工具有效,无法观测的因素对利润的影响不能是竞争对手之间距离的函数。

最后,尽管文献清楚地表明,在市场集中背景下,竞争对手之间的合并可能会提高保险公司的价格,但目前还不清楚这些价格的上涨会如何影响消费者。在上述框架中,由式(9.12)和式(9.13)可以清楚地看出,医院合并对福利的影响取决于医院价格上涨对保险费的转嫁。两篇相关论文以间接的方式研究了这种转嫁。Town et al.(2006)研究了医院市场结构的变化如何影响未投保率。如果医院价格的上涨没有传递给消费者,那么医院合并和保险的增加之间应该没有什么关联。他们发现,事实上,医院合并导致保险费率下降,保险市场竞争越激烈(以 HMO 的数量衡量),医院合并的影响就越大。关于提供者合并的公平性和可及性结果的研究很少。Town et al.(2007)发现,医院合并导致的医疗保险投保率下降,低收入人群和少数族裔人群的下降最为明显。

总而言之,这类文献传递了一个明确的信息。竞争对手医院之间的合并可能会提高集中性市场中患者住院治疗的价格。虽然医院合并影响的方向是明确的,但估算出的影响程度是不同的,并且在市场环境、医院和保险公司之间存在差异。差分法并不能揭示大范围价格反应的原因。应用方法论方法来解决双差异法的局限性,并更好地理解医院合并后价格反应的多样性,是值得未来研究关注的领域。

3.2.3　结构和半结构方法的结果

最近,研究人员更加重视利用结构性和半结构性技术估计医院合并的价格影响。结构性方法的优势是显而易见的。结构方法可以估计特定经济模型的基本要素,因此能以内部

---

① 其他可能的偏差来源。例如,与 MCOs 谈判不力的医院更容易被收购,或者医院可能会改变其并购后的特点(如质量),从而影响其并购后的价格。参见 Gowrisankaran(2011)、Leonard and Olley(2011)关于合并价格影响的差分估计的潜在偏差的讨论。

一致的方式预测与反事实结果。然而,结构估计也有重要缺点。它需要指定一个特定的经济模型,这个模型不太可能符合实际的数据生成过程。因此,模型错误说明可能会产生一些偏差,而这种偏差的重要性很难量化。

半结构估计方法也有优缺点。它们具有经济理论基础,并对经济模型的一些基本要素进行估计,但不会将特定的经济模型强加于估计。然而,这种灵活性会产生一些不利后果,因为估计的参数可能不会随成本、需求或市场结构的变化而变化,从而可能导致不准确的反事实预测。应该指出,简化形式方法也强化了特定的数据生成过程。然而,数据生成过程通常是临时的,并且可能与任何经济模型不一致。由于简化形式的方法不估计经济基本情况,因此系数可能是受市场环境变化影响的因素的函数。因此,简化形式的方法也可能导致较差的反事实预测。

任何实证方法的固有局限性都不应阻止研究人员应用这些方法——实证虚无主义并不是一个有吸引力的选择。特别是,政策制定者将继续制定影响供给市场结果的政策,对于经济学家来说,为这些政策可能产生的影响提供尽可能好的证据是非常重要的。这将要求经济学家利用最好的实证工具从现有数据中做出推断,理解和探索他们所选择的实证策略的局限性。

Town and Vistnes(2001)和 Capps et al.(2003)(CDS)的论文首次提出了与制度框架相一致的半结构性方法,在这种框架中,医院通过竞争来评估医院合并的价格效应。

$$V_h(J_h) = \sum_{i \in l_s} W_j(J_h) \tag{9.17}$$

其中,式(9.3)中已界定了 $W_i(J_h)$,J_h 是相关的健康计划总人口。式(9.17)为进入医院网络的健康计划参保者的总价值。基本思路是利用患者出院数据结构性地估计 CDS 所说的每家医院的支付意愿(WTP),$WTP_j = V(J_h) - V(J_{h-j})$。从式(9.7)起,医院价格是 $F_h(J_h) - F_h(J_{h-j})$ 的函数,除以该付款人的预期患者人数。[①] 关键的假设是,WTP 指标大致近似 $F_h(J_h) - F_h(J_{h-j})$,或者更确切地说,价格与 $F_h(J_h) - F_h(J_{h-j})$ 之间的函数关系更近似于价格(或利润)与 WTP 之间的函数关系。

用 WTP 指标,研究人员就可以用价格或医院利润回归 WTP。这是通过首次使用患者出院数据估计多元 logit 医院选择模型来实现的。这些数据包含有关患者住院的医院、家庭邮政编码、诊断和患者人口统计的信息,可以在式(9.2)中估计。利用的估值和疾病严重程度权重,可以直接用式(9.3)计算 WTP。根据该模型的估计,计算 $W_i(J_h) - W_i(J_{h-j})$ 的值,然后利用数据中疾病的经验分布,对每个个体的每种疾病的概率进行积分,从而计算 WTP。最基本的假设是,如果保险公司的任何一家医院没有达成协议,医院体系可能会将所有医院从保险公司体系中撤出。

要计算医院 j 和 k 合并的价格影响,只需计算 $WTP_{j+k} = V(J_h) - V(J_{h-(j+k)})$ 的新值,并使用回归估计值计算合并后价格的上涨。令 θ 为 WTP 的系数。合并的影响取决于议价杠杆的净增加:$\theta[\sum_i V(J_{h-j}) + V(J_{h-k}) - V(J_{h-(j+k)})]$。与纯简化形式法相比,这种方法的主要优点是它

---

① 如果价格是因变量,则对 WTP 的正确核算将由预期患者数量进行标准化。CDS 中的因变量是利润,因此其 WTP 指标是基于网络的总价值。

更紧密地建立在基础理论的基础上。

虽然半结构方法能更好地基于理论，并且近似于许多不同的议价博弈的简化形式，但是这种估计并没有与预测这种特殊函数关系的特定理论相联系。因此，回归的残差没有结构上的解释。残差包含了所有影响价格但未被包括在可观测值中的因素，这些因素包括议价能力、未观测到的成本或互补的组织资产（例如，医生团体的所有权或健康计划）。

在计算医院 j 和 k 合并后的预期价格增长时，需要对残差的适当处理做出假设。一种可能的方法是计算拟合价格的变化，并将该变化当作合并后预测的价格变化。另一种方法是取 j 和 k 残差的平均值，并将其应用于新成立的医院。最后，如果 j 和 k 医院之间存在重要的不对称（例如，一家医院是现有大系统的一部分，而另一家医院是独立的社区医院），则可以合理地将大系统的残差应用于计算所有医院的价格上涨。在这里，价格上涨能同时说明由于合并导致议价手段的增加，以及影响价格的组织特定属性的影响（例如，更出色的议价技巧、互补性资产的所有权）。此外，这种方法的另一个重要局限是，它假定合并不会对市场上其他医院的定价行为产生溢出效应（即只考虑单边效应）。

Town and Vistnes(2001) 收集了南加州两家 MCOs 和医院之间的议价数据，以估计一家医院给网络带来的净价值与价格之间的关系。评估议价模型的一个挑战是，详细说明如果医院与 MCO 不能达成协议将会出现的反事实结果。在上面概述的议价框架中，分歧的结果非常简单，只考虑医院被网络剔除而不进行替换的可能性。然而，在意见存在分歧的情况下，还有可能出现其他的反事实网络。

托尼和维斯内斯通过考虑两个反事实分歧结果来估计参数。第一个反事实是，如果没有达成协议，MCO 将直接把医院排除在网络之外。他们考虑的第二个反事实是，MCO 将与最近的医院签约，且这家医院目前不在网络中。然后，他们估计了一个切换回归模型，在这个模型中，两个反事实之一决定了医院的议价能力，从而决定了协议价格。他们发现，议价能力较强的医院（以这两种反事实为衡量标准）会开出更高的价格。研究还推导了合并反事实，结果表明，即使在城市环境中有许多其他竞争医院，相邻医院之间的合并也可以导致医院价格的大幅上涨。

CDS 使用来自加州圣地亚哥的数据来估计 WTP 与医院议价能力之间的关系。他们按照上面所述方法计算 WTP，并将其与医院利润进行对比。重构式(9.7)并对 MCOs 进行加总，医院利润将是 WTP 的一个复杂函数。他们发现，WTP 与医院利润之间存在很强的正相关关系——WTP 每增加一个单位，医院利润就增加 2233 美元。这意味着，对消费者更具吸引力的医院拥有更强的议价能力，从而可以获得更高利润。Lewis and Pflum(2011) 对 CDS 框架进行了扩展。他们估计了医院的成本函数，并指定了一个简单的议价模型，发现 WTP 与市场力量有关。他们还发现，在多个市场运行的系统具有更高的议价能力，这表明在评估合并的潜在影响时，仅仅关注本地市场可能是不够的。医院的医生安排和其他特征也会对其议价能力产生显著影响。

有几篇论文采用了更为结构化的方法来研究医院竞争。Gaynor and Vogt(2003) 采用了一种不同的方法来从结构上评估医院合并的影响。他们采用了 Berry et al.(1995) 的结构模型(BLP),后者开发了一个针对医院行业的差异化产品和消费品的评估框架。在这两种情况下,产品都是有差别的,但个人直接为消费品付费,不需要健康计划的中间步骤。Gaynor and Vogt(2003)对式(9.2)中的效用模型进行了修正,使得保险公司支付的总价格成为效用函数中的一个参数,从而影响医院的选择。其解释是,这是一个结合了消费者和保险公司目标的简化形式的选择函数。[1] 考虑到 NFP 医院和 FP 医院之间的差异,他们指定了供应方。

盖诺和沃格特使用了医院出院数据和加州的财务数据。他们使用出院数据来估计医院选择的多项分对数模型,并使用医院收入数据来构建价格指标。他们估计一家医院所面临的平均需求弹性为 24.85,并发现医院之间存在着高度的空间差异——交叉价格弹性随着两家医院之间的距离而急剧下降。NFP 医院设定的价格低于 FP 医院,但相比于边际成本,它们价格的提幅相同。然后,他们继续模拟加州圣路易斯奥比斯波医院合并的影响,并预测医院价格将上涨高达 53%,NFP 医院或 FP 医院合并效果没有显著差异。使用这种方法的优点是,它允许建立一个丰富的消费者需求模型,不需要直接提供医院的成本信息,而且根据数据和参数估计,计算合并价格的影响是直接和透明的。

这种发布价格 BLP 模型与议价模型有很大的不同。BLP 型模型已广泛应用于其他许多行业的并购研究。[2] 将 BLP 式的评估应用于医院行业有两个问题。首先,使用 BLP 方法需要从消费者的选择中准确估计需求价格弹性。然而,消费者很少为网络中不同的医院支付不同的自付价格,因此医院价格的变化对消费者的选择有何影响还不完全清楚。其次,一般而言,BLP 模型假定伯川德价格均衡。然而,正如 Grennan(2010)所指出的,当 $\beta=1$,且没有价格歧视时,伯川德价格均衡是纳什议价均衡的一个特例。如果 $\beta<1$,伯川德均衡将导致误估。当然,所有的模型都是经过简化的,因此必然会有误估的,因此不清楚这种误估对合并分析有多重要。考虑到议价模型可能是复杂的,而且容易出现误估,一种考虑发布价格模型的方法是,它是刻画复杂潜在议价关系的简化形式。

Ho(2009b)在医院竞争建模方面有重大突破。她的关键见解是,考虑到消费者对 MCO 特征(包括医院网络结构)以及已形成医院网络的偏好,人们可以估计医院利润函数的参数。她估计了一个医院选择模型,并使用这些参数估计为美国大都市区的每家医院和保险公司构建了 $V(J_m)$(其中下标表示保险公司)。她还使用参数来构建反事实的 $V(K_m)$,$J_m \neq K_m$ 表示与其他医院网络相关联的值。有了 $V(J_m)$ 的测度,她假设保险公司在静态纳什均衡状态下的竞争价格,并使用 BLP 的方法估计保险公司选择的效用参数,其中 $V(J_m)$ 作为消费者效用函数的参数。

在何的模型中,所有医院同时向市场上的所有计划采取"要么接受要么放弃"的策略。然后,所有的计划同时响应。MCOs 选择相对于反事实网络配置而言能够实现利润最大化的医院网络。即 $E(\pi_m V(J_m)) \geqslant E(\pi_m V(K_m)) \ \forall K_m \neq K_m$,其中 π 表示 MCO 的利润。给定其医院网络,这些利润是 MCO 赚取的收入减去支付给其网络中的医院的费用。

---

[1] 盖诺和沃格特证明,在相当普遍的情况下,保险公司实际上是代表消费者行事的。在这种情况下,他们估计的需求函数可以还原消费者偏好。消费者可能不会在选择医院时支付不同的价格,但如果医院价格更高,他们会支付更高的保费。保险公司的目标不受医院特征的影响,但它们必须吸引那些确实关心这些因素的消费者。

[2] 例如,参见 Nevo(2000)。

这一观察建议使用由何与共同作者开发的矩估计的不等方法（Pakes et al.，2006）。虽然其基础计量经济学理论不是微不足道的，但这个矩估计背后的基本思想是简单明了的。给定一组有助于解决测量误差的工具，估计者会找到一组参数，这些参数将导致所观测的网络相对于其他反事实医院网络产生最高的预期利润。[①] 面临的挑战是为与基础议价模型相一致的反事实网络构建利润函数。何假设了"被动信念"——医院认为，即使它接受了反事实报价，MCO 也不会改变它对其他 MCOs 提供报价的信念。她没有提出医院利润的结构性方法，而是指定了一个简化形式的医院利润函数，其中医院的利润是预期入院人数、市场和医院特征的函数。何无法获得医院的定价信息，这限制了直接评估议价模型的能力。

何发现，系统中的医院在占了盈余中很大一部分的同时也惩罚了那些不与所有成员签约的计划。对消费者有吸引力的医院也能获得较高的加价，而每名患者成本较高的医院获得的每名患者加价低于其他医疗机构。何的方法的局限性在于，它并不直接适用于分析医院合并或医院市场结构其他变化的影响。例如，在其框架中，合并的两个医院系统不会影响均衡盈余分配，因此不会对价格产生影响。Ho（2006）指出，已实现的均衡选择性网络可能是低效率的。在选择性缔约下，医院与市场上的一部分医院签约，从而限制了患者在选择 MCO 时的选择集。

Brand et al.（2011）使用了半结构化和结构化方法来估计弗吉尼亚州北部的一项医院并购计划的影响，该计划由拥有 1800 个床位的伊诺瓦大型医院系统和弗吉尼亚州马纳萨斯市拥有 170 个床位的威廉王子医院合并而成。2006 年，联邦贸易委员会对这一并购质疑，双方放弃了交易。Brand et al.（2011）在他们的结构性分析中，利用类似于式（9.7）来重新获得议价和成本参数，然后使用类似于式（9.8）和（9.10）的定价关系来计算合并的影响。

在 Ho（2009b）和 Pakes et al.（2006）的基础上，Pakes（2010）进一步研究了 MCO/医院网络的形成决策，考虑了更丰富的误差结构。同样，其基本思想是，保险公司网络的显性选择可以用来推断医院利润函数的更深层次的参数。虽然帕克斯的工作重点是开发研究方法，但是估计和仿真结果揭示了一些有趣的模式。在模拟结果中，他计算了完全信息纳什博弈，这些博弈中，医院向保险公司提供的报价没有任何讨价还价余地，保险公司决定是接受还是拒绝报价。考虑到容量过剩和成本，医院的均衡利润率相对于市场上其他医院呈递减趋势。但医院的利润在保险公司的利润中趋于上升。

买卖双方网络的结构分析是一类年轻且快速发展的文献。虽然这些文献相对较新，但这些论文的潜在政策含义与其他文献类似。医院（尤其是系统内医院）可以获取和行使市场力量。高质量数据集的可用性与最近的理论和计量经济学的进展相结合，指出了这一研究方向在不远的将来会有重要发现。

3.2.4 非营利性企业行为

医院部门的特点是混合了不同产权类型的企业。最常见的是非营利性医院，但营利性医院和公立医院的数量也相当可观。在这一背景下，一些有趣的问题出现了：营利性和非营

---

① 只确定了参数集。

利性企业(以及公立企业)之间的行为差异、市场中不同类型企业的组合对企业行为的影响。

我们已经回顾过的一些研究(如 Capps et al.，2003；Gaynor and Vogt，2003)，已经解决了竞争行为中的非营利性或营利性差异的问题。这些研究没有发现在定价行为上有任何显著差异。Capps et al.(2010a)最近的一项研究调查了非营利医院是否比营利性医院更有可能提供更多的慈善医疗服务或无利可图的医疗服务，以应对市场实力的增长。这意味着，如果存在这样的差异，非营利组织将把它们从市场力量获得的利润用于社会公益活动。卡普斯等人研究了加州医院长达 7 年的数据，并没有发现任何表明存在这种差异的证据——当非营利组织拥有市场力量时，它们不会比营利组织从事更多的社会公益活动。

Dafny(2005)指出医院是否进行"编码升级"，即当这么做可以提高盈利能力时，为患者选择更有利可图的诊断代码。她分析了一项 1988 年的政策改革，该改革导致许多(但并非全部)联邦医疗保险入院患者的治疗价格大幅上涨，并且发现了医院编码升级的证据。营利性医院比非营利性医院更加明显。

Duggan(2000)通过政府增加对贫困患者的报销额度来测试营利性、非营利性和公立医院之间的行为差异。他发现营利性和非营利性医院都对该政策中的经济激励措施做出了强烈反应。这两种私立医院都选择治疗那些最有利可图的贫困患者，同时回避无利可图的患者。公立医院的行为没有改变。此外，营利性和非营利性医院都利用贫困医疗项目的收入来增加财务资产，而不是用以改善穷人的医疗服务。

Duggan(2002)使用与他之前论文中相同的政府政策来对行为进行识别。在这篇论文中，他关注的是医院产权类型的混合及其对行为的影响。他发现，与那些位于营利性医院较少地区的非营利性医院相比，位于营利性医院较多地区的非营利性医院对财政激励措施变化的反应要明显更加积极。未来研究的一个富有成果的领域可能是进一步研究产权类型混合的决定因素以及对其他类型行为的影响。

3.2.5 医院合并对成本的影响

显然，由于规模经济、购买力提高、整合服务的能力或将管理技术和技能转移到收购医院，合并可以提高效率。Williamson(1968)指出，合并导致可以产生巨大的市场力量，但也导致边际成本的显著降低，可以改善福利。然而，合并也有可能增加成本。系统规模越大意味着官僚机构越大。此外，医院费用不一定是市场结构的外生因素。能够为更高价格讨价还价的医院可能有动机将由此产生的利润用于医生和医院高管的收益(例如，通过使医生受益的资本支出或增加高管薪酬或津贴)。如果没有剩余索赔人(如非营利组织)，或剩余索赔人的监控成本很高，这种情况尤其可能发生。因此，分析成本影响对于了解医院合并的影响至关重要。上述证据表明，平均而言，医院合并会导致价格上涨。因此，如果与合并相关的成本显著降低，则不会以较低的价格将成本转嫁给医院服务的购买者。

医院并购对成本影响的分析在寻找准确可靠的成本指标方面面临的挑战值得关注。联邦医疗保险成本报告和国家财政数据是成本数据的主要来源，但这些数据通常将住院病人和门诊病人的支出归为一类，不容易根据病人病情严重程度的变化进行调整，而且还受制于会计方法的变幻无常。Dranove and Lindrooth(2003)的研究最具说服力。他们利用合并前独立医院的数据发现,合并后这些医院的合并成本平均下降了 14％,医院合并后合并财务报告,并在同一个许可证下运营。医院还没有完全整合的系统合并,(使用多个许可证)并没有实现成本节约。这些发现表明,为实现有实际意义的效率,合并医院的整合是必要的。Harrison(2010)使用 AHA 的数据来检验预期医院成本的差异,发现合并后成本立即下降,但最终会上升到合并前的水平。这一发现很难与以下这种观点一致:合并需要大量的前期成本,但在未来几年会产生效益。综上所述,上述证据表明,在集中度高的市场,竞争对手之间的合并导致医院价格上涨。也就是说,在这种情况下,医院合并似乎不会产生足够的效率来抵消市场力量的增长。合并最有可能导致有实际意义的成本下降的情况是,合并设施可以作为一个更完整的整体运行。

3.3 医疗保健反垄断执法和竞争政策的最新发展

3.3.1 美国反垄断的发展

传统上,医院部门一直是反垄断执法最活跃的领域之一。[①] 然而,在 21 世纪头 10 年中,美国医疗行业的反垄断案件数量大幅下降。虽然没有前几十年那么多的重大案件,但至少有两起重要的案件进入了审判阶段。

在另一个发展方向上,美国司法部和联邦贸易委员会最近修订了《横向并购指南》(Federal Trade Commission and Department of Justice,1992),以更准确地反映机构的合并方法。与之前发布的版本相比,修订后的并购指南对并购分析采取了更为保守和更灵活的方法,将定义"高度集中"市场的 HHI 下限提高至 2500。并购指南还明确指出,除了使用传统方法外,各机构还使用计量经济学和基于经济学理论的方法来进行并购分析。

在本节中,我们将讨论自 20 世纪 90 年代以来的这两个重大反垄断发展方向,并讨论影响当前竞争政策实施的其他案例。90 年代,美国联邦反垄断机构遭受了一系列损失。正如 Gaynor and Vogt(2000)所讨论的那样,联邦反垄断机构之所以败诉,有两个主要原因。首先,法院有时认为,医院的非营利性地位减轻了由于合并而可能给医院增加的市场力量的反竞争影响。[②] 其次,法院倾向于站在原告一边,接受广义的区域市场界定,或认为其他可能竞争者的存在足以制约市场力量的行使。[③]

虽然每个案例都带来了不同的事实,但法院在这两个问题上的裁决都与健康经济学文献的普遍般结论背道而驰。首先,不断有证据表明,非营利组织的地位并不会在很大程度上影响静态的医院行为——如果非营利组织拥有市场权力,它们也会像营利组织一样愿意行使这种权力。其次,医院是差异化产品,患者距离是医院差异化的主要因素。医院的竞争发生在本地,因此合并涉及在同一个较大城区里两个位置相近的竞争对手,可能导致合并后的

[①] 在本部分中,我们将回顾案例,并请读者参考 Whinston(2007),以更全面地讨论反垄断经济学的最新发展。司法部和联邦贸易委员会的报告《改善医疗保健:一剂竞争良药》(2004 年)也很好地概述了医疗保健市场的竞争政策问题。

[②] 联邦贸易委员会起诉巴特沃斯健康公司案,946F.苏普.1285,1300-1301(W.D.Mich.1996)。

[③] 例如,参见美国起诉美慈医疗服务公司案,902F.Supp.968(1995 年艾奥瓦州北部)。

医院有能力协调大幅度提高价格。

进入 21 世纪后,对医疗保健提供者实施合并的最重要的案件是 FTC 起诉埃文斯顿西北医疗保健公司案件(FTC v. Evanston Northwestern Healthcare Corp)。① 2000 年,埃文斯顿西北保健公司(Evanston Northwestern Healthcare Corp)与高地公园医院(Highland Park Hospital)合并。这两家医院都位于伊利诺伊州埃文斯顿,是芝加哥市的富人区。此案是联邦贸易委员会合并后回顾的一部分,他们回顾了 20 世纪 90 年代末至 21 世纪初发生的多起医院合并。联邦贸易委员会在 2004 年提起诉讼,指控该合并违反了《克莱顿法案》第 7 条。行政法法官(Administrative Law Judge,简称 ALJ)发布了一项初步裁定:"(联邦贸易委员会)证明,受到质疑的合并大大降低了一般急诊住院服务产品(出售给管理式医疗机构)市场的竞争,以及上述 7 家医院的地理市场的竞争。"

埃文斯顿西北公司最初的应对措施是剥离高地公园医院,实质上重建了合并前已经存在的市场结构。双方对该案提出上诉(根据联邦贸易委员会行政法程序,此案将提交给委员会),委员会维持了 ALJ 的初步裁决,但显著改变了应对措施。委员们担心,医院已经过于一体化,无法有效地进行分拆,因此裁定医院可以继续作为一个合并的实体,但必须保持独立的谈判职能,与 MCOs 独立谈判。

这个案件值得注意的原因有很多。首先,合并已经完成,在联邦贸易委员会质疑之前,医院业务已经整合。由于整合了许多职能(包括保险公司谈判),可以直接分析合并对价格的影响,因为可以利用合并前后的保险公司索赔数据进行分析。在大多数并购调查中,并购后的价格上涨必须从现有证据中推断和预测。在这种情况下,可以研究合并后的价格。两名做证的经济专家都发现并购后的价格有显著上涨(医院的专家发现,并购后住院病人服务价格上涨了约 10％,联邦贸易委员会的专家则发现,并购后的价格涨幅明显更高)。

其次,ALJ 发现合并增强了埃文斯顿西北医院在郊区市场与其他竞争医院的市场力量。② 在此之前,联邦反垄断执法机构曾在一些案件中败诉,根据非常可信的地理市场界定,合并是二并一式的合并。因此,这意味着医院市场与几个竞争对手的合并可能导致价格大幅上涨。当然,这与上述框架是一致的,但法院传统上一直不愿接受这样一个基本前提,即市场权力可以在多个竞争对手的环境中行使。最后,ALJ 和委员们提出一个方法来分析医院合并,明确说明了行业的制度特征,具体来说,医院和保险公司参与决定价格的谈判,以及给定合并带来的市场力量增加将取决于议价筹码的提高。

自埃文斯顿西北医院的案例以来,联邦贸易委员会在质疑城市和郊区医院合并方面更加积极。2008 年,联邦贸易委员会对 INOVA 收购威廉王子医院提出质疑。INOVA 是北弗吉尼亚州的一家大型系统,由五家医院组成,他们试图收购弗吉尼亚州曼纳萨斯的社区医院。联邦贸易委员会就此提起诉讼,要求禁止该交易,在联邦贸易委员会提起诉讼后不久,双方放弃了合并。2009 年,斯科特和怀特医院与公主医院合并——两家医院都位于得克萨斯州

① 埃文斯顿西北医疗保健公司,FTC 摘要,No.9315,终审判决(Oct.20,2005),http://www.ftc.gov/os/adjpro/d9315/051021idtextversion.pdf 可供查询。
② ALJ 确定合并前的 HHI 为 2739,增加了 384(假设合并后的份额不变)。

坦普尔市。然而,公主医院的财务状况很糟糕,如果不与另一家医院合并,可能很快就会倒闭。联邦贸易委员会并没有对合并提出异议,因为他们认定公主医院不存在另一个不那么反竞争的买家。最近,联邦贸易委员会提起诉讼,要求阻止普罗梅迪卡收购圣卢克医院。普罗梅迪卡是一家大型医院系统,在俄亥俄州托莱多及其周边地区有三家医院,圣卢克医院位于俄亥俄州茂美市邻近的郊区。然而,在联邦地区法院的初次禁令听证会上,法官做出了有利于联邦贸易委员会的裁决。① 在分析医院合并的竞争影响时,联邦贸易委员会研究了最近有关医院竞争的文献,并在其分析中纳入了最近的方法。

在门诊和医生服务整合方面,执法力度非常有限。虽然其中一些交易很可能导致谈判筹码增加,从而导致价格上升,但大多数交易可能低于哈特斯科特·罗迪诺(Hart-Scott-Rodino)阈值,该阈值详细说明了交易价值,当事人必须告知联邦反垄断机构,然而,2008 年,联邦贸易委员会提起行政诉讼,质疑卡里莱诊所(Carilion Clinic)2008 年在弗吉尼亚州罗阿诺克地区收购两家门诊诊所。② 卡里莱是一个大型的综合医疗系统,有一个门诊手术中心和一个影像中心。联邦贸易委员会从卡里莱那里获得了一项同意令,该法令剥离了这两家诊所。

市场力量不仅需要通过销售产品来行使,而且还可以用来在购买投入品时获得更低的价格。在医疗保健市场,当保险公司拥有可观的上游市场份额,并利用这一杠杆确保更低的提供商价格时,就会发生这种情况。医院也可以利用其在劳动力市场上的市场力量向护士提供较低的工资。③ 在"美国诉联合健康集团公司和太平洋健康系统公司的同意令"中,美国司法部明确表示,他们将起诉那些合并导致垄断力增加的案件。在这一案件中,联合健康集团收购了美国西海岸的大型健康保险公司太平洋保险。美国司法部指控存在竞争性损害的相关产品市场之一是医生服务的购买。美国司法部要求剥离资产以保持这个市场的竞争。④ "美国和亚利桑那州诉亚利桑那州医院与保健协会以及 AzHHA 服务公司"一案是关于在护士市场上行使垄断权力的案例。AzHHA 注册项目是一家医院集团采购组织,它与护理机构签订合同,为亚利桑那州的大多数医院提供临时护理服务。美国司法部将相关市场定义为"凤凰城和图森都市区的医院每日购买的护理服务",并声称参与 AzHHA 项目的医院能够以低于竞争水平的价格获得临时护理服务。这份同意令阻止了 AzHHA 为其成员医院联合协商护士的工资。

医院和其他综合服务提供商提供许多不同的服务,重要的是,他们提供的服务(如初级、二级和三级医疗)可能与竞争对手不同。⑤ 医院提供各种服务这一事实意味着,在与保险公司谈判时,他们有动机出于排他性目的将这些服务捆绑在一起。在"卡斯科德健康解决方案诉平安健康"(Cascade Health Solutions v. Peace Health)一案中,原告辩称,平安健康(一个位

① 联邦贸易委员会诉普罗梅迪卡卫生系统案,第 215 号摘要,案件编号 3:11 CV 47,调查结果和结论见 http://www.ftc.gov/os/caselist/1010167/110329promedicafindings.pdf。
② 见 http://www.ftc.gov/os/adjpro/d9338/index.shtm。
③ 与市场的卖方不同,投入价格下降对福利的影响不那么明显。
④ 见 http://www.justice.gov/atr/cases/azhha.htm。
⑤ "三级"是指有创心血管手术和新生儿重症监护等复杂服务,而"初级"和"二级"急诊医院服务是更常见的医疗服务,如正骨和扁桃体切除术。

于俄勒冈州莱恩县的由三家医院构成的系统),或圣心医院(一个提供初级、二级和三级医疗服务的大型医院),将产品捆绑销售,试图垄断初级和二级服务。卡斯科德健康解决方案是一家拥有114张床位的医院,不提供三级服务。具体来说,如果保险公司不与卡斯科德健康解决方案公司签订合同,平安健康将为他们的所有服务提供大幅折扣。第九巡回上诉法院裁定,当一方拥有垄断权时,捆绑销售是合法的,除非折扣导致价格低于适宜的成本指标。① 本标准与第三巡回法院反竞争损害的标准相冲突,第三巡回法院的标准没有考虑价格与成本的适宜指标之间的关系。②

第二起重要的反垄断案件发生在21世纪初,是关于北得克萨斯专科医生案(North Texas Specialty Physicians,简称NTSP)。③ NTSP是由独立医师和医师团体组成的组织,由医师组成、管理和运作。许多NTSP的医生相互直接竞争。NTSP的主要职能是:谈判和审议付费人提交的会员服务合同提案,包括保险公司和健康计划;审议付款事宜;并为其成员的利益充当说客。

本案的根本问题是,NTSP是作为其会员医师的价格固定代理,还是作为一种辅助活动来促成设定保费,其主要功能是促成其会员医师之间设定风险合同。此前,法院曾发现,根据理性分析原则,为该团体制定价格的医生组织可能是非法的。④ 像NTSP这样的组织可以作为建立风险合同的渠道,从而允许对医生实施强有力的激励,这些激励机制可以比标准的按服务收费的报销方案更有效地诱导行为。然而,自20世纪90年代以来,保险公司使用风险承担合同的情况有所减少,因此像NTSP这样的组织在这方面的目的尚不清楚。

NTSP为其成员谈判风险分摊合同和非风险分摊合同;然而,绝大多数合同都是非风险分摊合同。NTSP的医生与NTSP达成协议,授予NTSP接收所有付款人报价的权利,并要求医生有义务将付款人报价及时转发给NTSP。医生同意,除非NTSP通知他们已经永久终止与付款人的谈判,否则他们不会单独寻求付款人的报价。NTSP对会员进行调查,利用这些信息来计算其会员医生确定的最低可接受费用的平均值、中位数和模式,然后使用这些指标来确定其最低合同价格。

ALJ裁定(随后由委员会确认)NTSP的活动"本质上是可疑的",从整体上讲,相当于水平定价,这与任何有利于竞争的效率无关。根据反垄断法,NTSP的行为本身可能是非法的。从这一裁决中得到的主要教训是:(1)医生组织的活动如果从本质上看是可疑的,而且很可能将价格设定在其本身的标准之下;(2)如果一个医生组织想要证明效率是收集和传播报销率的正当理由,那么该组织需要准备好解释为什么没有价格限定就无法实现这些效率。今后,随着医生根据最近通过的医疗改革立法成立了负责任的医疗组织(accountable care organizations,简称ACOs),这些活动应限于执行ACO,而那些与集体协商MCO合同类似的医

---

① 一旦案件被发回地区法院,双方随后达成和解。
② 参见"勒佩奇公司诉3M"案。"如果捆绑价格折扣是由垄断者提供的,而竞争对手不能提供同样多样化的服务,因此无法提供可比的价格,那么捆绑价格折扣将在很大程度上剥夺竞争对手的市场份额,那么它可能是反竞争的。"
③ 关于北得克萨斯专科医生的问题,第9312号摘要。初审结果可查询:http://www.ftc.gov/os/adjpro/d9312/041116initialdecision.pdf。
④ 参见"亚利桑那诉马里科帕医疗公司案",457 US 332, 356-357(1982)。

生行为将受到密切审查。除非这些活动被认为是执行 ACO 所必需的,否则它们很可能会受到联邦反垄断执法机构的严厉对待。①

在撰写本文时,至少还有一起最近发起反垄断案件尚未得到裁决,一旦做出裁定,可能会对竞争政策产生重大影响。在"美国和密歇根州诉密歇根州蓝十字蓝盾"(Blue Cross Blue Shield,简称 BCBS)一案中,美国司法部声称,BCBS 利用其垄断力量与医院签订"最惠国条款",根据合同,这些医院有义务向竞争对手 MCOs 收取高出 25% 的费用。这些合同的明显目的是增加 BCBS 竞争对手的边际成本,同时增加进入成本。在差异化产品中,竞争对手的成本越高,公司的定价就越高,利润也就越高。

对于医疗保健提供者的反垄断政策来说,虽然 21 世纪头 10 年是相对平静的 10 年,但在不久的将来,法院似乎有可能必须解决一些重要问题。特别是,提供者正变得更加一体化——医院正在获得更多的医生团体和其他门诊服务(例如成像、康复、门诊手术)。随着这些"集成"组织变得越来越普遍,它们可能会试图通过搭售、捆绑销售或其他方式,在某些服务中对其他服务使用议价筹码(或者,它们的行为会被解释为试图利用市场力量)。最近通过的医疗保健改革为加强提供者一体化提供了激励,而且很可能只会增加一体化组织的数量。因此,似乎法院必须通过综合医院系统来审查这种行为的合法性只是时间问题。

3.3.2 经合组织国家的医疗保健竞争政策

在美国以外地区,针对医疗保健的反垄断活动并没有那么多。这主要是因为其他国家的医疗保健系统受到更集中的控制和严格管制。然而,一些国家在改革其医疗保健系统时追求权力下放和竞争。荷兰、德国和英国(特别是英格兰)在这方面值得注意。Varkevisser and Schut(2009)审查了针对荷兰、德国和美国医院合并的反垄断政策。

荷兰竞争管理局(Netherlands Competition Authority,简称 NMa)负责一般竞争政策。他们监督卡特尔、滥用支配地位以及包括医疗保健在内的并购案。他们与荷兰医疗管理局(Netherlands Healthcare Authority,简称 NZa)密切合作,监督医疗保险和医疗保健市场的运行。尽管 NZa 与 NMa 密切合作,但 NZa 已成为负责监管和控制医疗市场权力滥用的主要政府机构。② 过去几年,荷兰出现了几起反垄断案。与美国一样,它们对医院合并感到担忧,也对保险公司、医院和医生之间的纵向约束(包括纵向整合)感到担忧。正如 Canoy and Sauter (2009)所指出的,在市场自由化之后,并购活动有所增加,因此需要加强并购控制。NMa 已经审议了 9 家医院的合并。尽管所有这些项目都获得了批准,但有些项目还需进行进一步的审查。值得注意的是,医院采用了基于结构模型的市场定义方法(2003 年盖诺和沃格特的模型,由荷兰进行估计)。

德国的竞争政策执行由联邦卡特尔办公室(Bundeskartellamt,简称 BKA)控制。医疗保健方面最令人关注的问题是由私立医院系统收购公立医院。由于许多地方政府面临巨额预算赤字,私人连锁医院已经掀起一波收购公立医院的浪潮。BKA 已经审查了 100 多家医院

---

① 与 NTSP 案不同,联邦贸易委员会对"三州健康合作伙伴"的审查给出了一个例子,说明由一群医生联合签订的合同可能会降低组织的效率。请参阅 http://www.ftc.gov/os/closings/staff/090413tristateaoletter.pdf。
② 例如,荷兰医疗管理局在医院合并案件中为荷兰竞争管理局提供咨询。

的并购。相对而言，这些交易很少受到质疑，但也有一些遭到了阻挠，其中有一宗并购交易被允许剥离资产。在这一点上，经济和计量经济学模型并没有在这些决策中发挥很大的作用。

2009 年，英国成立了一个机构负责监督英国国民健康保险制度（NHS）中的竞争。2006 年，英国进行了旨在促进竞争的改革。建立一个新机构是必要的，因为法令免除了英国竞争管理局（公平交易办公室）对 NHS 实体的监管。合作与竞争委员会（Cooperation and Competition Panel，简称 CCP）是为监督医疗保健领域的竞争而设立的机构，在监管合并和一般行为方面具有相当大的权力。自 2009 年开始运作以来，共审查了 50 多宗并购案和若干案件。

4. 医院竞争与质量

到目前为止（第 3 节），我们把重点放在医院在价格的竞争上。产品是有差异的，但产品特性不受医院选择的约束。正如我们所看到的，这是一个非常有用的分析医院价格竞争的框架。尽管如此，质量[①]受到医院控制，并可以作为竞争的重要工具。接下来，我们首先提出构建质量竞争模型的方法，然后回顾相关文献。[②] 这些模型的差异很大，这取决于价格是由行政部门（如监管机构）决定的，还是由战略变量决定的。因此，我们将这些作为单独的案例进行讨论，首先从行政定价开始，然后逐步过渡到市场定价。

4.1 医院质量选择

在下文中，我们给出了医院直接选择服务质量的模型。构建一个简化模型很方便。然而，在某些潜在的重要方面，这个模型可能并不完全符合实证现象。原因之一是医院可能不会直接选择他们提供的医疗服务质量。医院可能不会明确选择利润最大化的质量水平（或其他目标）。相反，医院可能会根据他们所面临的激励因素选择整体努力或懈怠程度。然后，通过努力程度（部分地，也许是随机地）确定特定病人的医疗质量。对于建模的目的来说，这种区别是无关紧要的。直接选择质量的模型与通过努力间接决定质量的模型是同构的。

在经验建模中，最常用的质量指标是患者死亡率。值得注意的是，死亡率本身并不是服务质量指标，而是（部分）由服务质量决定的结果。因此，医院不是选择死亡率，而是选择对死亡率有影响的服务质量水平。患者对治疗的反应具有异质性。最常见的原因是疾病的严

[①] 在这一点上，我们指的是非常普遍意义上的"质量"。特别是，这包括横向和纵向差异。需要明确的是，横向差异有时也称为"产品多样性"，而纵向差异也称为"产品质量"。我们对"质量"一词的使用理应包括这两者，除非我们另有明确说明。

[②] 有关医院质量竞赛的先前审查，请参阅 Gaynor（2006b）、Pauly（2004）或 Vogt and Town（2006）。

重程度。重症患者比健康状况较好的患者更容易死亡。[1] 此外,服务质量与死亡率之间的关系是随机的。即使是给定患者和医院的可观测数据,一名患者的结果也无法基于给定的医疗质量来准确预测。尽管如此,给定的服务水平会产生预期的死亡率。因此,医院选择服务质量还是预期死亡率的模式并不重要。

最后,考虑这样一个事实:医院并不会争夺所有类型的病例。特别是,处于紧急情况下的病人通常不会选择医院。一个突出例子是 AMI(急性心肌梗死,或"心脏病发作"),在实证文献中已被广泛研究。心脏病发作患者不会选择他们要去的医院,但是实证研究(Kessler and McClellan,2000)发现,心脏病发作死亡率在集中度较低(可能竞争更激烈)的医院市场更低。医院如何去争夺那些没有选择去向的病人呢?[2] 正如上面所述,医院们为整个医院选择了普通努力水平,这将影响服务质量,从而影响死亡率。一般来说,面临更激烈竞争的医院会选择付出更大的努力,从而增加心脏病患者的生存机会,即使他们不是在争夺心脏病患者。同样,这可以用医院直接选择质量的模型来描述。然而在这里,根据部门选择是可能的,医院为整个医院选择服务质量。这种医院范围内的质量水平决定了患者的预后,包括那些没有竞争的服务,如 AMI。

4.2　行政定价

在许多情况下,价格是行政决定的,而不是由市场决定的。这适用于整个卫生系统(如英国国民健康服务体系)或卫生系统的各部门(如美国的联邦医疗保险计划)。在这种情况下,企业之间的竞争将通过非价格手段进行。我们称任何非价格产出特征为质量。接下来,为了便于阐述,我们将此视为纵向差异,即我们将把质量看作是一维的。这种处理方法所带来的基本直觉将延续到一个横向差异的领域,尽管这不是真正通用的。我们参考了对横向差异进行建模的文献。

此处提出的模型遵循 Gaynor(2006b)的研究。令质量只有一个纵向的维度,即"越多越好"。简而言之,假设任何公司 j 面临的需求在其市场份额 s_j 和市场需求水平上是可分的。因此,j 公司面临以下需求:

$$q_j = s_j(z_j, z-j) D(\bar{p}, z_j, z-j) \tag{9.18}$$

其中,s_j 为企业的市场份额,z_j 为企业的质量,$z-j$ 为所有其他企业质量的向量,D 为市场需求,$\bar{p}$ 为管制价格。[3] 假设的市场份额在质量上提升,在公司数量上减少,市场份额对自身质量的反应也在公司数量上增加。

假设所有企业都使用相同的技术,面临相同的投入价格。然后他们各自的成本描述

---

[1] 请参阅 Gowrisankaran and Town(1999)以及 Geweke et al.(2003)的计量经济学方法,以纠正这个问题的测量死亡率,以及其他方法。
[2] 即使患者不选择去哪里,急救人员也可以根据医院的质量进行选择,尤其是在医院之间距离较近的城市地区。
[3] 请注意,对于与消费成本无关的消费者,比如在医疗保健领域,他们所面临的价格将低于公司所接受的价格。为了保持模型的简洁性,我们忽略了这一点。这在任何情况下都不会影响结论。

如下:

$$c_j = c(q_j, z_j) + F \qquad (9.19)$$

其中 $c(\cdot)$ 为可变成本,F 为进入市场的固定成本。

进一步假设存在自由进入和退出,使所有企业在均衡时赚取零利润。然后,假设纳什行为,均衡可以用所有企业的以下解决方案来描述[①]:

$$\frac{\partial \pi_j}{\partial z_j} = \left[\bar{P} - \frac{\partial c_j}{\partial q_j}\right]\left\{\frac{\partial s_j}{\partial z_j}D(\cdot) + s_j\frac{\partial D(\cdot)}{\partial z_j}\right\} - \frac{\partial c_j}{\partial z_j} = 0 \qquad (9.20)$$

和

$$\pi_j = \bar{p} \cdot q_j - c_j = 0 \qquad (9.21)$$

分析式(9.20)可以得到一些直接的结论。首先,将垄断下的均衡质量与多企业均衡质量进行比较。注意,由于垄断者面临市场需求,式(9.20)中括号内的第一项消失了,此时 $s_j = 1$。由于假设 $\partial s_j/\partial z_j$ 大于0,因此在有多家企业的多数情况下,大括号中的这一项会比有垄断者时大,因此在竞争中均衡质量会更高。如果竞争仅仅是为了争夺市场份额,那么情况就是这样的,这在医疗保健市场中经常出现。

在普通消费品市场中,福利是否较高取决于 $\partial s_j/\partial z_j$ 和 $\partial D/\partial z_j$ 的相对规模。特别是,如果 $\partial D/\partial z_j$ 等于零,那么质量的提高并没有改变市场需求,而质量竞争只是超过了市场份额,因此是浪费。在医疗保健市场,情况可能并非如此。患病的消费者可能不会通过改变消费总量来应对质量变化。尽管如此,如果提高质量能够改善健康状况,那么可能会带来福利的大幅增加。

因为 $\partial s_j/\partial z_j$ 随着企业数量的增加而增加(即企业对自身质量的需求弹性越大,消费者选择就越多),质量竞争会随着进入而更加激烈,均衡质量会随着市场中企业数量的增加而增加。这有利于消费者,但可能不会增加社会福利。特别是,由于质量提高而产生的消费者剩余可能会被增加的成本所抵消(回想一下,每个企业进入市场都有固定成本),特别是如果在质量产生的边际效用递减和报酬递减的情况下。如前所述,这可能导致质量水平过高。就医疗保健而言,如果质量对健康几乎没有影响,那么它很可能是过高的。能够显著提高患者生存机会的质量将非常宝贵,而且这些收益更有可能超过成本。我们可以做一个简单的计算来说明这一点。例如,对一生命年价值的典型估计是10万美元。如果质量的提高导致每个病人寿命延长一年,而市场上有1000个病人,那么成本就不得不增加1亿美元以上,质量的提高将是无效的。

这个模型的正面预测是非常明确的。市场上的企业数量越多,质量就越好,也就是说竞争带来了更高的质量。此外,管制价格下质量也在提高。可以将企业的均衡质量函数写成式(9.20)和式(9.21)的(隐含)解:

$$z^e = z(\bar{p}, c_q, c_z, s_j, D) \qquad (9.22)$$

其中 c_q 和 c_z 表示一阶导数。企业的质量水平取决于管制价格水平、数量的边际成本、质量的边际成本、需求水平、市场份额以及市场份额和市场需求的质量弹性。这可以通过运算式

① 我们在这里假设公司利润最大化。我们在下面放松了这种假设。见第4.2.2节。

(9.20)得到下式：

$$z = \frac{(\bar{p}-c_q)\left[\eta_z^s+\eta_z^D\right](s_j \cdot D)}{c_z} \tag{9.23}$$

其中 η_z^s 和 η_z^D 分别是市场份额和市场需求的质量弹性。质量沿着价格、需求对质量的弹性，以及公司的总需求递增。质量沿数量或质量的边际成本递减。

这对实证分析的计量经济学规范具有重要意义。待估方程式为(9.22)。然而，在计量经济学方程中，边际成本、市场份额和需求的度量很可能是内生的。人们会采用这些因素的外生决定因素，如成本转换(W)、需求转换(X_D)和企业数量(N)。因此，简化形式的计量经济学如下式所示：

$$z^e = Z(\bar{p}, W, X_D, N, \varepsilon) \tag{9.24}$$

其中，ε 为随机误差项。

与正面模型相比，该模型的规范性影响不太明确。根据质量的价值(特别是健康对质量的反应程度)，竞争可能导致过度的质量供应。由于每家企业都支付固定的进入成本，但不考虑需求抢断的影响，因此在自由进入的竞争均衡中会有太多的企业。同样，较高的管制价格可能会因导致质量过高而降低福利。质量导致高效治疗且这种治疗对消费者福祉产生很大影响，这种情况不太可能发生。然而，必须指出，消费者从来不会因为竞争而变得更糟。如果竞争只导致需求被抢断，那么消费者的境况并不会因此得到改善，但如果竞争导致市场需求的任何增长，那么消费者的境况无疑会得到改善。

4.2.1　溢出效应

现在令健康结果 H，取决于下式：

$$H_{uj} = h_t(z_j, \xi_{it}) \tag{9.25}$$

其中 H_{ij} 是在医院 j 中治疗 t 型患者 i 的健康结果，h_t 是 t 型的健康生产函数，z_j 是医院 j 的服务质量，而 ξ_{it} 是在已知分布情况下，不可观测的患者类型特定因子的一个向量。[①]

假设有两种类型的患者，$t=1,2$。1 类患者根据该医院的预期健康结果 $\overline{H}_j = E_{it}[H_{ij}]$ 选择他们的医院。2 类患者到医院即可。例如，1 类可能是产妇或骨科患者，而 2 类是心脏病发作患者。首先，在不失一般性前提下，假设医院在治疗任何一种类型患者时都有一个(固定)价格，且费用不取决于患者类型。[②] 在这种情况下，医院的利润如下：

$$\pi_j = \bar{p} \cdot \left[s_{j1}(\overline{H}_j, \overline{H}_{-j})D_1(\bar{p}, \overline{H}_j, \overline{H}_{-j})\right] + \bar{p} \cdot \left[s_{j2}D_2(\bar{p})\right] - c(s_{j1}D_1 + s_{j2}D_2, z_j) - F \tag{9.26}$$

此时，均衡是对所有企业的一阶条件的解：

$$\frac{\partial \pi_j}{\partial z_j} = \left[\bar{p} - \frac{\partial c_j}{\partial q_{1j}}\right]\left\{\frac{\partial s_{1j}}{\partial \overline{H}_j}\frac{\partial \overline{H}_j}{\partial z_j}D_1(\cdot) + s_{1j}\frac{\partial D_1(\cdot)}{\partial \overline{H}_j}\frac{\partial \overline{H}_j}{\partial z_j}\right\} - \frac{\partial c_j}{\partial z_j} = 0 \tag{9.27}$$

且

$$\pi_j = 0 \tag{9.28}$$

---

① 我们可以使某些病人类型的特定因素可观测，但我们省略了这个细节，以避免额外的标记。

② 这里唯一重要的假设是，这两种类型的患者都有一个质量水平。

请注意,质量选择的一阶条件不受类型 2 的影响。他们不管服务质量的水平如何,能到达医院即可,所以他们对医院的质量选择没有影响。选择质量是为了使类型 1 的利润最大化。这就决定了 1 型和 2 型的预期健康结果。

此模型的比较静态与前一个模型相同(只有一种类型)。企业的数量在增加,质量也在提高。随着竞争的加剧,公司选择更高的质量以吸引更多的 1 型病人。由于质量是在医院范围内发生的,会溢出更高的质量到 2 型患者。因此,尽管医院不会对 2 型患者进行直接竞争,但竞争确实会导致 2 型患者能接受到更高质量的医疗服务。对于监管价格,也是如此。在上面的模型中,1 型患者和 2 型患者都面临同一个管制价格。如果放松这一假设,每种类型患者价格不同,那么 1 型患者面临的质量会提高,而 2 型患者则不然。[1]

4.2.2　非营利医院的最大化行为

上述模型并非专门针对医疗保健。特别是,医院行业的大多数企业都是非营利性医院或公共医院。现在让我们描述一个简单的模型来刻画医疗保健行业的这一面。非营利医院的模式有很多(Pauly and Redisch,1973;Newhouse,1970;Lee,1971;Lakdawalla and Phillipson,1998;Capps et al.,2010a),虽然对一般模型没有达成一致意见,但大多数模型都假设了一个目标函数,其中包括利润和其他一些参数,如数量或质量。因此,假设非营利性医院的目标函数包括了质量和利润(作为医院关注的所有其他变量的代表)。此外,为简单起见,令这个函数在质量和利润上加性可分,在利润上线性可分:

$$U_j = u(z_j, \pi_j) = \nu(z_j) + \pi_j \tag{9.29}$$

现在可以重新考虑质量选择的一阶条件式(9.20),将其修改为考虑以下目标函数:

$$\frac{\partial U_j}{\partial z_j} = \left[\bar{p} - \frac{\partial c_j}{\partial q_j} \right] \left\{ \frac{\partial s_j}{\partial z_j} D(\cdot) + s_j \frac{\partial D(\cdot)}{\partial z_j} \right\} - \frac{\partial c_j}{\partial z_j} + \frac{\partial \nu}{\partial z_j} = 0 \tag{9.30}$$

请注意,与企业追求利润最大化行业的一阶条件的唯一区别是最后一项 $\partial u/\partial z_j$。由于这个项目大于 0,非营利性企业对质量的重视表现为生产质量的边际成本的降低,即非营利性企业将表现为边际成本较低的营利性企业。[2] 这意味着在均衡时质量会更高。然而,比较静态与那些企业追求利润最大化的行业是相同的。和以前一样,质量随企业数量和监管价格递增。

在具有两种患者类型的溢出模型中,可以想象非营利或公立医院可能直接关心每种患者类型的健康结果。在这种情况下,医院的一阶条件表示如下:

$$\frac{\partial \pi_j}{\partial z_j} = \left[\bar{p} - \frac{\partial c_j}{\partial q_{1j}} \right] \left\{ \frac{\partial s_{1j}}{\partial \bar{H}_j} \frac{\partial \bar{H}_j}{\partial z_j} D_1(\cdot) + s_{1j} \frac{\partial D_1(\cdot)}{\partial \bar{H}_j} \frac{\partial \bar{H}_j}{\partial z_j} \right\} - \frac{\partial c_j}{\partial z_j} + \frac{\partial \nu}{\partial \bar{H}_{1j}} \frac{\partial \bar{H}_{1j}}{\partial z_j} + \frac{\partial \nu}{\partial \bar{H}_{2j}} \frac{\partial \bar{H}_{2j}}{\partial z_j} = 0 \tag{9.31}$$

与之前一样,这意味着非营利医院的质量将高于利润最大化医院,但比较静态保持不变。

---

[1] 这是一个可检验的假设。
[2] 这与那些关注数量而非质量的非营利企业的要求和结果是一样的。参见 Lakdawalla and Philipson(1998);Gaynor and Vogt(2003)。

4.3 市场定价

现在,我们将讨论市场定价环境下的质量决定。我们扩展了前面第3.1节描述的医院之间的价格议价博弈模型,允许医院选择质量。在博弈中,医院是差异化的,但这种差异化并非战略选择。在这里,我们放宽了这一假设,允许医院选择质量。与上文一致,将质量视为纵向差异化。医院在(新的)第一个阶段选择自己的质量,然后进行第3.1节的议价博弈,质量给定。模型另外两个阶段是患者选择健康计划和患者选择医院。扩展后的模型现在有四个阶段,医院之间的质量博弈在第一阶段。

假设需求由基本效用函数决定,如第3.1节中的价格议价博弈模型。这些加总起来即为每家医院面临的需求函数。

令各医院选择质量水平以使效用最大化:

$$\max_{z_j} U_j = p_j(z_j) \cdot D_j(p_j(z_j), z_j, X_{ij}) - c(D_j(p_j(z_j), z_j, X_{ij}), z_j, W_j) + v(z_j) \tag{9.32}$$

X_{ij} 是企业和消费者特征的向量。W_j 是投入品价格的向量。两者都被企业视为固定不变。价格 p_j 在下一阶段的议价博弈中确定的。这一阶段,医院通过下一阶段的定价式(9.7)考虑质量选择对:

$$p_{jh} = (1-\beta)\left(c_j(z_j) + \frac{r_h}{q_{jh}}\right) + \frac{\beta}{q_{jh}}\left(F(V_{J_h}(z_j, z_{-j}, p_{jh}) - F(V_{J_{k-j}}(z_{-j}) - cm_{jh}) + \beta \sum_{l \neq j} p_{lh} d_{jlh} \tag{9.7}$$

此处我们的目标是理解竞争(在这个阶段)对质量以及随后的博弈中对价格的影响。利用上一节推导出的描述两家医院合并对价格影响的方程,我们可以得到对价格影响的基本直觉:

$$\Delta p_{jh}^{j+k} = (1-\beta) d_{jkh} \cdot p_{kh} - c_j$$

对价格的影响取决于转院率(保持 β 和医院 k 的价格不变)。消费者越认为医院 j、k 互为替代,转院率越大。如果医院 j 的质量高于医院 k,那么消费者就会认为医院 j 与医院 k 之间的可替代性低于两家医院质量水平相同时的情况。因此,合并不会对价格产生很大影响。然而,如果医院是对称的,j 和 k 选择相同的质量水平,那么(至少大致情况下)质量对合并导致的价格变化没有影响。

现在我们谈谈竞争对质量的影响。将定价方程(9.7)作为质量的函数,对目标函数 Z_j 求导,得到医院 j 的一阶条件:

$$p \cdot \frac{\partial D}{\partial z} + D(\cdot)\frac{\partial p_j}{\partial z_j} + p_j \cdot \frac{\partial D_j}{\partial p_j}\frac{\partial p_j}{\partial z_j} - \frac{\partial c}{\partial D}\cdot\frac{\partial D}{\partial z} - \frac{\partial c}{\partial D}\cdot\frac{\partial D}{\partial p}\frac{\partial p_j}{\partial z_j} - \frac{\partial c}{\partial z} + \frac{\partial v}{\partial z_j} = 0 \tag{9.33}$$

现在考虑竞争的影响。既然医院有更接近的替代品(例如,一家附近医院进入市场),那么,假设竞争提高了需求对质量的反应能力。假设竞争对医院的成本和质量($\partial u/\partial z_j$)的边际效用没有影响。对价格求一阶导数,竞争使 $\partial D/\partial z$ 和 $\partial D_j/\partial p_j$ 增加。对 $\partial p_j/\partial z_j$ 的影响一般是不确定的。然而,如果我们只关注医院给保险公司网络带来的净价值对价格的影响[公式

$F_h(J_h) - F_h(J_h - j)$],那么质量对价格的影响是大于 0 的。[1]

总效应可表示为(其中 n 为企业数量):

$$\left(p_j - \frac{\partial c}{\partial D}\right) \cdot \frac{\partial^2 D}{\partial z \partial n} + D(\cdot) \frac{\partial^2 p_j}{\partial z_j \partial n} + \left(p_j - \frac{\partial c}{\partial D}\right) \cdot \frac{\partial^2 D_j}{\partial p_j \partial n} \frac{\partial p_j}{\partial z_j} + \left(p_j - \frac{\partial c}{\partial D}\right) \cdot \frac{\partial D_j}{\partial p_j} \frac{\partial^2 p_j}{\partial z_j \partial n} \quad (9.34)$$

一般来说,无法对此导数标出正负。假设价格大于边际成本,则前两项为正,后两项为负。[2] 然而,如果我们假设需求对价格没有反应(有医疗保险时,消费者基本不受价格影响,这对医院来说合情合理),那么导数就是正的,即竞争将导致医院以最大限度地提高质量。考虑到对称性和纳什行为,所有的医院都会提高他们的质量。

在均衡状态下,这实际上可能不会导致价格上涨。这可能是因为医院提高了质量,但并没有改变它们对保险公司的相对吸引力。在这种情况下,医院的议价地位没有改变,因此在均衡状态下对价格没有影响。然而,情况可能并非如此。假设医院生产质量的成本不同。在这种情况下,一些医院会比其他医院选择更高的质量,它们与保险公司网络的相对价值也会发生变化。这将导致一些医院(质量边际成本较低的医院)与保险公司有更大的议价能力,并要价更高。

4.4 医院竞争与质量的计量经济学研究

关于医疗保健竞争和质量的实证文献正在迅速增加。目前,来自该文献的证据都是从医院市场角度进行的。接下来我们将回顾这些文献。先回顾行政定价的计量经济学研究结果,然后回顾市场定价。[3]

此处回顾的研究采用了多种计量经济学方法。模型法就是我们所说的"结构—行为—绩效"(structure-conduct-performance,简称 SCP)范式。这些计量经济学模型源于一个概念模型,该模型假设市场结构与企业行为以及产业绩效之间存在因果关系。[4] 大多数应用于医疗保健的 SCP 模型侧重于市场结构和企业行为之间的联系,而忽略了产业绩效。一般产业组织文献中的典型行为指标是价格或价格—成本边际利润。市场结构的经典指标是赫芬达尔—赫希曼指数,它是所有企业市场份额平方的总和。[5] 通常估值方程大致如下:

$$p = \beta_0 + \beta_{1q} + \beta_2 X_D + \beta_3 W + \beta_4 \text{HHI} + \varepsilon \quad (9.35)$$

其中,X_D 表示需求变动,W 表示成本变动。SCP 研究质量时,只简单地将质量作为这个方程的因变量,而没有考虑价格。

价格作为因变量时,SCP 方法有许多公认的问题(关于这些问题,参见 Bresnahan,1989; Schmalensee,1989)。当质量作为因变量,这些问题也存在,并且还有一些其他问题。首先,

---

[1] 当医院竞争加剧时,在其网络中拥有更高质量的医院对保险公司收入的影响更大。竞争越激烈,医院的需求对数量的反应越快,质量越高的医院会吸引更多的病人。

[2] $\partial D_j / \partial p_j$ 和 $\partial^2 D_j / \partial p_j \partial n$ 是负需求,需求向下倾斜,甚至企业越多,需求就越为陡峭。

[3] 我们重点介绍 2000 年《健康经济学手册(第一卷)》出版以来进行的研究。大多数关于质量的实证文献都相对较新。

[4] 见 Carlton and Perloff(2005)。

[5] 即 $\text{HHI} = \sum_{i=1}^{N} s_i^2$,$s_i$ 是企业 i 的市场份额,市场中有 N 个企业。

在定价方程中使用 HHI 只能明确地从同质商品的古诺行为模型中推导出来。① 显然,以质量为因变量的 SCP 回归不是从这个框架推导出来的。在行政定价的情况下,理论确实指向一个等式右侧为市场结构指标的计量经济模型[见等式(9.24)]。即使在这种情况下,或者,即使有人认为质量 SCP 回归是从一个广义的概念框架而非特定的理论模型推导出来的,也仍然存在一些问题。HHI(或任何市场结构指标)通常被认为具有内生性。不可计量的需求和成本因素的变化会影响质量和市场结构。例如,一个低成本企业可能既拥有高的市场份额(导致高 HHI),也会选择高质量。

对具有行政定价的市场进行 SCP 研究时,出现了两个额外的规范性问题。当企业设定价格时,价格和质量显然是同时决定的,因此 SCP 模型可能包括价格并将其视为内生的,或者简单地包括了价格的外生决定因素。通常价格没有包括在这里回顾的文献中,尽管不清楚作者们是否明确地试图包括价格的外生性决定因素。然而,当价格受到管制时,价格(或价格成本利润)应该作为质量的外生决定因素出现[同样,请参见公式(9.24)]。在一些研究中,由于价格是受管制的,价格不影响需求(例如对医疗保险受益人的需求),因此价格被忽略了。然而,研究应该纳入管制价格,因为它是供给的决定因素,而不是需求的决定因素。此外,管制价格可能与质量和市场集中有关。例如,在集中度不高的市场中,由于竞争激烈,公司可能会生产更高质量的产品。也可能因为生产更高的质量而成本更高,从而面临更高的管制价格。因此,忽略价格可能会导致人们高估集中度对质量的影响。

由于医院的性质,还有另一个复杂的问题。美国医院服务的主要购买者是医疗保险和私人健康保险公司。联邦医疗保险规定了价格。私人健康保险公司的价格则由市场决定。由于医院通常在这两个市场销售服务,人们要么对此做出解释,要么假设两者之间没有互补性(例如,在联邦医疗保险和私人产出方面,需求和成本是完全可分的)。许多关注联邦医疗保险的研究似乎都隐含了可分的假设。在其他国家,这通常不是问题,因为这些国家基本上只有一个医疗保健服务付款人。②

尽管我们在这里回顾的大多数研究都采用 SCP 框架,但也有些研究采用了不同的方法。一些研究评估合并的影响,一些研究评估监管变化的影响(例如放松价格管制),还有一些研究评估了医院外科手术数量与患者健康结果之间的关系。此外,有少量研究采用结构性方法:有的估计需求,有的考察企业数量的决定因素或影响。每种方法各有其优缺点。我们在评价各种研究的背景下讨论这些问题。

然而,在继续进行文献回顾之前,我们想指出,这些研究的大多数结果只提供了关于正面问题的证据,例如"竞争是否提高了质量?",这些研究中很少有规范分析。第一波研究主要包括政策评估和简化形式的研究。③ 一般来说,用这类研究来评估对福利的影响是不可能的。这不应该被看作是对这些研究的批评,而仅仅是要认识到从这些研究中可以得出什么

---

① 在这种情况下,SCP 回归中的 HHI 系数反映的是需求弹性,而不是企业行为(已假定为古诺行为)。

② 大多数国家确实有一些私人保险公司,但它们通常规模很小,可以安全地忽略它们的角色。

③ 在政策评估研究中,我们指的是计量经济学规范,它评估某些政策或(经济)环境因素的影响,但不是来自一个明确的经济模型。所谓简约形式,我们指的是计量经济学层面上特定经济模型的简约形式。

样的推论。

4.4.1 行政定价的研究

有很多关于行政定价制度下对竞争对医院质量影响的研究。这些研究源自美国联邦医疗保险计划(Medicare)和英国国民健康保险(NHS)制度在 2006 年的一项向行政定价的转型改革。联邦医疗保险受益人无论在何处获得治疗(同样,在给定时间、给定区域),其支付的金额都是相同的。因此,对于为联邦医疗保险患者提供服务的医院来说,价格并不是一个战略变量。英国 NHS 的患者不需要支付任何费用,因此价格在该系统中也没有起到任何战略作用。表 9.10 罗列了这些研究及其结果。"竞争对质量的影响"一列的内容指明了竞争指标与质量指标之间关系的方向。例如,在第一行中,该列中的条目"增加"表示在竞争更激烈的市场中质量更高。对于第一行(Kessler and McClellan,2000)中引用的研究,用死亡率衡量质量,用 HHI 衡量竞争。质量与死亡率成反比,死亡率越低则质量越高。竞争与 HHI 成反比——在竞争更激烈的市场中,HHI 较低。因此,竞争提高质量的结果是基于死亡率和 HHI 死亡率之间的正相关实证关系,在竞争较弱的市场中,死亡率更高。

Kessler and McClellan(2000)是第一批试图推断竞争对医院质量的因果影响的研究之一。他们研究了医院市场集中度对联邦医疗保险患者 AMI 风险调整一年死亡率的影响。对这些病人的费用也进行了研究。该研究包括 1985—1994 年选定年份中所有非乡村地区联邦医疗保险受益人急性心肌梗死的数据。凯斯勒和麦克莱伦使用了上文讨论的 SCP 框架,并做了一些修改。他们用一个病人选择医院的模型预测医院的市场份额,来测量 HHI,在这个模型中病人的选择很大程度上是由离医院的距离决定的。他们还采用了邮编固定效应。因此,医院市场集中度的影响可以通过 HHI 预测值的变化来确定。然而,他们采用的参数却忽略了联邦医疗保险的管制价格。一些医院和地区的特征被囊括了进来,其中有 HMO 参保率。目前还不清楚他们是被视为需求变动还是成本变动。

表 9.10　医疗保健质量与竞争的实证研究:管制价格

研究	时间段	地区	身体状况	支付人	质量指标	竞争指标	竞争对质量的影响
Kessler and McClellan(2000)	1985,1988, 1991,1994	美国	心脏病	联邦医保	死亡率	HHI	增加(死亡率↓)
Gowrisankaran and Town (2003)	1991—1993(心脏病),1989—1992(肺炎)	洛杉矶	心脏病,肺炎	联邦医保	死亡率	HHI	减少(死亡率↓)
Kessler and Geppert (2005)	1985—1996	美国(非乡村地区)	心脏病	联邦医保	再入院,死亡率	HHI	增加(死亡率↓,再入院率↓)
Mukamel et al. (2001)	1990	美国(134 个 MSAs)	全部	联邦医保	死亡率	HHI	没影响

续　表

研究	时间段	地区	身体状况	支付人	质量指标	竞争指标	竞争对质量的影响
Shen(2003)	1985—1990, 1990—1994	美国(非乡村地区)	AMI	联邦医保	死亡率	医院与联邦医保支付的互动量，HMO参与率	与联邦医保支付的互动:1985—1990年无影响;1990—1994年上升(死亡率↓);与HMO参与率互动:1985—1990间增加(死亡率↓),1990—1994年间无影响
Taylor(2003)	1994	加州,俄勒冈州,华盛顿州	心脏病	联邦医保	死亡率	需求弹性	增加(死亡率↓)
Gaynor et al.(2010)	2003/2004, 2007/2008	英国	心脏病,全部情况	NHS	死亡率	HHI	增加(死亡率↓)
Cooper et al.(2011)	2003/2004, 2007/2008	英国	心脏病	NHS	死亡率	HHI	增加(死亡率↓)
Bloom et al.(2010)	2006	英国	心脏病,急诊手术	NHS	死亡率	医院数量	增加(管理↑或持平,死亡率↓)
Gaynor et al.(2011)	2007/2008	英国	冠状动脉搭桥	NHS	死亡率	需求弹性	增加(死亡率↓)

　　这项研究的结果是惊人的。凯特勒和麦克莱伦发现,在集中率较高市场,经风险调整的AMI患者一年死亡率要高得多。特别是截至1991年,最集中市场的患者死亡率比最不集中市场高1.46个百分点(这构成了4.4%的差异),差异相当大——这相当于最不集中的市场比最集中的市场(统计学意义上的)死亡减少了2000多例。关于支出的结果有一些不同的模式。1991年以前,不太集中的市场的支出较高,而1991年则相反。

　　这项研究的积极推论非常清晰。在不太集中的市场中,联邦医疗保险患者心脏病发作的死亡率较低。从1991年开始,集中效应更强,HMO的注册也加强了这种影响。管制价格的遗漏是不幸的,尽管对于这一遗漏导致有偏估计,遗漏的价格变化必须与HHI预测值中的邮编变化有关。目前尚不清楚,纳入市场和医院特征是否旨在控制联邦医疗保险和私人产出之间可能存在的医院互补性。只要不可能有重要的遗漏因素,偏差就不会有问题。虽然集中度会影响医院的质量,但其作用机制并非如此。

　　医院似乎不太可能以提高死亡率的形式故意选择降低质量。最有可能的情况是,在更为集中的市场,医院通过降低投入来获取部分超额利润。医院的低努力程度可能会带来死亡率较高的意外后果。关于这个应用的另一个问题是,医院是否在争夺心脏病发作的病人。Tay(2003)认为,半数心脏病发作患者通过救护车抵达医院。这些病人似乎没有选择医院的余地,因此医院无法争夺这部分病人。我们认为最有可能的说法是,心脏病发作患者是"矿井中的金丝雀"(译者注:即笼中鸟、掌中物)。在竞争更加激烈的环境中,医院承受着整体改善的压力,这在一个非常敏感的领域表现得非常清楚——心脏病发作患者的死亡率。

虽然这项研究的基本积极结果是明确的,但我们不认为有明确的规范性推论。结果表明,在不那么集中的市场中,支出和死亡率都较低,这意味着收益随成本的降低而增加。凯勒和麦克莱伦指出,这意味着竞争会带来福利收益。情况可能如此,但推论并不完全清楚。他们使用的联邦医疗保险支出的衡量指标并不是经济成本的衡量指标。因此,在不太集中的市场中,质量更高的发现可以告诉我们消费者福利水平改善的结论,但并不能告诉我们,社会福利是否一定得到了改善。

Gowrisankaran and Town(2003)估计了医院市场集中度对联邦医疗保险HMO患者经风险调整后的AMI和肺炎死亡率的影响。我们在这里讨论他们关于联邦医疗保险患者的发现,因为价格管制就是为他们打造的,并在下一节中讨论关于HMO患者的分析结果。戈里桑卡兰和托尼使用了洛杉矶县1991—1993年AMI和1989—1992年肺炎的数据。他们的方法类似于凯斯勒和麦克莱伦。他们使用SCP框架,利用从患者选择方程预测的医院市场份额来测量HHI,其中距离是医院选择的主要决定因素。其创新之处在于,他们基于联邦医疗保险、HMO、联邦医疗补助、贫困和自费患者以及受赔偿患者的(预测)医院市场份额,构建了独立的、针对医院的HHIs。

与凯斯勒和麦克莱伦不同,戈里桑卡兰和托尼发现,在联邦医疗保险HHIs较低的医院接受治疗的联邦医疗保险患者死亡更低。这意味着竞争降低了联邦医疗保险患者的质量。戈里桑卡兰和托尼假设,联邦医疗保险利润很小或为负,或者医院可能偏离利润最大化的行为。如果联邦医疗保险的利润率确实为负数,那么结果与理论是一致的。然而,对于AMI来说,这似乎不太适用。人们普遍认为,联邦医疗保险患者的心脏治疗是有利可图的。事实上也的确如此,专门治疗心脏病患者的医院大量进入市场。由于联邦医疗保险患者占心脏病患者的很大一部分,因此,为了能产生可观测的大规模市场进入,似乎联邦医疗保险的利润率必须相当大。然而,联邦医疗保险中肺炎的微薄甚至为负的利润率似乎是也确有其事。我们没有观察到专门治疗肺炎或肺病患者的医院进入市场。

这项研究还忽略了联邦医疗保险的价格。由于戈里桑卡兰和托尼只对洛杉矶县进行了调查,所以在给定的某一年里,不同医院的联邦医疗保险价格可能很少甚至没有变化。虽然应该有时间上的变化,但它们时间周期很短。因此,在他们的样本中可能没有足够的变化来估计联邦医疗保险价格的参数。它含有一些医院的特征,尽管不清楚这些特征是被当作需求变动还是成本变动。

很难理解为什么这项研究的结果会与前一项研究形成如此鲜明的对比。在戈里桑卡兰和托尼的研究中,联邦医疗保险的价格可能低于边际成本,而在凯斯勒和盖克莱伦的研究中,情况正好相反。由于两项研究都没有包括联邦医疗保险价格,因此不可能对这一假设进行评估。HHI和死亡率之间的估计关系也可能对工具变量的选择敏感。戈里桑卡兰和托尼以及凯斯勒和麦克莱伦使用了相似但不完全相同的工具变量策略。很明显,甄别可由工具变量推导出来,所以可能是工具变量的差异导致了研究之间的差异。然而,这只是猜测。这两项研究的相反结果表明,在得出市场结构对医院死亡率影响的强有力结论时,应谨慎行事。

　　Kessler and Geppert(2005)扩展了凯斯勒和麦克莱伦采用的框架,以考虑集中度对患者之间质量差异的影响。他们的研究受到理论结果的启发,即寡头会发现为了放松价格竞争而着力于产品差异化是最优选择(见 Tirole,1988,第 7.5.1 节)。这些理论论文与凯斯勒和盖珀特的实证研究没有直接关系,因为该理论考察的是企业定价时的质量差异。凯斯勒和盖珀特分析了联邦医疗保险患者,其价格是通过管制确定的。显然,任何着力于产品差异的动机都与放松联邦医疗保险患者价格竞争的愿望无关。医院可能试图放松对私人患者的价格竞争,并且可能出于法律或道德的原因,无法对联邦医疗保险患者和私人患者实行质量歧视。从企业选择产品种类和质量的模型来看,为了避免前文描述过的那种质量竞争,寡头在价格管制的市场中具有在产品种类方面脱颖而出的动机,这似乎是一个非常直接的结果。①

　　和凯斯勒和麦克莱伦一样,凯斯勒和盖珀特研究了联邦医疗保险心脏病发作患者的结果(再入院率、死亡率)和费用(支出、各种利用率指标)。他们对比了高度集中和非集中市场中高风险和低风险患者的结果和支出。高危患者是指前一年曾因心脏病发作住院的患者,而低危患者则没有此类住院。他们发现,低危患者在高度集中的市场接受了更加密集的治疗,但在结果上并没有统计学意义上的显著差异。另外,高危患者在高度集中的市场中接受的治疗强度较低,结果明显更差。他们得出的结论是,竞争导致患者的支出差异增加,福利水平提高,因为(就净结果而言)结果越好,支出就越低。与之前的研究一样,联邦医疗保险的价格被忽略了。

　　本章为集中度与可观测到的医院质量指标显著相关提供了更多证据。质量差异和集中度之间的统计关系令人惊讶而有趣。据我们所知,这是唯一一篇分析质量差异的论文。是什么经济行为在数据中产生了这些模式?这是一个耐人寻味的谜题。

　　Mukamel et al.(2001)调查了 1990 年 134 个大都市统计区(Metropolitan Statistical Areas,简称 MSAs)的联邦医疗保险患者的风险调整医院死亡率。他们关注 HMOs 的影响,但同样也分析了医院市场的集中度。Mukamel et al.(2001)发现 HMO 渗透率(参加 HMO 的 MSA 人群的百分比)对过高的医院死亡率(观察死亡率与风险调整死亡率预测值之间的差异)有负面影响,即 HMO 渗透率与更高的质量相关。医院市场集中度(用 HHI 衡量)对死亡率的影响没有统计学意义。虽然不够显著,HMO 市场集中度也被纳入解释变量。联邦医疗保险价格被忽略。目前还不清楚如何看待这些结果。首先,穆卡梅尔等人的阐述包括了住院病人支出(当然是内生性的),医院 HHI、HMO 的 HHI 和 HMO 渗透性(很可能也是内生性的),因此不清楚结果的估计是否一致。医院集中度可能确实会对死亡率有影响,但在这项研究中并没有得到一致的估计。其次,目前还不清楚私人 HMO 计划的注册情况是如何影响联邦医疗保险患者死亡率的。可能存在一定的溢出效应,但正如穆卡梅尔等人所承认的,尚不清楚这种机制的性质。

---

① 如果采用 Lyon(1999)或 Kamien and Vincent(1991)中使用的模型,企业位于同一条直线上,那么很明显,企业会有动力在安排位置时尽可能离其他企业越远越好(在直线两端),而不是相距较近(在直线中间)。如果他们位于直线中间,企业是同质的,所以生产最高产品质量的企业将占据整个市场。这样企业将卷入激烈的产品质量竞争,直到利润消耗殆尽。如果公司位于直线的一端,那么每家企业对位于它附近的消费者会更具吸引力。这将抑制质量竞争。

Shen(2003)的一项研究因考虑了联邦医疗保险价格的影响而引人注目。沈控制了医院的竞争环境,研究了由联邦医疗保险支付减少和 HMO 渗透对 AMI 死亡率影响所导致的财政压力。[①] 她研究了 1985—1990 年和 1990—1994 年美国大多数非农村医院的数据。沈用一个指标衡量市场结构,这个指标是一家医院方圆 15 英里内是否有 5 家或更多其他医院。这与联邦医疗保险价格的变化和 HMO 渗透率的变化相互作用。联邦医疗保险价格和 HMO 渗透率有直接影响,但不影响市场结构。

沈发现,联邦医疗保险价格的变化与死亡率之间存在显著的负相关关系。市场结构与联邦医疗保险价格变量之间的互动关系在 1990—1994 年为显著负相关,但对 1985—1990 年的死亡率没有显著影响。这些结果与标准理论一致。医院通过提高质量来应对管制价格的上涨。当医院面临更多的竞争对手时,这种反应会被放大。

HMO 渗透的影响也与理论基本一致。沈发现,HMO 的渗透导致更高的死亡率,而在竞争对手较多的市场中,医院对 HMO 的渗透似乎做出了反应,1985—1990 年,医院的质量有所下降,但此后没有出现这种情况。假设 HMOs 增加了医院面临的需求价格弹性。如果假设成立,那么价格弹性的增加可能会导致质量下降。在竞争对手较多的市场中,这一效应会被放大,因为它增加了价格弹性。沈还对财务压力的影响进行了简单的规范分析,但没有对竞争的影响进行规范分析。

Tay(2003)的论文采用了更加结构化的方法。泰伊利用 1994 年加州、俄勒冈州和华盛顿州的常规联邦医疗保险的城镇参保人的数据,阐述并估计了 AMI 的联邦医疗保险参保人选择医院的结构性计量模型。[②] 她分析了质量和距离等几方面对患者被某家医院收治的可能性的影响。质量指标包括两种临床结果(死亡率和并发症率)、投入强度指标(每床护士数)以及医院能否实施两项高科技心脏服务(导管插入或血管再造)。所有质量指标均视为外生指标。

泰伊发现,医院需求受患者距离的负向影响,和质量的正向影响。然后她给定心脏病发作患者的总人数、患者和医院的位置以及所有其他医院的质量,模拟了医院质量各方面变化的影响。采用导管插入实验室预计将增加 65% 的需求,而在导管插入的基础上增加血管再造将增加 76% 的需求。如果每床护士数增加 1%,那么需求预计将增加 24%。

泰伊表明,医院需求受质量和距离的显著影响,因此,提高医院质量可能会给医院带来较高回报。虽然这表示使用更详细的建模比以前的文献有所进步,但本研究得出的推论还是有一些局限性的。

与之前的研究一样,联邦医疗保险的价格被忽略了。这种遗漏可能无关紧要,但我们看不出有什么办法。泰伊假设医院为联邦医疗保险和非联邦医疗保险患者设置了相同的质量

[①] 已有许多研究评估了联邦医疗保险医院支付从成本加成到固定价格(联邦医疗保险预期支付系统)变化的影响,如 Kahn et al.(1990);Cutler(1995)。

[②] 以前有许多论文研究了医院的选择是否受到质量的影响(Luft et al.,1990;Burns and Wholey,1992;Chernew et al.,1998)。这些研究发现,以预期死亡率与实际死亡率的偏差来衡量临床质量,对医院选择有显著影响——死亡率较低的医院更有可能被选择。这些研究中发现的反应性表明医院之间存在质量竞争的潜力,尽管尚不清楚竞争的程度,因为这些研究的目的不是评估这一点。

水平。这也是一个未经检验的假设,尽管它至少是明确的。

更重要的是,市场的供给方没有建模。因此,没有对竞争本身建模,也就不能被明确地加以分析。没有合适的结构来处理质量变量的潜在内生性。由于质量是由公司选择的,所以我们通常有理由担心内生性问题。此外,在一些医院的手术中,已经观察到医院容量会影响患者结果(有关这些研究的综述,请参阅下文第 4.4.3 节)。这表示死亡率和并发症发生率的内生性。

此外,模拟是一种非均衡预测。泰伊预计,由于他们给定了竞争对手的反应,根据需求增加导管插入实验或其他服务的影响可能会过大。如果竞争对手通过也采用导管插入实验或其他服务来做出回应,那么均衡效应应该更小,甚至可能为零。同样不清楚的是,企业是否真的会做出预期选择。如果竞争对手对一家企业采用的服务反应强烈,这种反应可能会使这家企业采用决策变得无利可图。因此,很难评估质量影响的程度。最后,正如泰伊所承认的那样,没有供应方,就无法进行福利分析。

最近的两项研究(Cooper et al., 2011;Gaynor et al., 2010)利用英国国民健康服务体系(NHS)最近的一项改革,研究了竞争对医院质量的影响。NHS 在 2006 年推出了一项改革,旨在促进医院之间的竞争。通过一种非常类似于美国联邦医疗保险系统的方法,根据病人的诊断实施行政定价。因此,医院只能在非价格方面进行竞争。虽然 Cooper et al.(2010)和 Gaynor et al.(2010)在使用的精确方法上有所不同,但他们都发现,在改革之后,相对于更集中市场的医院,在不那么集中市场的医院,AMI 的风险调整死亡率下降得更多。

Gaynor et al.(2010)也研究了不包括 AMI 在内的所有死亡率原因,并发现了与 AMI 相同的定性结果,尽管估计的影响在规模上较小。他们还研究了利用率和支出的指标,发现:改革后相对于更集中的市场,较不集中的市场住院时间有所增加,但对支出没有影响。在数量上,Gaynor et al.(2010)发现,改革降低了 0.2% 的心脏病发作死亡率。[1] 由于改革在不增加成本的情况下挽救了生命,他们的结论是福利水平提高了。衡量成本的指标是医院支出。如前所述,这可能并不能准确反映经济成本,因此关于福利水平的推论不一定是清晰的。盖诺等人还控制了 NHS 行政定价对结果的影响。他们估计是正向影响,但统计学意义上微不足道。

Gaynor et al.(2011)估计了英国心脏搭桥手术(CABG)需求的结构模型,以评估 Cooper et al.(2010)和 Gaynor et al.(2010)研究的改革效应。特别是,改革的一部分要求转诊医生可以让病人在五家医院中进行选择(改革前不要求他们提供这样的选择)。Gaynor et al.(2011)利用患者治疗的个体数据,估计了单个医院对 CABG 手术需求的多项对数模型。他们发现,改革后医院(风险调整)死亡率的需求弹性比改革前更大。改革后调整死亡率的弹性约等于 0.3。如果只考虑死亡率,一个标准差的增加(约 20% 的增加)意味着选择概率下降约 6%。这一弹性明显大于改革前的死亡率弹性。他们还发现了巨大的地理差异——医院之间的死

---

① Cooper et al.(2011)和 Gaynor et al.(2010)对改革后竞争影响的估计在数量上是相似的。Cooper et al.(2011)计算出,他们衡量竞争的指标每增加一个标准差,心脏病发作死亡率就会降低 0.3%。Gaynor et al.(2010)的估计表明,集中度每降低一个标准差,每年心脏病发作死亡率降低 0.33%。

亡率交叉弹性随着距离的远近显著下降。这说明,附近医院在质量上存在竞争,而与远处的医院没有竞争。患者反应存在相当大的个体差异。重症病人(按较高的并发症率计算)比一般病人对医院死亡率更敏感。随着改革的推行,相对于普通病人,他们对质量的偏好增加得更多。他们还发现,改革对低收入患者的影响更大。本研究采用结构化的方法研究竞争对质量的影响。英国改革的目的是增加竞争,显然也提高了需求的反应能力。

Cooper et al.(2011)和 Gaynor et al.(2010)对市场结构和质量之间关系的内在机制的一些观点是由 Bloom et al.(2010)提供的。布鲁姆等使用英国 NHS 的数据,并采用 Bloom and Van Reenen(2007)开发的管理质量衡量方法,研究了市场结构对管理质量的影响,以及最终对医院质量的影响(AMI 死亡率、急诊手术死亡率和其他指标)。他们发现,与竞争对手的距离越近,对管理质量和临床医疗质量的影响就越大且越显著。他们的估计表明,在附近关闭一家与之竞争的医院,可以将管理质量提高 1/3 的标准偏差,从而将心脏病发作死亡率降低10.7%。本研究只使用了横截面数据(2006),因此方法与 Cooper et al.(2010)和 Gaynor et al.(2010)不同。利用医院地理区域的政治边缘性来识别市场结构效应。由于医院的开设、合并和关闭是由政府机构(卫生部)决定的,因此它们受到政治影响。

4.4.2 市场定价的研究

现在我们转向当价格由市场决定时的竞争与质量的计量经济学研究。[①] 其中大多数研究采用了 SCP 模型,而有些则研究并购或价格放松管制的影响。还有少数研究是结构性的(或相关的),估计了进入行为。

研究结果罗列在表 9.11 中。表中"竞争对质量的影响"一列的内容指出了竞争指标与质量指标之间关系的方向。研究中使用的质量度量方法在"质量指标"一列中,竞争度量方法列在"竞争指标"列中。

最近有许多关于医院市场竞争和质量的研究。这些都涵盖了 20 世纪 90 年代或更晚的时期,当时人们普遍认为,医院市场出现了价格竞争。我们首先讨论 SCP 研究,然后讨论并购研究,最后讨论放松价格管制的研究。在考虑这些研究时,我们需要以经济学理论为指导。与管制价格的情况不同,关于竞争和质量的经济理论不那么清晰(见 Gaynor,2006b)。尽管如此,理论确实提供了一个指南,告诉我们应该寻找什么,以及什么样的经济因素可能是估算关系的基础。

从 Dorfman and Steiner(1954)的模型可以深入了解质量水平的决定因素。他们的模型名义上是关于价格和广告的选择,但也可以被解释为价格和质量的选择(尽管有一定的限制)。[②]

利用该模型,我们可以得到式(9.36),可称为多夫曼—施坦纳条件(推导见 Gaynor,2006b):

---

① 我们省略了关于较老的"医疗军备竞赛"研究。有关这些研究的综述见 Gaynor(2006b)。
② 多夫曼和施坦纳为垄断者行为建立了模型。如果我们把需求函数看作是一种需求的简化形式,例如寡头的剩余需求曲线(见 Dranove and Satterthwaite,2000),那么我们可以认为这是一种近似垄断竞争企业的行为。

$$\frac{z}{p}=\frac{1}{d}\cdot\frac{\varepsilon_z}{\varepsilon_p} \tag{9.36}$$

其中,d 是单位数量的平均质量成本,即成本 $=c\times q+d\times z\times q$,其中 q 是数量。

这意味着,如果需求的质量弹性增加或需求价格弹性下降,那么质量价格比应该上升,反之亦然。质量弹性的提高增加了提高质量的回报。价格弹性的降低会增加价格成本利润率,这也增加了回报。

尽管与多夫曼和施坦纳的模型有很大不同,其他一些论文也提供了类似的直觉。Dranove and Satterthwaite(1992)考虑了当消费者不完全了解价格和质量时信息对价格和质量的影响。他们发现,如果消费者对价格的了解多于对质量的了解,那么就会导致次优质量的均衡。直观上,这与多夫曼—施坦纳框架中所发生的情况类似,即需求的价格弹性增加,而质量弹性没有增加。价格成本利润率会下降,导致对质量的回报下降,质量价格比下降。

表 9.11 医疗保健质量与竞争的实证研究:市场定价

研究	时间段	地区	身体状况	支付人	质量指标	竞争指标	竞争对质量的影响
Gowrisan-karan and Town（2003）	1991—1993心脏病;1989—1992肺炎	洛杉矶市	心脏病,肺炎	HMO	死亡率	HHI	增加(死亡率↓)
Sohn and Rathouz（2003）	1995	加州	PTCA	全部	死亡率	竞争系数	增加(死亡率↓)
Mukamel et al.（2002）	1982,1989	加州	全部,AMI,CHF,肺炎,中风	全部	死亡率	HHI	减少(死亡率↑)
Encinosa and Bernard（2005）	1996—2000	佛罗里达州	全部,手术护理	全部	患者安全事件	医院运营的低利润率	减少(患者安全事件↑)
Propper et al.（2004）	1995—1998	英国	心脏病发作	NHS	死亡率	竞争者数量	减少(死亡率↑)
Sari（2002）	1991—1997	16个州	全部	全部	质量指标	HHI	增加(质量指标↑)
Ho and Hamilton（2000）	1992—1995	加州	心脏病发作,中风	全部	死亡率,再入院率	并购	无影响(死亡率↓,再入院率↓)
Capps（2005）	1995—2000	纽约市	全部	全部	质量指标	并购	无影响:13个住院患者与患者安全指标。减少:并购1年后AMI院内死亡率,心脏衰竭(死亡率↑)
Volpp et al.（2003）	1990—1995	新泽西州	心脏病发作	全部	死亡率	放松价格管制	减少(死亡率↑)
Burgess et al.（2008）	1991—1999	英国	心脏病发作	NHS	死亡率	放松管制,竞争者数量	减少(死亡率↑)

续　表

研究	时间段	地区	身体状况	支付人	质量指标	竞争指标	竞争对质量的影响
Howard (2005)	2000—2002	美国	肾脏移植	全部	移植失败	需求弹性	(小幅)增加(弹性↑)
Abraham et al. (2007)	1990	美国	全部	全部	消费量	医院数量	增加(数量↑)
Cutler et al. (2010)	1994,1995, 2000,2002, 2003	宾夕法尼亚州	CABG	全部	死亡率	新成员的市场份额	增加[优质医生(低死亡率)的市场份额↑]
Escarce et al. (2006)	1994—1999	加州、纽约、威斯康星州	心脏病发作、骨折、中风、消化道出血、充血性心脏衰竭、糖尿病	全部	死亡率	HHI	加州、纽约增加,威斯康星没影响(死亡率↓,0)
Rogowski et al.(2007)	1994—1999	加州	心脏病发作、骨折、中风、消化道出血、充血性心脏衰竭、糖尿病	全部	死亡率	1-HHI,1-3家企业的集中率,竞争者数量	增加(3~5种情况)无影响(死亡率↓,0)
Mutter et al. (2008)	1997	美国	全部	全部	住院患者质量指标,患者安全指标	各种指标(HHI,竞争者数量等)	增加,无影响,减少(质量指标↑,0,↓)
Romano and Balan (2011)	1998—1999, 2001—2003	芝加哥PMSA	全部	全部	住院患者质量指标,患者安全指标	并购	无影响,增加(质量指标0,↑)
Mutter et al. (2011)	1997—2001, 1998—2002	美国16州	全部	全部	25个住院患者质量指标,患者安全指标	42个并购案	增加,无影响,减少(质量指标↑,0,↓)

　　Allard et al.(2009)明确考虑了医生服务市场的竞争。他们认为医生和病人之间存在重复博弈。病人的健康取决于可观察到的医疗护理和医生努力。医生的努力是指医生所做的任何影响病人健康的事情。可以把它看作质量。病人事后观察自己的健康状况,因此医生的努力是可以观察到的,但不可以收敛。在静态博弈中,医生将提供次优努力。然而,在重复博弈中,会有医生提供最优努力的均衡。这种均衡是在一定条件下实现的,特别是在病人转诊费用不太高且医生过度供给的情况下。如果转诊费用高,那么努力将是次优的,但竞争将导致努力水平高于最低水平。[①] 同样,这与多夫曼和施坦纳的直觉有相似之处。在阿拉德等人的模型中,当患者转诊成本不太高时,就会出现最优努力。这类似于多夫曼和施坦纳模

[①] 此外,如果病人的健康和医生的行为之间的关系存在不确定性,那么即使医生提供了最优努力,他们也面临着病人转诊的风险。在这种情况下,他们的医生将提供最优努力。

型中需求的质量弹性足够高。当转诊成本高时，就会出现次优努力，类似于低质量的需求弹性。

虽然这个框架没有明确的结论，但它确实为思考医疗保健市场竞争问题提供了一些有用的指导。例如，人们普遍认为，20 世纪 90 年代管理式医疗的出现提高了医疗保健企业（特别是医院）面临的需求价格弹性。这本应导致价格下降，而且似乎确实如此。如果质量弹性没有得到充分的对冲性增加，那么质量就会下降。

医疗保健市场的另一个变化是最近对医疗差错和质量改进的重视。如果这样会导致需求的质量弹性增加，那么质量就会增加。如果价格弹性保持不变，这将提高价格（因为质量的提高会提高边际成本），但价格成本利润率将保持不变。

Gowrisankaran and Town（2003）的一项研究调查了 20 世纪 90 年代初洛杉矶县联邦医疗保险和 HMO 患者的市场结构与 AMI 和肺炎死亡率之间的关系。我们在上一节讨论了联邦医疗保险患者的结论。现在讨论转向 HMO 患者。戈里桑卡兰和托尼发现，在洛杉矶县人口密度较低的地区，风险调整死亡率要低得多。这意味着，对于 HMO 患者而言质量上的竞争正在加剧。根据价格和质量竞争的标准模型（见 Gaynor，2006b），如果在不那么集中的市场中，需求的质量弹性更高，或者价格弹性更低，就会出现这种情况。由于我们通常认为竞争对手越多，弹性越大，因此前者似乎是合理的（而后者则不然）。

Sohn and Rathouz（2003）研究了竞争对 1995 年加州 116 家医院接受经皮冠状动脉腔内成形术（percutaneous transluminal coronary angioplasty，简称 PTCA）患者风险调整死亡率的影响。他们构建了一个"竞争系数"，根据两家医院的病人池的重叠程度，该系数在 0 到 1 之间变化。索恩和拉图兹发现，面对更激烈的竞争，医院的病人死亡率更低。这种效应在小医院更为明显。同样，这一结果似乎表明，在竞争更激烈的市场中，质量弹性更高。

Mukamel et al.（2002）研究了竞争对 1982 年和 1989 年加州患者风险调整死亡率的影响。这两年覆盖了加州引入保险选择性缔约前后的时间。他们假设，选择性缔约的引入加剧了价格竞争，而医院的反应是将资源从难以观察的临床活动转移到更易观察的住宿活动。穆卡梅尔等人估计了医院在基准年的集中度水平（HHI）和医院集中度的变化对住院病人临床支出变动的影响、对支出改变的影响以及 1989 年医院 HHI 水平对 1989 年风险调整死亡率水平的影响。他们发现 HHI 的变化对非营利性医院的临床和住宿支出都产生了显著的负面影响，但对营利性医院没有显著的影响。临床支出与死亡率之间的估计关系为负。穆卡梅尔等人发现，这两个结果表明，1982—1989 年，竞争加剧导致了死亡率上升，竞争降低了患者的临床支出。选择性缔约的引入很可能增加了医院面临的需求价格弹性，而没有以类似比例增加质量弹性。在这种情况下，多夫曼和施坦纳模型预测质量将下降。

Encinosa and Bernard（2005）利用 1996—2000 年佛罗里达医院所有住院病人的出院数据，研究了财务压力对病人安全的影响。恩西诺萨和伯纳德采用了由医疗保健研究与质量署（Agency for Health Care Research and Quality，简称 AHRQ）新开发的一套质量指标。这些指标衡量反映临床质量的各种因素，包括死亡率、产科并发症、不良或医源性并发症、伤口感染、手术并发症、剖宫产和不当手术。[①] 恩西诺萨和伯纳德估计了医院内部营业利润率[②]滞后变化对患者不良安全事件发生概率的影响。他们发现,在营业利润率最低的 1/4 医院里,患者发生不良安全事件的概率明显高于其他医院。在第一、第二或第三四分位数医院中,患者发生不良事件的概率没有显著差异。[③] 因此,财务状况不佳的医院的病人,比那些财务状况较好的医院的病人面临更大的患者安全风险。在财务状况高于临界值(营业利润率的 1/4)的医院似乎没什么影响。

这一发现与理论大致相符。我们预计质量将与边际利润正相关,因此,低利润医院的质量较低的实证结果似乎是可能的。然而,标准理论可以预测利润对质量的持续影响,而不是临界值。这可能是由于数据限制造成的。恩西诺萨和伯纳德必须依赖会计数据,因此他们无法衡量经济利润,也无法构建边际利润的衡量指标。

计量经济学也存在一些问题。恩西诺萨和伯纳德使用医院仿制品来控制医院特有的未观察到的因素。估计方程是对不良患者安全事件概率的对数。这是一种非线性估计,因此与最小二乘不同,医院特有的效应不会被剔除。因此,目前尚不清楚他们关于利润对安全影响的评估在多大程度上真正剔除了可能混淆医院特定影响的因素。另一个问题是,具有固定效应的非线性模型的斜率估值只有在每个组的观测值趋于无穷时才一致。在这种情况下,这意味着必须观察每个医院很多年。由于本文的样本只涵盖了 5 年,似乎不太可能满足这个条件,因此估值可能不一致。

虽然这项研究没有直接考察竞争,但它可能会对竞争对质量的影响研究有所启发。在一定程度上,竞争会将医院的营业利润率降低到像恩西诺萨和伯纳德研究中那样的低水平,可能会使患者面临更高的不良安全事件风险。

Propper et al.(2004)使用 SCP 方法研究了 20 世纪 90 年代英国 NHS 改革后医院竞争的影响。这些改革鼓励了医院之间的付费竞争。普罗珀等人研究了这种付费竞争对 AMI 患者死亡率的影响。他们研究了市场结构(大致是表现为竞争对手的数量)在 1995—1998 年对死亡率的影响,发现死亡率随着竞争对手的数量增加而增加。这一发现当然与美国 SCP 研究形成了对比,但(无论好坏)它与理论一致。更多竞争者的存在可以增加质量弹性、价格弹性,或者两者兼而有之。如果价格弹性大于质量弹性,那么质量就会下降。虽然这为今后的研究提供了一定的方向,但目前还不能确定这是否是这篇论文研究结果的推导机理。和以前一样,这一结论对福利的影响还不清楚。如果增加竞争对手的数量与市场力量的下降有关,那么质量的下降可能是福利的改善。或者,它可能带来福利损失。

Sari(2002)做了一项有趣的研究。莎莉使用的质量指标与恩西诺萨和伯纳德相同。是最早使用这些指标的研究之一,而不是遵循将风险调整死亡率作为质量衡量指标的惯例。他使用了 1992—1997 年期间 16 个州的医院数据,并使用固定效应、随机效应和具有固定效应的工具变量来估计 SCP 模型。莎莉发现,在更集中的市场中,医疗质量要低得多。他估

---

① 更多信息,请访问 http://http://www.qualityindicators.ahrq.gov。

② 营业净利润与营业净收入之比。

③ 第一个四分位数涵盖了利润率低于 20.5% 的医院患者。第二个四分位数的利润率在 4.4%～20.5% 之间,第三个四分位数的利润率在 4.4%～9.3% 之间,第四个四分位数的利润率大于 9.3%。

计,医院市场份额每增加10%,医疗质量就会下降0.18%。研究还发现有证据表明,管理式医疗的普及提高了一些质量指标的水平,尽管其他指标在统计学意义上没有显著关系。

Ho and Hamilton(2000)和Capps(2005)是研究医院合并对医疗质量影响的两篇论文。Ho and Hamilton(2000)研究了1992—1995年期间130家不同类型的医院合并。他们采用的质量指标是住院死亡率、再入院率和新生儿早期出院率。他们利用医院特有的固定效应来控制可能与合并相关的不变医院特征。何与汉密尔顿没有发现合并对心脏病发作和中风患者的死亡率有明显的影响。他们确实发现一些合并增加了心脏病发作患者的再入院率和新生儿早期出院率。目前还不清楚,究竟是因为确实没有效果,所以何与汉密尔顿没有发现,还是因为他们无法在数据中甄别出效果。合并的影响是出了名的难以甄别。首先,合并案并不多,因此没有太多的统计量来检测合并的影响。其次,本研究中可识别的变动来自随时间变化的院内变动。如果这不是结果变化的主要来源,那么对参数的估计将是不精确的。再次,合并肯定是内生的。合并发生的原因通常与相关的结果变量有关。如果合并是由于医院随着时间环境的变化而发生的,那么医院的固定效应就无法控制内生性,因此很难得到对合并效应的一致估计。

Capps(2005)使用AHRQ质量指标来检验医院合并对质量的影响。他比较了1995—2000年纽约州合并医院与非合并医院的情况。合并医院25家,合计246家。对照组的构建有两种方法。第一种方法是选择与合并医院在可观察特征(如教学状况、规模、产权等)上相似的非合并医院。第二种方法是使用倾向评分来确定对照组。然后合并医院的对照组由预测合并概率与合并医院预测概率最接近的10家非合并医院组成。

使用第一种方法,卡普斯发现合并对大多数质量指标的影响没有统计学意义。6项住院病人质量指标中有4项不受影响,其他3项手术指标不受影响,6项病人安全指标不受影响。研究发现,合并对两种心脏手术的住院病人质量指标有负面影响:AMI和充血性心力衰竭(CHF)。据估计,在合并后第一年内,合并导致每1000名AMI或CHF患者中额外有12人死亡,但合并后的第二年没有明显影响。当使用倾向评分生成一个对照组时,合并对任何质量指标都没有统计上显著的影响。就像何与汉密尔顿的论文一样,我们很难知道如何解释总体上缺乏统计意义的情况。在这段时间内,合并可能真的对纽约州的医院质量没有影响,或者只是很难准确地验证这一假设。

最近有两篇非常有趣的论文,利用监管方面的变化来研究医院竞争对质量的影响。Volpp et al.(2003)研究了放松价格管制对新泽西州医院的影响,试图了解引入价格竞争对医院质量的影响。1992年,新泽西州放松了对医院价格的管制。邻近的纽约州在医院管理制度上没有改变。沃尔普等人利用1990—1996年新泽西州和纽约州AMI入院数据来了解放松管制的影响。他们研究了新泽西州和纽约州在管理废除前后,经风险调整的住院病人AMI死亡率的差异。发现在放松价格管制后,新泽西州的死亡率相对于纽约有所上升。乍一看,这一结果与之前讨论的SCP类型研究形成了明显的对比。然而,需要考虑一下放松价格管制的影响。最大的影响应该是增加需求价格弹性,降低价格。① 质量弹性似乎不太可能受到

① 不幸的是,沃尔普等人没有任何证据表明放松管制对价格的影响。

显著影响。标准模型的预测是,当需求价格弹性上升时,质量会下降。很难说这对福利有什么影响。如果管制价格定得过高,那么这种质量下降就是福利增加,反之亦然。

Burgess et al.(2008)的一篇论文采用了与沃尔普等人类似的方法。研究了 NHS 竞争性改革对 AMI 患者死亡率的影响。在论文中使用了与 Propper et al.(2004)不同的策略。他们利用了 1991—1999 年英国监管的变化,以及竞争对手数量的地域差异。[①] 引入竞争始于1991 年并一直积极推广到 1995 年。1995 年之后竞争被淡化,并从 1997 年起受到抵制。竞争的影响是由面对竞争对手的医院和没有面对竞争对手的医院在鼓励竞争和不鼓励竞争的时期之间的差异确定的。

Burgess et al.(2008)发现竞争会降低质量。在鼓励竞争期间(1991 年),有竞争对手地区的医院死亡率与没有竞争对手地区的医院死亡率的差异高于竞争受到抑制期间(1996—1998 年)。据估计,在整个时期内,竞争的累积效应将使死亡率提高,其幅度大约与心脏病死亡率长期下降趋势(可能是由于技术变迁)的累积效应相同,影响巨大。与 Volpp et al.(2003)一样,这些结果可以被解释为与经济理论相一致,尽管在该文所使用的框架内这是不可检验的。与以前一样,尚不清楚其福利推论。

Howard(2005)是一篇关注需求的论文,正如泰伊的论文一样。霍华德对肾脏移植设备的需求进行了建模,重点研究了质量对消费者选择设备的影响。他调查了所有接受移植的病人选择,包括联邦医疗保险病人、联邦医疗补助病人和那些有私人保险的病人。

一个中心移植手术后一年的预期失败率与实际失败率之差可以用于衡量质量。霍华德假设,移植中心之间没有影响选择的价格差异,因此不考虑价格。解释变量包括质量指标、患者与移植中心的距离和患者特征。对质量而言,选择的平均估计弹性为 20.12。私人保险患者的质量弹性较大,为 20.22。

这些弹性估值并不是特别大。质量弹性的平均估计值较低,说明这并没有给移植中心带来较大的动力去竞争质量,如式(9.23)所示。由于霍华德没有对供给方进行建模,所以他的模型并没有(也没有打算)直接预测竞争的影响。

与泰伊的论文一样,这里也有一些关于价格和内生性的担忧。霍华德假设价格对病人在哪里接受移植没有影响。这对于联邦医疗保险来说可能是正确的,但是对于私人保险的病人来说似乎不太可能。私人保险的病人在他们的保险网络内外的提供者之间面临着自付费用的巨大差异。此外,健康保险计划根据价格来决定将哪些供应商纳入其网络。因此,对于私人保险病人的分析,似乎应该包括价格。此外,如果价格与质量正相关,那么价格的缺席可能导致质量对需求影响的估计偏差下降。如果高质量的移植中心对患者来说成本也很高,那么患者对质量差异的反应可能比实际情况要慢。出于与泰伊论文同样的原因,质量的内生性也可能是一个问题。

Abraham et al.(2007)有一些在福利方面的研究。亚伯拉罕等人研究了 1990 年美国独立市场中医院数量的决定因素。他们没有明确地分析价格或质量。相反,他们推断,竞争是否因支持市场上另一家公司所需的人口而加剧。如果支持另一家公司所需的人口在增加,那

---

① Propper et al.(2004)只使用了竞争者数量的变化。

么进入市场后可得到的平均利润必然在减少,从而增加了进入盈利所需的数量。他们发现,市场规模是医院数量的主要决定因素,随着当地市场医院数量的增加,市场买卖数量增加,可变利润下降。这意味着随着医院数量的增加,市场竞争也越来越激烈。此外,它还表明,进入市场并不仅仅是需求抢断——更多的医院增加了需求。原因是,只有在价格较低或质量较高时,需求量才会增加。由于这种情况确实发生了,人们消费得越来越多,生活肯定会更好。① 因此,他们得出的结论是,竞争随着医院数量的增加而增加,而竞争会改善福利。

Cutler et al.(2010)最近有一项非常有趣的研究,该研究与亚伯拉罕等人一样,利用了进入市场(冠状动脉旁路移植术市场,即 CABG)的信息来推断竞争的影响。库特勒等人利用宾夕法尼亚州准入限制规定(hospital certificate of need regulation,简称 CON)的废除来考察医院进入 CABG 手术市场的效果。他们假设,整体生产能力受到限制——心脏外科医生是一种稀缺的投入品,无法轻易改变供给。因此,进入市场不会导致 CABG 手术数量的增加,但可能导致质量的改善:特别是,他们假设这将增加优质外科医生的市场份额。这一假设在实证分析中得到了证实。他们发现,在进入者拥有 11%~20%CABG 外科市场份额的市场中,优质外科医生的市场份额比标准质量外科医生的市场份额增加了 2.1 个百分点。总的来说,他们的结论是,进入导致了质量的提高,但对社会福利没有影响。他们对市场进入导致的死亡率下降所带来的收益估值大约被市场进入的固定成本估值所抵消。这是少数几篇对福利效果进行研究的论文。

Escarce et al.(2006)研究了加利福尼亚州、纽约州和威斯康星州医院集中度与因心肌梗死、骨折、中风、消化道出血、充血性心力衰竭或糖尿病住院的成人患者死亡率之间的关系。他们发现,在加利福尼亚州和纽约州的低集中度市场中,死亡的概率要低一些,但威斯康星州则不然。这进一步证明,医院之间可能存在相当大的质量竞争,但也可能存在很大的异质性,这取决于市场的具体情况。在威斯康星州,价格竞争有可能主导质量竞争(尽管研究没有提供这方面的证据),当然也可能是因为其他原因。

Rogowski et al.(2007)的另一项研究调查了加利福尼亚州相同的六种情况。在这项研究中,罗格斯基等人发现,在六种情况中,在三到五种情况下,相对集中度较低的市场死亡率较低,这取决于使用的集中度衡量方法。有趣的是,他们没有发现市场结构对心脏病发作死亡率在统计上有显著影响,这与许多其他研究的结果正好相反。

Mutter et al.(2008)利用美国医疗保健研究与质量署的关于医院成本与使用项目的州级住院患者数据库中的全国医院数据,研究了 38 种不同的住院病人质量指标与 12 种不同的医院市场结构指标之间的关系。他们发现了各种不同的关系:一些质量指标与市场结构指标是正相关的,一些是负相关的,还有一些根本不相关(无关紧要)。使用国家数据是对以前只使用某一州数据的研究的改进。虽然结果似乎有些模糊,但也许他们在数据中发现的各种模式并不令人惊讶。首先,由于存在价格和质量的竞争,任何事情都有可能发生。其次,使用多个州的数据虽然值得称赞,但确实引入了额外的、很难度量的异质性。最后,使用那么多不同的结果指标,从各个方面都能找到结果并不令人感到特别意外。

① 如前所述,总需求增加对于提高质量是改善福利的必要条件。

Romano and Balan(2011)最近有一项有趣的研究。他们研究了芝加哥郊区两家医院(埃文斯顿西北医院和高地公园医院)完全合并后对医疗质量的影响。此次合并是联邦贸易委员会提起反垄断诉讼的主题,作者们为此案提供了证据。这项研究使用恩西诺萨和伯纳德以及萨里使用的住院质量指标和患者安全指标。作者们采用差分方法,将合并前后两家医院的质量指标变化与同期对照医院的变化进行比较。他们发现,合并对许多质量指标没有产生显著影响,但对一些指标有显著的负面影响,对少数指标具有正面影响。与对照医院相比,在埃文斯顿西北医院合并后,AMI、肺炎和中风死亡率上升,尽管在高地公园医院统计学上无显著影响。一些护理敏感型质量指标的水平有所改善:合并后的两家医院中,褥疮性溃疡(褥疮)的发病率都有所下降,埃文斯顿西北大学医院的感染也有所下降。相反,在埃文斯顿西北大学医院,髋关节骨折的发病率上升。最后,他们发现产科的一些指标(新生儿的出生创伤、母亲的产科创伤)增加,而其他一些指标有所下降。他们的结论是,总体而言,没有理由推断合并对质量有提升。

Mutter et al.(2011)通过研究美国多个州(16个)的多组(42个)并购案的影响,扩展了其他研究。作者使用差分分析将合并医院的25项不同质量指标(AHRQ住院病人质量指标和病人安全指标)的变化与同期对照医院进行对比。穆特等人发现合并的结果好坏参半,根据合并的度量和性质,合并导致质量增加、减少或没有变化。在大多数情况下,合并对质量没有影响。就一些指标而言,合并对质量具有统计学意义,尽管既有积极影响也有消极影响。总体而言,作者很难发现医院合并对质量在统计学上有显著影响,这意味着平均而言,并不存在可检测到的影响。然而,他们的研究结果确实表明,合并可以产生消极或积极的质量影响,这取决于质量指标和合并的具体情况。这些结果的性质与之前的研究(Mutter et al.,2008)有许多共同之处,之前的研究侧重于市场结构的衡量而非合并。与那项研究一样,尽管结果似乎有些模糊,但考虑到医院合并中存在很大程度的异质性,以及采用了大量的结果衡量方法,这或许是可以预料的。

4.4.3 数量—结果关系的研究

关于"数量—结果"关系的研究非常多,绝大多数出现在医学文献中。这些研究通常发现,医院的手术数量和在该接受手术的病人的医疗结果之间存在显著的相关性。这类研究的一个明显问题是内生性。这可能是因为无论是通过干中学,还是通过提高质量的投资,做更多手术的医院在这方面做得更好。然而,也有可能病人被吸引到效果最好的医院。医学文献中的研究无法区分这两种选择。

这对于评估医院行业的竞争和反垄断执法非常重要。如果数量导致质量,那么在更集中的市场中,改善患者结果可能会带来效率的提高。这也可能影响医院合并评估。下面我们回顾了三个相对较新的研究,它们提供了迄今为止关于数量—结果效应最有力的证据:Ho(2002)、Gowrisankaran et al.(2004)和Gaynor et al.(2005)。这些研究结果如表9.12所示。

Ho(2002)利用1984—1996年加州医院的数据研究了PTCA的数量—结果关系。她调查的结果是紧急搭桥手术(CABG)和死亡率。她利用医院效应和时间的固定效应,估计了医院累积手术量和年手术量对结果的影响。何发现,随着时间的推移,结果有了显著的改善,但医院年度手术量对结果的影响很小。累积手术量对结果的影响没有得到准确的估计。

Gowrisankaran et al.(2004)试图利用工具变量重构数量和结果之间的因果关系。他们研究了三种外科手术的数量结果关系:惠普尔手术(从胰腺切除肿瘤)、介入治疗(CABG)、腹主动脉瘤的修复(修复腹部动脉的薄弱部位)。他们使用了1988—1999年佛罗里达和1993—1997年加州医院的数据。工具变量法是利用患者与医院的距离来估计患者对医院的选择,然后构建预测手术数量。

表9.12 医疗保健质量与竞争的实证研究:数量与结果

研究	时间段	地区	身体状况	支付人	质量指标	影响质量的因素	对质量的影响
Ho(2002)	1984—1986	加利福尼亚州	PTCA	全部	死亡率,CABG	手术量	(小幅)提高(数量↑→死亡率↓)
Gowrisankaran et al.(2004)	1993—1997(加利福尼亚州),1988—1999(佛罗里达州)	加利福尼亚州,佛罗里达州	惠普尔手术、CABG、腹主动脉瘤修复	全部	死亡率	手术量	提高(数量↑→死亡率↓)
Gaynor et al.(2005)	1983—1999	加利福尼亚州	CABG	全部	死亡率	手术量	提高(数量↑→死亡率↓)
Huckman and Pisano(2006)	1994—1995	宾州	CABG	全部	死亡率	手术量(医生)	提高(数量↑→死亡率↓)
Ramanarayanan(2008)	1998—2006	佛罗里达州	CABG	全部	死亡率	手术量(医生)	提高(数量↑→死亡率↓)
Huesch(2009)	1998—2006	佛罗里达州	CABG	全部	死亡率	手术量(新外科医生)	无影响提高(数量↑→死亡率↓)

戈里桑卡兰等人发现,数量的增加对三种手术都有更好的效果,并发现医院手术数量对患者死亡率有显著且巨大的影响。这意味着在评估医院竞争的影响时,数量结果效应可能是重要的考虑因素。如果竞争导致数量下降,那么结果将会下降。如果竞争导致专业化,那么结果将会改善。

Gaynor et al.(2005)在一篇类似的论文中,使用工具变量技术来估计CABG的数量—结果关系。他们使用了加州1983—1999年的数据,发现了数量对结果的因果关系和实质影响。例如,如果CABG在数量大于或等于200的医院中进行,那么CABG的平均死亡率将从2.50%下降到2.05%,从而挽救了(统计意义上的)118条生命。在同一作者的一篇相关工作论文中,Seider et al.(2000)模拟了两种合并的影响:一种是假设的"标准合并",即市场份额相等的2/5的公司合并;另一个是在加利福尼亚州奥克兰阿尔塔贝茨医疗中心和顶峰医疗中心的实际合并。他们发现,对于较大的医院合并(医院业务量>140),标准合并挽救的生命的价值超过了价格上涨造成而损失的消费者剩余。不过,对顶峰—阿尔塔贝茨合并案而言,业务量并没有较大的影响,其影响是为280万~440万美元的净亏损。原因在于,合并带来的业务量增长太小,不会对结果产生太大影响,而价格上涨则会降低福利。

Huckman and Pisano(2006)研究了针对外科医生的数量与结果之间的关系,这一问题略有不同。具体来说,他们考虑的是什么影响了手术结果。是某医院外科医生的手术量,还是他们的总体手术量？他们对宾夕法尼亚州 1994 年和 1995 年的心脏搭桥(CABG)病例进行了调查,发现某医院外科医生的患者死亡率随着其所在医院的心脏搭桥手术量的增加而显著提高,但与其他医院的心脏搭桥手术量的增加无关。尽管 Gowrisankaran et al. (2004) 和 Gaynor et al.(2005)的研究结果没有拒绝外生性,在一定程度上减轻了人们对这一问题的担忧,但他们并没有特别解决手术数量内生性的可能[尽管下面讨论的 Ramanarayanan(2008) 在其研究中拒绝了外生性]。

Ramanarayanan(2008)也试图确定 CABG 手术中医生特定的数量——结果效应。其方法与哈克曼和皮萨诺的不同之处是,他使用工具变量策略进行甄别(Huckman 和 Pisano 使用滞后的数量以及滞后的外科医生和医院风险调整死亡率,试图解决内生性问题),并使用了佛罗里达 1998—2006 年的数据。该工具变量是外科医生的离职——离职的外生性影响是将数量转移到其他医生身上。拉马纳拉亚南发现,个体医生的数量确实对患者的预后有显著影响。与哈克曼和皮萨诺不同的是,他确实发现外科医生的经验在不同的医院之间是可以移植的。然而,不是完全可移植——与其他医院相比,"家庭"医院的外科医生数量对结果的影响要大得多。这两篇论文的结果(Ramana rayanan,2008;Huckman and Pisano,2006)提供了一个关于数量结果关系的更微妙的观点。医生扮演着重要角色,但决定结果的不仅仅是医生的手术量。数量结果关系中有医院特有的方面,这意味着医院的集中流程可以在改善结果中发挥重要作用。

Huesch(2009)尝试采用一种新颖的方法来确定学习效果,他估计了 57 名"新心脏外科医生"的数量结果关系(这些医生在他调查开始之前就完成了住院实习)。胡赫什使用了与拉马纳拉亚南相同时期的数据。没有发现这些"新心脏外科医生"存在数量结果关系的证据。事实上,考虑到可能有遗忘,他发现先前经验的影响不会从一个季度延续到下一个季度。尽管胡赫什没有拒绝为他调查的新医生存在业务量的外生性,他使用了固定效应和工具变量方法。这个结果与哈克曼、皮萨诺和拉马纳拉亚南形成了鲜明对比。人们总是期望新医生会是那些在实践中学习最多的人。但这项研究的结果并不支持这一观点。众所周知,从实践中学习很难从经验上加以识别(见 Thompson,2010)。Huesch and Sakakibara (2009)指出了一些可能的机制,用以推动观察到的经验性数量结果关系,并建议进一步思考如何确定这些特定机制在有序运行。

4.5 小结

关于医疗保健市场竞争和质量的实证文献大多是最近的,而且增长非常迅速。实证研究的结果并不一致。大多数针对联邦医疗保险患者的研究表明,竞争对医疗质量有积极影响。这并不令人惊讶,因为在经济学中,分析监管价格的市场理论预测了这一结果。然而,对由企业(例如私人保险的病人)定价的市场的研究结果却变化多端。一些研究表明,竞争加剧导致质量提高,而另一些研究则相反。虽然这似乎令人惊讶,但也并不出奇。经济学理论预测,当企业同时设定质量和价格时,质量可能随着竞争的加剧而增加或减少。

第一代研究为进一步研究提供了非常宝贵的知识基础。所建立的基础虽然非常有用，但在大多数情况下不允许进行规范分析。这些研究的结果不允许我们推断他们的估计结果是否意味着竞争增加或减少了社会福利。

这些结果也为研究其他行业的竞争和质量提供了一些有益的经验教训，特别是，通过非结构性(SCP)计量经济学方法，我们能或不能学到什么以及需要什么来获得更精确的结果。

该领域研究的下一步主要工作是要找出竞争会导致质量提高或降低的决定因素。经济理论可以为这些下一步研究提供有益的指导。虽然价格和质量决定的理论模型是复杂的，通常产生不确定的预测，但也有一些可以从理论中得出的简单直觉。竞争是会导致质量的提高还是会导致质量的降低，将取决于竞争对企业价格和质量需求弹性的相对影响。未来的研究可以集中精力研究这些关键因素的估计。此外，对价格管制市场的研究可以参考理论来确定计量经济学模型，其中包括管制价格和边际成本(或其决定因素)。总的来说，上文中讨论的这类研究将允许更精确地实证分析竞争对医疗保健质量的影响，并为规范分析提供机会。

然而，为了进行规范分析，我们需要更详细的模型。因此，今后工作的一项重要而艰巨的任务是继续寻求更完整的计量经济学模型，对医疗保健市场中的质量决定进行估计。这意味着尽量还原偏好和成本(即需求和供给)。这种方法的好处是能够更清楚地推断福利，因为可以对偏好和成本参数进行估计。缺点是不容易得出这种估计。特别是，它们通常只能以做出无法验证的假设为代价来获得。然而，医疗保健数据的数量和细节可能导致在数据较少的情况下使用的一些假设变得不再必要。拓展质量选择的现代定价博弈模型也可能是试图确定竞争的价格和质量效应的富有成效的方法。在第4.3节中，我们提供了这样一个模型的初步草图。显然，还有更多的工作要做，但这可能是未来研究的一个有希望的途径。

5. 健康保险市场研究

5.1　引言

虽然在健康经济学中有大量的研究致力于研究健康保险，但大多数研究都聚焦于消费者行为，或者是不对称信息对选择和市场结果的影响[参见 Breyer et al.(2012)对这些主题的回顾]。截至目前，关于健康保险公司竞争的研究还很少。造成这种局面的部分原因是缺乏给定市场的足够数据，可以构建衡量美国和国际市场价格或市场份额的指标。美国有关于健康保险决策和价格的详细的家庭层面数据(医疗费用面板数据, http://www.meps.ahrq.gov/mepsweb/)，但这些数据来自对大约 4000 个作为全国入选代表家庭的调查。因此，它们不能完全描述给定市场中的选择，也不能列出备选方案的价格，更不用说卖方的市场份额了。其他数据(全国保险委员协会,http://www.naic.org)确实反映了市场份额,但只停留在一州的层面上。由于绝大多数医疗保险将参保者的选择限制在一个提供者网络内,而这些提供者大多是本地的,因此医疗保险的地理市场是本地的,而且比一个州还要小。此外,还没有关于健康计划提供者网络的全面数据。关于健康保险市场最全面的数据是与联邦医疗保险计划相关的私人保险(补充性医疗保险覆盖、联邦医保+选择或联邦医保优惠计划)。在国际上,一些国家实施了改革,导致了私人健康保险市场的创建或扩大(德国、荷兰、瑞士)。已经可以得到这些市场过去几年的数据。

另一个原因是,由于这个市场的复杂性,很难确定一个序贯竞争模型。在美国,大部分私人健康保险是由雇主为员工提供的(税前)附加福利。在这一类别中,一些雇主会自行投保并与保险公司签订合同,保险公司只负责管理他们的计划(包括组建一个供应商网络,并与他们谈判条款)。这是大型雇主的典型特征。其他雇主则从保险公司和行政机构购买风险保险。在那些实际购买保险的人们当中,小雇主面临的情况与大雇主截然不同,这主要是由于他们的风险池较小。这里要考虑的需求很复杂。首先,雇主面临着以某种方式汇总雇员偏好的任务。① 雇主希望留住并吸引有用的员工,因此必须提供包括医疗保险在内的有竞争力的总薪酬。像德国、荷兰和瑞士这样的国家在需求方面没有这种特别复杂的制度结构,但是它们有自己的制度特征,这也对经济建模提出了挑战。其次,对健康保险计划的需求取决于其相关的提供者网络,正如我们前面所指出的(在每个国家都是如此)。健康计划之间的竞争受到其提供者网络的影响。

5.2 实证研究

实证研究采取了许多不同的形式。有一组研究试图寻找竞争对结果变量的影响。这包括简化形式研究、SCP研究和市场进入研究。另一组研究则关注健康保险市场的完整的需求方和供给方模型,并进行了结构性估计。还有另一组研究估计了保险计划(相对于保险的总需求)的需求弹性。这些研究与保险市场的竞争有关,因为卖方所面临的弹性在竞争中起着很大的作用。接下来将回顾这些研究。我们将其分为竞争影响研究和需求弹性研究。

5.2.1 竞争影响研究

表9.13包含最近有关健康保险市场竞争的研究摘要。本表的结构与前面的表相似,概述了医院市场竞争的实证研究。

Dafny(2010)是关于保险市场竞争的第一批新研究之一。达夫妮使用了一家福利咨询公司的数据,这些数据是关于1998—2005年期间大量(776名)大雇主购买的保险计划和支付的保费。虽然这些数据不一定是按市场或全美代表性完成的,但它们确实代表了保险市场价格和数量的最广泛和最全面的数据集。达夫妮的实证方法由保险公司和雇主之间的议价

---

① Dafny et al.(2010)提出证据表明,雇主的选择不能使雇员的福利最大化,尽管它们不允许限制选择对供应商价格和保险费的影响。参见Goldstein and Pauly(1976)。

模型推动。[①]

她的识别策略是研究对雇主盈利能力的冲击对他们所支付的保费变化的影响。其理念是,如果保险公司没有市场力量,那么他们收取的保费将不会因雇主的盈利能力而变化。只有当保险公司拥有市场力量时,他们才能够根据雇主的盈利能力来实施价格歧视。[②] 达夫妮发现了强有力的证据,表明保费会随着买家的盈利能力而增加。她还将盈利能力与市场上保险公司的数量进行互动。随着公司数量的增加,市场力量应该会下降。她的研究结果与这一假设一致——雇主盈利能力对保费的影响随着市场上公司数量的减少而下降。这为保险市场竞争提供了一些证据。

表 9.13 保险市场:竞争的实证研究

研究	时间段	地区	实证方法	支付人	结果指标	竞争指标	对竞争的影响
Dafny(2010)	1998—2005	美国	简化形式;保险公司—雇主谈判	私人、大雇主	保费	企业数量	增加(↑)
Dafny et al.(2011b)	1998—2005	美国	SCP	私人、大雇主	保费	HHI	增加(↑)
Dranove et al.(2003)	1997	美国	市场进入模型	私立 HMOs	需要支持另一家企业的人口	HMOs 数量	增加(人口↑→利润↓)
Frank and Lamiraud(2009)	1997—2000	瑞士	健康计划更换	私人健康保险公司	更换健康计划概率的影响	健康计划数量	下降(计划数量↑→更换↓)
Maestas et al.(2009)	2004	美国	价格离散;消费者搜寻	补充性医保(Medigap)	价格离散;消费者搜寻	NA	NA;价格离散;高额搜寻成本
Bolhaar et al.(2010)	2005—2006	荷兰	价格离散;搜寻成本	私人健康保险	价格离散;搜寻成本	NA	NA;价格离散;教育、青年、团体合同(折扣)→搜寻成本↑
Starc(2010)	2004—2008	美国	结构化(需求、索赔、成本、变量、固定、沉没)	补充性医保(Medigap)	需求弹性、福利	需求弹性(-1.14),模拟	改善福利(补偿性净利润变动↑每消费者230 美元)
Lustig(2010)	2000—2003	美国	结构化(需求、成本、固定、慷慨的边际成本)	M+C	需求弹性、福利	企业数量	增加(企业数量→因不存在逆向选择而获得的福利↑)
Town and Liu(2003)	1993—2000	美国	结构化(需求、边际成本的定价方程)	M+C	消费者剩余	企业数量	增加(企业数量→消费者剩余↑)

[①] 这类似于我们在第 3.1 节中介绍的保险公司和医院之间的议价模型。我们没有具体说明保险公司和医院之间的议价模型,尽管这些代理人之间的议价肯定会发生。这强调了保险市场制度结构的复杂性和研究人员必须面对的建模选择困难。

[②] 达夫妮是在考虑议价而不是标价和模型,但基本的直觉是一样的。

当然,和其他研究一样,也有可能是其他因素导致了这些结果。特别是,保费并不是衡量保险价格的理想指标。保费包括预期的医疗费用,加上保险公司的行政费用,再加上由于市场力量而产生的任何加价。从本质上讲,保费是衡量健康保险数量和价格的一个指标。预期的医疗支出是数量——它们将随着健康保险计划的慷慨程度、参保者的特征(疾病和医疗保健偏好)以及提供者的价格而变化。保费中不因医疗费用而产生的部分,按"管理"或"管理因素"计算,就是保费的价格。

正如达夫妮所意识到的,这里的问题是,如果那些经历了正向利润冲击的雇主通过更慷慨的保险覆盖与员工分享部分租金,那么所观察到的雇主盈利能力与健康保费之间的关系可能是数量的增长,而不是价格上的增长。在评估雇主盈利能力和保险市场结构之间相互作用的规范关系时,她的目的之一就是测试这种可能性。在保险公司较少的市场,这种效应更大,这一事实表明,这主要不是由于保险计划慷慨程度的提高所致。[1] 达夫妮的研究还包括了计划设计的控制,用于控制慷慨程度。包含这个变量并不会更改结果。值得注意的是,即使是在拥有910家保险公司的市场,雇主盈利能力对保费也有显著影响(对于拥有10家或更多保险公司的市场,这种影响并不显著)。令人惊讶的是,保险公司在掌控市场力量时竟然拥有89个竞争对手(而市场上总共有910家企业)。这一实证结果确实提出了一些疑问,但 Dranove et al.(2003)发现,1997年的模型表明,在拥有6家企业以上的HMO市场中,也可能存在市场力量。无论如何,达夫妮的贡献为健康保险市场竞争的实证研究开辟了一条道路。

Dafny et al.(2011b)采用更传统的SCP方法来考察健康保险市场竞争。他们使用了与Dafny(2010)相同的数据集,但研究了健康保险市场集中度(HHI)如何影响雇主健康保险保费的增长率。有一些变量包括在内,旨在控制可能影响医疗支出或行政成本(相对于加价)的因素:人口统计因素、计划设计因素和计划中的参保人数。最初的OLS回归表明,保险公司市场集中度对保费增长没有显著影响。当然,HHI可能具有内生性。为了解决这个问题,达夫妮等人对观察到的HHI进行了测量,发现由于1999年两家全国性健康保险公司——安泰保险和保诚医疗——的大规模合并,当地市场集中度发生了变化。使用这种工具变量方法,他们发现由于合并导致的HHI预测变化对保费变化有显著影响。他们发现,保险市场整合对保费的累积影响约为7%。

达夫妮等人也认识到,保险公司可能对供应商具有议价能力(在标价领域的市场力量)。因此,作为检验保险公司是否存在垄断权力的一种方法,他们研究了保险公司集中度对医护人员的收入以及就业变化的影响。他们发现,合并后,医生的收入增长平均减少了3%,而护士的收入增长了约0.6%。对医生的就业没有显著影响,而护士的就业由于合并导致的集中度增加而增加。目前尚不清楚这是否证明了垄断力量的存在,但这与计划集中度导致医生收入下降并最终导致护士对医生的替代是一致的。总体而言,尽管评估结果关键取决于安泰—保诚集团合并作为工具变量的使用,但它们显示出保险公司市场集中度变化与保费变

---

[1] 更准确地说,达夫妮发现,对雇主而言,盈利能力提高的效果是:对同一雇主而言,在保险公司数量较少的市场,保费的增幅要高于保险公司数量较多的市场。

化之间存在显著关系的证据,这意味着市场结构与市场权力的行使之间存在关联。

Dranove et al.(2003)对 Mazzeo(2002)设计的 Brenahan and Reiss(1991)(BR)方法进行了修订,以考察 HMOs 之间的竞争。他们使用了 1997 年关于本地市场上 HMOs 数量的数据,区分了全国性和非全国性的 HMOs。首先,估计所有 HMO 的阈值比(支持 $n+1$ 家企业的必要人口与支持 n 家企业的必要人口的比率)。他们发现了一些令人费解的结果:两家企业的阈值比为 0.93,三家企业的阈值比为 1.58(此后下降)。阈值比为 1 表明支持第二家企业和支持第一家企业需要的人口(需求)完全相同。在 BR 框架中,这意味着随着第二家企业的进入,盈利能力没有变化,也就是说,与垄断相比,双寡头 HMO 市场的竞争没有增加。第三家企业高于 1 的阈值比表明,支持三家 HMO 的人口(每家企业)比支持两家 HMO 的人口要多得多,这意味着利润率肯定会随着第三家企业(但不是第二家)的进入而下降。

詹诺夫等人推测,这种看似奇怪的阈值比模式可能是由于产品的差异化造成的。如果当地 HMO 与全国 HMO 竞争不激烈(全国雇主可能更倾向于从全国 HMO 购买,而当地雇主则更倾向于从当地 HMO 购买),那么将它们合并在一起所得出的估值可能具有误导性。詹诺夫等人随后采用了 Mazzeo(2002)的框架,允许任意数量的企业(最多 5 家)的任意组合。参数估计表明,当地 HMOs 的利润几乎不受全国 HMOs 数量的影响,反之亦然。相比之下,第二种相同类型的 HMO 的存在减少了大约一半的利润。随后的同类型竞争对手对利润的影响是负面的,但幅度在下降。这些结果表明,HMO 市场存在着大量竞争,但也有相当大的产品差异。詹诺夫等人的研究结果表明,全国和当地的 HMOs 之间几乎不存在竞争。

Dafny(2010)、Dafny et al.(2011b)和 Dranove et al.(2003)的研究发现了市场结构影响行为的证据——市场中企业越多,竞争越激烈。其他一些研究对这种关系提出了质疑。

Frank and Lamiraud(2009)研究了瑞士健康保险市场的运作。瑞士要求所有居民都要有健康保险。健康保险由私人提供,但市场受到严格监管。政府为所需的保险覆盖界定了一个标准化福利,由保险公司授权担保发行,调整保险公司所收到的支付以补偿其风险[1],并提供有关价格的公共信息。弗兰克和拉米劳记录了瑞士健康保险市场高度离散的价格,几乎没有证据表明随着时间的推移价格会趋同。随着时间的推移,健康保险公司的数量有所下降,但平均每个州的健康保险计划数量从 1997 年的 40 个增加到了 2004 年的 56 个。计划间的更换率很低:1997 年为 4.8%,2000 年为 2.1%,然后稳定在 3% 左右。

弗兰克和拉米劳认为这一现象很令人困惑,因为不同的计划价格差异相当大,但保险福利是相同的。他们推测,大量选择的存在可能会导致决策过载。他们利用个人调查数据和公布的健康保险计划信息来估计个人健康计划的转换模型,并试图检验这些假设。他们发现,在计划较少的地区,更换计划的比例要大得多,而且更换计划的人要支付的保费明显低于坚持同一计划的人(比坚持同一计划的人低 15.9%;33.18 瑞士法郎)。这些结果似乎与随着企业数量的增加而价格竞争会变得更加激烈不一致。现在,需要明确的是,达夫妮等人以及詹诺夫等人的研究针对的是美国私人健康保险市场的大雇主群体。在那里,购买决策是由大企业做出的,所以人们会认为这些决策可能是理性的。弗兰克和拉米劳的研究则调

---

[1] 根据保险公司的参保人员的预期医疗费用,支付金额可上调或下调。

查了瑞士个人消费者的决策。最重要的区别在于,做决策的是个人,而不是大雇主。个人比大企业更容易受到交易成本或非理性因素的影响。当然,瑞士个人健康保险市场的制度和美国大雇主市场也完全不同,但在我们看来,最可能的原因是在这些研究中观察到的不同模式之间的差异是由于个人决策与大雇主决策不同所导致的。

在美国的补充性医疗保险(Medigap)市场和荷兰的健康保险市场,也有类似的关于价格离散模式。补充性医疗保险是联邦医疗保险受益人购买的私人保险,以弥补政府提供的联邦医疗保险覆盖的"缺口"。该保险包括共同保险支付、免赔额,以及那些被排除在公共提供的保险范围之外的项目或服务(最明显的是在引入医疗保险 D 部分之前的处方药)。

Maestas et al.(2009)记录了补充性医疗保险市场的巨幅价格波动,尽管计划是标准化的。[1] 他们采用了 Carlson and McAfee(1983)的搜索模型,发现保险公司在成本方面存在显著差异,因此负载费用也会导致观察到的价格变化。由于巨额的搜索成本,这种价格差异是一种均衡——梅斯塔斯等人估计,市场上消费者的平均搜索成本为 72 美元,最高为 144 美元。

Bolhaar et al.(2010)也在荷兰医疗保险市场发现了相当大的价格离散现象。这一市场也受到了大量管制,包括政策的标准化和向消费者传播信息,因此价格离散的存在多少令人吃惊。他们使用了一个独特的数据集——荷兰医疗保健消费者面板数据,其中包含了关于实际消费者搜索行为的信息。他们发现,受教育程度较高的消费者和较年轻的消费者更有可能进行搜索。在荷兰体系中,也有团体合同(例如雇佣团体),这些是打折出售的。他们发现,一份团体合同的报价与搜索概率之间存在很强的相关性。

Starc(2010)对补充性医疗保险市场进行了建模,考虑了逆向选择和市场力量。她证明,市场高度集中——全国 4 家企业的集中度为 83%(相比之下,私人汽车保险的集中度为 44%,人寿保险的集中度为 34%),2 家企业(联合健康保险的集中度为 46%;其中,奥马哈互惠保险为 24%)几乎占了全部市场份额。斯塔克证明了补充性医疗保险的条款存在着大量的价格离散,证实了梅斯塔斯等人的观点,并证明了保费与市场集中度之间的正向关系,其定性结果与 Dafny et al.(2011b)相同,但针对的是一个非常不同的市场。两家企业的集中度每增加 1%,保费就会增加 0.26%。

斯塔克利用美国国家保险委员协会(National Association of Insurance Commissioners,简称NAIC)的数据和 2006—2008 年联邦医疗保险当前受益人调查(Medicare Current Beneficiary Survey)的数据,估计了保险需求、索赔和卖方成本(可变、固定、沉没)的结构性模型。她估计需求的平均价格弹性为-1.12。这对于企业而言是一个非常低的需求弹性,特别是考虑到在这个市场上销售的产品是标准化的。这有可能是由于加总的原因——NAIC 的数据是在国家层面,而真正的区市场可能比它小得多。还有一种可能是,这些工具很弱,而这正是导致这一估值看起来很低的原因。索赔函数的估计(与需求一起估计)显示,保险公司索赔随保费增加而增加——保费增加 100 美元将导致索赔增加 15 美元。这表明存在逆向选择——高风险消费者对价格不太敏感。在存在逆向选择的情况下,保险公司收取的保险费在增加。

---

[1] 对相当多的其他市场的研究发现,即使在人们可能认为是竞争性市场的情况下,价格也存在巨大的离散(例如,Pratt et al.,1979;Dahlby and West,1986;Gaynor and Polachek,1994;Sorensen,2000)。

因此,面临逆向选择的保险公司将在边际成本基础上收取保费加成将低于其他情况。这是次优的经典案例——两种扭曲总优于一种扭曲。逆向选择的"额外"扭曲实际上降低了保险公司的垄断权力。

斯塔克也还原了对成本参数的估计。对于可变成本,是以常用方式进行的,通过一个定价方程和一个关于行为的假设,但下面的方法考虑了健康保险市场的制度特征。健康保险公司受联邦政府的最低赔付率规定的约束,必须向参保者支付65%的保费收入作为对保险覆盖的医疗服务的报销。斯塔克将此作为定价的不平等约束(溢价设置)合并到评估中。她估计,联邦健康公司的可变(管理)成本约占保费的6%,占奥马哈互惠保险公司的18%。

对固定或沉没成本边界的估计可以从数据中还原。这使用了以下直觉:首先,假设奥马哈互惠公司面临进入每个当地市场(州)的固定成本。相比之下,联邦健康公司则花费大量资源用于在全国市场(例如获得AARP的认可)的推广。这些都是沉没成本。其次,我们观察到,例如有一家企业采用了奥马哈互惠公司的战略,这意味着奥马哈互惠公司是盈利的,而采用这一策略的第二家企业未必盈利。因此,奥马哈互惠公司固定成本的下限是第二家采用其策略的企业的预期可变利润,上限是预期可变利润。进行同样操作以确定进入国内市场的沉没成本的边界。据估计,奥马哈互惠公司进入一个州的固定成本上限在44.5万~79.6万美元之间,这意味着进入50个州市场的固定成本在2200万~4000万美元之间。联邦健康公司进入全国市场的沉没成本上限约为9900万美元和4.88亿美元。这些估计的标准误差非常大。

有了这些估值,斯塔克开始进行福利分析。首先,通过将索赔对价格的导数设为零,求出最优价格,计算出逆向选择对保险公司定价的影响。[①] 这使得保费增加了9%,市场规模缩小了18%,福利下降了7%。这非常有趣,因为在这种具有市场力量的情况下,逆向选择的存在会提高福利。这与竞争激烈的保险市场中逆向选择的影响完全相反。斯塔克接着计算了设定保费等于平均和边际索赔的影响。这导致价格大幅下降——分别为44%和45%。对消费者的补偿变量中值为644美元(670美元),扣除生产者利润下降后,降至230美元。

这些结果强调了在这个市场中运行的巨大市场力量。报告指出,保险补贴或强制措施将主要导致卖方租金上涨,对福利几乎没有影响。斯塔克降低需求弹性和相应的高市场影响力是由于强大的品牌忠诚度的存在。强烈的品牌忠诚度为卖家提供了从事大量的营销和促销活动的强烈动机。减少品牌效应的政策,如提供更好的消费者信息,或吸引新厂商进入,可以大幅提高福利。

另一篇通过建模研究保险市场逆向选择和市场力量的论文是Lustig(2010)。拉斯蒂格对2000—2003年间联邦医疗保险+选择(Medicare+Choice,简称M+C)计划(译者注:即C类Medicare Advantage联邦医疗优惠保险计划的前身,是经过政府特许的保险公司为受益人设计的一些额外医疗服务保险,如享有A类和B类联邦医疗保险计划者可以选择提供该计划的机构覆盖全部医疗保健服务)进行了调查。M+C计划是一种私人管理的医疗计划,联邦医

---

① 回想一下,逆向选择表现为保费对索赔的积极影响。这种积极的关系降低了保险公司利润最大化的价格,因为设定更高的价格会吸引风险更高、成本更高的参保者。

疗保险受益人可以选择它作为传统联邦医疗保险的替代方案(该计划的当前版本被称为医疗保险优惠计划)。拉斯蒂格想了一个聪明的办法来识别逆向选择。如果存在逆向选择,消费者对计划慷慨度的偏好会增加计划的成本。他从需求评估中还原偏好,然后评估计划的成本函数,以测试逆向选择。他发现,慷慨偏好对计划固定成本有显著影响,但对计划慷慨的边际成本没有影响。此外,消费者的健康风险对保险公司的成本没有显著影响。这项测试非常聪明,结果也很有趣,但它们似乎并不支持逆向选择。似乎慷慨偏好应该影响保险公司的慷慨边际成本,消费者的健康风险也应该如此。接着,拉斯蒂格继续做福利分析。特别是,他使用模型估计来模拟消除逆向选择时的福利,然后将其与数据中观察到的分配时测量的福利进行比较。这种消除逆向选择的收益是可以模拟市场上有越来越多的保险公司(1,2,…,6)产生竞争效应。拉斯蒂格发现,消除逆向选择的收益在保险公司的数量上呈单调增长。例如,在一次模拟中,拉斯蒂格发现,只有一家垄断厂商时,消除逆向选择会消除观察到的结果和社会最优结果之间17%的福利差异,如果是双头垄断,则会消除35%的差异,如果有六个或更多的企业,则消除50%的差异。这意味着,当市场力量存在时,大部分福利损失是由于市场力量的行使而不是由于逆向选择存在造成的。

Town and Liu(2003)较早的一篇论文关注了估算与联邦医疗保险+选择计划(M+C)相关的福利,并分析了竞争对福利的影响。他们的模型不考虑逆向选择。他们发现,1993—2000年(以2000美元计算),M+C计划的创立带来了大约156亿美元的消费者剩余和520亿美元的利润(以2000年美元价值计算)。他们发现了竞争效应的证据。消费者剩余增加了计划在一个县的数量,而福利的增加主要是由于保费竞争的加剧。将垄断市场与具有四家企业的市场进行比较,他们发现81%的福利差异(在四分市场更高)是由于保费竞争加剧造成的。剩下的3%来自产品种类的增加,8%来自处方药的覆盖。

如前所述,大多数关于健康保险市场的文献都关注由于信息不对称而导致的市场缺陷(Breyer et al.,2012)。我们刚刚描述的关于健康保险市场中市场力量的较小较新的文献,抽离了信息不对称的问题。斯塔克和拉斯蒂格的论文代表了重大的创新,建立了具有逆向选择和市场力量的健康保险市场模型。虽然这些模型各不相同,且适用于不同的市场(补充性医疗保险计划 Medigap,联邦医疗保险优惠计划 Medicare Advantage),但两组结果都指出,市场力量是这个市场福利损失的主要来源,而不是逆向选择。我们还应该注意,Starc(2010)和Lustig(2010)的研究并不一定与 Dafny(2010)、Dafny et al.(2011b)和 Dranove et al.(2003)的研究不一致。这两组研究都指出了健康保险市场力量的存在,以及市场力量随企业数量递减。同样值得注意的是,这些对健康保险市场的结构性研究发现,对需求响应性的估值要比那些使用单个企业员工的保险选择来对需求进行的估值大得多。这些研究发现了相当大的更换成本(Handel,2010)或大(而持久)的计划偏好异质性(Carlin and Town,2009)的证据,这些证据与需求弹性的较低估值有关。

5.2.2 健康保险需求弹性研究

关于健康保险需求弹性的研究已有很多。我们不打算在这里做全面的回顾。相反,我们的目的是报告一些估值,作为了解健康保险市场竞争潜力的一种手段。如果企业面临的需求弹性较低,那么市场力量的潜力就不大。[1] 大部分的美国证据都来自对企业内部员工计划选择的研究。林、唐恩和汉德尔的研究就是最近的例子。之前的研究使用单个雇主的员工计划选择来估计需求弹性,发现需求响应性比最近的研究大得多[如 Kakutler and Lereber(1998),−0.3~−0.6;Roat and Solomon(1999),−1~−3.5;Strombom et al.(2002),−0.84~−6.59]。不幸的是,这些估值都来自公司内部的选择。我们真的不知道他们能告诉我们多少关于市场的信息。如果信息足够充分,则表明保险公司确实面临着一定弹性的保险产品需求,但弹性不大。即使26.59的弹性也意味着15%的价格是加成价格(勒纳指数=0.15),这是相当大的市场力量。

表9.14 总结了一些相关研究。有一些是较早的关于市场保险选择的研究。Dowd and Feldman(1994)研究了圣保罗明尼阿波利斯市5家雇主的健康计划选择。他们估计企业的需求弹性为−7.9。Atherly et al.(2004)估计了医疗保险受益人在医疗选择计划中的选择。他们估计企业的需求弹性为−4.57。正如我们之前所指出的,即使(~)−8的强劲需求弹性也意味着相当大的加成价格(12.5%)。

表 9.14　保险市场:企业需求弹性实证研究

研究	时间段	地区	支付人	估值
Dowd and Feldman (1994)	1998—1993	美国(圣保罗明尼阿波利斯市)	私人保险公司	−7.9
Atherly et al. (2004)	1998	美国	M+C	−4.57
van Dijk et al. (2008)	1993—2002	荷兰	私人保险公司	−0.10~−0.38
Schut et al. (2003)	1997—2000(德),1998—2000(荷)	德国,荷兰	私人保险公司	−3.45(德),−0.41(荷)
Tamm et al. (2007)	2001—2004	德国	私人保险公司	−0.45(短期),−12(长期)

最近的一些研究利用荷兰和德国健康保险计划的选择来估计需求弹性。荷兰规定,所有个人都必须购买由私人企业销售的健康保险。与瑞士一样,福利是标准化的(尽管有补充保险覆盖),而且有保障条款。保险公司设定他们自己的团体费率保费。德国保险体系的具体情况与荷兰不同,但关键因素在于,个人可以选择不同的保险公司(被称为疾病基金),而且支付的金额也有所不同。Van Dijk et al.(2008)利用荷兰的管理数据,估计保险公司面临的剩余需求的价格弹性,从−0.10(女性55~64岁)到−0.38(男性25~34岁)不等。这些都是非常低的刚性弹性,这似乎意味着荷兰医疗保险市场几乎没有竞争的潜力。由于利润最大化的企业不会在其需求曲线的非弹性部分运行,这些数字似乎太低,不能代表实际的剩余需求弹性。不幸的是,范迪克等人只有一年的实际数据——考虑到市场的制度事实,他们根据实际数据构建了一个合成面板。这可能与对弹性的低估值有关。

Schut et al.(2003)估计了荷兰和德国的需求弹性。他们估计德国企业的需求弹性为−

---

[1] 勒纳指数(Lerner Index)是衡量市场力量的传统指标,它衡量的是价格边际成本加价与价格之比,等于公司自身需求价格弹性反比的倒数。

3.45(1997—2000 年)。荷兰的弹性估计最多为-0.41(1998—2000 年)。同样,作为需求的刚性需求弹性,这似乎是不可信的。Tamm et al.(2007)使用德国 2001—2004 年期间的面板数据,发现短期价格弹性约为-0.45,长期弹性约为-12。

总的来说,估计企业需求弹性低于(-)1 的结果很难理解。我们所期望的是绝对值大于1 的需求弹性。尽管如此,这些数字与美国早些时候的估值一样(仅从表面价值计算),表明保险公司在德国健康保险市场拥有强大的市场势力。

5.3 小结

正如本节回顾的大多数研究的时间所表明的那样,直到最近才有很多关于健康保险市场竞争的实证研究。大多数研究发现了竞争导致价格下降的证据。在美国,达夫妮和斯塔克的论文提供的证据表明,大雇主保险市场和补充性医疗保险计划市场高度集中,导致价格上涨。弗兰克、拉米劳、梅斯塔斯等人和博尔哈尔等人的研究证明了相当大的价格离散和高额搜寻成本。弗兰克和拉米劳的研究表明,消费者可能会受到破坏市场机制的心理偏见的影响。关于保险公司产品在市场上的需求弹性的研究并不多见。研究发现美国和德国的保险公司确实存在相当大的需求弹性,不过值得注意的是,即便是这些估值也意味着保险公司拥有相当大的市场势力。荷兰的需求弹性估计均低于-1。由于企业不会在其需求曲线的非弹性部分上运营,这就带来了一点困惑。需要进一步的研究来了解到底是什么推动了这些估计。如果确实是消费者行为,那么就需要做更多的研究来了解这个市场的需求方。

总的来说,本节所回顾的研究是对知识的大量补充。这个市场的供求双方都需要进一步的研究。荷兰的保险市场和美国的私人健康保险市场为我们提供了利用谨慎的经济模型来加深我们对这个复杂市场理解的机会。此外,目前还没有关于美国(私人)小团体或个人保险市场竞争的研究(我们推测是由于数据限制)。这些市场最常被认为运作不良。了解这些市场如何运作以及竞争所起的作用,是经济研究的一项重要任务。

6. 医生服务市场的研究

6.1 引言

多年来,健康经济学家对医生的问题给予了极大的关注。大部分研究都集中在信息不对称的作用上。其中很大一部分是关于信息不对称对医患之间的市场关系的影响,即医生诱导而产生的需求。另一部分集中在对医生的激励和支付机制上。然而,对竞争本身的关注相对较少。其中一个原因可能是,大多数医生服务市场都有大量的卖家,进入(本地)市场相对容易。将大多数医生服务市场描述为垄断性竞争以及相对温和的垄断竞争,似乎是合理的。

然而,有一些理由认为,垄断竞争模型可能不再是对这些市场的准确描述。保险公司不再允许参保者任意找他们喜欢的医生看病。医生必须是保险公司网络的成员。这意味着进入市场需要进入保险公司的(至少一个)供应商网络。与以前相比,这可能是与市场进入相关的更高成本。另外,竞争的性质也取决于产品市场。在更专业的服务市场里,卖家较少。由于需要获得专业化的劳动和设施,进入特定的当地市场的成本可能会更高。无论如何,总体上的竞争程度受到能够提供这些专业服务的医生总库存量的限制。由于新医生进入提供这些服务的专科的机会有限,竞争的可能性仅限于此。

此外,地理市场可能相当有限。几乎可以肯定,它们比整个都市区都要小。因此,那些希望在其网络中为参保人提供便利的医生执业地点的买家,面对的卖家可能比看上去要少。另一个因素是,在医生服务市场上,可能存在垄断力。相对于医生行业,保险公司规模较大。看起来,保险公司可以行使买方垄断力。垄断竞争模型不承认这种可能性,因此对考虑这一问题没有帮助。买方垄断的标价模型(或更准确地说是买方寡头垄断)是另一种选择,但并不能真正刻画在这个市场中买卖双方交换的真实本质。

最近,有一些理论研究考虑了信息不对称环境下医生间竞争的影响。Allard et al.(2009)在动态博弈中检验了信息不对称时医生提供的医疗服务。如果没有重复博弈,所有医生都将提供最低程度的努力。如果重复,竞争可以约束医生——甚至医生有可能提供最优程度的努力。引入病人转诊成本降低了竞争的影响,但它仍然为医生的努力程度设定了下限。在面对不对称信息时,竞争在约束医生逃避责任方面发挥着有益的社会作用。

Dulleck and Kerschbamer(2009)分析了一个案例,在这个案例中,有一个由专家和折扣商店向消费者提供服务的竞争市场。专家可以诊断和治疗,而折扣商店只能提供治疗(不进行诊断)。它们表明,在竞争激烈的市场中,专家可能会避免做出诊断,以防止消费者从折扣商店获得较低的治疗价格。在这种情况下,竞争并不能提高福利。

我们在第3.1节中描述的议价模型也可适用于医生,尽管它不包含不对称信息。它通过买卖双方的议价能力和威胁点来承认了市场力量的存在。然而,目前的数据限制(至少在美国)妨碍了对这种模型的估计。事实上,关于医生竞争的实证文献相当稀少。毫无疑问,这主要是因为缺乏数据来检验关于竞争的假设。也有可能健康经济学家的注意力被吸引到了其他地方。毫无疑问,在这一领域有一些有趣和重要的问题需要解决。

6.2 医生服务市场的实证研究

接下来,我们将回顾有关医生服务市场竞争的实证文献。我们主要关注自这本手册的前一卷出版以来已经发表(或至少已经写出来)的研究。这些论文有两个领域:市场进入与市场结构,以及定价行为研究。表9.15包含这些研究的简要信息。

表 9.15　医生服务市场:竞争实证研究

研究	时间段	地区	实证方法	支付人	结果指标	竞争指标	对竞争的影响
Newhouse et al.(1982)	1970,1979	美国 23 个州	简化式	全部	医生位置	医生总数量	增加 MDs 数量(↑)→小社区 MD 概率↑
Rosenthal et al.(2005)	1979,1999	美国 23 个州	简化式	全部	医生位置	医生总数量	增加 MDs 数量(↑)→小社区 MD 概率↑
Isabel and Paula(2010)	1996,2007	葡萄牙	简化式	全部	医生位置	医生总数量	增加 MDs 数量(↑)→小社区 MD 概率↑
Brown(1993)	1990	加拿大阿尔伯塔省	简化式	全部	医生位置	医生总数量	增加 MDs 数量(↑)→小社区 MD 概率↑
Dionne et al.(1987)	1977	加拿大魁北克省	简化式	全部	医生位置	医生总数量	增加 MDs 数量(↑)→小社区 MD 概率↑
Schaumans and Verboven(2008)	2001	比利时	进入模型;模拟	全部	需支持另一家企业的人口	医生和执业药师数量	增加(模拟)执业药师自由进入→福利↑
Gunning and Sickles(2007)	1998	美国	结构性(需求,定价方程,边际成本,行为参数)	私人保险公司	价格—成本利润	行为参数	拒绝了完全信息假设,没有拒绝古诺假设
Wong(1996)	1991	美国	简化式	私人保险公司	价格—成本利润	潘泽尔—罗斯(PR)检验统计	拒绝垄断、完全竞争假设;没有拒绝垄断竞争假设
Bradford and Martin(2000)	1986	美国	简化式(需求,定价,激励,合伙人数量)	私人保险公司	价格,激励,合伙人数量	医生密度	增加医生密度→价格↓,激励↑,合伙人数量↓
Schneider et al.(2008a)	2002	加州	SCP	私人保险公司	价格	医生 HHI,保险 HHI	医生 HHI:上升(↑);保险公司 HHI:无影响
Eisenberg(2011)	1996 1998 2000 2004 2008	美国	简化式	联邦医保	医生参工率	NA	医生供给对联邦医保价格反应缺乏弹性→买方垄断势力

6.2.1　市场进入与市场结构研究

区位理论意味着,在一个特定的地区将有最少必要人口来支持一个特定的专科医生。某专科的医生总人数越少,人口的临界值越大。如果医生的总数增加,支持医生的最低人口数量将会下降。Newhouse et al.(1982)首次对此进行了阐述和检测,他们发现,一个城镇的规模会影响医生在那里执业的可能性。他们还利用了这样一个事实:在 20 世纪 70 年代的那

10年里,美国的专科医生数量大幅增加。该理论预测,以前没有专科医生的城镇将比那些有专科医生的城镇获得更多的专科医生。他们发现情况确实如此。

Rosenthal et al.(2005)利用20世纪80年代和90年代的数据重新检测了这一假设。他们调查了23个医生与人口比例较低的州。1970—1999年,这些州的医生总数翻了一番。他们发现,在这段时间里,各种规模的社区都有了医生,但正如理论预测的那样,较小的社区受到的影响更大。

Isabel and Paula(2010)最近的一篇论文使用葡萄牙1996年和2007年的数据研究了这些问题。在此期间,葡萄牙的医生总数增长了约30%,人均增长了约22%。他们利用2007年的数据估计了一个静态模型,发现人口规模对一个地区的人均医生数量有显著影响。他们还测试了一个动态模型,发现1996年人均医生人数较多的地区人均医生人数增长较慢。这与纽豪斯等人的假设是一致的。Brown(1993)证实了加拿大阿尔伯塔省的假设,尽管证据并不充分。Dionne et al.(1987)的一项研究也发现,加拿大的魁北克省也是如此。① 这些研究的结果与市场进入后的竞争效应是一致的。

Schaumans and Verboven(2008)最近的一篇论文研究了进入比利时医生服务市场的决定因素。同时也考虑了药店的市场进入决策。药房和医生诊所提供补充服务——医生开药,药剂师配药。因此,每一种类型的企业都可从对方的存在中获益。在比利时,处方药价格和医生服务价格都受到严格管制。因此,无论是药店还是医生,都只实施非价格竞争(便利性、服务质量、医疗质量等)。医生自由进入当地市场,但药房的进入是受管制的——一个地区允许的药房数量根据当地人口有一个最高限额。绍曼斯和韦尔本对 Brenahan and Reiss(1991)、Mazzeo(2002)的模型进行了调整,允许药店的进入限制,两类企业(药店和医生)销售的产品可能是战略互补的。② 同布雷斯纳汉和里斯与马泽奥的研究一样,这是一个静态博弈,其结果按市场结构(两类企业数量)建模,而不是按企业身份建模。他们发现,支持一定数量的企业所需人口与企业数量以近似比例增长。就像在布雷斯纳汉和里斯的研究中,这意味着新企业进入并不会令竞争更激烈。如前所述,价格竞争对于比利时的医生或药店来说是行不通的。这些结果表明,当更多同类企业进入市场,它们不会参与更激烈的价格竞争。他们还发现,支持另一个医生执业所需的人口与药店的数量成正比,反之亦然。这支持了战略互补性的假设。

然后,绍曼斯和韦尔本使用模型中的参数估计来模拟政策改革对药店的影响。他们考虑放宽准入限制,增加一个地区所允许的最大药店数量,并降低药店管控加价。他们发现,只要允许自由进入(不改变加价),将使药店数量增加173%。由于药店进入市场的自由化,药房和医生执业之间的互补性导致医生执业数量增加7%。如果药房加价降低到原来水平的50%,那么随着自由进入,药房的数量将增加44%,医生的执业数量将增加0.5%。不足

---

① 迪翁等人的创新是控制了社区中好餐馆的数量。他们发现这会影响医生的位置。魁北克省医生是否对餐厅质量有独特的反应,这仍然是一个开放问题,否则,其他国家(或加拿大其他地区)的研究人员早就使用这种数据了。

② Brenahan and Reiss(1991)测试了美国偏远市场(主要是农村)的医生、牙医、水管工和轮胎经销商的市场数量是否会发生变化。他们发现,有证据表明,医生之间的竞争会随着市场上执业医生数量的增加而加剧,直到第三个执业医生的出现。有三位执业医生后,竞争的激烈程度没有进一步提高。

为奇的是,加价的下降减少了进入的规模,但规模仍然不小。绍曼斯和韦尔本的结果并没有表明行为会随着企业的数量而改变,但是这是一个监管非常严格的环境,所以结果不太可能非常普遍,除非其他国家也有类似的监管环境。

6.2.2 定价行为研究

Gunning and Sickles(2007)估计了医生定价行为的结构性模型。他们使用 Bresnahan(1989)中描述的框架来(为数量设定者)估计以下定价方程中的行为参数 θ[1]:

$$p_j = \frac{\partial c}{\partial q_j} - q_j \left[\frac{\partial q_j}{\partial p_j} \right]^{-1} \theta \tag{9.37}$$

需要和需求、成本一起估计行为参数 θ。θ 值提供了有关竞争强弱程度的信息。等于零表示完全竞争(没有加价)。θ 离零越远,行为越远离竞争。贡宁和西克尔斯使用了 1998 年美国医学协会社会经济监测调查(American Medical Association Socioeconomic Monitoring Survey,简称 AMASMS)的数据来估计这个模型。他们估计企业平均价格弹性为 -1.75 ~ -2.35。单独来看,这意味着巨大的市场力量和可观的加价。他们对行为参数的总体估计是 -1.34。

他们强烈反对完全竞争的零假设,但不能拒绝古诺行为的假设($\theta=1$)。对于全科医生,θ 估计值为 -1.87,完全竞争和古诺行为的假设均被否定。虽然这是一个有价值的练习,但结果却令人惊讶。θ 的估值意味着医生执业的定价低于边际成本。这似乎难以置信,特别是当我们把弹性估计视为有效的时候。这些估计表明,医生执业可大力将价格提高至超过边际成本,但行为参数表明他们做得正好相反。

行为参数的识别需要一个"需求回旋器"(Bresnahan, 1989)。假设一个外生变量使需求曲线围绕均衡点旋转。如果市场完全竞争,价格(或数量)没有变化。如果市场不完全竞争,则会发生变化。目前还不清楚什么样的外生变量会使得贡宁和西克尔斯必须旋转需求曲线。此外,他们估计成本函数,将之作为模型的一部分。这是个英勇的尝试。目前还不清楚如何衡量医生执业中最重要的成本——医生的机会成本。由于从定价方程估计 θ,如果与式(9.37)共同估算成本,则成本估算中的偏差将传输到 θ 的估值。因此,持续估计成本函数的参数的困难可能是行为参数估计偏差的来源。

Wong(1996)的一篇较早的论文使用了 Panzar and Rosse(1987)设计的方法来检验有关市场结构的假设。潘泽尔和罗斯检验统计量是:

$$\phi^* \equiv \sum_i \frac{w_i}{R^*} \left(\frac{\partial R^*}{\partial w_i} \right) \tag{9.38}$$

其中,w_i 表示要素的价格,R 为企业的简化形式的收益函数,是外生需求和成本转移的函数。检验统计量是企业均衡利润对价格因素的弹性。垄断情况下,检验统计量必须为负。如果所有要素价格都上涨,则边际成本增加。然后,企业会择优选择较低的数量和更高的价格。由于垄断者总是在需求曲线的弹性部分运作,收入将会下降。在完全竞争情况下,潘泽尔和

---

[1] 布雷斯纳汉的框架包括数量或价格设定。他将式(9.37)称为"供给关系"。

罗斯认为测试统计值为1。如果要素价格上升,则长期成本曲线将上升,但长期平均成本最低时的量保持不变。因此,价格将增加1%,但数量保持不变,因此φ取值为1。在垄断竞争情况下得出的检验统计数据意味着,如果是垄断竞争市场,则φ将小于或等于1。

王使用1991年AMASMS的数据来估计检验统计数据。他估计初级保健φ的估计值为0.83,全科和家庭医生为0.76,内科为0.94,外科手术为0.85。所有这些估计值与零有显著差异。初级保健、全科和家庭医生以及外科手术的检验统计数据与1有显著差异。因此,他拒绝了垄断和完全竞争(内科除外)的假设。结果与垄断竞争是一致的。

Bradford and Martin(2000)指定并建立了医生合伙的模型,推导并估计了简化形式。在他们的模型中,企业内部激励机制(利润分享)的选择取决于企业是否受到需求约束。当合伙关系的需求受到限制时,最好采用强有力的激励措施来鼓励医生做出更多努力,从而带来业务。这意味着不平等的利润分享,即与个人生产效率挂钩的利润份额。当企业不受需求约束时,情况正好相反。这也适用于执业过程中医生合伙人的数量。更多的合伙人会导致更弱的激励和搭便车行为,因此他们的理论预测,在存在需求约束的情况下,合伙人规模会更小。他们使用了1986年医生执业成本和收入调查的数据来检验他们的假设。

他们确实找到了与其理论相一致的证据。此外,企业选择合作伙伴的数量以及他们服务收费。他们发现,利润分享、合作规模和价格都与市场上人均医生数量有关。由于人均医生数量的增加,医生合作伙伴在市场上面临的潜在竞争越激烈,选择利润均等化的可能性就越小。这些企业也选择较小的规模来应对更多的人均医生。在竞争对手(人均医生数)较多的市场,医生执业也会设定较低的价格。布拉德福德和马丁还估计了执业需求曲线。他们发现,需求与每次就诊时医生的时间长短有关,他们将其理解为质量。参数估计表明,医生每次就诊多花费3分钟(以10%的增幅),将导致每周增加9.1次就诊。他们还发现,尽管隐含弹性(-0.49)小于1,但价格降低了企业的需求量。总体而言,本研究的结果与医生企业因应市场结构而变得更具竞争力的行为是一致的。

Schneider et al.(2008a)估计的SCP型模型类似于Shen et al.(2010)和Moriya et al.(2010)为医院行业所估计的模型。他们研究了HHI对医生组织和加州保险公司对医生价格的影响。这些模型比较特别,可以认为它们采用了买卖双方的HHIs作为议价能力的代表性指标,试图去刻画相对议价能力对价格的影响。他们发现,医生市场集中度与价格的显著上升有关。医生HHI增加1%会导致医生价格上涨1%~4%。相反,健康保险公司的HHI对医生价格在统计学上无显著影响。

这些结果与沈等和莫里亚等的研究结果形成了鲜明的对比,他们发现保险公司集中度对价格有显著的(负向)影响。施耐德等人脱颖而出,因为很少有研究关注医生市场的价格竞争。然而,对这些结果的解读必须谨慎。如本章其他部分所述,SCP研究容易受到HHI内生性相关问题的影响。通常的做法是想办法来解决这个问题,一般是通过使用具有固定效应的工具。施耐德等人并没有解决这个问题,因此在利用该研究的结果进行因果推断之前,必须谨慎对待。

Eisenberg(2011)最近的一篇论文研究了医生服务市场的垄断势力。艾森伯格调查了美国联邦医疗保险计划是否具有垄断势力。他使用了选定年份(1996—2008年)和选定市场①关于医生的全国代表性数据以及联邦医疗保险医生报销数据。其观点是,联邦医疗保险医生的支付率是由官方设定的,应该是医生决策的外生因素。② 因此,支付率的变化应该追踪到联邦医疗保险的医生供给曲线。其中一个困难是,美国的医生既向联邦医疗保险推销,也向私营保险公司推销。如果私人市场中未观察到的变化与联邦医疗保险支付相关,那么就不可能估计联邦医疗保险支付对医生供给的无偏因果影响。不幸的是,在数据中无法观察到私人保险价格。艾森伯格用两种方法来处理这个问题。他列举了一些当地市场特征,这些特征可能会影响私人保险公司的赔付水平,包括保险公司HHI的一项指标。作为一项补充策略,他只调查了具有不同联邦医疗保险支付率的相邻县的医生。其用意旨在减少包括私人市场在内的异质性。

艾森伯格估计了联邦医疗保险支付率对医生全部接诊、部分接诊或不接诊新的联邦医疗保险患者可能性的影响。他发现,联邦医疗保险支付率提高1%可使医生接受所有新医疗保险患者的概率增加0.39%～0.77%,将他们只接诊部分新医疗保险患者的概率降低0.29%～0.56%,并且将不接诊新医疗保险患者的概率降低0.83%～1.62%。医生的参与反应是缺乏弹性的,这意味着联邦医疗保险在医生参与该计划方面拥有垄断势力。这项研究没有回答联邦医疗保险在服务供给方面是否具有垄断势力的问题,也没有解决联邦医疗保险是否行使垄断势力的问题(尽管考虑到政治约束和政府官僚作风,这似乎不太可能)。

6.3 小结

关于医生服务市场竞争的实证研究很少。主要原因是缺乏数据。这令人沮丧,因为这是一个非常重要的市场,证据有限,而且还往往是过时的。产业组织的研究人员已经开拓了复杂的市场分析方法。对这些方法进行调整或发明新方法来解决医生服务市场的特殊性,代表着一个令人备感兴奋的机会。然而,研究人员在寻找或收集数据以估计医生服务市场模型方面必须具有创业精神和创新精神。

7. 纵向约束和垄断

前几节内容(医院之间、保险公司之间和医生之间的竞争)都涉及横向竞争和市场力量的问题。在本节中,我们将讨论涉及市场力量的两个不同问题,即纵向约束和垄断。

---

① 卫生系统变化研究中心的社区跟踪调查,http://www.hschange.com/ index.cgi? data504。
② 联邦医疗保险的支付在一定程度上基于医生的执业成本,但监管机构似乎不太可能在支付费率中系统性地计入边际成本。

7.1 纵向约束

7.1.1 纵向约束理论

在医疗保健领域中,纵向约束的文献虽然不多,但很重要。[1] 一般情况下,纵向一体化有助于提高效率。它可以消除双重边缘化、延迟问题、交易成本和信息不对称(监控升级)。就医院和保险公司而言,一体化也可以通过内部化产生重要的溢出效应。保险公司和医院在定价、信息系统等许多相互影响的问题上作出决定。一体化可以有效地协调这些选择。[2]

此外,还值得指出超常潜在效率的其他来源。保险公司可以从医院获得更低的价格,从而改善消费者福利。Gal-Or(1997,1999)表明,在排他性均衡下(所有的保险公司和医院都是排他性组合),保险公司从医院获得更低的价格以换取更大的业务量,消费者福利水平更高(前提是没有过多差异)。

另一个可能的效率来源是消除低效率替代。比如,如果市场上有多家医院,其中一家医院的市场力量比其他医院更大,因此加价更高,那么保险公司将无法有效地用市场力量从这家医院换到其他医院。如果医院对病人来说不是完全替代,那么将导致效率损失。

纵向一体化也有可能导致价格下降。假设一体化消除了双重边缘化,并且一体化企业具有非排他性,即它与其他市场参与者进行交易。然后,其他医院必须将其价格设定得至少与一体化企业中医院的边际成本一样低,才能将其出售给一体化企业中的保险公司。如果这家一体化企业中的医院想要销售给外部的保险公司,它必须把价格定得和外部医院一样低。因此,通过这种机制,一体化有可能(但没有必要)降低价格。

然而,传统上对纵向一体化的担忧是它可以增强或扩大市场力量。一体化保险公司可能会发现将竞争对手排除在医院之外是有利可图的,或者向他们收取高于一体化保险公司内部转换价格的费用(提高竞争对手的成本)(见 Ma,1997)。[3] 如果将竞争对手的医院排除在一体化企业的保险公司之外,情况可能也是如此。纵向一体化也可能有横向的方面,例如,如果有多家医院加入了一体化企业。这可能会具有横向合并增加市场力量的标准反竞争效应。另一个横向效应是一体化可能促进共谋。如果被一体化企业的保险公司从外部医院购买保险,它可以在一体化企业的医院与竞争对手之间传递定价信息,从而促进串谋。

在一个充满不确定性和差异化产品的行业中,比如医疗保健行业,如果没有反竞争,而仅仅通过减少选择的话,一体化会是低效率的。关键在于排他性,而不是一体化本身。如果

---

[1] 在医疗保健领域,重点一直是纵向一体化和排他性交易。因此,我们将关注点放在这两种纵向约束形式上。在大多数情况下指的是纵向一体化,但当排他性非常重要时,也会明确指出。

[2] Eggleston et al.(2004)研究了医院与医生、医院与保险公司之间的纵向一体化模型。他们发现,纵向一体化不一定能提高净收益。

[3] 与之前的研究相比,这类文献中取得了一些理论进展,使用了更一般性的框架。这些新论文倾向于发现一体化或排他性的反竞争效应。Bijlsma et al.(2009)表明,如果消费者没有保险,就会出现止赎和反竞争效应。Douven et al.(2011)使用 de Fontenay and Gans(2007)提出的更一般的议价框架证明了止赎和反竞争效应。他们表明,任何排他性均衡都有可能是反竞争的——这一结果比以往的研究结果要有力得多。Halbersma and Katona(2011)发现纵向一体化总是伤害消费者。消除双重边际效应导致保险公司之间的价格竞争减弱。

一对医院—保险公司组合具有排他性,那么消费者的选择就会受到限制。当消费者选择保险公司的时候,他们并不清楚如果他们生病的话会患哪种疾病,因此他们对医院有选择的需求,能够最好地治疗他们可能患有的任何疾病。排他性限制选择,因此即使没有反竞争效应也会导致效用损失。Gaynor and Ma(1996)表明,在这种情况下,在没有止赎的情况下,独家经营会导致消费者福利的损失。

在医疗保健领域,还有另一种影响消费者的可能——风险细分。考虑以下情况:假设上游医院分为 H1 和 H2 两类。令 H1 专门为重病患者提供治疗,即 H1 是一家三级医疗机构。令 H2 提供普通治疗,但没有专科治疗,即 H2 是一家初级医疗机构。H1 的成本高于 H2。假设有两个下游的同质保险公司:I1 和 I2。有两种类型的消费者:高危和低危。高危消费者感染严重疾病的概率很高,需要在三级医疗机构进行治疗。低危消费者发生这种情况的概率很低。假设 I1 和 H1 是一体化的且具有排他性(意味着 I2 和 H2 也同样具有排他性)。[1]

我们推测存在风险细分均衡。[2] 由于 H2 的成本较低,I2 将以较低的保费提供保险。高危消费者希望从 I1 获得保险,而低危消费者则希望从 I2 获得保险。由于风险细分,存在效率损失(除了前面讨论过的由于定价和选择限制而产生的福利效应之外)。这是一个非常不正式的观点——它未必是正确的。但它也指出了一个需要在医疗保健市场上检验的因素。

7.1.2 纵向一体化与医院价格的模型

我们在第 3.1 节中列出的框架可以用来研究医院与保险公司的一体化对独立保险公司支付的医院价格的影响。[3] 在其他行业,纵向一体化与竞争对手成本的增加有关,这就是我们在这里要关注的现象。[4] 更具体地说,假设医院 j 现在由保险公司 m 拥有,而且目前保险公司没有与任何其他医院签订合同。通过变更同意和不同意支付给医院的款项,保险公司对医院的所有权可以改变议价博弈。[5] 如第 3.1 节所述,保险公司与医院 j 之间的谈判采用其他给定的价格。给定所有其他价格不变,令 $\pi_m(p_j^h)$ 为保险公司 m 作为医院 j 与保险公司 h 协商价格的函数而赚取利润。[6] 假设,对于所有 l,如果有 $\partial \pi_m / \partial p_j^h > 0$,医院 h 与其他保险公司谈判的价格提高了他们的成本,从而提高了保险公司 m 的利润。纵向一体化医院的分歧利润为 $\pi_m(D)$。我们假设医院 j 与任何其他保险公司之间存在分歧时,保险公司的利润大于保险公司在无分歧时的利润。即,$\pi_m(D) \geqslant \pi_m(p_j^h)$,$\forall p_j^h < \infty$。

医院的同意和分歧的结果如下:

$$H_{\text{agree}} = (p_{jh} - c_j) q_{jh}(J_h) + \pi_m(p_j^h)$$

$$H_{\text{disagree}} = r_j + \pi_m(D)$$

由于 π_m 是 p_h 的函数,因此医院价格与模型的其他参数之间不是简单的闭合形式关系。

---

① 在这里,强化市场力量并不是利益的作用。

② Baranes and Bardey(2004)有一个正式的模型,其中排他性导致风险细分。他们的模型的建立与我们在这里提出的模型有很大的不同。他们发现,排他性降低了医院的差异,加剧了价格竞争。他们的结论是,排他性改善了福利。

③ Halbersma and Katona(2011)在其论文的附录 B 中根据他们的模型勾画了一个潜在的经验框架。

④ Hastings and Gilbert(2005)研究了汽油行业纵向一体化对竞争对手价格的影响。

⑤ 保险人的赔付结构不受一体化的影响;然而,函数关系[例如 $F_h(J_h)$ 和 $F_h(J_h-j-k)$]几乎肯定会发生变化。

⑥ 我们假设保险公司支付给医院的转诊费用等于边际医疗成本。

然而,评估一体化对价格的影响是很简单的。只要 $\beta>0$,医院价格在医院的同意和分歧结果之间的差额就会递减。同意对医院越重要,价格越低。此处的差额是 $(p_{jh}-c_j)q_{jh}(J_h)-r_j+(\pi m(p_j^l)-\pi m(D))$,比非一体化情况下要小。此外,价格递增的边际回报现在是 $q_{jh}(J_h)+\partial\pi_m/\partial p_j^l$,比非一体化时更大。这两种效应迫使价格走高。

类似的逻辑表明,保险公司 m 能与市场上的其他医院谈判来降低费率。如果保险公司向医院 j 支付其提供医疗的边际成本,则在与医院 k 谈判时,保险公司 h 的同意和分歧的差额是: $c_j d_{kh}+(F_h(J_h)-F_h(J_h-k)-cm_{kh})+\beta\sum_{l\neq j,k}p_{lh}d_{jlh}$。如果保险公司拥有医院 j,则协议值与分歧值之间的差额为 $(p_{jh}-c_j)d_{kh}>0$,其中 p_{jh} 是保险公司和 j 医院在非共同所有的情况下协商的价格。

直觉很简单。纵向一体化的保险公司向其医院支付边际成本,这意味着在与另一家医院发生分歧的情况下,它的分歧支出将会降低。综上所述,在这个框架下,纵向一体化导致纵向一体化的医院会与其他支付人就更高的价格进行协商,纵向一体化保险公司与市场上其他医院就更低的价格进行协商。

7.1.3　纵向约束的经验证据

目前很少有证据能表明纵向约束对市场力量的影响。这在一定程度上是因为纵向一体化在医疗保健领域并不常见。直到 20 世纪 90 年代中期,这种情况还相当罕见,此后迅速减少。1996 年,医院和医生之间的一体化达到顶峰,约占所有医院的 40%,此后有所下降(Burns and Pauly,2002;Ciliberto,2005)。这种模式在医院纵向一体化进入保险市场时反复出现,尽管纵向一体化的程度从未像医院和医生之间那样大(Burns and Pauly,2002)。这种增长与管理式医疗的增长相一致,特别是与管理式医疗组织与医院谈判能力的增长相一致。尽管如此,有报道称,纵向一体化和排他性交易在医疗保健领域有所增加,部分原因是美国医疗改革法规的一些内容。Burns et al.(2000)发现,医院—医生联盟随着市场上 HMOs 的数量增加而增加。他们推断,供应商可能正在进行整合,以实现或增强市场实力。最近,Berenson et al.(2010)对医疗保健市场的参与者进行了 300 次访谈,并报告说,通过联合谈判提高议价能力是医院—医生联盟的原因之一。

医疗保健领域的某些类型的纵向关系一直是重要的反垄断审查的重点,即医师执业和医院之间的排他交易(通常针对某专科服务,如影像诊断、麻醉或病理检查),以及保险公司和医疗机构之间的"最惠国条款",要求医疗机构给保险公司的费率要与它给任何买方的费率一样(见 Gaynor and Haas-Wilson,1998;Haas-Wilson,2003,"医疗保健纵向问题综述")[1]。

尽管人们对这一专题感兴趣,但关于纵向约束对医疗保健的影响的证据相对较少。证据来自简化型研究。

Ciliberto and Dranove(2005)以及 Cuellar and Gertler(2005)是我们所知的仅有的两篇研

---

[1] 在医疗保健领域,反垄断案件数量最多的是对医院—医生间排他合同的投诉。其中一个案件是由最高法院裁决的[杰斐逊教区临终关怀区第 2 号诉海德,美国第 466 卷第 2 期(1984 年)],并代表了排他交易和绑定销售的一个重要法律先例。在有许多情况下也有"最惠国条款",例如海洋国家医生健康计划诉双蓝计划案、双蓝计划诉马斯费尔德诊所案。

究纵向一体化对医疗保健竞争影响的论文。两篇论文都着眼于医院—医师执业一体化对医院价格的影响。这两项研究的结果刚好相反——奎利亚尔和格特勒发现了与医院一体化的反竞争效应相一致的证据,而西利贝托和詹诺夫则没有发现这样的证据。正如 Gaynor (2006a)所指出的,这些看似矛盾的结果其实与经济学理论完全一致——纵向一体化可能是反竞争的,会导致更高的价格;也可能是效率的提高,但结果却是相反的。

对一体化效率的研究并不十分令人鼓舞。Burns and Muller(2008)回顾了医院—医生关系的经验证据。他们发现,几乎没有证据表明一体化对成本、质量、可及性或临床整合有影响。Madison(2004)利用联邦医疗保险心脏病患者的数据,调查了医院—医生联盟与患者治疗、支出和结果之间的关系。她几乎找不到医院—医生关系有任何影响的证据。

如果不同类型的医疗机构或医疗机构与保险公司之间的一体化不断增长,那么人们可能会对这些关系产生持续的兴趣(以及更多的数据)。我们在上文第 7.1.2 节中所概述的模型或类似的模型,可能为未来的实证研究提供一个有用的框架。

7.2 医疗保健提供者与垄断力

众所周知,在购买医疗保健投入方面的市场力量可能会(但不一定)导致福利损失。[①] 尽管按教科书中的描述,垄断导致产出低于竞争均衡,但其他垄断模式可能产生更模糊的福利结果。Herndon(2002)的研究表明,如果卖方被具有垄断力的买方强迫做出"孤注一掷"的决策,那么产量不会减少,福利也不会损失。消费者的境况变好了,因为卖方的价格降低了,但产量没有减少。她认为,这种模式适用于医疗保健,因为保险公司能够迫使医疗服务提供者做出此类决策。

也有文献研究了为什么大买家(如沃尔玛)能够与他们的供应商就更优惠的条款进行谈判(如 Snyder,1996)。保险公司的规模经济可能最终取决于它们行使某种垄断力的能力,以及与供应商谈判降低支付费率的能力。关于垄断的作用问题超出了任何单独的反垄断案或对供应商定价机制的理解,但与考虑医疗保健系统设计有关。医疗保健政策评论人士认为,单一支付系统的相对成本优势主要在于它们对提供者行使垄断力的能力。[②]

医疗保健提供者向保险公司出售其服务,并购买劳动力和其他投入以提供其服务。由于在供应链中的作用,医疗保健提供者既可以在购买投入品(即劳动力)时行使垄断力,也可以受制于保险公司的垄断力。上文第 3.1 节概述的框架提供了一个视角,通过这个视角,人们可以研究保险公司议价能力在影响供应商价格方面的作用。与独家垄断买方保险公司谈判的医院将面临同意和不同意结果之间的巨大差异,这反过来意味着,谈判价格将低于市场上有其他保险公司时的价格。在这个模型中,发生这种情况的机制是,根据协议,独家垄断买方保险公司可以为医院带来更多的患者。患者数量越多,意味着价格越低。

研究垄断的实证文献一般是考察保险市场集中度对供应商价格的作用。这些文献大多

---

① 对垄断力的分析可以追溯到 Robinson(1933)。Gaynor and Vogt(2000)对垄断和纵向止赎理论进行了很好的回顾。
② 例如,见 Reinhardt et al.(2004)和 Anderson et al.(2003)。

与供应商市场集中度和供应商价格的分析重叠。典型的分析将包括保险公司和供应商市场集中度作为右侧变量的指标。Shen et al.(2010)发现,HMO 渗透率高、医院集中度低的市场,医院收入明显较低。Moriya et al.(2010)发现保险市场集中度的增加与医院价格的下降显著相关,而医院集中度的增加与价格的上升没有显著相关(尽管这个结果对于一个或两个州的分析非常敏感)。假设在 5 家规模相同的保险公司中有两家合并,预计将使医院价格下降 6.7％。然而,鉴于研究结果的脆弱性,对这一影响的解释应当谨慎。如前所述,Schneider et al.(2008a)将类似于沈等人和莫里亚等人的模型应用于医生服务市场。与之前的论文相比,他们发现保险市场集中度对医生价格没有显著影响。然而,他们发现,医师市场集中度显著提高了医生价格。

长期以来,人们对医院市场力量的一个担忧是,它们不仅能够从保险公司那里获得更高的价格,还可能将护士的工资降至竞争水平以下。Yett(1975)认为,护士的长期短缺可能是垄断均衡的结果。然而,在护理市场中,垄断的重要性与劳动力供给的弹性成反比。由于许多原因,包括大量的非医院护理工作和护士进入和离开劳动力市场,这种弹性可能很高。Sullivan(1989)是最早使用新实证产业组织方法的论文作者之一(Bresnahan,1989)。他估计,护士劳动力对医院的供给的弹性倒数一年为 0.79,三年为 0.26。他将这些估值解释为医院拥有强大的垄断力的证据。

最近,买方垄断在购买医疗保健劳动力投入方面的作用受到的关注明显减少。Staiger et al.(2010)利用荣军医院的外生性变化来确定医院垄断力的程度。他们发现了非常缺乏弹性的劳动力供给曲线,并得出结论,他们的结果与垄断力的存在是一致的。Hirsch and Schumacher(2005)对 Staiger et al.(2010)的方法进行了批评,并利用医院市场结构随时间的变化来估计简化形式的工资回归。他们发现医院市场集中度与护士工资之间没有联系,这表明医院没有行使垄断力。

Matsudaira(2010)利用加州最低人员配置法的影响来估计长期养护机构的劳动力供给弹性。只有那些人员配置低于所需水平的机构才不得不雇用更多的工作人员。松田发现,这些机构增加了员工,却没有相应的工资增加,这意味劳动力供给曲线具有完全弹性,而且不存在垄断。

如前所述,Eisenberg(2011)最近的研究通过医生接诊新的联邦医疗保险患者来评估联邦医疗保险医生支付率对医生参与该计划意愿的影响,以分析联邦医疗保险作为医生服务的购买者是否具有垄断力。他发现,医生参与联邦医疗保险支付是积极的,但缺乏弹性,这意味着联邦医疗保险具有垄断力(他们是否行使垄断则是另一个问题)。

综上所述,很明显,保险公司的议价能力(由其规模和备选保险公司的存在所决定)降低了提供者的价格。从这个意义上讲,垄断明显影响了医疗保健的成本。然而,在医疗保健市场的垄断证据是相当有限的。

8. 结 论

在这一章中,我们试图为思考医疗保健市场的竞争制定一个框架。特别是,我们勾画出了保险公司和医疗服务提供者之间的一个相对简单的议价模型。医疗保健领域的许多市场关系都可以用这样一个模型描述。它为与这些市场有关的经济学理论提供了一个直观的框架,也为开发计量经济学模型进行估算提供了一个跳板。

我们还回顾了最近关于医疗市场竞争的文献。自《健康经济学手册(第一卷)》出版以来,这方面的研究有了爆炸性增长。特别值得注意的是四个方面的进展。

第一,是研究越来越多地采用了适应医疗保健市场具体情况的现代产业组织结构模型。Dranove and Satterthwaite(2000)和 Gaynor and Vogt(2000)的章节描述了可以估计的结构模型,但在手册出版时还没有实施。这些章节中描述的模型以及更复杂的模型,都是在短短几年前才被建立起来的。此外,健康经济学和产业组织学者之间的交流越来越多(而且富有成效),导致了医疗保健市场更复杂和信息更丰富的建模。

第二,是关于医院市场的大量实证研究,尤其是质量竞争方面的研究。在编写手册第一卷时,有相当数量的关于医院价格竞争的非结构性研究,但几乎还没有关于医院质量竞争的研究。这种情况已经发生了巨大的转变。

第三,是关于美国以外的国家的医疗保健市场竞争的研究,以及从事该领域研究的非美国学者的参与。在很大程度上是由于英国、荷兰和瑞士等国家旨在强化市场利用的医疗系统改革。这些研究已经不再以美国为中心,已成为一个重要的国际研究领域。

第四,是最近关于医疗保险市场的研究。这方面的发展是近期发生的,以至于我们在本章引用的大多数论文尚未发表。人们对这一领域兴趣的扩大有望持续下去。

令人失望的是,关于医生服务市场竞争的实证研究很少。在美国,这主要是由于数据的限制。希望学者们能找到克服这一问题的方法,这样我们就会看到关于这个市场的知识进步,就像我们在医院市场看到的那样。

对医疗保健市场经济学感兴趣的雄心勃勃的学者们有大量的研究机会。我们期望在这些市场的经济学和设计可估模型的分析方面看到进一步的发展。

参考文献

Abraham, J. M., Gaynor, M., & Vogt, W. B. (2007). Entry and competition in local hospital markets. Journal of Industrial Economics, LV, 2, 265-288.

Ackerberg, D., Benkard, L., Berry, S., & Pakes, A. (2007). Econometric tools for analyzing market outcomes.In J. Heckman & E. Leamer (Eds.), Handbook of econometrics (Vol. 6). Amsterdam and London: Elsevier North-Holland.

Aguirregabiria, V. & Mira, P. (2007). Sequential estimation of dynamic discrete games. Journal of Econometrics, 75(1), 1-53.

Akosa Antwi, Y. O. D., Gaynor, M., & Vogt, W. B. (2006). A competition index for differentiated products oligopoly with an application to hospital markets. Carnegie Mellon University.

Akosa Antwi, Y. O. D., Gaynor, M., & Vogt, W. B. (2009). A bargain at twice the price? California hospital prices in the new millennium. Forum for Health Economics and Policy, 12(1), Article 3., http://www.bepress.com/fhep/12/1/3/.

Allard, M., Léger, P., & Rochaix, L. (2009). Provider competition in a dynamic setting. Journal of Economics & Management Strategy, 18(2), 457-486.

American Medical Association (2010). Competition in health insurance: A comprehensive study of US markets. Technical report, American Medical Association, Chicago, IL, 2006-2010 editions.

Anderson, G., Reinhardt, U., Hussey, P., & Petrosyan, V. (2003). It's the prices, stupid: Why the United States is so different from other countries. Health Affairs, 22(3), 89-105.

Arcidiacono, P. & Miller, R. (2010). CCP estimation of dynamic discrete choice models with unobserved heterogeneity. Carnegie Mellon University, Duke University.

Ashwood, S. J., Reid, R. O., Setodji, C. M., Weber, E., Gaynor, M., & Mehotra, A. (2011). What is the impact of retail clinics on overall utilization? The Rand Corporation, Carnegie Mellon University.

Atherly, A., Dowd, B. E., & Feldman, R. (2004). The effect of benefits, premiums, and health risk on health plan choice in the Medicare program. Health Services Research, 39(4, Part 1), 847-864.

Bajari, P., Benkard, L., & Levin, J. (2007). Estimating dynamic models of impefect competition. Econometrica, 75(5), 1331-1370.

Bajari, P., Hong, H., Park, M., & Town, R. (2010). Regression discontinuity designs with an endogenous forcing variable and an application to contracting in health care. University of Minnesota.

Baker, L. & Brown, M. (1999). Managed care, consolidation among health care providers, and health care: Evidence from mammography. RAND Journal of Economics, 30(2), 351-374.

Baker, L. & Phibbs, C. (2002). Managed care, technology adoption, and health care: The adoption of neonatal intensive care. RAND Journal of Economics, 33(3), 524-548.

Baker, L. & Wheeler, S. (1998). Managed care and technology diffusion: The case of MRI. Health Affairs, 17(5), 195-207.

Balan, D. & Brand, K. (2009). Simulating hospital merger simulations. Federal Trade Commission.

Baranes, E. & Bardey, D. (2004). Competition in health care markets and vertical restraints. Cahiers de Recherche du LASER 013-03-04, Laboratoire de Sciences É conomiques de Richter

(LASER), Université de Montpellier, Montpellier, France. Available at, http://www.laser.univ-montp1.fr/Cahiers/cahier130404.pdf/.

Barro, J., Huckman, R., & Kessler, D. (2006). The effects of cardiac specialty hospitals on the cost and quality of medical care. Journal of Health Economics, 25(4), 702-721.

Beauchamp, A. (2010). Regulation, imperfect competition, and the US abortion market. Boston College.

Berenson, R., Ginsburg, P., & Kemper, N. (2010). Unchecked provider clout in California foreshadows challenges to health reform. Health Affairs, 29(4), 699.

Berry, S., Levinsohn, J., & Pakes, A. (1995). Automobile prices in market equilibrium. Econometrica, 63(4), 841-890.

Bijlsma, M., Boone, J., & Zwart, G. (2009). Selective contracting and foreclosure in health care markets. Tilburg University.

Bloom, N. & Van Reenen, J. (2007). Measuring and explaining management practices across firms and nations. Quarterly Journal of Economics, 122(4), 1351-1408.

Bloom, N., Propper, C., Seiler, S., & Van Reenen, J. (2010). The impact of competition on management quality: Evidence from public hospitals. Cambridge, MA: National Bureau of Economic Research.

Bolhaar, J., Lindeboom, M., & van der Klaauw, B. (2010). Insurance search, switching behavior and the role of group contracts. Vrije Universiteit Amsterdam.

Bowblis, J. (2010). Ownership conversion and closure in the nursing home industry. Journal of Health Economics, 20(6), 631-644.

Bradford, D. & Martin, R. (2000). Partnerships, profit sharing, and quality competition in the medical profession. Review of Industrial Organization, 17, 193-208.

Brand, K., Garmon, C., Gowrisankaran, G., Nevo, A., & Town, R. (2011). Estimating the price impact of hospital mergers: Inova's proposed acquisition of Prince William hospital. Unpublished manuscript, Federal Trade Commission, University of Arizona, Northwestern University, University of Minnesota.

Bresnahan, T. & Reiss, P. (1990). Entry in monopoly markets. Review of Economic Studies, 57(4), 531-553.

Bresnahan, T. & Reiss, P. (1991). Entry and competition in concentrated markets. Journal of Political Economy, 99(5), 977-1009.

Bresnahan, T. F. (1989). Empirical studies of industries with market power. In R. Schmalensee & R. Willig (Eds.), Handbook of industrial organization (Vol. 2, pp. 1011-1057). Amsterdam and New York: Elsevier Science, North-Holland Chapter 17.

Breyer, F., Bundorf, M. K., & Pauly, M. V. (2012). Health care spending risk, health insurance, and payment to health plans. In T. G. McGuire, M. V. Pauly, & P. Pita Barros

(Eds.), Handbook of health economics (Vol. 2, chapter 11, pp. 691 – 763). Amsterdam and London: Elsevier North-Holland.

Brown, M. (1993). Do physicians locate as spatial competition models predict? Evidence from Alberta.Canadian Medical Association Journal, 148(8), 1301–1307.

Buchmueller, T., Jacobson, M., & Wold, C. (2006). The effect of hospital closures on access to care. Journal of Health Economics, 25, 740–761.

Burgess, J., Carey, K., & Young, G. (2005). The effect of network arrangements on hospital pricing behavior. Journal of Health Economics, 24(2), 391–405.

Burgess, S., Propper, C., & Gossage, D. (2008). Competition and quality: Evidence from the NHS internal market 1991299. Economic Journal, 118, 138–170.

Burns, L. & Muller, R. (2008). Hospital-physician collaboration: Landscape of economic integration and impact on clinical integration. Milbank Quarterly, 86(3), 375–434.

Burns, L., Bazzoli, G., Dynan, L., & Wholey, D. (2000). Impact of HMO market structure physician hospital strategic alliances. Health Services Research, 35(1), 101–132.

Burns, L. R. & Pauly, M. V. (2002). Integrated delivery networks: A detour on the road to integrated health care? Health Affairs, 21(4), 128–143.

Burns, L. R. & Wholey, D. R. (1992). The impact of physician characteristics in conditional choice models for hospital care. Journal of Health Economics, 11(1), 43–62.

Canoy, M. & Sauter, W. (2009). Hospital mergers and the public interest: Recent developments in the Netherlands. Tilburg University.

Caplin, A. & Nalebuff, B. (1991). Aggregation and imperfect competition: On the existence of equilibrium. Econometrica, 59(1), 25–59.

Capps, C. (2005). The quality effects of hospital mergers. Bates White LLC.

Capps, C. & Dranove, D. (2004). Hospital consolidation and negotiated PPO prices. Health Affairs, 23(2), 175–181.

Capps, C., Carlton, D., & David, G. (2010a). Antitrust treatment of nonprofits: Should hospitals receive special care? Bates White LLC, University of Chicago, University of Pennsylvania.

Capps, C., Dranove, D., & Lindrooth, R. (2010b). Hospital closure and economic efficiency. Journal of Health Economics, 29, 87–109.

Capps, C., Dranove, D., & Satterthwaite, M. (2003). Competition and market power in option demand markets. RAND Journal of Economics, 34(4), 737–763.

Capps, C. S. (2009). Federal health plan merger enforcement is consistent and robust. Bates White LLC.

Carey, K., Burgess, J., & Young, G. (2008). Specialty and full-service hospitals: A comparative cost analysis.Health Services Research, 43(5), 1869–1887.

Carlin, C. & Town, R. J. (2009). Adverse selection, welfare, and optimal pricing of employer sponsored health plans. University of Minnesota.

Carlson, J. A. & McAfee, R. P. (1983). Discrete equilibrium price dispersion. Journal of Political Economy,91(3), 480-493.

Carlton, D. W. & Perloff, J. M. (2005). Modern industrial organization. Boston, MA: Addison-Wesley.Cebul, R. D. Rebitzer, J. B., Taylor, L. J., & Votruba, M. E. (2008). Organizational fragmentation and care quality in the US healthcare system. Journal of Economic Perspectives, 22(4), 93-113.

Chakravarty, S. (2010). Much ado about nothing? Entry and operations of physician owned specialty hospitals.Rutgers University.

Chakravarty, S., Gaynor, M., Klepper, S., & Vogt, W. (2006). Does the profit motive make Jack nimble? Ownership form and the evolution of the US hospital industry. Health Economics, 15, 345-361.

Chernew, M. (1995). The impact of non-IPA HMOs on the number of hospitals and hospital capacity.Inquiry, 32(2), 143-154.

Chernew, M., Gowrisankaran, G., & Fendrick, A. (2002). Payer type and the returns to bypass surgery:Evidence from hospital entry behavior. Journal of Health Economics, 21, 451474.

Chernew, M., Scanlon, D., & Hayward, R. (1998). Insurance type and choice of hospital for coronary artery bypass graft surgery. Health Services Research, 33(3), 447-466.

Ciliberto, F. (2005). Does organizational form affect investment decisions? University of Virginia.

Ciliberto, F. & Dranove, D. (2005). The effect of physician-hospital affiliations on hospital prices in California. Journal of Health Economics, 25(1), 29-38.

Ciliberto, F. & Lindrooth, R. (2007). Exit from the hospital industry. Economic Inquiry, 45 (1), 71-81.

Commission on Health Care Facilities in the 21st Century (2006). A plan to stabilize and strengthen New York's health care system. Final report, Commission on Health Care Facilities in the 21st Century, New York, NY. June.

Cooper, Z., Gibbons, S., Jones, S., & McGuire, A. (2011). Does hospital competition save lives? Evidence from the NHS patient choice reforms. Economic Journal, 121(554), 228-260.

Crawford, G. & Yurukoglu, A. (2010). The welfare effects of bundling in multichannel television markets.University of Warwick, Stanford University.

Cuellar, A. E. & Gertler, P. J. (2005). Strategic integration of hospitals and physicians. Journal of Health Economics, 25(1), 1-28.

Cullen, K., Hall, M., & Golosinskiy, A. (2009). Ambulatory surgery in the United States, 2006. Center for Disease Control.

Cutler, D. (2010). Where are the health care entrepreneurs? The failure of organizational innovation in health care.National Bureau of Economic Research.

Cutler, D., McClellan, M., & Newhouse, J. (2000). How does managed care do it? RAND Journal of Economics, 31(3), 526-548.

Cutler, D. M. (1995). The incidence of adverse medical outcomes under prospective payment. Econometrica, 63(1), 29-50.

Cutler, D. M. & Reber, S. J. (1998). Paying for health insurance: The trade-off between competition and adverse selection. Quarterly Journal of Economics, 113(2), 433-466.

Cutler, D. M., Huckman, R. S., & Kolstad, J. T. (2010). Input constraints and the efficiency of entry:Lessons from cardiac surgery. American Economic Journal: Economic Policy, 2 (1), 51-76.

Dafny, L. (2005). Games hospitals play: Entry deterrence in hospital procedure markets. Journal of Economics and Management Strategy, 14(5), 513-542.

Dafny, L. (2009). Estimation and identification of merger effects: An application to hospital mergers. Journal of Law and Economics, 52(3), 523-550.

Dafny, L. (2010). Are health insurance markets competitive? American Economic Review, 100, 1399-1431.

Dafny, L., Dranove, D., Limbrock, F., & Scott Morton, F. (2011a). Data impediments to empirical work in health insurance markets. Northwestern University, Yale University.

Dafny, L., Duggan, M., & Ramanarayanan, S. (2011b). Paying a premium on your premium? Consolidation in the US health insurance industry. American Economic Review, forthcoming.

Dafny, L., Ho, K., & Varela, M. (2010). An individual health plan exchange: Which employees would benefit and why? American Economic Review, 100, 485-489.

Dahlby, B. & West, D. S. (1986). Price dispersion in an automobile insurance market. Journal of Political Economy, 94(2), 418-438.

De Fontenay, C. & Gans, J. (2007). Bilateral bargaining with externalities. University of Melbourne.

Deily, M., McKay, N., & Dorner, F. (2000). Exit and inefficiency: The effects of ownership type. Journal of Human Resources, 35(4), 734-737.

Dionne, G., Langlois, A., & Lemire, N. (1987). More on the geographical distribution of physicians.Journal of Health Economics, 6, 365-374.

Doraszelski, U. & Pakes, A. (2007). A framework for applied dynamic analysis in IO. In M. Armstrong & R. Porter (Eds.), Handbook of industrial organization (Vol. 3). Amsterdam and London: Elsevier North-Holland.

Doraszelski, U., & Satterthwaite, M. (2010). Computable Markov-perfect industry dynamics. RAND Journal of Economics, 41(2), 215-243.

Dorfman, R. & Steiner, P. (1954). Optimal advertising and optimal quality. American

Economic Review, 44(5), 826-836.

Douven, R., Halbersma, R., Katona, K., & Shestalova, V. (2011). Vertical integration and exclusive vertical restraints between insurers and hospitals. Tilburg University.

Dowd, B. E. & Feldman, R. (1994). Premium elasticities of health plan choice. Inquiry, 31(4), 438-444.

Dranove, D. & Lindrooth, R. (2003). Hospital consolidation and costs: Another look at the evidence.Journal of Health Economics, 22, 983-997.

Dranove, D., Gron, A., & Mazzeo, M. (2003). Differentiation and competition in HMO markets. Journal of Industrial Economics, 51(4), 433-454.

Dranove, D., Lindrooth, R., White, W., & Zwanziger, J. (2008). Is the impact of managed care on hospital prices decreasing? Journal of Health Economics, 27, 362-376.

Dranove, D., Satterthwaite, M., & Sfekas, A. (2007). Boundedly rational bargaining in option demand markets: An empirical application. Northwestern University.

Dranove, D., Simon, C., & White, W. (2002). Is managed care leading to consolidation in health-care markets? Health Services Research, 37(3), 573-594.

Dranove, D. D. & Satterthwaite, M. A. (1992). Monopolistic competition when price and quality are imperfectly observable. RAND Journal of Economics, 23(4), 518-534.

Dranove, D. D. & Satterthwaite, M. A. (2000). The industrial organization of health care markets.In A. Culyer & J. Newhouse (Eds.), Handbook of health economics (pp. 1094-1139). New York and Oxford: Elsevier Science, North-Holland, Chapter 20.

Duggan, M. (2000). Hospital ownership and public medical spending. Quarterly Journal of Economics, 115(4), 1343-1373.

Duggan, M. (2002). Hospital market structure and the behavior of not-for-profit hospitals. RAND Journal of Economics, 33(3), 433-446.

Dulleck, U. & Kerschbamer, R. (2009). Experts vs. discounters: Consumer free-riding and experts withholding advice in markets for credence goods. International Journal of Industrial Organization, 27(1), 15-23.

Dunne, T., Klimek, S., Roberts, M., & Xu, D. (2009). Entry, exit, and the determinants of market structure. National Bureau of Economic Research.

Eggleston, K., Pepall, L., & Normany, G. (2004). Pricing coordination failures and health care provider integration. Contributions to Economic Analysis and Policy, 3(1), 1-29.

Eisenberg, M. (2011). Reimbursement rates and physician participation in Medicare. Carnegie Mellon University.

Ellison, G. & Ellison, S. (2007). Strategic entry deterrence and the behavior of pharmaceutical incumbents prior to patent expiration. National Bureau of Economic Research.

Encinosa, W. E. & Bernard, D. M. (2005). Hospital finances and patient safety outcomes.

Inquiry, 42(1),60-72.

Ericson, R. & Pakes, A. (1995). Markov-perfect industry dynamics: A framework for empirical work.Review of Economic Studies, 62(1), 53-82.

Escarce, J. J., Jain, A. K., & Rogowski, J. (2006). Hospital competition, managed care, and mortality after hospitalization for medical conditions: Evidence from three states. Medical Care Research and Review, 63(6 Suppl.), 112S-140S.

Federal Trade Commission and Department of Justice (1992). Horizontal merger guidelines. Issued April 2, 1992, Revised September, 2010.

Finkelstein, A. (2007). The aggregate effects of health insurance: Evidence from the introduction of Medicare. Quarterly Journal of Economics, 122(1), 1-37.

Frank, R. & Lamiraud, K. (2009). Choice, price competition and complexity in markets for health insurance. Journal of Economic Behavior and Organization, 71, 550-562.

Fuchs, V. (2007). Managed care and merger mania. Journal of the AmericanMedical Association, 277(11), 920-921.

Gal-Or, E. (1997). Exclusionary equilibria in health-care markets. Journal of Economics and Management Strategy, 6(1), 5-43.

Gal-Or, E. (1999). Mergers and exclusionary practices in health care markets. Journal of Economics and Management Strategy, 8(3), 315-350.

Gaynor, M. (2006a). Is vertical integration anticompetitive? Definitely maybe (but that's not final). Journal of Health Economics, 25(1), 175.

Gaynor, M. (2006b). What do we know about competition and quality in health care markets? Foundations and Trends in Microeconomics, 2(6) ,http://www.nowpublishers.com/product.aspx?product5MIC&doi50700000024/.

Gaynor, M. & Haas-Wilson, D. (1998). Vertical relations in health care markets. In M. A. Morrisey (Ed.), Managed care and changing health care markets (pp. 140-163). Washington, DC: AEI Presschapter 7.

Gaynor, M. & Ma, C.-t. A. (1996). Insurance, vertical restraints, and competition. Carnegie Mellon University.

Gaynor, M. & Polachek, S. W. (1994). Measuring information in the market: An application to physician services. Southern Economic Journal, 60(4), 815-831.

Gaynor, M. & Vogt, W. B. (2000). Antitrust and competition in health care markets. In A. Culyer & J. Newhouse (Eds.), Handbook of health economics (pp. 1405-1487). New York and Oxford: Elsevier Science, North-Holland, Chapter 27.

Gaynor, M. & Vogt, W. B. (2003). Competition among hospitals. RAND Journal of Economics, 34(4), 764-785.

Gaynor, M., Moreno-Serra, R., & Propper, C. (2010). Death by market power: Reform, competition and patient outcomes in the British National Health Service. Carnegie Mellon University, Imperial College.

Gaynor, M., Propper, C., & Seiler, S. (2011). Free to choose: Reform and demand response in the British National Health Service. Carnegie Mellon University, Imperial College London, London School of Economics.

Gaynor, M., Seider, H., & Vogt, W. B. (2005). Is there a volume-outcome effect and does it matter? Yes, and yes. American Economic Review, Papers and Proceedings, 95(2), 243-247.

Gentzkow, M. (2007). Valuing new goods in a model with complementarity: Online newspapers. American Economic Review 713-745.

Geweke, J., Gowrisankaran, G., & Town, R. J. (2003). Bayesian inference for hospital quality in a selection model. Econometrica, 71, 1215-1238.

Ginsburg, P. (2010). Wide variation in hospital and physician payment rates evidence of provider market power.Center for Studying Health System Change.

Glaeser, E. (2002). The governance of not-for-profit firms. National Bureau of Economic Research.

Goldstein, G. S. & Pauly, M. V. (1976). Group health insurance as a local public good. In R. N. Rosett (Ed.), The role of health insurance in the health services sector (pp. 73-114). Cambridge, MA: National Bureau of Economic Research, Chapter 3.

Government Accountability Office (2009). State small group health insurance markets. Technical report, US Government Accountability Office, Washington, DC. GAO-09-363R.

Gowrisankaran, G. (1995). A dynamic analysis of mergers. Yale University.

Gowrisankaran, G. (2011). Estimating the impact of a hospital merger using the difference-in-differences of prices. International Journal of the Economics of Business, 18(1), 83-89.

Gowrisankaran, G. & Town, R. (1997). Dynamic equilibrium in the hospital industry. Journal of Economics and Management Strategy, 6(1), 45-74.

Gowrisankaran, G. & Town, R. (2003). Competition, payers, and hospital quality. Health Services Research, 38, 1403-1422.

Gowrisankaran, G. & Town, R. J. (1999). Estimating the quality of care in hospitals using instrumental variables. Journal of Health Economics, 18, 747-767.

Gowrisankaran, G., Ho, V., & Town, R. (2004). Causality and the volume-outcome relationship in surgery. University of Minnesota.

Gowrisankaran, G., Lucarelli, C., Schmidt-Dengler, P., & Town, R. (2011). Government policy and the dynamics of market structure: Evidence from critical access hospitals. University of Arizona, Cornell University, London School of Economics, University of Minnesota.

Grennan, M. (2010). Price discrimination and bargaining: Empirical evidence from medical devices. University of Toronto.

Gunning, T. S. & Sickles, R. C. (2007). Competition and market power in physician private practices. Rice University.

Haas-Wilson, D. (2003). Managed care and monopoly power: The antitrust challenge. Cambridge, MA: Harvard University Press.

Haas-Wilson, D. & Garmon, C. (2011). Hospital mergers and competitive effects: Two retrospective analyses. International Journal of the Economics of Business, 18(1), 17-32.

Halbersma, R. & Katona, K. (2011). Vertical restraints in health care markets. Tilburg University. Halbersma, R., Mikkers, M., Motchenkova, E., & Seinen, I. (2010). Market structure and hospital-insurer bargaining in the Netherlands. European Journal of Health Economics, Online Paper, , http://www.springerlink.com/content/477hx26326t61467/.

Handel, B. (2010). Adverse selection and switching costs in health insurance markets: When nudging hurts. Berkeley: University of California.

Hansmann, H., Kessler, D., & McClellan, M. B. (2003). Ownership form and trapped capital in the hospital industry. In E. L. Glaeser (Ed.), The governance of not-for-profit organizations (pp. 4570). National Bureau of Economic Research.

Hastings, J. & Gilbert, R. (2005). Market power, vertical integration and the wholesale price of gasoline. Journal of Industrial Economics, 53(4), 469-492.

Herndon, J. (2002). Health insurer monopsony power: The all-or-none model. Journal of Health Economics, 21, 197-206.

Hirsch, B. & Schumacher, E. (2005). Classic or new monopsony? Searching for evidence in nursing labor markets. Journal of Health Economics, 24, 969-989.

Ho, K. (2006). The welfare effects of restricted hospital choice in the US medical care market. Journal of Applied Econometrics, 21(7), 1039-1079.

Ho, K. (2009a). Barriers to entry of a vertically integrated health insurer: An analysis of welfare and entry costs. Journal of Economics and Management Strategy, 18(2), 487-545.

Ho, K. (2009b). Insurer-provider networks in the medical care market. American Economic Review, 99(1), 393-430.

Ho, K. & Pakes, A. (2011). Physician responses to financial incentives: Evidence from hospital discharge records. Unpublished Manuscript.

Ho, V. (2002). Learning and the evolution of medical technologies: The diffusion of coronary angioplasty. Journal of Health Economics, 21(5), 873-885.

Ho, V. & Hamilton, B. H. (2000). Hospital mergers and acquisitions: Does market consolidation harm patients? Journal of Health Economics, 19(5), 767-791.

Horn, H. & Wolinsky, A. (1988). Bilateral monopolies and incentives for merger. RAND Journal of Economics, 19, 408-419.

Howard, D. H. (2005). Quality and consumer choice in healthcare: Evidence from kidney transplantation. Topics in Economic Analysis and Policy, 5(1), Article 24, 1-20. ,http://www.bepress.com/bejeap/topics/vol5/iss1/art24/.

Huckman, R. S. & Pisano, G. P. (2006). The firm specificity of individual performance: Evidence from cardiac surgery. Management Science, 52(4), 473-488.

Huesch, M. D. (2009). Learning by doing, scale effects, or neither? Cardiac surgeons after residency.Health Services Research, 44(6), 1960-1982.

Huesch, M. D. & Sakakibara, M. (2009). Forgetting the learning curve for a moment: How much performance is unrelated to own experience? Health Economics, 18, 855.

Inderst, R. & Wey, C. (2003). Bargaining, mergers, and technology choice in bilaterally oligopolistic industries. RAND Journal of Economics, 34, 19-41.

Isabel, C. & Paula, V. (2010). Geographic distribution of physicians in Portugal. European Journal of Health Economics, 11, 383-393.

Kahn, K. L., Keeler, E. B., Sherwood, M. J., Rogers, W. H., Draper, D., Bentow, S. S., Reinisch, E. J., Rubenstein, L. V., Kosecoff, J., & Brook, R. H. (1990). Comparing outcomes of care before and after implementation of the DRG-based prospective payment system. Journal of the American Medical Association, 264(15), 1984-1988.

Kamien, M. I. & Vincent, D. R. (1991). Price regulation and the quality of service. Center for Mathematical Studies in Economics and Management Science, Northwestern University.

Kemp, R. & Severijnen, A. (2010). Price effects of Dutch hospital mergers: An ex post assesment of hip surgery. Netherlands Competition Authority (NMa).

Kessler, D. & McClellan, M. (2000). Is hospital competition socially wasteful? Quarterly Journal of Economics, 115(2), 577-615.

Kessler, D. P. & Geppert, J. J. (2005). The effects of competition on variation in the quality and cost of medical care. Journal of Economics and Management Strategy, 14(3), 575-589.

Krishnan, R. (2001). Market restructuring and pricing in the hospital industry. Journal of Health Economics, 20, 213-237.

Lakdawalla, D. & Philipson, T. (1998). Nonprofit production and competition. National Bureau of Economic Research.

Lakdawalla, D. & Philipson, T. (2006). The nonprofit sector and industry performance. Journal of Public Economics, 90, 1681-1698.

Lee, M. (1971). A conspicuous production theory of hospital production. Southern Economic Journal, 38 (1), 48-58.

Leonard, G. & Olley, G. S. (2011). What can be learned about the competitive effects of mergers from natural experiments? International Journal of the Economics of Business, 18 (1), 103107.

Lewis, M. & Pflum, K. (2011). Diagnosing hospital system bargaining power in managed care networks. Ohio State University.

Liebhaber, A. Grossman, J. M. (2007). Physicians moving to mid-sized, single-specialty practices. Technical report, Center for Studying Health System Change, Washington, DC. Tracking Report No. 18.

Lindrooth, R., Lo Sasso, A., & Bazzoli, G. (2003). The effect of urban hospital closure on markets.Journal of Health Economics, 22, 691-712.

Luft, H. S., Garnick, D. W., Mark, D. H., Peltzman, D. J., Phibbs, C. S., Lichtenberg, E., & McPhee,S. J. (1990). Does quality influence choice of hospital? JAMA, 263(21), 2899-2906.

Lustig, J. (2010). Measuring welfare losses from adverse selection and imperfect competition in privatized Medicare.Boston University.

Lyon, T. P. (1999). Quality competition, insurance, and consumer choice in health care markets. Journal of Economics and Management Strategy, 8(4), 545-580.

Ma, C. -t. A. (1997). Option contracts and vertical foreclosure. Journal of Economics and Management Strategy,6(4), 725-753.

Madison, K. (2004). Hospital-physician affiliations and patient treatments, expenditures, and outcomes. Health Services Research, 39(2), 257-278.

Maestas, N., Schroeder, M., & Goldman, D. (2009). Price variation in markets with homogeneous goods: The case of Medigap. National Bureau of Economic Research.

Martin, A., Lassman, D., Whittle, L., & Catlin, A. (2011). Recession contributes to slowest annual rate of increase in health spending in five decades. Health Affairs, 30, 111-122.

Massachusetts Attorney General (2010). Investigation of health care cost trends and cost drivers, pursuant to G.L. c.118G, y 6 1/2(b). Preliminary report, Office of Attorney General Martha Coakley, Boston, MA, January 29.

Matsudaira, J. D. (2010). Monopsony in the low-wage labor market? Evidence from minimum nurse staffing regulations. Cornell University.

Mazzeo, M. (2002). Product choice and oligopoly market structure. RAND Journal of Economics, 33(2),221-242.

Melnick, G. & Keeler, E. (2007). The effects of multi-hospital systems on hospital prices. Journal of Health Economics, 26(2), 400-413.

Moriya, A. S., Vogt, W. B., & Gaynor, M. (2010). Hospital prices and market structure in the hospital and insurance industries. Health Economics, Policy and Law, 5, 459-479.

Mukamel, D., Zwanziger, J., & Bamezai, A. (2002). Hospital competition, resource allocation and quality of care. BMC Health Services Research, 2(1), 10-18.

Mukamel, D., Zwanziger, J., & Tomaszewski, K. J. (2001). HMO penetration, competition and riskadjusted hospital mortality. Health Services Research, 36(6), 1019-1035.

Mutter, R. L., Romano, P. S., & Wong, H. S. (2011). The effects of US hospital consolidations on hospital quality. International Journal of the Economics of Business, 18(1), 109.

Mutter, R. L., Wong, H. S., & Goldfarb, M. G. (2008). The effects of hospital competition on inpatient quality of care. Inquiry, 45(3), 263-279.

National Center for Health Statistics (2011). Health, United States, 2010. Hyattsville, MD: National Center for Health Statistics, Center for Disease Control.

Nevo, A. (2000). Mergers with differentiated products: The case of the ready-to-eat cereal industry.RAND Journal of Economics, 31(3), 395-421.

Newhouse, J. (1970). Toward a theory of nonprofit institutions: An economic model of a hospital. American Economic Review, 60(1), 64-74.

Newhouse, J. P., Williams, A. P., Bennett, B. W., & Schwartz, W. B. (1982). Does the geographical distribution of physicians reflect market failure? Bell Journal of Economics, 13(2), 493-505.

Orsini, C. (2010). Ownership and exit behavior in home health care: Responses to government financing in a health care market with low entry and exit barriers. University of Aarhus.

Pakes, A. (2010). Alternative models for moment inequalities. Econometrica, 78(6), 17831822.

Pakes, A. & McGuire, P. (1994). Computing Markov-perfect Nash equilibria: Numerical implications of a dynamic differentiated product model. RAND Journal of Economics, 25(4), 555589.

Pakes, A., Ostrovsky, M., & Berry, S. (2007). Simple estimators for the parameters of discrete dynamic games (with entry/exit examples). RAND Journal of Economics, 38(2), 373-399.

Pakes, A., Porter, J., Ho, K., & Ishii, J. (2006). Moment inequalities and their application. Harvard University.

Panzar, J. C. & Rosse, J. (1987). Testing for "monopoly" equilibrium. Journal of Industrial Economics, 35(4), 443-456.

Parente, S. & Town, R. (2011). The impact of retail clinics on cost, utilization and welfare. University of Minnesota.

Pauly, M. & Redisch, M. (1973). The not-for-profit hospital as a physicians' cooperative. American Economic Review, 63(1), 87-99.

Pauly, M. V. (2004). Competition in medical services and the quality of care: Concepts and history. International Journal of Health Care Finance and Economics, 4, 113-130.

Pennsylvania Health Care Cost Containment Council (2007). Cardiac surgery in Pennsylvania 2005. Report, Pennsylvania Health Care Cost Containment Council, Harrisburg, PA. June.

Pesendorfer, M. & Schmidt-Dengler, P. (2008). Asymptotic least squares estimators for dynamic games. Review of Economic Studies, 75, 901-928.

Petrin, A. (2002). Quantifying the benefits of new products: The case of the minivan. Journal of Political Economy, 110(4), 705-729.

Pratt, J. W., Wise, D. A., & Zeckhauser, R. (1979). Price differences in almost competitive markets. Quarterly Journal of Economics, 93(2), 189–211.

Propper, C., Burgess, S., & Green, K. (2004). Does competition between hospitals improve the quality of care? Hospital death rates and the NHS internal market. Journal of Public Economics, 88(7–8),1247–1272.

Ramanarayanan, S. (2008). Does practice make perfect: An empirical analysis of learning-by-doing in cardiac surgery. Anderson School of Management, UCLA.

Reinhardt, U., Hussey, P., & Anderson, G. (2004). US health care spending in an international context. Health Affairs, 23(3), 10–25.

Rogowski, J., Jain, A. K., & Escarce, J. J. (2007). Hospital competition, managed care, and mortality after hospitalization for medical conditions in California. Health Services Research, 42 (2), 682–705.

Romano, P. & Balan, D. (2011). A retrospective analysis of the clinical quality effects of the acquisition of Highland Park hospital by Evanston Northwestern healthcare. International Journal of the Economics of Business, 18(1), 45–64.

Rosenthal, M. B., Zaslavsky, A., & Newhouse, J. P. (2005). The geographic distribution of physicians revisited. Health Services Research, 40(6, Part 1), 1931–1952.

Royalty, A. B. & Solomon, N. (1999). Health plan choice: Price elasticities in a managed competition setting. Journal of Human Resources, 34(1), 1–41 pp.

Sacher, S. & Vita, M. (2001). The competitive effects of a not-for-profit hospital merger: A case study. Journal of Industrial Economics, 49(1), 63–84.

Sari, N. (2002). Do competition and managed care improve quality? Health Economics, 11, 571–584.

Schaumans, C. & Verboven, F. (2008). Entry and regulation: Evidence from health care professions. RAND Journal of Economics, 39, 949–972.

Schmalensee, R. (1989). Inter-industry studies of structure and performance. In R. Schmalensee & R. Willig (Eds.), Handbook of industrial organization (Vol. 2, pp. 951–1009). Amsterdam and New York: Elsevier Science, North-Holland, Chapter 16.

Schmidt-Dengler, P. (2006). The timing of new technology adoption: The case of MRI. London School of Economics.

Schneider, J., Li, P., Klepser, D., Peterson, N., Brown, T., & Scheffler, R. (2008a). The effect of physician and health plan market concentration on prices in commercial health insurance markets. International Journal of Health Care Finance and Economics, 8, 13–26.

Schneider, J., Miller, T., Ohsfeldt, R., Morrisey, M., Zellner, B., & Li, P. (2008b). The economics of specialty hospitals. Medical Care Research and Review Journal, 65(5), 531–553.

Schut, F., Greβ, S., & Wasem, J. (2003). Consumer price sensitivity and social health insurer choice in Germany and the Netherlands. International Journal of Health Care Finance and

Economics, 3, 117-138. Seider, H., Gaynor, M., & Vogt, W. B. (2000). Volume-outcome and antitrust in US health care markets. Universität Augsburg, Carnegie Mellon University.

Shen, Y., Wu, V., & Melnick, G. (2010). Trends in hospital cost and revenue, 1994-2005: How are they related to HMO penetration, concentration, and for-profit ownership? Health Services Research, 45(1),42-61.

Shen, Y.-S. (2003). The effect of financial pressure on the quality of care in hospitals. Journal of Health Economics,22(2), 243-269.

Snyder, C. (1996). A dynamic theory of countervailing power. RAND Journal of Economics, 27(4), 747-769.

Sohn, M.-W. & Rathouz, P. J. (2003). Competition among hospitals and quality of care: Hospital-level analysis. University of Chicago.

Sorensen, A. T. (2000). Equilibrium price dispersion in retail markets for prescription drugs. Journal of Political Economy, 108(4), 833-850 pp.

Sorensen, A. T. (2003). Insurer-hospital bargaining: Negotiated discounts in post-deregulation Connecticut. Journal of Industrial Economics, 51(4), 469-490.

Spang, H., Bazzoli, G., & Arnould, R. (2001). Hospital mergers and savings for consumers: Exploring new evidence. Health Affairs, 20(4), 150-158.

Staiger, D., Spetz, J., & Phibbs, C. (2010). Is there monopsony in the labor market? Evidence from a natural experiment. Journal of Labor Economics, 28, 211-236.

Starc, A. (2010). Insurer pricing and consumer welfare: Evidence from Medigap. Harvard University.

Stole, L. & Zwiebel, J. (1996). Bargaining, mergers, and technology choice in bilaterally oligopolistic industries. Review of Economic Studies, 63, 375-410.

Strombom, B. A., Buchmueller, T. C., & Feldstein, P. J. (2002). Switching costs, price sensitivity and health plan choice. Journal of Health Economics, 21(1), 89-116.

Sullivan, D. (1989). Monopsony power in the market for nurses. Journal of Law and Economics, 32(2), S135-S178.

Tamm, M., Tauchmann, H., Wasem, J., & Greβ, S. (2007). Elasticities of market shares and social health insurance choice in Germany: A dynamic panel data approach. Health Economics, 16, 243-256.

Tay, A. (2003). Assessing competition in hospital care markets: The importance of accounting for quality differentiation. RAND Journal of Economics, 34(4), 786-814.

Tenn, S. (2011). The price effects of hospital mergers: A case study of the sutter-summit transaction. International Journal of the Economics of Business, 18(1), 65-82.

Thompson, E. (2011). The effect of hospital mergers on inpatient prices: A case study of the New Hanover-Cape Fear transaction. International Journal of the Economics of Business, 18(1), 91-101.

Thompson, P. D. (2010). Learning by doing. In B. Hall & N. Rosenberg (Eds.), Handbook of economics of technical change (pp. 429-476). North-Holland, New York and Oxford: Elsevier Science, Chapter 10.

Tirole, J. (1988). The Theory of Industrial Organization. Cambridge, MA: MIT Press.

Town, R. J. & Liu, S. (2003). The welfare impact of Medicare HMOs. RAND Journal of Economics, 34, 719-736.

Town, R. J. & Park, M. (2011). Market structure beliefs and hospital merger waves. University of Minnesota.

Town, R. & Vistnes, G. (2001). Hospital competition in HMO networks. Journal of Health Economics,20(5), 733-752.

Town, R., Feldman, R., & Kralewski, J. (2011). Market power and contract form: Evidence from physician group practices. International Journal of Health Care Finance and Economics, forthcoming.

Town, R., Wholey, D., Feldman, R., & Burns, L. (2006). The welfare consequences of hospital mergers. National Bureau of Economic Research.

Town, R., Wholey, D., Feldman, R., & Burns, L. (2007). Revisiting the relationship between managed care and hospital consolidation. Health Services Research, 42(1), 219-238.

Van Dijk, M., Pomp, M., Douven, R., Laske-Aldershof, T., Schut, E., de Boer, W., & do Boo, A. (2008). Consumer price sensitivity in Dutch health insurance. International Journal of Health Care Finance and Economics, 8, 225-244.

Varkevisser, M. & Schut, F. (2009). Hospital merger control: An international comparison. Erasmus University,Rotterdam.

Vogt, W. B. & Town, R. J. (2006). How has hospital consolidation affected the price and quality of hospital care? Princeton, NJ: Robert Wood Johnson Foundation.

Volpp, K. G., Williams, S. V., Waldfogel, J., Silber, J. H., Schwartz, J. S., & Pauly, M. V. (2003). Market reform in New Jersey and the effect on mortality from acute myocardial infarction. Health Services Research, 38(2), 515-533.

Weber, E. (2010). Measuring welfare from ambulatory surgery centers: A spatial analysis of demand for healthcare facilities. Carnegie Mellon University.

Wong, H. (1996). Market structure and the role of consumer information in the physician services industry: An empirical test. Journal of Health Economics, 15, 139-160.

Wu, V. (2008). The price effect of hospital closures. Inquiry, 45, 280-292.

Wu, V. (2009). Managed care's price bargaining with hospitals. Journal of Health Economics, 28, 350-360.

Yett, D. (1975). An economic analysis of the nurse shortage. Lexington, MA: Lexington Books.

Zwanziger, J. & Mooney, C. (2005). Has price competition changed hospital revenues and expenses in New York? Inquiry, 42, 183–192.

Zwanziger, J., Melnick, G., & Bamezai, A. (2000). The effect of selective contracting on hospital costs and revenues. Health Services Research, 35(4), 849–867.`

第十章 医疗保健市场、监管与认证机构

戴维·詹诺夫 (David Dranove)　　西北大学

目　录

1. 引言

企业的交易方式多种多样。许多企业根据市场需求单方面选择产品属性和价格。另一些企业则与买家进行谈判、签订合同,具体规定产量、质量和报酬。有时买方决定合同条款(当买方是政府监管机构时,情况往往如此)。经济学家们非常关注市场交易、合同以及(或)监管是否能产生有效产出的问题。在这一章中,我们将探讨经济学家们是如何为医疗保健服务市场回答这个问题的。

第 2 节从众多健康经济学论文起步的地方开始,讨论 Arrow(1963)关于医疗保健市场是否与教科书上所说的市场有所"不同"。阿罗认为,在医疗保健中构建"最优状态"的条件经常缺失。这节将研究这些条件,并特别关注关于质量的不对称信息。第 3 节回顾了竞争性医疗保健市场绩效的经验证据。有一段时间,人们普遍认为竞争会推高价格,这一观点被医疗军备竞赛理论所采纳。随着医疗机构和付款人之间选择性合同的增长,现在竞争与更低的价格联系在一起。研究竞争的实证方法,曾经沉浸在传统的结构—行为—绩效范式中,现在已经被非常适合反垄断分析的结构性模型所取代。

第 4 节考虑控制价格的监管方法。理论表明,将固定的"预付款"与部分成本分摊相结合的混合支付方案应该优于纯预付款或纯成本支付。经验证据并未直接对这一理论进行检验,但确实证实了支付会以预期的方式影响成本和质量。第 5 节考虑了另一种质量保证机制——医疗保健报告单所体现的第三方认证。尽管人们普遍认为这样会带来意外的不良后果,但健康保险公司和医疗机构的报告单似乎有以下几个好处:他们剥夺了最差卖家手中的市场份额,鼓励所有卖方提高质量,并促进重症患者和最好的医疗机构之间的匹配。第 5 节还探讨了绩效薪酬计划,该计划结合了激励合同和质量认证的要素。第 6 节为总结。

如果问题是:"市场、合同或监管会产生最优结果吗?"那么答案是否定的。尽管无法实现最优,但研究确实为如何提高效率提供了思路。这一章重点介绍那些有助于我们理解如何实现这一点的论文。

2. 医疗保健市场失灵

Arrow(1963)在讨论其福利经济学第一和第二定理的含义时,曾指出,如果存在竞争市场的话,它会有助于实现总盈余最大化的"最优状态"。在这种"最优状态"下,所有商品和服务都以最低平均成本生产,消费的边际收益总是等于或超过生产的边际成本。从分配的角度看,任何重新配置商品和服务的政府干预都是完全正当的。竞争市场的要求众所周知,尽管现实中很少存在:所有有价值的商品和服务都必须交易;必须有许多买家和卖家可以自由进出;所有买方和卖方都有关于所有交易条款的对称、完整的信息。

有大量文献致力于识别市场未能满足必要的阿罗条件的各种方法:要么是因为它们是非竞争的,要么是因为它们由于产权缺陷或信息不完整而呈不完全竞争状态。在本节中,我们探讨这些条件,并讨论它们如何应用于医疗保健市场。

2.1　非竞争性市场

从飞机机身到心血管药物,再到可乐,许多产品市场只有少数几个卖家。这些市场的寡头垄断结构可以追溯到生产的高固定成本,或由于研发和品牌推广导致的内生沉没成本(Sutton,1991)。大多数寡头垄断理论预测,价格与市场集中度正相关,以及寡头垄断定价会高于最优水平。然而,可竞争市场理论假设,若进入市场不涉及沉没成本,并且是立即可逆的,那么即使是垄断者也不得不模仿竞争结果(Baumol et al.,1982)。

关于价格和市场集中度的经验文献普遍证实,市场集中越高时价格更高(Weiss,1989)。正如我们在下面要讨论的那样,对美国医疗服务机构市场的实证研究并不总是得出相同的结论。[1] 价格和集中度之间的简单相关性可能用处有限,原因有三。首先,可能存在内生性偏差,特别是集中度可能与预期价格的不可观察的特征相关;其次,简单的相关性通常涉及特定市场的界定,这些界定对于反垄断分析较为棘手;最后,对价格和集中度相关性的考虑不能与对质量和集中度的考虑分开,否则很难确定竞争的福利结果。产业组织实证分析的进步,包括定价和进入的结构性模型,使得经济学家能够解决前两个问题。研究之间的一致性带来了一些明确的福利结论。

较低的进入和退出成本,再加上生产规模回报很少甚至没有回报,限制了市场集中度。学习型经济、品牌经济和网络外部性可以在专业服务、消费品、电子信息技术等各种市场上创造越来越多的回报和进入壁垒(Sutton,1991)。尽管医院的固定成本很高(Friedman and Bowery,1981),但规模效益似乎有限。有一个事实可以证明这一点,即美国大多数医院的床位不到300张,平均床位规模在20世纪90年代有所下降,正如我们在下文所述,当时医院市场最具竞争力。因此,尽管在一些地方,合并已经减少了竞争者的数量,但在大多数大都市地区还是有许多医院(Capps,2009)。除了最小的诊所外,医疗服务的规模经济似乎是最小的(Pop and Berger,1996)。诊所再大似乎也不会使质量更高(Dolan et al.,2006)。

在许多情况下,多个卖家提供差异化商品,不仅进入壁垒很小,相对于最小有效规模,而且市场需求很高。在这种垄断竞争的情况下,每家公司都面临着向下倾斜的需求曲线,并拥有某种程度的市场力量。这样的例子包括许多专业服务业(如理发店)和零售业(如餐馆)。医疗保健市场是一个典型的例子。垄断竞争下的市场均衡不会产生福利最大化的质量和价格,除非在成本函数和偏好方面有很强有力的条件,然而这在许多医疗保健市场是难以达到的(Grobe,1999)。

---

[1] 参见 Gaynor and Town(本手册,2011),了解更多关于竞争与医疗保健理论和实证文献的讨论。

地理位置是医疗保健市场差异化的关键来源。考虑到患者是医疗保健市场生产函数的一个投入,因为大部分医疗保健市场需要患者和医疗保健服务供给者在同一时间同处一个地方。由于患者们在空间上是分散的,对任何医疗保健服务供给者的服务需求尤其取决于患者和医疗机构之间的距离。因此,地理上分散的医疗机构将不可避免地拥有市场势力,因为相对于其他生产者,他们可以提高价格或降低质量,且不会失去所有患者(Morrissey,1998)。

2.2　健康保险和道德风险

患病具有不确定性且康复费用可能相当大。因此,个人希望对这项费用投保。不确定性本身并不是市场失灵的根源,即便在医疗保健市场也是如此。商品和服务供给的完全竞争性市场取决于能否产生帕累托有效配置状态。这可以包括各州的有收入市场(即保险市场),前提是个体能完美地预测每个州的定价规则(Arrow,1963)。

如果患者拥有其事前健康状况的私人信息,这会导致保险市场的逆向选择,或者如果实施一个价格计划耗费巨大,令患者面对他们消费的最后一单位医疗服务的全部边际成本,那么帕累托效率可能无法实现。考虑到健康状态的显著差异(如国际疾病分类代码第 10 次修订本中有 1.2 万多项疾病,且每个疾病分类代码中对病情严重程度均有持续的范围界定),设计这样价格表的成本将会高得离谱。事实上,参保患者的费用分摊参数在很大程度不受健康状况的影响,患者仅支付边际费用的很小一部分。这样做的结果是事后的道德风险。患者也可能会表现出事前的道德风险,因为保险阻碍了对健康资本的有效投资。

2.3　信息不对称:消费者和生产者

市场也可能因为信息不对称而崩溃。体验品和信用品的概念被用以描述消费者缺乏关于产品属性重要信息的情况。[①] 对于体验品,消费者在消费商品之前可能无法评估其效用。对于信用品,消费后其效用可能仍然难以评估。供应商对提高体验品和信用品的质量缺乏激励,结果导致质量可能低效。

患者定期购买某些医疗保健服务(例如牙科保健),并且能轻易地评估其他服务的结果(例如痤疮治疗)。对于这些服务,低质量医疗机构可能不得不降低价格或者被逐出市场。而那些接受心脏手术或关节置换等复杂治疗的患者则可能很难评估其质量。此外,还有一些医疗服务,患者可能永远也无法确定医疗机构做得好还是不好。疾病预防和心理健康可能就是很好的例子。当患者无法轻易地评估质量时,第三方有必要通过汇总众多患者的结果来确认质量。

---

① 当卖方信息不充分时,这些理论假设信息对称。一个重要的例子是健康保险,在健康保险中,卖家可能不知道买家的健康风险。

2.4 内在动机和利他主义

许多经济学家认为,医疗保健提供者通常并不具备导致追求利润最大化的经验品和信用品卖家在质量方面推卸责任的腐败动机。Arrow(1963)认为医生是社会化的,可以为他们的病人充当完美代理人,他说:"最佳治疗的社会义务是医生所出售商品中的一部分,哪怕买方无法彻底监察。"理论模型中,医生效用包括了收入和患者福祉,关注患者福祉往往会提高质量,对此我们并不意外(McGuire,2000)。然而,除非有一个完美代理,即医疗机构和患者具有相同的边际质量估值,否则质量将会低得无效率。

Hansman(1980)和 Weisbrod(1991)认为,对非营利组织中的惯性禁止条款(即非营利经理的酬金不能与财务回报挂钩)限制了他们提供难以衡量的属性激励。有证据表明,非营利医院会吸引具有利他动机的管理者(Romkin and Westborolund,1999)。Gregg et al.(2008)指出,与营利部门的员工相比,非营利部门的员工更有可能无偿加班。我们在第 4.2 节中考虑了利他动机对财务激励设计的影响。

2.5 质量保证机制

信用品和体验品的消费者依赖各种机制来确定质量。表 10.1 列出了一些来自医疗保健市场和其他市场的质量保证机制的例子。

经验是一种常见的质量保证机制,但却远远不够。经验有一个局限性,消费者可能很难将事后产品故障与产品缺陷联系起来;想象一下一名车主查找汽车意外加速的原因。当很少购买某产品(例如高管教育或髋关节置换)时,经验的价值也非常有限。

表 10.1 医疗保健及其他市场上的质量担保机制

机制	运行原理	例子(其他市场)	例子(卫生保健市场)
个人经验	消费者根据过去的经验预测未来的质量	大部分消费品,专业服务	家庭医生,牙医
品牌	公司投资建立消费者对质量认可的品牌	家用电子产品	博姿集团提供的牙科和视光服务,凯瑟医院与健康计划
企业自发披露	公司公开产品质量报告,无独立核查	蜂窝网络报告网速和宽带覆盖	
规制	政府要求公司达到最低质量标准	食品安全,机动车安全	处方药
政府认证/发放许可	政府机构评估和认证质量数据	专业认证	全美和各州行医执照
第三方认证机构	第三方评估质量数据确认质量超过阈值	承销商实验室确认产品安全	(美国)飞跃集团
第三方评级	第三方评估和报告质量数据	消费者报告	Healthgrades.com

续 表

机制	运行原理	例子(其他市场)	例子(卫生保健市场)
担保	合约令企业对质量缺陷负有经济责任	现代汽车的十年担保	
诉讼	侵权法使公司对质量低劣负有经济责任	对丰田汽车意外加速提起诉讼	医疗事故诉讼

另一种常见的质量保证机制是品牌,通常由卖方的营销工作来启动和维护。目前还不清楚品牌是否作为一种"纽带",在这种"纽带"中,卖家投资品牌作为其高质量的信号显示,而品牌令消费者在重复购买时更容易回忆起他们的正面体验。[①] 消费者可能会发现第三方披露比品牌和信息来源(比如《消费者报告》和 Edmunds.com)更值得信赖。这样的第三方也很受欢迎。然而,这些认证者可能并不总是有足够的信息来履职,且认证者的动机有时会导致报告有偏见(Hubbard,1998)。

如果产品的价值相对于消费者行使担保的成本来说很高,卖家可以提供担保。因此,我们可以看到汽车和电视的保修,但不会看到尿布或灯泡的保修。专业服务的保修也不常见,因为消费者即使消费结束后也难以衡量其服务质量。

3. 市场结构和供应商绩效

美国长期以来一直是检验医疗保健市场竞争效果的试金石。与其他国家医疗保健支出主要由政府控制不同,约半数美国医疗保健支出是私人性的,医疗机构要么把价目单寄给患者个人,要么与私人保险公司协商费用。大多数美国大都市地区至少有两家独立的医院或医院系统,还有许多医生。医院合并很频繁。研究人员利用市场结构变化横截面数据和跨期数据来测试竞争对成本、价格和质量的影响。关于竞争收益的主流看法已经逐渐形成,这种演变与保险公司作为定价中介角色的重要变化相匹配。确保市场竞争的反垄断政策已经滞后,尽管最近研究竞争的结构性方法已导致法院对医院合并采取更强硬的立场。

3.1 医疗保健竞争的理论效应:结构、行为和绩效范式

早期关于竞争的实证研究遵循结构—行为—绩效(structure-conduct-performance,简称SCP)范式,其理论基础是寡头垄断理论。古诺模型和差异化的伯川德竞争模型简单预测了市场结构、企业行为和市场绩效(以价格和/或利润衡量)之间的直接关系。简而言之,更加集中的市场有利于合作行为,导致更高的价格和利润。SCP 范式已经在市场中广泛得到证

---

① 参见 Bagwell(2007)对广告文献的概述。

实,相对简化的方法使得它在研究健康市场时备受欢迎。[①] 然而,这种范式与对医疗保健市场的偶然观察并不一致。在医疗保健市场中,医疗机构越多,价格似乎越高,基于此,有研究提出了需求诱导假说(McGuire,2000)。

为了解释价格和竞争程度之间的正相关关系,Satterthwaite(1979)建议,从张伯伦垄断竞争模型的角度来研究医生之间的医疗竞争可能更合适。在这个模型中,价格的关键因素是消费者愿意从一个卖家转向另一个卖家。萨特思韦特认为,医生数量的增加会降低患者自信地寻找新医生的能力,从而减少更换医生并允许医生提高价格。在萨特思韦特的模型中,消费者知道自己医生的素质。那些希望更换医生的消费者会通过与其他消费者交谈的方式寻找关于其他医生质量的信息。为了获得任意一位医生的确切信息,消费者必须与该医生的几个病人交谈。随着医生/人口比例的增加,这种交谈会变得越来越困难,因此消费者不太可能更换医生。这就强化了每位医生的市场势力,导致价格与医生/人口比例之间呈正相关。

20世纪80年代,健康经济学家引入了医疗军备竞赛(medical arms race,简称 MAR)理论,用于解释为什么竞争会导致医院成本上升。支持 MAR 理论的关键假设是医生代表患者为患者选择医院。正如 Robinson and Luft(1985)所描述的,MAR 是质量竞争的一种形式,医院通过提供高科技医疗服务、高水平的人员配备和其他福利来吸引医生(及其病人)。这种竞争至少在三个方面使成本高于竞争水平:第一,将会出现高固定成本医疗技术的过度供给,比如诊断设备和手术设备;第二,专职医疗人员配备过多;第三,随着众多医院对市场的瓜分,每个医院都可能无法沿着学习曲线向下滑动。这样不仅会增加成本,还会降低质量。Phibbs et al.(2007)提出了这样一个问题,他们发现新生儿重症监护病房的激增导致大量病房容量过低。出生在较低容量新生儿重症监护室的极低出生体重婴儿,死亡率较高。

市场结构对质量选择的影响是复杂的。总的来说,质量选择取决于以下三个因素:

1. 消费者对质量的价格敏感度。
2. 价格/边际成本差额。
3. 提高质量的边际成本。

增加供应商的数量可能会提高消费者(即患者)对质量的敏感度。例如,在一个空间分化的市场中,当附近的卖家提高质量时,增加卖家密度可能会降低消费者更换卖家的成本。但是增加供应商数量可能会通过常见的价格竞争的影响来降低价格/边际成本差额。因此,增加供应商数量对质量的预期影响并不明确。

在过去几年里,研究人员一直在质疑传统 SCP 范式对研究医疗保健市场的相关性。古诺模型和伯川德模型假设卖家设定市场容量、数量或价格,并直接向消费者销售。根据医院直接向代表患者的医生进行销售这一情况,MAR 调整了上述框架。无论是标准的古诺/伯川德模型还是 MAR,都未考虑保险公司在交易中充当金融中介的角色。在20世纪80年代之前,忽视保险公司应该还是可以接受的。当时,大多数美国人都有赔偿保险,无论保险公司

[①] 参见 Weiss(1989)对数十个市场的 SCP 研究进行的回顾。

收取多少费用,投保人都要缴纳一定的共同保险。

然而,从 20 世纪 80 年代开始,保险公司作为"首选供应商组织"(Preferred Provider Organizations,或简称 PPO),开始参与一种被称为"选择性缔约"的过程。通过选择性缔约,保险公司直接与医疗机构协商费用。提供有吸引力费率的医疗机构被纳入保险公司的"网络"中,保险公司给投保人财务激励以选择网络内的医疗机构。财务激励有两个要素:一是,选择网络内医疗机构的投保人只需支付非常少的共付费用——大约为 10%,而选择网络外医疗机构则需支付 30%;二是,选择网络外医疗机构就医的投保人要负担该医疗机构收费与保险公司认为"合理"的价格之间的 100% 差额。例如,如果网络内医疗机构诊断服务的协议价格为 1000 美元,且保险公司认定合理,而网络外医疗机构收费为 2000 美元。那么选择网络内医疗机构的患者将承担 100 美元的共付额,选择网络外医疗机构的患者则可能要承担高达 1300 美元的费用。到了 20 世纪 90 年代,几乎所有 65 岁以下的美国人都参加了选择性缔约的保险计划,直到今天也仍然如此。

Dranove et al.(1992)将选择性缔约的演化描述为从"患者驱动"到"付款人驱动"竞争的转变。在选择性缔约之前,患者已经完全投保或几乎完全投保,且不关心价格。他们根据其他属性选择医疗机构,并在很大程度上将医院的选择权委托给医生。因此,医疗机构面临的需求价格弹性很低,几乎没有降低价格的动机,即使在有许多其他医疗机构的市场上也是如此。① 选择性缔约的保险公司,得到他们与医疗机构的任何协议折扣,或者利用这些折扣来降低保费和提高市场份额,这给了他们以最低价格购买的强烈动机。这有效地提高了医疗机构面临的需求价格弹性,并鼓励医疗机构降低价格。保险公司越容易从一家医疗机构换到另一家,弹性就越大,价格就越低。

Town and Vistnes(2001)和 Capps et al.(2003)认为在选择性缔约条件下,竞争分两个阶段。在第一阶段,医院和保险公司进行谈判,保险公司形成他们的网络。形成网络时,保险公司同时考虑价格和非价格因素。例如,保险公司可能希望与著名的教学医院签订合同,以使其网络对投保人更具吸引力。与此同时,他们可能担心教学医院高昂的医疗费用会让他们的保险合同失去市场。在第二阶段,患者在保险公司网络中的医院中进行选择。由于网络内的价格变化不大且共付额非常小,这类竞争几乎完全发生在非价格层面,类似于患者驱动的竞争。在第一阶段,医院在价格方面展开竞争。

Capps et al.(2003)说明了选择性缔约的本质。他们直接模拟医院给网络带来的价值。他们观察到,消费者通常在其雇主每年的"放开投保"期间,选择他们的保险公司,从而选定其网络。然后,他们假设当消费者选择他们的保险公司时,并不确定自己未来的健康需求。因此,他们必须考虑他们可能会感染哪些疾病以及他们希望去哪家医疗机构就诊。消费者会高度重视最能满足他们未来需求的医疗机构的网络。卡普斯等称之为"期权需求"。例如,有心脏病病史的消费者会看重一个包括了镇上最好的心脏病医院的网络。另一个开始组建家庭的消费者会看重包括附近拥有产科病房医院的一个网络。

① 多年前,著名的反垄断经济学家丹尼斯·卡特顿曾经问笔者(Dranove)为什么价格不是无限的,然而笔者根本没有一个好答案!

Capps et al.(2003)使用分对数需求框架对"期权需求"进行了建模,并表明医院给网络带来的价值取决于其在微市场中的份额,微市场由可用数据界定,但大致对应于地理位置、疾病类型和人口统计学的独特组合。很多患者对在几个重要微市场占支配地位的医院有较高的"期权需求",保险公司也非常愿意将该医院纳入其网络。

3.2 竞争对成本和价格影响的实证研究

许多实证研究讨论在竞争越激烈的市场中,价格、成本和质量是否会更高。Pauly and Satterthwaite(1981)检测了Satterthwaite(1979)的搜寻模型。他们根据一组预测因素对医生价格进行了回归,这些预测因素似乎与患者收集医生信息的能力有关,包括医生/人口比例以及公共交通的使用和当地人口的短暂变化。他们的发现表明,当消费者更容易从其他消费者那里了解医生时,价格会更低。

除了McGuire(2000)回顾的一篇较早的需求诱致文献外,大多数随后对医疗机构竞争的实证研究都是针对医院的。他们通常关注美国市场,并使用来自联邦医疗保险和州数据库的患者层面的出院数据,并通常补充美国医院协会的医院层面数据。成本来自标准化的报告单,其中多达一半的报告成本用于固定成本,这可能会导致噪声测算。根据费用(向全额支付的患者或保险公司收取的最高费用)和折扣(通过法规定价给政府支付者的折扣,和通过选择性合同协议价格给私人保险公司的折扣)来进行价格估算。折扣通常汇总了住院和门诊服务的所有付款人,因此最终的净价最多只能粗略估计实际住院交易价格。

一组重要的研究从医疗军备竞赛理论中获得了理论灵感。① 詹姆斯·罗宾逊和他的合作者对医院层面的SCP模型进行了测算。关键的预测值是方圆15英里内的其他医院的数量。他们发现,竞争对手越多的医院每名患者的成本越高(Robinson and Ruft,1985),服务每名患者的从业人员越多(Robinson,1988年),并提供更多的高科技医疗服务,如冠状动脉搭桥手术和胸部X光检查服务(Robinson et al., 1987;Ruft et al., 1986)。Noether(1988)对竞争和定价进行了分析。她使用赫芬达尔指数(市场份额平方之和)来衡量大都市地区的竞争。她发现在集中程度不高的市场,医院费用更高,此外她还发现价格(以全额收费衡量)与竞争程度无关,这表明消费者可能并未承担MAR费用。总的来说,这些实证研究印证了医疗保健竞争有害论这一传统观点。

选择性缔约的增长促使经济学家们挑战传统观点。为了检验竞争的影响是否发生了变化,Zwanziger and Melnick(1988a)对20世纪80年代加利福尼亚PPO快速增长时期连续数年的罗宾逊式SCP回归进行了估算。他们的基本实证模型采取了以下形式:

$$C_{it}=B_0+B_1H_{it}+B_2X_{it}+\varepsilon_{it}$$

其中C_{it}代表t期医院每位病人i的费用,H_{it}是市场结构的量度,X_{it}为控制变量,ε_{it}是误差项。

① 关于医生之间竞争的研究通常被视作供给者诱致性需求的研究,这显然表明,在人均医生更多的市场里利用率和支出更高。请注意,这些关于诱致的论文倾向于忽略萨特思韦特搜寻模型对价格和医生供给之间所观察到的正相关的解释。

模型中的关键参数是 B_{it}，并假设其随时间变化。茨旺齐格和梅尔尼克证实了成本和集中度在样本期开始时是负相关的。过去几年，这种关系已经不复存在。Zwanziger and Melnick（1988b）表示在竞争更激烈的市场中，这段时间里加州的成本增长率要小得多。

Dranove et al.（1992）使用类似的实证框架考察了加利福尼亚在类似时期的价格和价格/成本利润。他们通过估计包括病人天数、检测、治疗服务、药物和医疗用品等指标在内的标准"一揽子市场"服务的价格来控制服务强度的可能变化。他们发现，1983—1988 年样本期内，价格/成本利润正在下降。这大概反映了选择性缔约带来的定价压力。更重要的是，利润与 1983 年的市场赫芬达尔指数无关，却与 1988 年的指数显著正相关。通过 20 世纪 90 年代初的全国数据，Connor et al.（1988）还发现了成本/市场集中度关系的逆转。总体结论是，选择性缔约的增长消失甚至扭转了市场绩效和市场集中度之间的反向关系。

Capps et al.（2010）使用类似的方法表明，市场力量对医院定价的有益影响在 2000 年后减弱。他们认为，患者对包容性医院网络的偏好日益增长，这使得医院在选择性缔约谈判中占据优势，甚至在拥有众多医院的市场上，保险公司也很难就折扣展开谈判。

Lynk（1995）提出的实证研究表明，竞争导致营利性医院的价格下降，但非营利医院却正好相反。林克计算了 10 个大容量 DRGs（疾病诊断相关分组）的平均价格，并就价格对市场集中度进行了传统 SCP 回归，估算了非营利医院和营利性医院的独立方程。Dranove and Ludwick（1999）对林克方法的稳健性进行了检验，发现结果取决于几个关键的问题假设。Keeler et al.（1999）指出林克依赖于一阶横截面。当在更长的时间序列上检测 SCP 关系时，结果与之前的研究类似：在早些时候，价格与集中度呈负相关，后来呈正相关关系，即使是非营利性医院也是如此。

在早期 SCP 研究中，集中度通常是通过诸如赫芬达尔指数这样的集中度指标来测量特定地理区域内的医院数量。[①] 在前一种情况下，两个作为直接竞争对手的医院可能会被赋予不同的市场集中度指标值，这取决于它们各自半径内还有多少其他医院。虽然赫芬达尔指数通常用于计算整个地理区域（如 MSA），且该区域内的每家医院被赋予相同的赫芬达尔值，但有些研究人员已经计算出了医院特有的赫芬达尔值。例如，人们可以计算每家医院 i 在其服务的每个邮政区中的市场份额：s_{iz}。则 i 医院的赫芬达尔值为 $\sum_z \lambda_z (\sum_j (s_j^2))$，其中 λ_z 是来自邮政区 z 的 i 医院患者的份额，并且 $\sum_j (s_j^2)$ 代表邮政区 z 的赫芬达尔指数（即所有医院 j 的市场份额平方之和）。

SCP 研究议程的一个有趣的补充是市场集中度的各种度量。医院特有的测量手段的使用与传统的寡头垄断理论相冲突。在传统理论中，所有卖家都在一个市场上竞争。出于某种目的，市场层面的测度必须采用人口普查确定的专用边界而非刻画医疗保健竞争的特征。尽管有不同的方法和考虑，这些测度通常高度相关，大部分差异来自不同规模的城市地区之间以及城乡之间的差异。

SCP 范式的一个普遍问题是，无论如何衡量，市场集中度都可能与未观察到的需求和战略因素相关，这会导致内生性偏差。Zwanziger and Melnick（1988a）、Dranove et al.（1992）和

---

① Escarce et al.（2006）还在传统 SCP 框架内使用地理半径。

Connor et al.(1998)通过估计连续时间段内的横截面 SCP 模型,在一定程度上避免了内生性偏差。然而,系数在每个横截面回归中仍可能有偏差;尽管如此,对 B_{it} 的跨期比较揭示了竞争作用的不断演变。Kessler and McClellan(2000)创新性地提供了一种市场结构测量方法,可以限制横截面分析中的内生性偏差。基于医院位置和一组限定特征(如教学状况)构建了可预测病人对医院选择的多项选择模型。他们利用预测的而非实际的病人选择来计算医院特有的赫芬达尔指数。凯斯勒和麦克莱伦的识别策略仍然预设医院位置和教学状况以及由此产生的竞争力指标,与不可观测的患者特征无关。

Dranove et al. (1992a)表明,忽视医院位置,特别是不同医院市场之间的地理关系,会导致有偏结果。他们假定小城镇及农村医院的位置,以及它们所提供的"高科技"医疗服务,严重依赖于附近城市医院的位置。例如,位于离大都会地区不远的小镇上,一家医院提供诸如新生儿科等服务的可能性会小于位于远离市中心的同等规模社区的医院。同样,一个被许多较小社区包围的城市中,医院提供高科技服务的可能性将比周围社区更少、规模类似的城市中的医院更大。他们通过对如心脏直视手术、新生儿科和磁共振成像的医院服务项目进行有序概率单位回归来检验这些说法。他们发现,小城市到大市场的距离可以正向预测这些小城市的医院服务。大市场周围的社区人口可以正向预测大市场中医院的服务供给。当忽略这些位置问题时,市场层面的赫芬达尔指数是医疗服务供给的一个强正向预测指标——这就是 MAR 结果——当包括位置问题时,赫芬达尔指数的重要性大大降低了。詹诺夫等人得出的结论是,未能正确解释医院和市场的相对位置导致 SCP 建模中的有偏估计。

患者出行倾向造成了与不可观测的医院质量相关的偏差。假设质量和疾病严重程度在生产中互补;也就是说,对于病情最严重的病人,质量回报最高。如果出行费用很高,那么不管医院质量如何,相对健康的病人会不成比例地去当地医院就诊,而相对病重的病人则会前往质量更高的医院。Geweke et al.(2003)用蒙特卡罗法证实了这一假设。他们发现,病情严重程度高但未被观察到的患者事实上被高质量医院接纳的比例更高。实证研究的含义令人担忧——可观测到的医院特征,包括位置和所提供的医疗服务,可能与不可观测的患者特征相关。例如,(合理地)假设中心城市的医院往往质量更高,也许是因为它们与学术性医疗中心有关。由于这些医院吸收了病情更重的病人,致使它们的成本更高。它们也可能会面临更多的竞争,尤其是如果使用了医院特有的竞争手段。这将导致集中度和成本之间为负相关。尽管如此,几乎所有关于医院竞争的研究都依赖于横截面证据,而不是纵向的固定效应方法,并且假设至少有些医院特征是外生的。另一种方法是依靠利用市场结构时间序列变化的固定效应方法。不幸的是,随着时间的推移,竞争的程度很可能很少会出现外源性变化(合并可能除外,这是本章后面讨论的话题)。

随着产业组织经济学的发展,健康经济学家最近构建了医院定价的结构模型。这些在 Gaynor and Town(2011,本手册)的研究中有更详细的描述,在此做简要总结。Gaynor and Vogt(2003)构建了差异化商品市场中的竞争模型,并估计了需求的交叉价格弹性。他们用这些估值来模拟合并效应,这是反垄断分析中的一个关键步骤,我们将在下面描述。Town and Vistnes(2001)使用分对数需求框架来测量医院与保险公司的议价能力。Capps, Dranove, and Satterwaite(2003)(以下简称 CDS)在唐恩和威茨尼斯的基础上建立了一个公式,用于计算托管式医疗支付者是否愿意将一家医院纳入其网络。在这三篇论文中,描述医院定价权的关键公式包含了微观市场的市场份额信息。CDS 报告说 WTP 是医院利润的有力预测工具,并使用该模型预测合并效果。盖诺和沃格特也使用他们的模型来预测合并效应。两项研究都发现合并会导致价格大幅上涨。

Ho(2009)指出,许多医院不与保险公司签订合同,这与 CDS 模式不一致。为解释这种现象,她构建了一个模型,在此模型中,保险公司通过组建有吸引力的网络进行竞争,医院通过竞争加入这些网络。何认为,一些医院可能会发现向网络外患者收取全额费用比作为网络内医疗机构提供折扣会更有利可图。在某些情况下,这些医院接近满负荷运行。但是何也指出她所称的那些"明星"医院可以吸引足够多的网络外患者,因此,不值得他们提供所需折扣以被纳入网络。何指出了典型星级医院包括市场份额和服务项目在内的几个特点。

唐恩与威茨尼斯、CDS 和何都模拟了前文提及的两阶段竞争过程的第一阶段。在唐恩与威茨尼斯和 CDS 的第二阶段,患者在网络中的医院中进行选择。如果患者愿意支付全部治疗费用,何则允许他们离开网络。一些保险公司引入了分级网络,具有复杂的共付结构。Sinaiko and Rosenthal(2010)对政府雇员进行的一项调查发现,只有大约一半的受访者知道他们的医生等级,只有一部分人会根据等级来选择医疗机构。迄今为止,还没有关于分层网络中竞争的理论或系统的实证研究。

与传统 SCP 框架相比,结构模型有几个优势。首先,它通常是根据制度环境量身定制的,因此具有更强的预测能力。其次,它不要求研究人员对市场定义做出必要的武断决定。最后,它揭示了潜在的需求和成本参数,这将有助于政策模拟。然而,结构模型继续采用给定的医疗机构位置和医疗机构属性,因此容易受到内生性偏差的影响,尽管迄今为止没有研究探讨这种偏差的潜在程度。

3.3 竞争和质量研究

虽然早期关于 MAR 研究的讨论是用成本和效益的语言表述的,但它们隐含了质量竞争。许多其他研究使用 SCP 框架直接研究竞争和产出之间的关系。几乎所有人都会研究心脏病患者的产出,主要是因为数据的可用性。心脏病发作频繁,患者会出现在公开的医院出院数据中,因此对治疗结果和死亡率的关注并不罕见。Kessler and McClellan(2000)使用工具变量法来测量上述所说的市场集中度。他们发现,在集中度更高的市场中,心脏病患者的风险调整死亡率明显更高。Kessler and Geppart(2005)对这些方法进行了改进,以表明集中度对病情最严重患者的有害影响最大,这些患者接受的强化治疗较少,但死亡率较高。Gowrisankaran and Town(2003)改进了凯斯勒和麦克莱伦的方法,按保险类型估计不同的HHIs,发现集中度会增加联邦医疗保险患者的死亡率。

其他关于竞争和质量的研究结果好坏参半。Propper et al.(2004)研究了英国国民健康服务体系改革后的心脏病死亡率。1991 年,英国政府引入了由公共财政资助的地区卫生机构(regional health authorities,简称 RHAs)之间的一系列竞争。RHAs 可以自由地从公共和私营医疗机构那里为其人口购买医疗保健服务。RHAs 通过大宗合同从医院购买服务,与协议水平相比,不同数量的服务产出的边际财务影响很小。

一直到 1996 年政府换届时,竞争才有所改观。普洛伯等人研究了这项政策的改变如何影响心脏病的死亡率。他们发现,死亡率随着时间的推移全面下降,这可能是由于技术进步的原因。然而,在医院竞争最少的地区,死亡率降幅最大。在竞争最激烈的地区,死亡率几乎没有变化。1996 年以后,在竞争激烈的市场,死亡率有所下降。Propperet al.(2008)证实了这一发现,但却补充了一点:在竞争激烈的市场,患者们候诊时间有所缩短。将这些结果转化为自由市场背景是困难的,因为很难知道 RHAs 对医院进行评估时考虑了哪些参数,并且吸引超过合同数量的患者带来的财务回报极低。

2006 年,英国政府重新引入竞争,这一次允许所有患者自己选择医院,并直接将医院收入与业务量挂钩。价格按照下一节所述预期支付系统确定。Gaynor et al.(2010)和 Cooper et al.(2010)在 DID 双重差分法框架中利用凯斯勒/麦克莱伦式的竞争度量,发现心脏病患者的死亡率在竞争更激烈的市场下降得更快。盖诺等人还发现医院费用的变化与竞争水平无关。

Sari(2002)研究了 1992—1997 年期间 16 个州的医院质量。她使用医疗保健研究和质量机构(Agency for Healthcare Research and Quality,简称 AHRQ)制定的指标来衡量质量。她发现,在集中度越高的市场医院质量越低,而合并与质量下降有关。她还发现,托管式医疗渗透率越高,AHRQ 某些指标(但并非所有指标)质量就越高。Mutter et al.(2008)运用 1997 年美国医院的单阶截面数据研究了医院质量。他们研究了 36 个不同的 AHRQ 指标,并考虑了 12 个不同的市场集中度指标,在各种质量指标上得到的结果好坏参半。

Mukamel et al.(2002)使用双重差分法分析 HHIs 的变化如何影响质量。他们将增加临床费用与降低一系列高死亡率诊断(包括心脏病)的死亡率相关联的证据,与增加 HHI 和降低支出相关联的证据结合起来,并得出增加 HHI 会导致更高死亡率的结论。一个重要的局限是 HHI 的变化可能是质量变化的内生性原因。

表 10.2 总结了竞争对成本、价格和质量影响的实证性文献,主题是一致的。在美国,向付款人驱动的竞争导致了 SCP 关系的根本转变。医疗保健市场现在类似于传统市场。回顾大部分市场结构的变化源于城乡差异,横截面的 SCP 回归则证实了关于城市市场的基本直觉:它们不太集中,但也提供了更高强度的服务,成本更高,而且结果可能更好。事实上,很难令现实世界的旅行模式(病人经常从农村家里出发到城市医院,但反之则不然)和任何其他结果保持一致。患者严重程度存在不可观测的差异,这使得很难就不同集中度的市场之间的成本差异得出任何明确的结论。大多数研究表明,竞争要么提高了质量,要么是中性的;一个可能的例外是 Propper et al.(2004)对 20 世纪 90 年代英国竞争的研究。英国最近的竞争性改革似乎在不增加成本的情况下提高了质量。请注意,从英国的结果中得出关于美式竞争的结论是不恰当的,反之亦然。虽然在美国价格是由市场决定的,但在英国价格仍由中央政府监管。

表 10.2　关于竞争的实证研究一览表

作者	因变量	方法	结论
Pauly and Satterthwaite(1981)	医生价格	SCP	搜寻越难价格越高
Robinson and co-authors (1985,1987)	医院成本和服务	SCP	集中度较高的市场上成本较低
Noether(1988)	医院价格和成本	重复横截面中的 SCP	集中度较高的市场上成本较低。价格与竞争没有关系
Zwanziger and Melnick (1988a)	医院成本	SCP	成本与集中度之间的负相关关系随时间消失
Dranove et al.(1992b)	医院价格和成本	重复横截面中的 SCP	价格/成本差额与集中度之间的负相关关系随时间消失
Connor et al.(1998)	医院价格	重复横截面中的 SCP	价格与集中度之间的负相关关系随时间消失
Capps et al.(2003)	医院价格	重复横截面中的 SCP	2000 年后集中度导致价格更高的趋势消失
Dranove et al.(1992a)	医院服务	SCP	没有考虑到位置会导致集中度系数的偏差
Lynk(1995)	医院价格	SCP	非营利性医院有负相关关系,营利性医院没有
Dranove and Ludwick (1999)	医院价格	SCP	林克结果对关键假设的变化不敏感
Keeler et al.(1999)	医院价格	重复横截面中的 SCP	非营利性医院的负相关关系随时间消失
Gaynor and Vogt(2003)	医院价格	结构模型	竞争导致价格更低
Town and Vistnes(2001)	医院价格	结构模型	竞争导致价格更低
Capps, Dranove,and Satterthwaite(2003)	医院价格	结构模型	竞争导致价格更低
Ho(2009)	医院价格	结构模型	"明星"医院和容量接近饱和的医院会收取高价并停止"网络外服务"
Kessler and McClellan (2000)	心脏病患者的死亡率	SCP	市场结构的创新性测度;集中度越高的市场死亡率越高
Kessler and Geppart(2005)	心脏病患者的死亡率	SCP	集中度对病情最严重的患者有害影响最大
Gowrisankaran and Town (2003)	心脏病患者的死亡率	SCP	集中度对联邦老年人医疗保险患者有害影响最大
Propper et al.(2004)	心脏病患者的死亡率	DID	英国鼓励竞争的改革之后集中度越高的市场死亡率越低
Propper et al.(2008)	心脏病患者的死亡率和候诊时间	DID	20 世纪 90 年代英国鼓励竞争的改革之后,集中度越高的市场上死亡率越低,候诊时间越高
Gaynor et al.(2010)	心脏病患者的候诊时间和死亡率	DID	20 世纪 90 年代英国的改革之后集中度越高的市场上死亡率越低,候诊时间越高
Cooper et al.(2010)	心脏病患者的死亡率	DID	英国鼓励竞争的改革之后,集中度越高的市场上死亡率越高
Sari(2002)	AHRQ 质量指标	SCP	集中度越高质量越低
Mukamel et al.(2002)	高危诊断的死亡率	DID	集中度越高死亡率越高
Mutter et al.(2008)	AHRQ 质量指标	SCP	利用一系列集中度指标得到好坏参半的结果

3.4 竞争与反垄断

关于价格、成本和质量的研究文献大部分都倾向于竞争。本节描述了反垄断执法对于增强竞争有效性的必要性。更多详情请参见 Gaynor and Town（2011,本手册）。

在美国,医院的市场势力受到几部反垄断法的制约。《谢尔曼法案》的第一部分禁止限制贸易的合并,并适用于兼并。第二部分禁止非法垄断,适用于供应商利用现有市场势力扩大其主导地位的情况。后者的一个例子可能是,居主导地位的一家医院要求将独家销售门诊服务的专有权作为销售住院服务合同的一部分。《克莱顿法案》直接禁止反竞争兼并。

随着选择性缔约的增长,美国出现了医疗机构的兼并热潮。在 1997—2006 年期间,HHI 在 39 个大都市地区增加了至少 1000 点。[①] 表 10.3 列出了 12 个 MSAs,其中 HHI 在此期间增加了至少 2000 点。[②] 如果想要更好地了解这一点的话,根据美国反垄断机构——司法部和联邦贸易委员会——发布的指导方针,每个 HHI 增加了 1000 点或更多的市场都将被归类为高度集中的市场（美国司法部和联邦贸易委员会,2010）。表 10.4 列出了从 1989 年开始被美国司法部和联邦贸易委员会提出质询的并购案。[③] 从那以后,这些机构不仅对极少数的并购案提出质询,而且几乎每次质询都败诉了,包括在 20 世纪 90 年代的连续七次败诉。随着联邦贸易委员会和司法部向法院提交新的经济理论和实证证据,2000 年后形势发生了逆转。

美国法院普遍接受医院竞争的益处,尽管如此,当美国反垄断机构对并购质疑时,由于缺乏反竞争的直接证据,它们遇到了的阻挠。为了应对反垄断机构的挑战,医院引用了竞争弊大于利的传统观点。随着经济学专家对这一问题的正反两面都提出了证据,使反垄断挑战转向了另外两个关键问题。大多数案件是取决于市场界定,因为法院通常接受兼并医院所占市场份额较小的大区域市场。在一个案件中,法院认为竞争对于限制非营利医院的定价并不重要,并允许在一个拥有四家医院的市场合并两家最大的医院。

表 10.3 1997—2006 年集中度大幅增加的 MSAs

MSA	地区	HHI 的增加值
默塞德	加利福尼亚州	5338
迈尔斯堡	佛罗里达州	5199
坎伯兰	马里兰州	4787
文兰	新泽西州	4376
波卡特洛	爱达荷州	4314
约翰斯顿	宾夕法尼亚州	4039
奥尔托纳	宾夕法尼亚州	3277
费耶特维尔	北卡罗来纳州	2700

---

① HHI 等于赫芬达尔指数×10000。
② 资料来源:Capps（2009）。
③ 资料来源:Capps（2009）及作者的补充。

续　表

MSA	地区	HHI 的增加值
伍斯特	马萨诸塞州	2579
佛罗伦萨	阿拉巴马州	2316
格伦斯福尔斯	纽约州	2188
蓬塔戈尔达	佛罗里达州	2092

表 10.4　兼并诉讼案

年份	兼并方	位置	兼并是否受到阻力?
1989	罗克福德荣军医院	罗克福德,伊利诺伊州	是
1994	尤凯亚基督医院	尤凯亚,加利福尼亚州	否
1995	弗里曼医院	乔普林,密苏里州	否
1995	梅西健康服务	杜比克,艾奥瓦州	否
1996	巴特沃斯健康公司	大急流城,密歇根州	否
1997	长岛犹太医疗中心	新海德公园,纽约州	否
1998	特内医疗保健公司	波普拉布拉夫,密苏里州	否
2000	萨特健康系统	奥克兰,加利福尼亚州	否
2004	埃文斯顿西北医疗保健	埃文斯顿,伊利诺伊州	法官判决已完成的兼并为反竞争
2008	诺瓦健康系统	马纳萨斯,弗吉尼亚州	是
2011	普罗梅迪卡	多伦多,俄亥俄州	是(待审)

在这些并购案例的浪潮过后,经济学家们已经找到了对并购分析至关重要的三个问题的答案:

1. 有并购效应的直接证据吗?

2. 应该如何界定市场,以便最好地衡量竞争程度?

3. 竞争会提升非营利医院的绩效吗?

有几项研究记载了并购对价格的影响。如前所述,Mukamel et al.(2002)构建了具有市场固定效应的 DID 模型。HHI 的变化是由并购和患者流量的波动引起的。他们发现市场的集中度提高与费用增加有关。Capps and Dranove(2004)也使用了 DID 方法,这一次使用的是医院固定效应。这篇论文的独特之处在于,作者从保险公司获得实际交易价格,并聚焦于少数几个医院并购的市场。利用患者流量来衡量医院特定的 HHIs,并关注并购导致的 HHIs 的增加。他们发现 HHIs 增加和价格增加之间有着较大的、统计上显著的关系。

Dafny(2009)注意到,之前的研究是将并购视为外生性的,但并购可能是内生于不可观察的供求冲击的变化。为了避免内生性偏差,她使用协同定位来研究并购,协同定位被定义为两个或更多的医院相距很近(达夫妮尝试用一系列距离来测试稳健性)。她研究了协同定位对同一市场中其他医院价格的影响,其逻辑是这些医院更有可能处于并购发生的市场中,并购应该允许市场中的所有医院提高价格。她发现被研究的协同定位的医院并购是其他医院价格上涨的重要预测因素。

另外还有几个医院并购的案例研究。这些案例研究的一个主要优势是研究人员能够获得实际交易价格。大多数案例研究将并购后医院的价格变化与同一市场中其他医院的价格变化进行比较。Krishnan(2001)研究了俄亥俄州和加利福尼亚州的两则并购案例,发现并购后医院在那些拥有最大市场势力的医院中手术价格涨幅更大。Vita and Sacher(2001)发现,在一个集中度较高的市场中,两家医院合并后价格上涨。最近为联邦贸易委员会工作或在委员会工作的经济学家们编写了一份研究报告,研究了三宗未被提起诉讼的并购交易后的价格变化(Haas-Wilson and Garmon,2011;Thompson,2011;Tern,2011)。在三起并购案中,有两起并购发生后价格明显上涨。第三起并购后的价格变化有升有降。荷兰最近将医院服务从管制价格转为市场价格。Kemp and Severijnen(2011)研究了随后两宗并购对髋关节置换手术价格的影响,发现一起并购后价格显著上升,而另一起并购后价格却并未如此。

也有一些关于并购对质量影响的研究。利用 DID 方法,Ho and Hamilton(2000)(测量心脏病发作、中风和新生儿的死亡率)和 Capps(2005)(使用 AHRQ 质量指标)发现医院并购对质量影响很小或没有影响。在一项案例研究中,联邦贸易委员会发现埃文斯顿/西北大学的合并(被追溯提起诉讼)对质量没有影响(Romano and Barron,2011)。最后,Gaynor et al.(2011b)研究了英国并购的影响。1997—2006 年,英国政府强制大约一半的医院合并,声称这将提高质量。盖诺等人使用倾向评分将合并医院和未合并医院匹配,并使用医院病人来源地的标准化死亡率衡量质量。他们发现合并医院和未合并医院在质量上没有区别。

表 10.5 归纳了关于医院并购的文献。与选择性契约下竞争的实证研究相一致,并购似乎提高了价格,但对质量影响不大。因此,总的来说,并购似乎降低了福利水平(请记住,案例研究中的所有并购都导致了市场集中度显著提高)。

表 10.5 关于医院兼并的研究

作者	因变量	方法	结论
Mukamel et al.(2002)	成本	DID	集中度上升与成本更高有关
Capps and Dranove(2004)	实际交易价格	DID	集中度上升与价格更高有关
Dafny(2009)	价格	工具变量	已实施的兼并与市场中其他医院价格更高有关
Krishnan(2001)	价格	案例分析	兼并医院价格上升与集中度上升正相关
Vita and Sacher(2001)	价格	案例分析	兼并医院抬高了价格
Haas-Wilson and Garmon (2011)	价格	案例分析	兼并医院抬高了价格
Thompson(2011)	价格	案例分析	结果兼而有之
Tenn(2011)	价格	案例分析	兼并医院抬高了价格
Ho and Hamilton(2000)	三类诊断的死亡率	DID	兼并几乎没有影响
Capps(2005)	AHRQ 的质量指标	DID	兼并几乎没有影响
Romano and Balan(2011)	临床质量指标	案例分析	兼并几乎没有影响
Gaynor et al(2011b)	管制者的医院质量指标	DID 倾向评分匹配合	医院被英国政府强制合并,各医院质量相似

事实上,并购大多会提高价格,这与并购诉讼案件的结果形成对比。如表 10.4 所示,反垄断机构在 20 世纪 90 年代经历了一系列反并购质询的败诉。反垄断并购分析本质上是一种预测:法院使用现有的理论和证据来预测拟进行的并购是否会导致价格上涨。在过去,这些预测是通过先界定市场而后计算市场 HHI 而得出的。如果 HHI 较小和(或)并购对 HHI 的影响较小,则预计价格不会上涨,并购通常会获得批准。因此,对并购质询的结果通常取决于市场界定。

在 20 世纪 90 年代的大部分并购案例中,法院接受了用患者流量分析决定的市场界定。埃尔辛加、霍加蒂(以下简称 EH)在对煤炭市场的一组研究中首次提出了这一方法,该方法考察了商品和服务在拟议的地理市场中的进出口程度。如果(商品或客户的)流出或流入超过预定的阈值,则可以得出这样一个结论:拟议市场之外的公司都是竞争对手,因此必须扩大市场的边界。EH 建议阈值为 10%,尽管对流量或阈值的审查都没有理论基础(Weldon, 1992)。Capps and Dranove(2004)以及联邦贸易委员会的经济学家们表明,利用 EH 方法的话,合并的医院中没有一家拥有市场力量。这与观察到的价格大幅上涨不符。如果 EH 不能可靠地预测并购效应,它就不能用于市场界定。

这就提出了一个问题,如果真有某种方法的话,应该用什么方法来代替 EH?联邦贸易委员会、司法部的并购指南提供了一些指导。他们建议实施"假想垄断者"或"SSNIP"(即小规模、可持续、非暂时性的价格上涨)的检测方法。[①] 简而言之,如果假设在一个拟定市场中,所有卖方的假想并购者都会在一年或更长时间内使价格上升 5%~10% 甚至更多,那么市场的界定就是明确的。这种模拟很容易适应 Capps et al.(2003)、Gaynor and Vogt(2003)所推出的结构模型。Gaynor et al.(2011a)表明了如何使用他们早期的模型来实施 SSNIP。CDS 提出的选择性缔约下的定价基础理论是联邦贸易委员会对埃文斯顿西北医疗保健公司胜诉的关键。最近,在弗吉尼亚州的一次并购质询时,联邦贸易委员会使用了 Capps et al.(2003)的修正版模型,医院在开庭前撤回了他们的并购申请。

4. 价格监管

第 3 节考察了竞争性市场是否有效,以及通过反垄断执法对市场结构进行监管是否有潜在收益。本节考虑对医疗机构价格进行更直接的监管。

历史上,医院被视为自然垄断企业,其价格也受到相应的监管。年度预算或专项医疗服务的价格都是基于以前的成本。基于成本的报销制度被指责为是造成医疗保健成本通货膨胀和医疗军备竞赛的罪魁祸首。从 20 世纪 70 年代开始,美国几个州开始对医院价格进行前瞻性定价。最好的例子是纽约,它规定了每日固定价格。总体而言,费率设定似乎降低了成本通胀率(Byers et al., 1980)。

---

① 见 US Department of Justice and Federal Trade Commission(2010)。

1983 年,联邦医疗保险引入了预期支付系统(Prospective Payment System,简称 PPS)。该系统向医院支付每次住院的固定费用。PPS 中的付款根据诊断和疗程或诊断相关分组(diagnosis-related group,简称 DRG)进行调整。尽管有人提议为疾病发作支付固定费用,联邦医疗保险和许多私人保险公司仍继续使用 DRG 系统。大多数其他发达国家使用类似的预期支付系统,这通常被称为按活动筹资。

4.1 最优价格监管

Shleifer(1985)为预付款提供了理论基础。他描述为"标尺竞争",在这种竞争中,价格是按诊断类别设定的,每个类别的价格都等于前一年的平均成本。医疗机构可能会努力降低成本。施莱弗表明,标尺竞争导致最优努力,因此平均成本等于竞争市场中实现的成本。

施莱弗提出了两个关键假设。首先,他假设质量要么不重要,要么完全可以观察到(这样监管者就可以设定一个经过质量调整的价格)。其次,他假设每个诊断类别的有效治疗成本没有变化。也就是说,给定 DRG 内的所有患者都有相同的医疗需求。如果我们放松第一个假设,那么收到固定付款的医疗机构可能会有逃避质量的动机,这一点下文将进一步详述。如果我们放松第二个假设,医疗机构可能不愿意治疗那些具有高于平均医疗需求的患者,因为预付款可能无法覆盖他们的费用。Dranove(1987)指出,这可能导致医院会将病人随意丢弃在网络内安全效率较低的医院,并主张增加 DRGs 的数量,以减少 DRG 内病人的异质性。

Chalkey and Malcomson(2002)测算了减少 DRG 内部异质性的效率收益。他们考虑了一种模式,在这种模式下医院可以努力提高效率,患者有不同的医疗需求,而 DRG 分类并不能充分控制这些需求。社会计划者希望在保证所有患者都接受治疗的同时,还可以尽量减少对医疗机构的支付。如果费用不够高,社会计划者将为此付出患者被抛弃的代价。通过假设医院效用的特定函数形式和降低成本努力的回报,并根据数据校准这些函数形式,查尔基和马尔科姆森模拟了成本如何随着模型参数变化而变化。他们估计,消除 DRGs 内患者的医疗需求差异可以降低 17%~70% 的成本。2007 年,联邦医疗保险完善了 DRG 系统,类别数量几乎翻了一番,减少了类别内的异质性。

4.2 管制价格与质量

将质量引入衡量标尺竞争模型带来了对福利的不确定影响。除非质量是可观察到的,且价格经过充分质量调整,否则预期付款可能不会使质量达到最优水平(Spencer,1975)。如果无法很好地观察质量,人们会期望它相对于最优状态而言供给不足。沿着 Arrow(1963)的思路,研究人员通过假设医疗机构是部分利他的,解决了这些困难。利他主义可以是直接的(医疗机构重视病人效用),也可以是间接的(医疗机构重视质量)。

Ellis and McGuire(1986)表明,当只有一名付款人、医疗机构是利他的(重视质量),且病人为风险中性时,则保险公司向医疗机构支付形式为 $P_i = \lambda R + \alpha C_i$ 的混合支付制度是最优的;其中 P_i 是治疗患者 i 的费用,R 是对所有患者都相同的费用,C_i 是治疗患者 i 的成本(根据会计或账单记录计算),且 λ, $\alpha < 1$。Ellis and McGuire(1988)在有效成本因患者医疗需求不同时获得了相似的结果。Ma and McGuire(1993)放宽了只有一名付款人的假设,并考虑了这样一种情况,即公共付款人可以直接偿还所有付款人分摊的"共同费用",而私人付款人也可以不支付或不能支付共同费用。他们表明,为了限制共同费用供给不足,即使私人付款人搭便车,公共支付者报销部分共同费用也是最优安排。Jack(2005)进一步拓展了这项研究,假设利他主义程度未知,且因医生个人而异。他表示,在合适的条件下,向医疗机构提供埃利斯或麦克奎尔式的线性混合支付体系是最优选择。越来越多的利他主义医生会自动选择签订固定费用更高、费用分担更低的合同。

在利他主义的假设下,Ellis and McGuire(1986)提供了一种便捷的方式,即医疗机构通过提高质量可以带来效用增加。引入质量回报的另一种方法是允许患者根据质量选择其医疗机构。基本经济原理表明,当需求变得更富有弹性时,质量会提高,成本分摊参数会降低。Mougeot and Naegelen(2005)认为医院争夺患者但却接受政府规定的支出上限。这类似于一年一度(而非每名患者)的标尺竞争。他们表明,在古诺模型中,质量随着竞争对手数量的增加而提高,为了降低成本而进行的投资也是如此,尽管质量和成本都未处于最优水平。

当医疗机构选择数量而非质量或同时选择数量、质量时,也会出现类似的问题。当价格由社会计划者设定时,它可能不足以高至令市场出清。Ellis and McGuire(1990)考虑了这样一种情况,即当收费标准没有实现市场出清时,病人和医疗机构可以就数量进行讨价还价。他们表明,当最优方案可行时,它包括为病人提供全额保险和为医疗机构提供混合支付方案。

几乎所有的理论研究都认为某种形式的混合报销是最优的。然而,在实践中,除了不完全符合理论要求的 DRG 校准之外,很少观察到这种混合式报销方案。研究人员没有对理论和实践之间的分歧给出令人信服的解释。尽管理论上有吸引力,但在实践中很少能观测到混合报销体系。DRGs 的医院支付体现了"混合"的一些特征。向美国医疗改革创新的平价医疗组织(Accountable Care Organizations,简称 ACOs)支付实际上将导致损失和可能收益的"共担风险",实际上,这是使用混合系统支付给这些组织。

4.3 管制价格的经验证据

1983 年,基于联邦老年医疗保险 DRG 引入的预期支付系统在监管研究中产生了较大影响。在一项早期研究中,Sloan et al.(1988)考察了无控制变量的总体趋势,发现在实施 PPS 后住院人数和住院时间略有下降,且每次住院费用的增长率下降了一半。Friedman and Coffey(1993)通过控制州费率设定项目和 HMO 的渗透率,发现 PPS 对成本膨胀有很强的调节作用。有趣的是,引入 PPS 后,州费率设置变得无效率。Biorn et al.(2003)研究了在挪威引入的按行动筹资,发现在实施该项目后,用给定一组投入产出衡量的技术效率有所提高,但总体成本没有下降(可能是由于薪酬提高)。

Cutler(1995)探讨了 PPS 对产出的影响。他指出 PPS 导致了各 DRGs 的盈利能力发生了相对变化。利用双重差分分析框架,他发现一些 DRGs 报销金额下降与死亡率上升有关。Shen(2003)将"财务压力"定义为特定 DRG 的盈利能力,并用以衡量来自联邦医疗保险和私人保险公司的压力。他发现来自联邦老年医疗保险和 HMOs 的财务压力与较高的短期死亡率相关,但财务压力与长期死亡率无关。Seshamani et al.(2006)利用了一个类似的压力测量方法,表明在影响力高的医院,联邦老年医疗保险资金的削减导致了死亡率小幅但显著的增长,而 Encinosa and Bernard(2005)发现财务压力会导致更多的不利于患者的安全事件。Bazzoli et al.(2008)使用一阶滞后因变量作为工具,表明当整体财务业绩恶化时,质量会受到影响,尽管这种影响很小。另一方面,Volpp et al.(2005)发现几乎没有证据可以表明联邦老年医疗保险支付的减少会影响到心脏病患者的医疗过程或结果。

几项研究调查了对医院以外的医疗服务的预期支付。1998 年,联邦老年医疗保险引入了按日支付专业护理,同时削减了专业护理的总支付额。Konetzka et al.(2004)运用 DID 方法发现,削减总支付额后,那些吸纳专业护理人员比例最高的机构里人员配置水平下降。1991 年,英国国家卫生局引入了部分手术服务的预付费,同时允许地方卫生当局有选择地与医疗机构签订合同。Hamilton and Bramley-Harker(1999)发现,这项改革缩短了髋关节置换手术的等候时间,但患者更有可能出院转到其他医疗机构,而不是出院回家,对治疗结果的影响很小。1990 年,以色列选定部分手术实行了预付款。Shmueli et al.(2002)在研究以色列的预付款时,发现住院时间缩短,再入院率上升,死亡率保持不变。

预付款产生了一些意想不到的后果。Morrisey et al.(1988)发现在实施 PPS 后患者出院得更早,但出院时病情更重,且更有可能出院转到另一个医疗机构。这种做法后来被称为"更快但更惨"的出院。Carter et al.(2002)发现,由于诊断编码的改变,实施 PPS 后联邦老年医疗保险医院患者的病情严重程度明显增加。这种做法,有时被戏称为"虚报医药费",即帮助医院获得最多赔偿。Dafny(2005)分析了一个监管变化来表明营利性医疗机构更有可能虚报医药费用。1988 年,联邦老年医疗保险重新界定了医院应该如何对接受特定医疗手术的病人进行分类。患者有"并发症"时就影响了医院如何分类,进而影响了报销水平。达夫妮表示,变革后营利性医院对患者编码更加激进(非营利性医院也是如此,但程度稍轻)。通过对这一趋势进行研究,她认为可观测到的编码不能反映患者群体变化,转而指出它能反映虚报医药费。

表 10.6 概括了上述关于价格监管的实证研究。这些结论几乎普遍证实了简单的经济理论。高报销额会带来高质量,但是实施预期付款的具体方式会鼓励医院缩短住院时间,减少人员配备,并采取措施使报销额最大化。从这些研究中可以得出有限福利的结论。从基于成本的补偿到预付费的收入中性转变似乎显而易见地节省了费用,且没有导致质量明显下降。然而,收入减少确实会导致质量下降;不幸的是,我们的确不清楚渐变的方向,因此也就无法确定削减费用是否对福利有害,更不用说确定最优费用水平。虽然观察到的对报销变化的反应与最优报销理论的基本假设一致,但现有的经验结果完全不足校准这些理论,以将

之在现实世界实施。

在这方面,最优供给方成本分担决定理论可以与最优需求方成本分担理论进行对比。最优需求方成本分担可以作为风险厌恶和需求反应的函数,尽管其他因素如交叉弹性也在起作用(McGuire,2011,本手册)。最优供给方成本分担决定取决于难以衡量甚至观察的医疗机构利他程度。因此,虽然采用有限的混合式报销(即 α 值很低)可能会提高福利,但确定最优值要困难得多。如果最优值确实很低,收集实施混合式报销计划所需信息的成本可能会超过福利收益。

表 10.6 关于价格监管的实证研究

作者	设定	结论
Sloan et al.(1988)	联邦老年医疗保险 PPS:医院	实施 PPS 后住院人数和住院时间下降,成本适度膨胀
Friedman and Coffey(1993)	联邦老年医疗保险 PPS:医院	实施 PPS 后成本适度膨胀,州费率设置变得无效率
Cutler(1995)	联邦老年医疗保险 PPS:医院	赔偿下降与短期死亡率上升有关
Shen(2003)	联邦老年医疗保险 PPS:医院	来自联邦老年医疗保险和 HMOs 的财务压力与较高的短期死亡率有关,与长期死亡率无关
Seshamani et al.(2006)	联邦老年医疗保险 PPS:医院	联邦老年医疗保险基金的削减与较高的死亡率有关
Encinosa and Bernard (2005)	联邦老年医疗保险 PPS:医院	财务压力与不利于病人的安全事件有关
Bazzoli et al.(2008)	联邦老年医疗保险 PPS:医院	糟糕的财务业绩引发质量的轻微下降
Volpp et al.(2005)	联邦老年医疗保险 PPS:医院	联邦老年医疗保险削减与质量无关
Konetzka et al.(2004)	联邦老年医疗保险 PPS:长期护理	削减导致员工配置下降
Hamilton and Bramley-Harker (1999)	英国 NHS 采用 PPS 和缔约	改革导致候诊时间减少但对治疗结果的影响很小
Shmueli et al.(2002)	以色列采用 PPS	采用 PPS 后住院时间缩短,再入院率上升,死亡率保持不变
Morrisey et al.(1988)	联邦老年医疗保险 PPS:医院	患者出院"更快但更惨"
Carter et al.(2002)	联邦老年医疗保险 PPS:医院	更完善的编码(有时被称为"虚报医药费")
Dafny(2005)	联邦老年医疗保险 PPS:医院	营利性医院在应对规则改变时更会"虚报医药费"

5. 第三方信息披露

第 1 节描述了患者对医疗机构质量信息的了解如何有限,以及质量担保的传统市场机制(如社交网络、品牌和担保人)通常是如何不足的。价格管制和竞争的理论模型表明,其结果可能是质量供给不足,效率低下。事实上,Dranove and Satterthwaite(1992)的一个理论模型表明,当价格竞争加剧时,在缺乏易于观测质量的情况下,最终结果可能是质量上的竞争带来灾难性的福利后果。这些理论发现得到了第3节和第4节中所描述的大量实证研究的支持,尽管到最后假想中的竞赛似乎没有出现。

当传统的质量担保机制失灵时,第三方认证机构通常会填补这一缺口。在许多行业里第三方认证非常普遍——比如人们马上会联想到机动车的《消费者报告评论》。1984年,美国医疗融资管理局(现为联邦医疗保险和医疗补助服务中心)推出了第一张被广泛传播的医院报告卡。报告卡包括了由DRG统计的数千所医院的死亡率。第一张报告卡由于未能包括风险校准而备受批评。因此,许多备受推崇的医院(同时也是治疗重症病人较多的医院)上报的死亡率非常高。被评级较低的医疗机构则援引报告卡的"圣书":"我们的患者病更重。"尽管第二年HCFA增加了风险校准,但人们对报告卡的兴趣减弱了,于是HCFA在20世纪80年代末停止了这一做法。

在过去10年中,人们通过医疗报告卡对医疗机构进行认证,与此密切相关的绩效工资(P4P)合同的使用已经变得非常普遍。提供给医疗保健支付者的报告单也在激增。在美国,一些最著名的医疗机构报告卡包括healthgrades.com(一家依赖医疗保险利用率数据的营利性企业)、leapfrog.org(一个依靠联邦医疗保险数据和医院提供的信息的买家和雇主联盟的产品)和联邦医疗保险系统(报告医院和疗养院的质量)。图10.1和图10.2是联邦医疗保险医院的对比报告卡。报告卡也出现在其他国家。西蒙·弗雷泽研究所发布了英国哥伦比亚省和安大略省医院的死亡率排名。马尼托巴大学也发布了本省医院的死亡率排名。DrFosterHealth.co.uk相当于英国版的healthgrades.com,而澳大利亚医学协会的医院报告卡主要关注急诊室护理和择期手术的候诊时间。与此密切相关的绩效工资计划也在激增。英国有一个雄心勃勃的针对初级保健的P4P计划,并在本节最后总结了英国该项目的初步研究结果。

本节讨论对报告卡和P4P的开发、使用及反响。

5.1 质量的界定与报告

设计医疗机构报告卡的第一步是选择要测量的内容。社会学家阿维迪斯·多纳贝迪安授权开发了一个可能的指标分类。

结果:消费者关心的终极指标。例子包括死亡率、手术并发症率和患者满意度。图10.1显示了联邦医疗保险医院比较的结果指标。

流程:医疗机构是否使用广为接受的手术?例子包括疫苗接种率、胸部X光检查率和适宜药物的配制。图10.2显示了联邦医疗保险医院比较的流程指标。

投入:劳动力的数量和培训;可获取最新技术吗?例如,护士人员配比率、注册护士与护士助手的比率,以及开放式和封闭式磁共振成像的可用性。报告卡通常不包括投入指标。

Hospital Death (Mortality) Rates Outcome of Care Measures

"30-Day Mortality" is when patients die within 30 days of their admission to a hospital. Below, the death rates for each hospital are compared to the U.S. National Rate. The rates take into account how sick patients were before they were admitted to the hospital. **Read more information about hospital mortality measures.**

View Graphs »   View Tables »

	NORTHWESTERN MEMORIAL HOSPITAL 251 E HURON ST CHICAGO,IL 60611 (312) 926-2000 Acute Care Hospitals 14.1 miles Map & Directions Add To My Favorites	LOUIS A WEISS MEMORIAL HOSPITAL 4646 N MARINE DRIVE CHICAGO,IL 60640 (773) 878-8700 Acute Care Hospitals 7.7 miles Map & Directions Add To My Favorites	EVANSTON HOSPITAL 2650 RIDGE AVE EVANSTON,IL 60201 (847) 432-8000 Acute Care Hospitals 1.2 miles Map & Directions Add To My Favorites
Death Rate for Heart Attack Patients	No Different than U.S. National Rate	No Different than U.S. National Rate	Better than U.S. National Rate

Hospital Readmission Rates Outcome of Care Measures

"30-Day Readmission" is when patients who have had a recent hospital stay need to go back into a hospital again within 30 days of their discharge. Below, the rates of readmission for each hospital are compared to the U.S. National Rate. The rates take into account how sick patients were before they were admitted to the hospital. **Read more information about Hospital Readmission Measures.**

View Graphs »   View Tables »

	NORTHWESTERN MEMORIAL HOSPITAL 251 E HURON ST CHICAGO,IL 60611 (312) 926-2000 Acute Care Hospitals 14.1 miles Map & Directions Add To My Favorites	LOUIS A WEISS MEMORIAL HOSPITAL 4646 N MARINE DRIVE CHICAGO,IL 60640 (773) 878-8700 Acute Care Hospitals 7.7 miles Map & Directions Add To My Favorites	EVANSTON HOSPITAL 2650 RIDGE AVE EVANSTON,IL 60201 (847) 432-8000 Acute Care Hospitals 1.2 miles Map & Directions Add To My Favorites
Rate of Readmission for Heart Attack Patients	No Different than U.S. National Rate	No Different than U.S. National Rate	No Different than U.S. National Rate

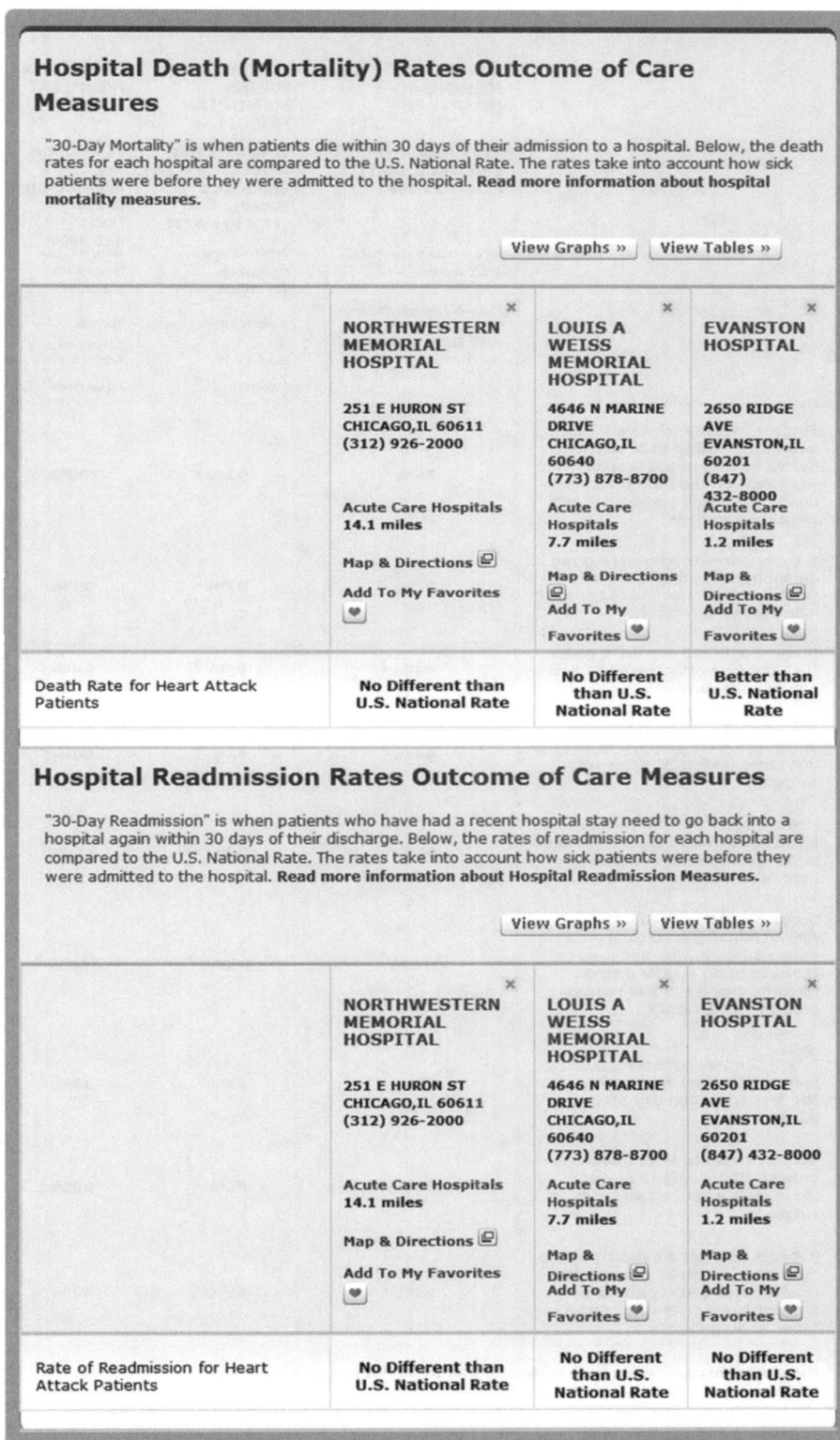

图 10.1　联邦老年医疗保险系统医院比较报告单范例：医疗效果测度

	NORTHWESTERN MEMORIAL HOSPITAL 251 E HURON ST CHICAGO,IL 60611 (312) 926-2000 Acute Care Hospitals 14.1 miles Map & Directions Add To My Favorites	LOUIS A WEISS MEMORIAL HOSPITAL 4646 N MARINE DRIVE CHICAGO,IL 60640 (773) 878-8700 Acute Care Hospitals 7.7 miles Map & Directions Add To My Favorites	EVANSTON HOSPITAL 2650 RIDGE AVE EVANSTON,IL 60201 (847) 432-8000 Acute Care Hospitals 1.2 miles Map & Directions Add To My Favorites
Surgery patients who were taking heart drugs called beta blockers before coming to the hospital, who were kept on the beta blockers during the period just before and after their surgery	86%[2]	92%[2]	100%[2]
Surgery patients who were given an antibiotic at the right time (within one hour before surgery) to help prevent infection	97%[2]	97%[2]	99%[2]
Surgery patients who were given the right kind of antibiotic to help prevent infection	99%[2]	98%[2]	98%[2]
Surgery patients whose preventive antibiotics were stopped at the right time (within 24 hours after surgery)	94%[2]	96%[2]	99%[2]
Heart surgery patients whose blood sugar (blood glucose) is kept under good control in the days right after surgery	96%[2]	83%[1,2]	99%[2]
Surgery patients needing hair removed from the surgical area before surgery, who had hair removed using a safer method (electric clippers or hair removal cream – not a razor)	100%[2]	100%[2]	100%[2]
NEW Surgery patients whose urinary catheters were removed on the first or second day after surgery.	84%[2]	97%[2]	98%[2]
Surgery patients whose doctors ordered treatments to prevent blood clots after certain types of surgeries	98%[2]	98%[2]	99%[2]
Patients who got treatment at the right time (within 24 hours before or after their surgery) to help prevent blood clots after certain types of surgery	94%[2]	96%[2]	99%[2]

[1] The number of cases is too small to be sure how well a hospital is performing.

[2] The hospital indicated that the data submitted for this measure were based on a sample of cases.

图 10. 2 联邦老年医疗保险系统医院比较报告单范例:流程测度

人们普遍认为医疗结果是报告卡的黄金标准;良好的流程和适当投入仅仅是取得好结果的手段。即便如此,如果无法获得结果数据,若感兴趣的结果是限制了统计比较能力的罕见事件,或者仅仅只是作为结果的一个补充,那么流程和投入的指标是可以接受的。

尽管结果的差异可能反映了医疗机构能力的差异或患者病情严重程度的差异。对后者的控制被称为病例组合调整。尽管在不同的报告卡中病例组合调整的具体措施会有所不同,但所有病例组合调整都遵循相同的基本步骤。例如,考虑打造一份简单的死亡率报告卡。i 代表病人,j 代表医疗机构。$Death_{ij}$ 为虚拟变量,患者存活则等于 0,如果患者死亡则等于 1。S_i 为风险调整向量,可能包括关于患者 i 的人口统计学和/或诊断信息。最后,令 N_j 表示由医疗机构 j 治疗的患者数量。医疗机构 j 的观察死亡率(observed mortality rate,简称 OMR)由 $OMR = \sum (death_{ij})/N_j$ 给定。预期死亡率(expected mortality rate,简称 EMR)是从回归方程 $death_{ij} = B_0 + B_1 S_i + \varepsilon_i$ 得出,其中回归系数用于预测每名患者的死亡概率 $pdeath_i$,在 $EMR_j = \sum (pdeath_i)/N_j$ 中,其中 $pdeath_{ij}$ 是所有在医生 j 处就诊患者的总和。OMR 和 EMR 的比较为风险调整报告卡提供了依据。例如,有些报告卡显示经风险调整的死亡率 $RAMR_j = OMR_{average} \cdot (OMR_j/EMR_j)$,其中 $OMR_{average}$ 为平均人口死亡率。

认证机构经常忽略与报告卡相关的各种问题。例如,儿科医生的报告卡和 P4P 计划通常包括每位儿科医生的患者中接受过适宜儿童疫苗接种的原始比例。但是我们知道疫苗接种率因患者收入和受教育程度而异,因此治疗那些收入较低、受教育程度较低患者的儿科医生得到的评分也较低,这并非医生自身的过错。鉴于提供信息的风险调节受限,风险调节也不是万灵药。许多报告卡依赖行政索赔数据,例如联邦医疗保险数据。该数据仅包含少数人口统计变量以及一组有限的诊断和手术代码。Iezzoni(1997)表明,报告卡排名可能会根据所选择的风险调整器而有很大的不同。此外,由于没有重要的风险调节器,死亡率回归的预测能力仍然很低,因而扩大了 RAMR 和其他报告单评分的置信区间。联邦医疗保险医院比较系统确认只有很小一部分医院的死亡率会明显高于或低于均值。艾佐尼的研究结果还表明,排名可能对风险调整器的选择非常敏感。

5.2 医疗保健机构完全披露质量吗?

著名的信息披露理论表明,由于供给者会自愿披露质量,因此在某些情况下无须认证(Grossman,1981)。为了说明这一理论,让我们设定有 10 家医院,各自测量其心脏手术死亡率。心脏手术患者更偏好死亡率较低的医院,但可能不清楚医院之间有任何差异。在不披露信息时,10 家医院等分患者。死亡率最低的医院希望披露信息以提高其患者份额。在它披露信息后,未能去最好医院就医的患者将在剩下的 9 家医院之间平分。因此,次优医院也会希望披露信息,依次类推,直到第九家医院披露信息,并同时确认了质量最差的医院。

信息披露理论需要几个强假设。医疗机构必须能够以低廉的成本准确地评估每家医院的质量。否则,质量最好的医院不会有动机披露信息。该理论还假设患者对质量分布有合理认知。否则,质量最好的医院也可能不愿意披露其质量。例如,假设医院确定其心脏手术死亡率为 1%(这是一个非常不错的比率),如果患者认为医院的死亡率通常要低得多,那么这家医院就不太愿意披露什么才应该是好质量。如果医疗机构没有在质量上展开激烈竞争,他们也可能不愿意披露质量。请注意,质量差异可能会提高消费者对质量的敏感程度,使每个卖家最终会投资以提高其排名。除非卖家能够通过更高的价格来转嫁这些成本,否则他们赚取的利润可能会低于消费者没有意识到质量差异时的利润。

医疗机构确实披露了一些质量信息。医生们必须获得执业许可,并要经常出示他们的证书。大多数医院属于医疗保健机构认证联合委员会,该委员会依据一系列投入和流程指标以及类似于有害的"吹哨人事件"的结果进行认证。然而,这些机制远未充分披露,那些寻找专家或医院的患者往往必须依靠他们的转诊医生(可能是自利的)的建议。

健康计划也未能充分披露质量。代表基金会、雇主和支付者的全国质量保证委员会(NCQA)成立于 1980 年。其海德斯报告(HEDIS)披露了各种健康计划的质量指标。Jin(2005)探讨了为什么只有半数健康维护组织(health maintenance organizations,简称,HMOs)自愿披露其 HEDIS 评分。披露成本无法解释未能披露的原因,因为据报道,有些 HMOs 明确要求 NCQA 隐瞒已经收集到的信息。金发现,早期的披露者更有可能在高度竞争的市场中运行,这一发现与产品差异化一致。不过,她还发现,在高度竞争的市场中,平均披露率往往较低。竞争与披露之间的这种违反直觉的关系倒不一定令人惊讶。理论家们认为,零成本披露应该在垄断市场中瓦解(Grossman,1981),但在差异化的双头垄断市场中可能不会分崩离析(Bod,2009)。Jin and Sorensen(2006)进一步表明,上报的 HMOs 和授权的 NCQA 之间的质量分布与未授权公开披露的 HMOs 之间的质量分布重叠,尽管前者报告的平均质量更好。

5.3 信息披露能改善消费者选择吗?

据称信息披露的好处之一是它有助于消费者和产品之间的更优匹配。消费者可能会转向高质量的供应商("垂直排序")或转向产品特性最能满足他们特殊需求的卖家("水平排序")。即使产品属性保持不变,这两种类型的排序都可以大幅提高福利水平。

有几项研究调查了健康保险公司之间的垂直排序。Wedig and Tai Seale(2002)研究了1996 年向联邦雇员推出计划报告卡时的健康计划选择。他们构建了健康计划选择的嵌套多项式分对数模型,其中嵌套代表不同类型的计划(IPA 或 HMO),报告卡评分是关键的预测因子。他们分别估计 1995 年和 1996 年的模型,并比较了这两年的质量系数(类似于茨旺齐格或梅尔尼克评估医院定价的 SCP 模型)。他们发现,1995 年,健康计划的质量与计划选择负相关,当时尚未报告质量,他们认为这可能反映了低质量计划带来的较高营销费用。1996年,质量的影响显著正相关,对新员工的影响尤其明显。

Scanlon et al.(2002)研究了通用汽车公司(General Motors,简称 GM)员工对 1997 年健康计划评级进行宣传的反应。GM 报告卡的一个重要特征是,只在诸如"预防健康"和"女性健康"等六个类别中提供简单的"钻石"评级(健康计划可以获得 1、2 或 3 颗钻石)。斯坎伦等设计了一个固定的计划效应模型。该模型利用报告卡的引入,报告卡评分和价格会随时间变化。他们发现,每获得一个"1钻"评级,该健康计划的市场份额就会减少,但"3钻"评级并不会使市场份额增加。Chernew et al.(2008)利用嵌入在嵌套分对数需求框架中的结构学习模型对同一份GM健康计划报告卡进行了分析,其中嵌套代表不同类型的健康计划(PPO、HMO或赔偿金)。在报告卡发布之前,GM员工对健康计划的质量充满信心,这些信心的准确度是模型的一个参数。

对质量的信心随着报告卡的发布而更新。切尔纽等发现报告卡仅导致对计划质量信心的适度更新,因此只有3.9%的员工会因为报告卡结果而改变计划。

Beaulieu(2002)研究了哈佛员工的计划选择。哈佛的报告卡于1996年推出,用于1997年的注册健康计划。它将健康计划的12个方面标出了1到5颗星。博利厄设计了一个简单的切换模型和一个条件分对数需求模型。她发现,在报告卡发布后,参保者更有可能改变计划,选择某个特定计划的概率会随着计划质量评分的提高而增加,每提高一个单位增加大约10%。与Scanlon et al.(2002)结论不同,与新员工相比,任职较长的员工对质量评级更看重。

Jin and Sorensen(2006)研究联邦雇员健康福利计划(the Federal Employees Health Benefits Plan,简称FEHBP)的参保人对全国质量保证委员会(the National Committee for Quality Assurance,简称NCQA)公布的健康计划评级的反应。FEHBP在整个20世纪90年代都发布了最低限度的健康计划质量信息。1998年,《美国新闻与世界报道》发表了由NCQA汇编的健康计划质量信息。这项研究一个全新的方面是NCQA将前几年的质量评分制成表格。因此,金和索伦森可以掌握之前的质量评分,从而隔离质量披露的影响。他们发现,NCQA评分与1998年之前的参保人数存在一定正相关关系,而在1998年质量报告公布之后,正面影响更加显著。公开披露评分每增加一个标准差,计划选择的概率就会提高2.63%。

继1999年《医疗保险与你》(Medicare & You)的质量排名公布后,Dafny and Dranove (2008)重点关注了联邦医疗保险参保人对联邦医疗保险托管式医疗计划的选择。在整个20世纪90年代,联邦医疗保险托管式医疗计划的参保人数稳步增长,达夫妮和詹诺夫视其为一个质量的"市场学习"时期。通过估计嵌套分对数需求模型(嵌套是传统的联邦医疗保险计划和联邦医疗保险托管式医疗计划),他们发现在1999年之前报告卡评分较高的健康计划就已获得了市场份额,但是报告卡评分的发布进一步提高了他们的份额。市场学习效应和报告卡在规模上是相当的。

也有强有力的证据表明医疗机构之间存在垂直排序。Bundorf et al.(2009)发现,在美国疾病控制和预防中心于1997年开始发布成功率后,出生率高的产科诊所获得了市场份额。Schneider and Epstein(1998)以及Romano and Zhou(2004)在医院报告卡发布后,没有发现向评分更高的医疗机构发展的任何动向。然而Cutler et al.(2004)发现,纽约评分较低的医院丢失了市场份额,特别是在病情较轻的患者市场中。这一结果与Scanlon et al.(2002)关于健康计划质量不对称反应的结论类似。Dranove and Sfekas(2008)认为,如果评级证实消费者已经知道了质量,质量披露可能并不会影响需求。他们设计了一个结构学习模型。先验信念是在发布报告卡之前一个多项医院选择模型中估计出来的。该模型包括医院固定效应,这些效应被转换为z值,并作为质量排名。报告卡排名也被转换成z值。第二个多项式选择模型用于估计报告卡发布以后的时期。他们发现报告卡的排名与先验信念正相关,但是排名中的"新闻"——排名的 z 值和固定效应 z 值之间的差异——可正向预测医院需求。注意,这种影响是不对称的——坏消息会带来坏结果,但好消息却没有作用。同样,Wang et al. (2011)利用固定效应框架显示,在宾夕法尼亚州冠状动脉旁路移植术报告卡上获得较差评分的外科医生,其患者数量会减少。

上述许多研究发现,消费者对质量信息的反应各不相同。例如,健康计划评级更有可能影响个人第一次选择计划(Vidiger and Tessier,2002;Kim 和 Sorensen,2006)。评级在质量标准发布之前消费者拥有信息较少的领域更有效(Daphne and Drajnov, 2008; Drajnov and Sfekas,2008)。产科诊所的质量报告在那些强制要求为指定产科治疗提供保险覆盖的州影响更大(Bandolph et al., 2009)。

消费者反应对报告的质量指标非常敏感。Scanlon et al.(2002)发现 GM 员工会对总体质量指标做出反应,但对具体质量指标没有反应。同样,Dafny and Dranove(2008)发现,健康计划报告卡对联邦医疗保险受益人的影响受制于对消费者满意度得分的反应,而其他更客观的质量指标并不影响投保决策。Pope(2006)发现,即使是控制了连续质量,《美国新闻和世界报道》(US News and World Reports)离散的医院排名变化还是会影响患者选择。这一系列发现表明,消费者关注的是更易理解的质量指标。作为反例,Bundorf et al.(2009)发现,消费者在选择产科诊所时表现相当成熟。患者未必经常去原始出生率较高的诊所(原始出生率反映了患者的复杂情况),而是更偏好那些报告卡评分高的诊所(报告卡评分对患者复杂情况进行了调整)。

上述几项研究将向消费者和医疗机构披露的价值货币化。Jin and Sorensen(2006)发现,由于个人计划选择的巨大惯性,计划评级的公布促使 0.7% 的联邦养老金领取者改变了他们的健康计划选择。对于那些决策受到评级重大影响的个人,估计信息的价值为每人每年 160美元。对于样本中的所有个体,公布评分的平均价值仅为每人 1.11 美元。Chernew et al. (2008)估计 GM 员工愿意每年支付约 330 美元(约保费的 5%)以避开一个较次的绩效评级。报告卡的平均价值约为每位员工每年 20 美元。最后,Dranove and Sfekas(2008)发现死亡率报告卡评分比预期分数高出两个标准差的医院,每年将获得 140 万美元的收入。这比优质医院挽救的生命的货币价值要小得多(基于对生命价值的保守估计)。

5.4 披露能提高质量?

然而,报告卡的价值不仅局限于需求反应,如果卖家因此会提高质量,消费者还可以获得更大的潜在利益。公共卫生领域的两项研究发现,人们对信息披露的反应良好。Jin and Leslie(2003)发现,1998 年洛杉矶县发布餐馆卫生等级报告后,因食源性疾病住院的人数下降了 20%,主要是因为餐馆改善了卫生条件。Bennear and Olmstead(2009)对 1996 年的《安全饮用水法修正案》进行了分析,该修正案要求披露污染物水平。他们发现该法案的实施减少了 30%~44% 的总违规行为,还将更严重的健康违规行为降低了 40%~57%。

只有少数研究系统分析了报告卡对医疗机构质量的影响。1990—1992 年,纽约州和宾夕法尼亚州采用了基于心血管死亡率的医院与外科医生的报告卡。Chassin(2002)报告称,报告卡发布后,纽约风险调整后的住院手术死亡率大幅下降。如下所述,作出这一乐观的结论可能还为时过早,因为查辛无法排除医院拒绝治疗那些风险因素未包括在风险调整算法中的患者。[①] 对加拿大安大略省医院的一项研究发现,医院交错间隔地收到报告卡结果,较早做出反馈的医院会比较晚做出反馈的医院更快地实施治疗过程的变更,例如允许急诊室医生使用 β 受体阻滞剂(Tu et al.,2009)。Chen(2008)研究了联邦医疗保险的疗养院质量动议(Medicare's Nursing Home Quality Initiative,简称 NHQI)。联邦医疗保险体系在 2002 年引入了 NHQI,当时它开始在 Medicare.gov 网站的疗养院比较链接上发布疗养院质量评级。NHQI 包含几十个质量指标,由四个综合得分汇总,包括一个总体评分。陈建立了一个垂直质量差异的理论模型,发现所有的疗养院都提高了质量,但是相对于高质量的疗养院,低质量的疗养院有所改善。最显著的变化发生在竞争更激烈的市场,这表明 NHQI 有助于限制信息不对称,使得低质量疗养院能与高质量疗养院正面竞争。

Kolstad(2010)提供了一个新颖的实证检验。检验报告卡对医疗机构的推动是出于"外部"原因(即他们想吸引更多的病人)还是"内部"原因[他们不管财务影响如何都想提供高质量的服务,Ellis and McGuire(1986)]。科尔斯塔德分析了 1998 年宾夕法尼亚州外科医生报告卡发布前后心脏搭桥手术的结果。他验证过的假设(有数据支撑)为:当患者对报告单做出反应时,他们不会使用风险调整信息,但医生在评估自己的业绩时,会使用该信息。因此,市场份额可能会随着未经调整的报告卡排名而变化,而医生可能因此而提高质量(外在奖励)。或者医生会根据调整后的报告卡排名(内在奖励)做出反应来提高质量。科尔斯塔德发现,质量报告带来的外在奖励导致死亡率(相较于 3.42% 的基数)大幅下降 0.09 个百分点,而内在奖励会对此带来 0.30 个百分点的降幅。

如果质量是多维的,却只披露了某些维度的信息时,信息披露可能会伤害消费者,因为企业可能会提高那些被披露的质量指标,那些不被披露的质量指标则隐瞒不报。这涉及玩忽职守。下文将在绩效薪酬的背景下对此进行讨论。Werner et al.(2009)和 Lu(2008)都发现在 NHQI 中有证据表明这一点。NHQI 收集各种质量维度的数据,却只对外报告数据的一个子集。两项研究都发现,在引入 NHQI 后,上报的质量有所提高,但未上报的质量却在不同维度有所下降。Wu(2011)研究了上文描述的产科诊所报告卡。在第一轮公开报告中,报告卡强调了出生率,但却把多胎妊娠率(通常是不希望出现的结果)远远排在了其他不太重要的指标列表之后。在第二轮,多胎妊娠率置顶突出显示。吴发现,在第一轮报告后诊所提高了整体生育率,但同时也提高了多胎妊娠率,这显然是通过每轮治疗植入了更多胚胎。在第二轮报告中,多胎妊娠率恢复到报告前的水平。

卖家对报告卡做出反应,可能是采取一些表面上会提高评分但对质量没有任何切实改善的措施。例如,当上报的质量取决于消费者的特征以及卖方业绩时,卖方可以通过向"合适的"消费者进行战略性销售来提高业绩。医院报告卡就提供了一个很好的例子,如纽约州

---

① 查辛也不能排除医院传染病人风险因素的可能性。

和宾夕法尼亚州的报告卡所示。这些报告卡使用了从临床记录中获得的大量风险调节器。即便如此,风险调整也必然是不完善的,这使得医院有动力拒绝对重病患者实施手术。Dranove et al.(2003)利用联邦医疗保险中有心脏手术风险的患者的全国数据,发现纽约州和宾夕法尼亚州的心脏手术报告卡导致了医疗机构的选择。詹诺夫等之所以关注心脏病患者,是因为所有或几乎所有的心脏病患者都会出现在医院的利用率数据中。他们使用上一年度的住院情况和住院费用来衡量病重程度;两者都与死亡率呈正相关,但纽约州或宾夕法尼亚州都未将两者用作风险调节器。他们通过将纽约州和宾夕法尼亚州与国内其他地区和其他东部各州进行比较来控制住院率趋势。他们发现,在报告卡推出后,相对健康的心脏病患者在现有报告卡状态下更有可能接受手术,而相对病情较重的心脏病患者不太可能接受手术。只有前者的结果是显著的。他们还发现,处于现有报告卡状态的心脏病患者在接受包括导管插入术和血管成形术在内的辅助治疗时会出现延迟。结果是所有患者尤其是相对病重的患者成本更高,结果更差。

Werner et al. (2005)注意到种族可以作为死亡率的一个重要预测因素,但不能用作风险调节器。他们发现,在纽约,引入报告卡后少数族裔心脏病患者的心脏手术发生率相对于白人心脏病患者有所下降。效果令人吃惊。在报告卡发布之前,白人和黑人患者冠状动脉旁路移植术手术率相差 2.7 个百分点,白人和西班牙裔患者相差 0.7 个百分点。报告卡发布后,差额分别增加到 5.0 和 3.2 个百分点。

尽管存在这些问题,但很少有人从理论上分析当医疗机构可以"玩弄"系统时应如何设计最优的报告卡。Fong(2009)是个例外,她考虑了一个委托代理机制,在此机制下,社会计划者可获得外科医生工作绩效的有噪测度;考虑手术死亡率是非常有帮助的。私下观察的话,外科医生能力固定不变,但可以从事提高绩效且不必改善患者预后结果的活动。社会计划者希望最大化患者结果,但只能观测外科医生的业绩表现——也就是说,外科医生进行手术,病人要么活着,要么死去。方引入了全新的连续时间的缔约技术来解决最优合同问题。她表示,最优评分规则的典型特征表现在四个明显不同的区域。如果以前业绩很差,外科医生就会被解雇。如果之前业绩突出,外科医生将获得"终身职位"且永远不会被解雇。对于业绩介于二者之间的外科医生,根据评分对业绩敏感度的不同有两个不同的区域。如果之前业绩很差,外科医生就会处于尴尬的境地,评分对业绩高度敏感。相反,如果先前的业绩很高,外科医生会从质疑中受益,评分对业绩不太敏感。

5.5 匹配

由于报告卡可以更好地将患者与医疗机构进行匹配,因此也可以让消费者受益。医疗机构的质量和患者病情的严重程度似乎是互补的,因此病情最严重的患者可以从最好的医疗机构享受到最大回报。迄今为止,很少有研究考察这种匹配关系。Epstein et al.(2010)提供的证据表明,匹配会发生在产科群组——高危产妇更愿意由更有经验、更熟练的产科医生治疗。这种匹配对于在独立执业医生处就诊的患者来说并不常见。奇怪的是,匹配与统计学意义上的良性结果并无关联。Zhang(2011)表示,1990 年纽约引入医院级别的心血管手术报告卡导致了重病匹配的增加。然而,1992 年医生级别报告卡的发布扭转了这一趋势。显然,最好的医生愿意接受更棘手的病例,因为这样有助于提高其医院的排名。但如果危及他们的排名,他们就会停止这种举动。

5.6 绩效薪酬

最优支付设计理论研究的核心问题是如何平衡成本控制和质量保证的目标。除非消费者充分了解质量且转换成本低,否则纯粹的预付款通常会导致质量供给不足。最优混合支付模式可能会产生次优解决方案,但付款人在采用混合支付方面进展缓慢。质量披露可以提高每位卖方面对的质量需求弹性,但经验证据表明,消费者对披露的反应并不强烈,披露也可能会产生意想不到的负面后果。

代理理论提出了一种替代混合支付模式和信息披露的方案——直接签订质量合同或绩效薪酬(pay for performance,简称 P4P)。医疗保健中 P4P 的研究由两个简单的理论命题推动:

第一,如果委托人向代理人支付"X 费用",那么随着费用的增加,代理人的 X 产量将增加。这是一个标准激励故事。

第二,假设一名代理人可以生产 X 和 Y,在生产函数中二者相互替代(也就是说,多生产其中一种会提高生产另一种的边际成本)。然后,如果委托人向代理人支付"X 费用",那么随着费用的增加,代理人的 Y 产量将减少。这被称为多重任务。

Holmstrom and Milgrom(1991)提出了多重任务理论。除了介绍多重任务处理的基本概念之外,霍尔斯特罗姆和米尔格罗姆还描述了如何优化设计多任务处理合同、分配给代理人的活动范围、任务分组以及代理之间的任务分配。迄今为止,P4P 在医疗保健领域的实证研究,集中在多任务处理是否会发生这一基本问题上,还未解决霍尔斯特罗姆和米尔格罗姆提出的更高端的微妙问题。

P4P 项目的实证研究在 21 世纪初开始激增,迄今已发表了 100 多项研究(Van Heck et al.,2010)。这些研究质量参差不齐,许多研究没有足够的控制或涉及同期治疗,很难分离 P4P 的影响(Christiansen et al.,2008)。凡赫克等报告称,平均来看,P4P 项目会对目标流程和结果产生微小的改善。P4P 对免疫接种和糖尿病护理特别有效,通常对流程指标比对结果指标更有效。只有少数研究表明,非激励性措施(多任务处理)的绩效下降。

Mullen et al.(2010)为 P4P 评估提供了一个很好的例子。2002 年初,加州保险公司太平洋健康系统向那些在上一年度几项质量指标评分在 75 百分位及以上的医疗集团发放奖金。一年后,另外 5 个加州医疗计划也加入其中。奖金数量相当可观——一个小型医疗集团每年可以获得高达 3 万美元的奖金。穆伦等人利用 DID 方法比较了实施 P4P 前后质量指标的趋势;西北太平洋的医疗集团为对照组。他们发现 P4P 的作用充其量是温和的,只有宫颈癌筛查这一项 P4P 指标,显示出相对于总趋势有统计学意义上的提高。另一项指标,适宜的哮喘药物,呈显著下降。抗生素的适宜使用并非 P4P 项目的一部分,也有所下降。总的来说,穆伦等找不到证据表明 P4P 项目改变了医疗服务的供给或提高了质量。

表 10.7　关于质量报告卡的实证研究文献

作者	研究对象	研究结果
Jin(2005)	健康计划	健康计划未完全披露质量
Jin and Sorensen(2006)	健康计划	高质计划更愿意披露;披露改变了市场份额[a]
Wedig and Tai Seale(2002)	健康计划	报告卡改变了市场份额;对低质计划和新员工效果更强
Scanlon et al.(2002)	健康计划	报告卡改变了市场份额
Chernew et al.(2008)	健康计划	报告卡导致对计划质量信心的适度改变
Beaulieu(2002)	健康计划	报告卡改变了市场份额,对任职更长的员工效果更强
Dafny and Dranove(2008)	联邦医疗保险计划托管式医疗	报告卡改变了市场份额,报告卡发布之前发生了"市场学习"
Bundorf et al.(2009)	产科诊所	报告卡改变了市场份额;解释报告卡评分时患者有些复杂
Schneider and Epstein(1998)	医院	报告卡不改变市场份额
Romano and Zhou(2004)	医院	报告卡不改变市场份额
Cutler et al.(2004)	医院	排名较低的医院失去市场份额
Dranove and Sfekas(2008)	医院	报告卡中的"新闻"令排名较低的医院失去市场份额
Pope(2006)	医院	报告卡改变了市场份额,即便控制了连续质量评分
Jin and Leslie(2003)	餐馆卫生	披露导致卫生状况改善
Bennear and Olmstead(2009)	饮用水	披露导致污染减少
Chen(2008)	疗养院	报告卡导致质量提高,特别在竞争性市场
Kolstad(2010)	外科手术	报告卡导致质量提高,大多数提高来自内部动机
Werner et al.(2009)	疗养院	被披露的质量维度有提高,未被披露的则更差
Lu(2008)	疗养院	被披露的质量维度有提高,未被披露的则更差
Wu(2011)	产科诊所	被披露的质量维度有提高,未被披露的则更差
Dranove et al.(2003)	医院	医院回避病重患者
Werner et al.(2005)	医院	医院回避少数族群
Zhang(2011)	医院	报告卡令最难的病例可以匹配到最好的医生;医生的报告单破坏了匹配

注:a,除非特别注明,市场份额从排名较低的计划转移至排名较高的计划。

2004 年推出的英国质量与成果框架(Quality and Outcomes Framework,简称 QOF)是目前正在实施的最大的 P4P 项目。QOF 指定了 80 个 P4P 目标,集中在三种疾病上:哮喘、糖尿病和心脏病。QOF 适用于所有初级医疗保健从业者,奖金可高达营业收入的 30%。2009 年,英国为医院、居家养老和精神健康机构实施了一项平行计划——质量和创新委托(the Commissioning for Quality and Innovation,简称 CQUIN)支付项目。到目前为止,CQUIN 支付的费用最多可占医院报销费用的 2%。

包括 Campbell et al.(2007)、McDonald and Roland(2009)以及 Campbell et al.(2009)在内的几项研究报告了 QOF 的早期结果。他们发现,在实施 QOF 后,哮喘和糖尿病护理质量的改善率立即提高,但随后改善速度放缓。心脏病护理质量没有得到改善。QOF 要求医生们将数据输入到电子病历中。医生们报告,应 QOF 项目的要求,患者找医生就诊的结构通常是由 QOF 要求决定的。因此,哮喘和心脏病等未被包括在 QOF 内的医疗服务质量下降并不奇怪(多任务处理)。

P4P 项目可能会激增。例如,联邦医疗保险计划提议在一个新的 P4P 项目中为托管式医疗组织使用 65 个质量指标。对 P4P 的研究也可能会激增。迄今为止的研究已经证实了标准激励机制和多任务处理。目前还没有较强的福利结论。研究者们也没有通过实施霍尔姆斯特罗姆和米尔格罗姆提出的概念来改进 P4P 设计。这可能需要一种更结构化的方法,允许研究者们确定对优化合同设计至关重要的潜在效用和成本参数。

5.7 小结

医疗保健消费者缺乏进行完全知情购买所需的信息。由于医疗机构未能完全披露质量。报告卡在改善购买决策中会发挥重要作用。迄今为止,现有证据表明,报告卡还没有充分发挥其潜能。

医疗保健消费者似乎对质量披露不太感兴趣;虽然一些最优秀的研究确实表明,当排名与人们的预设不同时,消费者会对此做出反应。消费者反应的实质取决于所披露的信息是否容易获取和能够被充分理解,以及消费者是否会注意信息披露。无论如何,消费者反应都是温和的,对消费者和高质量卖家来说,报告卡的市场价值似乎相当低。

报告卡也难以产生一致且有益的卖家反应。总的来说,有一些证据表明,披露会激励卖家提高质量。然而,也有相当多的证据表明,卖家试图以牺牲消费者权益为代价来玩弄这个系统,尤其是如果所测量的质量并没有涵盖质量的所有方面,或者没有根据可能影响排名的消费者特征进行调整时更是如此。

关于医疗报告卡的文献是关于第三方质量认证的、更庞大的经济学文献的核心。在更广泛的文献中,有一个问题经常被提及,但迄今为止仍被健康经济学家所忽视,即对认证机构的激励。正如 Dranove and Jin(2010)所观察到的,有许多研究表明,从金融到机动车排放测试等领域的认证机构都会产生有偏差的质量评估。研究健康质量认证机构的动机及其认证的影响,将是未来研究的潜在沃土。

6. 结 论

约 50 年前, Arrow(1963)解释了不确定性和不对称信息是如何扰乱医疗保健市场的。个人之所以购买保险是由于他无法确定疾病的发作和费用。当疾病来袭时,患者对他们需要什么医疗服务以及从哪里获得这些医疗服务的信息所知甚少,所以他们几乎将所有重要的医疗决策委托给他们的医生。这种选择确实能解决一些问题,但同时也产生其他问题。保险会导致道德风险。委托会产生潜在的利益冲突,且不能确保患者能被引向质量最高的医疗机构。自阿罗的开创性研究以来,经济学家们已经澄清了这些问题,并研究了一系列可能改善市场绩效的监管和市场机制。

早期的研究曾提出了有害竞争理论,认为道德风险和委托的直接结果是——如医疗军备竞赛。基于传统的结构—行为—绩效范式,大量的实证研究表示在竞争更激烈的市场中医疗保健成本似乎确实更高,尽管这些研究从未完全解决 SCP 回归中固有的内生性偏差问题。随着美国市场转向选择性缔约,购买力的重心从单个患者转移到保险公司。有证据表明,集中度更高的市场价格会更高,并购也会推高价格。在过去 10 年中,实证研究变得更加结构化;这些模型证实了医疗机构市场力量的负面结果,是对并购的反垄断分析不可或缺的部分。

无论是在竞争性市场还是在监管性市场,支付者都必须设计赔偿规则以解决医生代理所产生的潜在利益冲突。大量的理论文献研究了在质量不可观测的情况下如何补偿医疗机构的问题。纯粹的按服务收费的支付方式会导致过高的成本和质量;纯粹的预支付正好相反。这些研究通常得出结论,在关于医疗机构动机和市场结构的各种假设下,混合支付机制是最优的。即便如此,支付者在采用混合付款方式方面一直进展很慢。

在过去的 10 年里,公共政策已经从关注成本转向关注质量。普遍看法是,如果没有第三方认证的干预,市场会产生次优质量。其结果是报告卡和绩效薪酬规则的激增。研究证据表明,尽管效果似乎很小,报告卡和 P4P 在过去确实提高了质量。多任务处理仍然是一个问题,然而理论家们在设计最佳报告卡和 P4P 项目方面几乎没有任何进展。

有些分析家将 Arrow(1963)的研究视作为证明医疗保健与众不同并且是意图挑战经济学分析的证据。[①] 这是对阿罗研究的根本误解。经济学为研究医疗保健提供了一个强有力的视角,前提是人们要对保险、医生代理等制度性特征的重要性非常敏感。事实证明,寡头垄断理论和代理理论的基本原理在医疗保健领域的应用和在大多数其他市场一样无往而不利。医疗保健确实是有些不一样,但这种不同也许仅仅指的是在所有行业都各不相同的意义上有所不同。尽管如此,仍有许多问题未得到回答:

一是在竞争激烈的医疗保健系统中,价格在竞争激烈的市场上更低,但质量却相差无几

---

① 例如,参见 Krugman(2011)。

或更高。但是,这些结果是否优于受监管的医疗保健系统所能实现的结果?

二是混合支付模式似乎最好地平衡了在保持质量的同时鼓励降低成本的矛盾。如何利用现实世界的数据来构建一个最优补偿系统?

三是第三方认证既影响对高质量卖家的需求,也激励人们提高质量。但它有许多意想不到的后果。一份最优报告卡和(或)绩效薪酬合同的要素是什么? 如何使用真实世界的数据来构建最优的报告卡(P4P)合同?

大多数关于市场、监管机构和认证机构的健康经济学的研究回答了这样一个问题:"干预有效果吗",而不是"我们如何设计最优干预措施"。后者需要一般均衡方法,福利水平问题非常重要。这些问题是涉及现有理论的研究范围(如 Holstrom and Milgrom,1991)还是涉及新理论的发展(如 Fong,2009)还有待观察。同样不清楚的是,理论的经验实践是包括仔细甄别的简化分析,还是包括同样仔细甄别的更多结构性方法。

参考文献

Arrow, K. (1963). Agency and the welfare economics of medical care. American Economic Review, 53(5),941−973.

Bagwell, K. (2007). The economic analysis of advertising. In M. Armstrong & R. Rob Porter (Eds.),Handbook of industrial organization (Vol. 3, pp. 1701−1844). Amsterdam:North-Holland.

Baumol, W., Panzar, J., & Willig, R. (1982). Contestable markets and the theory of industry structure. New York:Harcourt Brace Jovanovich.

Bazzoli, G., Chen, H., Zhao, M., & Lindrooth, R. (2008). Hospital financial condition and the quality of patient care. Health Economics, 17, 977−995.

Beaulieu, N. (2002). Quality information and consumer health plan choices. Journal of Health Economics, 21(1), 43−63.

Bennear, L. S. & Olmstead, S. M. (2009). The impacts of the "right to know":Information disclosure and the violation of drinking water standards. Journal of Environmental Economics and Management,(Forthcoming).

Biles, B., Schramm, C., & Atkinson, J. (1980). Hospital cost inflation under state rate-setting programs. New England Journal of Medicine, 303, 658−665.

Biorn, B., Hagen, T., Iversen, T., & Magnussen, J. (2003). The effect of activity-based financing on hospital efficiency:A panel data analysis of DEA efficiency scores 19922000. Health Care Management Science, 6(4), 271−283.

Board, O. (2009). Competition and disclosure. Journal of Industrial Economics, 57, 197−213.

Bundorf, M., Chun, N., Goda, G., & Kessler, D. (2009). Do markets respond to quality information? The case of fertility clinics. Journal of Health Economics, 718−727.

Campbell, S., Reeves, D., Kontopantelis, E., Middleton, E., Sibbald, B., & Roland, M. (2007). Quality of primary care in England with the introduction of pay for performance. New

England Journal of Medicine, 357(2), 181-190.

Campbell, S., Reeves, D., Kontopantelis, E., Sibbald, B., & Roland, M. (2009). Effects of pay for performance on the quality of primary care in England. New England Journal of Medicine, 361(4), 368-378.

Capps, C. (2005). The quality effects of hospital mergers. Paper 05-6. Department of Justice, Economic Analysis Group Discussion.

Capps, C. (2009). The extent of hospital consolidation and its effects on national health expenditures. Working Paper.

Capps, C. & Dranove, D. (2004). Hospital consolidation and negotiated PPO prices. Health Affairs, 23(2), 175-181.

Capps, C., Dranove, D. & Lindrooth, R. (2010). Hospital closure and economic efficiency. Journal of Health Economics, 29(1), 87-109.

Capps, C., Dranove, D., & Satterthwaite, M. (2003). Competition and market power in option demand markets. RAND Journal of Economics, 34(4), 737-763.

Carter, G., Newhouse, J., & Relles, D. (2002). How much change in the case mix is DRG creep? Journal of Health Economics, 9(4), 411-428.

Chalkey, M. & Malcomson, J. (2002). Cost sharing in health service provision: An empirical assessment of cost savings. Journal of Public Economics, 84, 219-249.

Chassin, M. (2002). Achieving and sustaining improved quality: Lessons from New York state and cardiac surgery. Health Affairs, 21(4), 40-51.

Chen, M. (2008). Minimum quality standards and strategic vertical differentiation: An empirical study of nursing homes. PhD dissertation, Northwestern University.

Chernew, M., Gowrisankaran, G., & Scanlon, D. (2008). Learning and the Value of Information: The case of health plan report cards. Journal of Econometrics, 144, 156-174.

Christianson, J., Leatherman, S. & Sutherland, K. (2008). Lessons from evaluations of purchaser pay-for performance programs. Medical Care Research and Review, 65(6, Suppl.), 5S-35S.

Connor, R. A., Feldman, R., & Dowd, B. E. (1998). The effects of market concentration and horizontal mergers on hospital costs and prices. International Journal of the Economics of Business, 5(2), 159-180.

Cooper, Z., Gibbons, S., Jones, S., & McGuire, A. (2010). Does hospital competition save lives? Evidence from the English NHS patient choice reforms. Working Paper 16/2010. London School of Economics.

Cutler, D. (1995). The incidence of adverse medical outcomes under prospective payment. Econometrica, 63(1), 29-50.

Cutler, D., Huckman, R., & Landrum, M. B. (2004). The role of information in medical markets: An analysis of publicly reported outcomes in cardiac surgery. American Economic Review,

94(2), 342-346.

Dafny, L. (2005). How do hospitals respond to price changes? American Economic Review, 95(5), 1525-1547.

Dafny, L. (2009). Estimation and identification of merger effects: An application to hospital mergers. Journal of Law and Economics, 52(3), 523-550.

Dafny, L. & Dranove, D. (2008). Do report cards tell consumers anything they don't already know? The case of Medicare HMOs. RAND Journal of Economics, 39(3), 790-821.

Doran, T., Fullwood, C., Gravelle, H., Reeves, D., Kontopantelis, E., Hiroeh, U., et al. (2006). Pay-forperformance programs in family practices in the United Kingdom. New England Journal of Medicine, 355(4), 375-384.

Dranove, D. (1987). Rate-setting by diagnosis related groups and hospital specialization. RAND Journal of Economics, 18(3), 417-427.

Dranove, D. & Jin, G. Z. (2010). Quality disclosure and certification: Theory and practice. Journal of Economic Literature, 48(4), 935-963.

Dranove, D. & Ludwick, R. (1999). Competition and pricing by nonprofit hospitals: A reassessment of Lynk's analysis. Journal of Health Economics, 18(1), 87-98.

Dranove, D. & Satterthwaite, M. (1992). Monopolistic competition when price and quality are not perfectly observable. RAND Journal of Economics, 23(4), 518-534.

Dranove, D. & Sfekas, A. (2008). Start spreading the news: A structural estimate of the effects of New York hospital report cards. Journal of Health Economics, 27(5), 1201-1207.

Dranove, D., Kessler, D., McClellan, M., & Satterthwaite, M. (2003). Is more information better? The effects of report cards on healthcare providers. Journal of Political Economy, 111(3), 555-588.

Dranove, D., Shanley, M. & Simon, C. (1992a). Is hospital competition wasteful? RAND Journal of Economics, 23(2), 247-262.

Dranove, D., Shanley, M., & White, W. (1992b). Price and concentration in hospital markets. Journal of Law and Economics, 32(1), 143-162.

Ellis, R. & McGuire, T. (1986). Provider behavior under prospective reimbursement: Cost sharing and supply. Journal of Health Economics, 5(2), 129-151.

Ellis, R. & McGuire, T. (1988). Insurance principles and the design of prospective payment systems. Journal of Health Economics, 7(3), 215-237.

Ellis, R. & McGuire, T. (1990). Optimal payment systems for health services. Journal of Health Economics, 9(4), 375-396.

Encinosa, W. & Bernard, D. (2005). Hospital finances and patient safety outcomes. Inquiry, 42(1), 60-72.

Epstein, A., Ketchum, J., & Nicholson, S. (2010). Specialization and matching in professional services firms. RAND Journal of Economics, 41(4), 811-834.

Escarce, J., Jain, A., & Rogowski, J. (2006). Hospital competition, managed care, and mortality after hospitalization for medical conditions: Evidence from three states. Working Paper 12335. NBER.

Fong, K. (2009). Evaluating skilled experts: Optimal scoring rules for surgeons. Working Paper. Stanford University.

Friedman, B. & Coffey, R. (1993). Effectiveness of state regulation of hospital revenue in the 1980s. Washington, DC: AEI Press.

Friedman, B. & Pauly, M. (1981). Cost functions for a service firm with variable quality and stochastic demand: The case of hospitals. Review of Economics and Statistics, 63(4), 620-624.

Gaynor, M. & Vogt, W. (2003). Competition among hospitals. RAND Journal of Economics, 34(4), 764-785.

Gaynor, M., Kleiner, S., & Vogt, W. (2011a). A structural approach to market definition with an application to the hospital industry. Journal of Industrial Economics (forthcoming).

Gaynor, M., Ludicella, M., & Propper, C. (2011b). Can governments do it better? Merger mania and hospital outcomes in the English NHS. Working Paper. Carnegie Mellon University.

Gaynor, M., Moreno-Serra, R., & Propper, C. (2010). Death by market power: Reform, competition, and patient outcomes in the National Health Service. Working Paper 16164. NBER.

Geweke, J., Gowrisankaran, G., & Town, R. (2003). Bayesian inference for hospital quality in a selection model. Econometrica, 71(4), 1215-1238.

Gowrisankaran, G. & Town, R. (2003). Competition, payers, and hospital quality. Health Services Research, 38(6), 1403-1422.

Gravelle, H. (1999). Capitation contracts: Access and quality. Journal of Health Economics, 18(3), 315-340.

Gregg, P., Grout, P., Ratcliffe, A., Smith, S., & Windmeijer, F. (2008). How important is pro-social behaviour in the delivery of public services? Centre for markets and public organisation. Working Paper 08/197, University of Bristol.

Grossman, S. (1981). The informational role of warranties and private disclosure about product quality. Journal of Law and Economics, 24, 461-489.

Haas-Wilson, D. & Garmon, C. (2011). Two hospital mergers on Chicago's north shore: A retrospective study. International Journal of the Economics of Business (forthcoming).

Hamilton, B. & Bramley-Harker, R. (1999). The impact of the NHS reforms on queues and surgical outcomes in England: Evidence from hip fracture patients. Economic Journal, 109, 437-462.

Hansman, H. (1980). The role of non-profit enterprise. Yale Law Journal, 89(5), 835-901.

Ho, K. (2009). Insurer-provider networks in the medical care market. American Economic Review, 99(1), 393-430.

Ho, V. & Hamilton, B. (2000). Hospital mergers and acquisitions: Does market consolidation harm patients? Journal of Health Economics, 19(5), 767–791.

Holmstrom, B. & Milgrom, P. (1991). Multitask principalagent analyses: Incentive contracts, asset ownership, and job design. Journal of Law, Economics and Organization, 7, 24–52.

Hubbard, T. (1998). An empirical examination of moral hazard in the vehicle inspection market. RAND Journal of Economics, 29(2), 406–426.

Iezzoni, L. (1997). The risks of risk adjustment. Journal of the American Medical Association, 278(19), 1600–1607.

Jack, W. (2005). Purchasing health care services from providers with unknown altruism. Journal of Health Economics, 24(1), 73–93.

Jin, G. (2005). Competition and disclosure incentives: An empirical study of HMOs. RAND Journal of Economics, 36(1), 93–112.

Jin, G. & Leslie, P. (2003). The effects of information on product quality: Evidence from restaurant hygiene grade cards. Quarterly Journal of Economics, 118(2), 409–451.

Jin, G. & Sorensen, A. (2006). Information and consumer choice: The value of publicized health plan ratings. Journal of Health Economics, 26(2), 248–275.

Keeler, E., Melnick, G. & Zwanziger, J. (1999). The changing effects of competition on non-profit and for-profit hospital pricing behavior. Journal of Health Economics, 18(1), 69–86.

Kemp, R. & Severijnen, A. (2011). Price effects of Dutch hospital mergers: An ex post assessment of hip surgery. Working Paper. Netherlands Competition Authority.

Kessler, D. & Geppart, J. (2005). The effects of competition on variation in the quality and cost of medical care. Working Paper 11226. NBER.

Kessler, D. & McClellan, M. (2000). Is hospital competition socially wasteful? Quarterly Journal of Economics, 115(2), 577–615.

Kolstad, J. (2010). Information and quality when motivation is intrinsic: Evidence from surgeon report cards. Working Paper. University of Pennsylvania.

Konetzka, R., Yi, D., Norton, E., & Kilpatrick, K. (2004). Effects of Medicare payment changes on nursing home staffing and deficiencies. Health Services Research, 39(3), 463–488.

Krishnan, R. (2001). Market restructuring and pricing in the hospital industry. Journal of Health Economics, 20(2), 213–237.

Krugman, P. (2011). Kenneth Arrow was here. New York Times Opinion Pages 6/9/2011, http://krugman.blogs.nytimes.com/2011/06/09/kenneth-arrow-was-here/. Searched 6/28/2011.

Lu, F. (2008). Information disclosure, competition and the behavior of firms: Evidence from nursing homes. University of Rochester, Simon School of Business.

Luft, H., Robinson, J., Garnick, D., Maerki, S., & McPhee, S. (1986). The role of specialized clinical services in competition among hospitals. Inquiry, 23, 83–94.

Lynk, W. (1995). Nonprofit hospital mergers and the exercise of market power. Journal of Law and Economics, 38(2), 437-461.

Ma, A. & McGuire, T. (1993). Paying for joint costs in health care. Journal of Economics and Management Strategy, 2(1), 71-95.

McDonald, R. & Roland, M. (2009). Pay for performance in primary care in England and California: Comparison of unintended consequences. Annals of Family Medicine, 7(2), 121-127.

McGuire, T. (2000). Physician agency. In Culyer & Newhouse (Eds.), Handbook of health economics (Vol. I). Elsevier.

Morrisey, M. (1998). Are patients travelling further? International Journal of the Economics of Business, 5(2), 203-221.

Morrisey, M., Sloan, F., & Valvona, J. (1988). Shifting Medicare patients out of the hospital. Health Affairs, 7(5), 52-64.

Mougeot, M. & Naegelen, F. (2005). Hospital price regulation and expenditure cap policy. Journal of Health Economics, 24(1), 55-72.

Mukamel, D., Zwanziger, J., & Bamezai, A. (2002). Hospital competition, resource allocation and quality of care. BMC Health Services Research, 2, 10.

Mullen, K., Frank, R., & Rosenthal, M. (2010). Can you get what you pay for? Pay-for-performance and the quality of healthcare providers. RAND Journal of Economics, 41(1), 64-91.

Mutter, R., Wong, H., & Goldfarb, M. G. (2008). The effects of hospital competition on inpatient quality of care. Inquiry, 45(3), 263-279.

Noether, M. (1988). Competition among hospitals. Journal of Health Economics, 7, 259-284.

Pauly, M. & Satterthwaite, M. (1981). The pricing of primary care physician's services: A test of the role of consumer information. Bell Journal of Economics, 12, 488-506.

Phibbs, C., Baker, L., Caughey, A., Danielsen, B., Schmitt, S., & Phibbs, R. (2007). Level and volume of neonatal intensive care and mortality in very-low-birth-weight infants. New England Journal of Medicine, 356(221), 2165-2174.

Pope, D. (2006). Reacting to rankings: Evidence from "America's best hospitals and colleges". PhD dissertation, University of California, Berkeley.

Pope, G. & Burge, R. (1996). Economies of scale in physician practice. Medical Care Research and Review, 53(4), 417-440.

Propper, C., Burgess, S., & Green, K. (2004). Does competition between hospitals improve the quality of care? Hospital death rates and the NHS internal market. Journal of Public Economics, 88, 1247-1272.

Propper, C., Burgess, S., & Gossage, D. (2008). Competition and quality: Evidence from the NHS internal market 19919. Economic Journal, 118, 138-170.

Robinson, J. (1988). Market structure, employment, and skill mix in the hospital industry.

Southern Economic Journal, 55(2), 315–325.

Robinson, J. & Luft, H. (1985). The impact of hospital market structure on patient volume, the average length of stay, and cost of care. Journal of Health Economics, 4, 333–356.

Robinson, J. C., Garnick, D. W., & McPhee, S. J. (1987). Market and regulatory influences on the availability of coronary angioplasty and bypass surgery in US hospitals. New England Journal of Medicine, 317(2), 85–90.

Romano, P. & Balan, D. (2011). A retrospective analysis of the clinical quality effects of the acquisition of Highland Park Hospital by Evanston Northwestern Healthcare. International Journal of the Economics of Business (forthcoming).

Romano, P. & Zhou, H. (2004). Do well-publicized risk-adjusted outcomes reports affect hospital volume? Medical Care, 42(4), 367–377.

Roomkin & Weisbrod (1999). Managerial compensation and incentives in for-profit and nonprofit hospitals. Journal of Law, Economics, and Organization, 15(3), 750–781.

Sari, N. (2002). Do competition and managed care improve quality? Health Economics, 11(7), 571–584.

Satterthwaite, M. (1979). Consumer information, equilibrium industry price, and the number of sellers. Bell Journal of Economics, 10, 483–502.

Scanlon, D., McLaughlin, G., & Solon, G. (2002). The impact of health plan report cards on managed care enrollment. Journal of Health Economics, 21(1), 19–41.

Schneider, E. & Epstein, A. (1998). Use of public performance reports: A survey of patients undergoing cardiac surgery. Journal of the American Medical Association, 279(20), 1638–1642.

Seshamani, M., Zhu, J., & Volpp, K. (2006). Did postoperative mortality increase after the implementation of the Medicare Balanced Budget Act? Medical Care, 44(6), 527–533.

Shen, Y. (2003). The effect of financial pressure on the quality of care in hospitals. Journal of Health Economics, 22(2), 243–269.

Shleifer, A. (1985). A theory of yardstick competition. RAND Journal of Economics, 16(3), 319–327.

Shmueli, A., Intrator, O., & Israeli, A. (2002). The effects of introducing prospective payment on length of stay, quality of care and hospitals incomes: The early experience of Israel. Social Science and Medicine, 55(6), 981–989.

Sinaiko, A. & Rosenthal, M. (2010). Consumer experience with a tiered physician network: Early evidence. American Journal of Managed Care, 16(2), 123–130.

Sloan, F., Morrisey, M., & Valvona, J. (1988). Effects of the Medicare payment system on hospital cost containment: An early appraisal. Milbank Memorial Fund, 66(2), 191–220.

Spence, M. (1975). Monopoly, quality and regulation. Bell Journal of Economics, 6(2), 417–429.

Sutton, J. (1991). Sunk costs and market structure. Cambridge: MIT Press.

Tenn, S. (2011). The price effects of hospital mergers: A case study of the Sutter-Summit Transaction. International Journal of the Economics of Business, 18(1), 6582.

Thompson, A. (2011). The effect of hospital mergers on inpatient prices: A case study of the New Hanover-Cape Fear Transaction. International Journal of the Economics of Business, 18(1), 91–101.

Town, R. & Vistnes, G. (2001). Hospital competition in HMO networks. Journal of Health Economics, 20, 733–753.

Tu, J., Donovan, L., Lee, D., Wang, J., Austin, P., Alter, D., et al. (2009). Effectiveness of public report cards for improving the quality of cardiac care. The EFFECT study: A randomized trial. Journal of the American Medical Association, 302(21), E1–E8.

US Department of Justice and Federal Trade Commission (2010). Horizontal merger guidelines. Issued August 19, 2010., http://www.justice.gov/atr/public/guidelines/hmg–2010.html. (searched 11/29/2010).

Van Herck, P., De Smedt, D., Annemans, L., Remmen, R., Rosenthal, M., & Sermeus, W. (2010). Systematic review: Effects, design choices, and context of pay-for-performance in health care. BMC Health Services Research, 20, 247–259.

Vita, M. G. & Sacher, S. (2001). The competitive effects of not-for-profit hospital mergers: A case study. Journal of Industrial Economics, 49(1), 63–84.

Volpp, K., Konetzka, T., Zhu, J., Parsons, L., & Peterson, E. (2005). Effect of cuts in Medicare reimbursements on process and outcome of care for acute myocardial infarction patients. Circulation, 112, 2268–2275.

Wang, J., Hockenberry, J., Chou, S., & Yang, M. (2011). Do bad report cards have consequences? Impacts of publicly reported provider quality information on the CABG market in Pennsylvania. Journal of Health Economics (forthcoming).

Wedig, G. & Tai-Seale, M. (2002). The effect of report cards on consumer choice in the health insurance market. Journal of Health Economics, 21(6), 1031–1048.

Weisbrod, B. (1991). The health care quadrilemma: An essay on technological change, insurance, quality of care, and cost containment. Journal of Economic Literature, 29(2), 523–552.

Weiss, L. (1989). Concentration and price. Cambridge: MIT Press.

Werden, G. (1992). Four suggestions on market delineation. Antitrust Bulletin, 37(1), 107–121.

Werner, R., Asch, D., & Polsky, D. (2005). The unintended consequences of coronary artery bypass surgery graft report cards. Circulation, 111, 1257–1263.

Werner, R., Konetzka, R., & Kruse, G. (2009). Impact of public reporting on unreported quality of care. Health Services Research, 44(2 Pt 1), 379–398.

Wu, B. (2011). Information presentation, consumer choice and provider multitasking—

evidence from fertility clinic report cards. Working Paper. Northwestern University.

Zhang, Y. (2011). Are two report cards better than one? The case of CABG surgery and patient sorting. Working Paper. Northwestern University.

Zwanziger, J. & Melnick, G. (1988a). The effects of hospital competition and the Medicare PPS program on hospital cost behavior in California. Journal of Health Economics, 8, 457−464.

Zwanziger, J. & Melnick, G. (1988b). Hospital behavior under competition and cost containment policies. The California experience. JAMA: Journal of the American Medical Association, 260(18), 2669−2675.

第十一章 医疗保健费用风险、医疗保险和健康计划支付

弗里德里希·布雷耶(Friedrich Breyer)

凯特·班道夫(M. Kate Bundorf)

马克·波利(Mark V. Pauly)

目 录

摘要：本章将讨论医疗保险的医疗支出或保险福利的风险（期望值）在给定时间点或给定个人随时间变化情况下的实际和有效运作。它将处理具有风险差异的保险市场均衡，还将处理各种信息配置、风险差异驱动的监管对这类市场的影响，以及政府政策对处理国家保险系统风险差异的实际和最优影响。

JEL 代码：I1

1. 因人、因时而异的医疗保健支出差异

每个人每年在医疗保健方面的支出差异很大。某一年，美国最富有的5％人群的医疗支出约占全国医疗保健支出的一半（Zuvekas and Cohen，2007）。然而，作为风险差异程度的衡量指标，这一统计数据具有误导性。因为当风险被定义为期望值时，它代表了支出或索赔的可预测部分，然而并非所有人或一段时间内的实际支出差异都是可预测的。表11.1源自波利和赫林（Pauly and Herring，1999），他们比较了1987年美国没有公共保险的非老年人医疗保健支出的实际和预测差异。实际支出和风险都有很大差异，但两者并不相同，风险分布很少集中在实际支出接近零或非常高的人群身上。

风险差异可预测的程度及其对象对医疗保险市场有重要影响。虽然支出差异的不可预测部分产生了对保险的需求，事实上，这也是保险存在的原因，但可预测的部分影响了保险市场的运作。

表 11.1　可保费用实际值和预测值的关键统计数据 *

A：可保费用实际值的关键统计数据

变异系数 = 377.80	
均值	797 美元
第 99 百分位	12811 美元
第 95 百分位	3220 美元
第 90 百分位	1549 美元
第 75 百分位	450 美元
第 50 百分位	137 美元
第 25 百分位	22 美元
第 10 百分位	0 美元

B：可保费用预测值的关键统计数据：线性预测模型运用 1986 年数据

变异系数 = 85.61	
均值	822 美元
第 99 百分位	3710 美元

续　表

变异系数 = 85.61	
第 95 百分位	2263 美元
第 90 百分位	1592 美元
第 75 百分位	991 美元
第 50 百分位	647 美元
第 25 百分位	402 美元
第 10 百分位	223 美元

注:1. 观测量＝8010人,所有金额按1987年美元价值计算。

2. 仅包括65岁以下无公共资助的保险人口。

* Pauly and Herring(1999),第31页表3-1。

数据来源:NMES数据。

假设一种极端情况,如果每个人的任何一种变化几乎都无法预测,那么保费对于任何保险覆盖的名义水平都将是统一的,而自愿购买保险的竞争性市场将会运行良好,这样那些不幸面临高额支出的人将会减轻他们的财务风险,并平滑消费。另一个极端情况是,如果每个人的支出都是完全可以预测的,自愿保险就不会带来效用收益,但可能会有政策压力,需要通过将保费成本从低风险重新分配到高风险来提高公平性。

当预测风险的能力介于这两个极端之间时,有两个问题促使潜在的公共干预来改善福利。所有类型的竞争性保险市场理论模型的标准关注点是:如果消费者比保险公司拥有和使用更多关于其预期损失的信息,逆向选择可能会限制效率。在市场中保险公司至少可以像消费者一样预测风险,人们对医疗保险费的公平性以及对在单期条件下保费变动的终生风险的减轻有政策上的担忧,即所谓的"再分类风险"(Hershriver,1971)。这里的问题是,不受监管的保险市场是否开发了防范此类风险的机制,而且有大量证据表明它们确实如此。

监管机构需要的风险信息与保险公司一样多。保险公司必须在设定计划支付和管理参保人保费方面发挥适当的作用。如果保险公司比监管机构知道得更多,但保费并不随风险而变化,保险公司可能会进行撇脂定价。因此,从保险公司、监管机构和消费者的角度来看,健康支出的相对可预测性是医疗保险市场和医疗保险监管运作的潜在重要决定因素。

因此,尽管风险差异是这一领域进行大量研究和提供政策建议的动机,但必须首先注意到,这类研究和建议的内容差异很大。无论是就全球患病率而言,还是就研究权重而言,关于保险市场风险差异影响的经验证据几乎总是基于这样一种情况,即监管或其他政策已经存在,限制或禁止保险公司专门针对风险调整消费者支付的当期保费。市场上几乎每个人购买的保险都有大量补贴。其他研究工作几乎都是概念性的,数量也少得多。相对于研究公共政策作为一种改善问题的方式可以或应该做些什么,他们研究的是在没有监管或其他政策限制的情况下,私人医疗保险市场的潜在低效率问题。在接下来的内容中,我们将试图弄清楚哪种情况为正在总结和讨论的研究提供了背景。

1.1 个体间的横截面差异

大多数关于健康支出可预测性的实证研究都是从监管机构的角度进行的。监管机构希望对健康计划的支付进行风险调整,而健康计划的显性保费(如果有的话)需要在购买者(社区分级)之间保持一致。我们首先从美国联邦医疗保险计划的监管角度分析美国的数据。在 20 世纪 80 年代早期,针对老年人和残疾人的联邦医疗保险计划开始为受益人提供机会,以私人计划的覆盖取代他们传统的公共管理式的保险福利。该计划的引入导致了实施风险调整系统的首批尝试之一。

针对人们担心政府监管机构用于风险调整私人计划付款的最初方法不充分的问题,早期研究试图计算年度健康支出的可解释最大变化量,以便为外部风险调整系统在理论上执行时提供一个基准(Newhouse et al., 1989;Van Fleet,1992)。监管机构的观点主要是希望根据他们承保的风险,调整保险公司收到的支付款。Newhouse et al.(1989)利用兰德健康保险实验的面板数据,将观察到的支出差异分解为个体内部和个体之间的成分,并确定可以解释个体间差异。然而,要认识到参保人可能预测的医疗保健支出随着时间的推移至少会发生一些变化(一个典型的例子是怀孕,尽管它与医疗保险关系不大),他们认为个体间的部分差异是保险公司或受益人可以解释或预测的最大变化的下限估计。采用对个人支出自相关(包括回归均值)进行建模的研究发现,尽管存在这种自相关,但这些模型的额外解释力并不高(Welch,1985;Newhouse et al., 1989;Van Fleet,1992)。综上所述,这些研究表明,个体间的最大可解释差异在总健康支出的 15%~20% 之间,并且门诊护理和药品的可解释差异高于住院费用。他们还证明,联邦医疗保险计划最初使用的风险调节指标类型(年龄、性别、联邦医疗补助计划状态、机构状态和就业状态)仅解释了大约 1% 的支出差异。因此,这项研究提供了一个基准,可以与联邦医疗保险计划有限的风险调整方案进行比较,分析表明,受监管的支付可能只反映了保险公司和潜在监管机构可获得信息的一部分。

1.1.1 解释支出差异的可观测个人特征

研究一致表明,虽然健康支出与年龄和性别的人口统计特征高度相关,但仅人口统计变量只能解释个人或家庭间健康支出差异的很小一部分(约 1%~5%)(Newhouse et al., 1989;Ellis and McGuire,2007;Prinz and Van Flett,2007;Lammers,2001)。慢性病指标(疾病存在的直接衡量指标或前期治疗支出的指标)大大提高了健康支出模型的解释能力(Newhouse et al., 1989;Shen and Ellis,2002;Lyft and Dudley,2003;Ellis and McGuire,2007),但仍然有很多无法解释。例如,Ellis and McGuire(2007)估计,将诊断指标添加到只包含年龄和性别的初始信息模型中,R^2 会从 0.01 增加到 0.11。然而,许多研究发现,即使是控制了慢性病的存在,以前使用的测量方法对这些结果也有独立的贡献(Newhouse et al., 1989;Lamers,2001;Shen and Ellis,2002;Hsu et al., 2009)。有一个例外,Ellis and McGuire(2007)发现,包含前一年的使用对模型的解释力几乎没有影响。相反,他们发现,使用诊断措施,按服务类型单独估算的模型比那些含有与总支出相关的先前支出的模型具有更大的解释力。

相对而言,很少有研究考察支出与其他(非医疗)个体特征如社会经济状况和医疗保健偏好的相关性,特别是在控制健康状况的指标之后。这可能是因为许多研究使用的保险索赔数据通常包含相对较少的社会经济或偏好指标。然而,如果在任何共同保险水平下,支出都与收入呈正相关,那么高收入人群的预期支出将会更高。如果不同收入水平的人以统一的保费购买相同的名义保险单,期望获得更高福利的高收入人群就更有可能寻求保险。如果保费不随收入变化,即使健康风险没有变化,那么也会存在逆向选择。我们将在下面进一步讨论这一点。

虽然 Newhouse et al.(1989)发现,在控制了由索赔数据产生的健康状况指标后,一组有限的主观(自我评估)健康指标具有相对较小的增量解释力,但索赔数据中不太容易观察个人的其他特征,这些特征是预期支出的潜在重要决定因素。例如,Cohen et al.(2006)发现,即使是在控制了前一年的健康支出之后,家庭收入和婚姻状况等个人特征也可以预测某一年支出较高的可能性。Cutler et al.(2008)记录了风险承受能力与医疗支出和医疗保健使用之间的相关性。因此,虽然这些类型的个体特征与健康支出相关,但很少有证据表明它们在预测支出方面的数量重要性,尤其是在控制了健康状态后。

1.1.2 消费者可以预测多少差异?

相对而言,对消费者能在多大程度上预测他们未来的健康支出,人们知之甚少。一方面,消费者可能拥有关于下一阶段消费的最完整信息。消费者不仅知道他们以前的利用情况(文献表明这与未来的支出相关),而且他们也有关于其自身利用情况在下一个时期可能如何变化的私人信息。潜在的例子包括如怀孕、选择性手术或遗传风险以及偏好措施(如病人是否患有忧郁症,或者选择不惜一切代价避免去医院)等健康指标。另一方面,消费者也可能是某些类型信息最不成熟的用户。例如,消费者可能不了解年龄和预期支出之间的关系,因此可能无法准确地将老龄化纳入他们的预期。

与逆向选择和市场均衡的可能性相关的不是消费者是否能够准确预测他们未来的总体支出,或者是否预测得比保险公司更准确,而是他们是否知道或更准确地知道保险公司所不知道的重要风险指标,以及他们如何解释和使用这些信息(哪怕是不完全信息),来判断他们在不同保险条款下可能的索赔情况。保险公司之间的竞争将使保费可以反映保险公司对风险的所有了解程度,即使消费者对此完全无知,但如果消费者对预测未来支出的其他重要变量(如他们的状况或偏好)有更好的信息,逆向选择仍可能出现。另外,如果消费者对风险水平的估计不同于保险公司(可能是因为他们不知道如何将当期特征转化为未来的预期费用),他们可能会拒绝以准确的风险评级衡量的保费和适度的管理费用提供的保险,或者可能会寻求相对较高的管理费用水平而言过于慷慨的保险。尽管如此,随着风险调整变得越来越复杂,相对于消费者可能使用的任何信息,监管机构或保险公司掌握的信息完全有可能是了解得更多、更准确。例如,与消费者相比,拥有慢性病发病率与健康支出之间关系的人口水平信息的保险公司或监管机构可以更准确地预测新出现的慢性病对未来支出的影响(但是,消费者可能仍然知道他们的偏好和症状)。然而,我们不知道有没有任何直接证据表明消费者在预测健康支出时使用什么类型的信息。当然,如果消费者认为保险公司总是将保费设定在预期收益附近,那么那些面临较高保费的消费者会改变任何主观判断,并假设他们一定处于高风险状态。

一个基本问题是,一些市场的医疗保险购买者是否真的知道保险公司所不知道的关于风险的有用信息。如果保险公司被禁止根据他们知道的风险变量收取保费,那么仍然会出现低效率的逆向选择。与错误定价相关联的低效率将取决于需求对错误定价的响应程度。相反,由于各种原因,消费者可能会根据风险进行分类,但这并不一定是低效率的,尤其是如果没有信息不对称来驱动分类的话(Chapoli and Salani,2000;Enavo et al.,2007)。最好的标准是直接衡量风险预测者的相关信息,但这种方法极少见。最好的办法是查看保险公司可能观察到的信息的选择控制——看看是否有基于保险公司无法获得的信息的选择(Chapoli and Salani,2000)。

1.1.3　保险公司和监管机构可以预测多少差异?

在登记参保时,保险公司和监管机构理论上可以获得关于个人预期收益的类似信息。在实践中,当保险公司在承保中对信息的使用面临相对较少的监管限制时,他们会向申请人询问关于他们及其家人的现病史和既往病史等详细问题。在某些情况下,他们会让申请人接受体检或提供医生的联系方式。例如,当一个申请人向一家在个人市场销售保险的美国商业保险公司提出申请时,申请人会被问及在过去 20 年中是否接受过治疗或是否有 24 种不同病症的症状。申请人必须提供治疗这些疾病的详细信息,包括医疗保健提供者的联系信息。此外还包括关于过去 12 个月中吸烟、饮酒、处方药使用的问题,以及申请人是否曾以任何方式申请过受限的健康或人寿保险。在许多国家,如果发现申请人提供的信息不完整或不准确,保险公司有权取消个人购买的保险。保险公司对信息的要求和取消(撤销)的力度各不相同。然而,通常收集较少信息的保险公司会收取较高的保费。

然而,几乎没有正规的证据可以表明保险公司如何使用这些信息。保险公司可以利用这些信息来决定向谁提供保险、承保哪些服务以及收取多少保费。德国一些医疗保险公司提供了某些疾病(如胆结石 40%、痛风 40%、颈椎综合征 40%、甲状腺功能亢进 30%、花粉热 20%)和拒绝承保(如癫痫、精神疾病、克罗恩病、七年内癌症)的附加费百分比清单。但是,因为承保业务是保险公司不可或缺的商业策略,大多数保险公司把它们视为机密的商业行为。保险公司是否以及如何使用不同类型的信息可能因运营商而异。来自保险公司的坊间信息表明,许多公司使用他们从申请人那里收集来的数据信息以制订风险调整系数,这些信息可以表明申请人相对于平均保费的预期费用。对于风险调整系数高于特定阈值(在德国,为基线的 500%)的申请人,保险公司可能会拒绝提供保险。对其他人来说,保险公司可以定制保险条款。一些业内人士表示,在缺乏严格的信息使用管理法规的情况下,保险公司会以相对微妙的方式使用他们收集到的详细信息。例如,糖尿病控制得很好的申请人会得到不同于病情未能较好控制的糖尿病患者的对待。因此,美国的健康保险承销部分基于客观数据,部分基于承销商在查看所有可用信息后做出的判断;保费调整通常以预先确定的方式与客观数据联系在一起(如慢性病的存在),但保险公司完全可以根据判断拒绝申请。

在美国市场中,保险公司在设置保险条款时收集和使用信息的详细程度会根据集团的规模而有所不同。虽然在大多数国家的法规限制小群体保险之前,小群体保险的风险评级是群体级别,但与个人保险相比,对风险的关注较少。在没有监管的个人保险市场中,根据年龄和性别进行调整后,保险公司通常会根据健康信息将新申请人评为"标准的"或"非标准的",并将后一类人的保费提高200%,然后拒绝全额投保(Pauly and Herring,1999)。

另一种可能性是,保险公司或被保险人可能从基因测试中获得基因风险信息。当然,保险公司传统上是在承保过程中收集信息,包括父母和兄弟姐妹死因问题的答案,这些信息当然是遗传信息。但是基因测试的出现让人们对未来医疗费用预测能力的大幅提高产生了疑问。然而,到目前为止,基因测试还不是承保的一个主要因素,主要是因为在预测下一个时期(但在此人接受联邦医疗保险之前)的成本方面,基因测试并不比了解家族病史好多少,而这正是保险公司想要知道的。它们充其量只能预测这个人最终可能会有什么样的疾病,但不能准确预测是什么时候患病。对相对罕见的乳腺癌和囊性纤维化的检测也有一些例外,但总的来说,保险公司声称自己对使用这种检测不感兴趣——矛盾的是,当保险购买者有检测结果时,他们还是会感到担忧(Subranmanian et al., 1999)。尽管如此,现行法律往往大大限制了保险公司要求和使用这类信息的能力。

然而,在注册之后,保险公司可以积累关于个人风险的大量信息,因为保险公司会观测个人的索赔记录。研究表明,注册以后,监管机构使用的风险调整系统代表了保险公司可用信息的一个子集。Shen and Ellis(2002)在对保险公司和监管机构可用信息集的不同假设下,模拟了与高效率保险公司选择相关的保险公司的潜在盈利能力。他们发现,即使监管机构使用相当复杂的风险调整,保险公司仍能识别出那些产生超出风险调整支付额成本的个人。尽管这项研究没有提供关于计划实际做什么的证据,但结果表明,他们面临着相对强烈的动机,试图诱使一些人退保。相比之下,正如下面将要详细讨论的,美国的大部分个人保险都是根据一份保险公司承诺不使用任何此类信息来剔除保费变化或拒绝续保的承保人合同签订的。

1.2 健康支出的持续性

对最大可解释差异的估计部分基于个人支出的持续性程度(序列相关性)。van Vliet(1992)和Newhouse et al.(1989)都提出证据表明,随着时间的推移,支出有一定程度的相关性,但相关性不是特别高。例如,van Vliet(1992)计算出第一年和第二年支出的相关系数约为0.25,第一年和第三年至第五年支出的相关系数约为0.10。虽然后来的文献使用不同的方法来量化持续性的程度,但它们证实了这一普遍发现,即年度支出中存在一些但有限的相关性。例如,Eichner et al.(1997)利用大型自保公司样本中的索赔数据发现,在给定年份,处于最高支出前十分位的参保人的平均支出为11249美元,是样本平均值的8倍。支出最高的群体在最初一年的支出仍然高于随后几年的平均水平,但大幅接近平均水平。在接下来的两年里,它们大约是平均支出的5倍和3倍。同样,最初一年支出最低者的平均支出——最后三个十分位数的支出为零——在随后几年增加到样本平均数。Monheit(2003)利用美国全国代表性医疗支出专项调查的两年数据发现,在 1996 年前 5％的支出者中,1997 年仍然是前 5％的支出者占 30％。这些研究还发现,医疗保健支出的持续性随着年龄增长而增加(Ekner et al.，1997；Monheit，2003；Pauly and Zeng，2004),但老年人的持续程度受到死亡率的限制,这导致在生命的最后一年支出急剧增加(Gabe et al.，1998)。不同类型的服务支出持续性也有显著差异。例如,处方药支出比总支出或医院支出更持久(Pauly and Zeng，2004)。

迄今为止,持续性的经验分析都是基于跨越 2—8 年的纵向数据。然而,从更长的时期甚至一生的角度看,证据对于评估不同形式的医疗保险的效率和分配影响很重要。Eichner et al.(1997)利用一个 3 年的面板数据来模拟工作期间的健康支出,发现集中度随时间显著下降。根据他们的模拟,在 1 年、5 年和 35 年内,占支出 80％的人口比例分别从 10％增加到 29％和 48％。

1.3　启示

总的来说,这些关于医疗保健支出可预测性和持续性的研究表明,很大一部分消费者和保险公司的年度医疗保健支出的横截面差异是无法预测的,这表明保险确实对减少医疗保健开支的不确定性的形式有重要的益处(在独立事件的情况下,保险公司在不知道哪些人会成为高成本的情况下通过收取超过平均或预期费用的保费来获利)。虽然无法解释的差异程度支持了保险意愿,但消费者之间在支出可预测程度上存在差异的证据表明,理论上,不对称信息可能威胁竞争性保险市场的运作。此外,因为有些人运气不佳,染上了持续多年的与高费用有关的慢性病,他们可能会长期遭受高额保费的困扰。然而,在实践中,因为研究很少提供医疗保险消费者和保险公司之间信息不对称程度的信息,所以这些文献很少提供逆向选择可能发生的程度的见解。Pauly and Zeng(2004)对上述的研究是一个例外。该研究表明,由于处方药支出具有高度持续性,基于逆向选择,无补贴的独立保险不太可行。要提供这种保险,要么将处方药保险与其他类型的医疗保险捆绑在一起,要么给予高额补贴。这些文献为保险公司和监管机构在支出可预测性方面的潜在差距提供了更强有力的证据。当保险公司和监管机构都没有关于先前支出的信息时,理论上他们在个人最初注册时就可以获得类似的信息。然而,在注册之后,识别先前支出在解释未来支出中的重要性的文献表明,个人的索赔历史将向保险公司提供比大多数风险调整系统中包含更多的关于可能支出的信息。虽然解决这一问题的一种方法是将事先利用的指标引入风险调整系统,但问题是,一些预测支出增加的因素可能会被受益人或保险公司操纵。例如,如果保险公司能够从风险调整系统中使用的前一年支出或利用率的增加中获益,那么该系统将导致医疗保健服务的低效率,因为它试图减少由于风险选择而导致的低效率。(风险选择的最终原因是决定限制保费随风险差异的程度)。因此,可以在多大程度上完善风险调整系统来解决这一差距是一个重要的研究领域(见下文第 4.3.5 节)。

同样重要的是,要认识到最大可解释差异和支出持续性的估计都是特定于所研究的人口和时间段的。健康支出的可预测程度可能取决于人口中慢性病相对于急性病的流行程度以及技术的可及性和使用情况。例如,在美国联邦医疗补助计划的背景下,Kronick and Dreyfus(1996)证明,残疾人的医疗保健支出比普通人更容易预测。与慢性病相比,传染病患病率在人口基础上的降低可能使医疗保健支出更可预测——由监管机构、保险公司和消费者来预测——而慢性病在老年人口中的患病率更高,同样可能使他们的支出更可预测。然而,技术变革使可预测性和持续性在未来更难事先预测,因为不同类型的技术变革对支出持续性会有不同的影响。例如,在不影响症状的情况下降低慢性病死亡率的治疗方法的发展,可以使医疗保健支出更持久地缓解这些症状,而那些预防或完全治愈以前慢性病的支出将减少持续性。技术变革甚至可能对支出的持续性和可预测性产生不同的影响。然而,缺乏经验证据来说明医疗保健支出的可预测性在多大程度上受随时间变化、任何变化等原因或对保险覆盖范围和形式产生的影响。

2. 风险差异和评级差异下的保险市场均衡:市场均衡基准

世界各地的医疗保险市场受到严格监管。为了理解监管的影响,将不受监管、竞争性市场和受监管市场的市场均衡作为基准是有用的。通常用于研究保险市场的模型基于以下假设(例如,见 Dion and Doherty,1992)。

(1) 疾病风险可以用个体可能的健康状态相关损失的概率分布来描述。在最简单的情况下,世界上只有两种未来状态:一个人可能会生病,然后遭受纯财政损失(医疗费用)M,概率为 π,否则他或她会保持健康,医疗费用为零。

(2) 个体的患病风险 π 可能有所不同(但可能的损失大小 M 却不一样)。在最简单的情况下,只有两种风险类型,$i=H,L,\pi_H>\pi_L$。

(3) 个人为风险厌恶者,如果支付得起公平保费总是会购买全额保险 $\pi_i \cdot M$。

(4) 个人最初在风险厌恶、以疾病为前提的医疗保健需求或对保险其他方面的偏好(如管理式医疗限制的程度和形式、提供疾病管理信息或者快速方便的索赔支付)方面没有差异。

(5) 有大量保险公司可以选择提供什么样的保险条款或保险范围,但是对于给定的保险范围内他们选择收取产生零利润的保费。

我们首先在这个简单的框架内描述市场均衡以建立一个基准。然后,我们考虑一系列偏离这一简单模型的影响,包括高成本信息对风险的影响、影响保险需求非风险特征的消费者异质性,以及保险公司和消费者之间的信息不对称。

2.1 单期保险与无监管、无信息不对称的均衡:承保和风险评级

2.1.1 无成本的风险信息

在最简单的情况下,保险公司可以观察特定时间段内每个个体 i 的发病率,因此可以计

算预期损失(或公平保费水平)$\pi_i \cdot M$。在不存在管理成本(即承保过程成本、销售成本、佣金、账单和索赔处理的成本)的情况下,竞争会将该时间段内潜在新买家的保费拉低至公平保费,因此消费者将购买全额保险。如果买家的风险不同,保险公司可以无成本地确定每个买家的风险水平,而保费将根据风险比例而变动。对于单期保险的新购买者来说,将存在竞争均衡,且帕累托最优。

2.1.2 昂贵的信息

信息获取和处理的成本很高,因此有趣的问题是,多大程度的风险识别是有效的,以及需要支付这些成本的保险公司选择了什么程度的风险识别。要回答第一个问题需要考虑两个极端情况。如果保险公司不试图获取关于不同风险水平的任何信息,但申请人知道他们的个人信息价值,那么我们处于导致逆向选择的典型"不对称信息"情况,这将在下文(第2.2.1节)中进行分析,其中效率甚至是否存在市场均衡都是可疑的。另外,如果保险公司投入尽可能多的资源来完全地衡量个人(给定消费者可获得的信息),那么这可能会导致分配的低效率,因为最后一个信息成本单位主要用于识别风险,这样做可能没有边际价值,且在抑制逆向选择方面价值更小。因此,对于保险公司获得的信息量,必须有一些内部的私人和社会最优状态(不一定相同)。也就是说,如果风险差异很小或者信息成本很高,保险公司就不会费心去寻找风险信息,但他们可能会在社会最优水平下继续搜索信息。换言之,虽然他们明显有动机去寻找能防止低效率的逆向选择的信息,但即使逆向选择的可能性很小(例如,因为消费者没有意识到风险差异),他们也可能会寻找昂贵的信息(Crocker and Snow, 1985)。低效率是利用资源进行风险识别,而不是风险识别本身。矛盾的是,如果保险购买者对价格反应不太灵敏,逆向选择则不会产生低效率,那么保险公司寻求过多信息来帮助撇脂定价时,可能会抵消低效率。如果买家不能或不会得到某些对风险进行识别的信息,保险公司会选择获取大量这种信息,因为这种信息是对风险进行再分配(识别)。

保险公司通常在使用他们确实拥有或能够以低成本获得的风险预测信息方面受到法律、法规或习俗的限制。即使没有信息不对称,这也会导致逆向选择结果。由于监管的存在,第一种情况下描述的效率结果不会出现。

2.1.3 其他保险和医疗保健需求决定因素的影响

保险需求不仅仅取决于保费与预期收益的关系。其他影响因素与风险的关联程度将影响市场中风险和覆盖范围之间的关联,甚至在没有不对称信息的情况下,也可能造成风险和覆盖范围之间的关联(见第2.2节)。一种可能是,个人对风险的厌恶程度可能不同,越厌恶风险的人风险越低。Finkelstein and McGarry(2006)在长期护理保险市场上找到了这种关系的证据。Fang et al.(2008)在联邦医疗保险的补充保险市场上发现了类似的效果,但他们将其归因于认知差异,而不是风险厌恶差异。认知能力差的人健康状况较差,但认知能力差也意味着他们对社区级保险的高净值认知不足,因此认知能力与保险需求正相关,但与预期利用率负相关。

2.2 信息不对称均衡:基准逆向选择模型及与健康保险的相关性

2.2.1 管理式医疗与成本分摊的罗斯柴尔德—斯蒂格利茨模型

人们对典型的逆向选择已经提出了各种均衡概念,在这种情况下,申请人知道他们的风险类型,但是保险公司只能观察到申请人群体中的高风险比例 μ,而不能观察到任何给定个人的风险类型。Rothschild and Stiglitz(1976)是由保险公司提供的一套合同,其性质如下:

(1) 每份合同都会给保险公司带来非负预期利润;

(2) 除此之外,没有任何潜在的合同会给保险公司带来非负预期利润;

(3) 每个人都在所提供的合同中选择能最大化其预期效用的合同。

在这种只有两个风险水平的均衡中,提供了两个合同:一个是全额覆盖和保费等于 $\pi_H \cdot M$,由所有高风险类型申请人购买,因此刚好收支平衡;另一个是部分覆盖 $M'(M'<M)$,保费为 $\pi_L \cdot M$,由所有低风险类型申请者购买,也收支平衡。风险类型自我选择机制的关键先决条件是,M' 必须足够低于 M,以使其对高风险没有吸引力(与全面覆盖、价格更高的替代方案相比)。这种均衡的一个问题就是它的存在要求高风险的比例 μ 足够大。如违反了这一条件,模型不存在均衡,那么在任何时间点都不会发生什么。

2.2.2 威尔逊—斯宾塞—宫崎均衡

Rothschild and Stiglitz(1976)引入的均衡概念在几个方面受到了批评。首先,它要求保险公司提供的每份合同都要有非负利润。这一假设不太现实,因为它忽略了企业在合同中交叉补贴的能力。其次,它忽略了企业预测竞争对手对市场进入做出响应的能力。考虑到这两点,Wilson(1977)、Spence(1978)和 Miyazaki(1977)提出了另一个均衡概念,它基于以下假设:

(1) 每个保险公司都提供一揽子合同,并作为一个整体产生非负预期利润;

(2) 在第一条定义的合同之外,没有潜在的一揽子合同会产生正的预期利润,如果这一揽子合同在市场上响应此报价而变得无利可图;

(3) 每个人在所有提供给他的合同中选择一个能最大化其预期效用的合同。

将这一概念与 Rothschild and Stiglitz(1976)的概念区别开来的关键点是,考虑进入市场的保险公司确实预料到了现有公司的反应。此外,低风险可以交叉补贴高风险。这两个特征都可以解释为在拥有相对较少前瞻性保险公司的市场中走向更现实的步骤。

与罗斯柴尔德—斯蒂格利茨均衡不同,威尔逊—斯宾塞—宫崎均衡总是存在的。这也是一种离散均衡。在这种均衡中,高风险得到完全覆盖。但支付的保费低于 $\pi_H \cdot M$,因此他们得到了低风险的补贴。这种支付实际上可以看作是从低风险到高风险的贿赂,以防止后者进一步扭曲低风险市场。

因此,这两个均衡概念的含义截然不同。不幸的是,这些模型是否能很好地描述医疗保险市场甚至是一个不受监管的个人保险市场还是个未知数。交叉补贴的可能性似乎是合理的,因为保险公司可以利用这一手段来增加预期利润。然而,保险公司预计将根据自己的合同报价而撤销竞争合同的假设仍然存在争议。Hellwig(1987)在一个明确允许退出的博弈论框架中分析了这个问题。他发现公司行动的顺序至关重要。然而,尚不清楚这种顺序能否在医疗保险市场上得到遵守;事实上,它可能根本不存在。Newhouse(1996)运用与低风险组签订单独合同的正成本以产生一个混合均衡。在该均衡中,低风险得到最优覆盖,而高风险得到最优可行的覆盖。

2.2.3　管理式医疗计划的均衡

管理式医疗计划能够调整保险范围,而不是调整预定损失的保险范围,这意味着医疗保险中可能存在不同类型的平衡。Glazer and McGuire(2000)将罗斯柴尔德—斯蒂格利茨模型(R&S)扩展到管理式医疗情境,将健康计划建模为合同。该合同根据参与者的健康状况,提供两种不同类型的医疗护理(急性和慢性)的预定义水平。消费者按他们患急性或慢性病的概率进行界定,如高风险是患慢性病的概率较高的人。在他们的模型中通常存在一个离散均衡,管理式医疗计划将慢性病护理提供给低风险人群。Chernew and Frick(1999)通过在R&S框架中引入具有病人费用分摊和"管理程度"两方面特征的契约,考虑了管理式医疗对均衡的存在以及形态方面的影响。"管理程度"是指对利用的一系列非财务(针对患者)限制,其形态可以是如利用审查、对医生选择的限制和提供者支付方式。他们发现,虽然第二维度的引入提高了甄别低风险和高风险的能力,但这种能力对均衡的存在有模糊的影响。在某些情况下,当保险公司被限制在一个单一的机制中时,则不存在均衡。在其他情况下,它允许保险公司生成一个可能会打破离散均衡、导致均衡不存在的统筹条款。因此,在未受监管的保险市场中,管理式医疗对均衡存在的最终影响是不确定的。

2.2.4　总覆盖范围的不对称信息

在上述两种均衡类型中,每单位保险的保费可能存在差异,因为假设保险公司会观察每个申请人的总覆盖范围,换句话说,他们有权通过提供"价格—数量合同"来对医疗保险进行"定额"管制。因此,价格清单并不是线性的,而是凸性的:覆盖范围越广意味着单价越高。如果无法观测总覆盖范围,希望全额投保的高风险类型申请人可以从不同的保险公司购买两份或多份合同,从而避免昂贵的价格。因此,只有线性价格清单是可执行的,这将使上述均衡无法实现。

在这种情况下,市场上只能有一种价格,并且可能会有两种均衡:

(1) 每单位保险的价格等于高风险的损失概率 π_H,高风险购买全额保险,低风险完全不会投保;

(2) 价格位于 π_L 和 π_H 之间,由此,高风险得到补贴,可以购买 100% 以上的保险,而低风险购买不到全额保险。当然,监管可以对总覆盖实施 100% 的限制,以防止高风险的覆盖超过总覆盖。

在实践中,医疗保险公司试图通过询问被保险人关于其他保险的信息来确定总覆盖范围——但是他们并不能完全准确地做到这一点。用电子化方法向医疗保健提供者支付索赔可以预防福利重叠。然而,美国有些保险公司根据住院率或癌症等疾病发病情况提供现金支付的保险,而不管其他保险公司支付多少费用。在实践中,与控制道德风险相比,观察总覆盖范围的能力对于防止逆向选择可能不太重要,而对于控制道德风险而言,不完全覆盖(即共同支付)至关重要。

2.2.5　其他保险需求决定因素或竞争变化时的均衡

保险需求不仅仅取决于风险,它还取决于风险厌恶、价格(保费或负担能力)和道德风险的程度。市场均衡和随之而来的逆向选择的可能性在理论上是否随这些因素而变化?

总的来看,只要市场是竞争的,且任何其他因素都独立于风险分布,它们的变化就无关紧要。Chiappori et al.(2006)严谨地表示,只要保险公司可以自由提供他们愿意提供的任何保险,且竞争限制了经济利润,正相关属性(风险与保险金额相关)在各种各样的假设下都成立。即使保险公司知道这些其他需求决定因素(例如,知道谁更会规避风险,因此更愿意支付保险费用),竞争也会使他们无法利用任何此类信息。在竞争激烈的医疗保险市场中,逆向选择的唯一例子是保险覆盖相对不重要的市场,如英国的私人保险(Villa-Hernandez, 2003)。

如果保险公司拥有市场支配力,事情可能会发生变化。如果他们拥有需求决定因素的信息,那么他们就有望实施价格歧视;即使他们不这样做,他们也知道风险厌恶程度更高的人会在给定价格上需求更多的保险,因此会为了更大的保险范围而提高保费。

如果零利润约束继续存在,但并非可以获得所有覆盖水平(要么是因为营销成本,要么是因为监管),这可能会限制逆向选择的范围,但只要提供的选项大致覆盖了选择集,就不太可能产生重大影响。

相比之下,如果其他需求决定因素与风险有关——例如,如果风险厌恶或认知能力较高,风险就会较低——那么,如前所述,竞争均衡可能既显示出风险与覆盖范围无关,甚至也会显示出前文所提及的有利选择。

2.3　终身风险与一年风险差异的对比:对保险设计和市场均衡的影响

2.3.1　再分类风险

医疗保险通常是跨多个时间段获得,对于任何个人来说,风险水平可能会随着时间的推移而变化。Arrow(1963)曾建议我们,在这种情况下,理想状态是"具有更长时间视角的保险",但这种保险会采取什么形式呢?

考虑一个简单但现实的模型,在这个模型中,人群一开始具有同质的低风险,但预计慢性病的发作会在每一个时间段将某一部分人群转化为高风险状态。如果保险按短期(如一年)定价以及根据每个时间段开始时的风险水平定价,当下一个保险期开始时被重新分类到更高风险类别时,那些成为高风险的人将发现他们未来的保费更高。在其他条件相同的情况下,厌恶风险的人更愿意保护自己免受未来保费不可预测波动的影响。市场能够并且确实提供这种保护吗?

2.3.2　应对再分类风险的保险特征:有保障的可续保条款

最简单的解决方案是,在大多数人仍处于同等风险的初始阶段,以单一终身保费出售保险。鉴于对健康状况不确定性冲击的发病和医疗(和非医疗)成本的预期,这些保费将足够高,足以支付终身医疗费用的预期贴现值。原则上,也可以签订具有约束力的合同,要求买方分期支付保险费。当然,未来医疗价格和技术的不确定性将使提供这种保险成为一种挑战,也使为未来的费用水平(即使是持续的医疗风险)投保的可能性受限。

这种长期保险合同可能会受到资本市场缺陷(提高预付终身保费的成本)和(被买方或卖方)强制执行未来行为的困难的限制。那么,是否可以有一种替代市场安排,在这种安排中,保费支付的时间间隔更短,但仍然无须签订对购买者有约束力的合同?[①] 答案是肯定的。设想一个简单的三期模型,其中给定比例的低风险(低损失率保持不变)在每个阶段转化为高风险,然后保持高风险直到结束(我们使用三期模型来说明保费的时间—年龄路径)。假设保险公司提供了三个时期的保费清单,其中最后一个时期的保费是低风险保费,倒数第二个时期的保费是低风险保费加上在该时期初始人口转换为高风险的比例的高风险保费和低风险保费之间的差额,初始时期的保费是第二个时期的保费加上低风险保费和高风险保费之间的差额再乘以在第一个时期转换为高风险的人口比例(注意初始人口在第二阶段转换成高风险的比例比第一阶段低,因为有些人已经转换成高风险)。

很容易看出,无论风险水平如何,这个时间表在任何时期对每个人都有吸引力,因为它既保证了保费,也因为没有任何风险子集可以通过在任何时期退出而做得更好。这种"有初始保障的可续保条款"(original guaranteed renewable,简称OGR)的保费概念是由Cochrane(1995)和Pauly et al.(1995)独立提出来的。实际上,在这种安排中,除最后一个时期外,每个时期的总保费分为两部分,一部分用于支付在该时期可能发生的意外医疗支出,另一部分用于支付由于在该时期成为高风险而导致的未来保费增量(的当前贴现值)。它是激励相容的,并且避免了再分类风险和(如果可能发生的话)逆向选择。保费仍然随着整体医疗保健成本的上升而上升。

这种模式的一些特征值得评论。如果低风险保费随时间的推移保持不变,OGR保费计划将成为随着时间的推移而保费最终下降的计划,因为保护那些成为高风险的人的"前期负担"程度将会减少。从经验上看,即使低风险,既定福利待遇的预期成本也会随着年龄增长而增加,GR保险的实际时间路径将是保费随年龄增长的路径,但没有单期风险评级的情况下那样急剧上升。

虽然低风险性应由最初的卖方承担,但如果他们更换卖方也没关系,因为已经收取了为那些已经成为高风险的人确保低而稳定的保费所需的预付款。从这个意义上说,这种安排不容易受到低风险周转的影响。但是,如果高风险人群预期离开这家公司是为了更有吸引

[①] 这就提出了保险需求和评估的相关时间段的更基本问题。有了完全资本市场和完全的远见,正确的视角应该是终身视角,但很明显,即使是富裕的消费者也不希望在当前阶段通过分期支付高昂的医疗费用(即便他们有能力这样做)。另外,没有人愿意根据一天内相对于收入的高支出风险来计划保险。Ehrlich and Becker(1972)将自我保险(通过借贷或提取储蓄进行融资)和市场保险区别为两种不同的可替代选择。当风险在短于生命周期的时间内变化时,这些因素是如何相互配合尚不清楚。

力的东西(公共项目或与劳动相关的福利),这就削弱了 GR 制度安排的吸引力。

这种安排的一个潜在问题是,保险公司可能无法为高风险人群解除全部合同;它可能会在质量或服务方面做出某种妥协(无论如何定义),因为高风险人群没有具有吸引力的外部选择(Van Devine and Van Fleet,1992),或者尽管有合同规定,保险公司可能会尝试对高风险人群选择性收取更高保费,或者只是对每个人收取更高的保费。通常保险合同没有明确规定未来保费的方法或未来质量、服务等所有方面的保证。或者保险公司可能会提高该类保险的保费,同时向那些该类保险风险仍然较低的人收取较低的保费。声誉效应会抑制这种行为(如果我仍然属于担心未来的低风险人群,为什么我要在一家刚刚将保费提高到高风险的公司注册一个新类型保险?),但可能不会阻止这种行为。原则上可以设计一个更复杂的合同,让那些已经成为高风险的人,以及那些希望更换保险公司的人,有权要求预付款,如果他们仍在原始卖家名下时,他们将有权要求预付款。Cochrane(1995)认为,高风险人群可能会要求获得足以覆盖其他卖家的高风险保费的"红利",从而削弱原保险公司克扣保费的动机[请注意,如果有这么一项规定,那么被保险人实际离开的理由应该很少;有了适当的质量激励(哪怕不乐意),他们也应该愿意继续"与保险公司联姻"]。

另一个潜在的问题与保费的时间路径有关。如果资本市场是完善的,消费者可以支付终身保费,也就不需要有保障的可续保条款。但是,尽管 OGR 减轻了早年保险的资本负担,但原则上高额的前期负担仍然是一个问题。如果是这样的话,一个潜在的解决方案是偏离 OGR 模型,在该模型中,不是所有风险人群在任何时期都支付相同的保费,而是允许一些适度的风险评级以及随之而来的适度的再分类风险,以此作为减少前期保费金额负担的一种方式。然而,正如我们将看到的,对于医疗保险来说,前期负担可能不会那么大,因为低风险保费将随着年龄和医疗进步而增加。

2.3.3 GR 在个人保险市场和混合型市场中的经验证据

2.3.3.1 美国

美国的个人医疗保险甚至在 1998 年法律要求之前就包含了 GR 条款,这是历史上最令人惊讶的经验事实。也就是说,为了响应市场需求,个别保险公司通常承诺不重新承保(除了特别指定的临时保险),这样个人就不会因为索赔经历而被单独挑选出来要求增加保费。这种方式遵循了类似残疾保险和定期人寿保险的规定。虽然信息不完全,且规定并不普遍,在实践中还时有违反(通常是通过审查个人最初申请,如果有错误或有错误的可能性,则"撤销"低风险分类),但似乎个人保险确实显示出与 GR 前置负担一致的两个特征,即保险早期保费与索赔的比率较高,以及保费对风险相对不敏感(Pauly and Herring,1999)。

较新的研究(Herring and Pauly,2006)表明,考虑到美国年龄和风险之间的关系,OGR 保险的实际时间路径是年轻时的保费低于年老时的保费,尽管在单期风险评级下没有那么低。"风险"被定义为预期费用(因而与健康或健康状况的衡量指标有关,但无论是生理的还是主观的都并不完全相同)。与基于各年龄段平均风险的年龄分布相比,OGR 在年轻时略高,但在老年时较低。"超额"的前期负担是(中等)健康年轻人保费的 34%,这个费用高到足以起作用,但又不至于高到对融资构成很大障碍。此外,他们发现,美国个人医疗保险保费的实际年龄分布似乎接近 OGR 分布,尤其是在对(非自愿)人员流动进行调整后,这进一步证明了市场确实行之有效。

尽管在某些情况下,保险公司避免或降低了 GR 下的高风险,但 GR 提供的保护仍是实质性的。在其他条件相同的情况下,与小团体医疗保险(在个人层面没有针对再承保的保护措施)相比,高风险人群更可能失去保险覆盖。因此,对于一个可能离职的人来说,团体保险相对于个人保险能更好地防范医疗保险风险随时间的变化,这一点并不明显。

2.3.3.2　德国

德国是除美国之外私人医疗保险市场最大的 OECD 国家。德国的私人保险主要服务于选择私人保险而非社会保险的个体营业者、公务员和高收入雇员。根据法律,只要医疗技术水平和价格不变,私人保险保费必须按照在客户整个生命周期内保持不变的原则计算。这意味着客户不仅投保了针对当期健康支出,还投保了针对个人风险评估的变化(再分类风险);以及随年龄增长的健康支出,然而却没有针对医疗进步和医疗保健费用膨胀的(系统性)风险投保。因此,保费只取决于合同签订时的性别和年龄(可能还包括签订时额外风险的补充)。作为合同的另一方,保险公司必须在其资产负债表中显示所谓的"老龄化准备金",该条款用于解释当前客户群的预期未来医疗保健支出与未来保费收入之间的差额。整个安排结合了 GR 和储蓄过程,这有助于在没有再分类时为健康支出随年龄的可预测增长提供资金。

这种安排的主要问题是,它可以将涵盖风险类型(当期健康支出)的保费与应计老龄化准备金区分开来,但很难将涵盖再分类风险(个人风险评估变化)的保费与(随年龄增值的健康支出)保费的"纯储蓄"部分区分开来。因此,当被保险人想取消他的保险合同并转投另一家保险公司时,不清楚老龄化准备金的哪一部分应该可以随之转让(Bowman et al.,2008)。事实上,直到 2008 年,德国法律还规定老龄化准备金不能转让,因此,除了首次客户之外,私营医疗保险公司之间实际上没有竞争。这项法律在 2009 年进行了修改,投保人从一家公司转移到另一家公司时,部分老龄化准备金必须转移到新的保险公司,但是核算方法只是简单地将人口统计组中的老龄化准备金总额(按年龄、性别和签约时年龄)除以该组的人数。然而,正确的流程是通过上述方法进行"个体化预期老龄化准备金"的计算和转移(未来预期医疗保健支出减去未来预期保费收入,见 Cochrane,1995)。

3.　团体保险

基于就业的团体保险是美国私人医疗保险的主要形式,也存在于许多其他国家。在美国等一些国家,通过税收补贴雇主资助的保险得到了明确推广。虽然补贴促进了基于就业的保险覆盖,但将之用于更普遍地解释自愿型团体保险的显著性和持久性"既不必要也不充分"(Glide,2005)。在美国,雇主通常在政策实施之前就提供了医疗保险,以支持雇主资助的保险而非个人购买。此外,即使没有税收补贴,许多其他国家(如英国补充性市场)也存在基于就业的自愿型保险。因此,即使没有促进其存在的政策,基于就业的团体保险也可能出现,这也许是对个别市场效率低下的一种回应。然而,由于政策往往促进基于就业的团体购买,却很难将团体购买在多大程度上代表另一种购买制度的出现以应对个别市场的低效率,与决策者在促进这种制度安排方面明显的规范偏好区分开来。

尽管团体购买很重要,但关于它的经济学,特别是关于团体购买对保险市场应对风险差异的影响,在健康经济学家中受到的正式关注相对较少。

3.1　团体保险模型及其理论

团体保险有几个特征:

1. 资格由员工身份决定[通常是作为雇员,尽管有一些工人协会(通常是个体营业者)在一个团体中获得保险,如演员工会、木匠或卡车司机工会];

2. 保险条款类型和选择数量由雇主或团体领导决定;

3. 团体会员资格和是否参加团体提供的保险都是自愿的。

团体采购比个人采购有两个优势。首先,团体的承保没有个人那么严格。通常很大一部分保费是作为赔偿的一部来支付的,被保险人最多只支付很小一部分保费。这些规定意味着大部分员工可以通过工作获得保险,保费与团体的索赔经验挂钩;因此,外部保险公司通常认为不值得对参加团体保险的申请人进行风险承保或筛选。此外,团体内员工在保险期内的变动不影响收取的保险费。这意味着,只要员工仍在公司工作,与慢性病相关的风险水平的变化不会导致员工支付的保费的变化:可以防范再分类风险(当然,如果员工失业或换工作,这种保护就没有了)。其次,团体保险的管理成本低于个人保险,主要是因为没有必要说服员工个人投保;对每个人关于保险覆盖的决定的有效补贴本身就大大降低了行政成本。

在这种类型的团体采购中,风险差异可能从两个方面影响员工行为。首先,个人风险可能影响就业选择和雇主提供的相应福利。其次,个人风险也可能影响是否和以何种计划加入公司的选择。换句话说,公司之间和公司内部都有风险选择。

3.2　团体保险和即期风险

团体保险的两个特点使得它在理论上类似于本地公共产品——员工在公司间流动的能力和雇主(或团体领袖)选择某项或子项目的潜在医疗保险计划时所扮演的角色。Goldstein and Pauly(1976)从这个角度分析了团体保险。他们证明,当员工对医疗保险的偏好不同,但在包括风险在内的其他维度上相似时,劳动力市场竞争将导致公司间员工的完美分类,每个公司提供一个单项计划,代表特定员工分组的首选计划。该模型强调了影响团体市场运作的两个重要机制。首先,追求成本最小化的雇主有很强的动机为员工提供有效的保险水平,其中效率被定义为在没有团体保险时员工会选择的医疗保险和现金工资之间的权衡。其次,劳动力市场的流动性往往会限制任何一家公司的雇主在赞助市场的结果上与其他公司或个人市场结果的偏离程度。以戈尔斯坦和波利框架为出发点,我们在一个单周期模型中考虑了风险差异对公司内部和公司内部员工分类的影响。

3.2.1　对员工的分类和工资的影响

一般来说,保险费用名义上是雇主缴纳的,实际上是由工资缴纳的。在上述戈尔斯坦和波利模型中,员工在风险方面是同质的,基于计划的慷慨程度,公司之间(而非公司内部)以工资抵扣。当劳动力由具有风险异质性的员工组成时,工资抵扣因个人风险而异的程度将影响团体市场的稳定性。如果我们考虑从薪酬中提取全部保险费用的简单情况,当我们假设无论风险水平如何,公司中所有员工的货币工资都是一致降低的,那么可能会有实质性的逆向选择,因为高风险员工会避开不提供福利的公司,而选择在提供更慷慨福利的公司工作。虽然低风险员工会有动机分流至保费低于平均水平、工资相应提高的同质公司,但高风险员工会出于同样的原因寻求加入低风险公司,从而动态地创造出与标准罗斯柴尔德—斯蒂格利茨模型相似的情形。相反,如果我们假设工资抵扣因个人当期风险而异,那么在保持完全劳动力流动性假设的情况下,我们就回到了本地公共产品均衡:员工根据他们对医疗保险的偏好对公司进行排序。相反,在这种情况下,由于不同工资抵消了医疗保险,员工的工资反映了个人风险。简而言之,在基于就业的群体中,远离基于风险的个体发病率的变动给群体层面的风险选择带来了更大的压力。

有证据表明,风险的某些维度确实会影响工资中的保费发生率,故而,在同一保险计划中,高风险工人的工资比低风险工人的工资降幅更大。因此,团体保险中明显统一的显性保费并不一定意味着不存在风险歧视。肥胖、高龄和生育状况(在其他条件相同的情况下会增加风险)已被证明会影响团体保险的员工工资(而且比不提供保险的公司对工资的影响更大)(Batsjaya and Bundorf,2009;Bowley and Herring,1999;Gruber,1994)。但是还有许多其他特征可能没有反映在工资补偿中。正如在不对称信息条件下的保险均衡标准模型中一样,这种未定价的风险差异可能导致逆向选择。然而,在基于就业的团体市场中,医疗保险市场的逆向选择问题会"溢出"到劳动力市场(Batsjaya and Vogt,2006)。

对这些简单观察的一些限定如下:鉴于最低保费选项明确收取保费的很小一部分,通常不会有个人保险和团体保险之间的逆向选择,因为即使是个人保险中的风险评级,低风险保费通常也会大于团体保险中明确的员工保费。因此,即使有团体保险的低风险员工也不会转向个人保险。尽管我们没有什么证据或理论支持,但员工们可能会根据风险情况对公司进行排序。由于在个人保险和团体保险之间有逆向选择,如果低风险员工选择了风险评级的个人保险,他们需要能够收回他们的缴款和雇主的缴款,并且通常没有机制可以让决定不参加团体保险的员工获得雇主缴纳的那部分份额。

尽管可能无法通过工资补偿实现完全的个人风险评级,但基于就业的团购似乎在许多环境下提供了相对稳定的解决方案。什么因素导致了这种明显的稳定性? 劳动力市场的摩擦可能起了一定作用。员工聚集在公司的目的不是为了获得保险,这种可选择的分组基础

(以及与不同工作相关的搜索和转换成本)是阻碍无摩擦逆向选择的障碍。与这一解释相一致,Bhattacharya and Vogt(2006)发现,在那些工作通常需要更多专业人力资本的行业中,保险覆盖率更高。此外,由于雇主需要设计能吸引足够数量中等风险员工的薪酬方案,甄选效果可能会受到限制。很难想象这样一种模式,在这种模式中,福利对普通工人有足够的吸引力(在降低雇主总薪酬成本方面),但对高风险工人没有产生不同的吸引力。在美国,基于风险的选择在团体市场中的体现程度也可能受到公共计划以及对就业保险税收补贴的影响,公共计划包括联邦医疗补助计划和联邦医疗保险计划,它们为高风险人群提供不相应的服务(Cogan et al., 2010),而基于就业的保险通过将补贴限制在这一范围内,鼓励低风险工人留在团体市场中(Hilden,1999)。最后,由于没有保费的个人风险评级,由雇主资助的市场中可能存在一定的逆向选择。Bundorf et al.(2010)指出,对基于家庭就业状况可能有资格获得雇主资助保险的人群中,特别是对中低收入人群而言,保险覆盖率随着风险增加而增加。

3.2.2 保费差异、效率和企业目标

风险差异也可能影响公司内部的员工行为。如果风险较高的员工选择更慷慨的保险,许多雇主会提供多种计划,这可能导致计划间的风险选择。如果该计划要求明确的保费缴款,风险选择甚至可能发生在提供单一计划的公司中,并且低风险员工更有可能选择退出保险,对该缴款做出反应。

公司内部风险选择的可能性引发了这样的问题:为什么公司会提供多种计划并要求员工缴纳保险费?现有理论研究主要集中在员工对保险偏好的异质性上,以作为对选择的解释,而较少关注风险异质性的含义。戈尔斯坦和波利通过放宽员工可以完全替代的假设,而代之以假设公司出于生产目的需要不同类型的员工,并且不同类型的员工对医疗保险的偏好不同,从而将由对保险有异质性偏好的员工组成的公司引入了地方公共产品模型。他们表明,对于提供单一计划的雇主来说,成本最小化计划反映了不同类型员工偏好的加权平均值。企业可以针对员工的异质性偏好提供多种计划,在与管理多种计划带来的更大管理成本和根据员工偏好进行更大的定制带来的节约之间进行权衡(Bundorf,2002)。尽管提供多种计划也可能是雇主的一种策略,用以促进公司内部多种计划在参保人员中的更大程度的竞争(Ensovin and Koronik,1989)。Bundorf et al.(2010)表明,这种保费和保险模式更符合作为对不同员工偏好的回应的选择,而不是促进公司内部更大竞争的明确战略。

然而,提供一个以上的计划为基于风险的跨计划选择创造了可能。虽然雇主通常要求为不同的计划缴纳不同的保费,但他们很少根据与风险相关的个人特征来改变特定计划的供款。家庭规模是一个普遍的例外——缴费往往因保单覆盖的人数而异——有时缴费因员工工资而异。尽管联邦法规目前禁止根据年龄或健康状况改变缴费水平,即使法律并未禁止这样做,但员工的预缴费几乎从未因员工风险而有所不同。因此,考虑到参保人面临的价格不会因容易观察到的风险相关特征而发生变化,潜在的逆向选择很重要,Cutler and Reber(1998)记录了这样一种情况,提供多种计划并要求员工为更昂贵的保险支付全额边际保费,导致了明显的逆向选择进入更慷慨的计划。如果鼓励、允许逆向选择被视为(或者是)雇主利润的成本,那么通常在提供政策以适应与风险水平无关的个人偏好差异和导致逆向选择

之间存在权衡。然而,雇主可以确定一个计划与另一个计划的保费差异的大小,即使两个计划都是从外部保险公司购买的(而不是自我保险),差异也不一定反映平均保费的实际差额。

鉴于对员工间明显歧视的限制,已经有大量研究具体说明了什么是(为了次优效率的)保费差异,还有一些工作研究了这些差异在现实中是什么。Cutler and Reber(1998)、Pauly and Herring(1999)以及 Cutler and Zeckhauser((2000)开发的模型认为,团体保险计划的目标是员工选择计划的次优选择。假设设计不同的计划给处于不同风险水平的员工带来更高的福利,并且高风险计划比低风险计划成本更加昂贵,问题就变成了如何鼓励员工选择合适的匹配计划。设定雇主缴款固定金额,将保费差额设定为等于选择每种计划类型的员工的平均费用差额的策略是无效的,因为保费差额将反映更慷慨的高风险计划的"真实"增量成本和风险水平的差异。这将导致更慷慨的计划陷入死亡漩涡。如果只有两个风险水平,将保费差异设置为高风险的增量成本会导致对计划的有效风险配置,但是如果风险的分布是连续的,实际差异将反映平均增量成本,而不是在两个计划之间无差异时风险级别的最优增量成本。Miller(2005)没有考虑对员工来说什么是最优的,而是考虑雇主在类似的情况下会选择什么样的缴费政策来最小化总薪酬成本。毫不足怪,他发现,这样的雇主会选择为一些计划设定垄断价格。他没有考虑雇主保费定价政策对不同雇主间员工分配的可能影响。

这些模型有赖于两个重要假设:(1)对于高风险人群而言,更慷慨的保险有效,但对于低风险人群则不然,因为他们对更慷慨的计划有更强的偏好;(2)保险偏好与风险类型完全相关(Bundorf et al., 2008)。一般来说,在存在异质性风险的情况下,当且仅当单一交叉资产保持不变时,单一的统一缴款将实现最优配置——消费者对更慷慨计划的重视,随着风险的增加比增量成本增加得更快。在这种情况下,设定有效的社会缴款的关键挑战是确定哪种风险类型是边际的。但是完全有可能的是,单一交叉属性不成立。也许不太慷慨的计划会为高风险人群比低风险人群带来更大的成本节约。在这种情况下,对更慷慨保险的偏好可能会比增量成本增加得更慢,而且没有任何单一的统一缴款能够产生有效配置。更一般地说,对不同类型计划的偏好可能与风险不相关或不完全相关。在这种情况下,统一缴款将是次优解决方案,而次优缴款将取决于人群中保险覆盖的风险类型和偏好的分布。最优配置则需要经风险评级的缴款。

这一领域的研究仍然存在巨大的空白。一是每项研究都将团体构成视为固定不变的。更现实的处理是允许员工组合有赖于所提供的计划及其保费差额。二是在现实中,对于给定的一组员工,无论是福利最大化配置还是劳动力成本最小化配置,雇主通常都不会按显性保费缴纳费用。令人惊讶的是,人们对雇主实际做什么知之甚少:要么是他们的目标与这些目标不同,要么他们没有关于如何做到这一点的完全信息。然而,结论是,很难描述(在缺乏监管的情况下)对于所发生情况的客观经验基准,因此也更难描述如果外部环境或激励发生变化,情况会如何变化。

3.3　团体保险与随时间变动的风险差异

尽管情况远远不够完美,但在涉及风险时,是否有办法通过团体保险改善消费者待遇?

给出肯定答案的最明显原因是,显性保费和货币工资对风险的不敏感性构成了一种非正式机制,可以保护人们免受在个人医疗保险市场的简单(如果不现实的话)模型中可能发生的再分类风险。在某些情况下,这可能是团体保险存在的原因,作为一种替代方法,可能比保证可续保的个人保险成本更低。也就是说,只要员工继续参加团体保险,即使员工或家属的风险发生变化,他支付的显性保费也不会改变。Bhattacharya and Vogt(2006)证明,随着时间的推移,这种类型的风险共担取决于成本较高的就业转换和健康转换的持久程度。与 GR 方法相反,没有必要提前支付保费来抵消企业劳动力年龄增长带来的风险,因为显性的员工保费通常会低于任何一家保险公司收取的保费(有可能出现另一种雇主的逆向选择,该雇主提供不太慷慨的保险和较高的工资,以便撇开健康的员工)。

但团体保险提供的保护只适用于单个公司的雇佣合同。让高风险工人换工作或丢掉工作,他可能会面临保险费大幅增加或工资降低的情况。这种担心与工作锁定的文献相一致,该文献发现,有基于就业医疗保险的人,特别是那些高风险的人,比没有这种保险的人更不可能跳槽(参见 Gruber 的文献回顾,2000)。事实上,Pauly and Lieberthal(2008)发现,在健康状况不佳的人群中,那些有小公司保险的人比那些有个人保险的人失去健康保险的可能性更大。

4. 应对风险差异的公共政策

所有发达国家医疗保健系统都有一个显著特点,监管医疗保险市场上保费差异程度的政策十分重要。在实行单一付款人制度的国家,保费的风险差异基本上被保费支付的缺位所消除。在人们支付医疗保险的系统中,他们与个人风险的关联程度几乎总是受到监管的影响。

效率和公平都是政府进行广泛干预的理由。如前所述,理论上,由于消费者和保险公司之间的信息不对称,医疗保险市场可能运行效率低下,政府干预是对这种低效率的潜在回应。然而,大多数关于政府因逆向选择而干预保险市场的理论基础的文献都以个人购买保险的单周期模型为出发点。然而,我们已经证明,由于保证可续保和团体保险,不受监管的私人市场处理风险的方式与简单的单期风险评级相去甚远。也就是说,有公共干预的保险市场的替代方案不一定或者甚至不是罗斯柴尔德—斯蒂格利茨类型的个人保险市场受到的逆向选择。因此,我们一开始就面临一个严重的困境。如果监管已经存在,而且我们正在试图分析它是否合理,我们真的不知道如果取消监管和税收补贴会发生什么,但我们知道,它可能不一定能很好地符合任何理论模型。为了评估监管的福利效应,我们需要更全面地了解在没有监管的情况下确实存在的一个或多个市场的性质。

由于一些强有力的原因,我们不希望不受监管的市场符合罗斯柴尔德—斯蒂格利茨模型。Arrow(1963)指出,由于充满风险的医疗保健和标准商品之间的各种差异,医疗保健部门作为一个整体以及医疗保险部门显示的性质与竞争均衡的简单模型所暗示的描述不一致。其中一些差异肯定来自全面的监管(如医师执照),但也有一些差异来自市场本身处理未得到保险的风险时产生的简单模型:其中最突出的是保证可续保和团体保险。也就是说,当我们摆脱医疗保险的束缚创造一个不受约束的自由市场时,我们无法得到简单的罗斯柴尔德—斯蒂格利茨模型。尽管保证可续保和团体保险在美国历史上都是伴随着有利的税收和监管条款出现,但即使在个人保险监管最小、税收补贴很少的环境下,也很难甚至不可能找到简单的单期风险评级保险公司市场均衡的实证例子。公共和私营部门都建立了不同于简单模型的市场,这可能是为了避免市场失灵。正如阿罗所说,人们发展公共的或私人的多种方式来处理医疗保险系统的特殊性和低效率似乎是合理的。但在逻辑上,人们将无法在实践中找到简单但低效率的模型。在现实世界中,仍然可能存在某些差异(由应对保险市场低效率的个人行为的异质性所驱动)和某些低效率,这是因为个人响应代表了次优解决方案。

尽管有一个可能但未经证实的效率观点是基于对具有单期风险保费的市场进行再分类的风险,政策制定者(与经济学家相反)中最强烈反对监管抑制风险定价的论点是基于公平或一些其他假定的社会规范。据推测,限制基于风险的保费变动程度政策的原因是,期望在没有风险的情况下,保费会以不受欢迎的方式随风险而变化。在公平的基础上,对更高的风险收取更高的费用可能会被认为是不公平的,尽管对公平的全面处理可能会考虑到收入和风险差异。或者有时简单地断言,“社会”已经决定“共担风险”。单期设定风险评级的保险实现了风险分担的最优水平,这大约是一个要求风险平均的声明,而不是在保险范围内尚未发生的任何事件的风险共担。这些争论可以针对给定保险公司高风险的新投保人进行基于风险的定价,即使该人在成为高风险之前的较早时期已经或可能已经通过保证可续保获得保费保护。

然而,限制保费变动以实现公平目标的政策会导致经济效率低下。从这个角度看,关键的经济问题是如何实现规范的最优配置,因为潜在的政策干预会在效率和公平之间产生不同的权衡。然而,缺少一个积极的次优基准再一次限制了我们评估这些权衡的能力。

尽管人们有理由不那么担心不受监管的市场处理风险的方式,但不公平和低效率的可能推动了监管。因此,我们探讨这类监管可能会产生什么影响。在以下几节中,我们将讨论在理论上分析过的政策工具类型,以解决每项基本原理。我们认为,即使保留了对其合理性的怀疑,对这些政策的分析也是有价值的。

4.1　具有风险差异市场的效率管制

4.1.1　预期不对称信息和相关逆选择导致低效率的应对政策

公共干预医疗保险市场效率的理由之一是基于这样一个理论结果,即如果高风险所占份额较大,罗斯柴尔德—斯蒂格利茨均衡就不是帕累托效率(对不存在均衡情况的福利评估就不太清楚了,尽管在这种情况下人们肯定可以断言不存在有效的均衡)。在这种情况下,强制性部分保险与社区评级和自愿补充保险的结合可以使这两种风险类型情况更好（Eckstein et al.，1985）。即使如此，这也仅仅是次优选择，因为在最优情况下——在没有道德风险的情况下——每个规避风险的人都希望以合理的保费购买全额保险。相比之下，在公私混合保险市场的均衡中，低风险仍未得到充分保险，支付的总价格超过了公平保费。

强制性公共保险的这种简单的效率论证无法成立，因为可以用其他模型来更好地描述不受监管的医疗保险市场。例如，如果威尔逊—斯宾塞—宫崎模型的假设成立，相对于市场均衡，强制性公共保险不再提高效率，因为在给定信息约束的情况下，该模型中的相应均衡总是帕累托最优的（Crocker and Snow，1985）。也许更现实的是，如前所述，如果保险以团体形式提供，或者以个人保险形式提供，并保证对具有同质性风险（随着时间的推移会发生不同变化）的人群的可续保性，这种论证会更站不住脚。

4.1.2 与风险差异有关的管理成本及其降低方法

如果风险差异和保费取决于风险，则必须产生承保成本。明确的承保成本似乎并不高，可能至多为保费的 1%，但也不可忽略。如果保险公司付钱给经纪人以避免或至少识别更高的风险，部分销售费用可能源自承保。保险公司将选择承担多少承保费用取决于潜在受保人的实际风险差异程度。在只有"高"或"低"两种类型风险的简单模型中，区分这两种风险的费用将取决于它们在人口中的比例以及这两类风险之间预期损害的差异。显而易见的一点是，如果风险差异不大，它可能不会向保险公司支付太多费用以甄别风险。如果任何一种风险只占保险公司申请人的一小部分，保险公司也不会承担高额的风险甄别成本。如果几乎没有高风险人数，保险公司不会付费去甄别；同样，如果几乎没有低风险人数，保险公司也不会付费进行甄别。然而，承保业务确实会发生的事实表明，至少在某种程度上，区分风险类型给医疗保险公司带来的好处超过了成本。

要求社区评级的法规将降低显性承保成本。然而，社区评级引入了第三方实施系统的需求，并根据参保人风险在保险公司之间进行切换，以防止保险公司在风险选择方面竞争。因此，保险公司承保成本的降低被专门用于风险调整的资源介入所抵消。我们在第 4.3.4 节和 4.3.5 节中考虑了社区评级对效率的额外影响。

4.2 具有风险差异的保险市场中的公平管制

私人市场可能会有效运行，但市场结果可能会偏离基于健康状况或收入的社会对分配的规范性偏好。政府干预可能是为了实现人们所期望的再分配的一种尝试。在医疗保险的私人市场中，寻求新保险公司承保的买方将支付保费，该保费在给定承保金额的情况下反映了未来医疗保健费用的预期价值。因此，患病风险较高的人必须比风险较低的人支付更高的保费。许多人认为这种市场解决方案不公平——那些健康状况糟糕的人必须为获得医疗保健支付更多的费用，特别是当健康状况糟糕是由于健康禀赋的不平等（例如先天性疾病或残疾），而不是由于个人健康相关行为的差异（吸烟导致的肺癌）。从规范角度看，与后者的风险评级相比，前者的风险评级通常被认为更难以接受。

在考虑降低保费风险差异政策的基本原理时，从概念上区分单期模型和生命周期模型也很重要。特别是，单期模型引入了风险再分类风险，出于公平或效率的原因，这可能被认为是不可取的。如前所述，保证可续保性的保险单可能是对再分类风险的适当补救措施。然而，即使长期保险合同具备有保障的可续保性，如果在合同开始时存在风险差异，也不能消除基于风险的保费变化。在这种情况下，从低风险到高风险的转化可以用 Harsanyi（1955）和 Rawls（1971）引入的"无知之幕"的概念来证明。蒙在无知之幕后面的人们不知道他们出生时是高风险还是低风险。除健康风险之外，他们还面临着预期医疗保健费用和医疗保险费的风险。考虑到无知之幕背后的风险厌恶，他们愿意为这种保费风险投保。因此，如果假设接受无知之幕作为公平决策的基础，而不是以特定利益为导向，那么在高风险和低风险之间实现医疗保险费的均等可能是可取的。

鉴于目前的科学知识水平，出生时高危人群的比例很小，可能只有 1%～4%。作为社会保险的一部分，针对残疾人的特定公共方案能够解决大部分这类问题。在美国，不受监管的保险市场也提供了实质性的保护。如果未来的父母有家庭保险，当婴儿出生时，保险费用一般不会改变，即使婴儿出生前的保险费用改变，调整也只考虑投保的儿童人数，而不考虑他们的健康状况。因此，至少在孩子脱离父母保险（目前为 26 岁）之前，家庭可以得到保护，免受与高风险孩子相关的费用。

虽然基因测试最终可能提供关于一生总医疗费用差异的信息，但目前低成本的基因测试只对少数罕见疾病（如囊性纤维化和亨廷顿氏病）足够准确。如果基因测试随着时间的推移变得更便宜和更准确，公共当局应建议个人在接受这种测试之前购买所需数量的（人寿和健康）保险，以保持他们在购买保险时的懵懂无知。这将是一个比 Tabarrok（1994）提议更温和的公共干预。他提议基因测试只能出售给那些能够证明他们已经购买了"足够多"保险的人。或者，法律可以禁止在承保中使用基因测试结果。许多国家都是这样做的，但是这一规定并没有提高福利水平，因为它造成了逆向选择（Stromger and Wambach，2000）。保险购买者使用他们的基因测试信息来决定保险覆盖范围。

4.3　实践中的政府干预

影响保费变化程度的一整套政策在各国之间和在一国内部差异很大。理论上，决策者可以通过各种机制实现保险、医疗保健和收入的最终分配。例如，忽视行政费用，结合个人授权和基于收入进行补贴的保费社区评级制度，可以取得与结合风险和基于收入的转移支付的单期风险评级制度类似的结果。然而，不同选择对效率的影响可能会有很大差异，这取决于消费者对价格的反应程度、风险在人群中的分布以及税收制度的效率。因此，政策上的差异可能是由不同机制的行政或效率成本或各国所期望的最终分配造成的。然而，在实践中，很难将观察到的政策与效率或公平的经济标准相一致。如前所述，就效率而言，缺乏对竞争基准的理解阻碍了我们确定监管是否正在改善福利的能力。就公平的基础理论而言，决策者试图实现的规范性标准很少得到明确表达，因此很难确定所观察到的政策是否符合分配目标,也很难评估实现该标准所需的效率权衡。或许最能说明问题的是,政策制定者似乎有一种强烈的规范性偏好,反对基于风险的单期定价,这可能促使政府对医疗保险市场的大量干预。

在接下来的章节中,我们将确定影响保费风险差异的不同类型的实际政策和建议政策,并探讨公平和效率的影响。

4.3.1 单一付款人系统

英国和意大利等国家已经选择了这一解决方案。通过消除保险公司之间的竞争,单一付款人必然会消除因逆向选择而导致效率低下的可能性,而基于税收的筹资则消除了个人健康状况与其医疗保险缴款之间的明确联系。但是,效率成本可能很高。竞争性保险市场的消失消除了保险公司在成本、质量和定制受保医疗服务方面的竞争优势。以税收为基础的筹资在单一付款人体系中规模巨大,也造成了经济扭曲。

4.3.2 针对特定个人的高风险转移支付

另一种选择是允许保险公司收取基于风险的保费,并将补贴高风险的任务委托给税收转移系统。例如,Pauly et al.(1992)建议引入可退还的税收抵免,它反映了家庭风险类别并与家庭收入成反比。纳税义务较少或没有纳税义务的公民将获得转移支付。[①] 然而,对于不直接观察任何特定个人健康状况的监管者来说,计算基于风险的补贴可能是一个挑战。实际上,只有少数容易诊断的疾病可能被用于确定转移。

有一种方法是将风险评级保险公司收取的保费作为风险指标。Zweifel and Breuer(2006)提议根据他们超过家庭收入一定百分比的程度对基于风险的保费进行补贴。通过这种方式,他们的目标是对高风险且低收入的个人提供补贴,并认为高收入且高风险的人群不需要补贴。泽威费尔和布鲁尔声称,在存在道德风险的情况下,效率需要量身定制个人保险合同,其中价格弹性等个人参数发挥作用,而要降低基于风险的成本分担保费,首先需要从基于风险的保费开始。在他们看来,风险调整总是不完善的,并且永远不能完全消除风险选择的动机。

然而,泽威费尔和布鲁尔设想的保费补贴产生了许多问题。首先,它激励保险人和被保险人在合同中加入额外的服务以增加转移。这只能通过界定一个详细的(最低)福利方案来避免。然而,医疗保险市场竞争的一个重要优势——保险合同的多样性——将受到限制。另一种选择是,补贴的比例也可以不按照个人保费进行计算,而是按照广义风险等级的平均值进行计算。

其次,接受转移的受惠人失去了购买廉价保险产品的所有动力,因为实际上他们缴纳的保费受到收入的一定百分比的限制(Van Devine,2006)。

Kifmann and Roeder(2010)分析了在什么条件下,风险保费加上对低收入家庭的保费补贴比社区评级更加"公平"的问题。社区评级中的公平程度由罗尔斯社会福利函数衡量。他们表明,健康和生产率(收入潜力)之间越是负相关,这种可能性越大。鉴于收入和健康之间

---

① 又见 van de Ven and Ellis(2000)关于这一方法的讨论。

关系的大量文献(Wagstaff and van Doorslaer,2000),负相关必须被视为例外而不是规律。但即使在这种不太可能的情况下,对低收入家庭的社区评级和保费补贴的结合将主导泽威费尔—布鲁尔的解决方案。

4.3.3　针对特定个人的高风险保险方案

限制保险市场风险差异程度的另一种方法是开发针对高风险人群的公共项目。这些方案可以仅限于高风险人群,可以采取公共保险的形式,也可以采取私人保险的形式,但都必须通过补贴高风险池来提供,其价格高于中、低风险人群但低于未补贴市场中高风险人群的价格。这个风险池接受那些被保险公司视为高风险的人;他们收取的保费略高于标准水平,提供的保险范围相当有限,目的是阻止人们急于进入高风险人群,以申请高额补贴。他们只限制了那些想使用风险池的人所寻求的保险覆盖范围;在风险评级公开市场购买保险的人可以从有竞争性的保险公司获得他们想要的任何保险。即使在风险池内,保险公司也可以在保费的基础上竞争,因为人均保费补贴通常被指定为预定金额或受制于预定的上限。这类风险池的主要问题来自州政府对筹资的限制。在医疗改革之前,州政府组织并资助风险池,通常会有排队等候名单。州立风险池的另外一个问题是,它们主要通过对其他保险购买的评估来进行筹资,因此增加了逆向选择的动机。有些立法改变了美国医疗保健系统,其建立了高风险池为高风险人群提供保险,是实施更广泛改革前的临时措施。然而,医疗改革是由一般税收资助的(所以总预算相对较少)。

除了降低有资格参加保险的高风险人士保费之外,这些类型的计划还可以让那些没有资格参加计划的高风险人士更容易在常规市场获得私人保险。Newhouse(1996)证明了高成本的合同可以增加混合均衡的可能性。在这种混合均衡中,保险公司提供低风险偏好的有限合同。纽豪斯模型的一个含义是降低高风险人群的规模增加了混合均衡的可能性,并提高了所提供保险的慷慨程度。换句话说,当竞争市场以纽豪斯模型的假设为特征时,从竞争市场中消除一部分高风险的计划可能会纠正一些不对称信息造成的扭曲。Cogan et al. (2010)证明,20世纪70年代将联邦医疗保险覆盖面扩大到残疾人产生了此类影响。

4.3.4　保险市场监管

许多国家依赖私人保险,但会对保费随风险差异的程度进行监管。当然孤立地来看,人们担心的是这种监管实际上可能会导致逆向选择。许多研究已经关注费率监管对初级和补充医疗保险的个人市场上逆向选择的影响。这些研究比较了各州的保险覆盖率,在有些州,法律限制保险公司根据个人特征调整保费。大多数研究发现,虽然这些法律对总体覆盖率的影响相对较小,但缺乏总体影响是高风险覆盖率增加和低风险覆盖率减少的综合结果。例如,Davidoff et al.(2005)发现,在小团体市场中限制评级差异的改革将高风险覆盖率提高了4.5个百分点,将低风险覆盖率降低了1.7个百分点。这一发现在不同的环境下非常一致,包括个人初级保险市场(Herring and Pauly,2007;Rosaso and Lurie,2009)和私人补充保险市场(Bundorf and Simon,2006)。研究人员还记录了美国小团体市场的类似效应(Bartzmuller and Dinado,2002;Monheit and Steinberg Schone,2004;Simon,2005;David Dov et al., 2005)。Buchmueller and DiNardo(2002)认为,对小团体市场的覆盖率缺乏整体影响是低风险人群从赔偿转向 HMO 覆盖造成。Lo Sasso and Lurie(2009)发现,在对个人市场的覆盖率监管方面也有类似的转换。因此,保险公司评级实践中的限制充其量只能在低风险和高风险之间产生转移。在消费者对价格敏感的环境中,评级限制可能会因逆向选择而造成巨大的福利损失。

理想化的监管可能会(在效率和公平方面)优化风险差异,但它的要求非常高,我们概述这个模型主要是为了显示更现实的监管结构要进行哪些妥协以达到次优的最优选择。特别是,如果已经确定了每个人的最优保险范围(考虑到风险、厌恶、行政负担和收入对医疗需求的影响),如果保险公司可以假定以最大效率运营,如果有可能根据收入和风险调整每个人的理想保费,如果购买最优保险可以根据有效的授权强制执行,那么这样的结果可以称之为理想结果。因此,在实践中,使用社区评级来实现更公平的保险分配,需要强制购买保险以保持市场中的低风险,并需要一个风险调整系统以及对福利待遇的监管,以防止保险公司为了风险选择而扭曲保险范围。我们将在第 4.3.5 节中更详细地讨论风险调整的挑战。这似乎是构成荷兰乃至瑞士体系的基础监管概念,但即使在那里,在实践中也很难实现。在美国这样一个更加多元化的环境下,更是加倍困难。

4.3.5　风险调整

风险调整是根据参保者风险对医疗计划支付的保费进行行政调整的过程,是针对社区评级要求可能导致低效率的监管对策的一部分。要求保险公司以统一的保费接受任何个人,会导致高风险的预期损失和低风险的预期利润,从而激励保险公司只纳入低风险人群(撇脂),同时避免纳入高风险人群(倾销)。在竞争压力下,即使是非营利保险公司也会有选择风险的动机,因为它们需要足够数量的低风险来实现收支平衡。

风险选择可以采取两种形式。一方面,医疗保险公司可以通过影响谁签署合同来进行直接风险选择。要求保险公司接受所有申请人的规定,被称为担保发行或公开参保申请,旨在解决这类行为。然而,健康计划可能使用比直接拒绝更微妙的机制来实现有利选择。例如,保险公司可能会"丢失"一个被认为费用昂贵的人提交的申请,并可能通过折扣或在极端情况下直接支付来提供补充性服务的方式,鼓励那些预计很少使用医疗保健的人参加保险。尽管很少有证据表明美国监管市场存在这种类型的直接风险选择,但一项审计研究发现,德国保险公司无法根据预期费用的地理差异改变保费,更有可能对低成本地区而不是高成本地区的申请人做出回应(Bauhoff,2010)。

另一方面,间接风险选择是指设计保险产品以诱导消费者根据自己的风险自行选择不同的计划。例如,高成本分担的计划对低风险的人更有吸引力,因为他们希望利用的医疗服务较少。社区评级通常还附有规定最低福利待遇的法规,以限制保险公司通过福利设计进行风险选择的能力。但是,即使监管机构确定了基本福利方案,保险公司仍可以进行间接风险选择。在由私人保险补充公共系统的市场中,保险公司可能会以折扣价为低风险人群提供补充福利,而如果对基本套餐的支付没有进行适当的风险调整,则收取高风险加价(Ziffman,2006)。保险公司之间的竞争将这种加价转化为基本福利的较低价格。因此,从低风险到高风险类型的交叉补贴减少了,有效地消除了社区评级的交叉补贴。

　　然而,对关注间接风险选择的监管机构来说,管理式医疗计划可能是一个更大的挑战。相对于传统的保险覆盖,管理式医疗计划更多地利用供给方的成本分担,以激励提供者更有效地提供医疗服务。然而,供给方的成本分担也为供给者的风险选择产生激励,从而在生产效率和服务点的风险选择之间进行权衡(Newhouse,1996)。当健康计划面临强烈的风险选择激励时,他们可能会选择与供给者签订合同,以牺牲医疗服务效率为代价来促进正向选择。由于监管机构不容易观察到管理式医疗的技术,所以很难通过监管来限制计划的低效行为(Newhouse,1996)。

　　理论研究已经研究了不同的方式,其中管理式医疗计划可能扭曲保险覆盖以实现正向选择,包括它们对供求规模利用控制的选择(Eggleston,2000)、不同类型服务的差别配给(Frank et al.,2000)和服务水平的划分(Peterse and Ma,2003)。Cao and McGuire(2003)利用美国联邦医疗保险计划的数据测试了 Frank et al.(2000)模型的经验预测,找到了与健康维护组织选择服务水平以实现正向选择相一致的证据。基于相同的模型,Ellis and McGuire(2007)提出一个实证指标,以确定哪些服务可能被 HMO 扭曲从而实现正向选择。在他们的分析中,他们介绍了医疗保健支出的可预测性(predictiveness)和预测能力(predictability)之间的区别。如果某项医疗保健服务的大部分人际支出差异可以通过被保险人的可观察特征来预测,那么该项服务的利用就被称为可预测的。如果该医疗服务的利用与特定患者对医疗保健服务的总体利用高度相关(正相关或负相关),则该服务是有预测能力的。接着,作者认为,有可预测性的和具有预测能力的服务是管理式医疗计划定量配给的候选对象,目的是风险选择,并构建一个指标来衡量潜在的供给不足或过度供给。他们建议,监管机构可以规定服务的最低强度水平,如提高这些服务的相应指标,以减少管理式医疗计划的扭曲程度,以应对风险选择的激励。

4.3.5.1　界定风险调整

　　风险调整是对保险公司评级实践中的限制所造成低效率的监管反应,这些限制为风险选择计划带来激励。在本节中,我们将风险调整界定为根据参保者的风险为健康计划设定保费支付的行政过程。当监管阻止健康计划直接向消费者收取风险评级的保费时,风险调整实质上重新引入了基于风险的变化,即计划为吸引特定消费者而收取的保费。

　　实施风险调整需要发起人或中介机构以税收或参保人保费的形式收取收益,并将这些收益以基于风险的保费支付形式重新分配给健康计划。为了强调中介的作用,图 11.1 将竞争性市场与有赖风险调整的受监管体系进行了对比。在板块 A 中,消费者直接从健康计划中购买保险,并且消费者支付的保费是该计划为覆盖消费者医疗费用而收到的保费。相比之下,在板块 B 中,消费者支付的费用不同于计划收到的保费。在这部分,我们将消费者支付的款项称为"参保人缴款"。如板块 B 所示,参保人缴款通常由基于税收的收入作为补充。我们将中介为提供承保服务而向健康计划支付的费用称为"保费支付"。就风险调整而言,板块 A 和板块 B 之间的主要区别在于,保险计划收到的付款在板块 A 中由市场决定,在板块 B 中则由资助人行政决议。

板块A

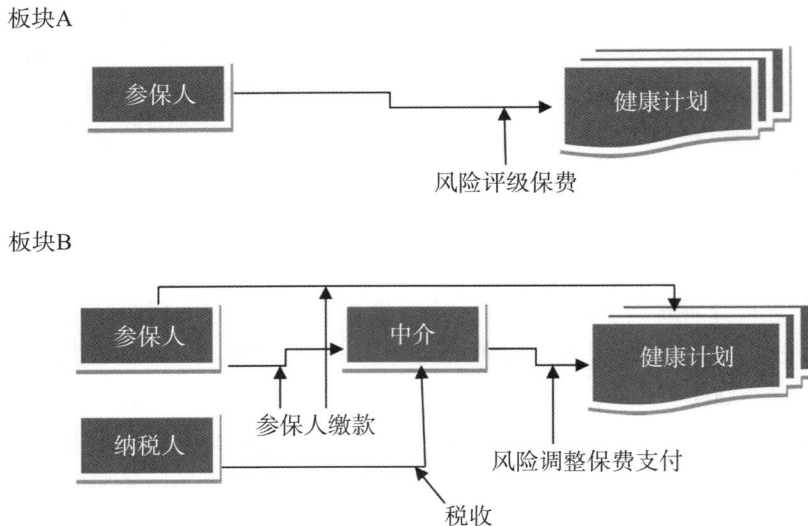

板块B

图 11.1　竞争性市场与具有风险调整的受监管市场

　　我们注意到,我们对风险调整的定义并不包括行政意义上调整员工保费缴款的任何内容。例如,Keenan et al.(2001)将反映计划成本差异同时不反映参保人风险差异的调整投保人缴款的过程称为"雇员保费缴款的风险调整"。换句话说,我们将风险调整定义为一种供给方监管策略。其他研究将风险调整称为"风险均衡"(如 Armstrong et a., 2010)。

　　风险调整用于多种情形,并且在实践中,上述简单模型能以不同的方式实现。Van de Ven and Ellis(2000)区分了与计划选择无关的强制性参保缴费和与计划选择相关的缴费。他们把前者称为"一致缴款",将后者称为"保费缴款",且前者往往与收入挂钩。"一致缴款"旨在反映筹资系统的再分配目标,与计划选择相关的缴款旨在激励消费者做出有效的保险选择。

　　Van de Ven and Ellis(2000)也描述了两种不同风险调整的资金流动模式。一种是消费者对资助人和某项计划进行一致缴款和直接保费缴款。另一种是消费者对健康计划进行单项缴款,包括一致的和直接的保费部分,然后资助人管理跨计划转移系统。后一种模式的优势在于它减少了跨组织的资金转移程度和与此有关的管理成本。然而,在各种情况下的关键特征通常是中介最终决定了特定参保者付款随风险而变化的程度。

4.3.5.2　风险调整方法

　　在实践中,风险调整关系到通过对不同可观测特征的基础支付进行加权,按特定参保者的预期成本的比例设定一项计划的保费支付。通常,个体特征的权重是根据通过回归估计医疗保健费用作为这些特征的函数来确定的。对风险调整方法发展的研究主要集中在如何最大限度地提高用于推导这些权重的模型解释能力,以及在模型中应包括哪些类型的个体特征。Van de Ven and Ellis(2000)对估算这些模型的技术问题提供了很好的概述。在这里,我们确定了一些争论中的问题,即风险调整模型应包含哪些特征。Newhouse(1996)提出的简单风险调整模型为以下讨论提供了框架:

$$Y_{i,t} = \alpha + X_{i,t}\beta + \mu_i + \varepsilon_{i,t}$$

其中，$Y_{i,t}$是个人i在t期的医疗保健消费，α为常数，β为系数，$X_{i,t}$是风险调节器矢量，μ_i为时间不变时特定个人的效用，均值为零，$\varepsilon_{i,t}$是期望值为零的随机误差项。

Newhouse et al.（1989）提出了这样一个问题：即使在控制了X的可观测特征（如年龄、健康状况和慢性病指标）之后，个人差异的可预测部分μ_i仍然存在，这表明即使是再细致的风险调整系统也可能会背离风险选择计划的激励。他们提出，通过增加模型的预测能力，增加对之前医疗保健服务利用的度量，可以解决这一问题。与此一致，Hsu et al.（2009）证明，之前使用的措施显著提高了用于美国联邦医疗保险 D 部分处方药福利相对详细的风险调整公式的预测能力，基于这一更丰富的模型的保费支付降低了风险选择的计划激励。然而，先期使用也是计划效率的一个衡量指标，先期利用的有条件支付削弱了计划有效生产的动机。因此，限定了先期利用的风险调整在医疗保健生产的风险选择和效率之间形成了一种权衡（Newhouse，1996）。有很多替代的风险分担方案，Van de Ven and Ellis（2000）讨论了这些方案。它们的共同之处在于是该计划某部分的实际利用得到了赔偿，而不是预测利用部分得到赔偿，以此来应对事情可能超出预料发生的可能性。

Lamers et al.（2003）认为，作为基于公平标准的风险调整器，监管机构应该排除医疗保健成本的一些外生性决定因素。[①] 他们将风险调整后的保费支付视为一种补贴，并将选择哪些因素纳入监管者认为对一致性至关重要的选择。例如，大多数风险调整系统会包括年龄、性别和慢性疾病等特征。但是，如果收入与医疗保健费用密切相关，监管机构会把收入作为风险调节器吗？Van de Ven and Ellis（2000）认为这主要是一个公平问题，并提出监管机构必须区分社会愿意和不愿意补贴的特征类型。然而，如果低收入人群使用更多医疗服务，给定健康状况等其他衡量因素不变，那么不以收入为条件的风险调整将激励保险公司避开低收入人群。Hsu et al.（2010）提供了一个基于收入选择的例子，以竞争计划的形式避开了高成本、低收入的受益人，因为美国联邦医疗保险计划的 D 部分处方药保险中使用的风险调整系统无法解释收入预期使用的差异。

Breyer et al.（2003）在解释 1993 年德国疾病基金支出的回归中发现了三个可以提高的变量：收入、单身和生命最后一年。由于德国社会健康保险系统的缴款与收入相关，疾病基金可以观察其成员的收入。首先，作者发现医疗保健支出的收入弹性约为 −0.5。其次，在 60岁以上的成员中，那些似乎独居的人（即基金中既没有配偶也没有抚养子女的人）支出比所有养恤金领取人的平均水平高出 14％。最后，一个在相应年份死亡的虚拟成员（因为他们在下一年的数据集里不再出现）具有高度显著性，60 岁以下成员的系数约为 1.2 万德国马克，60 岁以上成员的系数约为 6000 德国马克。总之，这三个变量将调整后的系数从 0.0527 提高到 0.0709。尽管很难根据基金成员中单身比例来确定风险调整金，但收入更易于观察。Beck and Zweifel（1998）首次提出的对每个已故计划成员进行一次性追溯付款也是可行的。这将大大降低保险公司吸引高收入人群和抵御死亡风险上升的申请人的动机。

[①] 请参阅本卷中由福勒贝和斯卡特撰写的"健康与医疗保健的公平"一章，以更广泛地讨论医疗保健中的公平问题。

一个相关的议题是医疗保健支出的地区差异是否应该纳入风险调整系统。如果纳入系统,那么对生活在医疗服务不足地区的人就意味着在隐性补贴那些生活在医疗服务较好或过度服务地区的人,这可能被认为是不公平的。相对于低成本地区,美国联邦医疗保险计划对医疗成本较高地区的补贴有所调整。但根据美国医疗改革的设想,针对65岁以下人口的社区评级将允许出现保费地区差异,以反映医疗成本的地区差异。其中一个问题是,我们不知道那些遭受较高本地成本的人是否以及在多大程度上也能获得更好或更先进的医疗服务。

最后,监管机构想要将哪些特征包括在计划中,可能受制于计划的运作,特别是因为风险调整的数据通常基于计划提供的保险索赔情况。当支付以保险索赔的诊断编码为基础时,保险计划有强烈的动机更积极地编制代码。Song et al.(2010)根据联邦医疗保险受益人在原居住地和新居住地的医疗服务强度,研究了当他们迁移到新居住地时的风险评分是如何变化的。他们发现,从低强度转移到高强度执业地区与诊断编码数量的大幅增加有关。这表明,不仅当前计算风险评分的方法可能在将外源性健康状况与计划效率分离方面无效,而且通过治疗决策和编码实践,也可能相对更容易操纵风险评分。

4.3.5.3 监管机构的视角

相对较少的研究明确考虑了监管机构在风险调整中的目标。在方法论文献中,研究发现风险调整系统的目标通常是最大化医疗成本模型的预测能力,Glazer and McGuire(2000)称之为风险调整的"统计方法"。相比之下,这些作者研究了监管机构如何通过支付设置来诱导保险计划按照监管机构期望的方式运行。使用这种委托代理方法,他们分析了消费者和健康计划之间存在信息不对称的情况,及具有不完全消费者风险信息的监管机构是否能够改善市场结果。他们修正了罗斯柴尔德和斯蒂格利茨的设定,允许计划操纵不同类型医疗保健服务的医疗水平,并分析了管理式医疗的情况。在他们的模型中,消费者知晓他们的风险类型,但是监管者机构和保险公司只能收到关于个人风险类型(相同的)嘈杂信号。他们对一个受监管的市场构建了模型,监管机构要求对参保人保费缴纳进行社区评级以实现公平目标,并使用风险调整来最小化由竞争性计划选择带来的低效率覆盖水平。他们表明,相对于没有风险调整而言,"传统的风险调整"——根据嘈杂的信号将计划的支付设定为等于参保人的预期成本——改善了结果。重病和慢性病两种情况的高风险人群都加入了能提供低于社会最优水平的医疗服务的合同,而低风险人群加入的计划所提供的急症医疗服务高于社会最优水平,而所提供的慢性病护理服务则低于社会最优水平。与无风险调整相比,常规风险调整与社会最优配给水平的偏差在数量上更小。

然而,作者证明,监管机构可以通过设定高于预期成本的高风险支付率来更接近社会最优配置。这种分析的主要贡献在于,当监管机构只有嘈杂的风险信号时(这种情况在实践中经常出现),他们可以通过调整支付率来抵消选择激励,从而改进当前的风险调整方法。使用不同的建模方法,Jack(2006)提出了类似的观点。在这项工作的基础上,Glazer and McGuire(2002)设置了一套权重,他们认为监管机构应选择给定的一组风险调节器,并提供一个经验示例,以实现关于获取和效率的特定目标。

4.3.5.4　风险调整和效率

风险调整是一种监管工具，旨在降低与医疗保险费社区评级相关的低效率。当保费进行社区评级时，风险调整系统能否达到最优效率？Glazer and McGuire（2002）的研究工作表明，即使监管机构拥有不完全的个人风险信息，他们也可以通过设计抵消风险选择剩余激励的支付方式来改进预期成本模型。换句话说，即使监管机构不能完全观察到相对成本，设计支付系统的可能性也是存在的，这会消除计划中为了风险选择而扭曲其服务的激励因素。

然而，供给方的管理定价仍然存在两个问题。第一，与生产效率相关的是，监管机构的可用数据是否能让他们以促进有效利用的方式估算相对成本。所有风险调整系统都是使用特定环境中的索赔数据来实施的，在该环境中，医疗保健服务的供给可能未必是有效率的。在这种情况下，对不同风险类型的相对成本的估计将反映出它们所基于的系统的低效率。第二，管理定价能否实现配置效率。竞争性市场中设定的保费提供了一个信号，表明了医疗保健支出相对于其他商品和服务的价值，而管理定价机制则消除了这一信号。美国联邦医疗保险计划是一个很好的例子，该计划一直在努力设定平均保费，以引导健康计划的正确或有效的参保人数。Glazer and McGuire（2002）发现了这一弱点，只有当监管机构将预算设定在适当水平时，其风险调整系统才会导致最优配给水平，否则，结果是次优的。总体医疗服务水平要么过高要么过低，这取决于监管者设定的预算水平。系统要求参保人支付与特定计划成本相关的费用，部分解决了这个问题。

社区评级系统面临的另一个效率挑战来自需求方。在大多数关于医疗保险市场逆向选择和风险调整的研究中，需求完全取决于风险。然而，在给定的风险类型中，对健康计划或医疗保健提供方式的偏好变化会给社区评级带来一个棘手的问题。当偏好在一个风险类型内变化时，需求方基于风险的定价对于引导消费者在不同的计划中做出有效选择是必要的。Bundorf et al.（2008）表明，美国由雇主资助的保险覆盖中，在没有风险评级保费的情况下由于消费者与健康计划的低效匹配而造成的福利损失的数量非常多。然而，对参保人缴款的风险评级首先损害了激励监管的分配目标。Glazer and McGuire（2009）明确了可能的替代方案。他们表明，当人们的口味可以像收入一样被用作税收的基础时，一个简单的税收就可以实现有效分配，并维持按风险统一保费的公平标准。但是，人们的口味无法观察，并因此不能用作税收的基础，效率和公平（即不同风险类型的给定计划的同等保费缴款）也就无法同时实现。他们提出了一种弱化的公平概念，称之为弱一致性，并说明了如何实现这一目标。

4.3.5.5　风险调整实践的最新进展

自20世纪90年代初以来，一些国家实施并完善了风险调整系统。在本节中，我们将简要概述欧洲（荷兰、瑞士和德国）和美国风险调整实践的发展情况。

德国、荷兰和瑞士在20世纪90年代在疾病基金之间引入了更激烈的竞争，试图控制迅速上升的医疗保健支出，并在医疗保健部门实现更有效的资源分配。为了保护风险等级之间理想的再分配程度，对竞争性框架辅之以社区评级和公开注册。此外，这三个国家都引入了风险调整系统（Van Devine et al., 2003）。

在美国，自20世纪80年代初建立联邦医疗保险计划以来，该计划在支付私人计划时使用了风险调整系统作为传统福利的自愿替代。然而,由于正向风险选择,该系统已被广泛证明是不充分的,如私人计划的平均医疗保险支付额超过了传统医疗保险下对受益人支付的金额。[①] 因此,2000—2007年,一个能更充分利用诊断信息的修订版风险调整系统被分阶段采用。最近实施的针对联邦医疗保险受益人的处方药福利,依赖于相互竞争的私人计划以提供公共补贴保险,同时也依赖于风险调整系统。根据2010年通过的《患者保护与平价医疗法案》规定的改革,风险调整将适用于参与新成立的医疗保险交易所以及在交易所外运营的计划。

4.3.5.5.1 瑞士

1993年,瑞士引入了风险调整系统(RAS)。1996年,又引入了竞争性框架。RAS仅使用年龄和性别参数,并使用多单元方法。对于每个年龄和性别小组,分别计算了26个行政区的平均支出,并将其用作疾病基金之间平衡支付的基础。预计竞争基金的风险构成将会随着时间的推移被同化,这样在10年后可以取消风险调整系统(Baker et al., 2003)。

竞争性框架的特点是一揽子保险,所有居民都必须参加基本保险和自愿补充保险。2008年,86家私营保险公司提供了基本保险,少于10年前的118家。4家最大的公司共同占有近50%的市场份额。补充保险通常由子公司以基于风险的保费方式提供,其申请人可能会被保险公司拒绝。由于超过70%的人口已经购买了补充保险,而且通常是在同一家保险公司,因此保险公司拥有关于其客户健康情况的额外信息。

基本保险的保费对公司的所有客户都是一样的,并针对3个年龄组(18岁以下、18-25岁和25岁以上)分别计算以确保零利润。如果客户接受更高的免赔额或参与管理式医疗计划,则可以给予折扣。客户可以每6个月更换一次保险公司。低收入居民可以在他们所在的行政区申请"保费补贴",该补贴涵盖的保费超过其总收入的一定比例(通常为4%~12%)的部分,因此对于这类客户来说,保费基本上取决于收入。公立医院50%的费用由行政区政府直接承担,因此保险公司只报销另一半。

4.3.5.5.2 德国

1994年,德国引入风险调整系统(RAS),这是更具有竞争力的社会健康保险系统。RAS的主要目标是降低与收入相关的疾病基金的大范围缴费率(从8%到16%不等),从而创造一个公平的竞争环境。历史上,许多疾病基金只为特定的行业或职业群体提供服务,因此他们的风险和收入构成差别很大。1996年前,大多数蓝领工人不能选择他们的疾病基金。1996年德国开始引入自由选择,主要是为了取消白领员工的特权,而不是通过更多的竞争来提高效率(Buchner and Watts, 2003)。

最早的RAS使用年龄、性别和残疾状况参数将被保险人分成360个单元,在每个单元内计算平均支出,以确定每个疾病基金的"缴费需求"。由于缴款按照收入的一部分征收,RAS还必须考虑到每个基金的"财务实力",即所有基金成员的缴款收入之和乘以各基金的平均缴款率。缴款需求和财务实力之间的差额由中央基金池偿还。

---

① 参见 McGuire et al.(2011)对该文献的讨论。

德国自引入 RAS 以来已经进行了多次改革。2002 年,患有 7 种慢性病之一并自愿参加 7 种"疾病管理方案"之一的被保险人被安置在额外的单元中,其平均支出单独计算。此外,2002 年该系统引入了一个高成本资金池,覆盖在特定年份超过 20450 欧元支出的 60％。2009 年该系统引入了直接发病率部分(见下文)。

德国医疗保健系统是一个双层系统,由社会层级和私人层级组成。2009 年以来,每个居民都有强制性保险。收入低于某一门槛(目前每年约 5 万欧元)的雇员是 SHI 的成员,而高收入者、公务员和自营职业者可以选择离开 SHI 参加私人保险。虽然在私人层级,保费按风险评级核算,但 SHI 层级的特征在于法定福利方案、免费注册和统一缴费率下与收入挂钩的缴费,这些都是由政府确定的,但疾病基金可以征收额外的缴费,允许小部分价格竞争。此外,2007 年以来,疾病基金被允许为共付额较高或医生准入受限的合同提供折扣。1996 年引入自由选择基金以来,疾病基金的数量大幅下降,从 642 个降至 2010 年的不到 200 个。与收入挂钩的缴款和政府补贴(目前占 SHI 总支出的近 10％)将进入中央基金,该基金根据疾病基金的风险状况将资金分配给疾病基金。

后者利用年龄、性别和残疾状况的传统风险调节器进行衡量。但是每一笔疾病基金都会为每一位患 80 种特定慢性病之一的客户提供一笔补助。使用"诊断信息"和药物处方识别患者,并将其分配到 152 个风险组中的一个,对这些风险组使用线性回归来确定下一年的预期成本。

4.3.5.5.3　荷兰

1991 年,荷兰引进的 RAS 是以市场为导向的医疗改革的重要组成部分,该改革由德克尔委员会于 1987 年提出(Helderman et al., 2005),并受 Enthoven(1988)的启发。其指导原则是关于医疗保险公司和医疗保健提供者之间的规范竞争以及保险公司承担更多的成本责任。众多此类想法在 1996 年的医疗改革中再次出现。起初,RAS 仅仅使用年龄和性别作为风险调整因素,并辅之以一个包含高成本池的大型高成本补偿计划(Lemers et al., 2003;Van Derwen and Schutt,2008)。1995 年,额外的风险调节器城市化程度和收入被包括在内,但在 2000 年,先前支出被再次使用,使 RAS 成为一个部分费用报销系统。2002 年,先前支出被药品费用组取代,2004 年被诊断费用组和就业状态取代(Deven,2007)。

2006 年医疗改革以来,荷兰一直实行强制性基本保险,由 5 家大型私营保险公司在严格监管的环境下提供服务,每年免费注册,有监管福利包和社区评级。保险公司可以有选择地与医疗服务提供者签约,并经营自己的药店(Van Derwen and Schutt,2008)。基本保险计划收入的 50％来自与收入挂钩的缴款,这些缴款流入中央 RAS 基金(Derwen,2007)。其余 50％ 的资金来自人均保险费,由保险公司直接向所有 18 岁以上的被保险人征收。保费与风险无关,但在保险公司之间有所不同。对于团体保险合同,保险公司可以给予高达 10％的回扣(占所有被保险人的 57％),对于每年超过 150 欧元的共付款,有更多免赔额(Vander Wen and Schutt,2008)。大约 2/3 的人口从政府获得保费补贴,这取决于平均保费,从而使他们选择廉价合同的动机不变。

与收入相关的收益以风险相关分配的形式从中央基金流向保险公司(Derwen,2007)。

这个过程包括几个步骤(Van Derwen and Schutt,2008)。第一步,估计下一年的支出,从而确定为一半总支出提供资金所需的缴款率。第二步,估计个人支出,从而确定与风险有关的转移支付。最后一步,估计保险公司之间的转换,用于计算对保险公司的拨款(Derwven,2007)。个人保健支出根据年龄、性别、城市化程度、药物成本组(20组)和诊断成本组进行估算。2008年以来,社会经济状况被用作额外的风险调节因素,以平衡以前属于社会保险与私人健康计划的被保险人之间无法解释的差异。收入不适合解释这种差异(Derwen,2007)。虽然荷兰的RAS有许多风险调整因素,但核算预算和实际支出有很大差异,每年年底这种差异会被部分掩盖,以进一步减少风险选择的激励。这是通过追溯性的部分成本报销和强制性高成本池来实现的,成本池涵盖所有超过2万欧元成本的90%(Van Derwen and Schutt,2008)。

4.3.5.5.4 美国

美国联邦医疗保险计划为老年人和残疾人提供了公共筹资的医疗保险。自20世纪80年代初以来,联邦医疗保险受益人可以选择用私人计划的保险覆盖来取代这一传统保险。[1] 参与该计划要与联邦医疗补助和联邦医疗保险服务中心(Centers for Medicaid and Medicare Services,简称CMS)签订年度合同,该合同同意为受益人提供福利。计划必须提供与传统联邦医疗保险最低水平相当的福利,可以并且经常提供额外的福利,例如更低的费用分摊或额外的承保服务,并且可以向受益人收取注册费用。受益人保险费必须在给定的服务区域内进行社区评级。计划必须接受所有希望参保的受益人。允许计划使用管理式医疗技术来协调医疗服务。

对于选择加入私人计划的受益人,联邦医疗保险计划代表受益人对健康计划进行风险调整后按人头付款。[2] 从历史上看,CMS将计划的付款与某个地区内FFS参保人的联邦医疗保险支出水平挂钩,并根据参保人的人口统计特征调整付款。按该县调整后的人均成本(AAPCC)的95%来厘定付款,分别针对老年人和残疾人进行计算,其中用于风险调整的个人特征是年龄、性别、联邦医疗补助参保情况、机构状态(养老院居民)和工作状态。然而,这种"人口统计模型"只解释了联邦医疗保险支出差异的1%,为私人计划中的正向风险选择创造了相当大的机会。相应地,几项研究发现,由于正向风险选择,联邦医疗保险计划为参保者支付的私人计划比他们留在传统计划中的费用要更高。[3]

针对这些问题,1997年《平衡预算法案》规定,最终根据参保人健康状况对计划付款进行风险调整。[4] 2000年,CMS开始使用住院患者诊断信息进行风险支付调整。最初,由于缺乏来自可靠的门诊编码数据,该系统仅限于住院诊断,但只有10%的权重是基于修订的风险调

---

[1] 传统的联邦医疗保险由A部分和B部分组成,分别大致对应于住院和门诊服务。一个私人保险计划从技术上讲是联邦医疗保险C部分,取代了A部分和B部分的保险。处方药的D部分联邦医疗保险于2003年颁布,并于2006年首次生效。在颁布D部分之前,联邦医疗保险不包括门诊处方药。

[2] 请参Pope et al.(2004)对该系统发展的详细描述。

[3] 参见McGuire et al.(2011)关于联邦医疗保险C部分支付方法对项目成本影响的讨论。

[4] 1997年的BBA标志着一系列支付改革的开始,这些改革提高了私人计划不可逆转风险的支付水平,并且这些改革极大地增加了联邦医疗保险支出,参见McGuire et al.(2011)关于这些变化的全面论述。

整系统,原因是担心该系统会刺激患者的住院计划从而导致支付增加。随后的立法规定,到2004 年,CMS 将根据住院和门诊数据进行风险调整。同年,CMS 引入了一个更为全面的风险调整系统,该系统基于从住院和门诊数据得出的分级条件进行分类(hierarchical condition categories,简称 HCCs)。风险调整后的支付在 2004 年、2005 年和 2006 年,分别占混合比率的30％、50％和 75％。从 2007 年开始,风险调整完全基于 HCC 模型。

新模型将诊断指标添加到现有人口统计模型中,使用基准年的诊断来预测下一年的利用率。诊断指标是通过将超过 1.5 万个 ICD-9 码映射到大约 180 个条件类别而得到的,在模型中最终只使用了基于预测能力和其他标准选择的子集。在模型中包含的与临床类似的病症类别中,又增加了一个层级,以便对组中最严重病症进行编码。当与临床条件不相似时,可以用多种情况对个体进行编码。最终,该模型包括 70 个诊断类别、6 个诊断交互类别和 5个与残疾津贴指标交互作用的诊断类别。使用 1999—2000 年医疗保险索赔数据校准的新模型比人口统计模型具有更大的预测能力,解释了传统保险中参保受益人之间大约 10％ 的费用变动。

风险调整也是联邦医疗保险 D 部分处方药福利的一个关键组成部分。联邦医疗保险计划从 2006 年开始将门诊处方药保险扩大到受益人,新保险完全依赖于与之竞争的私人保险计划来提供公共补贴保险。[①] 私人保险计划与联邦医疗保险签订合同,在特定地区提供保险。虽然联邦医疗保险计划已经界定了标准福利,但私人计划在设计时可能会偏离该标准承保范围,前提是它们符合精算等值的某些标准,并且受益人在选择加入特定计划时,必须为特定计划支付相对于标准计划的全部增量成本。因此,计划基于福利设计、价格和服务来争取参保人。总的来说,联邦医疗保险对保险费的补贴约为 75％,并为低收入受益人提供额外补贴。

联邦医疗保险对私人计划的付款和参保者缴费通过 4 个竞标过程确定。每年,参与的私人计划都向联邦医疗保险计划提交标书,以覆盖平均健康水平的受益人。私人计划参保人的保费是私人计划出价和全国平均出价的 74.5％ 之间的差额,参保人保费不会因个人风险不同而有所不同。[②] 计划的基本费用(即计划出价和参保人缴款之间的差额)根据参保人风险进行调整。

C 部分和 D 部分福利风险调整的一般方法相似。[③] 该系统基于一个模型,该模型使用一年内从保险索赔中得出的个人诊断情况来预测下一年的利用率。由于该计划实施之前,无法获得联邦医疗保险计划受益人的处方药使用数据,因此该模型基于联邦退休人员和联邦医疗补助计划受益人的处方药支出数据,这些数据与联邦医疗保险住院和门诊使用数据链接。与私人管理式医疗计划的风险调整一样,诊断指标是通过将 ICD-9 编码映射到临床状况,然后确定哪些临床状况最能预测随后一年的使用情况而产生的。ICD-9 编码在临床条件中的聚集以及临床条件和利用之间的关系在两种设置中不同。用于风险调整的最终处方药

---

① 参见 Duggan et al.(2008)对该计划的详细描述。
② 计划收到的个人再次保险补贴也有调整。
③ 参见 Robst et al.((2007)关于联邦医疗保险 D 部分风险调整系统开发的详细描述。

支出模型包括年龄和性别指标、残疾状况指标、84 种 RX-HCCs(疾病指标)以及残疾状况与三种不同疾病指标的相互作用。与 HCC 模型的情况一样,临床相似病症子集的指标编码基于疾病严重程度分级,而其余病症指标是附加的。对接受低收入补贴的受益人和机构化受益人,风险调整后的付款按比例系数进行调整,反映出这些群体的预期支出较高。

Brown et al.(2011)分析了从人口统计学向 HCC 风险调整系统的转变,首次证明风险调整对美国联邦医疗保险计划的影响。他们发现,随着风险调整的逐步推进,HCC 模型中所衡量的维度上的风险选择有所下降,这表明更详细的风险调整确实会激励招募高风险受益人的计划,这些受益人获得了更高的补偿。然而,计划也对激励人们在不可测量的维度上进行更大风险选择做出了反应。换句话说,计划增加了以风险评分为条件的风险选择程度。他们的分析表明,这些反应通过增加联邦医疗保险为参保者支付的私人计划金额和他们在传统计划中为这些受益人支付的金额之间的差额,最终提高了政府对联邦医疗保险计划的成本。

5. 保险市场绩效的经验证据

5.1 风险差异与保险需求

保险需求应该如何随着个人风险或风险感知的变化而变化? 这个简单的问题实际上有一个复杂的答案。人们的直觉是:保险对于从保险中获得较大预期收益的人来说更有价值,因此,与没有保险相比,高危人群更有可能对某保险条款有需求,同时也更有可能对比低风险人群更慷慨的保险有需求。但是在竞争激烈的保险市场中,新的高风险买家将面临比低风险买家更高的保费(无论是总保费还是保费增量)。哪一个应该胜出呢?

最透明的答案是由 Ehrlich and Becker(1972)给出的:如果收入对保险需求没有影响,就应该存在一种联系,这样在具有完全信息的竞争性市场中,保险需求独立于风险水平。他们的结论是,需求应该只取决于负荷因子,而不是损失的概率或数量。

正如所有消费者选择的比较静态结果,如果收入效应大,这些关于需求的结论都可以改变。与低风险人群相比,高风险人群会支付高保费(或者没有保险则面临更高的预期费用)从而降低实际收入水平。如果风险厌恶(绝对或相对)随着收入或财富的变化而变化,那么实际收入的减少可能会影响保险需求。也就是说,较高的风险是否会影响保险需求,取决于风险厌恶程度如何随(预期)实际收入而变化。随着风险和保费的变化,对保险的需求可能会上升或下降:如果因为我属于高风险人群所以医疗费用占据了我收入的一大部分,我可能会增加需求,因为一旦得病我会变得更穷、更容易遭受损失;或者因为保险负担和服务是我再也负担不起的奢侈品,所以我要减少需求。

　　人们普遍担心,风险评级将使中低收入高风险人群的医疗保险变得"负担不起"。如果收入对医疗需求产生积极影响,但保险定价并不考虑收入,这种情况就会发生。如果我是一个低收入、低风险的人,但面临的保费只随风险而变化,而不随收入变化,那么我将支付的保费在很大程度上取决于高收入人群的选择——这一保费相对于在无保险的情况下将面临的(较小的)预期自付费用而言,可能过高。如果收入对医疗需求的影响很大,保险市场需要按收入进行细分才能正常运作。Bundorf et al.(2010)在美国基于就业的大型团体市场中发现了与这些收入效应类型相一致的经验证据。然而,他们并没有观察到低收入高风险人群的低覆盖率,而是观察到低收入低风险人群的覆盖率相对较低,他们将这一现象归因于混合保费对低风险人群负担能力的影响。换句话说,在低风险人群中,混合保费对低收入人群而不是高收入人群的覆盖面来说是更大的障碍。

　　由于风险厌恶等因素,对保险的偏好与风险相关程度,也可能影响到风险对保险需求的影响。例如,如果高风险人群也更厌恶风险,那么即使保险负担没有因风险类型而变化,他们也将有更强的保险覆盖需求。

5.2　保险市场运行的经验证据

　　几乎没有证据表明,逆向选择在多大程度上影响了不受监管、自愿的个人医疗保险市场的运作。由于几乎所有国家都对医疗保险市场进行高度监管,而且大多数国家强制购买保险,因此在真正竞争激烈的市场中,观察消费者和保险公司行为的机会很少。即使公共项目没有明确取代面向大部分人口的私人市场,机构们也以不同于教科书中的市场单期风险评级模型的方式在发展。尽管在美国,购买保险是自愿的,但雇主资助的医疗保险通过将保费排除在应纳税报酬之外而获得高额补贴,而且大部分人口通过雇主获得团体保险。因为雇主控制着福利设计的大部分方面,包括保险公司的进入和参保人缴费。雇主资助市场的绩效可能不同于竞争激烈的个人市场。此外,联邦和州的监管以各种方式影响雇主资助的市场。尽管美国的保险市场通常在州一级受到监管,但自我保险的雇主不受各州监管,而是受到一系列联邦法规的监管,例如(但不限于)非歧视要求、在设定员工保险费缴款时可能考虑的因素类型限制以及对排除原有条件的限制。这主要适用于美国个人和小型团体市场的各州监管影响到保险公司行为的许多方面,包括强制性的福利要求和对保险公司评级做法的限制。各州采用了非常不同的监管模式。

　　美国个人医疗保险市场,尤其是在监管环境相对薄弱的州,可能是最类似于不受监管的市场。然而,这方面的研究很少。在美国,个人市场相对较小,且是自主选择的。大多数人的私人医疗保险通过雇主获得,如果他们愿意在提供保险的公司(如星巴克)工作,这一点就更加肯定了——在这种情况下要获得消费者和保险公司行为的数据是一项挑战。此外,有税收优惠的雇主出资市场的存在很可能会影响个人市场的运作,使二者实际上不可能分离。因此,大多数关于保险市场逆向选择的研究,要么是基于个人基本保险或补充保险的高度监管市场,要么是基于就业的团体市场(通常有税收补贴,但监管相对较少)。

虽然其他许多国家在不同程度上依赖私人医疗保险,但各国之间以及各国内部的市场差异很大。例如,在荷兰,绝大多数人从私营保险公司购买初级保险,这些保险公司在高度监管的"管理式竞争"环境中竞争。相比之下,在德国,大部分人通过受监管的社会保险系统购买初级保险,但公务员和高收入个人可以选择不参加,并在私人保险市场购买保险。

进行风险选择发生的研究在分析制度环境的异质性程度时表明,在将特定研究的结果推广到另一种环境时要谨慎。实际上,任何要被检验的经验设置都涉及对雇主、保险公司和影响风险差异的监管特征的不完全理解的组合,因此不能扩展到涉及同等混合政策的其他情形。

5.3 检验风险选择的经验方法

无论制度安排如何,在确定医疗保险市场风险选择方面,关键的经验挑战是将风险对购买保险的影响与保险对医疗保健利用的影响分开。经济学理论预测,在给定的保费水平下,高风险人群将比低风险人群购买更多的保险(逆向选择),并且给定事前风险不变,保险覆盖将提高损失的概率和(或)规模(道德风险)(Pauly,1968;Rothschild and Stiglitz,1976)。因为这两种理论都预测事后支出与保险金额正相关,所以在比较不同保险水平人群的医疗保健支出时,很难将经验上的逆向选择与道德风险区分开来(Chapory,2000)。

研究人员使用了各种方法来解决这个问题。在给定年份注册特定类型保险的人群里,"跳槽研究"比较了那些在次年更换了保险和次年未更换保险的人的医疗保健服务使用情况。这类研究的优势在于,通过将研究样本限定在第一年参加相同类型保险的人中,支出比较不会因保险计划特征对医疗保健利用的影响不同而有所偏差。其主要缺点是,参保前一段时间的利用率不一定代表两组之间的长期差异。如果参保前医疗保健服务利用率的差异代表暂时的冲击,而不是健康状况和医疗保健利用率的永久性差异,则不同类型覆盖率的参保人之间的平均差异将小于边际差异(Hellinger,1987;Brown et al.,1993)。如果先前支出是推动保险变化的一个因素,那么身份识别问题就更严重了。

其他研究比较了两组人的健康状况指标,而非支出指标。通过检查所有的参保人,而不仅仅那些更换保险计划的人,这些研究提供了平均健康状况的差异估计,而不是边际参保人。然而,为了避免计划特征对利用率的影响所产生的偏差,而不是核算医疗保健支出或医疗保健服务利用率,研究人员通常核查不太可能受保险计划特征影响的健康指标,例如健康状况指标和自述健康状况。大多数研究考察了多种衡量指标,并发现了某些方面的正向选择证据,但很少有人将这些发现转化为支出差异,从而难以确定观察到的健康差异是否代表健康支出的实质性差异。健康指标的潜在内生性是另一个令人关切的问题。如果保险范围提高了疾病诊断率(对慢性病指标)或治疗效果(对自述健康状况),这些研究将高估基于风险选择的程度。

正如下文所述,使用这些方法的研究主要关注的是简单地记录保险覆盖范围是否随风险而变化——高风险人群是否比低风险人群更有可能获得医疗保险,还是获得更慷慨的保险覆盖。关于基于风险的选择是否确实是由于保险公司和消费者之间的信息不对称,很少有研究提供证据。更准确地说,要将风险选择归因于不对称信息,有必要证明那些拥有保险和更慷慨保险的人风险更高,这取决于保险公司可获得和使用的信息。如前所述,风险和保险之间积极关系的潜在替代解释包括道德风险、收入效应以及风险和保险偏好之间的相关性。Finkelstein and McGarry(2006)提供了一个长期医疗保险市场偏好作用的例子。然而,在这种情况下,有保险和无保险的索赔率之间没有差异,是因为风险和保险覆盖偏好之间的负相关。因此,用风险和保险覆盖之间的正相关来证明由于信息不对称而存在基于风险的选择既无必要也不充分。

在许多市场中,保险公司要么受到监管机构的阻碍,要么自愿放弃使用与索赔相关的信息,这一观察结果推动了 Finkelstein et al.(2006)提出的逆向选择"未利用的可观察变量"检验。这些未定价的可观测风险因素与购买医疗保险之间的相关性证明了逆向选择的存在。就医疗保险市场而言,监管往往阻止保险公司在定价时使用如年龄、性别或健康状况之类容易获得的信息。因此,这种方法隐含地支持了这些类型的法规对覆盖率影响的分析,这种分析往往发现评级限制会增加高风险覆盖率,降低低风险覆盖率(Bartzmuller and Dinado,2002;Monheit and Steinberg Schone,2004;Simon,2005;Daviddorf et al.,2005;Bundorf and Simon,2006;Pauly and Herring,2007;Rosaso and Lurie,2009)。

也许是由于可以获得更丰富的数据集和更复杂的经验方法的发展,越来越多的文献正在使用结构模型研究医疗保险市场中信息不对称导致的风险选择(Caton and Handel,2001;Bundorf et al.,2008;Carlin and Zeng,2010;Baggeri et al.,2010)。Cardon and Hendel(2001)根据全国代表性调查数据进行了这一领域的首次研究。卡顿和亨德尔在雇主提供的一套计划中使用了工人之间的差异,来确定计划类型对相似消费者(基于可观察特征)医疗保健服务利用的影响(道德风险)。[①] 然后,他们在考虑了可观察特征之后,检验医疗支出的事后差异是否与保险选择有关。这种方法不仅区分了道德风险和逆向选择,考虑了不同类型保险注册人群的利用差异,还允许关于风险类型的私人信息影响选择。作者发现很少有证据可以表明选择是不可观测的,这表明逆向选择可能并非不受监管的团体医疗保险市场中的一个重要因素,因为影响选择的个体特征很容易被纳入价格。这项研究的发现不一定与雇主资助型保险市场上不存在逆向选择相一致。这是因为,如果在定价中不使用可观测特征,那么对可观测数据的选择可能代表逆向选择。换句话说,如果雇员保费缴纳和工资报酬都没有随着影响计划选择的消费者可观测特征而变化,那么对这些特征的选择代表对未定价风险因素的选择。这一区别表明,在解释特定环境中基于风险选择程度的证据时,必须仔细考虑特定市场的制度特征。Einav et al.(2007)提出了一种在医疗保险市场识别逆向选择的替代方法。他们的方法需要这样一种情况,那就是保险费用变动是外生的,分析人员拥有消费者需求和保险公司成本的信息。他们表明,在这些条件下,在风险选择存在时,保险公司的预期收益成本曲线将如何内生地对价格做出反应。当存在逆向选择时,保险公司成本随价格

---

① 关于选择集对于工人健康保险需求是外生的假设是有争议的。经验证据表明,雇主提供的选择集与雇员对健康保险的偏好有关(Morelan et al.,2001;Bundorf,2002)。

而增加;当存在正向选择时,保险公司成本随价格下降而降低。直觉是,保费高时只有高风险人群才会购买,然后会产生高收益成本,而保费低时,风险会更低。当然,公司只能在这个成本曲线上那些需求足以支付这些成本的点上运作。Pauly(1974)、Pauly and Zeng(2004)提供了这类模型的简单例子。

这些分析医疗保险市场风险选择的更具结构性的方法,有一个关键优势,即通过估计需求和成本模型,分析人员可以评估逆向选择的福利影响(Einav et al., 2010b)。然而,在解释这些估计时,有必要确定相关的基准。例如,Carlin and Town(2010)分析了雇主出资的市场,将观察到的和潜在的替代统一缴款政策与最有效的统一缴款进行比较。换句话说,此研究以保费个体差异有限的环境为基准,确定了相对于次优保单的替代性保险政策的福利损失,有效地衡量了与雇主在现有制度约束下可能采取的政策相关的福利损失程度。相比之下,Bundorf et al.(2008)计算了不同定价政策相对于替代基准的福利成本——个人的单期风险评级保费。虽然使用这一基准可以让他们考虑现有的制度安排如何影响医疗保险市场的效率,但这一基准并不意味着最优选择。然而,在这种情况下,风险评级的保费会使消费者面临动态的再分类风险。出于政策分析的目的,人们还会考虑这种低效率的来源。最后,Einav et al.(2010a)的估算使用了雇主出资市场的数据,将假设的竞争性统一缴款与最有效率(次优)的统一缴款进行了比较,对当前雇主出资市场的福利损失程度并未深入了解。这项研究与第3.2.2节中讨论的团体保险的最优保费差额问题有关。

更一般地说,缺乏基准的不受监管的保险模型是这些核算类型的一个重要限制。有趣的是,"非均衡"定价使研究人员能够通过观察不同类型的消费者在面对不同价格时的行为来进行福利核算,而这些不同的价格与需求无关。然而,在医疗保险市场上"非均衡"状态的普遍存在表明,实际上不可能知道相关竞争性市场的结果到底会是什么样。

5.4 风险选择的经验证据

在本节,我们将通过分析保险范围是初级保险还是补充保险,以及通过研究是否分析了消费者购买任何医疗保险或保险类型的决策,来组织风险选择的证据。

5.4.1 初级保险覆盖

5.4.1.1 将风险选择纳入保险覆盖

只有少数研究考察了风险在美国个人市场上人们是否购买医疗保险中的作用。虽然Pauly and Herring(1999)没有发现个人市场的风险(以预期医疗费用来衡量)与保险覆盖之间存在统计上的显著关系。但在最近的研究中,他们发现,由于慢性病的存在,高风险人群购买保险的可能性低于低风险人群,特别是在没有限制保险公司评级做法的州(Pauly and Herring,2007),这可能是由收入约束造成的。

对雇主出资的市场中未投保人和被保险人健康状况比较的研究经常发现,被保险人更有可能报告患有慢性病,但也不太可能报告糟糕的健康状况(Monheit and Westenis,1994;Bernard and Selden,2002)。对由雇主提供医疗保险的人们进行分析的研究发现,拒绝保险和未投保的人比参加某些健康计划但却不太健康的人更健康（Bloomberg et al.，2001）。同样，拒绝保险的人更有可能报告糟糕的健康状况，但与参保的人相比，患高成本慢性病的概率更小（Bernard and Selden，2002）。

Pauly and Herring（1999）没有发现风险（以预期医疗费用衡量）和大型团体市场的保险覆盖之间有统计学意义上的关系，尽管他们确实发现在小公司工作的高风险、低收入人群比其他类似的低风险人群获得保险的可能性更小。相比之下，Bundorf et al.（2010）发现，健康风险与雇主出资市场的保险覆盖之间存在正相关关系，健康风险通过基于更详细的自述健康状况清单的预期支出来衡量。风险和保险覆盖之间存在正相关关系，这表明在这种情况下，与消费者在决定是否获得保险时使用的信息相比，以雇员缴费和潜在工资补偿的形式，消费者面临的保险额包含的个人风险信息更少。在大型市场中，低收入人群的健康风险与保险覆盖之间的正相关关系比高收入人群更强。雇主出资的保险中适度逆向选择的发现与Bhattacharya and Vogt（2006）的证据相一致，即工人中更高的特定工作的资本与更高的基于雇佣关系的保险相关联，这种影响在低风险工人中最强。Bundorf et al.（2010）的结果与此类离散关系一致，特别是在中低收入工人中更是如此。在大公司中，切换成本可能足够高，特别是对高收入工人而言，可以促进这一群体的风险共担。

5.4.1.2 健康计划中的风险选择

一个相对较大的文献研究了健康计划中的风险选择。Van Vliet（2006）分析了荷兰疾病基金系统在引入自由计划选择后前8年（1994—2002年）的数据。在1000万名疾病基金成员中，有13万人更换了计划。更换计划的人产生的支出比平均被保险人低约40%，因此2002年中央基金向保险人统一支付的按人头付款将比（2000年和2001年）更换保险者多支付50.2%。然而，更换保险者平均年龄更年轻，因此当根据年龄和性别组成进行调整时，超额支付下降到9.3%。加上地区和社会福利，这个数字下降到5.7%，最后，加上医疗参数，下降到微不足道的1.4%。作者的结论是，尽管更换保险者的平均风险更高，但荷兰风险评估系统能够消除这种差异，特别是在风险调整公式中增加了医疗信息。

在美国，研究保险计划风险选择的文献主要集中在决定加入健康维护组织或其他类型的管理式医疗计划，而不是其他限制更少的保险形式。

就美国联邦医疗保险计划而言，受益人可以用私人替代方案取代传统的公共管理福利，大量文献研究了受益人风险与参保私人计划替代方案之间的关系。大多数研究表明私人保险计划经历了正向选择（Hailinger，1995；Hailinger and Huang，2000；Melo et al.，2003提供了文献回顾）。

研究还考察了美国雇主出资的团体市场中不同类型保险计划的风险选择。早期的研究普遍发现了相对于赔偿计划而言，选择HMOs更有利的证据（Hailinger，1995）。20世纪90年代以及后来关于哪种管理式医疗（通常为HMOs）相对于管理不善的保险计划（通常是PPOs或赔偿计划）经历了正向选择的程度的研究产生了混合证据（Hailinger and Huang，2000）。总的来说，对更换保险者的研究提供了最有力的证据，证明相对于管理不太严格的计划而言，HMOs存在正向选择。Nicholson et al.（2004）基于人口统计学和健康状况的其他衡量标准，如慢性疾病的存在,发现了 HMOs 正向选择的证据。一项更换保险者的研究提供了基于人口统计学特征的正向选择的证据,这些选择是相对于报销计划(但并非相对于 PPOs)而言的(Altman et al., 1998)。另一个研究发现了 HMOs 在改变生育住院行为时存在逆向选择但非生育住院存在正向选择的证据(Robinson et al., 1993)。

在美国,由雇主出资市场上,人们研究了不同类型计划参保者的平均特征差异,但通常没有发现风险有很大差异的证据。一些研究发现,基于人口统计或健康状况的差异选择很少或几乎没有证据(Fama et al., 1995;Goldman, 1995;Scheffer and Resovsky, 2002;Polsky and Nicholson, 2004)。其他研究则只考察了年龄,并没有发现正向选择的证据(Florence and Thorpe, 2003)。对提供多种管理式医疗计划环境的其他研究表明,有些计划有正向选择,而另外一些则没有(Robinson and Gardner, 1995;Sherry et al., 1996)。在一个大型雇主群体中进行的一系列研究发现,相对基于参保人的平均人口统计和健康特征的报销方案,有证据表明 HMOs 是正向选择,但 PPOs 参与人的特征更类似于 HMOs 参与者的特征(Kutler and Zach Hauser, 1998;Altman et al., 2003)。在雇主既提供严格管理的 HMOs 产品又提供管理更宽松的 PPOs 的环境中,Bundorf et al.(2008)发现,虽然没有哪个单一的计划存在逆向选择,但是不同的计划存在了不同风险组成部分的逆向选择。类似的,虽然 Carlin and Town(2010)发现,相对于高免赔额计划,HMOs 在人口特征和健康状况方面都存在正向选择,但不同的管理式医疗计划则存在基于年龄的正向选择和基于健康状况的逆向选择。Bajari et al.(2010)在一家公司的 PPOs 中找到了与 HMOs 相关的逆向选择的证据。

Bundorf et al.(2008)认为,近年来缺乏按计划类型进行的系统性风险选择,这可能是由于市场上保险产品类型的演变。特别是在过去 20 年里,医疗保险市场发生了巨大转变,从主要基于成本分担的传统保险产品,到采用供需双方医疗保健服务利用控制相结合的管理式医疗产品。由于人们对不同类型的医疗保险服务利用控制的偏好可能会有所不同,这种从纵向到横向产品差异的转变可能增加了基于偏好分类相对于基于风险分类的重要性。同样,其他人也提出收入(Schaefer and Rischowski, 2002)或与医疗机构的现有关系等个人特征是计划选择的更重要决定因素(Goldman, 1995)。最后,雇主通常可能有意或无意地通过补贴更昂贵计划的方式设定保费缴款,从而降低风险选择的程度(Pauly and Herring, 2001)。

新涌现的文献中,逆向选择福利影响的定量研究大多都是基于雇主出资的市场。Carlin and Town(2010)分析了与雇主观察到的政策相关的替代员工缴费政策的福利影响,将他们的分析限制在不同计划而不是不同员工的情况下。他们估计,相对于最优统一缴款,观察到的保险缴款使每名员工每年的福利降低了约 13 美元。尽管最优统一缴款政策下的雇员缴款与许多计划中观察到的缴款有很大不同,但由此产生的福利损失相对较小,因为雇员的需求在价格上极度缺乏弹性。因此,由于参保人风险构成的变化而导致的计划保费的变化对选择行为几乎没有影响。与这些发现相一致,Handel(2010)发现,虽然更换成本阻止消费者在市场环境变化时适当地调整他们的决策,但更换成本也降低了由于逆向选择造成的福利损失程度。Bundorf et al.(2008)还发现,相对于最有效的统一缴款,与企业实际选择统一缴款相关的福利损失则较小。然而,他们估计个性化定价——基于个人风险的不同缴款——会带来更大的福利增长。

5.4.2　补充公共保险的私人保险

许多关于私人保险和公共资助项目之间相互作用的研究都考察了美国专门针对老年人和残疾人的联邦医疗保险计划的经验。美国联邦医疗保险受益人可以选择在高度监管的市场购买私人计划来补充他们的公共保险。例如，从 1992 年开始，联邦法规将补充联邦医疗保险的保险销售限制在预先明确的一套 10 项计划中，并要求确保发行，同时禁止在为新加入该计划的 65 岁老人厘定费率时使用健康信息。随着时间的推移，为适应市场的变化对这些法规进行了调整，如 PPOs 产品的扩散和联邦医疗保险处方药福利的实施。此外，某些州有替代联邦规定的福利标准和评级限制。

对受益人特征和购买补充保险的可能性之间的相关性研究，产生了关于健康影响的方向和重要性的混合证据。一些研究发现，更好的健康状态与购买补充医疗保险正相关（Delbeni and Vaughn，1992；Short and Westnis，1992；Westnis and Bansing，1997—1998），其他研究找不到任何关系（Brown and Dolpinghouse，1994—1995），另外还有一些研究则发现了这些计划逆向选择的证据（Wolf and Godiris，1991）。对慢性病影响的研究往往发现，是某些疾病，而非其他疾病，会影响保险覆盖（Etna，1997；Westnis and Bansing，1997—1998）。一项研究发现，健康状况对购买联邦补充性医疗保险可能性的影响取决于受益人对联邦医疗保险福利的了解（Davidson et al.，1992）。

新的研究发现，虽然因健康状况而预期医疗支出较高的人更有可能购买补充保险，但这种影响被收入等其他特征，如收入和认知能力的影响所抵消，它们都与购买补充保险正相关，与医疗保健支出负相关（Fang et al.，2008）。最终影响是优先选择补充计划。这不仅潜在地提供了对早期研究工作相互矛盾的洞察，而且对因这个市场的风险选择而造成的福利损失的形式也有着有趣的影响。如果保费不随个人风险而变化，正向选择往往会导致这个市场高风险人群的过度保险。私人补充保险市场中逆向选择的经验证据在处方药保险中没有那么模糊。1992 年实施的国家立法将补充美国联邦医疗保险的私人保险的销售限制在一套 10 项预先确定的计划中，其中只有 3 项计划提供处方药福利。大量的实例证据表明处方药保险覆盖存在严重的逆向选择问题。提供药物保险的联邦补充性医疗保险政策会对福利设定上限，通常为每年 1000～1200 美元，但有药物保险的联邦补充性医疗保险计划与未被发现保费差异保险计划之间的覆盖范围限制几乎一样大，这无疑是严重逆向选择的证据。参加这些计划的受益人相对较少（US GAO，2002），而这些福利相对于平均精算值的增量保费更高（Robest，2006）。

2006 年，美国的联邦医疗保险福利中增加了对处方药保险的高补贴。新的福利完全由私人保险公司提供。他们在高度监管的环境中竞争。受益人保险费由社区评定，并对计划的付款进行风险调整。虽然保险公司被要求提供至少与规定的最低限额一样慷慨的保险，但它们被允许在两个方面偏离标准福利。首先，他们可以提供与标准福利在精算上相等的修正计划。其次，他们可能提供比标准福利更慷慨的保险。然而，增加福利的成本没有政府补贴，也不受风险均等的影响。由于这个项目相对较新，所以很少有研究考察这个市场的风险选择程度。

在美国以外的国家,关于风险选择的文献较少,主要侧重于补充保险。Doiron et al. (2008)发现,澳大利亚慢性病患者更有可能购买补充性私人医疗保险,这提供了去私人医院的机会,也支持逆向选择假设。他们认为,自述健康状况和保险覆盖之间有充分记录的正相关关系,是由自述健康状况和其他特征(如收入和风险规避)之间的正向关系驱动的,这些特征与对医疗保险的更大需求有关。Shmueli(2001)发现,在以色列,病情越重的人越有可能去申请私人医疗保险,但也更有可能被拒绝。

6. 风险差异与健康经济学其他主题之间的相互作用

6.1 风险差异与对消费者的保险定价:奖惩系统、健康折扣

在其他条件相同的情况下,与处于道德风险或逆向选择下的低保险或未保险的人相比,高保险人群医疗支出水平更高。事实上,衡量一种影响的主要经验挑战之一是与另一种影响区分开来。但是,风险差异和道德风险之间是否存在额外的相互作用?它们可能有关联。逆向选择发生在标准罗斯柴尔德—斯蒂格利茨模型中,通过(在健康保险条款中)提供更高水平的成本分摊保险,但如果道德风险存在,成本分摊反过来又会影响预期费用。如果两种服务在无保险世界中的风险分布相同,但道德风险程度不同,那么道德风险较高的服务最好具有更高的共同保险水平——但在逆向选择情况下的均衡则不同。一般来说,这些考虑因素对医疗保险是否重要尚不清楚,但有可能的是,门诊精神医疗保险市场(众所周知,已表现出较高的需求弹性)因此更易受到逆向选择(至少在保费监管下)的困扰。

当保费的变化与被保险人的体验联系在一起时,就像奖罚计划一样,可能会出现更严重的相互作用。然后,正如 Chiappori et al.(2006)所指出的,风险水平和道德风险之间可能存在相互作用:如果我用更多的医疗活动来控制道德风险,明年保费可能会发生变化。但是,根据经验评级的工作原理,如果由于那段时间没有生病(而不是因为我是一个低风险者),所以没有提出索赔,那么由此产生的低保费可能会(通过鼓励下一阶段更慷慨的保险)激励道德风险。此处的关键问题是"奖金"是根据风险进行适当调整,还是仅仅根据支出水平进行调整。

风险差异和医疗保健系统其他方面之间的第三种相互作用在医疗机构获得服务费用以外的其他报酬时会凸显出来。高于平均风险则意味着医疗机构按人头或捆绑支付收费的利润较低,以及提供者支付工资的效用较低。提供者可能会做出反应,试图吸引风险较低的人群,如果可行的话就有必要进行风险调整,如果不可行的话,就可能出现撇脂或对高风险人群服务不足的情况。

实际上,在没有充分风险调整的情况下,在捆绑或预先确定的基础上向提供者付费,给那些提供者增加了扭曲的激励,也给保险公司增加了"撇脂"的激励。事实上,即使对有竞争力的保险公司的保费进行充分的风险调整,但如果在此基础上支付高风险人群保险公司的保费,且其支付未进行充分的风险调整,那么高风险人群仍可能受到提供者供给的服务约束。高风险人群的低效服务和低风险人群过度服务的可能性是捆绑支付的一个缺陷(无论它们希望成本最小化的动机是什么)。假设保险公司的风险调整降低了他们使用捆绑支付的动机(这是保险公司吸引低风险人群的多种方式之一),如果他们确实使用了捆绑支付,就增加了他们对提供者支付使用风险调整的动机(Ma and McGuire,1997)。

7. 结 论

7.1 公共选择模型中的风险差异:健康人票数会超过病人吗?

上文对三种不同类型的医疗保险筹资体系进行了区分:
(1) 风险评级保费;
(2) 固定人均保费的社区评级;
(3) 与收入挂钩的保费,例如工资税。

还有人认为,在竞争性医疗保险系统中,备选方案 2 和 3 需要风险调整方案来防止过度的风险选择。然而,如果选民们知道他们的风险类型和创收能力,这种制度能否在社会中得到政治上的支持目前尚不清楚。Kifmann(2005)用一个两期投票模型分析了这个问题:在第一期,即宪法阶段,如果有一致的赞成意见,则选择 2 或 3 类型的公共医疗保险系统;在第二期,福利规模取决于多数规则。该模型有许多限制性假设。特别是,在私人市场不能投保保费风险,而且在宪法阶段选民们知晓自己的收入,但不知道自己的风险类型。只有两种收入水平和两种风险类型,因此有四种不同类型的选民。

在宪法阶段,穷人总是偏好工资税筹资体系即方案 3,因为它有利于他们的再分配,消除了保费风险。对富人来说,第二(正面)效应必须与第一(负面)效应相均衡。如果他们在总人口中的比例大于高风险类型在人口中的比例,且足够厌恶风险、风险类型足够不同,那么未来保费非常不确定。如果以收入比率衡量的收入不平等高到足以诱导贫穷且健康的个人赞成公共医疗保险,但又低到足以避免过度向穷人转移支付,他们也可以接受系统 3。

7.2 风险政策向何处去?

正如我们所指出的,几乎所有国家都建立了复杂的机制来控制保险费随风险而变化。

这些机制反过来又会影响人们选择什么样的保险计划,进而影响他们拥有什么样的风险保护以及他们所承受的医疗费用。我们现在对人们如何应对这种机制有了更多的了解,但是目前还没有普遍接受或普遍满意的方法来处理与风险变动相关的相互冲突的社会目标。

参考文献

Altman, D., Cutler, D., & Zeckhauser, R. (2003). Enrollee mix, treatment intensity, and cost in competing indemnity and HMO plans. Journal of Health Economics, 22, 23–45.

Altman, D., Cutler, D. M., & Zeckhauser, R. J. (1998). Adverse selection and adverse retention. American Economic Review, 88, 122–126.

Armstrong, J., Paolucci, F., McLeod, H., & Van de Ven, W. P. (2010). Risk equalization in voluntary health insurance markets: A three country comparison. Health Policy, 98, 39–49.

Arrow, K. J. (1963). Uncertainty and the welfare economics of medical care. American Economic Review, 53, 941–973.

Bajari, P., Hong, H., Khwaja, A., & Marsh, C. (2010). Moral hazard, adverse selection, and health expenditures: A semiparametric analysis. Working Paper.

Bauhoff, S. (2010). Do health plans risk-select? An audit study on Germany's social health insurance. Working Paper. Harvard University, Cambridge, MA.

Baumann, F., Meier, V., & Werding, M. (2008). Transferable aging provisions in individual health insurance contracts. German Economic Review, 9, 287–311.

Beck, K. & Zweifel, P. (1998). Cream-skimming in deregulated social health insurance: Evidence from Switzerland. In P. Zweifel (Ed.), Health, the medical profession and regulation (pp. 211227). Dordrecht, The Netherlands: Kluwer.

Beck, K., Spycher, S., Holly, A., & Gardiol, L. (2003). Risk adjustment in Switzerland. Health Policy, 65, 63–74.

Bernard, D. & Selden, T. M. (2002). Employer offers, private coverage, and the tax subsidy for health insurance: 1987 and 1996. International Journal of Health Care Finance and Economics, 2, 297–318.

Bhattacharya, J. & Bundorf, M. K. (2009). The incidence of the healthcare costs of obesity. Journal of Health Economics, 28, 649–658.

Bhattacharya, J. & Vogt, W. B. (2006). Employment and adverse selection in health insurance. NBERWorking Paper 12430. National Bureau of Economic Research, Cambridge, MA.

Biglaiser, G. & Ma, C.-T. A. (2003). Price and quality competition under adverse selection: Market organization and efficiency. RAND Journal of Economics, 34, 266–286.

Blumberg, L. J., Nichols, L. M., & Banthin, J. S. (2001). Worker decisions to purchase health insurance. International Journal of Health Care Finance and Economics, 1, 305–325.

Breyer, F., Heineck, M., & Lorenz, N. (2003). Determinants of health care utilization by

German sickness fund members—with application to risk adjustment. Health Economics, 12(5), 367-376.

Brown, J., Duggan, M., Kuziemko, I., & Woolston, W. (2011). How does risk selection respond to risk adjustment? Evidence from the Medicare Advantage Program. NBER Working Paper No. 16977. National Bureau of Economic Research, Cambridge, MA.

Brown, R. S., Clement, D. G., Hill, J. W., Retchin, S. M., & Bergeron, J. W. (1993). Do health maintenance organizations work for Medicare? Health Care Financing Review, 15, 723.

Browne, M. J. & Doerpinghaus, H. I. (1994,1995). Asymmetric information and the demand for Medigap insurance. Inquiry, 31, 445-450.

Buchmueller, T. & DiNardo, J. (2002). Did community rating induce an adverse selection death spiral? Evidence from New York, Pennsylvania, and Connecticut. American Economic Review, 92, 280-294.

Buchner, F. & Wasem, J. (2003). Needs for further improvement: Risk adjustment in the German health insurance system. Health Policy, 65, 21-35.

Bundorf, M. K. (2002). Employee demand for health insurance and employer health plan choices. Journal of Health Economics, 21, 65-88.

Bundorf, M. K. (2010). The effects of offering health plan choice within employment-based purchasing groups. Journal of Risk and Insurance, 77, 105-129.

Bundorf, M. K. & Simon, K. (2006). The impact of rate regulation on access to supplemental health insurance. American Economic Review Papers and Proceedings, 96, 67-71.

Bundorf, M. K., Herring, B. J., & Pauly, M. V. (2010). Health risk, income, and employment-based health insurance. Forum for Health Economics & Policy, 13, Article 13.

Bundorf, M. K., Levin, J. D., & Mahoney, N. (2008). Pricing and welfare in health plan choice. NBERWorking Paper No. 14153. National Bureau of Economic Research, Cambridge, MA.

Cao, Z. & McGuire, T. G. (2003). Service-level selection by HMOs in Medicare. Journal of Health Economics, 22, 915-931.

Cardon, J. H. & Hendel, I. (2001). Asymmetric information in health insurance: Evidence from the national Medicare expenditure survey. RAND Journal of Economics, 32, 408-427.

Carlin, C. & Town, R. (2010). Adverse selection, welfare and optimal pricing of employer-sponsored health plans. Working Paper, University of Minnesota, Minneapolis.

Chernew, M. E. & Frick, K. D. (1999). The impact of managed care on the existence of equilibrium in health insurance markets. Journal of Health Economics, 18, 573-592.

Chiappori, P. A. (2000). Econometric models of insurance under asymmetric information. In G. Dionne (Ed.), Handbook of insurance (pp. 363-392). Norwell, MA: Kluwer Academic Publishers.

Chiappori, P.-A. & Salanié, B. (2000). Testing for asymmetric information in insurance markets. Journal of Political Economy, 108, 56-78.

Chiappori, P. -A., Jullien, B., Salanié, B., & Salanié, F. (2006). Asymmetric information in insurance: General testable implications. RAND Journal of Economics, 37, 783-798.

Cochrane, J. (1995). Time-consistent health insurance. Journal of Political Economy, 103, 445-473.

Cogan, J. F., Hubbard, R. G., & Kessler, D. P. (2010). The effect of Medicare coverage for the disabled on the market for private insurance. Journal of Health Economics, 29, 418-425.

Cohen, S. B., Ezzati-Rice, T., & Yu, W. (2006). The utility of extended longitudinal profiles in predicting future health care expenditures. Medical Care, 44, I45-I53.

Crocker, K. J. & Snow, A. (1985). The efficiency of competitive equilibria in insurance markets with asymmetric information. Journal of Public Economics, 26, 207-219.

Cutler, D. M. & Reber, S. J. (1998). Paying for health insurance: The tradeoff between competition and adverse selection. Quarterly Journal of Economics, 113, 433-466.

Cutler, D. M. & Zeckhauser, R. J. (1998). Adverse selection in health insurance. Forum for Health Economics & Policy, 1. (Frontiers in health policy research), Article 2.

Cutler, D. M. & Zeckhauser, R. J. (2000). The anatomy of health insurance. In A. J. Culyer & J. P. Newhouse (Eds.), Handbook of health economics (Vol. 1, pp. 563-643). Amsterdam: Elsevier.

Cutler, D. M., Finkelstein, A., & McGarry, K. (2008). Preference heterogeneity and insurance markets: Explaining a puzzle of insurance. American Economic Review, Papers & Proceedings, 98, 157-162.

Davidoff, A., Blumberg, L., & Nichols, L. (2005). State health insurance market reforms and access to insurance for high-risk employees. Journal of Health Economics, 24, 725-750.

Davidson, B. N., Sofaer, S., & Gertler, P. (1992). Consumer information and biased selection in the demand for coverage supplementing Medicare. Social Science and Medicine, 34, 1023-1034.

Del Bene, L. & Vaughan, D. R. (1992). Income, assets, and health insurance: Economic resources for meeting acute health needs of the aged. Social Security Bulletin, 55, 325.

Dionne, G. Doherty, N. (1992). Adverse selection in insurance markets: A selective survey. In G. Dionne (Ed.), Contributions to insurance economics (pp. 97-140). Boston: Kluwer.

Doiron, D., Jones, G., & Savage, E. (2008). Healthy, wealthy and insured? The role of self-assessed health in the demand for private health insurance. Health Economics, 17, 317-334.

Douven, R. (2007). Morbidity-based risk adjustment in the Netherlands. In E. Wille, V. Ulrich, & U. Schneider (Eds.), Wettbewerb und Risikostrukturausgleich im internationalen Vergleich (pp. 161-202). Baden-Baden: Nomos.

Duggan, M., Healy, P., & Morton, F. S. (2008). Providing prescription drug coverage to the elderly: America's experiment with Medicare Part D. Journal of Economic Perspectives, 22, 69-92.

Eckstein, Z., Eichenbaum, M., & Peled, D. (1985). Uncertain lifetimes and the welfare enhancing properties of annuity markets and social security. Journal of Public Economics, 26, 303-320.

Eggleston, K. (2000). Risk selection and optimal health insurance-provider payment systems. Journal of Risk and Insurance, 67, 173-196.

Ehrlich, I. & Becker, G. S. (1972). Market insurance, self-insurance, and self-protection. Journal of Political Economy, 80, 623-648.

Eichner, M. J., McClellan, M. B., & Wise, D. (1997). Health expenditure, persistence, and the feasibility of medical savings accounts. Tax Policy and the Economy, 11, 91-128.

Einav, L., Finkelstein, A., & Cullen, M. R. (2010a). Estimating welfare in insurance markets using variation in prices. Quarterly Journal of Economics, 125, 877-921.

Einav, L., Finkelstein, A., & Levin, J. (2010b). Beyond testing: Empirical models of insurance markets. Annual Review of Economics, 2, 311-336.

Einav, L., Finkelstein, A., & Schrimpf, P. (2007). The welfare cost of asymmetric information: Evidence from the U.K. annuity market. NBER Working Paper 13228. National Bureau of Economic Research, Cambridge, MA.

Ellis, R. P. & McGuire, T. G. (2007). Predictability and predictiveness in health care spending. Journal of Health Economics, 26, 25-48.

Enthoven, A. (1988). Theory and practice of managed competition in health care finance. Amsterdam: North-Holland.

Enthoven, A. & Kronick, R. (1989). A consumer-choice health plan for the 1990s. New England Journal of Medicine, 320, 29-37.

Ettner, S. L. (1997). Adverse selection and the purchase of Medigap insurance by the elderly. Journal of Health Economics, 116, 543-562.

Fama, T., Fox, P. D., & White, L. A. (1995). HMOs care for the chronically ill? Health Affairs, 14, 234-243.

Fang, H., Keane, M. P., & Silverman, D. (2008). Sources of advantageous selection: Evidence from the Medigap insurance market. Journal of Political Economy, 116, 303-350.

Finkelstein, A. & McGarry, K. (2006). Multiple dimensions of private information: Evidence from the long-term care insurance market. American Economic Review, 96, 938-958.

Finkelstein, A., Poterba, J., & Rothschild, C. (2006). Redistribution by insurance market regulation: Analyzing a ban on gender-based retirement annuities. NBERWorking Paper 12205. National Bureau of Economic Research, Cambridge, MA.

Florence, C. S. & Thorpe, K. E. (2003). How does the employer contribution for the federal employees' health benefits program influence plan selection? Health Affairs, 22, 211-218.

Frank, R. G., Glazer, J., & McGuire, T. G. (2000). Measuring adverse selection in managed health care. Journal of Health Economics, 19, 829-854.

Garber, A. M., MaCurdy, T. E., & McClellan, M. B. (1998). Persistence of medical expenditures among elderly beneficiaries. Frontiers in Health Policy Research, 1, 153-180.

Glazer, J. & McGuire, T. G. (2000). Optimal risk adjustment in markets with adverse selection: An application to managed care. American Economic Review, 90, 1055-1071.

Glazer, J. & McGuire, T. G. (2002). Setting health plan premiums to ensure efficient quality in health care: Minimum variance, optimal risk adjustment. Journal of Public Economics, 84, 153-175.

Glazer, J. & McGuire, T. G. (2009). Gold and silver health plans: Accommodating demand heterogeneity in managed competition. Working Paper, Boston, MA.

Glied, S. A. (2005). The employer-based health insurance system: Mistake or cornerstone? Policy challenges in modern health care. Rutgers University Press. Available at:, http://www.rwjf. org/pr/product.jsp? id=14805/.

Goldman, D. (1995). Managed care as a public cost containment mechanism. RAND Journal of Economics, 26, 277-295.

Goldstein, G. S. & Pauly, M. V. (1976). Group health insurance as a local public good. In R. N. Rosett (Ed.), The role of health insurance in the health services sector (pp. 73-114). New York: National Bureau of Economic Research.

Gruber, J. (1994). The incidence of mandated maternity benefits. American Economic Review, 84, 622-641.

Gruber, J. (2000). Health insurance and the labor market. In A. J. Culyer & J. P. Newhouse (Eds.), Handbook of health economics (Vol. 1, pp. 645-706). Amsterdam: Elsevier.

Handel, B. R. (2010). Essays in consumer behavior and market outcomes in health insurance. Dissertation, Department of Economics, University of California at Berkeley.

Harsanyi, J. (1955). Cardinal welfare, individualistic ethics, and interpersonal comparisons of utility. Journal of Political Economy, 63, 309-321.

Helderman, J., Schut, F., Van der Grinten, T., & Van de Ven, W. (2005). Market-oriented health care reforms and policy learning in the Netherlands. Journal of Health Politics, Policy and Law, 30, 189-209.

Hellinger, F. J. (1987). Selection bias in health maintenance organizations: Analysis of recent evidence. Health Care Financial Review, 9, 55-63.

Hellinger, F. J. (1995). Selection bias in HMOs and PPOs: A review of the evidence. Inquiry, 32, 135-142.

Hellinger, F. J. & Wong, H. S. (2000). Selection bias in HMOs: A review of the evidence.

Medical Care Research and Review, 57, 405-439.

Hellwig, M. (1987). Some recent developments in the theory of competition in markets with adverse selection. European Economic Review, 31, 319-325.

Herring, B. & Pauly, M. V. (2006). Incentive-compatible guaranteed renewable health insurance. Journal of Health Economics, 25, 395-417.

Herring, B. J. & Pauly, M. V. (2007). The demand for health insurance in the group setting: Can you always get what you want? Journal of Risk and Insurance, 74, 115-140.

Hirshleifer, J. (1971). The private and social value of information and the reward to inventive activity. American Economic Review, 61, 561-574.

Hsu, J., Fung, V., Huang, J., Price, M., Brand, R., Hui, R., et al. (2010). Fixing flaws in Medicare drug coverage that prompt insurers to avoid low-income patients. Health Affairs, 29, 2335-2343.

Hsu, J., Huang, J., Fung, V., Price, M., Brand, R., Hui, R., et al. (2009). Distributing $800 billion: An early assessment of Medicare Part D risk adjustment. Health Affairs, 28, 215-225.

Jack, W. (2006). Optimal risk adjustment with adverse selection and spatial competition. Journal of Health Economics, 25, 908-926.

Keenan, P. S., Buntin, M. J., McGuire, T. G., & Newhouse, J. P. (2001). The prevalence of formal risk adjustment in health plan purchasing. Inquiry, 38, 245-259.

Kifmann, M. (2005). Health insurance in a democracy: Why is it public and why are premiums income related? Public Choice, 124, 283-308.

Kifmann, M. (2006). Risk selection and complementary health insurance: The Swiss approach. International Journal of Health Care Finance and Economics, 6, 151-170.

Kifmann, M. & Roeder, K. (2010). Can risk-based premiums be more equitable than social insurance? Working Paper, University of Augsburg.

Kronick, R. & Dreyfus, T. (1996). Diagnostic risk adjustment for Medicaid: The disability payment system. Health Care Financing Review, 17, 733.

Lamers, L. M. (2001). Health-based risk adjustment: Is inpatient and outpatient diagnostic information sufficient? Inquiry, 38, 423-431.

Lamers, L. M., Van Vliet, R., & Van de Ven, W. (2003). Risk adjusted premium subsidies and risk sharing: Key elements of the competitive sickness fund market in the Netherlands. Health Policy, 65, 49-62.

Lo Sasso, A. T. & Lurie, I. Z. (2009). Community rating and the market for private non-group health insurance. Journal of Public Economics, 93, 264-279.

Luft, H. S. & Dudley, R. A. (2003). Measuring quality in modern managed care. Health Services Research, 38, 1373-1379.

Ma, C.-T. A. & McGuire, T. M. (1997). Optimal health insurance and provider payment.

American Economic Review, 87, 685-704.

McGuire, T. G., Newhouse, J. P., & Sinaiko, A. D. (2011). An economic history of Medicare Part C. Milbank Quarterly, 89, 289-332.

Mello, M. M., Stearns, S. C., Norton, E. C., & Ricketts, T. C., III (2003). Understanding biased selection in Medicare HMOs. Health Services Research, 38, 961-992.

Miller, N. H. (2005). Pricing health benefits: A cost minimization approach. Journal of Health Economics, 24, 931-949.

Miyazaki, H. (1977). The rat race and internal labor markets. Bell Journal of Economics, 8, 394-418.

Monheit, A. C. (2003). Persistence in health expenditures in the short run: Prevalence and consequences. Medical Care, 41, III53-III64.

Monheit, A. C. & Steinberg Schone, B. (2004). How has small group reform affected employee health insurance coverage? Journal of Public Economics, 88, 237-254.

Monheit, A. C. & Vistnes, J. P. (1994). Implicit pooling of workers from large and small firms. Health Affairs, 13, 301-314.

Moran, J. R., Chernew, M. E., & Hirth, R. A. (2001). Preference diversity and the breadth of employee health insurance options. Health Services Research, 36, 911-934.

Newhouse, J. P. (1996). Reimbursing health plans and health providers: Efficiency in production versus selection. Journal of Economic Literature, 34, 1236-1263.

Newhouse, J. P., Manning, W. G., Keeler, E. B., & Sloss, E. M. (1989). Adjusting capitation rates using objective health measures and prior utilization. Health Care Financing Review, 10, 41-54.

Nicholson, S., Bundorf, M. K., Stein, R. M., & Polsky, D. (2004). The magnitude and nature of risk selection in employer-sponsored health plans. Health Services Research, 39, 1817-1838.

Pauly, M. & Herring, B. (1999). Pooling health insurance risks. Washington, DC: AEI Press.

Pauly, M. V. (1968). The economics of moral hazard. American Economic Review, 58, 531-537.

Pauly, M. V. (1974). Overinsurance and public provision of insurance: The roles of moral hazard and adverse selection. Quarterly Journal of Economics, 88, 44-62.

Pauly, M. V. & Herring, B. (2001). Expanding insurance coverage through tax credits: Tradeoffs and options. Health Affairs, 20, 118.

Pauly, M. V. & Herring, B. (2007). Risk pooling and regulation: Policy and reality in today's individual health insurance market. Health Affairs, 26(3), 770-779.

Pauly, M. V. & Lieberthal, R. (2008). How risky is individual health insurance? Health Affairs, 27, w242-w249 (published online May 6, 2008; 10.1377/hlthaff.27.3.w242).

Pauly, M. V. & Zeng, Y. (2004). Adverse selection and the challenges to stand-alone prescription drug insurance. In D. M. Cutler & A. M. Garber (Eds.), Frontiers in health policy research (Vol. 7, pp. 55-74). Cambridge, MA: National Bureau of Economic Research and the Massachusetts Institute of Technology.

Pauly, M. V., Danzon, P., Feldstein, P., & Hoff, J. (1992). Responsible national health insurance. Washington, DC: AEI Press.

Pauly, M. V., Kunreuther, H., & Hirth, R. (1995). Guaranteed renewability in insurance. Journal of Risk and Uncertainty, 10, 143-156.

Polsky, D. & Nicholson, S. (2004). Why are managed care plans less expensive? Risk selection, utilization, or reimbursement? Journal of Risk and Insurance, 71, 21-40.

Pope, G. C., Kautter, J., Ellis, R. P., Ash, A. S., Ayanian, J. Z., Iezzoni, L. I., et al. (2004). Risk adjustment of Medicare capitation payments using the CMS-HCC model. Health Care Financing Review, 25, 119-141.

Prinsze, F. J. & Van Vliet, R. C. (2007). Health-based risk adjustment: Improving the pharmacy-based cost group model by adding diagnostic cost groups. Inquiry, 44, 469-480.

Rawls, J. (1971). A theory of justice. Cambridge, MA: Harvard University Press.

Robinson, J. C. & Gardner, L. B. (1995). Adverse selection among multiple competing health maintenance organizations. Medical Care, 33, 1161-1175.

Robinson, J. C., Gardner, L. B., & Luft, H. S. (1993). Health plan switching in anticipation of increased medical care utilization. Medical Care, 31, 43-51.

Robst, J. (2006). Estimation of a hedonic pricing model for Medigap insurance. Health Services Research, 41, 2097-2113.

Robst, J., Levy, J. M., & Ingber, M. J. (2007). Diagnosis-based risk adjustment for Medicare prescription drug plan payments. Health Care Financing Review, 28, 15-30.

Rothschild, M. & Stiglitz, J. (1976). Equilibrium in competitive insurance markets: An essay on the economics of imperfect information. Quarterly Journal of Economics, 90, 629-650.

Schaefer, E. & Reschovsky, J. D. (2002). Are HMO enrollees healthier than others? Results from the community tracking study. Health Affairs, 21, 249-258.

Selden, T. M. (1999). Premium subsidies for health insurance: Excessive coverage vs. adverse selection. Journal of Health Economics, 18, 709-725.

Shen, Y. & Ellis, R. P. (2002). Cost-minimizing risk adjustment. Journal of Health Economics, 21, 515-530.

Shewry, S., Hunt, S., Ramey, J., & Bertko, J. (1996). Risk adjustment: The missing piece of market competition. Health Affairs, 15, 171-181.

Shmueli, A. (2001). The effect of health on acute care supplemental insurance ownership: An empirical analysis. Health Economics, 10, 341-350.

Short, P. F. & Vistnes, J. P. (1992). Multiple sources of Medicare supplementary insurance. Inquiry, 29, 33-43.

Simon, K. I. (2005). Adverse selection in health insurance markets? Evidence from state small-group health insurance reforms. Journal of Public Economics, 89, 1865-1877.

Song, Y., Skinner, J., Bynum, J., Sutherland, J., Wennberg, J. E., & Fisher, E. S. (2010). Regional variations in diagnostic practices. New England Journal of Medicine, 363, 45-53.

Spence, A. M. (1978). Product differentiation and performance in insurance markets. Journal of Public Economics, 10, 427-447.

Strohmenger, R. & Wambach, A. (2000). Adverse selection and categorical discrimination in the health insurance markets: The effects of genetic tests. Journal of Health Economics, 19, 197-218.

Subramanian, K., Lemaire, J., Hershey, J. C., Pauly, M. V., Armstrong, K., & Asch, D. A. (1999). Estimating adverse selection costs from genetic testing for breast and ovarian cancer: The case of life insurance. Journal of Risk and Insurance, 66, 531-550.

Tabarrok, A. (1994). Genetic testing: An economic and contractarian analysis. Journal of Health Economics, 13, 75-91.

US General Accounting Office (GAO) (2002). MEDIGAP: Current policies contain coverage gaps, undermine cost control incentives. GAO-02-533T, Washington, DC.

Van de Ven, W. (2006). Response: The case for risk-based subsidies in public health insurance. Health Economics, Policy and Law, 1, 195-199.

Van de Ven, W. & Ellis, R. (2000). Risk adjustment in competitive health plan markets. In A. J. Culyer & J. P. Newhouse (Eds.), Handbook of health economics (Vol. 1, pp. 755-845). Amsterdam: Elsevier.

Van de Ven, W. & Schut, F. (2008). Universal mandatory health insurance in the Netherlands: A model for the United States? Health Affairs, 27, 771-781.

Van de Ven, W. & Van Vliet, R. (1992). How can we prevent cream skimming in a competitive health insurance market? In P. Zweifel & H. Frech, III (Eds.), Health economics worldwide (pp. 23-46). Dordrecht: Kluwer.

Van de Ven, W., Beck, K., Buchner, F., Chernichovsky, D., Gardiol, L., Holly, A., et al. (2003). Risk adjustment and risk selection on the sickness fund insurance market in five European countries. Health Policy, 65, 75-98.

Van Vliet, R. (1992). Predictability of individual health care expenditures. Journal of Risk and Insurance, 59, 443-460.

Van Vliet, R. (2006). Free choice of health plan combined with risk-adjusted capitation payments: Are switchers and new enrolees good risks? Health Economics, 15, 763-774.

Vera-Hernández, M. (2003). Structural estimation of a principalagent model: Moral hazard in medical insurance. RAND Journal of Economics, 34, 670-693.

Vistnes, J. P. & Banthin, J. S. (19971998). The demand for Medicare supplemental insurance benefits: The role of attitudes toward medical care and risk. Inquiry, 34, 311–324.

Wagstaff, A. & Van Doorslaer, E. (2000). Equity in health care finance and delivery. In A. J. Culyer & J. P. Newhouse (Eds.), Handbook of health economics (Vol. 1, pp. 1803–1862). Amsterdam: Elsevier.

Welch, W. P. (1985). Medicare capitation payments to HMOs in light of regression toward the mean in health care costs. Advances in Health Economics and Health Services Research, 6, 75–100.

Wilson, C. (1977). A model of insurance markets with incomplete information. Journal of Economic Theory, 16, 167–207.

Wolfe, J. R. & Goddeeris, J. H. (1991). Adverse selection, moral hazard, and wealth effects in the Medigap insurance market. Journal of Health Economics, 10, 433–459.

Zuvekas, S. H. & Cohen, J. W. (2007). Prescription drugs and the changing concentration of health care expenditures. Health Affairs, 26, 249–257.

Zweifel, P. & Breuer, M. (2006). The case for risk-based premiums in public health insurance. Health Economics, Policy and Law, 1, 171–188.

第十二章　药品市场[①]

菲奥娜·S. 莫顿 (Fiona S. Morton)
耶鲁大学与美国国家经济研究局
玛格丽特·凯勒 (Margaret Kyle)
图卢兹经济学院与法国经济政策研究中心

目　录

---

① 作者衷心感谢汤姆·麦克奎尔(Tom McGuire)的修改建议,并感谢本手册会议的与会者们提出的有益建议。

摘要：本章描述了在 2010 年销售额超过 5 亿美元的药品市场。该行业还有一个特点是，几乎从产品开发到制造和营销在内的每一项活动都受到了广泛的监管。接着，我们描述了该行业的市场结构。开发和销售新药的大型、一体化集成的跨国公司历来主导着该行业，但专注于利用生物技术进行药物开发的小型公司以及专门生产低成本的非专利"仿制"药物公司的兴起，对该行业的市场结构产生了重要影响。在过去 20 年里，出现了向垂直专业化以及众多横向并购的转变。我们还讨论了药物研究生产率与创新激励的发展趋势。然后，我们总结了美国和其他几个国家的药品定价和营销情况。

关键词：医药；市场结构；监管；创新；生产率；竞争
JEL 代码：L65；Ill；L22；I18；D12；D43

1. 引言

2010 年，制药业创造了超过 5000 亿美元的销售额，并保持了其作为最具研究密集型产业之一的地位。对新药物治疗产生的社会福利的研究普遍发现，社会从这些创新努力中获益非凡。然而，该行业现在面临着获得新疗法以及创新潜在下滑的担忧。

该行业还有另外一个特点，从产品开发到制造乃至营销，几乎每一项活动都受到了广泛的监管。由于厂商们的战略反应，其中一些法规产生了意想不到的后果。研究、开发和制造的日益全球化给监管机构带来了新的挑战，因为监控世界各地设施合规性的成本相当高，而且监管可能会超越采用国的边界。此外，由于技术变迁，可能需要调整那些为应对几十年前市场条件而建立的监管结构。

无论是规模还是商业策略，企业之间都存在相当大的异质性。开发和销售新药的大型、一体化集成的跨国公司历来主导着该行业，但专注于将生物技术应用于药物开发的小企业以及专门生产低成本的非专利"仿制"药物公司的兴起对该行业的市场结构产生了重要影响。在过去的 20 年里，出现了向垂直专业化以及众多横向并购的转变。

本章对药品市场进行了描述。我们首先对重要的监管特征进行一般性概述，然后介绍一些主要市场上药品支出的统计数据。接下来，描述该行业的市场结构，包括市场界定、药物开发和营销成本、不断发展的垂直链以及创新激励。然后，总结美国和其他几个国家的药品定价和营销情况。最后，讨论该行业当前面临的监管挑战。

2. 监管概述

2.1 安全性和有效性

药品可以看作"经验"或"信誉"商品,这是因为消费者对其质量的了解比生产者少。患者通常无法仅仅通过检查来判断一粒药是否安全有效,有时甚至在服药之后也无法确定。众所周知,经济学中这种信息不对称会导致 Akerlof(1970)所描述的"柠檬问题",即产品质量下降到低效率的低水平。解决这一市场失灵的一个办法是,由可信的第三方提供产品质量信息,或者,涉及药品的情况时由政府机构对审批流程进行监管。

在所有发达国家,企业必须获得监管部门的批准才能销售药品。审批过程通常包括证明产品的安全性和有效性。在美国,这一职能由食品药品管理局(the Food and Drug Administration,简称 FDA)负责。在欧盟,与食品药品管理局相当的部门是欧洲药品管理局(the European Medicines Agency,简称 EMA),不过每个成员国也有自己的官方机构。在日本,这一机构是厚生劳动省(the Ministry of Health and Welfare,简称 MHW)。在过去几十年里,这些机构和其他国家的对应机构在某种程度上对其规则和条例达成了一致。例如,EMA 和 FDA 确实就某些问题进行合作,例如在良好的制造规范、上市后的监测和科学建议等领域。[①] 然而,他们并不总是意见一致。对 I 类错误(批准有害药物)和 II 类错误(驳回有益药物)的容忍度因机构而异,在同一机构内也可能会随着时间的推移而发生变化。重要的是,即便不同的国家(或地区)都批准了相同的药物,他们之间的贸易通常也是被禁止的。由于知识产权法或监管安全问题,跨国的差价套利或"平行贸易"是被禁止的,欧盟成员国之间的贸易除外。因此,每个国家都可以视作一个独立的市场。

简单起见,我们在此只着眼于 FDA 的审批流程,而不试图对所有国家进行全面描述;如上所述,国际协调的努力意味着这一流程在其他地方并无太大不同。如果企业希望推广以前从未在美国销售过的化学或生物产品,就必须向美国 FDA 提交新药申请(New Drug Application,简称 NDA)或生物制品许可证申请(Biologics License Application,简称 BLA)。申请档案包括申请人信息、制造、临床前和临床试验数据以及标注信息。证明安全性和有效性的临床试验是该申请最昂贵的部分,我们将在第 4 节更详细地描述这一过程。审批过程可能会很长,为了应对行业对监管延误的担忧,美国在 1992 年通过了《处方药使用者收费法案》(*Prescription Drug User Fee Act*,简称 PDUFA),该法案规定了美国 FDA 的绩效目标,同时允许美国 FDA 向申请人收取费用。Berndt et al.(2005)发现,由于 PDUFA,自 20 世纪 90 年代以来观测到的审批时间显著缩短(从平均 24.2 个月缩短到 14.2 个月)。然而,Olson(2008)发现,

---

[①] http://www.ema.europa.eu/ema/index.jsp? curl = pages/news_and_events/news/2010/09/news_detail_001112.jsp&murl=menus/news_and_events/news_and_events.jsp&mid=WC0b01ac058004d5c1.

审批速度加快后,新药上市后报告的不良反应事件也在随之增加。

对于不再受专利保护的所谓"仿制"药来说,这一过程又有所不同。[①] 在1984年《哈奇—维克斯曼法案》通过之前,所有希望销售处方药的企业都需要提交NDA,即使该化学药品已被另一家企业获批。因此,哪怕是非专利药物,获得监管部门的批准也需要完整的临床试验档案。为了鼓励非专利(仿制)药的竞争,《哈奇—维克斯曼法案》建立了简化的新药申请(Abbreviated New Drug Application,简称ANDA)。该申请要求申请人证明其产品与作为NDA批准的原产品具有生物等效性,但不需要临床试验来证明安全性和有效性。为了激励仿制药去挑战弱势品牌专利,《哈奇—维克斯曼法案》为第一个提交ANDA的仿制药提供了180天的排他期,声称该品牌的某项专利既未被仿制药侵权同时也是无效的,这被称为"Ⅳ段"挑战。因此,《哈奇—维克斯曼法案》在仿制药中挑起了一场竞赛。企业们争相成为第一家申请并能赢得为期6个月"双头垄断奖"的公司。

那些希望进入欧盟市场的制药公司可以通过两种方式申请新药上市许可。第一种需要在申请时注明生物成分或其使用的重组DNA技术,这种方式是欧盟所有成员国向EMA提出的单方申请。EMA有210天的时间来评估提交材料并决定是否建议欧盟委员会批准。[②] 第二种进入欧盟市场的方法即互认流程,要向成员国本国当局提出申请。如果一种药物已由该国相关机构批准上市,则其他成员国也应该对该公司的申请给予授权,除非它们有科学依据可以驳回申请。事实上,EMA的职能之一就是帮助对监管标准不一致的各国进行仲裁。[③]

在美国和欧洲,上市后的安全监测都是药品监管的一个关键组成部分。鉴于临床试验只能评估药物对广大人群中一小部分人的影响,而药物的许多副作用直到上市后才为人所知。FDA和EMA都有一套详细的上市后报告的规定,制药公司必须遵守。然而,两个机构之间有一个重要的区别,按FDA术语,是上市后的要求(post-market requirements,简称PMRs)和上市后的承诺(post-market commitments,简称PMCs)。EMA使用"特定义务"一词来描述PMRs和PMCs的"跟进措施"。顾名思义,上市后的要求,是由美国FDA直接发布的指令,必须在指定的时间范围内遵守这些指令,以便药品研发企业能够继续营销和销售其药品。相比之下,上市许可不需要完成PMCs;不出所料,最近对美国FDA上市后监测的一些批评是有大量PMCs没有得到履行。塔夫茨药物研究与开发中心的一项研究发现,在美国几乎平均每种药物有9项上市后研究的承诺,而欧洲有11项,日本有2项。[④]

可以说,上市后监测最关心的是已获批药物的安全性,因为上市后使用该药物的人数远远超过被批准前临床试验所需人数。FDA要求所有药品研发企业支持报告系统,在该系统中,医生或其他医疗机构可以报告药物不良反应和其他值得报告的事件。一项对药品制造商的调查发现,2003年每家公司在上市后安全方面的平均支出为5600万美元(约占销售额的0.3%)。研发企业必须在药物不良反应后15天内向FDA提交报告。FDA还维护着医疗

---

① 术语"仿制"是指化学药品使用国际非专利药品名称(International Nonproprietary Name,简称INN)的做法,而不是以一个更短的商标名称销售的"品牌"药。例如,阿托伐他汀相当于辉瑞立普妥的INN。

② 有关该机构的详细信息,请浏览 www.ema.europa.eu。

③ http://www.euro.who.int/document/c83015_5.pdt。

④ http://www.medicalnewstoday.com/articles/114749.php。

观察网站(Medwatch)。该网站允许消费者对目前市场上的药物安全性提出投诉。FDA官员对这些投诉展开调查,并对药品研发企业采取相应行动。对美国的药品上市后监测的批评集中在FDA缺乏足够的权威来确保企业完成上市后要求以及不良反应的普遍漏报。在这个有趣的领域里经济学研究很少。David et al.(2010)的一篇论文建模并发现了药物不良反应伴随药物推广力度上升而提高的证据。

2.2　定价与赔偿

在美国以外的发达市场和一些发展中国家,还有第二个监管障碍需要清除。为了使新药获得国家保险计划的资格,公司必须与国家政府机构协商价格。这通常需要提交成本收益的经济证据或就价格进行谈判。我们将在第5节中更详细地讨论几个例子。

需要注意的是,各国之间定价和赔偿政策的差异远大于上市许可所需的标准。协调监管方法的努力要少得多。例如,在欧盟,EMA可以为所有成员国批准一种新药,但公司仍必须与每个国家协商定价和报销事宜。这会带来许多重要的后果,我们稍后再进行讨论。

2.3　对营销、处方和配药的限制

对药品的需求是复杂的,原因很多,其中最重要的是多个决策者的参与:医生、药剂师、保险公司和患者。像许多其他行业的公司一样,制药公司也通过营销活动来说服决策者。监管机构认识到,关于其产品及其与竞争对手相比的优点,药品研发创新公司不太可能是公正的信息来源。因此,美国FDA及其他国家的同行对企业在营销活动中对药物的宣传进行严格监管,以确保没有虚假的或误导性的营销。[①] 新药的NDA被批准时附有标签,标签包含美国FDA批准的功效声明以及副作用和警告。营销支出的很大一部分用于"详谈",即公司医药代表造访医生时与医生讨论新药物和已有药物。对于一种广泛应用的药物,通常会有数百名医药代表与全国各地数千名医生进行详谈。每位与医生详谈的医药代表通常通过一个力度很大的激励计划获得报酬,即薪酬与某地区或某组医生中的销售业绩挂钩。在美国,对医生的推销性拜访并不聚焦于药品价格,这是因为人们担心这样会鼓励医生不适当的处方。在其他国家,法规限制了医药代表与医生相处的时间。激励措施、不可能直接监控以及大量非FDA批准的新药信息的组合意味着,要完全遵守FDA对详谈的规定是一项挑战。除新西兰和美国外,其他发达国家均不允许药品生产商直接面向消费者做广告(direct-to-consumer advertising,简称DTCA)。

大多数国家将开处方和配药分开以解决潜在的代理问题。也就是说,配药是药剂师的责任,因此医生选择药物治疗时就不会受利润动机的影响。但也有例外,美国医生在其办公室给患者用药是可以报销的,而在许多亚洲市场上,医生给患者配处方药是一种传统。医药分离的做法确实意味着医生通常不知道他们开出的药品价格,因此尽管他们开药治疗的激励可能不如

---

① http://www.fda.gov/aboutFDA/CentersOffices/CDER/ucm090142.htm 是美国FDA药物营销、广告和传播司的链接。

直接从中获利的情况,但医生未必有动力开出相对便宜或划算的处方药进行治疗。

药剂师必须配发医生处方中指定的化学药品、剂型和剂量。对于有仿制药竞争的药物,药剂师有一定的决定权。为了鼓励使用仿制药,美国许多州和一些(并非全部)发达国家要求药剂师在处方上提供仿制药(如果有的话);其他司法管辖区可能鼓励但并不要求用仿制药替代。药剂师以最低成本提供仿制版药物的动机取决于各国的其他具体法规和做法。在许多欧洲国家,药剂师受利润控制。一些国家(例如德国和荷兰)采用授权系统,将一种药物的全国市场授予报价最低的一家仿制药供应商,单个药剂师根本没有选择。

3. 药品支出与价格的基本情况

在 20 世纪 80 年代的美国,药品支出约占总医疗支出的 5%~6%。然而,这一比例在 90 年代和 21 世纪初大幅上升。从 2004 年起,药品支出在美国医疗保健总支出中占比一直约为 11%~12%[1],比 OECD 成员国 17% 的平均水平低 5~6 个百分点。然而,在一些国家,如韩国、匈牙利和波兰,药品支出占卫生总支出的比例要大得多。美国的份额不高是因为分母较大,而不是因为药品的绝对支出低。如果我们考察一个相关的衡量指标"人均药品支出",那么 2005 年美国在 OECD 国家中排名最高,人均支出购买力平价为 792 美元。排名第二的加拿大人均支出为 589 美元。两年后,即 2007 年,联邦基金报告称,美国人均处方药支出已增至 878 美元。生物制品价格和使用量的高增长率可能会导致美国总支出持续增长。表 12.1 列出了 1990—2008 年部分 OECD 国家人均药品支出情况。

美国是全球最大的药品市场。在过去 30 年的大部分时间里,美国药品销售额占全球销售额的一半左右。历史上,日本曾一直排在第二位,其次是德国、法国和英国;中国现在位居第二。1987—1999 年,制药行业的销售平均增长率约为 12%~13%(Berndt,2002)。IMS 健康报告声称,自 2000 年以来,尽管拉丁美洲、中国和其他新兴市场的销售额增长率要高得多,但美国、日本和欧洲的年销售额相当平稳(每年不到 4%)。一些研究尝试确定到底是价格上涨、数量增加、新产品引进还是其他某种力量推动了这种增长。Berndt(2002)表示,1994—2000 年,"……价格增长仅占利润增长的 1/5 左右(12.9% 中的 2.7 个百分点),其余 4/5 反映了现有药物利用率的数量/组合变化以及新药支出。因此,近年来,价格上涨相对不太重要,相反,数量增长——更多地利用现有产品和新产品的——是支出增加的主要驱动力"(第 48 页)。伯恩特认为,数量增加是"药物保险受益范围扩大和营销力度加强"的结果。新产品的支出可能反映了医学和科学不断变化的性质,这种变化使得更多的疾病可以用药品治疗。事实上,将处方药保险纳入联邦医疗保险计划(D 部)的动力是防范老年人的财务风险。根据 Berndt(2002)的研

---

[1] http://www.cbo.gov/ftpdocs/106xx/doc10681/DrugR&D.shtml, http://www.commonwealthfund.org/Content/Chars/Chartbook/Multinational-Comparison-of-Health-Systems-Data-2008/P/Percentage-Total-Health-Care-Spending-on-pharmaceutics-1996-and-2006.aspx

究,当 1965 年开始实施联邦医疗保险时,药品在医疗保健支出中所占比例很小,1960 年为 10.7％,1970 年为 8.2％。之后,药品支出成了老年人的沉重负担,目前药品支出份额占 12％。

表 12.1　部分 OECD 成员国药品支出在医疗卫生支出中的占比　　　　单位:%

地区	1995 年	1996 年	1997 年	1998 年	1999 年	2000 年	2001 年	2002 年	2003 年	2004 年	2005 年	2006 年	2007 年	2008 年
澳大利亚	12.2	12.4	12.7	13.3	13.8	14.8	15.1	14.5	15	14.8	14.3	14.3	14.3	
奥地利	9.4	9.7	10.9	11.4	12	12.3	12.5	12.8	13.3	13	13	13.1	13.3	13.3
比利时	16.2	15.5	15.8						16	16.4	15.9	16.5	15	15.1
加拿大	13.9	14.1	14.8	15.3	15.6	15.9	16.2	16.6	17	17.3	17.2	17.2	17.2	17.2
捷克	25.1	25	24.9	22.9	23	23.4	24	23.9	24.2	24.8	24.8	22.8	21.5	20.4
丹麦	9.1	8.9	9	9	8.7	8.8	9.2	9.8	9.1	8.7	8.6	8.5	8.6	
爱沙尼亚					19.5	22.3	25.2	26.5	24	25.4	23.9	23.5	21.4	20.7
芬兰	12.7	13.2	13.6	14	14.8	14.7	15	15.2	15.3	15.5	15.5	14.3	14.1	14.4
法国	15	14.8	15	15.5	16	16.5	16.9	16.8	16.7	16	16.7	16.5	16.5	16.4
德国	12.8	13	13.1	13.5	13.5	13.6	14.2	14.4	14.4	13.9	15.1	14.8	15.1	15.1
希腊	15.7	16.1	16.2	13.9	14.4	18.9	18	18.8	20.4	22	21.5	22.7	24.8	
匈牙利	25	26	25.9				28.5	27.6	27.5	28.8	31.1	31.7	31.1	31.6
冰岛	13.4	14	15.1	14.1	13.6	14.5	14.1	14	15.2	15.4	14.4	14.2	13.5	13.9
爱尔兰	11.4	12.1	11.9	12.4	13.2	14.1	14.3	14.5	14.9	15.6	16.5	17.4	17.7	17.3
意大利	20.7	21.1	21.2	21.5	22.1	22	22.5	22.5	21.8	21.2	20.2	19.8	19.3	18.4
日本	22.3	21.6	20.6	18.9	18.4	18.7	18.8	18.4	19.2	19	19.6	19.6	20.1	
韩国	26.1	25.9	25.8	24.6	24.5	25.9	25.2	25.8	25.8	26	25.5	25.4	24.5	23.9
卢森堡	12	11.5	12.6	12.3	11.9	9.1	10	9.3	10.1	9.5	9.2	8.8	9.1	9.1
墨西哥					18.6	19.4	19.5	21.2	25.2	26.1	25.4	26.3	28.2	28.3
荷兰	11	11	11	11.2	11.4	11.7	11.7	11.5						
新西兰	14.8	14.5	14.4							10.4	10.4	11	10.2	9.6
挪威	9	9.1	9.1	8.9	8.9	9.5	9.3	9.4	9.2	9.4	9.1	8.7	8	7.6
波兰								28.4	30.3	29.6	28	27.2	24.5	22.6
葡萄牙	23.6	23.8	23.8	23.4		22.4	23	23.3	21.4	21.8	21.6	21.8		
斯洛伐克					34	34	34	37.3	38.5	31.4	31.9	29.7	27.9	27.6
斯洛文尼亚								20.9	20.5	20.7	20.6	20.5	19.8	18.7
西班牙	19.2	19.8	20.8	21	21.5	21.1	21.1	21.8	23.2	22.7	22.3	21.6	21	20.5
瑞典	12.3	13.6	12.4	13.6	13.9	13.9	13.9	14	13.8	13.9	13.7	13.7	13.4	13.2
瑞士	10.1	10.2	10.5	10.4	10.6	10.7	10.7	10.4	10.6	10.5	10.6	10.4	10.3	
土耳其					26.2									
英国	15.3	15.6	15.9				13.9	13.9	13.5	13.5	13.2	12.8	12.3	11.8
美国	8.7	9	9.5	10	10.8	11.7	11.7	12	12.1	12.2	12	12.2	12	11.9

4. 市场结构

4.1 供给方面

4.1.1 药物开发和生产

开发一种新药的过程既漫长又昂贵。新药不会因研发投入就自然出现,而且创新带有随机性。此外,由于基础科学和研究技术的进步,研发的生产率会随着时间的推移而变化。因此,发明创新生物制药的企业天然具有高风险。其成本结构是制药行业的另一个重要特征——药物发现和开发的大量固定成本和沉没成本以及相对较低的边际生产成本,我们将在下面详细描述。模仿成本则相当低:一旦一个产品被认为是安全有效的,它就可以毫不困难地进行逆向设计。正如标准工业组织模型所预测的那样,来自模仿者的竞争将价格压低到边际成本,那么企业将无法收回开发的固定成本和沉没成本,因此也就不会从事有风险的创新活动。当然,许多其他行业也有这些特点,比如电影制作、图书出版和软件。制药行业和其他行业之间的一个关键区别是,劣质药物上市后带来的社会成本远远高于劣质电影的成本,这也是对制药行业要进行广泛监管的原因。成本结构和事后模仿的容易程度也解释了为什么专利保护在制药行业比其他行业要更为重要(Cohen et al., 2000)。本章将在后面讨论诱导创新的替代机制。

近几十年来,药物发现已经从化学药品的随机筛选发展到基于对生物进程理解的"合理药物设计"。候选药物曾经几乎完全是小分子,现在则包括通常被称为生物制剂的大而复杂的分子。一旦确定了候选药物,研发者就开始在动物身上进行临床前试验了,如果临床前结果足够有效,随后就可以向监管机构提交试验性新药申请(Investigational New Application,简称 IND)(见图 12.1)。随后在三期人体临床试验中测试候选药物,每期成本都在增加。一期临床试验涉及少数健康志愿者,以确定安全性和毒性。如果成功,将启动二期临床试验。这些涉及更多的参与者以确定疗效和安全性。三期试验是随机对照试验,通常在多个中心或地点进行。这些试验的时间长短和费用因疾病而异,例如评估癌症治疗的有效性需要的时间比抗生素要更长。对于每期临床试验,必须事先确定监管机构认可的临床终点,但这并不总是显而易见的。例如,是否应该根据肿瘤缩小或存活来判断癌症治疗?试验失败是很正常的。Pammolli et al.(2011)报告称,在大多数疾病领域,一个项目在临床前阶段入市场的平均概率不到 5%。这些测试结果作为安全性和有效性的证明列入 NDA 提交给 FDA。

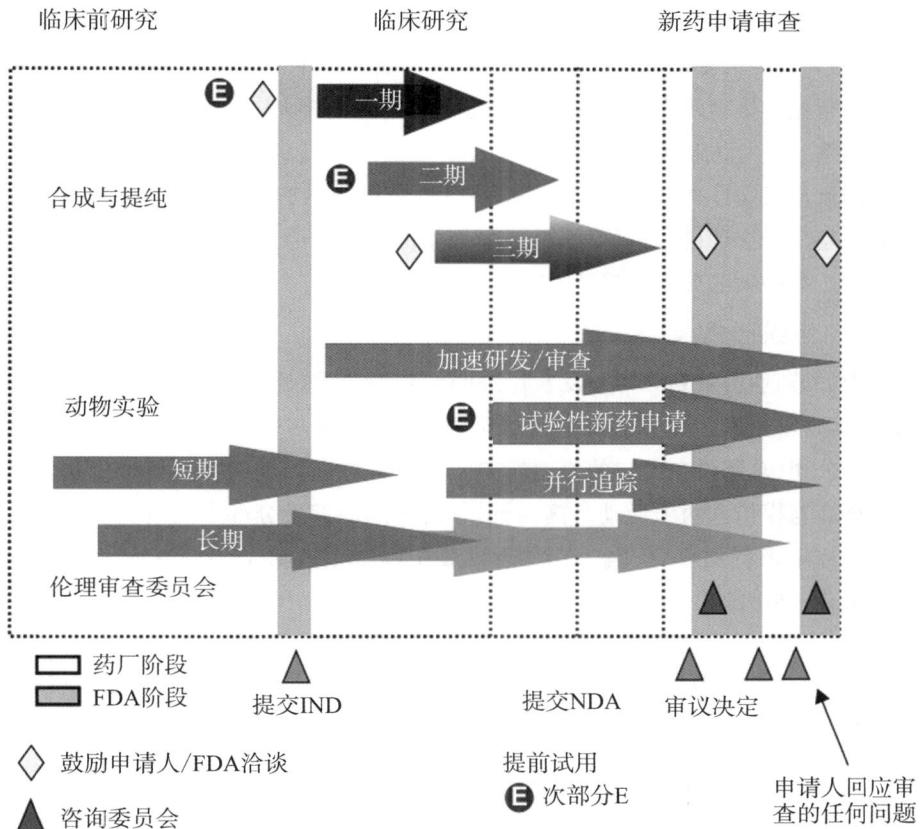

临床前研究　　　　　临床研究　　　　　新药申请审查

合成与提纯

动物实验

伦理审查委员会

一期
二期
三期
加速研发/审查
试验性新药申请
短期
并行追踪
长期

□ 药厂阶段
▨ FDA阶段
◇ 鼓励申请人/FDA洽谈
▲ 咨询委员会

提交IND
提交NDA
审议决定

提前试用
Ⓔ 次部分E

申请人回应审查的任何问题

图 12.1　药物研发过程

数据来源:CDER 手册。

估算那些成功上市药物的经济成本很有挑战性。其中必须包括检查所有失败药物的成本,还包括进行所有研究的资本成本,以及开发和审批的成本,而不仅仅是临床试验的实际支出。迪马斯、汉森和格拉博斯基在 2003 年的一项研究中使用了 1983—1994 年首次用于人体试验的药物样本,估计平均每个成功分子的药物开发成本为 8.02 亿美元。DiMasi and Grabowski(2007)后来用调查样本的最新内容更新了他们对新分子实体发明成本的估计,整体达到 12 亿美元。该文得出结论,生物制剂的固定开发成本与传统化学制品的总成本大体相当。然而,作者估计生物制剂的直接成本支出略低,但时间成本更高。

迪马斯等人这项研究使用的专用数据库覆盖了美国的主要大公司。除了要考虑所使用的公司样本和公司自述支出数据的可靠性之外,他们的估计还严重依赖于假设的资本成本。Adams and Brantner(2006)利用药物开发项目的公开数据估计药物开发成本,发现 1989—2002 年生产一种新药的成本为 8.68 亿美元,不同疾病领域和不同公司之间的差异很大。

请注意,生产仿制药的公司不需要参与新药的发现。相反,仿制药公司专注于精确模仿现有药物,并以尽可能低的成本生产。与开发新分子的成本相比,已批准药物的仿制药的市场进入成本较低。由于原分子的安全性和有效性已经得到证实,仿制药风险要小得多。在大多数国家,仿制药公司只需证明其产品与原产品具有生物等效性并能生产安全就可以了。

相对于药物开发成本,小分子药物的生产成本较低。对于具有许多仿制药竞争对手的分子,我们预计竞争会将价格压至接近边际成本的水平,因此仿制药价格较品牌价格低25%的情况并不罕见。生物药物的制造成本占总成本的比例较大,但固定(沉没)成本和边际成本之间的关系一般与仿制药相同。虽然具体的制造成本受到严密保护,但生物药物制造商最近提交的重量级文件列出的"产品销售额"和"销售成本"合计在15%~28%之间。考虑到这一数字是出于会计目的,它可能是边际成本的上限。因此,即使对于生物制品来说,生产创新药物产品的大部分成本都是固定成本和沉没成本。

4.1.2 组织形式

历史上,制药业曾被划分为开发新疗法的创新型公司(也称为"品牌名"或"有道德的"公司)以及生产非专利治疗方法仿制品的模仿型公司。著名的仿制药公司包括总部设在以色列的梯瓦公司、总部设在美国的迈兰实验室和总部设在印度的雷迪博士公司。少数公司同时从事创新与模仿这两项活动。例如,诺华公司的山德士分部专门研究仿制药。印度的非专利部门近年来特别重要,因为它在为发展中国家生产 HIV 治疗方面发挥了巨大作用(Waning et al., 2010)。

在过去的几十年里,从事生物药品发现、开发和制造的公司组织形式一直在缓慢变化。传统意义上的"大型制药"公司高度垂直整合,其活动涵盖基础研究、开发、临床试验、监管审批流程、制造、推广和售后活动。目前这种类型的公司仍然存在,但是生产的每一阶段都在向垂直专业化转变,并越来越多地使用"技术市场"(Arora,2001)。

制药行业组织中最广为人知的变化或许是在大型垂直一体化制药企业外部的创新活动,这些企业的研究人员在新的科学领域(更具体地说,即"生物技术产业")拥有更强的动机或更丰富的专业知识(美国和欧洲生物技术产业概况见表12.2 和表12.3)。如果在大企业内部新药发现存在规模不经济或激励不力的情况,那么大企业与平均生产率更高的小企业签订合同效率会更高。小型生物技术企业通常缺乏能力去管理大规模临床试验,也无法进行生产和通过监管审批流程。通常,生物技术企业会从风险投资开始,然后当它取得一些成绩时就会与一家更大的企业签约。合同可以采取多种形式:随着创新清除了特定的科学障碍实行分期付款、在某些条件下转让知识产权、在达到特定标准时分期收购企业,或者直接收购小企业。

表 12.2 美国生物技术行业统计数据 单位:10 亿美元

统计项目	2010 年	2009 年	2008 年	2007 年	2006 年	2005 年	2004 年	2003 年
销售额	52.6	48.1	57.00	52.7	47.7	42.1	33.3	28.4
收益	61.6	56.2	70.1	64.9	58.8	51.8	46	39.2
研发支出	17.6	17.1	30.4	26.1	27.1	20.8	19.8	17.9
净亏损	4.9	3.7	-3.7	-4.2	-5.6	-3.6	-6.4	-5.4
上市公司/家	315	314	371	395	336	331	330	313
公司总数/家	1726	1703	1754	1758	1425	1475	1346	1444

数据来源:恩斯特 & 杨生物技术行业年度报告。

表 12.3 欧盟生物技术行业统计数据　　　　　　　　　　单位:10 亿欧元

统计项目	2010 年	2009 年	2008 年	2007 年	2006 年	2005 年	2004 年	2003 年
收益	13	11.6	15.3	13.6	13.3	11.8	11.3	11.3
研发支出	3.4	3.2	6.8	6.6	5.7	5.3	6.2	6.4
净亏损	−0.5	−0.5	−2	−3.1	−2.5	−3.3	−2.1	−1.9
上市公司/家	172	167	178	185	156	122	98	96
公司总数/家	1834	1842	1836	1869	1621	1613	1815	1861

注:2009—2010 年数据仅包括上市公司数据。

数据来源:恩斯特 & 杨生物技术行业年度报告。

另一个领域是临床试验,在这个领域,一家企业有能力增加或减少成本,并且还出现了被称作为合同研究组织(Contract Research Organization,简称 CRO)的专业公司(见图 12.2)。尽管 CRO 可以通过强有力的激励机制来实现特定的目标,如时间期限或注册人数,但他们不擅长获取"软性"知识并将其留在企业。越来越多的临床试验在诸如印度、东欧等新兴市场进行,因为在新兴市场进行试验的成本相对较低(Thiers et al.,2008)。Azoulay(2004)表明,外包临床试验也是有成本的。

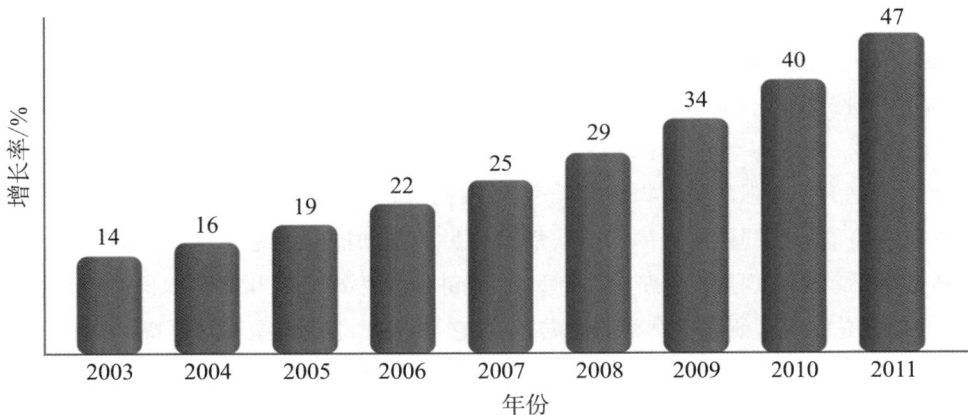

图 12.2 合作研究的增长

数据单位为 10 亿美元。

数据来源:弗罗斯特与苏利文的研究,2006。

沿着垂直链进一步外包的功能也有所增加(见图 12.3)。现在有许多企业,特别是在如印度这样的新兴市场上,专门从事合同制造业务。还有一些"传统的"企业(如 Boerhinger Ingelheim 和 Abbott)则将其多余的制造能力外包出去。一家企业也可能将其营销业务外包给另一家企业的销售人员。当第二家企业有闲置产能,而第一家企业正好没有合适的类型或数量的销售人员时,就会出现这种情况。例如,如果一家企业发明了一种超出其传统治疗领域的产品,其销售人员可能没有接受过该治疗领域的培训,或者也可能没有与合适的专科医生建立联系。与其花费固定成本来培育这种药物的销售队伍,不如转而承包给合适的销售队伍。

鉴于制药行业创新过程的随机特性,所有这些组织变革都具有特殊的意义,这意味着一家企业往往会发现其制造、测试或推广能力对于目前的药物组合而言过高或过低。产能共享或者租赁给行业内的其他企业,是一个高效选择,尤其是当承租人不是产品市场上的直接竞争对手时更是如此。技术和科学前沿变化迅速,因此我们不会指望某个单一的组织形式无论什么时间或什么项目都会是最优的。

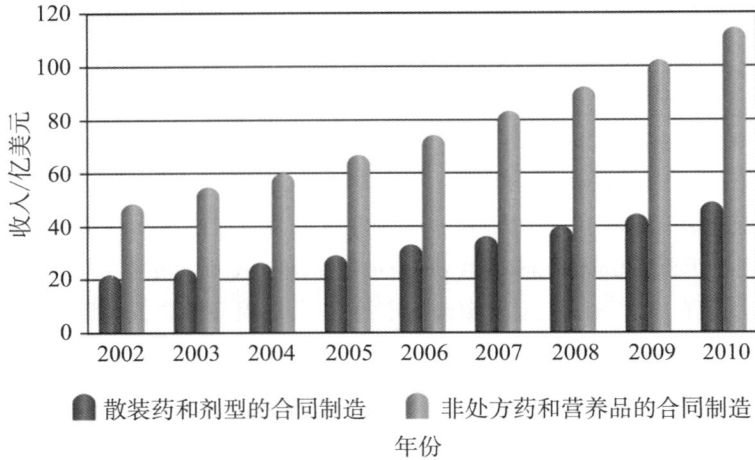

图 12.3 合同制造业务的增长

除了纵向结构的变化之外,制药业还出现了相当多的(主要是横向的)并购活动。表12.4 显示了按 2009 年收入排名的顶级企业及其最近的并购案例。Grabowski and Kyle (2008)报告称,排名前十的企业的收入份额从 1989 年的 28.3% 增加到 2004 年的 48.3%。兼并也可能是为了加强薄弱药物开发渠道的一种尝试(Higgins and Rodriguez, 2006),尽管许可证的使用也能达到同样的目的。并购活动的另一个动机可能是要达到足够规模,以便在没有外包的活动中实现规模经济(例如管理监管审批流程或开发和保护知识产权)。在下一节中,我们将总结关于研发生产率的证据,以及它与规模、组织类型和其他特征的关系。

表 12.4 按 2009 年收益排名的顶级制药企业　　　　　　　　单位:百万美元

企业	总部	收益	并购史
辉瑞	美国	45448	华纳—兰伯特(2000),法玛西亚(2002),惠氏公司(2009),金(2011)
赛诺菲	法国	40871	赛诺菲与圣德拉堡合并(1999),罗纳普朗特与赫斯特合并成安万特(1999),赛诺菲与安万特合并(2004),与健赞合并(2011)
诺华	瑞士	38455	汽巴—嘉基和山德士合并为诺华(1996),郝克赛尔(2005),爱尔康(2010),凯荣(2006)
葛兰素史克	英国	36746	葛兰素威康和史克必成合并(2000),布洛克药物公司(2001),多曼蒂斯(2007),可信(2007),强力(2007)
罗氏	瑞士	36017	波林格(1998),生物威士(2007),454 生科(2007),基因泰克(2007)
阿斯利康	英国	31905	阿斯特拉与捷利康集团合并(1999),医学疫苗(2007)
默克	美国	26929	先灵葆雅(2009)

续 表

企业	总部	收益	并购史
强生	美国	22520	山陶克(1999),阿拉贡(2001),泰博科技(2002),库赛尔(2011)
礼来	美国	20629	ICOS(2007),英克隆(2009)
百时美施贵宝	美国	18808	梅达克斯(2009),智默基因(2010)
雅培	美国	16486	诺尔(2001),苏威集团(2010)
安进	美国	14642	基特(2000),英姆纳克斯(2001),生威(2011)
武田	日本	14204	千禧(2008),IDM(2009),奈科明(2011)
勃林格殷格翰	德国	14027	微部(2004)
梯瓦	以色列	13814	诺和制药(2000),西科(2004),IVAX(2006),巴尔(2008)
拜耳	德国	13344	拜耳收购谢林(2006)
安斯泰来	日本	10509	山内制药与藤泽制药合并为安斯泰来(2005),阿泽斯(2008)
第一三共	日本	9757	三共与第一制药合并(2005)
诺和诺德	丹麦	9566	
卫材药业	日本	8441	默菲科技(2007),MGI 药业(2008)
大冢	日本	7717	大宝制药(2007)
默克沙东	瑞士	7454	默克收购沙东(2007)
吉利德科学	美国	6469	纳斯塔(1999),三角(2003),梅根(2006),CV 治疗(2009)
巴克斯特生物科技	美国	55573	免疫国际(1997),北美免疫(2000),库克制药(2001)
迈兰	美国	5015	默克基因分部(2007)
百健	美国	4247	百健与艾德克(2003),康复玛(2006),施诺(2007)合并
健赞	美国	3562	被赛诺菲—安万特收购(2011)
CSL	澳大利亚	3211	安万特百灵达(2004),泽尼治疗(2006)
艾尔建	美国	1310	医诺美(2006)

数据来源:Contract Pharma。

4.1.3 研发生产率

近年来,制药行业的生产率危机一直是人们热议的话题,例如 Cockburn(2007)和 Pammolli et al.(2011)的研究。当然,如图 12.4 所示,近年来批准的新药数量有所下降。对于这种下降有许多假设。一种可能是发现新的治疗方法更加困难,因为"唾手可得的果实"已经被人摘了。有人则归咎于临床试验和监管合规成本增加。研发生产率的下降与上一节讨论的趋势一致,表明整合或外包可能未产生效率收益。

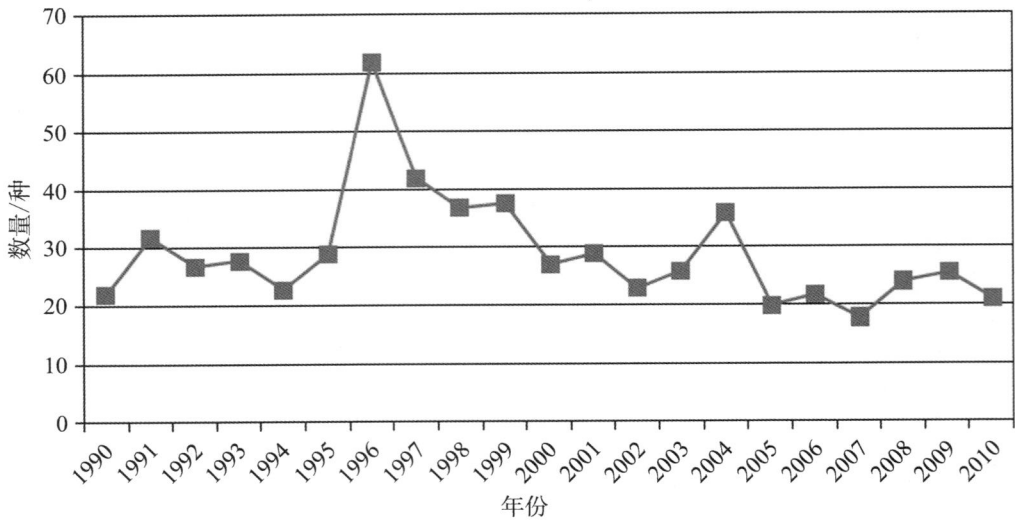

图 12.4 1990—2010 年美国批准的药物数量

　　由于科学的进步,我们预计研发生产率会随着时间的推移而变化,因此很难用旧数据预测当前的走势。此外,成功概率取决于人们所追求的创新,这是企业的内生选择。然而,研发的长期滞后使得直到原始发现后很久才能对结果进行分析。技术评估办公室 1993 年的一份报告总结了两项早期研究,认为最终获批的概率分别为 13% 和 23%。DiMasi(2001)发现,在 1981—1992 年首次提交 INDs 的药品中,约有 21% 直到 1999 年才被批准在美国上市。根据 DiMasiet al.(2003)的说法,1984—1997 年,药物开发的成本以每年 7.4% 的速度增长,高于通货膨胀率。他们的证据表明,临床部分(特别是人体试验)而非临床前部分(基础科学)是成本显著增加的原因,而试验复杂性的增加推动了这一趋势(第 178 页)。迪马斯等人认为,由于 FDA 更严格的要求,受试药物增加,以及许多治疗慢性疾病的药物需要更长时间的试验,试验可能变得更加昂贵。

　　最近,Pammolli et al.(2011)根据 1990—2004 年间的数据,认为对于大多数疾病领域而言,药物研发从临床前阶段(早于迪马斯研究)到市场认可的成功概率不到 5%。他们发现生产率下降在很大程度上是人们投资于更具挑战性的疾病领域的结果,这些领域失败的风险更高,但未满足的治疗需求最大。这未必与迪马斯等人的结果不一致,但它确实有不同的含义。如果企业理性地将他们的研究瞄准社会价值最高的地方,那么这就不会像监管负担过重导致生产率下降那样令人担忧。然而,这仍然是未来研究的一个悬而未决的问题。

　　有相当多的学术文献解释了制药公司之间生产效率差异的影响因素,其中一个因素是规模。Henderson and Cockburn(1996)发现,在 20 世纪 80 年代,大型制药公司在药物研究方面表现出规模经济和范围经济。这一结果表明,越来越多的研发外包(或技术引进)给较小的生物技术公司,这多少会令人困惑。一种可能的解释是,在他们研究期间,最优组织形式已经发生了变化。如前所述,规模经济也可能存在于药物开发的后期阶段。Grabowski and Kyle(2008)提供了一些与大公司在管理大型临床试验中具有效率优势的理论相一致的证据。他们发现,从三期试验推进到市场批准,药物开发项目的比例随着公司正在管理的项目数量的增加而增加。

Cockburn and Henderson(1998)随后关于大型制药公司内部的研究,集中于吸引和激励优秀研究人员的组织文化和激励措施,例如与外部研究人员合著和发表研究成果的能力。这种激励措施可能更容易在较小的公司内部实施,使小公司在早期研究比大公司有更大的效率优势,并为获得许可证创造了机会。但是Guedj and Scharfstein(2004)表明代理问题可能会导致大公司和小公司生产率的差异。由于小公司在少数项目上压上了全部身家,停止开发候选药物的决定对公司生存的影响要比拥有数百个项目的大公司严重得多。因此,对于一项边缘项目,小公司的经理比大公司的经理更有可能继续开发。通过对治疗癌症的候选药物数据进行分析,他们发现小公司比大公司更有可能拥有从一期推进到二期的项目,但是从二期到三期的失败率更高。

实现垂直专业化的收益需要技术市场有效运行。这类市场存在许多潜在的摩擦,包括寻找一家可与之进行交易的公司的搜索成本、不确定的知识产权,以及关于有争议的想法或候选药物的不对称信息。Lerner and Merges(1998)等研究了生物技术转让合同的结构,但很少有论文讨论缔约成本和其他摩擦是否会压倒理论上可能获得的效率收益。Allain et al.(2011)利用由经验证据支持的理论模型,重点关注信息不对称是如何导致生物技术公司延迟产品转让期的,这种延迟降低了垂直专业化的效率收益。

最后,另一个研究方向聚焦于区位和研发生产率之间的关系。研究工作通常会产生知识的外部性。渴望从其他公司的溢出效应中获益是地理集群的一个解释,新泽西—宾夕法尼亚—马里兰走廊和瑞士巴塞尔就是制药活动历史性集群的例子。Furman et al.(2005)研究了地理上靠近学术机构和其他制药实验室是如何影响研发生产率的。他们发现,用专利申请量来衡量的话,某一疾病领域内的生产率与大学的邻近程度呈正相关,尤其是那些大学的教职员工发表了许多与该疾病相关的论文。然而,靠近其他制药实验室并不能提高生产率。在他们的数据结束后的几年中,他们的研究结果与将药物研究迁移到剑桥、马萨诸塞州和旧金山湾区等地区的情况一致。Fabrizio and Thomas(2011)发现,影响研发绩效的不仅有本地的技术溢出,还有本地需求。坐落于对特定疗法需求高的国家其公司更有可能为这些疗法做出创新。他们的创新努力对全球需求的敏感度低于对当地需求的敏感度。

4.1.4 创新激励

我们观测到创新的发生是对政策选择的反应——这些政策选择既包括政府在基础研究和药物开发上的支出,也包括影响创新财务回报的政策,这些财务回报可能是按私人部门价格水平来衡量,也可以是来自非营利组织的财务奖励。制药行业创新的财务激励非常重要。2009年全球药品年销售额为8370亿美元[①],而生物制品的年销售额为1120亿美元。[②] 此外,还有大量来自公共和非营利的研发投资来源。例如,美国国家卫生研究院每年在医学研究

---

① http://uk.reuters.com/article/idUKTRE63J0Y520100420.

② 布里尔3(他从FTC的一份报告"新兴医疗保健问题:后续生物药品竞争"中得到这些数据;1120亿美元的数字被描述为"生物制品行业的全球总值",报告的图1.1显示2008年畅销生物制品的销售额不到1000亿美元,因此1120亿美元的数字可能并非2009年销售额的近似值)。

上花费超过 300 亿美元。

　　当然，如果社会依靠盈利动机来产生创新，企业将会发明有市场需求的疗法。在某些情况下，这可能不会最大化社会福利。例如，当一种治疗的消费产生外部性时，个人不会考虑对他人的潜在好处，市场需求将会降低。疫苗是这个问题最明显的例子。Kremer and Snyder（2003）提出了疫苗研发的模型，并解释了为什么市场力量会导致私营公司投资于药品而不是疫苗。如果个人的贴现率较高，那么对长期预防疾病的好处的重视程度就会较低，或者如果保险公司不愿意为长期未参保的投保人支付疾病预防费用，那么治疗的支付意愿将高于预防。此外，其他市场失灵的存在——如医疗保险市场的匮乏，或无钱进行治疗——可能导致市场需求低而社会需求高的局面。这种市场失灵在发展中国家尤其普遍。

　　迄今为止，营利动机已经影响了美国、欧盟和日本大量人口的治疗方法，而且此处所指的治疗方法是诊疗而非预防疾病。除了疫苗，还有两类疾病给私人部门带来了低利润：只影响少数人的孤儿疾病和主要影响穷人的被忽视的疾病。世界卫生组织的上述报告发现，1992 年仅有不到 5% 的研发投入用于发展中国家居民所患的疾病。格伦纳斯特、克雷默和威廉姆斯报告说，1975—1997 年，全球共有 1233 种药物获得许可，而其中仅有 13 种用于治疗热带病。

　　随着中国、印度、巴西、非洲和其他发展中国家的发展和富裕，并加大了对知识产权的保护，这些国家居民的需求也将为创新创造财务激励。根据《与贸易有关的知识产权协定》（TRIPS），世界贸易组织（WTO）成员方必须对药品实行专利保护。Kyle and McGahan（2011）研究了发展中国家引入专利保护是否与针对贫困国家最流行疾病的药物开发努力有关。他们发现，在富裕国家，研发对专利保护有反应，但即使有专利保护，贫穷国家的利润潜能也太低，不足以吸引研发。他们认为，知识产权保护和收入都是根据当地需求进行研发的必要条件，专利的替代方案可能更合适。

　　通过延长专利保护年限或市场排他性来拓展知识产权可以有效地扩大药物的市场规模。为了鼓励营利性创新，以治疗少数人口患的疾病，美国国会于 1983 年通过了《孤儿药物法案》（Orphan Drug Act，简称 ODA）。该法案给予创新者七年的专利独占期（不管专利状况如何），用于治疗影响不到 20 万人的疾病的孤儿药物。监管机构可以通过提供额外更长时间的市场保护，以换取有益于公众的服务，如儿童临床试验。在美国，如果创新者进行儿科研究，他可能会获得额外 6 个月的独家专卖权。Lichtenberg and Waldfogel（2003）发现 ODA 实施后，对孤儿疾病的治疗有所增加。但 Yin（2009）表明，其中一些增加反映了企业尽可能狭隘地重新界定疾病所做的努力，以便他们的治疗符合 ODA 的利益。

　　一个重要的政策问题是创新努力如何应对市场规模。对这种响应性的评估提出了众多挑战。首先，很难找到独立的研发支出数据，因此实证文献通常不考虑投入成本。研究人员运用了专利、公开发表的论文、早期试验和药物上市的数据等作为创新产出的衡量指标。同样，测量并不存在的治疗潜在市场规模也很困难，因此市场规模是用收益、死亡率或伤残调整生命年（DALYs）来衡量的。[①] 其次，创新努力可能会对全球市场规模做出反应。因此，将

---

① 此类论文的例子包括 Blume-Kohout and Sood（2008）、Maloney and Civan（2006，2009）以及 Lichtenberg（2005）。

政策变化的影响孤立在一国之内是相当困难的。出于这一原因,许多研究人员专注于美国的庞大市场,但却通常忽略了其他市场的变化,这些变化也可能影响研发投资的选择。幸运的是,研究人员能够利用有助于辨识的跨时和跨病种领域或治疗类药物的变化。

Dubois et al.(2011)研究了随着不同国家人口和财富的变化,治疗类药物市场规模的变迁。这些变迁改变了治疗类药物创新的财务回报,如改变治疗类药物中新化学实体(New Chemical Entities,简称 NCEs)的数量。创新对市场规模反应的识别解决了市场规模与创新内生性的问题。市场规模可以激发创新,这是利益关系,但一个伟大的创新可以产生巨额收益从而创造市场规模,这是反向因果关系。Dubois et al.(2011)使用工具变量,发现新分子实体对市场规模的弹性为 0.25;这一估值意味着,市场规模每增加 1%,新推出的分子数量就会增加约 0.25%。平均而言,这意味着一个市场必须增长约 18 亿美元才能吸引新分子的进入。Kyle and McGahan(2011)也使用了跨病种和跨时的变异,但其研究涵盖了更多的国家,采用了不同的因变量(新临床试验)和市场规模指标(死亡率)。他们估计,在相对富裕的国家,创新对受专利保护的市场规模具有类似的弹性。这些最新的研究结果比 Acemoglu and Linn(2004)在早期研究中的估值要小得多。后者只使用了美国市场数据。然而,最近估值的数量级与迪马斯的研究结果是一致的,即创新成本与 50% 左右的边际产量和分销成本相结合。

利用市场排他性(专利)创新提供激励,是传统手段的替代方法,也是学术研究和政策实验的一个重要领域。如上所述,专利制度忽略了许多影响较贫穷国家的高负担疾病。捐助者可以通过协约性地建立发展中国家所需药物的市场来帮助解决这一问题;这些协约被称为发达市场承诺(Advanced Market Commitments,简称 AMCs)。迈克尔·克雷默写过大量关于 AMCs 的文章。盖茨基金会的一份新闻稿简洁地描述了 AMCs 的目的:

> 通常制药公司对投资发展中国家疫苗的研究、开发和制造兴趣不大,因为这些国家通常买不起疫苗。一旦疫苗被开发和制造出来,捐助者通过一项 AMC 承诺资金来保证疫苗的价格,从而为未来的有效市场创造了潜力。反过来,参与 AMC 的公司将做出具有法律约束力的承诺,在捐助资金用完之后,以更低和可持续的价格提供疫苗。[①]

这种机制的优势在于解决了准入问题:企业并不依赖高昂的价格来收回研发成本,而是获得一次性付款,且产品可以按成本出售。另一项侧重于对被忽视疾病激励的政策干预是由 Ridley et al.(2006b)所述的优先审查券(Priority Review Voucher,简称 PRV)。PRV 允许获批被忽视疾病新疗法的一家公司接受美国 FDA 对另一种 NDV 的优先审查,或将优先审查券出售给另一家公司。2009 年第一个 PRV 授予了诺华公司,以表彰它治疗疟疾的复方蒿甲醚。再如 DNDi 和人类健康研究所之间的公私伙伴关系,是解决被忽视疾病问题的创造性努力的另一个例子。

分析替代市场设计以刺激特定创新是一个前景被看好的研究领域。另外一个令人感兴趣的研究领域是从私人部门获取药物性能信息的问题。例如,许多药物是"标签外"使用的(未在药品许可证所列适应证范围内)。医生可以开出未经 FDA 批准用于某一用途的药物

[①] 2009 年 6 月 12 日,盖茨基金会新闻稿:"财政部部长和全球健康领导人履行承诺,与世界上最大的、疫苗可预防的儿童杀手作斗争。"

(假设该药物已被批准用于其他用途),这种情况发生在医生有理由认为该药物可能有效,但却没有 FDA 的批准的时候。例如,在儿童身上测试的药物相对较少,因此许多儿科处方是标签外使用的;产科也有许多标签外使用的处方。如果没有经济激励,创新者将不会承担临床试验的额外费用,以证明新的适应证的有效性。如果发现新用途时,专利期所余无几,在留足临床试验和 FDA 批准的时间后进行大规模销售时,上述情况就可能会发生。然而,如果创新者没有 FDA 对其新适应证的批准,它就无法对该药物的新用途进行合法的市场推广。因此,创新者面临着试验成本和向医生推广新用途的增量收益之间的权衡。新用途现有研究证据的性质和数量也可能影响到这种权衡选择。

当创新者选择不进行临床试验时,社会福利会受到损害,因为医生可能既不愿意在没有用药指导的情况下开药,也不愿意承担虽然开了药,却完全不知道从大型随机临床试验中获得的疗效、剂量和副作用等信息的风险。在美国,目前解决这一问题的监管机制有限。专利可以保护新的适应证——这种适应证甚至可以有"孤儿药"的名称,这样其他版本的分子药物就不会在其标签上列出该适应症。然而,这并不能阻止医生为这种专利保护的适应症开出仿制药,并剥夺创新者租金,因为标签外处方是合法的。此外,对新适应症再加额外 20 年的专利保护期并不合适,因为原产品已经代表了更重要的发明步骤。

亚群体人口可能或多或少受益于批准药物。与标签外使用一样,创新者没有动力寻找这些亚群体来进行试验。这是因为当公司决定哪种群体的患者从药物中获益最多时,很可能会失去其他亚群体的销售额。这也是诊断性测试发展中识别亚群体人口的一个问题。对于这一体系中的激励机制,学术界鲜有研究。对于可能提高社会福利水平的监管机制设计,无论是在单一支付者体系还是像美国这样的市场体系中,也均鲜有研究。然而,这些问题都非常重要。

4.2　需求方面

4.2.1　市场界定

产业组织经济学家对制药业进行广泛研究的一个原因是容易界定市场。狭义的界定是分子药物本身即原创产品和仿制品之间以及仿制品本身之间的竞争。更广义的界定是一个疾病领域或治疗类别,其中几种不同化学制剂或生物制剂争夺有相同或相似疾病的患者。例如二甲双胍是一种用于治疗 2 型糖尿病的药物。狭义市场考虑品牌版本(称为格华止)和生物等效仿制版之间的竞争。广义市场则包括治疗 2 型糖尿病的其他药物,如格列美脲(商标是阿玛利尔)和罗格列酮(商标是文迪雅)。广义市场界定通常与医生或保险公司的选择最相关,而狭义市场界定通常适用于药剂师的决策。

反垄断机构在各种案例中都采用了市场的这两种界定。例如,美国联邦贸易委员会(Federal Trade Commission,简称 FTC)在对雅培实验室、赫斯特和先灵葆雅的诉讼中,以及在百特国际—惠氏、葛兰素—史克和辉瑞—法玛西亚的并购案中,都采取了分子药物作为相关市场。但 FTC 在考虑治疗同种疾病的不同化学药物的企业之间的合并时,也认可了广义的市场界定,并在某些案件中要求进行资产剥离,如在辉瑞—华纳兰伯特公司并购案中,华纳兰伯特公司因为辉瑞公司的竞争性药物安理申(Aricept)而剥离了治疗阿尔茨海默病的康耐视(Cognex)。

如前所述,除欧盟成员国之外,监管结构和知识产权法的应用将医药市场限制在一国边界之内。换言之,美国医生不能开墨西哥批准但美国未批准的药物。如果这种药物在两个国家都有销售,批发商和药剂师就不能在墨西哥购买产品,然后在美国转售。因此,原则上,美国和墨西哥市场是相互隔离的。墨西哥的价格不应影响美国的价格(我们将在本章稍后讨论国际定价时再回到这个问题)。欧盟对成员国之间货物自由流动的推进改变了成员国市场之间的联系。虽然价格在成员国一级受到监管,但企业不能阻止套利者在价格较低的国家购买产品,然后在价格较高的市场上转售,这种做法被称为平行贸易。因此,将欧盟各国视为欧盟内部完全独立的市场是不合适的。

大多数疾病都有多种不同的化学疗法。最新的治疗方法通常有专利保护并以品牌名称销售。通常,这些市场的特征是差异化寡头垄断,因为很少能观察到在疾病层面上有超过10种处于专利保护状态的治疗方法。由于差异化的空间更小,同一分子药物的不同版本之间的竞争往往更加激烈。这些版本可能包括有品牌的或原创者产品、仿制药和欧盟国家的平行进口版本(其包装可能与原创者的非平行进口版本不同)。可以说,人们一般会认为有品牌的或原创版本的分子药物质量更高或者拥有品牌忠诚度。经济学家通常认为同一分子药物的仿制药是同质商品。有许多研究估算了疾病市场对治疗的需求以及治疗方法(品牌药物和仿制药)之间的交叉价格弹性,这些问题我们将在下一节讨论。在第5节我们将讨论竞争反应和反垄断。

4.2.2 药物需求的估计

如前所述,由于多方参与定价与消费决策,药品需求比大多数其他背景下更为复杂。无论是政府机构还是保险公司,大买家都会为每种治疗方案进行议价,并由此设定患者负担的赔偿率或共付额。医生会在相互竞争的治疗方案中进行选择,开出处方,但价格并不一定是他或她的目标函数的一部分。当有多种可用来源时,药剂师可以选择特定药品生产商的产品。因此,患者通常不会面临治疗的全部费用(至少在发达国家是这样),不会投入了解替代治疗方案并与医生进行讨论,事实上患者也没有机会在现有治疗方案之间进行选择。药物市场需求评估的实证研究很少对所有这些内容进行明确建模。也就是说,构成需求系统核心的"消费者"是医生、保险公司、药剂师和患者的混合体。

Ellison et al.(1997)使用了一种典型的研究方法。他们利用市场数据,用有代表性的消费者方法,将一类抗生素的零售需求构建为两期预算问题。在第一期,医生在相互竞争的分子药物中进行选择;在第二期,药剂师(可能受到患者和保险公司的影响,且面临替代法则约束)在该分子药物的品牌药和仿制药物之间进行选择。顶层估计方程是每种分子药物的数量作为该类药物总收入和该类药物每种药物加权价格的函数的对数。底层估计方程对一种分子药物在品牌药物和仿制药物相对价格的份额以及顶层方程的因变量进行了回归。和所有需求估计一样,价格的内生性值得关注。作者们将市场中企业数量的变化作为一个工具变量,以期描绘需求曲线以及在医院市场上的价格。正如所料,同一个分子药物的不同版本之间的交叉价格弹性比不同分子药物之间的更高,而分子药物之间的差异很大。此外,仿制药物的需求价格弹性比有品牌药物绝对值更大,这表明仿制药物的消费者对价格波动更为敏感。

代表性消费者模型的使用不考虑保险和患者异质性如何影响患者的药物需求。由于有保险的病人不会面临治疗的全部费用,因此存在潜在的道德风险问题。由此导致的药物消费增加对药物总支出有明显影响。在美国,几乎所有处方药现在都是通过私人或公共保险购买的,1980—1999 年,消费者自付费用(out of pocket,简称 OOP)的比例从接近 70% 下降到 2010 年的 8%(Danzon and Pauly,2002;Berndt and Aitken,2010)。利用需求价格弹性为-0.3 的需求反应假设,Danzon and Pauly(2002)得出了需求反应或道德风险的结论——"……可能占药品支出增长的 1/4 到一半"。显然,在估计需求时考虑保险覆盖范围非常重要。

Cleanthous(2002)在一篇评估抗抑郁药需求的论文中,率先评估了保险覆盖对药物消费的影响。他运用了离散的需求选择模型,其中每个消费者效用是药物特性和价格的函数,具有个体异质性。也就是说,不同的消费者可以对每个特征赋予不同的权重。克林斯利用价格、市场份额和药物特性的综合市场数据,结合保险和收入的人口统计数据,使用 Berry et al.(1995)的方法估计了一个随机系数分对数模型。他发现品牌药物比仿制药物更受青睐,消费者通常不喜欢诸如副作用之类的特征。但更重要的是,在不包含保险信息的模型中,将患者的价格敏感度从-1.6 降至-2.6。他得出结论,保险覆盖的道德风险确实使对抗抑郁药物需求具有重要的经济意义。因此,计算药物创新的福利收益应该区分私人和社会支付意愿。

然而,道德风险可能因疾病领域而异,或者因时而异。和 Clean thous(2002)一样,Dunn(2010)也使用了抗胆固醇治疗需求的离散选择模型,但利用了 MEPS 数据中关于个体患者的信息。患者的个体特征很重要:心脏病患者更偏好辛伐他汀,而年轻患者更偏好立普妥和罗苏伐他汀。有健康保险和药物保险的病人总体上对药物有更高要求的偏好。然而,他发现即使有保险覆盖的患者对价格也很敏感,其弹性估值为-1.81。

Dunn(2010)的文章只能解决保险覆盖的存在如何影响药品需求的问题,却不能解决诸如赔偿率和共付额等具体保险问题,这些问题在不同的保险计划中会有很大的不同。虽然现有文献中有许多研究医疗保健共付弹性的论文,但它们一般不考虑替代疗法的竞争与共同支付问题。一个例外是 Ridley(2011)。他使用包括共同支付在内的药品保险集团月度数据,分析了两种疾病领域的药品需求。他构建了一个对数线性需求系统,其中保险集团每月需求的药物总量是该药物共付额和同类广告竞争药物的共付额的函数(他还考虑了未观测到的药物、患者和保险集团特征)。共付额和广告推销工具变量包括制药工人和广告从业人员的平均每小时收入、制药商在其他疾病领域的销售额、制药商新产品的发布以及公司的其他特定变量。Ridley(2011)发现,当替代疗法的共付额保持不变或下降时,药物的销售对共付额的增加更为敏感,当保险公司将药物转移到药品目录的不同层级时就会发生这种情况。当所有竞争对手的共同支付一起发生变动时(药品目录层级的共同支付发生变化,但治疗方法保持不变),需求似乎对价格相对不敏感。Limbrock(2011)发现,即使控制了绝对价格水平,作为药品目录上"最受欢迎的药物",或治疗类中自付费用最低的药物,对市场份额也有积极的增量效应。

医生在药物需求中的作用,特别是医生是否会考虑价格,已经在一些文章中讨论过了。如前所述,大多数国家的医生没有经济动机开出这种治疗方案而非另一种治疗方案。这在许多情况下都是经过深思熟虑的,希望医生的选择能够反映出对每种药物(临床)对患者适宜性的客观评估。然而,医生在开处方时可能会考虑患者的经济状况,从而成为一个好的代理人。或者,医生可能认为,他或她应该充当保险公司的代理人,而不是病人的代理人。事实上,一些欧洲国家的监管机构已经出台了激励措施,鼓励医生在决策中考虑价格,以控制支出。Hellerstein(1998)发现医生更有可能给 HMOs 成员的病人开出非专利药,这表明HMOs 在提高对更便宜的替代药物的认知方面颇有成效。今天,医生使用品牌药还是仿制药并不太重要,因为即使医生是用品牌药开出处方,药剂师也有更大的自由(或义务)配发仿制药品。保险公司在推广仿制替代药物时也变得更加积极。

关于相互竞争的分子药物的相对价格如何影响处方的研究很少,且这类研究涉及的案例里医生通常确实有经济激励。由于化疗药物由医生办公室管理,医生提供此类治疗时由联邦医疗保险报销。Jacobson et al.(2006)研究了联邦医疗保险计划提供报销时如何影响医生们的化疗选择,并发现医生更愿意使用报销额更慷慨的化疗方案。在对日本市场的一项研究中,医生可以出售他们开出的处方药物。Iizuka(2007)发现处方受到医生可以收取的(被管制的)加价的影响。不过,他发现,医生们对患者可能面临要自掏腰包进行收费还是很敏感的。为改变医生行为,在药品市场的代理问题上开展更多的研究工作将是非常有意义的。

有一个重要的警告适用于药品价格数据,在美国尤其如此。向药店和批发商开具的发票价格并不反映制药企业在几个月后为不同药店的采购而向 PBM 支付的业绩回扣。由于制造商使用保密价格来对买家实施价格歧视,有关回扣的信息由私人所有,从不会公开披露。人们认为随着时间的推移,回扣的流行范围和规模都在增加,特别是在有相近治疗替代品的药品集里。研究人员无法获得该行业最有趣的价格,因此,几乎没有证据可以表明需求弹性会随时间变化。不包括回扣的数据集(比如经济学家们最常用的 IMS 健康数据)可能至少在某些药物的价格变量中存在明显的测量失误。

4.2.3 买方势力

回溯几十年前,处方药的保险覆盖面相对较少(Berndt, 2002)。大多数消费者自掏腰包支付药品全价。有了补贴药品购买的保险后,消费者不必面对全价的药品治疗,因此可能会过度消费。就支付现金的消费者而言,这一道德风险问题被最小化。拥有市场力量的制药公司以标准的方式制定价格。① 正如伯恩特曾清楚地表示,一旦患者有了保险,对于一家拥有市场力量的公司来说,最优价格会急剧上升。

---

① 尽管存在一些有趣的问题,如使用或不使用处方药对他人产生的外部性等,但价格对"行为"消费者依从性的影响,例如药物对患者产生的好处被推迟或无法被消费者观测到。

然而,保险公司可以利用其拥有的相应买方势力,在其补贴的药品谈判中发挥积极作用。相比于个人,大买家有许多优势。通常,一名患者并不知晓药物的疗效,尤其是药物的相对疗效。医生对药品价格知之甚少,可能会遇到代理或信息问题,使他或她无法将患者的费用完全内部化(Hellerstein,1998)。知情的买家,比如说保险公司,可以在相互竞争的治疗方案和价格之间进行权衡。至关重要的是,已知治疗方案之间存在某种竞争,大买家可以通过创建一个药品目录或承保药物清单来促进这种竞争,这样做可能会排除成本效益低的药物。如前一节所述,对共同支付的弹性已被证明是相当大的,因此药品目录可以为患者消费划算的产品(如仿制药)以创造经济激励。从经验上看,相应的市场势力对于出厂价格和消费模式都很重要。Ellison and Snydor(2010)表明,美国的医院能够比药店获得更大的协议折扣,因为前者可以强行推进限制性的药品目录。

在有政府健康保险的国家,买方为政府。在美国,这一角色由私人保险公司、医院和药店以及为部分人群提供健康保险的各种政府机构[联邦医疗保险、联邦医疗补助和退伍军人事务部(the Veterans' Administration,简称 VA)]扮演。在许多情况下,这些买家相对于他们的覆盖人群来说是买方垄断者。例如,VA 在为其患者购买医疗保险时是一个垄断者,可以利用其权力从垄断者那里获得价格优惠。由于药物开发成本下降,制药公司面临买方事后征用的风险。也就是说,在投资研发的条件下,制药公司应该愿意以任何可以弥补其边际成本的价格提供产品。当然,从长远来看,公司无法用这种定价来支付其固定成本。对于政府购买者来说,这种征用的威胁尤其严重。他们在极端情况下可以选择取消专利并颁发强制许可证。① 例如,2006 年,泰国政府宣布将对艾滋病毒药物卡莱特拉(依非韦伦)和雅培实验室的其他几种产品实行强制许可。2001 年,在美国发生炭疽袭击后,有人曾讨论过取消拜耳公司炭疽药物的专利,以便快速、廉价地获得大量环丙沙星。这方面的另一个困难是研发的公共物品性质。每个国家或私人保险公司都倾向于将研发费用转嫁给他人,即其他国家或保险公司支付的价格高到足以补偿公司的创新努力,但自己的支付接近于边际成本。对于小国来说尤其如此,因为他们的人口太少,无法对研发投资选择产生较大影响。

购买者对其购买策略长期后果的预期程度尚未得到广泛研究。批评者将疫苗产业的低迷归咎于美国政府利用其作为大买家的权力。类似的担忧也出现在为发展中国家提供治疗的"集中采购"做法上。在这种安排下,全球抗击艾滋病、结核病和疟疾基金等单一买家代表许多低收入国家进行谈判。Danzon and Pereira(2011)发现,与政府采购相关的疫苗销量增加在很大程度上抵消了价格下降。这仍然是未来研究的一个重要领域。

---

① TRIPS 协定允许在公共卫生紧急情况下强制许可。

5. 竞争

5.1 仿制药进入市场

5.1.1 美国

1984 年的《哈奇—维克斯曼法案》在 20 世纪 80 年代末和 90 年代鼓励了大量的仿制药进入市场。许多特效药都遭遇了数十个仿制药进入市场，随之而来的价格竞争非常激烈。Frank and Salkever(1997) 和 Reiffen and Ward(2005)证明，拥有更多仿制药公司的市场，其仿制药价格低于品牌价格。[①] 在弗兰克和萨尔科维尔的数据中，包括在 20 世纪 80 年代经历了仿制药竞争的药物，仿制药价格为品牌药品推出时价格的 70％，有 4 个仿制药进入时则下降到 50％，有 12 个或更多仿制药进入时则下降到 30％，18～23 个仿制药进入时下降到 10％左右。价格竞争似乎只局限于仿制药市场，品牌药对价格反应很少(Regan，2008)。Berndt and Aitken(2010)在最近的一篇论文里使用了 2005—2009 年的数据，计算了仿制药物首次上市时相对于品牌价格的平均价格。[②] 他们发现，6 个月后，该指数为 78(仿制药上市时的初始值为 100)，在仿制药上市后 1 年降至 50，2 年降至 23，在仿制药上市后 2 年多则不到 10。[③] 图 12.5 和图 12.6 显示了美国仿制药竞争的激烈程度。

除了随着仿制药进入市场而价格递减之外，仿制药价格也随供求关系而变化。例如，由于火灾、洪水或违反现行生产法规而导致的工厂倒闭等事件将推高价格，至少会因为暂时供给短缺而导致价格上升。随着这种分子药物的受欢迎程度下降——也许是由于新的治疗方法越来越多——仿制药制造商往往会退出市场。当制造商数量足够少，竞争程度随之降低，价格往往会上涨。处方药里仿制药所占比例在逐渐增加，对一般价格波动或其决定因素模型的性质和程度的研究正在逐渐成为一个更重要的课题，但已有研究仍然较少。

[①] Richard Frank and David Salkever (1997), Generic entry and the pricing of pharmaceuticals. Journal of Economics and Management Strategy, 6(1): 75-90.

[②] Ernst Berndt and Murray Aitken (2010), Brand loyalty, generic entry, and price competition in pharmaceuticals in the quarter century after the 1984 Waxman-Hatch legislation. NBER Working Paper.

[③] 在这个数据集里，进入两年后，平均有 12 个仿制药进入市场。

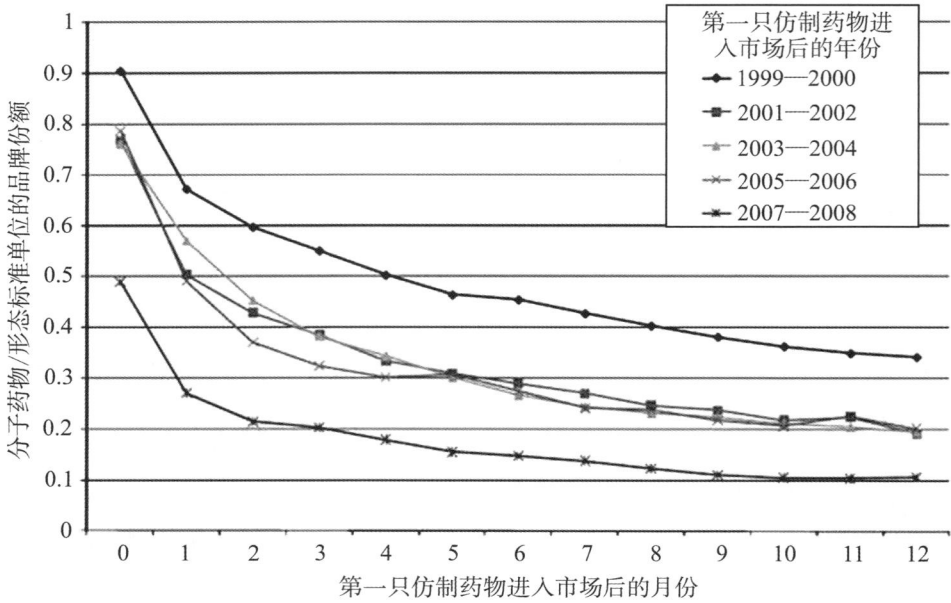

图 12.5　面临仿制药物进入市场的品牌药物份额(所有药物销售额均大于 2.5 亿美元)

数据来源:Grabowski et al.(2011)。

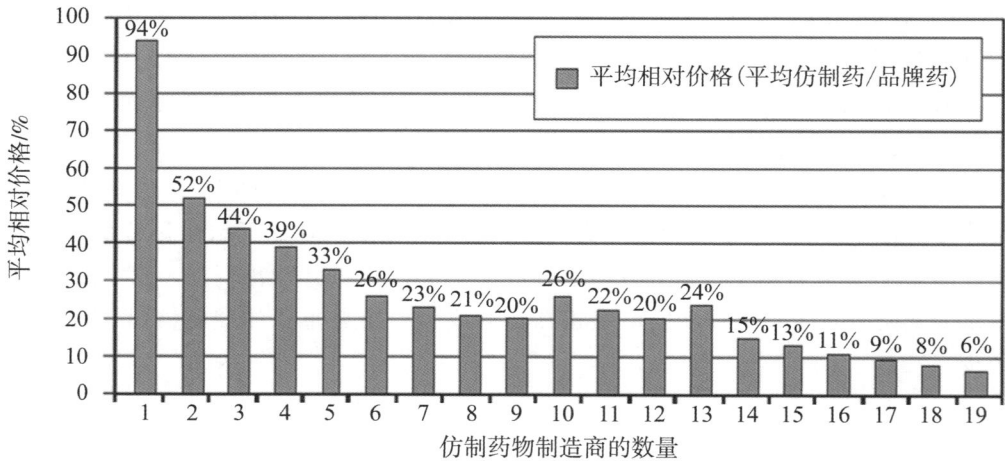

图 12.6　美国仿制药物的竞争与药品价格

　　药店为了从合同价格最低的公司采购,会在所有仿制药企业中寻找。保险公司通常按固定价格向药店为仿制药付款,这意味着药剂师有利润动机去寻找价格最低的货源。小型药店联合成购买团体或加入批发商的"采购计划",以获得批发商谈判达成的价格。仿制药物市场的不断变化——进入、退出、价格波动——意味着试图向药店支付仿制药费用的保险公司通常不能像对待品牌药物那样,使用行业挂牌价格来接近市场价格。相反,保险公司和药房收益经理(pharmacy benefit managers,简称 PBMs)投资创建仿制药物价目表,称为最高允许成本(Maximum Allowable Cost,简称 MAC)清单。MAC 清单上的每一种药物以及保险公司付给药店的金额随着时间的推移不断更新,以反映市场的变化,而且它属于企业专有,因为它反映了 PBM 在了解市场供求方面的投资。如今,美国大多数仿制药物都是根据 MAC 价格支付的。这与品牌药品的支付形成鲜明对比,后者往往是基于品牌的挂牌价格、批发收购成本(wholesale acquisition cost, 简称 WAC)或平均批发价格(average wholesale price, 简称 AWP)。当保险公司不想创建 MAC 清单时,他们可以使用 AWP–60% 等挂牌价格公式向药店支付仿制药品的费用。

由于进入美国仿制药行业是同时进行的,仿制药企业在选择进入哪些市场时遇到了困难。Scott Morton(1999)表明,仿制药公司往往选择进入他们在分销或制造方面具有专长的地方。当上市后的进入者多(少)于预期时,如果需要,公司可以向下(向上)调整其产量,甚至包括下降到零。退出并不等同于零产量,因为退出需要公司或 FDA 撤回 ANDA。看待该类公司的一个有效方法是,将这些仿制药公司视为拥有一个包含许多 ANDA 的文件柜和一个包含许多生产机器的工厂。每个月它们都会根据需求优化其生产。

品牌药及其仿制药具有足够的同质性,因此这些市场的价格竞争十分激烈。如上文所述,低边际成本和价格竞争导致价格非常低。如此低的价格引起了保险公司和政策制定者的关注,他们在 20 世纪 80 年代末开始鼓励消费仿制药而非品牌药。消费者用了一段时间才习惯接受这样一种观点:仿制药和它的参考品牌的质量一样好。此外,有利于仿制药的制度变迁过程也需要时间。例如,在 1984 年,允许药剂师用仿制药代替品牌药的各州法律并不普遍,但随着时间的推移,鼓励患者消费仿制药的经济激励越来越复杂。美国仿制药供应率,即 Berndt and Aitken(2010)所称的"效率比率",从 2003 年的 84% 上升到 2009 年的 92%。

然而,即使能用仿制药 100% 供应的处方药都已经用仿制药供应,仿制药的份额也会受限于专利品牌药的销售。由于在过去 10 年里制药公司 R&D 的相对低效或不走运,美国 FDA 批准的重磅新分子药越来越少。因此,虽然在过去 10 年中,药物逐渐失去专利保护,但新品牌药并没有完全填补这一空白。处方中"可被仿制药替代"的比例从 2003 年的 64% 上升到 2009 年的 81%(Berndt and Aitken, 2010)。此外,激进的药品目录管理倾向于将处方从品牌药转换至具有仿制药选项的分子药物。仍以上述他汀类药物为例,假设四个品牌药物中有一个将先于其他品牌药物失去专利保护。一家 PBM 将试图让患者使用专利最早过期的品牌药,并将患者从其他品牌药换到最早过期的品牌药。然后,在仿制药品进入市场时,PBM 将自动将使用专利过期品牌药的所有患者换为使用仿制药。艾特肯、伯恩特和库特勒(2008)描述了这种情况。2007 年,舒降之(辛伐他汀)和普拉瓦霍的仿制药从立普妥品牌中夺走了处方。辛伐他汀处方增加了 75%,立普妥处方减少了 12%。

美国现在的最终结果是,含有仿制药的处方比例从 1984 年的 19% 上升到了 74.5%(Berndt and Aitken, 2010)。仿制药在美国的广泛使用创造了巨大而持续的社会福利收益,因为如果有持续需求,且仿制药市场保持竞争力,市场将能以接近边际成本的价格提供这些产品。PBM 积极推广仿制药,以及强制性替代法等其他促成因素,意味着品牌药通常会很快失去 75% 或更多的市场份额——通常是在仿制药品上市后的第一年。正如 Arrow(1962)最初提出的,这种收益断崖式的下降,可能正在为前垄断者的创新创造强大的激励。

5.1.2 其他国家

通常情况下,其他国家仿制药的上市率远低于美国市场。较小的经济体竞争可能会更少,因为它们的市场无法支撑如此多的仿制药企业。然而,更重要的是,许多其他国家没有在仿制药生产商之间产生激烈的价格竞争体系。例如,对药店利润率的规定是固定的,这在欧洲很常见,这意味着药剂师没有动力从最便宜的供应商那里购买药品。这可能是仿制药在美国境外平均价格更高的原因之一,也是它们市场渗透率更低的原因(Danzon and Furukawa,2008)。表12.5总结了在各主要市场仿制药品份额的比较情况。

支付条款也可能会抑制竞争。例如,加拿大各省将仿制药的价格固定在品牌价格的一定比例(例如45%或50%,但以前要高得多)(Bell et al.,2010)。一半以上的市场由两家仿制药公司提供。在魁北克和其他一些省份,政府向药剂师支付的任何仿制药的费用是上述比例中较低的一个,或者是其他省份支付的最低价格,这削弱了制造商降低价格的动机,并倾向于在全国范围内推出一个价格下限。不列颠哥伦比亚省向该省价格最低的仿制药药房支付实际购买费用。这条规则意味着,为了出售给药店而降价的仿制药公司会发现,它实际上并没有为自己创造任何优势,因为每种竞争产品价格都一样低。此外,由于其他省份的"最惠国待遇"规则(most-favored-nation,简称MFN),低价将为全国设定一个新的底线。在这种环境下,仿制药企业没有进行价格竞争的动机。

表 12.5 2005 年原研药品与仿制药品市场份额　　　　　　　　　　单位:%

国家	单位数量所占份额				销售额所占份额			
	原研药物		仿制药物		原研药物		仿制药物	
	单源	多源	品牌	非品牌	单源	多源	品牌	非品牌
美国	20.2	8.5	18.2	53.1	70.2	10.4	9.6	9.8
加拿大	16.2	8.4	45.1	30.3	55.5	12.5	24.3	7.8
法国	23.0	16.3	44.7	16.0	56.4	14.7	21.1	7.9
德国	10.0	15.4	43.8	30.8	42.6	14.5	29.3	13.6
意大利	23.7	26.0	39.7	10.5	49.6	20.9	24.9	4.6
西班牙	20.6	27.3	35.4	16.7	48.0	23.1	21.4	7.4
英国	11.8	19.5	21.3	47.4	47.3	16.0	13.3	23.4
日本	19.3	25.6	42.3	12.7	50.0	27.1	18.8	4.1
澳大利亚	20.1	20.2	49.5	10.2	55.0	18.0	24.2	2.8
巴西	4.9	24.6	46.3	24.2	18.4	25.2	37.3	19.2
智利	1.9	7.5	37.7	52.9	9.2	20.3	49.1	21.3
墨西哥	7.5	25.5	51.4	15.6	25.9	38.8	31.4	3.9

数据来源:作者基于 IMS 健康 MIDAS 数据库的计算,2005。

文献来源:Danzon, P. M. Furukawa, M. F.(2008). International prices and availability of pharmaceuticals in 2005. Health Affairs, 27(1),221-233。

虽然一些仿制药公司如梯瓦(最大的仿制药制造商)在许多国家销售,但也有许多仿制药公司仅在一个国家或地区经营。通常,这些是有利于国内生产者的产业政策的遗风;例如,在1987年之前,加拿大使用强制许可来支持本国生产者。在美国以外的大多数国家,仿制药制造商都是本土公司,他们和本地药店都从该国不太激烈的价格竞争中获益,这一事实可能部分解释了美国以外限制仿制药价格竞争的一些法规的持久性。

5.2 生物药和生物仿制药

生物药支出约占美国药品总支出的25%,到2020年占接近40%。生物仿制药仍然是一个相对较新的技术,因为针对它们的法规还没有建立,也没有进入者,而现有的学术研究很大程度上是推测性的。这种研究将非常有价值,并可能成为未来几十年健康经济学的前沿领域。

在非专利竞争中,生物药与小分子药物(small-molecule drugs,简称SMDs)有很大不同。其中一些生物药自20世纪80年代就上市了,很少面临来自生产相同分子模仿者的直接竞争。对于这种模仿是否会导致生物仿制药,像小分子药物的仿制品一样接近原创版本,存在一些争议。事实上,由于生产过程中的微小差异,同一家公司在不同工厂生产的生物药都会表现出不同的特性。这一争议是2010年《患者保护与平价医疗法案》提出的基础。该法案提出了模仿性生物药品的两条监管渠道。第一种是生物仿制渠道,证明该产品非常接近参考产品。第二种渠道是向美国FDA寻求可换名称的产品,这意味着产品是相同的,可以在药房层面互换。许多观察者们认为,目前的技术无法达到第二个标准。美国FDA必须制定描述这些渠道的法规,接受进入这些渠道的申请,然后在生物仿制药获准进入美国市场之前批准该产品。

自2006年以来,欧洲已经批准了生物仿制药。生物仿制药正在欧洲成功地引发了竞争。迄今为止,欧洲药品管理局(EMA)已经在三个领域批准了生物仿制药:粒细胞集落刺激因子(刺激白细胞的产生)、红细胞生成素(刺激红细胞的产生)和生长激素(人类生长激素)。2010年5月,英国国家临床技术研究院(the National Institute for Clinical Excellence,简称NICE)发布了一份报告,对山德士生物仿制药生长激素进行了评估,并得出结论,认为生物仿制药与品牌药具有相同的安全性和功效。NICE鼓励供应商在那些适合治疗的产品中选择最便宜的产品。目前没有实证研究来检验生物仿制药对欧洲品牌药价格的影响,但最近出现了一些情况。在法国和德国,生物仿制药以折扣价进入市场,原研药的价格也下跌了。[①] 然而,下跌的部分原因是这些国家的价格管制(在第6节中详细讨论)。

美国对生物仿制药监管的关键在于,它们在多大程度上制造了进入壁垒,从而降低了该行业的竞争。FDA要求的测试范围仅比该品牌药的测试范围略小,这意味着生物仿制药的进入成本几乎与该品牌药一样高,甚至可能更高(Grabowski et al.,2007)。由于每个进入者都必须承担高昂的固定进入成本,很少有生物仿制药生产者愿意通过这种途径进入市场,而且价格不会像我们在SMDs中观察到的那样大幅下跌。特别是对于患者人数少的药物尤其

---

① http://www.gabionline.net/Biosimilars/General/The-hurdles-to-biosimilars-in-Europe.

如此,或者进入成本可能相对较低,这将吸引许多进入者,并导致价格降低。新进入的生物仿制药能在多大程度上给品牌药带来价格压力,这是一个悬而未决的问题。药剂师不能在没有咨询医生的情况下用生物仿制药代替参考产品,因为药物不完全相同。可感知的异质性程度将影响价格竞争。如果消费者认为生物仿制品不同于品牌,他们可能不愿意选择和消费。由于产品之间的差异及其复杂性,生物仿制药的竞争对手可能会以一种我们在 SMDs 中看不到的方式做广告。生物仿制药对价格的影响也可能受到长期用药(患者有转换成本)或短期用药的影响。所有这些问题都是对生物药进行经济研究的沃土。

正如 Cockburn et al.(2006)所述,FDA 的规制也非常重要,因为它影响制造业技术进步的性质和程度。例如,如果生物仿制药必须完全按照品牌药最初应用中所描述的各个方面进行生产,那么生物仿制药进入者就不能使用最新的制造技术或设备。由于该品牌药的制造流程设计可能需要 20 年或更长时间,因此这可能对生产率产生显著影响。特别是,流程创新可能会降低可变成本,这反过来可能会影响均衡价格。

5.3 平行贸易

平行交易允许来自在另一个国家销售原创产品所引发的竞争。平行交易可以未经拥有该商品知识产权(intellectual property rights,简称 IP)的公司授权,转售在国外首次销售的货物。通常,发起者(创新者或专利持有者)通过援引知识产权法来阻止来自转售其产品的第三方竞争。如果一国的知识产权法认为,一旦产品在另一个国家上市,知识产权就会被"耗尽",那么发起者就无法阻止转售,平行交易就可能发生。虽然目前美国不允许,但已有建议放宽从价格通常较低的加拿大和欧洲进口药品的规定,以遏制美国的价格。澳大利亚、新西兰和瑞士也考虑了类似的调整。在欧盟,平行药品贸易是允许的,对一些国家有非常重要的经济意义。

由于平行贸易实际上是价格差的套利行为,价格相对较低的国家(通常是希腊、葡萄牙和西班牙)往往是平行出口的来源国,然后在价格较高的国家(如英国和斯堪的纳维亚市场)转卖。Maskus and Ganslandt(2004)分析了瑞典最畅销药物的平行贸易,并发现平行贸易商的进入导致发起者降价。然而,正如 Kanavos and Costa-Font(2005)和 Kyle et al.(2008)所记录的那样,来自平行进口的竞争并没有导致总体价格大幅下降或各国价格趋同。Kanavos and Costa-Font(2005)和 Kyle et al.(2011)解释说,这一结果是由于各种法规抑制了药剂师和患者转向低价平行进口的动机以及企业的战略反应。

5.4 原创者的策略反应

创新性(相对于仿制药)制药公司拥有巨大的毛利率和强大的激励措施,以保护这些利润免受仿制药竞争、价格监管和知识产权保护的威胁。制药公司的边际成本低,在全球监管环境中有着长期的经验,这意味着它们对法律和法规的反应往往是策略性的,而且非常复杂。医药产业是一个可以对企业行为和善意监管的意外后果进行研究的绝佳领域。

创新公司对仿制药物进入的反应尤其令人感兴趣。品牌药经常为同一药物的属性申请多项专利,例如基本分子、过程、释放机制,甚至药片的形状。等待所有这些专利到期将产生长期的垄断定价。《哈奇—维克斯曼法案》的一个令人意料之外的影响是,仿制药物能够以一种损害消费者权益的方式了解"第四条款"专利诉讼。例如,如果在诉讼时,被起诉的专利还有数年可用专利保护期,则仿制药物获胜,该品牌药将在整个剩余时间段内失去垄断利润。相比之下,作为独家仿制药,仿制药只会获得 6 个月的双寡头利润,此后市场将随着额外的仿制药进入而变得具有竞争力。剩余年份(不到 6 个月)的利润损失以较低价格的形式积累给消费者。在这种情况下,显然仿制药物的最优选择是就品牌药的垄断租金进行和解,并同意不进入市场:这一类标准合同将由品牌药厂支付给仿制药厂以解决专利诉讼,而和解条件要求仿制药不进入市场。① 这种策略(有时被称为"延迟支付")通常对两家公司来说都是有利的,但却在品牌药专利薄弱的情况下,剥夺了消费者获得仿制药物尽早进入市场的权益。

公平贸易委员会(FTC)开始将这些被称为"反向支付"的协议提交了法院,理由是这些协议违反了反垄断法,但自 2005 年以来,很多法官都发现这些协议对公司有利。② 这个问题仍然是活跃的政策辩论议题之一,因为尽管有不利的法律裁决,FTC 仍继续在反向支付案件中提起申诉。一项机构研究发现,与未对仿制药物赔偿的协议相比,对仿制药物的赔偿协议导致专利保护额外增加了 17 个月。③ FTC 目前认为,在没有资金转移的情况下就仿制药物的市场进入时间进行的和解谈判有利于竞争。在这样的和解方案中,双方对专利强度的评估决定了允许仿制药物进入剩余专利期限的程度。然后,消费者通过反映专利保护强度的日期获得竞争收益。在专利诉讼中和解(或胜诉)后,仿制药可以利用其 180 天的独占期,在此期间,任何其他仿制药不得进入市场。④

创新者对仿制药竞争的第二个策略反应是使用所谓的"授权仿制药"。在专利到期之前,使用这一策略的创新者选择推出自己的仿制版本或出售许可证,允许另一家公司这样做。这种经授权的仿制版本比其他仿制药更早进入市场,因此有可能增加消费者福利。然而,这个早期进入者可能会阻止随后的竞争对手。Appelt(2010)研究了德国授权仿制药物的后果。她发现,引入授权仿制药的主要动机似乎是在不影响进入者数量或价格的前提下赚取仿制利润,而不是进入威慑。

品牌药厂采用其他策略,如通过投资于渐进式创新来保持其垄断地位。例如开发扩展版剂型或非处方(over-the counter,简称 OTC)版本。Berndt et al.(2003)描述了这种做法对抗溃疡治疗的影响。批评人士将此描述为"风靡一时",不过很可能有患者从这种新产品中受

① 有时,付款采取是对不相关的交易进行赔偿的形式,如由仿制药物提供的营销或生产援助(这可能是降低反向付款透明度的一种方式)。
② 延迟支付:制药公司支付如何给消费者带来数十亿美元的损失(2010 年 1 月),FTC 研究人员论文。
③ 延迟支付:制药公司支付如何给消费者带来数十亿美元的损失(2010 年 1 月),FTC 研究人员论文。
④ 更多分析参见:Scott Hemphill and Mark Lemley (2011) Earning exclusivity: generic drug incentives and the Hatch-Waxman Act. Antitrust Law Journal。

益。当产品线拓展至接受市场检测时,对于创新是否有利于社会的答案往往会更清楚。如果新产品在价格上并没有比旧产品便宜太多,则 PBM 可能不会在药品目录中给它安排一个较好的位置。OTC 药品不需要医生开具处方,未参保的人群则可能会增加此类药品的使用。例如,OTC 戒烟产品可能比处方类产品覆盖更多人群。当然,不当使用(或滥用)风险是监管机构考虑是否批准 OTC 版本的首要考虑因素。市场 B 计划的应用,如所谓的紧急避孕药,就是这种担忧的一个引人注目的例子。

然而,尽管是无意的,有时新版本的推出更多的是与奖励产品扩散的监管功能有关。Duggan and Scott Morton(2006)表明,当买家(联邦医疗补助计划参保人)缺乏弹性时,首发价格会更高。同一份论文显示,当政府回扣随着时间的推移而增长时,公司有动力推出新产品,以便"重设"回扣的通胀成分。在日本,首发价格不受限制,但政府每年都要求大幅降价。因此,日本的制造商引进新产品的频率远远高于其他国家的公司(Thomas,2001)。Kyle(2011)表示,企业会选择包装和剂量类型以提高在欧洲平行贸易的价格。

Scott Morton(1999)提供的证据表明,当联邦政府希望降低联邦医疗补助计划中的药品成本时,它这样做的方式使制造商受益,为联邦医疗补助计划的采购规定了"最惠国条款"(MFN)保护。制造商和许多行业观察人士预测 MFN 可能产生的影响,并预计这将对一些买家在法律出台前获取的大幅价格折扣产生抑制作用。在 MFN 生效后的一年里,联邦医疗补助计划中销售额较高的品牌药品均价有所上涨。

6. 定价与营销

6.1 国际价格

虽然政策兴趣主要集中在价格上,但在不同国家销售的药物组合也有惊人的差异。Kyle(2011)记录了大量相关情况,例如,在全球七大国家市场之一(美国、日本、德国、法国、意大利、英国、加拿大)销售的处方药中,只有 1/3 也在其他六个市场销售。由于边际成本较低,固定成本较高,创新者有强烈的动力尽可能多地销售其产品。此外,政府大概希望本国公民能够获得尽可能多的有效治疗。在这些条件下缺乏市场进入表明,审批费用可能限制了许多市场的竞争。一个需要进一步研究的有趣问题是,降低进入成本是否会刺激更多产品之间的竞争和降低药品支出。

有大量文献研究了各国药品价格的差异。例如,Danzon and Furukawa(2008)比较了富裕国家(表 12.6 进行了汇总)。Yadav(2010)则聚焦于发展中国家的价格。各国的药品消费模式差别很大。Danzon and Chao(2000)表明不管是否以美国数量或其他国家数量衡量,相对价格水平的计算都有很大的区别。产品组合和消费模式的差异意味着直接的价格比较可能会产生误导,但文献中出现了两个重要的典型情况。首先,即使在高收入国家也存在着巨大的价格差异。其次,这些价格差异可能不够大,在购买力平价的基础上,低收入国家支付的价格相对较高,因此进入的企业较少。

从经济学理论的角度来看,当卖家可以在不同市场上实施价格歧视时,我们期望在需求弹性较低的市场中看到更高的价格。在需求弹性方面,国际数据不便于比较各国之间的情况。然而,我们确实看到了越富有的国家支付越多的情形,这可能不仅与较高收入有关,而且与这些国家的保险/赔偿和监管结构有关。大多数经济学家会认为,在这种情况下,应该鼓励有利于低收入国家的价格歧视。理论表明,如果扩大了消费数量,价格歧视就能提高社会福利(Varian,1985)。在富裕国家以高价出售的药品,同时以低价出售给贫穷国家的居民,这似乎很有可能满足这一条件并且提高福利水平。相比之下,如果药品在所有国家以统一价格出售,这一价格很可能会减少世界各地低收入人群获得药品的机会。

Danzon and Towse(2003)认为,以国民收入为基础的价格可以实现最优拉姆齐价格。其政策含义是,世界各国政府应接受差异化价格,将其作为福利水平提高的手段,而不是进行参考定价,或将其价格与其他国家的价格进行基准比较。向苏丹或马拉维等非常贫穷的国家收取低价是没有争议的。每个人都意识到,这些消费者付不起药费,却确实需要药品。中等收入国家,特别是那些增长迅速的国家(如巴西、土耳其),可能开始反对差别定价。这些国家习惯为药品支付低价,但他们的收入现在证明了更高的价格是合理的;随着创新和收入的变化,应对国际价格歧视的政策是未来研究的一个有趣领域。

出于多种原因,差异定价可能难以维持。在大多数富裕国家,企业向买方垄断的购买者销售,这些大买家拥有抵消力量(特别是相对于可能不存在政府医疗保险和采购的低收入国家)。此外,这些大买家或明或暗地参考了其他国家的价格。如前所述,国家间平行贸易削弱了企业的价格歧视能力。虽然平行贸易目前仅限于欧盟,但使用"国际参考定价"具有将各国价格挂钩的同样效果,而且更加普遍。例如,在法国,政府的政策是支付与西班牙、意大利、英国和德国等一组参考国家的创新产品制造商所接受价格"相似"的价格。希腊的支付政策是不超过欧洲内部的最低价格。当然,无论是高价格还是低价格,选择哪些国家放入参考篮子中将对最终谈判价格产生很大影响。

表 12.6　2005 年药品价格指数,相对于美国价格(美国价格=100)

国家	综合指数[a]				原研药 vs.仿制药[b,c,d]			处方药 vs. 非处方药[b,c,d]	
					原研药		仿制药		
	按汇率[d]计算的生产价格[c]	按汇率[c]计算的公共价格[e]	按 GDP 购买力平价[f]计算的公共价格[e]	按国民收入[g]计算的标准生产价格[d]	单源	多源	品牌药与非品牌药	处方药	非处方药
美国	100	100	100	100	100	100	100	100	100
加拿大	81	81	79	103	74	60	133	79	189
法国	74	91	78	100	64	37	108	69	262
德国	75	90	95	106	74	65	151	77	192

续 表

国家	综合指数[a]				原研药 vs.仿制药[b,c,d]			处方药 vs. 非处方药[b,c,d]	
					原研药		仿制药		
	按汇率[d]计算的生产价格[e]	按汇率[c]计算的公共价格[e]	按GDP购买力平价[f]计算的公共价格[e]	按国民收入[g]计算的标准生产价格[d]	单源	多源	品牌药与非品牌药	处方药	非处方药
意大利	67	87	82	94	55	68	150	63	527
西班牙	59	69	71	93	62	40	109	57	377
英国	72	81	68	93	76	61	131	77	202
日本	111	99	50	151	81	99	211	101	362
澳大利亚	69	70	66	90	63	62	138	70	195
巴西	69	80	68	336	62	109	128	64	186
智利	56	65	119	206	56	55	138	58	312
墨西哥	102	107	157	414	90	87	216	110	218

注:ATC3 是解剖治疗分类。

a.分子—atc3 与美国的双边匹配。

b.以分子—atc3—形式—强度与美国进行双边匹配。

c.价格按汇率兑换为美元。

d.制造商价格。

e.公共价格。

f.按国内生产总值(GDP)购买力平价(PPP)换算成美元的价格。

g.按人均 GDP 计算的标准化价格。

资料来源:1.《2005 年世界发展指标》;以及作者根据 IMS Health MIDAS 数据库中的数据进行计算,2005 年。

2. Danzon, P. M. & Furukawa, M. F. (2008). International prices and availability of pharmaceuticals in 2005. Health Affairs, 27(1), 221—233。

从制造商的角度来看,从一个有参考定价的国家获得的收入在很大程度上取决于制造商设定的或与伙伴国家谈判的价格。因此,制造商应首先在价格较高的国家就价格进行谈判,并推出新产品,从而对之后其他国家使用的参考价格产生积极影响。Danzon et al.(2005)表明,在控制了人均收入的情况下,价格水平较低的国家会有更长的产品上市延误(或上市的产品更少)。Kyle(2011)发现,在价格受管制的市场上,总体的市场进入较少,在确实有产品进入时延迟又较长。正如经济学理论所预测的那样,鼓励统一定价的政策往往会伤害低价市场。有趣的是,与在高价国家销售的药物相比,较早在低价市场(或属于该市场上的国内企业)上市的产品在其他市场上市的可能性更小。出现这种情况的原因可能是其他国家的隐性或显性参考定价,这些定价以产品的现有价格为基础,从而决定了额外进入市场的产品的盈利能力。

即使没有正式的国际参考定价,向他国收取的低价往往会给富裕国家的品牌药品价格带来政治上的压力。美国政界人士对品牌药的高价格做出了回应,提出法案允许从加拿大进口更便宜的品牌药品。任何此类政策的可能结果都将导致制造商在加拿大制定更高的价格,并限制在加拿大的销售。政府会禁止向美国出口,或以上三种结果都有。为了应对互联网药店推动的跨境贸易增长,葛兰素史克于2004年开始对涉嫌向美国出口产品的加拿大药店进行定量销售。其他几家大型制药公司也紧随其后。经济学理论表明,在不同国家为提高药品价格透明度所做的善意努力,如无国界医生组织率先做出的努力,有可能损害它们原本要帮助的民众。

由于各国的制度各不相同,在许多国家药品销售额很大,政策总是在变化,因此不同国家的定价过程很难精确描述。一个非常有用的资源是PPRI(Pharmaceutical Pricing and Reimbursement Information,药品定价和报销信息),这是一个信息网络,为欧盟国家和欧盟申请国(如土耳其)[①]提供药品定价和报销信息,以及来自英国公平交易署2007年报告"药品定价和报销计划的国际调查"附件K。[②] 另一个解释各国定价和审批过程的非营利网站是国际药物经济学与结果研究学会。[③] Kyle(2011)提供了25个不同类型市场监管的单页摘要,MacGarvie and Koenig(2011)进行了补充。[④] 我们没有详尽概述这些来源所载的众多国家的信息,而是重点介绍了几个例子,说明了这些方法的一般类型:德国实行强有力的参考价格系统,澳大利亚增加成本效益,法国有强有力的国家价格监管,英国有其临床评价研究机构。我们还简要介绍了日本市场。它是世界第二大市场,与西方监管结构有一些重要区别。很多机构、咨询公司和非营利组织提供的报告对这些国家计划进行了审查。今后一个富有成效的研究领域可能是对不同的国家计划进行建模,并明确对比其福利后果。

首发价格在德国是不受管制的。当EMA或德国地方当局批准一种新药时,几乎总是由社会保险覆盖(那些被认为创新不足的产品会被列入负面名单)。但是,报销额是由G-BA(Gemeinsamer Bundesausschuss,联邦联合委员会)规定的。医疗效率、质量与经济研究院(IQWiG)对药物进行评估并向G-BA提出建议。G-BA制定参考药物类别并确定报销水平。通常情况下,一个参考组包括治疗替代用品以及仿制药(如果有的话)。如果药物可以放入现有的参考组中,则通过以下方式确定其报销额。参考价格在组内价格分布的第33百分位;这一价格中还必须可以购买到组内20%或更多的处方药(和数量)。患者承担参考价格与所消费药物的价格差。

德国最近采取了更正式的成本效益方法,国际药物经济学和结果研究协会(www.ispor.org)在其德国网页上对此做了明确解释:

> 2008年1月(2009年3月更新到2.0版),IQWiG发布了"德国法定医疗保健系统中收益与成本关系的评估方法"的初稿。与其他HTA机构不同……IQWiG没有使用增量—成本效应比(incremental-cost-effectiveness-ratio,ICER)方法,但他们引入了一种不同的方法工具,即效率边界。在效率边界内,所有可用的化合物、试剂必须利用其总效益

① http://ppri.oebig.at/index.aspx? Navigation=r|0|2-.
② http://www.oft.gov.uk/shared_oft/reports/comp_policy/oft885k.pdf.
③ http://www.cmj.hr/2002/43/4/12187524.pdf.
④ http://www.ispor.org/Default.asp.

与总成本进行比较。这就产生了一个效率边界。新的制剂必须显示出与(a)现有最优最大效益的替代品的成本效益比或与(b)具体说明中的平均成本效益比相比,具有比较效益。

德国的制度和美国的制度是相似的,因为真正创新的新产品不会面临管制价格。然而,那些只能提供较小效益的药物被归入一个参考价格组,基本上将它们视为无差异药物。从理论上讲,一组药物可以向消费者收取溢价。然而,许多制造商将其产品的价格定为参考价格基准。Pavcnik(2002)考虑了制造商如何应对在德国引入的参考定价,发现这一制度造成的自付支出的增加促使企业降价,其中名牌药品价格下降趋势尤其陡峭。McGuire and Bauhoff(2011)表明,德国的参考价格体系在诱导立普妥的替代品方面非常有效。Brekke et al.(2011)研究了挪威的参考价格制度,发现这一制度的推行大大降低了品牌药和仿制药的价格,并提高了仿制药的使用率。

在澳大利亚,新药的核准和定价要么遵循"成本最小化"原则,要么遵循"成本效益"原则。第一个原则针对在治疗类别里与其他产品相比没有明显临床优势的所有仿制药和任何品牌药。药品福利咨询委员会(The Pharmaceutical Benefits Advisory Council,简称PBAC)确定了一个由治疗替代品组成的参照组,该组药物的最低价格(每剂量)设定为基准价格。所有药品都按基准价格报销,但如果治疗组中还有其他产品可以按基准价格出售,一个品牌药就可以为消费者必须支付的价格增加溢价。改进现状的创新产品遵循成本效益原则,须向PBAC提供其临床优点的证据以便获得具有成本效益的认定。然后,药品福利定价局(Pharmaceutical Benefits Pricing Authority,简称PBPA)根据临床疗效和其他因素制定报销价格。大部分成本效益申请者会被拒绝,因为该机构认为他们的产品并没有显著改进,如果他们想进入市场,就必须接受基准价格。

澳大利亚还利用风险分摊协议解决政府的总支出问题。如果产品较成功,并且销售额高于协议上限,制造商就必须返还部分收入。这种技术保留了国际参考定价的挂牌价格,同时仍向澳大利亚政府提供折扣。此外,它使协议类似于政府一次性付款,额外数量的支付额很低。(考虑到边际成本较低)这种做法非常有效。另外,有些上限是治疗类药物集而非个别药物,折扣取决于这些药物集的市场份额。由于纯粹的商业窃取行为不会触发折扣,这种做法为制造商的价格竞争提供了动力。

在法国,没有治疗参考价格组,最初也没有成本效益。首先,高等健康委员会(the Haute Autorite′ de Sante′,简称HAS)根据其临床属性和潜在病情的严重性对一种新药进行评估,并对其治疗替代品给出相对评分。健康产品经济委员会(the Comite′ Economique des Produits de Sante′,简称CEPS)是一个独立的委员会,负责药品价格。其次,评分较低的产品必须就价格进行协议。理论上,评分较高的产品可以自由选择价格,但这一价格可能不会超过德国、意大利、西班牙和英国的平均挂牌价格(这是一个明确的国际参考定价的例子)。

法国的风险分摊与澳大利亚相似,因为如果某一类别药物的政府支出过高、增长率超出目标或用量超过目标,企业就必须支付回扣。不过,如果私人的、创新性的但却昂贵的药物数量超出上限,也应支付回扣。重要的是,当政府认为欧洲平均价格太高时,就会对评分较高并因此"不受监管"的药品进行特别回扣协议。因此,高分值的创新产品可能会限制定价,尽管首发条例规定了明显的定价自由。回扣的存在意味着净价不易观测,但显然会低于公布的价格。

这些措施并没有非常有效地控制支出,尽管法国的价格相对较低,但法国的人均药品支出是欧洲各国最高之一。其监管制度并未能提高仿制药的使用率。根据 OFT 的报告,仿制药处方占法国药品支出的 7%。此外,法国消费者自付比例很低,因此往往对价格相当不敏感。

在英国,药品价格是通过一项名为"药品价格管制计划"(Pharmaceutical Price Regulation Scheme,简称 PPRS)的自愿合同确定的,该合同定期延长一定年限。经批准的新产品可由制造商自行定价。PPRS 没有直接管制价格,而是限制了该行业企业的盈利能力或资本回报率(2009 年为 21%)。除非公司能够证明其对资本回报率的预期低于允许的 40%,否则不允许涨价。如果推出受欢迎的新产品数量增加或预计增加,公司资本回报率超过了上限,就必须就降价进行谈判以降低全公司的盈利能力。显然,一家公司的产品组合——有些产品比其他产品更成功——将影响其平均资本回报率。产品可能会出售给其他制药公司,但在售出三个月内不得涨价。在这种情况下,人们会期望对资本回报率的计算方法制定详细的规则,这些规则已经提供了。PPRS 条款可能要求全面降价、全面削减支出(可通过产品之间的任何降价组合来满足这一要求)、强制用仿制药替代或其他降价条款。

英国 NICE 对药物(新药或已有的)进行审查,并就地方卫生当局是否应该购买和管理这些治疗药物提供意见。NICE 不公开制定价格,也不协商价格。它决定药物的价值——主要是通过测量质量调整生命年(QALYs),尽管也允许考虑其他因素——并将药物的价值与公司选择的价格进行比较。如果治疗药物具有成本效益,NICE 将出具有利的建议。最初,这样的结论意味着该国所有卫生机构都必须提供这些药物,但政府最近(2010)的修改使 NICE 决议对供给方不再具约束力。如果每 QALY 的价格过高,NICE 将建议不要提供这种药物治疗。当地健康信托基金仍可自行决定但没有义务提供该类药物。虽然 NICE 并未公布正式限定,但观察人士指出,成本超过每 QALY 3 万英镑的治疗方法获批的可能性较小。缺乏价格谈判意味着制造商在玩一个高风险的一次性游戏。较高的价格只能以接受为前提条件来提高利润;但更高的价格同时也降低了被接受的可能。企业必须选择一个提交价格来平衡这两个方面并考虑它对 NICE 数据、分析过程和可能结论的期望;关于此方面的讨论可参见 Jena and Philipson(2007)。

PPRS 2009 有一个有用的特点,该规定允许一次性游戏在某些情况下进入第二阶段。当获得关于疗效或其他适应证的新证据时,制造商可以上调或下调药品价格(高达 30%)。该方案另一个有趣的特点是,如果另一个适应证比原来的适应证更有价值,则其定价可能会高于现有适应证。这种监管解决了本章前面提出的缺乏对更多知识收集的激励问题。PPRS 采用的第二项创新是绩效合同(称为"获取患者方案")。包括我们在其他国家看到的由支出或使用引发的常规性回扣。更令人兴奋的条款包括,如果后续研究(经 NICE 初步批准)提供了更高质量的证据,制造商可能会寻求上调价格。类似的,价格最初可能会被接受,但 NICE 可能会承诺根据进一步研究的数据对其进行修订。在这种情况下,如果治疗没有达到预期效果,制造商将损失资金。NICE 政策对公司定价策略的影响是未来研究的一个非常有趣的领域。

最后,也是最有趣的是,这些协议是复杂而新颖的风险分摊合同,可以降低平均成本,提高制造商的激励力度。在这些协议中,由英国患者的健康结果决定治疗价格。例如,一项协议可能会如美国一样,具体规定所有适宜患者都会接受某种癌症药物。然而,只有那些肿瘤病灶缩小的患者才会使 NHS 付款给制造商。这样的制度安排允许制造商和政府对药物的疗效持有不同的看法,使得双方都对协议满意。特别是,这样的协议让政府免于为那些表现不尽如人意的昂贵药品买单。在考虑人群中具有异质性效果的昂贵药物时,风险分摊尤其有用。异质性导致的平均疗效较小,就意味着这些药品很可能无法通过 NICE 的阈值测试。在上面的例子中,如果部分患者对药物有反应(例如 25%),而另一些患者没有,且每剂量价格很高,则每 QALY 的平均价格会很高。当只购买 25% 的剂量时,每 QALY 的价格下降到之前的 25%,可能会超过 NICE 的阈值。由于国际参考定价的盛行,对于制造商而言,挂牌价格保持不变是签订合同的另一个优势。

日本医药市场与其他高收入国家市场有许多不同的特点。其中一些与定价没有直接关系,但对竞争有一定影响。此外还有保护主义政策的传统。在申请新药审批时,对非日本参与者进行的临床试验并不总能被接受,外国公司难以打入该市场。与其他六个最大市场相比,日本的市场份额最小(Kyle,2011)。我们之前注意到,在亚洲市场上有一个传统,即医生既开药又配药。日本药品审批和支付制度与这一做法有着重要的相互影响。由于医生开出的每份处方上都有利润,所以他们有动力为每个病人开出许多处方(Thomas,2001),并且会开出利润最高的处方(Iizuka,2007)。此外,政府并不限制建议价格,但却要求频繁降价。其结果是,随着时间的推移,许多新产品进入市场,但这些产品一般不是新的化学实体。相反,它们主要是已有药物的新版本,因为发布新版本可以让公司重新设定首发价格。

6.2 美国

美国的药品支出占全球 45%,它既是最大的市场,也是价格监管最少的国家。然而,在联邦医疗保险 D 部分、联邦医疗补助和其他项目中,政府直接或间接购买了美国 50% 以上的药品。[①] 这意味着,即使缺乏明确的价格管制,制造商在美国也面临着压低价格的巨大政治压力。Ellison and Wolfram(2006)研究了在 20 世纪 90 年代初考虑进行医疗改革时制药公司的行为,发现这些公司采取了措施以防止如限制价格上涨之类的价格监管。

6.2.1 私人部门

美国的"自由市场"意味着,买家必须通过谈判为其成员争取更低的药品价格。第 4.2.3 节讨论了买方势力在药品市场上的使用。在私营部门,PBM 是最重要的买家:PBM 管理着美国 70% 以上的处方。尽管美国价格没有受到监管,但 PBM 和药品目录的出现使需求更具弹

---

① 其他政府购买者包括国防部、退伍军人事务部和印第安人事务部。

性。像凯撒和耶鲁健康计划这样的 HMOs 可以从制造商那里拿到低价，因为如果制造商的价格不够低，那么他们将很愿意从其药品目录中去掉这种药物。为了应对价格的小幅变化，这些买家在竞争产品之间大量切换（Limbrock，2011）。它们通过药品目录层级在品牌药治疗替代品之间形成价格竞争。一级药品，通常是仿制药，也许还有几个便宜的品牌药，共付额最低。优选品牌药处于下一层级，可能有 20 美元的共付额，非优选品牌药在三级，共同额较高。保险公司有时还拥有第四层"特种药品"，这些药品往往是昂贵的生物制剂。这一级通常有 30％左右的共保率。PBM 还可以将特种品牌药的消费限制在某些临床亚人群，以限制其使用。

确认"优选品牌"的过程中，药品目录在为保险公司创造议价能力方面最有用。Berndt et al.（2011）很好地描述了这一动态过程。假设有四种降低胆固醇的品牌药，都未面临仿制药的竞争，保险公司认为它们非常相似。保险公司可以将某一产品提供给更欢迎此产品的客户群体，以换取更低的合同价格——或者更高的回扣。"优先选择"这一产品是指保险公司将通过使用其药品目录和财务激励等工具来增加其市场份额。制造商决定为团购业务提供多少折扣，因为数量较大且在治疗替代品间是富有弹性的，因此比任何单个消费者都有更高的议价能力。保险公司举行一场类似人们认为可以接触其客户的拍卖会，人们离开拍卖会时可以拿到首选品牌和较低的价格。当然，品牌差异越大，保险公司就越难以威胁将除某品牌之外的所有品牌药都放在较高层级上，并阻止人们使用这一品牌。保险公司可以在某类药物中拥有一个优选品牌，但对于特定患者或适应症，允许将第二个品牌药归入第一层级。例如，洛伐他汀可能是需要使用他汀类药物降低胆固醇患者的优选品牌，而立普妥可能只适用于胆固醇水平超过某临界点的患者。有时保险公司和优选品牌（我们称之为 A 品牌）之间的合同包括绩效要求，有时折扣与保险公司的业绩水平挂钩。例如，假设 A 品牌在全国的份额为 20％，那么无论使用情况如何，保险公司都可能获得 5％的折扣；如果 A 品牌在所有治疗类药物中的市场份额达到 30％，则可再获得 10％的折扣；如果 A 品牌的市场份额高达 50％，则再享受 5％的折扣。因此，要想在美国获得品牌药品的最低价格，买家必须规模庞大，且能够有效地在不同品牌间"转移市场份额"。

将患者从一个品牌转移到一个类似的品牌并不像进行仿制药替代那么容易。如第 2 节所述，药剂师可以或必须在未经医生通知或获得许可的情况下用仿制药替代品牌药。然而，将分发的药物改为治疗替代品需要医生开具不同处方。保险公司或 PBM 必须与医生、药剂师和患者合作，利用信息、社会规范和经济激励措施来改变开处方行为。PBM 可以寄信给医生描述药品目录，但由于医生通常有数百名患者分属于几十个保险计划，且每个病人的处方会随着时间的推移而变化，这一做法通常不是非常有效。利用司他汀（抗胆固醇）购买的大数据，Limbrock（2011）表明，"优选"状态与 HMO 比标准的赔偿保险公司更高的市场份额增量增长相关。然而，他并没有准确地观察到该计划在价格之外使用了哪些技术来实现这一结果。例如，医生的地理位置、保险公司在患者群体中的集中度以及信息结构，都可能是保险公司业绩的合理驱动因素。这些问题构成了健康经济学与组织经济学交叉研究的重要领域。

6.2.2 公共部门

因为美国州政府和联邦政府购买了很大市场份额的药品,因此政府购买的价格并非完全不受监管。管理药品收益的各机构拥有相当大的买方势力,并实施各种采购政策。

6.2.2.1 联邦医疗补助计划

出售给联邦医疗补助计划的药品(约占药品市场的17%)有强制性回扣。联邦政府执行回扣计划;它要求每个制造商计算并提交两种汇总定价措施:AMP 和最优价格。AMP 代表平均制造商价格(Average Manufacturer Price),是在一个季度内包括折扣在内的销售给零售类贸易企业的平均价格。[1] 最优价格是该企业在上一季度向任何非公共买家出售的最低单价——基本上是最低价格。利用这些投入,医疗保险和医疗补助服务中心(the Centers for Medicare and Medicaid Services,简称 CMS)计算单位回扣额。对于品牌药来说,这包括两部分。首先,高于 23.1%(《患者保护和平价医疗法案》HR3590 第 2501 部分)或 AMP 和最优价格之间的差额。通过这种方式,如果由此产生的净价低于固定百分比折扣,回扣规则确保联邦医疗补助计划能收到制造商提供的最低价格。这一回扣规则很容易被认为是"最惠国条款"(MFN)。Scott Morton(1999)表明,强制实施后,这些规则提高了联邦医疗补助市场所占份额较高的药品的最低(和平均)价格。此外,回扣还包括通胀因素,这一因素已变得越来越重要。如果制造商提高价格的速度快于通货膨胀率(CPI-U),额外的提价必须作为回扣的一部分退还给州联邦医疗补助计划。由于药品价格在过去 20 年中的增长速度快于一般价格,许多药品都有显著的通货膨胀成分。Duggan and Scott Morton(2006)发现了一些有启发性的证据,即对于较高联邦医疗补助计划份额的产品,通胀因素会激励制造商推出新版本的药物(药丸与胶囊),以获得新的首发价格(并重置通胀计算)。通胀部分加上较大的基本回扣或最优价格的总和形成返利百分比。2005 年,国会预算办公室负责人证实,品牌药品的总回扣平均为 31.4%。[2] 仿制药的回扣较小,因为仿制药的基本回扣较低(为 11%,2011 年增至 13%),而且由于名义价格往往会随着时间的推移而下降,所以通胀成分的重要程度较低。

6.2.2.2 联邦医疗保险计划

目前,联邦医疗保险计划有两个部分涵盖了药品采购。在引入 D 部分之前,医保计划的 B 部分(医生服务)只报销医生诊所提供的药物。[3] 医生用药并不是指患者在家中服用的药物,而是通常在医生诊所里注射或灌入的药物。在 2006 年之前,联邦医保计划和许多私人支付者都是按品牌药品挂牌价格的一定比例向医生付款。例如,100 美元的挂牌价格先上浮 25%标出来(用以创建 AWP),然后按 125 美元的 95%(119 美元)报销。患者需要负担药物的 20%的共付款,在这个例子中是 24 美元。如果医生能够向患者收取共付款,并在接近挂

---

[1] AMP 的计算有些复杂;联邦法规中规定了是否在 AMP 计算中包括或排除折扣和客户。

[2] 有关联邦医疗补助计划回扣和药品定价的概述,请参见霍尔茨—伊肯先生的证明,http://www.cbo.gov/doc.cfm?index=6564&type=0。

[3] 在私人部门的健康计划中也大都如此——医生用药被囊括在医疗收益而非药品收益里。有趣的是,PBM 的管理服务在医疗收益中并未得到广泛应用,相比之下,它们渗透到了药品收益中。付款人往往不像 PBM 那样,制定药品目录和经济激励措施鼓励使用某种药品,而是经常用固定价格合同报销医生用药。

牌价格的情况下购买药物①,该系统产生的药品利润为正。但是,如果在医生用的药品间存在治疗竞争时,这些药品的购买价格有时会大大低于挂牌价格。由于这类药品很多都很昂贵,在这种情况下,医生配药的利润率会增加很多。2006 年,《联邦医疗保险现代化法案》(the Medicare Modernization Act,简称 MMA)将医生用药的医保费用,包括所有折扣和回扣在内,调整为上一季度药品平均销售价格(ASP)的 106%。ASP 由制造商按每种药物进行分别计算,并每个季度向 CMS 报告。2005 年 ASP 数据通过 CMS 公开。许多私人支付者改变了他们的报销流程以配合联邦医疗保险,所以现在 ASP 非常流行。医生在药品方面的利润与药品成本成正比。此外,由于医生是按固定价格获得补偿,因此医生有寻找低成本药品来源的动力。如果买家制造了价格竞争,并导致市场价格走低,或因任何其他原因而发生价格变化,那么下一季度的 ASP 将反映出这些变化。

向医院支付的款项是利用对诊断的固定支付额决定的。联邦医疗保险为患有特定疾病的患者(DRG 或与诊断相关组)向医院支付固定费用。这使得医院成为剩余索取者。它有动力将医疗费用降到最低。因此,医院里医生用药虽然不能(使用 ASP 或任何其他方法)直接报销,但医院必须从 DRG 绑定付款以外的方式支付这些药物。然而,医院对医生在医院里给患者开具的药物治疗有影响力。因此,医院可以用像 PBM 一样进行谈判。它争取尽可能最低的价格,而且如果它的价格和质量占优,可能会威胁使用替代治疗药品。

由于生物药品市场在不断增长,其中许多药物是注射药物,因此医生用药支出所占份额正在增加。为生物制剂和医生用药开发具有成本效益的采购技术的问题尚未解决,这将是今后研究的一个有趣领域。例如,一位医生可能会给来自许多不同保险计划的患者看病,而这些保险计划可能签订了不同的竞争性医生用药。如果市场上有几种生物仿制药,就很难知道医生会如何储备它们、处理后勤、跟踪过期日期并承担库存成本。虽然为在仿制药品之间制造竞争和压低价格而发展起来的机构。一般不存在于生物制剂上,但联邦医疗保险在市场中的巨大份额意味着,联邦医疗保险关于向医生购买或报销生物制剂的规定将极大地影响价格竞争和激励市场进入。

联邦医保 D 部分的引入扩大了药品覆盖面。目前,D 部分不需要回扣,尽管受益人只支付 D 部分基本福利成本的 25% 左右,余下部分由联邦补贴。与之相反,私人保险公司通常会与制造商就价格问题进行谈判。批评者认为,这将导致 D 部分支付高昂价格,最终由纳税人间接买单。事实上,Duggan and Scott Morton(2010,2011)表示,D 部分价格至少在该计划的前两年低于在该计划开始前未参保老年人支付的现金价格。该研究分析了 2002 年、2003 年该计划通过或开始实施之前,符合联邦医疗保险条件的患者比例的在不同药物之间的差异。与其他药物相比,2006 年,面向符合联邦医疗保险资格的患者销售额较高的药物价格下降(IMS 收入除以 IMS 数量)。此外,这种下降趋势还随着该药品在"2003 年符合联邦医疗保险资格却未参保"的患者中的比例有所变动。最后,由于具有市场力量的药品在 CMS 药品目录中的位置,这种下降趋势并没有发生。这表明,对于没有治疗替代品的药品,保险公司降低

---

① 有补充保险的患者,如补充性医疗保险计划,可以用这笔保险来支付其共付额。在这样一个简单的例子中,即使很大一部分病人不支付药品共付额,医生也可以在药品成本上实现收支平衡。

药品价格的谈判是无效的。

6.2.2.3 其他

退伍军人事务部(the Veterans' Administration,简称 VA)和国防部(the Department of Defense,简称 DoD)等其他政府机构也购买药品,并获得一些最低交易价格。这些机构从联邦供应清单之外购买药品,并拥有国内一些最激进和最严格的药品目录,特别是 VA。这导致人们普遍认为退伍军人事务部是按美国最低价格进行采购。许多人拿 VA 价格做比较,但并没有充分认识到 VA 限制受益人获得它认为成本效益低的疗法。VA 和 DoD 在价格谈判中也占据有利地位,因为他们不受联邦医疗补助计划中回扣规则的"最优价格"条款的约束,这样给他们的折扣不会引发制造商回扣的增加。显然,有能力为低价进行谈判的买家更愿意不受联邦医疗补助计划的 MFN 的限制,这样卖方就不会计较他所拥有的联邦医疗补助计划销售也是按协议价格进行这一事实。因此,许多买家希望免受最优价格条款的约束。自1991 年以来,国会通过了追加法规,逐步豁免更多的买家。这些规定有待解释,但许多观察家的结论是,未提货的 PBM 得到的回扣应免除用最优价格核算——PBMs 总的来说占据了市场的很大份额。相比之下,与经营自己药店(例如,Kaiser)的传统 HMO 相比,制造商的价格确实被纳入了最优价格核算。此处我们看到一个例子,很好地说明了政府价格管制是如何惠及某些提供医疗服务的组织,同时又是如何惩罚其他组织形式的。

最近,制造商们巧妙地进行了定价创新,为未来的研究提出了一个有趣话题,那就是品牌优惠券的影响。这些卡片由制造商发行,用于支付患者的仿制药和品牌药共付额的差额。费用由制造商承担并直接向药房付款。通过吸收产品之间的差异,制造商消除了患者购买仿制药的经济动机。如上文所述,这种财务激励是由 PBM 有目的地创造出来的,目的在于将消费引导至更具成本效益的产品。由于共付额的差额通常远小于这两种产品的价格差,当消费者选择品牌药时,保险公司的成本就会更高。保险公司面临的问题是,通常无法判断消费者是否使用了优惠券,因为药剂师的数据只显示品牌药的共付额,而无法显示支付方式。这很好地说明了 PBM 与品牌药制造商之间的战略互动,前者试图推动需求转向低成本产品,后者则试图抵消这些激励。

7. 美国的药品营销

由于制药公司在产品推广上的支出与研发支出一样多(Gagnon and Lexchin,2008),药品广告在政策辩论中是一个有争议的话题。很少有产品的售价高于边际成本,这是药品的特点。高利润率也意味着制造商将在营销上巨额投入以增加需求(Dorfman and Steiner,1954)。营销的净收益取决于营销的数量弹性和价格超出成本的幅度。特别是对于新产品,营销可以提高产品知晓度,从而增加销量。然而,为医生提供经济的或非金钱利益的营销努力可能没那么温和。竞争也推动了广告,如果竞争对手在促销上投入了资金,企业最优反应就是强化自己的营销力度。

在所有制药公司的促销支出中,有很大一部分用于详情介绍。直接向医生推销处方药似乎能有效地销售这些药品,不过重要的是要明白销售额的增加究竟是向医生提供信息的结果,还是医生充当患者的不完美代理人的结果。理论上,医生可以通过阅读专业期刊来选择开什么药。在这些期刊里,该领域的专家们会公正地介绍这一领域的学术研究或最新进展。然而事实上,医生关于新药物治疗信息的一个重要来源是产品本身的制造商(Podolsky et al.,2008)。虽然医生可能认为他们的判断不受详情介绍的影响,但关于使用仿制药的学术研究却表明事实并非如此。在品牌失去专利保护前的几个月内,其制造商通常会停止对专利保护的详情介绍,因为制造商预计仿制药将获得大部分销售收入。当专利到期而仿制药进入市场时,品牌药的有效价格就会下降。然而,Huckfeldt and Knittel(2010)表示,就平均而言,包括品牌药和仿制药在内的所有药物消费量在专利到期前后均明显下降,这远超出一个普通的需求模型的预测。他们估计,从专利到期前的 6 个月到专利到期后的 6 个月,处方用药量平均下降 20%。作者的结论是,详情介绍的减少很好地解释了分子药物销量下降的原因。药物本身是不变的,但事实上其价格变低。由于价格下跌,药品营销力度降低的影响总体上必然超出所有正向激励措施。[①]

这仅仅是不完全代理的一个例子;由于医生是受行为偏见影响的群体,人们可能会认为还有其他影响处方的例子。从经验上确定营销推广对处方的影响是非常困难的,因为几乎所有的药物推广都会伴有一些科学信息,尽管人们会期望在专利期内推广药物的时间长达 10 年或更长时间,这样在引入药品后"新信息"内容最少。因此,很难分别确定两者的因果影响。最近的一篇文章发现,接受调查的日本医生"认为他们不可能受到推销活动影响,但他们的同事会比自己更容易受到这种影响"。这种信念的不对称在该文献中反复出现(Saito et al.,2010)。作者的结论是,日本医生正面临药品推广的"风险"。药品推广对处方行为的影响是更多、更好的学术研究的一个重要领域。未来研究的另一个有趣领域是在不同的医生行为假设下对药物推广的最优规制。

实证研究和经济建模的另一个沃土是标签外处方和药品推广之间的联系。Dresser and Frader(2009)指出,标签外处方和详情说明之间的相互作用很容易出现问题。详情说明有动机促进标签外的使用,因为这会不费力地促进销售(此外,标签外销售不会追究制造商的责任,因为是医生脱离标签说明做出开处方决定)。另外还允许医药代表分发关于标签外用途的学术文献。Kirsch(2009)认为,在学术文献中公布的临床试验结果子集是由公司选择的对药品有利的结果,因此有利于药品营销工作。Osborn(2010)对标签外领域和可改进领域的法规提供了法律处理意见。

药品推广目前是诉讼和新型监管的一个活跃领域,也是医疗行业和制药公司自我监管的一个活跃领域。许多医学院(和众多 HMOs)都明显限制了与医药代表的交流。[②] 医学院和医学期刊也要求更多地披露医生与医药公司之间的财务关系。

---

① 这种模式的例外是在具有密切替代品的治疗药物大类中进入了第一种仿制药,如上文中辛伐他汀和立普妥的例子。
② http://www.amsascorecard.org/是一个包含了医学院政策的有趣网址。

可以说,医药公司促销策略的大部分影响很可能涉及商业盗窃,因此注定为零和博弈。如果企业不是尽力拓展治疗市场,而是仅仅致力于市场份额在各企业间的切换,那么它们可能陷入了囚徒困境。每家企业都希望少做详情推广,但前提是其他公司的详情推广做得更少。2009年,行业贸易协会PhRMA推出了一项与卫生保健专业人员互动的自愿守则。此项守则规定,信息演示只能在工作场所或类似环境中进行,如规定娱乐只限于"便餐",并禁止前往度假胜地旅行、赞助娱乐活动和向医生赠送礼物,包括赠送印有药品名称的钢笔和垫子等小饰品。守则要求继续医学教育(continuing medical education,简称CME)内容和主办会议内容的独立性。只要医生作为演讲者接受过培训,且与医药企业的财务关系被披露,企业就可以付费邀请医生做演讲。在不违反美国反垄断法的前提下,医药制造商之间不能就限制医药推广达成协议。尽管如此,2009年,PhRMA自愿守则可能在以下几个方面对该行业有利:它减少了监管的可能性,限制了企业之间的营销竞争;它还可以提高医疗行业人员收到的信息的质量。这些变化对临床试验设计、企业营销决策、利用率和价格的影响是未来研究的一个重要领域。

越来越多的文献讨论了关于直接面向消费者(Direct-to-Consumer,简称DTC)广告对药品消费和需求交叉价格弹性的影响。DTC经常被用以拓展市场。在许多治疗领域里,众多DTC面临诊断不足或治疗不足的问题,如抑郁症或季节性疾病。一个在电视上看到广告的人可能没有意识到他的问题有治疗方法,并可以去寻求医生的建议;Iizuka and Jin(2005)发现,在DTC广告上每花费28美元,12个月内就会额外增加一名患者找医生就诊。第二类DTC广告侧重于依从性差的患者的长期治疗。新诊断出患有慢性病的人平均服药时间约为三年。Wosinska(2005)表示,在电视上看到广告会有助于患者牢记这种药物对他有益,从而可提高他的依从性。尽管DTC具有可视性,但在药品推广支出总额中,DTC比例相对较小。

在美国,处方药的营销是监管和私人部门政策变动较为活跃的一个领域。因此,对营销的最优管制、医生群体的组织和激励设计以及企业的战略和激励等领域的研究,将对经济学文献和政策做出重大贡献。

8. 结论

就药品定价和成本而言,过去的趋势很可能无法完全引导其近期趋势。虽然药物治疗的基础技术变化缓慢,但监管机会和专利相关事件会对市场状况产生重大影响。目前,包括全球销量最大的药品——辉瑞的立普妥在内的一些畅销小分子药品刚刚失去或即将失去专利保护(Berndt and Aitken,2010)。随着仿制药品的进入,这些药品的价格即将下降(在需求缺乏弹性的情况下),小分子药物的总支出也将下降,至少与仿制药竞争的药品是如此。

生物制剂可能有足够的价格与数量增长,可导致整体药品支出继续潇洒地上升。例如,一份咨询报告预测,在未来 15 年内,生物制剂的收入将以 10％的复合年增长率(CAGR)持续增长。① 另一份报告也透露了同样的信息:"大型制药公司预测,约有 60％的收入增长会来自生物制剂。"到 2010 年,生物制剂的预计收入增长率为 13％,而小分子产品则为 0.9％。② 如上所述,目前尚不清楚的是,来自生物仿制药的竞争将在多大程度上遏制这一预测增长。

美国和大多数其他国家都面临着卫生保健成本不断上升的严重问题,将不得不寻找可以限制支出增长的方法。一个由医生决定支付治疗费用的体系是必要的,而创新者选择的任何价格都不可持续。对各国正在使用的解决方案有效性进行研究,对于发达国家和新兴市场正在进行的政策辩论将是必要和有益的。

尤其是,目前的定价模式和诱导创新的机制将继续受到挑战。随着印度、中国和巴西等国家实现更高的发展水平,他们将有更大的能力为新产品开发的激励成本做出贡献。但研发生产率的下滑和对专利制度缺陷的担忧,可能需要重新思考药物开发和营销模式。

参考文献

Acemoglu, D. & Linn, J. (2004). Market size in innovation: Theory and evidence from the pharmaceutical industry. Quarterly Journal of Economics, 119(3), 1049-1090.

Adams, C. P. & Van Brantner, V. (2006). Estimating the cost of new drug development: Is it really $802 million? Health Affairs, 25(2), 420-428.

Akerlof, G. A. (1970). The market for "lemons": Quality uncertainty and the market mechanism. Quarterly Journal of Economics, 84(3), 488-500.

Allain, M.-L., Henry, E., & Kyle, M. (2011). Inefficiencies in technology transfer: Theory and empirics. CEPR Working Paper 8206.

Appelt, S. (2010). Authorized generic entry prior to patent expiry: Reassessing incentives for independent generic entry. SFB/TR 15 Discussion Paper 357.

Arora, A., Fosfuri, A., & Gambardella, A. (2001). Markets for technology: The Economics of innovation and corporate strategy. MIT Press.

Arrow, K. (1962). Economic welfare and the allocation of resources for invention. In The rate and direction of inventive activity: Economic and social factors (pp. 609-626). National Bureau of Economic Research, Inc.

Azoulay, P. (2004). Capturing knowledge within and across firm boundaries: Evidence from clinical development. American Economic Review, 94(5), 1591-1612.

Bell, C., Griller, D., Lawson, J., & Lovren, D. (2010). Generic drug pricing and access in Canada: What are the implications? Toronto: Health Council of Canada.

Berndt, E. (2002). Pharmaceuticals in U.S. health care: Determinants of quantity and price.

① 生物仿制药和后续生物制剂:2009—2024(2010 年)全球展望,英国伦敦,远景发展有限公司。
② http://www.pharmameddevice.com/app/homepage.cfm? appname=100485&linkid=23294&moduleid=3162.

Journal of Economic Perspectives, 16(4), 45-66.

Berndt, E. & Aitken, M. (2010). Brand loyalty, generic entry and price competition in pharmaceuticals in the quarter century after the 1984 Waxman-Hatch legislation, NBERWorking Paper 16431.

Berndt, E., McGuire, T., & Newhouse, J. (2011). A primer on the economics of prescription pharmaceutical pricing in health insurance markets. NBERWorking Paper 16879.

Berndt, E. R., Gottschalk, A. H. B., Philipson, T., & Strobeck, M. W. (2005). Assessing the impacts of the Prescription Drug User Fee Acts (PDUFA) on the FDA Approval Process. Forum for Health Economics & Policy, Vol. 8 (Frontiers in Health Policy Research), Article 2.

Berndt, E. R., Ling, D., & Kyle, M. (2003). The long shadow of patent expiration: Do Rx to OTC switches provide an afterlife? In R Feenstra & M. Matthew Shapiro (Eds.), Scanner data and price indexes (pp. 229267). Chicago: University of Chicago Press.

Berry, S. T., Levinsohn, J., & Pakes, A. (1995). Automobile prices in market equilibrium. Econometrica, 63(4), 841-890.

Blume-Kohout, M. E. & Sood, N. (2008). The impact of Medicare Part D on pharmaceutical research and development. NBERWorking Paper 13857.

Brekke, K. R., Holmas, T. H., & Straume, O. R. (2011). Reference pricing, competition, and pharmaceutical expenditures: Theory and evidence from a natural experiment. Journal of Public Economics, 95(78), 624-638.

Chou, Y. J., Yip, W. C., Lee, C.-H., Huang, N., Sun, Y.-P., & Chang, H.-J. (2003). Impact of separating drug prescribing and dispensing on provider behaviour: Taiwan's experience. Health Policy and Planning, 18(3), 316-329.

Cockburn, I. & Henderson, R. (1998). Absorptive capacity, coauthoring behavior, and the organization of research in drug discovery. Journal of Industrial Economics, 46(2), 157-182.

Cockburn, I., Grabowski, H., & Long, G. (2006). The market for follow-on biologics: How will it evolve? Health Affairs, 25(5), 1291-1301.

Cockburn, I. M. (2007). Is the pharmaceutical industry in a productivity crisis? In A B. Jaffe, J. Lerner, & S. Stern (Eds.), Innovation policy and the economy (Vol. 7, pp. 132). The MIT Press (Chapter 1).

Cohen, W. M., Nelson, R. R., & Walsh, J. P. (2000). Protecting their intellectual assets: Appropriability conditions and why U.S. manufacturing firms patent (or not). NBERWorking Paper No. 7552.

Danzon, P. & Chao, L.-W. (2000). Cross-national price differences for pharmaceuticals: How large and why? Journal of Health Economics, 19, 159-195.

Danzon, P. & Furukawa, M. (2003). Prices and availability of pharmaceuticals: Evidence from nine countries. Health Affairs, Jul.-Dec.(Web Exclusives), W3-521—W3-536.

Danzon, P. & Furukawa, M. (2006). Prices and availability of biopharmaceuticals: An international comparison. Health Affairs, 25(5), 1353–1362.

Danzon, P. M. & Furukawa, M. F. (2008). International prices and availability of pharmaceuticals in 2005. Health Affairs, 27(1), 221–233.

Danzon, P. & Pauly, M. (2002). Health insurance and the growth in pharmaceutical expenditures. Journal of Law and Economics, 45, 587–613.

Danzon, P. & Pereira, N. (2011). Exits from vaccine markets in the US: The role of competition vs. regulation. Forthcoming in International Journal of the Economics of Business.

Danzon, P. & Towse, A. (2003). Differential pricing for pharmaceuticals: Reconciling access, R&D, and patents. International Journal of Health Care Finance and Economics, 3, 183–205.

Danzon, P., Wang, Y. R., & Wang, L. (2005). The impact of price regulation on the launch delay of new drugs—evidence from twenty-five major markets in the 1990s. Health Economics, 14(3), 269–292.

David, G., Markowitz, S., & Richards, S. (2010). The effects of pharmaceutical marketing and promotion on adverse drug events and regulation. American Economic Journal: Economic Policy, 2(4), 125.

DiMasi, J. A. (2001). Risks in new drug development: Approval success rates for investigational drugs. Clinical Pharmacology & Therapeutics, 69, 297–307.

DiMasi, J. A. & Grabowski, H. G. (2007). The cost of biopharmaceutical R&D: Is biotech different? Managerial & Decision Economics, 28, 469–479.

DiMasi, J. A., Hansen, R. W., & Grabowski, H. G. (2003). The price of innovation: New estimates of drug development costs. Journal of Health Economics, 22(2), 151–185.

Dorfman, R. & Steiner, P. O. (1954). Optimal advertising and optimal quality. American Economic Review, 44, 826–836.

Dresser, R. & Frader, J. (2009). Off-label prescribing: A call for heightened professional and government oversight. Journal of Law, Medicine & Ethics, 37(3), 476–486.

Dubois, P., De Mouzon, O., Scott Morton, F., & Seabright, P. (2011). Market size and pharmaceutical innovation. CEPR Discussion Paper 8367.

Duggan, M. & Scott Morton, F. (2006). The distortionary effects of government procurement: Evidence from Medicaid prescription drug purchasing. Quarterly Journal of Economics, 121(1), 130.

Duggan, M. & Scott Morton, F. (2010). The effect of the Medicare drug benefit on pharmaceutical prices and utilization. American Economic Review, 100(1), 590–607.

Duggan, M. & Scott Morton, F. (forthcoming 2011). The medium-term impact of Medicare Part D on pharmaceutical prices. American Economic Review Papers and Proceedings.

Dunn, A. (2010). Drug innovations and welfare measures computed from market demand: The case of anti-cholesterol drugs. Bureau of Economic Analysis Working Paper.

Ellison, S. F. & Snydor, C. (2010). Countervailing power in wholesale pharmaceuticals. Journal of Industrial Economics, 58, 32-53.

Ellison, S. F. & Wolfram, C. (2006). Coordinating on lower prices: Pharmaceutical pricing under political pressure. RAND Journal of Economics, 37, 2.

Ellison, S. F., Cockburn, I., Griliches, Z., & Hausman, J. (1997). Characteristics of demand for pharmaceutical products: An exploration of four cephalosporins. RAND Journal of Economics, 28(3), 426-446.

Fabrizio, K. & Thomas, L. G. (2011). The impact of local demand on product innovation in a global industry. Strategic Management Journal (forthcoming).

Frank, R. G. & Salkever, D. S. (1997). Generic entry and the pricing of pharmaceuticals. Journal of Economics and Management Strategy, 6, 75-90.

Furman, J., Kyle, M., Cockburn, I., & Henderson, R. (2005). Public & private spillovers, location, and the productivity of pharmaceutical research. Annales d'Economie et Statistique, 79/80, 165-188.

Gagnon, M. -A. & Lexchin, J. (2008). The cost of pushing pills: A new estimate of pharmaceutical promotion expenditures in the United States. PLoS Medicine, 5(1), e1 (doi:10.1371).

Grabowski, H. & Kyle, M. (2008). Mergers and alliances in pharmaceuticals: Effects on innovation and R&D productivity. In K. P. Gugler & B. B. Yurtoglu (Eds.), The Economics of corporate governance and mergers. Cheltenham, UK: Edward Elgar Publishing.

Grabowski, H., Kyle, M., Mortimer, R., Long, G., & Kirson, N. (2011). Evolution of market exclusivity. Paragraph IV Challenges and Generic Penetration.

Grabowski, H., Ridley, D. B., & Schulman, K. A. (2007). Entry and competition in generic biologics. Managerial and Decision Economics, 28, 439-451.

Guedj, I. & Scharfstein, D. S. (2004). Organizational scope and investment: Evidence from the drug development strategies and performance of biopharmaceutical firms. NBER Working Paper Series 10933.

Hellerstein, J. (1998). The importance of the physician in the generic versus trade-name prescription decision. RAND Journal of Economics, 29(1), 108-136.

Hemphill, S. & Lemley, M. (2011). Earning exclusivity: Generic drug incentives and the Hatch-Waxman Act. Antitrust Law Journal (forthcoming).

Henderson, R. & Cockburn, I. (1996). Scale, scope, and spillovers: The determinants of research productivity in drug discovery. RAND Journal of Economics, 27(1), 32-59.

Higgins, M. J. & Rodriguez, D. (2006). The outsourcing of R&D through acquisitions in the pharmaceutical industry. Journal of Financial Economics, 80(2), 351-383.

Huckfeldt, P. & Knittel, C. (2010). Pharmaceutical use following generic entry: Paying and buying less.University of California at Davis Working Paper.

Iizuka, T. (2007). Experts' agency problems: Evidence from the prescription drug market in Japan. RAND Journal of Economics, 38, 844-862.

Iizuka, T. & Jin, G. (2005). The effects of prescription drug advertising on doctor visits. Journal of Economics & Management Strategy, 14(3), 701-727.

Jacobson, M., O'Malley, J., Earle, C. C., Gaccione, P., Pakes, J., & Newhouse, J. P. (2006). Does reimbursement influence chemotherapy treatment for cancer patients. Health Affairs, 25(2), 437-443.

Jena, A. & Philipson, T. (2007). Cost-effectiveness as price controls. Health Affairs, 26(3), 696-705.

Kanavos, P. G. & Costa-Font, J. (2005). Pharmaceutical parallel trade in Europe: Stakeholder and competition effects. Economic Policy, 20(44), 751-798.

Kirsch, I. (2009). The emperor's new drugs: Exploding the antidepressant myth. London: The Bodley Head.

Kremer, M. & Snyder, C. M. (2003). Why are drugs more profitable than vaccines? NBERWorking Paper No. 9833.

Kremer, M., Berndt, E., Glennerster, R., Lee, J., Levine, R., Weizsäcker, G., et al. (2011). Advance market commitments for vaccines against neglected diseases: Estimating costs and effectiveness. Forthcoming in Health Economics.

Kremer, M., Glennerster, R., & Williams, H. (2005). The price of life. Foreign Policy, May/June(2005), 26-27.

Kremer, M., Glennerster, R., & Williams, H. (2006). Creating markets for vaccines. Innovations, 1(1), 67-79.

Kyle, M. (2011). Strategic responses to parallel trade. B.E. Journal of Economic Analysis and Policy: Advances, 11(2), Article 2.

Kyle, M. & McGahan, A. (2011). Investments in pharmaceuticals before and after TRIPS. Forthcoming in Review of Economics and Statistics.

Kyle, M., Allsbrook, J., & Schulman, K. (2008). Does re-importation reduce price differences for prescription drugs? Lessons from the European Union. Health Services Research, 43(4), 1308-1324.

Lerner, J. & Merges, R. P. (1998). The control of technology alliances: An empirical analysis of the biotechnology industry. Journal of Industrial Economics, 46(2), 125-156.

Lichtenberg, F. (2005). Pharmaceutical innovation and the burden of disease in developing countries. Journal of Medicine and Philosophy, 30, 663-690.

Lichtenberg, F. R. & Waldfogel, J. (2003). Does misery love company? Evidence from pharmaceutical markets before and after the Orphan Drug Act. NBERWorking Paper No. 9750.

Limbrock, F. (2011). Pecuniary and non-pecuniary incentives in prescription pharmaceuticals: The case of statins. B.E. Journal of Economic Analysis & Policy (Advances), 11(2), Article 1.

MacGarvie, M. & Koenig, P. (2011). Regulatory policy and the location of bio-pharmaceutical FDI in Europe. Boston University Working Paper.

Maloney, M. & Civan, A. (2006). The determinants of pharmaceutical research and development investments, with Abdulkadir Civan. B.E. Journal of Economic Analysis & Policy: Contributions, 5 (1), Article 28.

Maloney, M. & Civan, A. (2009). The effect of price on pharmaceutical R&D. B.E. Journal of Economic Analysis & Policy: Contributions, 9(1), Article 15.

Maskus, K. & Ganslandt, M. (2004). The price impact of parallel imports in pharmaceuticals: Evidence from the European Union. Journal of Health Economics, 23(5), 1035–1057.

McGuire, T. & Bauhoff, S. (2011). Adoption of a cost-saving innovation: Germany, UK and simvastatin. In N. Klusen, F. Verheyen, & C. Wagner (Eds.), England and Germany in Europe—what lessons can we learn from each other? (pp. 1126). Baden-Baden, Germany: Nomos Verlag.

Olson, M. K. (2008). The risk we bear: The effects of review speed and industry user fees on new drug safety. Journal of Health Economics, 27(2), 175–200.

Osborn, J. (2010). Can I tell you the truth? A comparative perspective on regulating off-label scientific and medical information. Yale Journal of Health Policy, Law & Ethics, 10, 299.

Pammolli, F., Magazzini, L., & Riccaboni, M. (2011). The productivity crisis in pharmaceutical R&D. Nature Reviews Drug Discovery, 10, 428–438.

Pavcnik, N. (2002). Do pharmaceutical prices respond to patient out-of-pocket expenses? RAND Journal of Economics, 33(3), 469–487.

Podolsky, S. H. & Greene, J. A. (2008). A historical perspective of pharmaceutical promotion and physician education. JAMA: The Journal of the American Medical Association, 300 (7), 831–833.

Regan, T. (2008). Generic entry, price competition, and market segmentation in the prescription drug market. International Journal of Industrial Organization, 26, 930–948.

Reiffen, D. & Ward, M. R. (2005). Generic drug industry dynamics. Review of Economics and Statistics, 87 (1), 37–49.

Ridley, D. (2011). Payments, promotion and the purple pill. Duke University Working Paper.

Ridley, D. B., Grabowski, H. G., & Moe, J. L. (2006b). Developing drugs for developing countries. Health Affairs, 25(2), 313–324.

Ridley, D. B., Kramer, J. M., Tilson, H. H., Grabowski, H. G., & Schulman, K. A. (2006a). Spending on postapproval drug safety. Health Affairs, 25(2), 420–428.

Saito, S., Mukohara, K., & Bito, S. (2010). Japanese practicing physicians' relationships with pharmaceutical representatives: A national survey. PLoS ONE, 5(8), e12193.

Scott Morton, F. M. (1999). Entry decisions in the generic pharmaceutical industry. RAND Journal of Economics, 30(3), 421–440.

Thiers, F. A., Sinskey, A. J., & Berndt, E. R. (2008). Trends in the globalization of clinical trials. Nature Reviews Drug Discovery, 7, 13–14.

Thomas, L. G. (2001). The Japanese pharmaceutical industry: The new drug lag and the failure of industrial policy. Cheltenham, UK: Edward Elgar.

US Congress Office of Technology Assessment (1993). Pharmaceutical R&D: cost, risks, and rewards. Pub. no. OTA-H-522. Washington: US Government Printing Office.

Varian, H. (1985). Price discrimination and social welfare. American Economic Review, 75(4), 870–875.

Waning, B., Diedrichsen, E., & Moon, S. (2010). A lifeline to treatment: The role of Indian generic manufacturers in supplying antiretroviral medicines to developing countries. Journal of the International AIDS Society, 13, 35.

Wosinska, M. (2005). Direct-to-consumer advertising and drug therapy compliance. Journal of Marketing Research, 42(3), 323–332.

Yadav, P. (2010). Differential pricing for pharmaceuticals: Review of current knowledge, new findings and ideas for action. Department for International Development (DFID) Report.

Yin, W. (2009). R&D policy, agency costs and innovation in personalized medicine. Journal of Health Economics, 28(5), 950–962.

第十三章　知识产权、信息技术、生物医药研究和专利产品营销

达纳·高德曼(Dana Goldman)

达鲁斯·拉克达瓦拉(Darius Lakdawalla)

目　录

摘要：知识产权被视为医疗创新的关键,但由于专利垄断和其他效率问题,知识产权往往涉及社会成本。在本章我们回顾了医疗保健创新的实证理论,因为它关系到创新需求和供给的确定。实证理论涉及一系列相互竞争的知识产权规范模型,包括专利竞赛、累积或连续创新以及健康保险的影响。我们还讨论了如何利用知识产权来解决困扰医疗保健的各种生产外部性,包括网络外部性、营销供给不足、诊断信息的低效供给。最后,我们讨论了保护知识产权的新方法,包括奖励、创新补贴和公共医疗保险。

关键词：创新；专利；药品；医疗设备
JEL 代码：O3；I12；I18

1. 引言

在当今的经济中,知识的生产和销售变得越来越重要。关于知识产权(intellectual property,以下简称 IP)适宜范围的争论司空见惯。医疗保健对这些争论并不陌生,因为昂贵的新疗法和新手术发挥了重要作用。类似的问题也出现在信息技术、媒体、金融和其他涉及创意生产和交流的领域。

知识产权的主要目的是激励创新者将想法推向市场。在许多情况下,由于创新者没有法律能力去阻止其他希望利用其新想法的企业搭便车。知识产权的缺失将扼杀新的发现。其基本原理是显而易见且令人信服的,但执行情况却没有这么明确。知识产权界定了创新者对其创意主张的性质和范围,但在最优知识产权政策方面出现了许多问题。一个创新者对其创意的诉求应该持续多久?创新者对与其相关但略有不同的创意提出诉求的能力应该有多宽泛?经济学家对这些问题提出了许多不同的,有时是相互矛盾的答案。

这些问题和相关问题带来的根本挑战可以追溯到被保护创意无形的性质。有时很难对它们进行界定,并且总是很难在市场上进行明确交易。因此,传统的知识产权方法是既保护某项创意又保护体现这一创意的所有商品和服务,其目的在于赋予创新者专利垄断权。它还保护了创新者生产商品和服务的能力,而不仅仅是保护创意本身。

虽然这种专利垄断法易于实施,但缺点也是显而易见的:创意的生产成本高,但由此产生的商品和服务却往往很便宜。然而,对产品的知识产权保护消除了这种差别,并导致两者都以相对较高的价格出售。其结果是,例如,处方药的生产成本往往很低,但售价却是其边际成本的 5～6 倍。从纯粹的理论意义上来看,这种紧张关系有一种明确的解决方案。创新者只需因其新创意获得报酬,而不必获得所有衍生品的产权。这种方法通常很难直接实现,但创新的知识产权方法往往基于更普遍的原则,即将创新者的奖励与消费者为这一新发现所衍生的商品和服务支付的价格脱钩。

另外,授予创新者对产品和创意的知识产权也可能有一些颇为可取的属性。它使创新者能够将竞争市场中可能存在的一些外部因素内部化。这些因素包括:来自营销活动的溢出效应、来自采用信息技术的网络外部性,以及诊断和治疗技术的互补性。

我们调查了传统知识产权安排的复杂影响,并探索了最新的知识产权保护方法。第 2 节首先介绍了知识产权保护的形式,包括法律形式和事实形式。第 3 节从理论和经验上描述了知识产权促进创新的核心作用。在这一实证分析之后,第 4 节对知识产权安排进行了规范性分析,并特别关注了确保创新的动态有效激励问题,以及对新发现产品的静态有效定价问题。第 5 节考虑了知识产权对静态效率方面的一些益处,即竞争市场上可能出现的生产外部性内部化。最后,第 6 节讨论了保护知识产权的其他几种可行的方法。

2. 知识产权保护形式

我们首先描述了目前最常见的知识产权保护形式,可以分为法律排他权、监管排他权和公司保密。

2.1 法律排他权

知识产权保护的规范方法是授予专利权,即授予专利持有人生产和销售专利项下产品和服务的垄断权,通常为自申请之日起 20 年内有效(Menell and Scotchmer, 2007)。专利通常被称为"法律排他权"。有两个特征可以将专利排他权与我们要讨论的另外两种形式区分开来。首先,专利要求披露基本创意。专利申请成为公开记录事项,这是专利发明和公司机密之间的一个重要区别。其次,专利是可以在法庭上质疑的合法主张。竞争对手可以提起诉讼,使某项专利无效,理由是其基本创意不足以获得专利,甚至是它侵犯了某项仍然有效的早期专利。专利的这种偶然性使其与"监管排他权"区分开来,因为后者不受法律质询。

对待专利的典型思维方式是将之作为鼓励创新的一种手段,但要以牺牲新发现产品的竞争性和有效定价为代价(2010)。这是将创意与其衍生的商品和服务捆绑在一起的结果。更微妙的是,专利提供市场独占性,作为交换,创新者披露其创意。该专利允许创新者阻止模仿者进入市场。然而,与此同时,披露要求也鼓励其他公司将新知识融入未来的创新,并鼓励发展进一步的改进措施(Menell and Scotchmer, 2007)。

总的来说,尽管披露成本很高,但由于对生产的长期垄断承诺比监管排他权所提供的垄断时间要长得多,而且比公司保密更安全,一部分创新者仍然选择了专利。专利的价值可以通过获得专利时发明的增值来衡量。值得注意的是,只有少数行业的专利溢价是正向且显著的,但在某些行业,专利溢价相当高。事实上,医疗器械、生物技术和制药公司的专利溢价最高(Arora et al., 2008)。对不断涌现的批评,即专利不是创新的必要诱因,医疗保健行业可能对此难得的免疫(Boldrin and Levine, 2004, 2008)。

专利的条款各不相同,并受到若干交叉法律的影响。根据现行法律,大多数专利的有效期为 20 年,除了所谓的"外观设计专利"只有 14 年有效期。然而,1984 年《药品价格竞争和专利期限恢复法》(*Drug Price Competition and Patent Term Restoration Act*,国际公法 98-417)通常被称为《哈奇—维克斯曼法案》。它承认药品的部分专利期发生在 FDA 批准之日前。然而,创新者至少在部分专利期限内无法收回利润。因此,《哈奇—维克斯曼法案》将药品专利期延长了 5 年。

《哈奇—维克斯曼法案》还规定了仿制药制造商可以申请 FDA 批准仿制药小分子药物的程序。该法案允许仿制药制造商提交一份简化版新药申请表(Abbreviated New Drug Application,简称 ANDA),从而无须对仿制药进行新的临床试验,并允许仿制药申请人可以依赖原始创新者生成的数据。此外,《哈奇—维克斯曼法案》还根据其第四条规定为仿制药制造商提供了在法庭上质询专利的激励措施。专利质询带来了一个类似于创新本身的搭便车问题:在法庭上宣布专利无效的成本很高,然而,许多公司可以从成功的专利质询中受益。其结果是,没有任何公司有足够的动机对专利提出诉讼。《哈奇—维克斯曼法案》第四条规定,如果仿制药制造商成功地对品牌制造商的专利提出质询,他们将有为期 6 个月的仿制药专营权。在此期间,只有两家公司能够生产这种分子药物(Mossinghoff, 1999;Sanjuan, 2006)。

图 13.1 摘自 Mossinghoff(1999)。该图提供了药品专利流程的时间线。创新者在发现新药物后可以申请专利。该专利的最初保护期为 20 年,以及《哈奇—维克斯曼法案》延长的 5 年。在实验室或非人类环境中进行临床前测试后,制造商会收到一份试验性新药(Investigational New Drug,简称 IND)申请以允许其能够进行人体试验阶段。人体试验分为三期,每期受试人群递增。如果分子药物成功通过了三期所有试验,创新者可以提交新药申请(New Drug Application, NDA),申请材料包括三期的所有试验结果。如果 FDA 批准了 NDA,这种药物就可以上市销售。

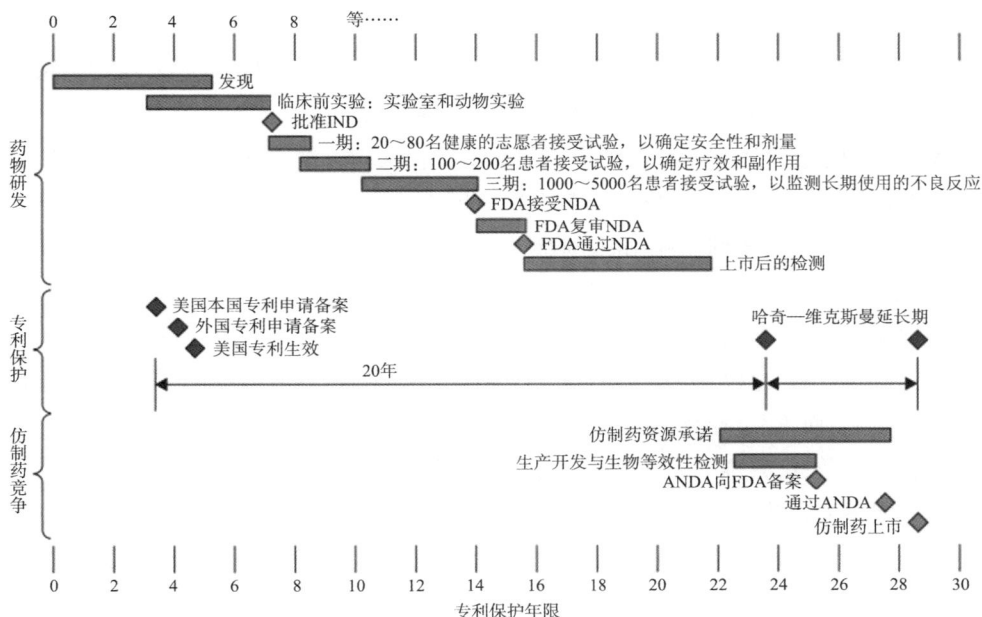

图 13.1　药品专利申请流程的时间线

专利期的最后一个阶段发生在产品接近专利到期时。在这一点上,仿制药制造商可以投资于设计旨在显示其产品与原始品牌药物生物等效性的测试。如果成功,他们可以获得ANDA,允许他们在原始专利权到期(或无效)时销售仿制药。

2.2 监管排他权

与法律排他权不同的是监管排他权。它无法在法庭上提出质询。有几个渠道可以授予监管排他权。其中之一是通过《孤儿药物法案》(*Orphan Drug Act*,得称ODA),该法案授予创新者在7年内以特定标志销售合格孤儿药物的独家许可证(Thamer et al., 1998)。"孤儿药物"是指《孤儿药物法案》所界定的罕见或孤儿疾病的治疗方法。1983年通过的美国《孤儿药物法案》将孤儿药定义为一种治疗在美国影响不到20万人的疾病的药物。孤儿药物的排他性是监管排他性的最有力形式。人们不能在法庭上对其提出质询,任何竞争对手都不能获得治疗相关孤儿适应症药物的批准。

一种更常见的监管排他权渠道被称为数据排他权。具体而言,制药行业中的数据排他权是指在批准新的化学实体后,仿制药制造商可以使用在原始批准过程中提交的专利安全性和疗效数据的时间寻求上市批准的过程(Goldman et al., 2011)。鉴于进行临床试验的高成本,数据排他权使竞争对手进入的成本很高,尽管他们在技术上可以选择进行自己的临床试验,并基于自己的研究基础寻求批准。实际上,这一进入障碍往往成本高昂,令人望而却步。除上述专利规定外,《哈奇—维克斯曼法案》为新化学实体的发起人提供了最初5年的数据排他权,外加3年的补充申请期。此外,1997年《食品和药物管理局现代化法案》规定将儿童用药申请延长6个月。相比之下,欧洲数据排他权期限为10年,如果增加一个新的适应证,能比现有疗法提供更为显著的临床效果,那么还可额外再追加1年。美国国家科学与工程院呼吁美国"采用欧洲10年的数据排他期",并提出考虑到"目前药物发展的复杂性和长期性",建议开展研究以确定即使采用这种期限是否足够长。

数据排他权提供了与专利保护不同的知识产权保护。在美国,专利从专利申请之日开始(通常是在临床试验开始之前),而数据排他权始于FDA批准销售药物之日。专利可以而且经常在法庭上受到质询,从而给专利持有人带来不确定性。相比之下,数据排他权不能受到法律质询。专利有失效的风险,因此,数据排他权不仅可以在专利到期后提供较长的保护期,还可以在专利有效期间为专利持有人提供保险。一旦一种小分子药物既不享有专利保护,也不具有数据排他权,仿制药公司就可以在生物等效性试验的基础上申请销售原始药物仿制药的权利,而不需新的临床试验。由于数据排他权保护了FDA在审批确认过程中提交和使用的试验数据,其范围部分取决于监管机构的偏好和规定。给申请人带来更大举证责任的机构最终通过数据排他权给予更广泛的保护,反之亦然。

所有形式的监管排他权都不同于专利保护,因为它免受法律质询而且没有披露要求。事实上,数据的排他性是建立在创新者不披露数据的权利之上的。在通过上述《哈奇—维克斯曼法案》之前,药品测试数据被视为商业机密受到保护(Sanjuan, 2006)。

2.3　公司保密

知识产权保护的最后一种形式是公司保密。由于 FDA 的批准流程要求披露相关信息，这种形式并未用于制药行业的获批药物。然而，它可能与其他形式的医疗保健创新有关，如信息技术或医疗器械。此外，失败的临床前研究工作可能受到公司秘密而非专利申请的保护。同样，在一种新药进入 FDA 审批流程之前，围绕它的一系列事实也可能被保密。此外，即使在制药行业，制造和研究过程也可能受到公司秘密的保护。一般来说，监管限制会影响企业对进入临床试验阶段药物的保密能力。然而，从未进入试验的药物、工艺和其他发现不受这些限制，并且可能受到公司秘密的保护。

一般来说，保密和其他形式的知识产权保护之间的权衡取决于迟滞和披露的成本以及信息泄露的风险。具有时间敏感创意的创新者可能希望避免专利申请的时间成本。相反，一个具有长期创意的创新者可能希望得到超过 20～25 年的保护期（Menell and Scotchmer，2007）。事实上，在制药行业之外，专利往往是最不受重视的知识产权保护形式（Cohen et al.，2000）。

公司保密并不完全是事实上的，但也得到了商业秘密法的支持。创意一旦公布，就不受商业秘密法的保护。然而，如果发明人采取"合理"的措施来保护一个创意，它可以采取法律救济行动，反对任何公司或个人将该创意据为己有。利用这种方式，建议通过"合理"的门槛使发明者必须保护这一创意。商业秘密法降低了保护敏感信息的成本（Menell and Scotchmer，2007）。

最近出现的一个不属于知识产权保密权衡范畴的现象是"开源"技术的发展。开源发展是指在没有任何保密或知识产权限制的情况下自由和公开的信息交流。开源运动在软件行业最为常见。传统经济理论似乎很难对此给以解释。Lerner and Tirole（2009）承认存在这种理论的不匹配，但也提出了一些简单的经济解释以预测开源现象。希望展示自己技能的开发者可能希望披露自己的发明，以期在未来能获得更好的工作和投资资本。这样的"职业考虑"与单个开发者的动机有更直接的关系，却与可能聘用他们的公司相悖甚远。虽然他们没有明确将其与医疗保健进行比较，但他们的解释确实能说明为什么我们不经常看到开源药品。软件可以由个人或一小群人开发，资本要求相对较低。因此，主要的激励可能是开发者的个人职业目标。更昂贵的研究项目将倾向于投资者和投资公司，他们更有兴趣通过保密或专利保护来保护其知识产权。尽管如此，开源软件运动还没有得到经济学家们的充分分析。

3. 市场排他性与创新激励

另外，有许多其他创新理论（Menell and Scotchmer，2007）。"进化模型"认为，只要利润低于阈值水平,R&D 投资就会出现(Nelson and Winter,1982)。"引致性技术变迁"模型认为,相对要素价格的变化刺激了发明,以节约更稀缺的生产要素(Hicks,1932)。另外,创新的"创意"模型强调,创意本身就是推动新发现的稀缺因素(O'Donoghue et al.,1998)。因此,企业和企业家之间的创意传播发挥着至关重要的作用。

3.1　简单创新理论

为了更好地组织我们的讨论,我们采用了最后一个,同时也可能是"规范"的创新理论,这是因为 Nordhaus(1969)认为,对创新发现的投资随着成功发现的预期利润的增加而增加。

这一点可以在一个两期模型的背景下得出最简单的说明——其中一个阶段对发现进行投资,另一个阶段实现投资的产出。该模型的一个关键假设是创新投资与成功发现的概率之间的单调关系。将 I 定义为对创新活动的总投资水平,$p(I)$ 为成功发现的概率,其中 $p'(I)>0$ 和 $p''(I)<0$。接下来,将 D 定义为创新发现发生时所处的世界状态,将 N 定义为未发生创新发现时的状态。$E(\pi|D)$ 是创新者的预期利润,其前提条件是创新发现,类似的,有 $E(\pi|N)$。创新投资将在 $E(\pi|D)>E(\pi|N)$ 时进行。考虑到公司可能不必承担所有的创新成本——例如,如果部分研究是由政府资助的——将 $\phi(I)\leq I$ 定义为公司的投资支出。最后,r 为资本的成本。

企业期望在创新发现时拥有的资源为 $E(\pi|D)-(1+r)\phi(I)$,没有创新发现时资源为 $E(\pi|D)-(1+r)\phi(I)$。然而,私人最优创新水平可由下式得出:

$$max_I p(I)E(\pi|D)+(1-p(I))E(\pi|N)-(1+r)\phi(I)$$

一阶条件为:

$$p'(I)[E(\pi|D)-E(\pi|N)]=(1+r)\phi'(I)$$

这一条件意味着资本的边际私人成本(等式右侧)被设定为等于创新投资的边际私人回报(等式左侧)。这个简单直观的条件有许多重要的含义。首先,在其他所有条件相同的情况下,创新投资将随着创新发现的预期收益(方括号内部分)的增加而增加。其次,投资也将随着投资边际生产率 $p'(I)$ 的提高而增加。最后,资本边际成本的增加将抑制创新投资。

3.2　简单理论的经验证据

药物创新的成本极其高昂。据估计,将一种新的生物制药推向市场的平均资本成本共计 12 亿美元(DiMasi and Grabowski,2007)。这表明创新激励措施在决定创新水平方面的重要性。由于这是所有被观测到的药物的平均水平,这也表明买家非常愿意为开发成本较高、可能更具创新性的新产品买单。

在早期的一项研究中,曼斯菲尔德认为,如果没有专利,65%的药物不会被引进,60%的药物不会被开发出来。排在第二位的行业是化学工业,其比例分别为 30%和 38%(Mansfield,1986a)。知识产权保护的贡献,特别是专利,仍然是实证研究的一个活跃领域。人们已经达成共识，认为专利保护会刺激创新，但其重要程度仍有待商榷。

3.2.1　创新投资需求

专利和其他鼓励创新的"拉动"机制的基本原理是，创新投资和活动将随着发现的预期收益而增加：专利为新发现或发明的产品创造垄断，从而增加创新活动投资的预期收益。因此，创新者应对增加利润机会的方式在关于专利最优设计的政策辩论方面扮演着重要角色。这种认知对于理解公共政策的潜在动态福利影响也是至关重要的，如价格管制、国家健康保险等，这些政策会影响新产品开发的预期收益。这种公共政策在制药市场中尤其常见，其中一些经合组织国家有一系列限制制药公司收入和利润的规定（Sood et al.，2009）。

尽管这个参数很重要，尤其是对于制药市场，但只有少数研究可信地评估了创新者对发现预期收益变化的反应。在这里，我们总结了现有的研究，并强调了估计这个参数时面临的一些挑战。

3.2.1.1　价格管制与创新

这类文献中有两条研究线索。第一条是确定价格法规在多大程度上降低了药品市场的价格和收入，以及创新产品是否受到此类法规不成比例的影响。第二条考察了价格监管对创新活动和 R&D 投资的影响程度。

有几篇论文发现价格管制降低了药品的收入和价格，甚至一些研究发现新药和创新性药品受到这些管制的打击更大。其中一些论文比较了管制和非管制市场的药品价格或支出（Comanor，1986；Ekelund and Persson，2003；Martikainen et al.，2005）。例如，美国商务部的一项研究审查了 11 个经合组织国家的定价，发现在美国最畅销的专利药品，在其他经合组织国家的价格低 18%～67%，具体价格取决于不同国家的国情。他们得出结论，这些国家放松价格管制将使医药收入从 25% 增加到 38%（US Department of Commerce，2004）。同样，Ekelund and Persson（2003）发现，与美国不受监管的市场相比，瑞典受监管的市场中所有类别的新药价格下降得更快。在另一项研究中，Martikainen et al.（2005）发现，在制造商可以自由定价的国家，新推出的可报销药品的批发价格最高。最后，Danzon and Chao（2000）发现严格的价格管制与被广泛认可的分子药物的价格之间存在负相关。总的来说，这些研究的局限性在于它们对收入或价格的横截面变化的依赖，以及由此导致的不同国家在监管类型和其他价格决定因素方面的异质性。

有一些研究通过分析纵向数据和比较政策生效前后的药物支出来解决异质性问题（Pavcnik，2002；Pekurinen and Hakkinen，2005）。例如，帕夫茨尼克估计，由于 1989 年后德国引入了参考定价政策，药品价格将下降 10%～26%。同样，Brekke et al.（2009）估计，挪威引入参考定价降低了参照组中的品牌药和仿制药的价格，特别是对品牌药的影响更大。Pekurinen and Hakkinen（2005）指出，自愿仿制药替代和处方政策对芬兰的支出没有影响，但强制性仿制药替代降低了价格，并在引入后的第一年节省了成本。Sood et al.（2009）研究了19 个经合组织国家在 1992—2004 年期间各种药物法规的差异。他们发现，大多数法规显著降低了药品收入，并且价格控制的成本降低效果随着实施时间的推移而积累。然而，如果各国实施监管以应对不断增长的医药支出，这些估计可能低估了监管的真正效果。

尽管关于价格管制对药品收入影响的证据相当充分且令人信服,但关于价格管制对药品创新影响的证据并不完善。Vernon(2005)研究了美国市场销售份额较大的公司是否在药品研发上投资更多。其论点是,美国销售份额较大的公司较少受到价格监管的影响,因为大多数其他主要药品市场都有某种价格监管。经验证据与价格管制减少药物研发的假设一致。然而,不注重创新的公司也有可能在非美国市场运营。

这类文献中的其他研究估计了(现期或滞后的)收入与 R&D 投资(或创新)之间的关系,并使用这些结果来模拟价格控制的预期效果。这些研究大多没有明确解决销售或收入反过来可能会受创新水平影响的问题。然而,最近一些论文使用离散的政策变化或工具变量来估计预期收入和创新之间的因果关系。下一节将详细描述这些论文。

3.2.1.2 市场规模、公共政策与创新

Acemoglu and Linn(2004)的论文是少数几篇估计制药行业预期市场规模和创新之间直接因果关系的论文之一。他们利用由美国人口趋势驱动的不同药物类别市场规模的外生变量,发现创新对预期的市场规模相当敏感。特别是,他们发现预期市场规模每增加 1%,进入市场的新分子实体数量就会增加 4%~6%。这些结果对于各种供给方因素的控制是稳健的,例如公共 R&D 资金和特定药物类别的时间趋势。然而,如果一个药物类别的创新增加是以其他药物类别的创新减少为代价的,那么它们可能夸大了真正的因果参数。例如,假设未来对肿瘤产品需求上升,但对儿童疫苗的需求保持不变。如果创新者面临不完善的资本市场,他们可能会通过削减儿童疫苗的支出来资助肿瘤创新的增长。具体而言,这种结果要求创新者面临的内部资本成本低于来自贷款人和投资者的外部融资成本;虽然这很难得到确凿的证明,但我们讨论了下面的证据。无论如何,阿西莫格鲁和林恩的假设消除了这种负面溢出,这将使他们的估计偏高。

这一系列文献中的其他论文使用离散政策变化引起的市场规模变化来评估创新的反应。在最近的一篇论文中,Blume-Kohout and Sood(2009)使用时间序列数据评估了联邦医疗保险 D 部分对 R&D 的影响,这些数据涉及:(1)按治疗类别划分的临床开发的药物数量;(2)按公司划分的 R&D 支出。他们证明,联邦医疗保险 D 部分的通过与具有更高联邦医疗保险市场份额的药物类别的药物研发显著相关,也与具有更高联邦医疗保险份额药物的公司显著相关。他们的估值大小似乎与阿西莫格鲁和林恩的一致。例如,Duggan and Scott Morton(2010)预测联邦医疗保险 D 部分将药品收入增加了 33%,其中联邦医疗保险市场份额为 100%。对于样本中平均联邦医疗保险市场份额(42%)的药物类别,杜根和斯科特·莫顿的分析结果转化为联邦医疗保险 D 部分后药品收入的 14% 的变化。将这些结果与阿西莫格鲁和林恩的创新弹性估值相结合,我们可以预计普通药物类别的新药开发将增加 49%~83%。如果倾向于更保守的结果,布鲁姆—柯豪特和索德的估值通常也在这个范围内。

这类文献中的另一篇重要论文是 Finkelstein(2004)的。他研究了疫苗市场的 R&D 投资。芬克尔斯坦发现,疾病控制和预防中心(Centers for Disease Control,简称 CDC)建议所有婴儿接种乙肝疫苗,联邦医疗保险计划决定为医疗保险受益人支付流感疫苗接种费用,以及引入一项降低疫苗制造商责任成本的政策,使得所涉疾病疫苗的新临床试验增加了约 2.5

倍。这些估值很难与以前的文献进行比较,因为这些估值结果仅适用于疫苗市场,且该论文并未报告创新相对于市场规模的弹性。

3.2.1.3　健康保险与创新需求

健康保险经常被认为是创新投资需求的起因和结果。一方面,保险扩大了对更新、更昂贵技术的需求。另一方面,医疗保健费用的增加提高了对保险产品本身的需求(Weisbrod, 1991)。

这种相互因果关系的一个非常有利的例子是处方药保险(Danzon and Pauly, 2001)。信息技术的进步使得药店的索赔几乎可以立即得到裁决。这一发展刺激了处方药保险的普及。反过来,保险的增加刺激了更多处方药的购买,进而导致保险需求的进一步扩大。这个例子说明了保险市场供给侧突破对创新投资需求的作用。实际上,保险创新导致医疗保健创新,进而刺激对更多保险的需求。更一般地说,保险技术和医疗技术应该被视为共同演化的变量。

3.2.2　创新投资的供给

在这一节中,我们回顾了"推动"效应或供给侧激励创新机制有效性的实证证据。所有这些机制都通过降低创新成本来促进 R&D 的投资。我们关注两类文献。第一类估计了制药行业对降低创新成本的政策变化的反应。第二类则是估计了 R&D 支出与现金流或现期收益之间的关系。

3.2.2.1　供给侧公共政策与药品研发

本类文献中的研究估计了旨在降低 R&D 成本的各种公共政策的效果。大多数研究均发现,制药企业大幅提高了研发支出和创新力度以应对这些政策。

McCutchen(1993)研究了 R&D 税收抵免对药品研发支出的影响。证据表明,税收抵免生效后,药品 R&D 支出模式发生了积极的、统计学意义上显著的变化。该行业每增加 1 美元税收抵免,R&D 的支出就增加 29.3 美分。Mansfield(1986b)发现,在美国、瑞典和加拿大,减税使这些国家的 R&D 增加了大约 1%~2%。税收引致的 R&D 与政府放弃的财政收入的比例在 30%~40%之间。

Lichtenberg and Waldfogel(2003)分析了《孤儿药物法案》对药物创新的影响,发现它显著增加了新药的引进。ODA 通过推动和拉动机制激励研究。推动机制包括孤儿药物临床试验及临床研究资助的 50%税收抵免,以及 FDA 的建议和咨询。ODA 还包括保证 7 年的市场独占期。美国 FDA 将这种拉动机制描述为最受欢迎的激励机制。利希滕贝格和沃尔弗格尔发现,在 1983 年 ODA 实施之前的一段时间(1979—1983 年),孤儿药物的数量增长速度与其他药物的数量大致相同。到 1998 年,孤儿药物的数量是 1979 年的 5 倍多,非孤儿药物的数量不到 2 倍。

在随后的一项研究中,Yin(2008)还发现,无论是对已确定的罕见疾病进行新的临床试验,还是对现有药物进行改造以治疗罕见疾病,ODA 对罕见疾病药物的开发产生了重大影响。他还发现,ODA 对常见疾病的影响更大。这表明推动和拉动激励是互补的,而扩大市场规模的政策可能会提高供给侧政策的有效性,从而降低 R&D 的成本。有一项相关的政策是优先审查制度,根据该制度,开发孤儿药物的制药公司将获得一种证明,允许美国 FDA 对另一种(可能更有利可图的)药物进行快速审查。一项重磅药物的优先审查价值超过 3 亿美元(Ridley et al.,2006)。

Berndt et al.(2004)研究了 1992 年和 1997 年《处方药使用费法案》(*Prescription Drug User Fee Acts*,简称 PDUFA)的影响。他们表明,这些法案通过减少 FDA 批准所需时间,降低了药品上市成本。他们发现,PDUFA 的实施导致批准时间大大减少,超过了在没有这些法案的情况下所能观察到的时间(PDUFA 一期每年下降 6%~7%,PDUFA 二期每年下降 3%~4%)。然而,他们也发现,PDUFA 通过后,新分子实体的累积数量基本保持不变。因此,他们的研究结果表明,批准时间的减少对 R&D 的投资几乎没有影响。这项研究有一个缺陷,那就是过于依赖所研究药物的平均疗效。因此,他们只依赖时间序列的变化,缺乏同期对照组。这使得PDUFA 的影响无法与其他长期创新趋势区分开来。

用于基础研究和科学工作者培训方面的公共支出也可能降低开发新药的成本。Toole(2007)估计,在基础和临床研究的公共支出与制药、R&D 支出之间存在联系。他利用七个医学类别支出的面板数据发现,制药、R&D 支出随着基础和临床研究的公共投资而增加。估值表明,基础研究和临床研究支出每增加 1 美元,制药、R&D 支出分别增加 8.38 美元和 2.35 美元。在最近的一篇论文中,Blume-Kohout(2009)发现,用于基础研究的公共支出增加了制药行业发起的临床试验数量。沃德和德拉诺夫的早期研究估计,在某一特定治疗类别中,政府资助的基础研究每增加 1%,会导致该类别中的制药行业 R&D 增加 0.76%(Ward and Dranove,1995)。

3.2.2.2 即期收入与创新投资的供给

从经验上看,R&D 支出最重要的私人决定性因素或许是现金流。Grabowski(1968)与Grabowski and Vernon(2000)研究了 1958—2004 年期间主要制药公司 R&D 支出的决定性因素。他们一致发现,现金流是企业层面 R&D 对销售比率的重要预测指标。具体来说,他们发现制药企业的利润预期和现金流是 R&D 支出的两个最大决定性因素,其中现金流贡献更大。这涉及一个更普遍的观点,也得到其他人的认同,即在资本市场不完善的情况下,融资来源将影响投资行为(Hubbard,1998)。与更常见的文献一致,他们假设这是由于与这些制药公司相关的内部资本成本低于资本新债务或股权融资的外部成本。

同样,Scherer(2001)发现,毛利率与 R&D 支出趋势的偏离高度相关。在规范模型中,这些变量之间没有联系,因为盈利能力的短期波动不应该影响前瞻性公司的投资行为。然而,如果内部资本更便宜,短期利润可能会影响 R&D 支出。

现金流的影响表明,来源不同的资本其成本差异可能发挥了作用。设 I^0 和 I^1 为两种不同来源的资本,其成本分别为 r^0 和 r^1,且 $r^0 < r^1$,我们可以列出下式:

$$\max_{I^0, I^1} p(I^0 + I^1) E(\pi \mid D) + (1 - p(I^0 + I^1)) E(\pi \mid N) - (1 + r^0)\phi(I^0) - (1 + r^1)\phi(I^1)$$

$$s.t. \ I^0 \leq I$$

$$I^1 \geq 0$$

分别将乘数 λ^0 和 λ^1 纳入约束条件,一阶条件为:

$$p'(I)\left[E(\pi|D)-E(\pi|N)\right]=(1+r^0)\phi'(I^0)+\lambda^0$$

$$p'(I)\left[E(\pi|D)-E(\pi|N)\right]=(1+r^1)\phi'(I^1)-\lambda^1$$

该模型的扩展意味着以下几方面:第一,在依赖外部融资之前,公司将首先耗尽成本更低的(内部)资金来源;第二,只有边际报酬在投资水平上超过外部资本成本,它才会寻求外部资金;第三,投资边际报酬因 I 而异。具体而言,内部资金供给的增加可能会降低边际报酬对资本投资的需求,因为这些资金更便宜。盈利能力的短期爆发可能会暂时降低公司内部的投资收益率。请注意,该特征可用于区分资本约束模型和基于预期的解释。例如,如果公司利用盈利能力的暂时爆发来推断盈利能力的长期增长,那么短期利润增长将与更高的投资回报相关。然而,资本约束模型暗示了相反的结果。

几项实证研究发现,即期现金流可用于预测 R&D。例如,Bhagat and Welch(1995)发现,前一年的负债率和纳税额、即期 R&D 支出之间存在负相关,而两年滞后的股票收益和即期 R&D 之间存在正相关关系。此外,Giaccotto et al.(2005)发现,R&D 的支出随着实际药品价格而增加,弹性约为 0.6。

迄今为止,现有文献还没有明确区分"资本约束"的解释和强调使用即期利润作为未来利润指标的解释。然而,有一些证据表明,利润趋势的瞬态偏差可预测 R&D 的支出(Scherer,2001)。后一项发现表明存在资本约束,但不排除即期利润在预期形成中的作用。

Hall and Lerner(2011)围绕筹资和 R&D 的系列问题进行了全面的回顾。总的来说,他们认为对于小公司和新公司来说,资本市场的不完善是最有压力的。大公司好坏参半,尽管他们确实注意到许多大公司倾向于使用内部资金。总之,现金流和 R&D 之间的联系在许多领域都得到了很好的证实,尽管对于那些看似能够高质量进入资本市场的公司来说,可能会有不同的观点。

3.3 知识产权设计与创新激励

创新努力的一个关键决定因素是授予创新者的专利的设计。专利至少在四个维度上有所不同:长度、宽度以及在每个维度的可变性。专利长度是创新者获得市场排他权的时间。专利宽度决定了市场排他权的范围,以及竞争对手不能侵犯的产品变化范围。专利的长度和范围都受到法律质询和解释的影响,导致了不确定性。

3.3.1 专利长度

技术上,我们更关心的是市场排他权的长度,而不是专利保护本身的长度。市场排他权结合了专利长度和数据排他权长度(以及对于没有披露要求的发明之类的公司机密)。如前所述,专利可以而且经常在法庭上受到质询,从而给专利持有者带来不确定性。相比之下,数据排他性在法律上是不容质询的。因此,市场排他权的可变性取决于专利的长度、数据排他性的长度以及质询专利的可能性。一旦一种(小分子)药物失去专利保护或数据排他性,仿制药公司就可以根据生物等效性试验而不是新的临床试验申请销售原药仿制药的权利。

即使不存在资本市场的任何不完善,如果专利长度的边际价值下降,企业也会更喜欢某个确定的专利长度而不是不确定的长度。从分析上看,专利长度延长的边际价值等于每一期获得的利润。因此,如果每一期所获利润在专利的生命周期内下降,公司将反对专利长度的不确定性。这意味着,(给定专利平均长度不变)专利保护的不确定性增加将会抑制创新。自然,专利质询风险的增加或专利执行不力也将减少平均专利长度,但风险规避意味着公司将比预期价值的降低更大程度地缩减创新投资。

3.3.2　专利宽度

在经济学文献中,专利通常被视为发明者垄断权的保证,但法律现实更为复杂。专利可能完全失效,对专利长度构成重大风险。但是,它们的范围也可以受到限制或扩大。至少有两种法律原理支配着这些决策:等同原则及其对应的反向等同原则。

实际上,竞争对手可以对受保护的产品稍做改变,从而绕过专利保护。为防止这种情况,法院提出了等同原则以给予发明者保护,使其免受与受保护产品无实质区别的产品的侵害。然而,很明显,当法院试图判定一个新产品是否与一个旧产品无实质区别时,就会出现比较复杂的问题。法院可以根据等同原则决定排除或者允许新发明,从而限制原始专利的范围。另外,反向等同原则认为,执行与专利产品基本相同的功能,但以更好的方式执行的新产品不会侵犯原始专利。这两个理论使围绕专利实施的可考虑的不确定性具体化。

在制药领域,等同原则围绕着生化改造是否构成非实质变化而展开。实质性通常根据"三重身份测试"来判断,这种测试通过与专利是否在不同程度上执行相同的功能、以基本相同的方式执行该功能以及产生相同或相似的结果来识别与专利的相似性(Albainy-Jenei,2006)。

从经济学的角度来看,专利范围的不确定性而非长度的不确定性,造成了每个时期垄断利润水平的不确定性。在规范模型中,预期利润的净现值在每期利润中呈线性关系,这意味着专利范围的风险中性。如果内部资金比外部资金便宜,并且随着时间的推移,增加了平稳现金流的价值,情况可能会变得更加复杂。

Gans et al.(2008)提出了另一个微妙而相关的观点。他指出,技术转让效率低下的市场可能会受到专利保护不确定性程度的影响。例如,关于专利范围和价值的不对称信息会导致创意交易的破裂。在这种情况下,沿着这两个维度解决不确定性可能有利于一方,而不利于另一方。如果一个发明家知道他拥有一项非常有价值的技术,那么在试图出售它之前,等待一段时间也许是值得的。在存在这些摩擦的情况下,专利范围或价值的不确定性会影响许可决策的时机,并会导致有效的创新交易的延迟。Lemley and Shapiro(2005)详细讨论了专利权的不确定性问题。

创新者获得的利润是专利长度和宽度的函数,因此有几篇论文探讨了专利长度和宽度之间的权衡。专利应该是"长而窄"还是"短而宽"?Gilbert and Shapiro(1990)认为,应优先选择长而窄的专利,因为垄断定价造成的无谓损失与专利宽度和长度成比例增加。然而,如果考虑到开发替代产品的成本,这一结果会有所缓和。Gallini(1992)则主张短而宽的专利,因为它们避免了开发替代品或仿制品类产品的社会浪费成本。在序列创新的背景下,更大的专利宽度实际上意味着更长的专利长度，因为更大的宽度意味着引入可申请专利的产品需要更多的时间。在这种情况下，如果创新的潜在速度很快，短而宽的专利会为创新提供更高的激励（O'Donoghue et al.，1998）。克伦佩尔认为，更宽的专利减少了专利产品与更便宜非专利竞争产品之间的选择偏差，但增加了无谓成本；因此，不完全替代的无谓成本和标准净损失之间的权衡决定了这种关系（Klemperer，1990）。

最后，Encaoua et al.（2006）指出，宽度和长度的权衡取决于许多属性，例如新创新的实现率（从而被更宽的专利排除在外），以及技术机会的水平。总的来说，他们得出的结论是，最优专利期是 15～19 年。

3.3.3　专利质询

3.3.3.1　"哈奇—维克斯曼"质询

如前所述，《哈奇—维克斯曼法案》于 1984 年获得通过。该法案目标是增加仿制药的供给量①，尽管它也包含一些旨在扩大创新者市场排他性的缓和条款。在仿制药方面，《哈奇—维克斯曼法案》简化了仿制药的批准流程，并给成功质询药品专利的仿制药制造商提供了为期 6 个月的仿制药独占权的奖励。在品牌药方面，《哈奇—维克斯曼法案》为创新者提供了为期 5 年的数据独占期，并将专利寿命延长了 5 年，从批准之日起生效。总的来说，《哈奇—维克斯曼法案》的通过似乎提高了仿制药的利用率。国会预算办公室估计，仿制药日益激烈的竞争节省了消费者 80 亿～100 亿美元的成本，但制药 R&D 公司的税后利润却减少了 12%（国会预算办公室，1998）。

《哈奇—维克斯曼法案》第四条为仿制药商质询品牌药物专利的手段和目的。仿制药制造商可以起诉专利无效，理由是该专利侵犯了现有专利，或者该专利本身没有得到授权。专利质询意味着市场排他性有效期会少于理论上 20 年再加 5 年的专利寿命，再减去批准阶段的时间。仅有不到一半的专利能在"哈奇—维克斯曼延长期"后继续有效：在 1990—1995 年期间，一种药物的平均有效寿命为 11.7 年，"哈奇—维克斯曼延长期"平均为 2.33 年（Grabowski，2002）。

专利质询降低了市场排他性的预期长度，也带来了风险。原则上，如果持续时间是完全随机的，并且与任何决策变量无关，制药公司风险应该是中性的。因此，专利质询增加的作用就像缩短药物专利长度一样。这样，它们就像价格监管之类的政策，抑制了创新的回报。另外，成功的专利质询也减少了静态无谓损失，因此我们必须权衡它对创新的负面影响。

3.3.3.2　数据排他权

作为《哈奇—维克斯曼法案》附加的知识产权保护措施，监管机构允许存在数据排他期。在此期间，仿制药公司不得使用创新者关于安全性和有效性的数据。在排他期内，寻求获批的仿制药竞争对手将不得不自己进行昂贵的临床试验。虽然这有助于加强市场排他性，但它有别于专利。后者授予的是对药物化学结构的知识产权，而不是关于药物数据的知识产权。由于数据排他权不受法律质询的影响，它为专利长度设定了"底线"（Grabowski，2008）。

---

① 《哈奇—维克斯曼法案》主要适用于小分子药物，而非大分子生物技术产品（Grabowski，2008）。

有趣的是,欧洲的数据排他保护力度更强,而欧洲通常对创新者的奖励较低。欧盟为新的分子实体提供 10 年的数据独占期。它还为那些在上市后前 8 年内获得"重要的新适应症"批准的药物额外增加了 1 年(Grabowski,2008)。

数据排他期的持续时间意味着当代人和后代之间的权衡。较长时间的数据排他权会延迟仿制药竞争对手的进入,从而有效地延长发起公司的市场排他性。利润增长的前景给制药公司带来了更强的创新动力——既能创造新药,又能为现有产品找到新的适应证。然而,与此同时,仿制药竞争的延迟给当前消费者带来了更大的支出负担。

3.3.4 对专利机制的批判

关于专利在促进创新方面的贡献争议颇多。一方面,人们几乎普遍接受专利,说明专利确实存在几个关键优势(Encaoua et al., 2006;Menell and Scotchmer, 2007)。首先,专利创造了帕累托改进式创新的自然方案。只有当消费者的支付意愿超过价格时,创新者才会向消费者出售他们的发明。其次,专利分散了创新过程,避免了与直接控制研究或通过补贴间接控制研究而产生的代理或道德风险成本。这种分化也让消息灵通的发明家能够决定如何分配研究经费。

另一方面,前文概述的独立创新的传统模型意味着专利通过提高创新回报率来鼓励创新,然而如果把创新看作一个累积的过程,其中新的发明严重依赖之前的知识,那专利对创新的影响就变得不那么明显了(Boldrin and Levine, 2002;Encaoua et al., 2006)。伯德林和莱文认为,即使在没有专利的情况下,创新者也可以从创新中获得有竞争力的租金,这些租金可能足以促进创新。人们直觉认为,模仿或复制新技术是困难的,创新者可以利用他们的先发优势和互补产品来保护他们的发明不受模仿者的影响。他们认为,专利可能会限制创新,因为它们限制了新技术在后续产品和应用中的使用。因此,专利可能会在几个创新者之间分割先前发明的产权。这可能会给后续创新者带来巨大的交易成本,使他们将不得不与几个之前的创新者就许可协议进行谈判。海勒和艾森伯格提供了这个问题在制药方面的具体案例。为了尽可能多地了解潜在产品在前临床阶段的治疗效果和副作用,企业希望针对相关受体家族的所有已知成员进行筛选。但是,如果这些受体获得专利并由不同的所有者控制,获得必要的许可证可能是困难的或不可能的(Heller and Eisenberg,1998)。另外,专利可能会鼓励具有寻租行为的企业进行足够的额外投资来创造可申请专利的发明,即使这种投资不会产生真正的社会价值。这种情形有时被称为"me too"(仿制创新)的制药现象,尽管对于这种低效率的数量重要性有大量的争论(Jayadev and Stiglitz, 2008;Jena et al., 2009)。

来自基因组测序的经验证据为伯德林和莱文推测的专利后续成本提供了证据。Williams(2010)研究了授予私人公司赛莱拉基因测序数据专利的影响。赛莱拉因其测序的一个基因获得了知识产权,但是如果由公共资助的人类基因组计划对该基因重新测序,它就失去了知识产权。虽然赛莱拉拥有基因数据的知识产权,但它从所有数据用户那里获得使用费。因此,赛莱拉率先发现的测序数据的获取成本很高,而来自人类基因组计划的所有测序数据都是免费的。威廉姆斯发现受知识产权保护的基因比已测序但却未受保护的基因后续创新少 30%。

Pauly(2009)对药品专利的福利效应提出了一个清晰但一致的观点。即使是那些减少实际资源成本的专利创新也不会减少支出,因为"成本抵消"将会被创新者部分或全部获取。更一般地说,专利的"纯粹分配"后果可能会在一个由公共部门资助的医疗保健支出世界中产生效率后果,而公共部门会带来相应的无谓损失。

当然,对伯德林和莱文论点进行全面实证分析,需要将这些成本与先驱私人公司的额外发明所产生的消费者剩余进行比较,这是一个与人类基因组背景不太相关的问题。在人类基因组背景下,公共资金是私人研发的可行替代方案。此外,专利除了作为刺激工具的直接作用外,还可以通过降低保密性来造福社会。如果没有专利保护,创新者可能会采取保密措施来确保他人不使用他们的发明。这种保密可能会阻碍知识的传播和后续创新。专利的一个优点是它们要求公开披露发明,这本身就可能刺激后续的发现。一个相关的问题是 FDA 批准过程中所固有的信息披露。比如说,与移动电话不同,上市药品的结构会成为一个公开记录的问题。这有利于模仿,也使得发明者在没有专利的情况下更难保护他们的创意。

总之,专利是鼓励还是阻碍创新取决于以下几个方面的因素,包括:(1)创新过程是独立的还是累积的;(2)对先前创新的许可权的交易成本范围;(3)信息披露的激励效应。这些情况可能因行业和行业内的市场而异。实证文献表明,制药业更倾向于专利,而不是利用保密或其他知识产权的保护手段。例如,Arora et al.(2003)发现,专利发明的回报因行业而异,但在药物、生物技术和医疗器械行业则一直在增加。同样,Mansfield(1986a)调查了美国制造企业,并估计,在 1981—1983 年开发的发明中,如果没有专利保护就不会被开发出来。他发现这个比例在制药行业最高(60%)。这些结论与早期关于药物创新专利重要性的证据一致(Mansfield et al., 1981)。当然,这一证据仅仅是暗示性的,因为它涉及药物专利的相对适宜性,而不是净效益的绝对衡量。

对药物创新专利保护的变化进行直接评估是困难的,因为大多数药物产品在全球销售,因此一个国家专利保护的变化对创新激励的影响很小。然而,世贸组织成员通过《与贸易有关的知识产权协定》(TRIPS)为我们提供了一个有益的研究案例。

最近的证据表明,在发展中国家引入药物产品专利保护对刺激发展中国家疾病的创新几乎没有什么作用(Kyle and McGahan, 2009)。然而,这并不意味着专利不鼓励创新,也不意味着 R&D 对市场规模没有响应。相反,更有可能的情况是,制药公司对发展中国家的专利执法期望较低,而这些国家的市场规模也要小得多。作者指出,专利保护与对影响高收入国家的疾病加大 R&D 投资有关,因此开发的治疗方法也可能惠及较贫穷国家的民众。

3.4　成本效益与创新

公共医疗保健及其相关法规对创新激励有重大影响。之前,我们讨论了直接价格监管对创新的影响,但有许多间接方法具有更复杂但重要的影响。

一个重要的例子是基于成本效益阈值的监管制度,例如在英国。英国国家健康和临床卓越研究所(National Institute for Health and Clinical Excellence,简称 NICE)为国民医疗服务体系(NHS)提供新药物治疗的指导。NICE 通常要求每批准一种新药,每花费 3 万英镑,至少要增加一个质量调整生命年。成本效益阈值作为一种价格调节方式发挥作用,其中价格与临床试验证明的疗效挂钩(Jena and Philipson, 2007)。

在规范模型中,有效价格等于消费者剩余,因此,每一项营销创新都应该介于成本效益和无效之间。因此,强制性成本效益阈值会扭曲定价决策,并将利润压低到其有效水平以下(Jena and Philipson, 2008)。结果是创新减少,定价静态效率降低。这种做法的规范性后果在很大程度上取决于人们认为创新不足还是创新过度,但其积极的影响是显而易见的。

耶娜和菲利普森分析中的反事实假设,是一个不受监管的市场。在这个市场中,创新者拥有与其发明相关的所有市场力量。然而,在有健康保险的情况下,积极和规范的影响就不那么明显了。首先,制造商定价可能不影响消费者的使用,但可能影响支付者和制造商之间的租金分摊(Lakdawalla and Sood, 2006)。在此情况下,公开规定的成本效益阈值不会产生静态效率后果。从动态的角度来看,与不受监管的市场相比,成本效益阈值可能或多或少对创新者有利,这取决于健康保险公司的市场力量。如果保险公司对创新者具有实质性的谈判优势,他们将获得价格优惠,创新者利润因此减少(Lakdawalla and Yin, 2009)。这些价格优惠可能等于甚至大于成本效益阈值所规定的价格限制。

当人们考虑到制造商面临成本效益阈值的战略行为时,就会出现一个不太传统的观点。在成本效益阈值没有约束力的情况下,它们实际上可能起到价格下限而不是价格上限的作用,因为制造商会为了达到阈值而上调价格(Jena and Philipson, 2009)。监管机构可以通过观察没有此类阈值的国家设定的价格来进行反击,但很明显,这种阈值带来的价格扭曲可能是双向的。在这种情况下,成本效益阈值从根本上不同于与买方市场力量相关的因素。

这一领域的一个新趋势是按价值定价,例如英国的例子(Claxton et al., 2008; Goldman et al., 2010)。因为从概念上讲,按价值定价试图将治疗费用的报销与其社会价值挂钩。人们很难对这个目标提出异议,但实施起来很有挑战性,目前还不清楚它将采取什么形式。经济学理论建议将患者的支付意愿作为价值基准,但这对于上市前的药物来说通常是未知的,因为上市前必须制定定价政策。实际上,在这种情况下,按价值定价类似于一个中央计划问题,在缺乏基于市场显示性偏好数据的情况下,必须对价值进行推断。

4. 市场排他性的规范理论

知识产权保护的规范理论,尤其是市场排他性理论,分析了动态效率激励和与某些形式的知识产权保护相关的静态成本之间的权衡。专利通常是这些文献关注的焦点,然后这些文献就创新激励与专利垄断的无谓成本进行权衡。

4.1　市场排他性与创新的简单规范理论

设处于发现状态的预期消费者剩余为 $E(CS|D)$，处于无发现状态下的预期消费者剩余设为 $E(CS|N)$。规范模型暗示了社会计划者的以下问题：

$$\max_I p(I)E(CS|D)+(1-p(I))E(CS|N)-(1+r)I$$

计划者的问题为以下一阶条件：

$$p'(I)\left[E(CS|D)-E(CS|N)\right]=(1+r)$$

只要符合以下条件，私人激励与公共激励就会一致：

$$\phi(I)=I$$

$$E(\pi|D)-E(\pi|N)=E(CS|D)-E(CS|N)$$

规范模型中的效率要求创新者承担其发明的全部成本，并且能够将其创新的全部边际社会价值加以利用。后者等于新发现产生的消费者剩余的总增量。

进一步拓展规范模型意味着需要明确围绕"事后"的盈利期。最常见的情况是创新者（或其被许可人）独享和垄断所有与新发明相关商品的销售，在无发现的状态下，我们可以将企业视为一个标准竞争者，其利润为零。一个仅具有线性定价工具的垄断者将永远无法完全利用消费者剩余。

在出售给健康人群的商品中，例如疫苗，这个问题就变得更加尖锐（Kremer and Snyder，2006）。一方面，疫苗在消费者知晓其最终的疾病状态之前出售，而且关于感染的风险属于私人信息。另一方面，当疾病风险不再是私人信息时，治疗疾病的药物只卖给病人。私人信息的存在导致支付意愿的异质性：面临更高感染风险的个人愿意支付更多，反之亦然。这种异质性使得提取消费者剩余的全部指标变得更加困难。例如，在同质支付意愿的极端情况下，拥有垄断权的制造商可以以统一的线性价格的形式提取所有可用的消费者剩余。值得注意的是，这种推理将适用于治疗疾病的药物，但也可作为二级预防。例如，糖尿病的治疗还可以预防眼科并发症、截肢和其他疾病后遗症。个人可能会有关于他们易患任何或所有这些潜在并发症的个人信息；这也会以类似的方式影响他们的支付意愿。

上述论点不应被理解为暗示治疗总是有可能实施完美的价格歧视。事实上，不同个人的病情严重程度和支付治疗费用的意愿各不相同。然而，重要的一点是，疫苗销售给具有额外异质性的市场，这相应地使得获取消费者剩余的全部指标变得更加困难。

总之，存在：

$$E(\pi|D)-E(\pi|N)<E(CS|D)-E(CS|N)$$

这会导致创新供给不足。此外，存在发现时的垄断势力会导致体现新创意的商品供给不足。因此，规范模型预测创新投资太少，新发现太少，新产品传播太少。

这两个问题是相辅相成的，也就是说，在存在次优供给的情况下，我们不能指望有最优创新。例如，假设有人打算通过补贴投资来实现有效的创新投资。最优政策似乎是制订补贴，以便：

$$\phi'(I)<1$$

$$\frac{E(\pi|D)-E(\pi|N)}{\phi'(I)}= E(CS|D)-E(CS|N)$$

然而,请注意,商品的垄断供应降低了该商品实际实现的消费者剩余。因此,相对于新的、较低水平的消费者剩余,我们充其量只能实现次优的创新水平。因此,同时解决这两个问题的政策办法更可取。

创新供给不足的观点有赖于创新者无法获取社会剩余的全部价值。文献中有几篇论文对创新者占社会总剩余的比值进行了实证研究。Nordhaus(2004)考察了1948—2001年的一系列创新,这不仅仅包括制药行业。他的结论是,创新者从他们的发明创造中获得了社会总现值的2.2%。诺德豪斯的方法建立在需求、消费者剩余和利润的校准模型上。一个关键的假设是发明的线性定价,以及"专用性比值",即给定创新者面对需求曲线类型时,创新者能够获得消费者剩余的程度。

Philipson and Jena(2006)的研究是对药学文献的一个专用性估计。他们以艾滋病治疗为例,估计大约5%的社会盈余被创新者占有。他们使用新疗法所隐含的存活率增长的估计值来计算社会盈余,然后使用一个经济框架来评估存活率增长的支付意愿。然而,他们也认识到,就所产生的社会价值而言,艾滋病治疗是独一无二的。因此,他们从更广的角度看待此问题,采用了一个报告200多种药物成本效益比的数据库。这个数据库允许他们估计所有这些药物的存活率收益,并使用一个经济框架来评估它们。艾滋病药物的专用性比值较低,但他们认为制药行业的总专用性比值仍然很低——大约占社会总价值的10%。

4.2 对简单理论的批判及其启示

规范模型意味着创新者应得到消费者愿意支付的全部金额。很多人对这一暗示提出了批评。特别是,规范模型设定由单个创新者创造一个独立的创新,并在纯粹的私人市场上销售给消费者。在医疗保健的背景下,任意一个假设或所有假设都可能受到质疑。

4.2.1 专利竞赛

规范模型预测,由于利润低于消费者剩余,进入创新产业的企业数量会减少。然而,如果多家企业可以参与一场生产某种特定创新的竞赛,预期结果就会改变。每个新进入者都降低了任何给定的现有企业"赢得发明竞赛"的概率。[①] 负面外部性没有被进入者内在化,进而会导致过度进入。这种情况需要与消费者剩余的不完全赚取进行权衡,因为这将导致进入不足(Menell and Scotchmer, 2007)。

由于负外部性,创新者所获比其发明创造的社会剩余少得多是有效率的。然而,目前还不清楚进入专利竞赛的企业是太多还是太少。这取决于正负外部性的相对大小。反过来,

---

① 另一种专利竞赛是这样的:如果一家竞争公司率先发现某个创意,那么另一家公司就会失去一些东西。在这样的竞争中,竞争对手公司偏好不存在发现的情况,即不喜欢竞争公司先发现新创意的情况(Harris and Vickers, 1985)。

这取决于重复研究工作的成本和收益。例如,如果所有企业一起成功或失败,新企业的进入不会带来新增社会效益;然而,如果成功和失败高度不相关,则结果相反(Loury, 1979;Lee and Wilde, 1980)。

在专利竞赛的分析中,也可能出现一些更微妙的问题。不对称信息会导致效率低下,无论是成本效率、创新价值方面,还是在技术进步状况方面(Scotchmer and Green, 1990;Bhattacharya et al., 1992)。

4.2.2 累积创新

规范模型假设一家企业生产的一项创新是独立于所有过去或现在其他发现的创新。事实上,新的发现依赖于以前的发明,并打开了通向未来发明的大门。这带来了许多激励问题。一方面,发明人可能缺乏动力去刺激竞争企业进行后续研究。从这个意义上说,累积创新加剧了创新投资不足的问题。另一方面,"尾随者"发明人的动机可能是"掠夺"现有发明人的市场。这产生了过度的创新激励,因为新进入者正在获取现有发明人已经创造的价值。

解决"掠夺"问题的一个办法是强化现有发明人的专利权,并使后续发明人更难进入市场。然而,这种解决方案降低了发现率,并可能导致投资水平过低。知识产权许可有助于解决这个问题,因为现任发明者可以因提供原始创意而获得报酬,这种报酬随后通过后续企业的努力而得到加强。更一般地说,初始创新者和后来创新者之间的利润分享安排可以在不抑制未来创新的情况下提高双方利润,但是最初的创新者不能垄断后来改进的所有利润。此外,由于利润分享对每个企业的激励有抑制作用,当多家企业进行累积研究时,最佳专利长度会增加(Green and Scotchmer, 1995)。

均衡许可安排通常取决于现任发明人的基本专利权的"实力"。如果知识产权法强烈禁止使用原始创意,那么在未获得原始创意许可的情况下开发后续产品的成本会更高。这反过来会导致更高的许可费,反之亦然。因此,专利强度的问题与专利长度和宽度的问题非常相似。此外,人们经常注意到,许可受到交易成本的影响,这可能会妨碍后续发明解决方案的效率(Menell and Scotchmer, 2007)。

从司法角度来看,法院应寻求并广泛保护那些相对于后续价值而言具有很大独立价值的发明。然而,不太明显的一点是,法院也应该努力保护那些相对于其可能刺激后续改进的价值而言独立价值很小的专利。重大突破是值得保护的,即使它们唯一的价值在于即将出现的发明(Chang, 1995)。这一点在制药行业尤为突出。在制药行业,新分子可能会激发更安全、更有效但相似的产品。例如,第一种降低胆固醇的他汀类药物洛伐他汀,虽被证明不如后来的他汀类药物,但仍然为其后继者铺平了道路(Davidson et al., 1997)。

4.2.3 医疗保险的启示

医疗保健领域创新的一个复杂因素是第三方支付者的存在。由于消费者将支付能够反映他们对医疗保健产品事前支付意愿的保费,因此在一个运行良好的保险市场中,不受监管均衡影响微乎其微(Lakdawalla and Sood, 2006)。然而,各种各样的规则和缺陷使这一预测变得复杂。对医疗保险的补贴,无论是通过直接提供公共保险还是通过免税的前期保费支出,都在私人产品支付意愿和保险合同支付意愿之间制造了一个楔子。一个实施完全价格歧视的创新者可以从他的发明中获取消费者剩余,再加上医疗保险所有补贴的价值。这种激励导致过度创新,并抵消了企业不完全分配消费者剩余的问题(Garber et al.,2006)。

4.3　政治经济学分析

我们的讨论清楚地区分了规范和实证的含义。政治经济学考虑则将两者联系在一起。专利政策是在国家层面上制定的。在全球创新市场上,一个国家的新发现会造福全世界。理论上,专利保护有一些国际一致认可的条款,但这些条款可能会被直接违反,或者更有可能出于与专利限制相同的目的,通过隐性或显性价格控制的方式被弱化。因此,任何一个国家都无法将在其境内发生或使用的创新的全球收益内在化。结果是一场"逐底竞争"。每个国家都有搭别国便车的动机。对于小国来说,这种动机尤为强烈。他们的创新政策对全球创新步伐的影响微乎其微。在最极端的情况下,这个搭便车的问题可能会导致所有专利保护丧失,构成纳什均衡。

在实践中,搭便车的激励受到少数非常大的市场的制约,这些市场的决策对全球创新率有重大影响。例如,美国约占全球制药市场的一半,因此将全球创新的很大一部分收益内部化。大市场之间可能会自行协调保护知识产权,然后向小市场施加压力,要求它们合作。

然而,搭便车可能以直接保护知识产权以外的方式表现出来。国家可以严格控制新发明的价格;这与较短或较弱的专利具有相同的积极效果,因为它降低了发明人的预期收益。规范效果取决于价格是高于还是低于与本发明相关的消费者剩余。药品市场普遍存在直接或间接的定价法规(Sood et al.,2009)。在这种情况下,小国有动机支付更低的价格,因为他们知道自己的政策对全球创新率的影响非常小。

为了防止药品的搭便车问题,世界贸易组织《与贸易有关的知识产权协定》(TRIPS)要求除最不发达的成员国外,所有成员国在所有技术领域都要颁发为期20年的专利。然而,这种方法并不完美。许多双边贸易协定都对这些条款有限制(Hubbard and Love,2004)。制药公司的行为也表明 TRIPS 的影响有限。它并未刺激制药行业的创新(Kyle and McGahan,2009)。

4.4　对医疗设备的独特注意事项

大多数关于医疗保健创新的经济学文献都集中在制药行业。因此,到目前为止,大部分讨论都集中在这个行业。然而,医疗创新还包括其他种类的商品,如医疗设备和医疗手术。一般来说,许多相同的考虑适用于设备和手术。具体来说,创新的实证理论对这些部门也是类似的;各行各业的创新者以相似的方式应对成本和激励,尽管制度约束明显不同。然而,规范的含义可能有更多的不同。在本节中,我们将讨论一些独特的注意事项。这些注意事项将设备和手术与制药行业中更广泛研究的同类产品区分开来。

与制药创新相比,医疗设备创新至少有三个关键区别:

（1）创新过程的长度、成本和性质；

（2）专利保护范围；

（3）安全监管。

4.4.1　医疗设备的创新过程

医疗设备的创新过程通常比药品的创新过程短得多，且创新者身份也有所不同。虽然设备有时是由公司开发的，但也会由它们的最终用户（例如外科医生）在学术环境而不是在公司开展长期研究项目的背景下创造出来（Roberts，2003）。创新者通常会将发明授权给从事生产和营销活动的较大公司。

在某些方面，这与从事研究的小型制药公司并无根本不同。这些公司希望被从事营销和分销的大公司收购，或将发明授权给大公司。然而，Roberts（2003）注意到，单个设备创新者通常没有公司复杂（不论公司规模大小如何），并且可能有各种非金钱激励会影响他们授权发明的意愿。例如，他们可能希望避免谈判的时间和精力，或者不希望将他们的发明商业化。就这些特征而言，预期盈利能力对设备创新的积极影响可能会减弱。

从规范的角度来看，创新过程的长度是相关的。资本要求越低，资本市场不完善导致创新不足的风险就越小。从发现到发明的时间越短，相互竞争的创新者进入"专利竞赛"的时间就越短，后者意味着过度创新的风险更小。然而，在没有完全价格歧视的情况下，如果创新者的最优选择是获得其发明创造的全部社会盈余，那么就会持续推动，并导致创新不足。

4.4.2　医疗设备专利保护范围

2007 年，最高法院在 KSR 国际公司诉 Teleflex 公司案中的裁决，对医疗设备的专利性有着特别重要的影响。如果申请人能够证明其设备的新颖性、有用性和"非显而易见性"，则可获得专利保护。KSR 裁决促使申请人在医疗设备方面表现出非显而易见性的能力。KSR 裁决涉及由 Teleflex 开发的一种汽车设备的专利性——该设备是一种可调节车辆控制踏板与电子节气门控制器的连接。KSR 认为这项专利事实上是显而易见的，因为它是两种先前已知元素的结合。由于阀门、齿轮等现有技术的重组通常是新医疗设备开发的基础，因此该裁决被解释为对这类设备的专利性具有潜在影响（Lee，2008）。

具体来说，KSR 裁决增加了医疗设备专利申请人证明非显而易见性的举证责任。由于专利申请过程不确定，这一更高的标准降低了专利保护的预期概率，从而降低了创新投资的预期回报。自然，这一裁决也降低了创新的速度，但规范含义并不很明确。这取决于人们如何看待判决本身的法律逻辑。如果事实上现有产品的组合对所有潜在的制造商和创新者来说都是显而易见的，那么取消专利保护将不会对消费者剩余产生任何影响，因为它应该可以自由地"发现"这样的设备。然而，如果"组合"被更宽泛地进行解释，并最终排除了对发明成本高昂的新设备的专利保护，那么结果就是次优的狭窄专利保护，从而排除了结合现有元素的边缘但仍然有价值的发明的开发。

4.4.3　医疗设备的安全监管

美国 FDA 对药物安全性和有效性的审查有一个固定的流程，但其对设备的审查则因设

备类型而异。特别是,FDA 将医疗设备分为三类(Gutman, 2004):

(1) 一级设备只要遵循一般的医疗标准,对用户的潜在伤害最小,例如压舌板和吊臂。

(2) 二级设备需要特殊的医疗标准,以确保患者安全。二级设备制造商必须向 FDA 提供指南性文件、性能标准和上市后监督。在这种情况下,制造商必须提供上市前通知。二级设备的例子包括测量葡萄糖或血红蛋白的仪器。

(3) 三级设备需要特殊控制,以确保安全性和有效性,同时也对患者健康构成重大风险。三级设备支持或维持人的生命,对保障健康极为重要,或存在严重的疾病或伤害风险。此类设备需要 FDA 的上市前批准,以确保安全性和有效性。例如癌症诊断或严重传染病检测,以及心脏瓣膜置换和硅胶乳房植入。

三级设备的审批流程与药品的审批流程更为接近,但一级和二级设备的审核程序要少得多。除三级设备之外,一级和二级设备只强化了早期观察,且发现和开发设备的进程更短,因为所需的安全性和有效性证据更少。

医疗设备面临从高到低的一系列营销前成本。营销前成本有限的设备相应地面临有限的资金限制。此外,如果产品发布所需投资较少,则给定支出变化的创新影响可能会更大。当然,这些问题与控制设备创新的关系大小有关,而非它们的方向。营销前期的开发和营销后期(在此期间收回利润)的存在,使得设备、手术甚至所有创新产品在根本上是相似的。

5. 知识产权在解决生产外部性中的作用

人们经常强调与知识产权相关的效率低下问题,但是知识产权有许多重要的方法在解决市场中特定类型的生产效率低下问题。两个突出的例子是药品广告的外溢性和采用医疗保健信息技术的网络外部性。

5.1 药品营销

营销和知识产权在许多方面密切相关。首先,在一定程度上,营销提高了利润,也直接促进了创新者的回报,从而激励了创新。其次,在竞争激烈的市场中,营销会在销售类似产品的公司之间产生溢出效应;消费者在看到有效的广告后,可能会选择从竞争对手那里购买。因此,市场排他性倾向于在竞争激烈的市场上推动营销投资。最后,也是相关的一点是,营销的程度和性质影响消费者的使用,以及专利垄断造成的无谓损失水平。如果市场排他性抬高了价格和营销活动,相对一个竞争激烈的市场,人们并不清楚它是否限制了利用率。问题在于对于定价和广告的需求弹性的相对大小。这对于市场排他性具有规范意义。顺便提一下,即使是夸大价值的所谓"有说服力"的营销,如果将均衡数量推向竞争水平,也会提高效率(Lakdawalla and Philipson)。营销的内容对数量的影响更重要。

5.1.1　药品营销的类型

与其他行业相比,制药行业的营销与销售比率相对较高,营销支出约占销售额的15％～20％(Berndt et al.,1995)。对此现象的一个解释是药物具有"体验"性。消费者必须先试用产品,才能知道它们是否有效。因此,诱导消费者的回报相当可观,同时启动一种新疗法成本也很高(Berndt,2002)。这二者都倾向于增加营销支出。

药品营销的最重要部分通常是向医生进行"详述"。这涉及制药公司派遣销售代表拜访医生并推销他们的产品。访问通常持续3～10分钟,内容受FDA监管。在详情访问过程中,销售代表通常会留下产品样本,这是营销支出的另一个重要来源(Berndt et al.,1995)。不太重要是刊登在医学期刊上的广告,以及直接面向消费者的广告,尽管后者对于一些高选择性的和高收益的药物来说很重要(Iizuka and Jin,2005,2007)。

自从1997年FDA放松了这方面监管以来,面向消费者的直接营销大幅增加(Berndt,2002)。具体来说,从1996年到2000年,直接面向消费者的广告年度支出增长了2倍,近25亿美元。即便如此,这仍未超过药品广告总额的15％,而且仍然集中在相对较少的产品中。例如,在此期间,用于详情展示和样品方面的支出增加了50亿美元(Rosenthal et al.,2002)。

5.1.2　其他营销理论

营销的本质并不明显,但对知识产权的规范和实证意义却取决于此。医疗保健领域的营销可能提供关于安全性和有效性的有价值信息,否则这些信息不会被纳入患者和医生的决策问题中。它也可以游说医生和消费者使用某种产品,并保持其信息稳定。在后一种情况里,劝导式广告可能会导致消费者倾向或远离适宜疗法。在这种背景下,创新激励和商品供给的效率取决于营销。

5.1.2.1　信息式广告

最简单也可能是最古老的广告模式是向消费者及其代理人(如医疗保健提供商)提供信息(Telser,1964)。这种观点认为营销活动可以更好地为消费决策提供信息,将需求曲线平移至理想的、完全信息的水平。这种观点在关于药品的实证文献中得到了一些支持。这些文献观察到大多数直接面向消费者的广告是由作为市场领袖的新型药物进行的,目标是广大的患者群体,因此,广告非常易于理解,并呈现出风险和收益的"公平""平衡"(Roth,1996)。

根据这种观点,品牌药品未被充分利用的原因有两个:专利权持有人的垄断权力和消费者信息的匮乏。有趣的是,专利垄断刺激了关于分子安全性和有效性的信息式广告,因为垄断者不必担心其广告会为生产相同药物的竞争对手创造溢出效应。因此,相对于竞争性市场,专利通过垄断定价降低了利用率,但通过刺激广告活动提高了利用率(Lakdawalla and Philipson)。我们将在下面更详细地分析这个问题。

5.1.2.2　劝导式广告

毫无疑问,某些类型的药品营销主要传播关于产品安全性和有效性的信息。然而,某些类型的营销支出仍有可能服务于不同的目的,例如在保持其实际特征不变的同时增强产品在医生或消费者心目中的"形象"(Leffler, 1981)。它是劝导式广告而非信息式广告。它会提高需求,但在这种情况下,没有理论上理想或完全信息的需求水平的概念。劝导式广告可能会让消费者转向他们真正的边际价值产品,但也有可能让消费者超过这一有效水平。这种模式的一个更险恶的版本将意味着,尽管法律禁止,但广告会产生"错误信息",在关于药物价值的信息方面欺骗消费者或医疗保健提供者。

有趣的是,劝导式广告的含义可能与广告商的意图关系不大,而更多的是与市场的初始效率有关。设 Q^* 表示市场中静态利用效率的点,Q 表示专利垄断下没有任何广告时的实际利用水平,通常 $Q<Q^*$。现在,假设劝导式广告要么是通过有效的"形象"管理,要么是通过彻头彻尾的欺骗来提高需求。其结果是利用率达到了新的水平 Q^A。无论哪种情况,劝导式广告在 $Q^A \leqslant Q^*$ 时,会提高福利;$Q^A>Q^*$ 时潜在福利降低。我们说"潜在"是因为过度利用导致的低效率程度可能大于或不大于与垄断利用水平相关联的低效率。需求增长是福利的提高,直到利用率超过其有效水平;这种增长的来源并不严格相关(Lakdawalla and Philipson, 2012)。

如果人们接受更复杂的劝导式广告模型,这些简单的结论可能会被推翻。这种模型不仅改变了需求,还改变了消费者在需求曲线上的排序。举个例子,假设即使是老年人认为不重要的产品,劝导式广告也会以老年人为目标。在这种情况下,广告可以通过激发一组远超出边界的患者利用,并最终使用不适宜的治疗方式来提高需求。在这种情况下,广告不仅仅是转移或轮转需求;它还改变了需求曲线的基本形状,并改变了处于或接近边际的消费者身份。

5.1.3 营销与药品需求的实证研究

人们发现,从实证的角度来看,药品营销可以提高需求和利用率。例如,在抗肿瘤市场,伯恩特等人发现详情展示的销售弹性最高(为 0.553),其次是医学杂志广告(为 0.198),直接面向消费者的广告最低(为 0.008)。值得注意的是,这项研究是利用药品直销营销规则放松之前的数据进行的(Berndt et al., 1995)。最近对直销的研究发现了更大的影响(Rosenthal et al., 2003)。事实上,在最近的研究中,伯恩特和他的合著者认为,相对于直接面向医生的弹性,直接面向消费者的弹性可能有所上升。他们指出,处方药保险的普及增加了市场上消费者的基础。保险福利设计试图引导患者选择乙类药物(Berndt et al., 2002)。

直接面向医生和直接面向消费者的广告之间通常有一个关键的区别。在一系列论文中,饭冢浩一郎和金认为直接针对医生的广告会影响药物的选择,而直接针对消费者的广告会影响初始阶段(Iizuka and Jin, 2005, 2007)。换句话说,直接面向消费者的广告引导患者向医生寻求治疗,而直接面向医生的广告则影响医生为前来就诊的患者开出处方的模式。

5.1.4 营销与知识产权

当竞争对手从营销活动中受益时,在竞争性市场上营销活动会供给不足。如果无论是提供一种分子药物的信息还是劝导都会有利于该分子药物的所有生产者时,就会出现这种情况。在此情况下,如上所述,知识产权刺激营销活动,并将其推向有效水平,反之亦然。营销可能性的增长或营销技术的效率刺激了利润,从而提高了创新的回报。在关于处方药的辩论中流行着这样一种观点,人们有时认为营销和创新互为替代,但它们实际上互为补充。限制其中一个可能会对另一个产生负面影响(Lakdawalla and Philipson,2012)。

正如巴特查亚和沃格特所探讨的,营销和知识产权之间的关系也具有动态的后果。由于药物是体验式产品,公众对它们的认知对其生产者很有价值。在前文中我们讨论了营销如何产生这样的认知,但实际上价格和营销都可以用这种方式。降价刺激了体验性认知的使用和建立,而营销则构建了交流性认知。由于对分子药物的认知有益于包括一般竞争对手在内的所有生产分子药物的公司,因而认知的价值将在专利的生命周期中下降。因此,可以预测针对专利生命周期内的价格上涨和营销的下降,这两者似乎都符合制药行业的经验模式(Bhattacharya and Vogt, 2003)。埃里森和埃里森也认同这一经验发现,他们发现广告在专利到期前会减少,特别是对于仿制药最有可能进入的药品,更是如此(Ellison and Ellison, 2007)。

凯夫斯等人提出了这种模式的另一种机制。他们研究了这样一种情况,即广告针对的是拥有最佳替代品的患者亚群。因此,广告的减少会将这些患者释放给竞争对手,最优价格可能会由于需求价格响应性的相应降低而上升(Caves et al., 1991)。

5.2　网络外部性与医疗保健信息技术的发展

在医疗保健信息技术的背景下,也出现了类似却略有不同的溢出和专用性问题。这是由于常见的网络外部性问题。交互操作性被定义为不同公司的信息技术系统互动的能力。例如,两家医院间的交互操作系统可能允许共享病历,而一家医院和一个付款人间的交互操作系统可能允许更高效的计费和报销。然而,在分散的市场中,很难从交互操作性中获得收益。采用高度交互操作系统的公司为所有未来的采用者提供了好处,但是它却无法获得这些好处。

这个问题有一个显而易见的解决方案,是将技术本身的知识产权授予其发起人。因此,销售一项与其他平台高度交互操作的技术的公司会期望获得更大回报。不幸的是,这种解决方案非常不完善,因为这种交互操作性也给公司当前的所有竞争对手带来了好处,他们可以夸耀现在市场上还有一种"兼容"的产品。因此,在专利持有者相互竞争的市场中,仅靠知识产权不足以协调企业和社会的激励。

在此情形下,另一个解决办法是扩大知识产权保护的范围。例如,假设医疗保健信息技术获得了一项专利,由此产生的垄断者会将与网络外部性相关的所有溢出内在化,但市场均衡也会遭受与缺乏竞争相关的常见问题,包括高价格和利用的低效率。

医疗保健信息技术的需求方也存在其他市场失灵。大多数卫生系统的复杂性和分散性使得采用统一的医疗保健信息技术标准在后勤上极具挑战性,因为交互操作性问题阻碍了单个复杂系统的诸多单元之间的协调(Shortliffe, 2005)。

5.3 个性化医疗和诊断测试的发展

在制药产业中,不同种类信息也发挥了重要作用,诊断和治疗之间的关系就证明了这一点。治疗的价值部分取决于哪些患者最有可能从中受益的信息质量。这些信息可以像 X 光一样简单,也可以像癌症治疗中的基因生物标记检测一样复杂。由于诊断信息为治疗提供者带来了益处,因此将两种功能分开可能会导致诊断和治疗的供给不足。原则上,如果互补性强到足以抵消效率低下的问题,比如两项不同研究公司的额外复杂性,制药创新者就已经有动力将这两项功能放在一个屋檐下。

然而,这种解决方案并非没有风险。如果药品制造商协调处理药品开发与诊断,他们将考虑改进检测的潜在负面影响,告知一些患者他们不应该使用该药品。这至少在一定程度上缓解了那些知道自己应该使用药物的患者所获得的增加值。一些作者还强调了奖励揭示不当治疗的诊断检测开发的困难(Meurer,2003)。当然,病人重视这些信息并愿意为此付费,至少和他们为治疗本身付费一样多。虽然对于一家生产治疗药物的公司来说,一项导致治疗减少的检测可能不值得开发,但另一家公司可能非常愿意从消费者那里获取信息价值。

历史上,诊断产品的知识产权侧重于平台(如机器和仪器),而不是内容(如信息)。当信息本身相当明显时,这种安排是非常有意义的——例如,膝关节损伤显然需要对膝盖进行诊断性检查。然而,个性化医学的最新进展打破了这种区别。与确定明显合适的 X 光或核磁共振成像位置不同,确定在哪里以及如何找到影响患者对特定类型化疗易感性的基因生物标记物可能是非常困难和昂贵的。目前的知识产权法允许公司保护它可能已经开发的新技术来发现这种生物标记物,但不能保护生物标记本身(Garrison and Austin,2006)。这给诊断公司创造了一个潜在的扭曲性激励,即使现有技术已经满足要求,他们还是会将新的可申请专利的技术与特定生物标志物的发现联系起来。

也就是说,允许基因和其他信息的知识产权对效率提出了难题。基因信息的知识产权可能会限制基因信息的使用和后续创新。事实上,Williams(2010)认为,在人类基因组计划及其私人竞争对手的案例中,这似乎是正确的。

6. 激励发现的其他方法

将创新者的回报与消费者价格脱钩,允许政策剥离开来从而解决创新的最优报酬和创新产品的有效价格。根据前面的讨论,它允许在不限制最终售出商品价格的情况下对 $E(\pi|D)$ 进行最优处理。

专利在创新的动态激励和静态低效率之间创造了一种权衡。专利寿命越长,创新的动力越大,但静态无谓损失也越大。人们已经提出了许多政策来避免这种权衡。所有这些都依赖于将发明者的奖励与消费者支付的事后价格脱钩。

6.1 发明者的奖励

Kremer（1998，2000a，2000b）提出将买断或奖励专利作为一种以最小的无谓损失确保创新的机制。他以达盖尔银版照相术作为激励的例子。达盖尔银版照相术是由路易·达盖尔及其合作者提出的一种早期的照相工艺。1839年，法国政府授予达盖尔终身津贴，以代替专利保护。同年，法国政府宣告称这项发明为"免费赠送给世界"的礼物。根据克雷默提出的买断机制，政府将通过拍卖来估算专利的私人价值，然后按这种私人价值加上固定加价买断专利。价格加成将取决于典型发明的社会价值和私人价值之比。在大多数情况下，政府会购买专利并将这些专利置于公共领域，但在少数情况下，专利会出售给出价最高的投标人，以诱使投标人披露其真实价值。

传统专利利用垄断权奖励发明者。达盖尔则被奖励现金而非垄断权。原则上，这为创新提供了激励且没有由于垄断造成任何静态扭曲。然而，专利买断的主要挑战是设定合适的买断价格。对于奖励，很难预测发明在被发现时的价值。专利垄断的优点是将创新者的奖励（无论多么不完善）与显示性支付意愿联系起来。

克雷默提出了一个聪明的拍卖机制来揭示私人支付意愿，尽管这个机制比专利更依赖于对价值的准确预测。此外，这一机制也未能解决私人和社会支付意愿之间的分歧；为了解决这个问题，克雷默提议采用统一的乘数来计算私人与社会估值的比值。

6.2 发明人补贴

将创新回报与创新产品价格脱钩的另一个机制是公共部门直接或间接提供创新。这可能涉及直接进行研究，如美国国家卫生研究所所做的那样（Blume-Kohout et al.，2009），也可能涉及向研究公司支付补贴。与奖励相反，研究补贴的关键特征是报酬不取决于研究项目的成功。

人们已经证明研究补贴确实会刺激私人R&D支出，而"开发"的补贴则相反（Clausen，2009）。克劳森认为这支持了这样一种观点，即由于巨大的正外部性，私人市场提供的研究支出不足，但更有效地为开发活动配置资金，因为开发活动的回报更容易被挪用。

与创新奖励相比，其优势在于将创新过程与创新产品的销售脱钩的潜力。这消除了对创新产品垄断权的需求。然而，它也带来了各种各样的代理成本，特别是如果研究完全在公共部门进行的话。这就提出了一个衡量最优研究水平的特殊问题，因为公共研究机构并不面临绑定消费者剩余或需求决策的直接激励。从理论上讲，纯公共领域的基础研究最好由公共部门进行，但是基础研究和"应用"研究或转化性研究之间的区别可能并不十分清晰。最优策略方法应该认识到这种区分的难度，并且当公开进行的研究接近与开发某特定产品更直接相关的转化阶段时应该及时喊停。

一个更微妙的优势在于转化的全球状态。与奖励或专利不同,研究津贴是根据是否有发现而支付给发明者的。因此,一些资源是从没有发现的世界转移过来的。如果创新提高了财富的边际效用,这可能是效率的提高,因为这将涉及从低边际效用的富余国家转移到具有较高边际效用的富余国家(Lakdawalla and Sood, 2004)。

6.3 医疗保险和两部分定价

医疗保险是消费者价格与创新回报脱钩的另一种方式。从字面上看,保险将消费者支付的价格与制造商收到的价格脱钩。消费者有责任向保险公司支付共付款或共同保险。制造商(至少是间接)从保险公司获得补偿。

如果保险计划是公开设计的,政策制定者可以自由地以一种社会最优的方式配置共同支付和赔付率。特别是,政府可以设定固定的共同支付水平,以推动消费者价格向社会有效的边际成本定价发展,即使制造商从保险计划中获得垄断补偿水平。其结果是静态效率的提高,且不损害创新的动态激励。消费者价格和制造商补偿之间的差异由溢价支付、政府支出或两者的某种组合来弥补。如果创新者的努力没有因此得到过度补偿,那么以这种方式配置保险就是福利的提高(Lakdawalla and Sood, 2009)。

根据同样的观点,对私人提供的处方药保险补贴也是福利的改善。此处有一个警告是关于保险福利设计特性的潜在影响。如果保险公司能围绕一定比例的共同保险,而不是统一的共同支付来设计福利,创新者可能会通过提高自己的价格来减轻甚至抵消保险的影响。因此,消费者可能无法享受降价。制造商将从公共保险补贴中获取所有租金,而效率却没有任何提高。政府可以通过调整制造商的成本分摊计划来避免这种情况。如果在垄断者的利润范围内,制造商价格的上涨会给消费者带来更大的自付额成本,那么药品保险将提高静态效率。直觉上,价格上涨应该没有那么有保障。实际上,这种安排在私人健康保险市场普遍存在,这些法规不太可能具有约束力(Lakdawalla and Sood, 2009)。

最后,保障一个运行良好但纯粹的私人健康保险市场也会带来福利。由于信息不对称的存在,健康保险合同通常采取事前保险费支付的形式,加上消费者事后单价的形式。在形式上,这类似于标准的"两部定价"合同。垄断者使用该合同在不限制数量的情况下来获取最大利润(Oi, 1971);具体来说,垄断者有动机收取有效的单位价格,以便通过事前的"进入费"最大化地利用消费者剩余。在均衡状态下,这种形式的健康保险合同也与其功能相匹配。拥有市场力量的公司将利用两部分医疗保险合同的存在,即使这种合同是由纵向非一体化的医疗保险公司向下游提供的。理论上,医疗保险的存在减少了包括专利垄断在内的各种垄断的无谓损失。从经验上看,有证据表明更好的保险药物显示出专利垄断的更小的无谓成本(Lakdawalla and Sood, 2006)。

这一逻辑关系到健康保险如何与医疗保健市场的静态效率相关的长期问题。几十年来,许多健康经济学家对这一问题进行探讨,并依靠直觉认为医疗保健的竞争会降低福利。根据这一论点,对产出的垄断限制会改善福利,因为道德风险在竞争环境下造成了社会过度利用专利（Crew，1969；Frech，1996；Folland et al.，2001）。垄断被认为是受道德风险困扰的市场次优进展。

Gaynor et al.（2000）揭示了这一推理的缺陷：如果私人保险公司能够通过提高共付额让他们的客户过得更好，他们肯定会这样做。早期文献提炼了保险合同设计对医疗保健价格的反应，并将这种反应纳入其中，认为其可以逆转市场力量对福利的影响。

综上所述，关于保险和静态效率的文献得出了几个结论，这些结论对专利和创新激励的规范性分析有一定影响。第一，医疗保健市场的力量（包括专利保护的力量）并没有使消费者受益（Gaynor et al.，2000），尽管它可能不像其他行业那样具有较高的高社会成本（Lakdawalla and Sood，2006）。第二，过度利用的存在并没有在市场力量的福利分析中发挥核心作用，它只是推动了扮演这一角色的两部分合同结构。特别是，医疗保险允许医疗保健提供者进行价格歧视，并允许医疗保险公司比单一的、统一的、线性的价格更有效获取消费者剩余。当专利垄断者必须为整个市场指定一个单一（线性）的价格时，垄断就造成了标准无谓损失。

6.4　专利菜单

最优专利的长度和宽度因创新过程的特征和用以销售新产品的市场而异。原则上，专利的长度和宽度应当因行业和行业内的市场而异，然而，运行这样一个系统的行政，麻烦是巨大的。一项新的研究提出专利长度或宽度菜单来规避这个问题。在一个这样的系统下，专利权人可以从专利费用和相应长度的菜单中选择，其中费用是专利长度的非递减函数（Scotchmer，1999）。在后续发明的替代系统下，Llobet et al.（2000）提出了强制买断价格和相应专利费用的菜单，费用随买断价格而增加。买断价格是创新者同意将其发明出售给任何改进其发明的新创新者的价格。因此，在该方案中，创新者本质上选择专利宽度，并避免在法庭上为专利进行辩护的不确定性。

在制药领域，处方药使用者的费用类似于专利菜单，尽管意义非常有限。创新者可以选择支付加急审批的费用，这比平均审批周期减少了大约三个月（Berndt et al.，2004）。尽管范围有限，但 PDUFA 机制的优势在于，营销期的延长实际上增加了（即使是静态意义上的）净消费者剩余。换句话说，保持专利长度不变，营销周期的增加会给生产者和消费者带来更多的剩余。然而，从本质上讲，这一机制的收益受到批准期长度的限制。

6.5　支持和反对政府购买者的理由

激励创新的一种直接方式是政府保证在产品发明时购买它。这一政策经常在针对艾滋病或疟疾等已知疾病的疫苗中得到提倡。也经常在医疗保健信息技术的背景下提出，在此背景下，大的政府购买者可以协调其工作，并帮助减轻交互操作性带来的外部性。

6.5.1　疫苗
传染病疫苗在消费方面具有众所周知的外部性：疫苗接种率的提高为其余未接种的患

者提供了保护,因为他们面临的暴露风险变小。可预见的结果是疫苗的消费不足,通常通过强制接种计划(例如,无资金支持的强制措施)或通过公共提供疫苗来解决。然而,一些更微妙的失灵问题出现在私人和公私混合的疫苗供给中。

私人市场通常无法根除疾病,因为随着疾病的流行,接种疫苗的动机迅速下降。津贴甚至强制接种都不能消除这一潜在的激励问题,它们只是缓解了压力。简而言之,尽管疾病根除的目标一再重复,但政府的规定却与这些激励措施背道而驰(Geoffard and Philipson, 1997)。

其他供给侧问题也出现了。一个是时间一致性的问题。一旦一种疫苗被成功地开发出来,并且如果公众购买者有很大影响力,政府可能会有激励措施迫使创新者以低于垄断的价格出售(Philipson and Mechoulan, 2003)。这可能导致创新投资减少。雪上加霜的是困扰疫苗开发的另一个问题是经费过剩。从本质上说,疫苗销售给健康和患病的病人,或者同时销售给高危和低危人群。因此,边际疫苗消费者对该产品的需求可能非常低。这与患病的边际药物消费者形成了对比。至少如果目标是要实现普及或接近普及疫苗接种的话,会削弱创新者向高危患者收取更高价格的能力(Kremer and Snyder, 2006)。

疫苗的市场失灵超越了简单的消费外部性,可以通过庇古税补贴或公共采购来解决。供需双方更深层次的激励问题带来了公共购买者需要考虑的挑战。

6.5.2 医疗保健信息技术

类似的外部性也困扰着医疗保健信息技术的采用。无论谁拥有医疗保健信息技术的知识产权,提供者都会为升级支付费用,但据估计,支付者将获得90%的相关收益,而提供者只获得10%(Middleton, 2005)。相对于其自身的效率水平,这将导致卫生信息技术应用不足。

一个自然的解决方案是由支付者承担一些与医疗保健信息技术升级相关的费用。然而,私人支付者可能不太愿意这样做,因为提供商的信息技术仍然处于他们的直接控制之外,而且支付者在提供商的信息技术系统中保持所有权股份仍是问题重重。公共支付者可能是一个例外,因为他们的市场规模和实力,以及他们愿意补贴采用他们不直接拥有的技术(Rosenfeld et al., 2005)。

参考文献

Acemoglu, D. & Linn, J. (2004). Market size in innovation: Theory and evidence from the pharmaceutical industry. Quarterly Journal of Economics, 119(3), 1049-1090.

Albainy-Jenei, S. (2006). Claim construction and the doctrine of equivalents in Amgen v Transkaryotic Therapies, Inc. Journal of Intellectual Property Law Practice, 1(13), 819-821.

Arora, A., Ceccagnoli, M., & Cohen, W. M. (2008). R&D and the patent premium. International Journal of Industrial Organization, 26(5), 1153-1179.

Berndt, E., et al. (2004). Did the Prescription Drug Use Fee Act affect the FDA approval process? In Frontiers in Health Policy Research. Chicago: University of Chicago Press.

Berndt, E. R. (2002). Pharmaceuticals in U.S. health care: Determinants of quantity and price. Journal of Economic Perspectives, 16(4), 45-66.

Berndt, E. R., et al. (1995). Information, marketing, and pricing in the U.S. antiulcer drug market. American Economic Review, 85(2), 100-105.

Berndt, E. R., et al. (2002). An analysis of the diffusion of new antidepressants: Variety, quality, and marketing efforts. Journal of Mental Health Policy and Economics, 5(1), 319.

Bhagat, S. & Welch, I. (1995). Corporate research & development investments: international comparisons. Journal of Accounting and Economics, 19(23), 443-470.

Bhattacharya, J. & Vogt, W. B. (2003). A simple model of pharmaceutical price dynamics. Journal of Law and Economics, 46(2), 599-626.

Bhattacharya, S., Glazer, J., & Sappington, D. E. M. (1992). Licensing and the sharing of knowledge in research joint ventures. Journal of Economic Theory, 56(1), 43-69.

Blume-Kohout, M. (2009). Drug development and public research funding: Evidence of lagged effects, RAND.

Blume-Kohout, M. & Sood, N. (2009). Medicare Part D and pharmaceutical R&D. Santa Monica, CA: RAND Corporation.

Blume-Kohout, M. E., Kumar, K. B., & Sood, N. (2009). Federal life sciences funding and university R&D. Cambridge, MA: National Bureau of Economic Research.

Boldrin, M. & Levine, D. K. (2004). 2003 Lawrence R. Klein Lecture: The case against intellectual monopoly. International Economic Review, 45(2), 327-350.

Boldrin, M. & Levine, D. K. (2008). Against intellectual monopoly. Cambridge and New York: Cambridge University Press.

Brekke, K. R., Grasdal, A. L., & Holmas, T. H. (2009). Regulation and pricing of pharmaceuticals: Reference pricing or price cap regulation? European Economic Review, 53(2), 170-185.

Caves, R. E., Whinston, M. D., & Hurwitz, M. A. (1991). Patent expiration, entry, and competition in the US pharmaceutical industry. Brookings Papers on Economic Activity, 148.

Chang, H. F. (1995). Patent scope, antitrust policy, and cumulative innovation. RAND Journal of Economics, 26(1), 34-57.

Clausen, T. H. (2009). Do subsidies have positive impacts on R&D and innovation activities at the firm level? Structural Change and Economic Dynamics, 20(4), 239-253.

Claxton, K., et al. (2008). Value based pricing for NHS drugs: An opportunity not to be missed? BMJ, 336(7638), 251-254.

Cohen, W. M., Nelson, R. R., & Walsh, J. P. (2000). Protecting their intellectual assets: appropriability conditions and why U.S. manufacturing firms patent (or not). National Bureau of Economic Research Working Paper Series No. 7552.

Comanor, W. S. (1986). The political economy of the pharmaceutical industry. Journal of

Economic Literature, 24, 1178-1217.

Congressional Budget Office (1998). How increased competition from generic drugs has affected prices and returns in the pharmaceutical industry. Washington, DC: Congressional Budget Office.

Crew, M. A. (1969). Coinsurance and the welfare economics of medical care. American Economic Review, 59(5), 906-908.

Danzon, P. M. & Chao, L. (2000). Does regulation drive out competition in pharmaceutical markets? Journal of Law and Economics, 43(2), 311-357.

Danzon, P. M. & Pauly, M. V. (2001). Insurance and new technology: From hospital to drugstore. Health Affairs, 20(5), 86-100.

Davidson, M., et al. (1997). Comparison of one-year efficacy and safety of atorvastatin versus lovastatin in primary hypercholesterolemia. Atorvastatin Study Group I. American Journal of Cardiology, 79(11), 1475-1481.

DiMasi, J. A. & Grabowski, H. G. (2007). The cost of biopharmaceutical R&D: Is biotech different? Managerial and Decision Economics, 28(45), 469-479.

Duggan, M. & Scott Morton, F. (2010). The effect of Medicare Part D on pharmaceutical prices and utilization. American Economic Review, 100(1), 590-607.

Ekelund, M. & Persson, B. (2003). Pharmaceutical pricing in a regulated market. Review of Economics and Statistics, 85(2), 298-306.

Ellison, G. & Ellison, S. F. (2007). Strategic entry deterrence and the behavior of pharmaceutical incumbents prior to patent expiration. National Bureau of Economic Research Working Paper Series No. 13069.

Encaoua, D., Guellec, D., & Martinez, C. (2006). Patent systems for encouraging innovation: Lessons from economic analysis. Research Policy, 35(9), 1423-1440.

Finkelstein, A. (2004). Static and dynamic effects of health policy: Evidence from the vaccine industry. Quarterly Journal of Economics, 119(2), 527-564.

Folland, S., Goodman, A. C., & Stano, M. (2001). The economics of health and health care (3rd ed.). Upper Saddle River, NJ: Prentice Hall.

Frech, H. E. (1996). Competition and monopoly in medical care. Washington: AEI Press.

Gallini, N. (1992). Patent policy and costly imitation. RAND Journal of Economics, 23, 52-63.

Gans, J. S., Hsu, D. H., & Stern, S. (2008). The impact of uncertain intellectual property rights on the market for ideas: Evidence from patent grant delays. Management Science, 54(5), 982-997.

Garber, A., Jones, C., & Romer, P. (2006). Insurance and incentives for medical innovation. Forum for Health Economics and Policy, 9(2) (Article 4).

Garrison, L. P. & Austin, M. J. F. (2006). Linking pharmacogenetics-based diagnostics and drugs for personalized medicine. Health Affairs, 25(5), 1281-1290.

Gaynor, M., Haas-Wilson, D., & Vogt, W. B. (2000). Are invisible hands good hands? Moral hazard, competition, and the second-best in health care markets. Journal of Political Economy, 108(5), 992-1005.

Geoffard, P.-Y. & Philipson, T. (1997). Disease eradication: Private versus public vaccination. American Economic Review, 87(1), 222-230.

Giaccotto, C., Santerre, R. E., & Vernon, J. A. (2005). Drug prices and research and development investment behavior in the pharmaceutical industry. Journal of Law and Economics, 48(1), 195-214.

Gilbert, R. & Shapiro, C. (1990). Optimal patent length and breadth. RAND Journal of Economics, 21, 106-112.

Goldman, D., et al. (2010). Valuing health technologies at NICE: Recommendations for improved incorporation of treatment value in HTA. Health Economics, 19(10), 1109-1116.

Goldman, D. P., et al. (2011). The benefits from giving makers of conventional "small molecule" drugs longer exclusivity over clinical trial data. Health Affairs, 30(1), 84-90.

Grabowski, H. (1968). The determinants of industrial research and development: A study of the chemical, drug and petroleum industries. Journal of Political Economy, 7(6), 292-306.

Grabowski, H. (2002). Patents and new product development in the pharmaceutical and biotechnology industries. Science and Cents: Exploring the Economics of Biotechnology Conference.

Grabowski, H. (2008). Follow-on biologics: Data exclusivity and the balance between innovation and competition. Nature Reviews Drug Discovery, 7(6), 479-488.

Grabowski, H. & Vernon, J. (2000). The determinants of pharmaceutical research and development expenditures. Journal of Evolutionary Economics, 10(12), 201-215.

Green, J. R. & Scotchmer, S. (1995). On the division of profit in sequential innovation. RAND Journal of Economics, 26(1), 20-33.

Gutman, S. (2004). Regulation of medical devices. Accessed: December 30, 2010.

Hall, B. H. & Lerner, J. (Eds.) (2011). Handbook of the economics of innovation. Amsterdam: Elsevier-North Holland.

Harris, C. & Vickers, J. (1985). Patent races and the persistence of monopoly. Journal of Industrial Economics, 33(4), 461-481.

Hicks, J. (1932). The theory of wages. London: Macmillan.

Hubbard, R. G. (1998). Capital-market imperfections and investment. Journal of Economic Literature, 36(1), 193-225.

Hubbard, T. & Love, J. (2004). A new trade framework for global healthcare R&D. PLoS Biology, 2(2). Iizuka, T. & Jin, G. Z. (2005). The effect of prescription drug advertising on doctor visits. Journal of Economics and Management Strategy, 14(3), 701-727.

Iizuka, T. & Jin, G. Z. (2007). Direct to consumer advertising and prescription choice. Journal of Industrial Economics, 55(4), 771.

Jayadev, A. & Stiglitz, J. (2008). Two ideas to increase innovation and reduce pharmaceutical costs and prices. Health Affairs.

Jena, A. & Philipson, T. (2009). Endogenous cost-effectiveness analysis in health care technology adoption. National Bureau of Economic Research Working Paper Series No. 15032.

Jena, A. B. & Philipson, T. (2007). Cost-effectiveness as a price control. Health Affairs (Millwood), 26(3), 696-703.

Jena, A. B. & Philipson, T. J. (2008). Cost-effectiveness analysis and innovation. Journal of Health Economics, 27(5), 1224-1236.

Jena, A. B., et al. (2009). Me-too innovation in pharmaceutical markets. Forum for Health Economics and Policy, 12(1).

Klemperer, P. (1990). How broad should the scope of patent protection be? RAND Journal of Economics, 21, 113-130.

Kremer, M. (1998). Patent buyouts: A mechanism for encouraging innovation. Quarterly Journal of Economics, 113(4), 1137-1167.

Kremer, M. (2000a). Creating markets for new vaccines. Part I: Rationale. National Bureau of Economic Research, Inc., NBERWorking Papers.

Kremer, M. (2000b). Creating markets for new vaccines. Part II: Design issues. National Bureau of Economic Research, Inc., NBERWorking Papers.

Kremer, M. & Snyder, C. (2006). Why is there no AIDS vaccine? Cambridge, MA: Harvard University.

Kremer, M. & Williams, H. (2010). Incentivizing innovation: Adding to the tool kit. Innovation Policy and the Economy, 10(1), 117.

Kyle, M. & McGahan, A. (2009). Investments in pharmaceuticals before and after TRIPS. Cambridge, MA: National Bureau of Economic Research.

Lakdawalla, D. & Sood, N. (2006). Health insurance as a two-part pricing contract. Cambridge, MA: National Bureau of Economic Research.

Lakdawalla, D. & Yin, W. (2009). Insurer bargaining and negotiated drug prices in Medicare Part D. National Bureau of Economic Research, Inc., NBERWorking Papers: 15330.

Lakdawalla, D. N. & Philipson, T. J. (2012). Intellectual property and marketing in the pharmaceutical industry. Journal of Law and Economics.

Lakdawalla, D. N. & Sood, N. (2004). Social insurance and the design of innovation incentives. Economics Letters, 85(1), 57-61.

Lakdawalla, D. N. & Sood, N. (2009). Innovation and the welfare effects of public drug insurance. Journal of Public Economics, 93, 541-548.

Lee, J. (2008). How KSR broadens (without lowering) the evidentiary standard of nonobviousness. Berkeley Technology Law Journal, 23(1), 15-46.

Lee, T. & Wilde, L. L. (1980). Market structure and innovation: A reformulation. Quarterly Journal of Economics, 94(2), 429-436.

Leffler, K. B. (1981). Persuasion or information? The economics of prescription drug advertising. Journal of Law and Economics, 24(1), 45-74.

Lemley, M. A. & Shapiro, C. (2005). Probabilistic patents. Journal of Economic Perspectives, 19(2), 75-98.

Lerner, J. & Tirole, J. (2009). Some simple economics of open source: Elgar Reference Collection. International Library of Critical Writings in Economics, vol. 241. Cheltenham, UK and Northampton, MA: Elgar.

Lichtenberg, F. R. & Waldfogel, J. (2003). Does misery love company? Evidence from pharmaceutical markets before and after the Orphan Drug Act. Cambridge, MA: National Bureau of Economic Research

Llobet, G., Hopenhayn, H., & Mitchell, M. (2000). Rewarding sequential innovators: Prizes, patents and buyouts. Minneapolis, MN: Federal Reserve Bank of Minneapolis.

Loury, G. C. (1979). Market structure and innovation. Quarterly Journal of Economics, 93(3), 395-410.

Mansfield, E. (1986a). Patents and innovation: An empirical study. Management Science, 32(2), 173-181.

Mansfield, E. (1986b). The R&D tax credit and other technology policy issues. American Economic Review, 76(2), 190-194.

Martikainen, J., Kivi, I., & Linnosmaa, I. (2005). European prices of newly launched reimbursable pharmaceuticals—a pilot study. Health Policy, 75(3), 235-246.

McCutchen, W. W. (1993). Estimating the impact of the R&D tax credit on strategic groups in the pharmaceutical industry. Research Policy, 22(4), 337-351.

Menell, P. S. & Scotchmer, S. (2007). Intellectual property law. In A. M. Polinsky & S. Shavell (Eds.), Handbook of law and economics (vol. 2, pp. 1473-1570). New York: Elsevier.

Meurer, M. J. (2003). Pharmacogenomics, genetic tests, and patent-based incentives. Advances in Genetics, 50: 399-426; discussion 507-510, 399-426; discussion 507-510.

Middleton, B. (2005). Achieving U.S. health information technology adoption: The need for a third hand. Health Affairs, 24(5), 1269-1272.

Mossinghoff, G. J. (1999). Overview of the Hatch-Waxman Act and its impact on the drug development process. Food & Drug LJ, 54, 187.

Nelson, R. R. & Winter, S. G. (1982). An evolutionary theory of economic change. Cambridge, MA: Belknap Press of Harvard University Press.

Nordhaus, W. D. (1969). An economic theory of technological change. American Economic Review, 59(2), 18-28.

Nordhaus, W. D. (2004). Schumpeterian profits in the American economy: Theory and measurement. Cambridge, MA: National Bureau of Economic Research.

O'Donoghue, T., Scotchmer, S., & Thisse, J.-F. (1998). Patent breadth, patent life, and the pace of technological progress. Journal of Economics and Management Strategy, 7(1), 132.

Oi, W. Y. (1971). A Disneyland dilemma: Two-part tariffs for a Mickey Mouse monopoly. Quarterly Journal of Economics, 85, 77-96.

Pauly, M. V. (2009). Is it time to reexamine the patent system's role in spending growth? Health Affairs, 28(5), 1466-1474.

Pavcnik, N. (2002). Do pharmaceutical prices respond to potentional out-of-pocket expenses? RAND Journal of Economics, 33(3), 469-487.

Pekurinen, M. & Hakkinen, U. (2005). Regulating pharmaceutical markets in Finland. STAKES. Julkaisut.

Philipson, T. & Mechoulan, S. (2003). Intellectual property & external consumption effects: generalizations from pharmaceutical markets. National Bureau of Economic ResearchWorking Paper Series No. 9598.

Philipson, T. J. & Jena, A. B. (2006). Surplus appropriation from R&D and health care technology assessment procedures. Cambridge, MA: National Bureau of Economic Research.

Ridley, D. B., Grabowski, H. G., & Moe, J. L. (2006). Developing drugs for developing countries. Health Affairs, 25(2), 313-324.

Roberts, E. B. (2003). Technological innovation and medical devices. Cambridge, MA: Massachusetts Institute of Technology (MIT), Sloan School of Management.

Rosenfeld, S., Bernasek, C., & Mendelson, D. (2005). Medicare's next voyage: Encouraging physicians to adopt health information technology. Health Affairs, 24(5), 1138-1146.

Rosenthal, M. B., et al. (2002). Promotion of prescription drugs to consumers. New England Journal of Medicine, 346(7), 498-505.

Rosenthal, M. B., et al. (2003). Demand effects of recent changes in prescription drug promotion.Frontiers in Health Policy Research, 6, 126.

Roth, M. S. (1996). Patterns in direct-to-consumer prescription drug print advertising and their public policy implications. Journal of Public Policy & Marketing, 15(1), 63-75.

Sanjuan, J. (2006). U.S. and E.U. protection of pharmaceutical test data. Consumer project on technology. Washington, DC: Consumer Project on Technology.

Scherer, F. M. (2001). The link between gross profitability and pharmaceutical R&D spending. Health Affairs, 20(5), 216-220.

Scotchmer, S. (1999). On the optimality of the patent renewal system. RAND Journal of

Economics, 30(2), 181-196.

Scotchmer, S. & Green, J. (1990). Novelty and disclosure in patent law. RAND Journal of Economics, 21(1), 131-146.

Shortliffe, E. H. (2005). Strategic action in health information technology: Why the obvious has taken so long. Health Affairs, 24(5), 1222-1233.

Sood, N., et al. (2009). The effect of regulation on pharmaceutical revenues: Experience in nineteen countries. Health Affairs (Millwood), 28(1), w125-w137.

Telser, L. G. (1964). Advertising and competition. Journal of Political Economy, 72(6), 537-562.

Thamer, M., Brennan, N., & Semansky, R. (1998). A cross-national comparison of orphan drug policies: Implications for the U.S. Orphan Drug Act. Journal of Health Politics, Policy and Law, 23(2), 265-290.

Toole, A. A. (2007). Does public scientific research complement private investment in research and development in the pharmaceutical industry? Journal of Law and Economics, 50(1), 81-104.

US Department of Commerce (2004). Pharmaceutical price controls in OECD Countries: Implications for U.S. consumers, pricing, research and development, and innovation. Washington, DC: ITA US Department of Commerce.

Vernon, J. A. (2005). Examining the link between price regulation and pharmaceutical R&D investment. Health Economics, 14(1), 116.

Ward, M. R. & Dranove, D. (1995). The vertical chain of research and development in the pharmaceutical industry. Economic Inquiry, 33(1), 70-87.

Weisbrod, B. A. (1991). The health care quadrilemma: An essay on technological change, insurance, quality of care, and cost containment. Journal of Economic Literature, 29(2), 523-552.

Williams, H. (2010). Intellectual property rights and innovation: Evidence from the Human Genome. Cambridge, MA: Dissertation, Harvard University, Department of Economics.

Yin, W. (2008). Market incentives and pharmaceutical innovation. Journal of Health Economics, 27(4), 1060-1077.

第十四章　医务人员

肖恩·尼科尔森(Sean Nicholson)　　　康奈尔大学与 NBER

卡罗·普罗伯(Carol Propper)　　布里斯托尔大学和伦敦帝国理工学院

目　录

摘要：由于医生、护士、牙医和药剂师对患者治疗的影响，仅就其规模而言医疗队伍就非常重要，并且其重要性会越来越高。在供给方面，大多数政府会对卫生健康产业进行监管，以确保对健康生产函数的投入具有足够高的质量。但这样的监管也会造成伤害。本章考察了医务人员的供求情况，以及市场失灵和政府干预的影响。我们首先考察了供给方面，描述了一个没有市场失灵的医务人员市场。其次，我们列举了各种市场失灵以证明政府监管的合理性，并讨论了监管对医务人员和消费者的影响。然后，我们为医疗劳动生产率在不同市场和组织形式下的持续变化提出了几个可能的解释，包括政府监管、补偿激励的差异、政治及组织内部对管理人员的激励效应、人力资源管理和激励代理。最后，我们提出了一些未来研究的潜在领域。

关键词：医务人员；需求与供给；政府监管；劳动力约束；工资监管

JEL Codes：I11；I18；J20；J45；J38

1. 引言

仅就其规模而言，医疗队伍就非常重要。例如，2010 年美国医疗保健服务部门就雇用了近 1400 万人，占全国就业总人口的 10.6%（Altarum Institute，2010）。[①] 考虑到医生、护士、牙医和药剂师作为患者代理人对治疗决策的影响时，医疗保健行业就显得更为重要。

在大多数国家，医疗保健行业都由政府或被认可的非政府组织直接管理。监管的主要原因是信息不对称，否则消费者可能无法确定医务人员提供的服务质量（Arrow，1963）。目的是向消费者保证对健康生产函数投入的质量足够高。监管通常包括一些必要许可、认证、由提供学位的大学进行的资格鉴定和医疗教育补贴。例如，在美国和英国，医疗保健服务部门的劳动力中，分别约有 81% 和 73% 的人在工作前必须依法持有许可证。

对医疗保健行业的监管也会造成伤害，因为它对健康生产函数造成了约束，降低了产品种类，并因进入限制而提高了工资水平。许多政府允许专业组织界定和控制监管的性质，并在某些情况下，明确规定允许进入该专业或该专业某一领域的人数，这就造成了这样一种表象：医疗队伍为了创造和维持租金而限制了市场准入。

在同一市场内不同的医疗服务供给者之间，医务人员的生产率有很大差异。劳动生产率差异的持续存在，表明市场并未促使企业以最有效率的方式配置生产。这就提出了一个问题，即某些劳动力需求因素是否可以解释这些持续存在的生产率差异。

本章结构如下：在第 2 节中，我们以医生为例，描述了一个没有市场失灵的医务人员市场；第 3 节列举了市场失灵的几种情况，以证明政府监管的合理性，然后讨论了监管对医务人员和消费者的影响；在第 4 节中，我们为医疗劳动生产率在不同市场和组织形式下的差异提

[①] 该机构低估了医务人员的规模，因为忽略了医疗服务以外的其他部门的劳动力（例如制药公司的科学家、健康保险公司的经理），但同时也有高估，因为一些与医疗保健无关的劳动力（如门卫）也被包括在内。

出了几个可能的解释,包括政府监管、补偿激励的差异、政府及组织内部对管理人员的激励效应、人力资源管理和代理激励;第5节提出了今后研究的一些潜在领域。

2. 完美运行的医务人员市场

大多数政府通过职业许可、补贴医疗教育、鼓励劳动力进入医疗服务不足的地区,有时还通过明确限制市场进入等方式来规范医务人员市场。[①] 为了解政府监管的基本原理,我们首先以医生为例,描述一个没有市场失灵的医务人员市场是如何运作的。然后,我们将讨论市场失灵,以证明政府监管存在的合理性,以及监管(在较小程度上)对劳动力以及对消费者的影响。

2.1 劳动力供给

在某个地理市场里,医生一年内愿意提供的工作总时数取决于过去有多少人选择进入这个行业、有多少人决定在这一特定的地理市场中执业,以及每个医生决定每年工作多少小时。以下职业选择模型改编自 Rosen(1986)。[②] 为简单起见,假设大学毕业生只有两种职业可供选择,即医学和法律,且每种职业都需要相同数量的研究生教育。人们从专业的消费和非货币属性 W 中获得效用。非货币属性的例子包括社会声望、该职业的智力内涵、与之互动的消费者和同事的类型,以及工作时间的灵活性。医学(M)和法律(L)之间收入的终生预期差异被定义为 $\Delta Y=(Y_M-Y_L)$,均衡差异为 Z。Z 可正可负,是个人在医学上必须获得的额外收入,以便使其在进入这两个职业之间无差异。

如果医学和法律之间的收入差异(ΔY)超过了其给定的均衡差异(Z),那么毕业生会选择医学,否则选择法律。在均衡状态下,所有选择医学的人都会有一个超过 Z 的 ΔY,所有选择法律的人都会有一个低于 Z 的 ΔY。如果医学的预期终生收入提高,例如由于对医生服务的需求增加,还会有多少学生会选择成为医生?这将取决于有多少学生接近 ΔY 均衡差异的分布可以为任何形状;例如,没有理由相信它围绕呈正态分布。如果有很多学生的 Z 值接近 ΔY,那么当前一个职业的预期收入上升时,会有更多的学生选择医学而非法律。总劳动力供给曲线将富有弹性。在第3节,我们回顾了对医生和护士劳动力供给弹性的实证研究。

上述模型也适用于检验以下问题:一名即将毕业的医科学生是决定进入初级保健行业还是进入非初级保健行业?一名新医生如何选择其执业的市场,以及医生如何选择行医模式(例如,是独立执业还是联合执业)?在这些情况下,Z 代表了某一专业与另一专业执业的均衡差异、某一领域与另一领域的设施的价值,或执业模式之间的均衡差异。在第3节中,我

---

① 某种情形下他们还直接设定工资。在第4.2节中我们会对此进行讨论。
② Nicholson(2008)提出了一个更详细的模型。

们回顾了预期收益对医生专业选择和区位选择的重要性的经验估计。

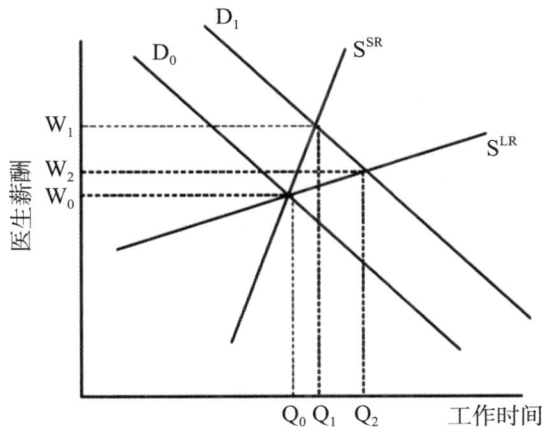

图 14.1　短期总劳动力供给曲线

由于所需医疗培训时间长度与在不同地理市场(或在考察专业时间的供给时在不同专业)之间流动相关的费用,图 14.1 所示的短期总劳动力供给曲线(S^{SR})将比长期总量劳动力供给曲线(S^{LR})更为陡峭。如果医生工资上涨,其短期内将提供更多的劳动时间,因为那些已经受过培训和在市场上执业的医生决定延长工作时间。[①] 随着越来越多的大学毕业生选择医学而不是其他职业,经验丰富的医生迁至高薪市场,长期中将会增加更多工作时间。随着时间的推移,医生队伍的规模和专业结构缓慢变化,因为通过住院医师培训新增加的医师人数相对于医生存量而言很少(例如,在美国仅为 3%)。[②] 实际上,长期供给可能取决于医学院名额的可获得性,而不是取决于学生的选择,我们将这一讨论推迟到第 3 节,因为这是政府监管的一个隐含原因。

2.2　劳动力需求

在 Grossman(1972)模型中,健康对消费者具有投资和消费价值。健康是买不到的,它必须使用医疗保健服务和患者时间作为投入进行生产。医疗保健服务依次由劳动力、医疗器械、药品和其他技术组成。因此,消费者对医疗保健服务的需求源于他们对健康的需求(Grossman,1972)。

正如 Phelps(2010)所指出的,区分"……医生作为一个生产过程的投入、医生作为企业家和医生服务的最终产品以及涉及患者的实际事件"很重要。独立执业医师是管理资本投入、护理和其他劳动力投入,以及自己的劳动力投入的一名企业家。联合执业的医生还面临一个额外的挑战,即设计激励措施来管理众多医生的投入。我们将由单个医生或医生团体提供的产品称为"医生服务",但这显然包括诊断测试、转诊决定,以及可能发生在医生办公

---

① 在第 3.10 节中,我们回顾了关于医生劳动力供给事实上是否向后弯曲的文献。目前,我们采用了传统的向上倾斜的劳动力供给曲线。

② 在美国的各个专业中,新培训的医生人数占该专科执业医生总数的 3%~5% 不等。

室、独立门诊或医院里的疗程的组合。[1] 医生服务是用医生的时间、护士的时间、其他劳动力投入和资本生产出来的。直到边际收入产品等于工资 w 之前,联合执业都会雇用医生。图 14.1 中(D_0)所示的总劳动力需求曲线是企业边际收益产品的总和。尽管我们在此处主要讨论联合执业,但市场工资代表了考虑独立执业医生的机会成本,或者是同一城市另一家联合执业所提供的金额。[2]

让我们考虑这样一个简单的医生服务生产函数,唯一的投入是医生和资本(K)。按 Hamermesh(1993)的措词,劳动力需求的价格弹性 η_{LL},是:

$$\eta_{LL} = -[1-s]\sigma - s\eta \tag{14.1}$$

其中,s 是劳动力在总收入(或成本)中所占的份额,σ 是劳动力和资本之间的替代弹性,η 是产品需求弹性(在我们的例子中是医生服务价格弹性)。[3] 当劳动力份额较高时,劳动力需求相对缺乏弹性,很难用资本代替劳动力,对最终产品的需求也没有弹性。劳动力需求在资本价格变化的情况下的交叉弹性(或在一个更现实的生产函数中的不同劳动力投入)η_{LK},是:

$$\eta_{LK} = [1-s][\sigma - \eta] \tag{14.2}$$

2.3 均衡

现在让我们考虑由于消费者收入的增加,医生服务的需求曲线向外平移。最初,所需服务的数量将在初始价格基础上增加;如果供给不是完全有弹性的,正如图 14.1 所设想的那样,价格会上升。由于市场上医生服务价格的提高,医生的边际收入产品增加,因此对医生的需求从 D_0 平移至 D_1。[4] 短期内,工资和工作时数将分别上升到 W_1 和 Q_1。更多的大学毕业生将进入医学行业后 Δy 变大。如果学生有静态的或"蛛网式"的收入预期,他们会期望工资永远保持在 W_1。在这种情况下,从长期来看,供给将大幅度增加,从而导致医生过剩,随后工资下降,学生流入医学行业的人数减少,由此,过剩和短缺的循环无休止进行下去(例如 Freeman,1976)。然而,有大量的实证分析表明,未来工程师、律师和教师的收入预期是前瞻性的,他们正确地估计到同伴们将套取临时租金,并准确地希望新的长期工资是 W_2(Ryoo and Rosen,2004;Zarkin,1985;Siow,1984)。事实上,Nicholson and Souleles(2001)发现,美国医学生在医学院 4 年期间形成自己的收入预期时,会预计到未来的收入变化。

在有效率的劳动力市场中,劳动力过剩和短缺会自我纠偏。与公司以现行工资雇用的医生工作时间相比,如果医生愿意提供更多的时间,那么工资和医生收入就会下降。随着职业吸引力降低,进入医疗行业的大学毕业生越来越少。新受训的医生人数减少,从而将增加工资和预期收入,(通过均衡差异调整)直到医学教育的财务回报再次与其他职业的财务回报相称。相反,如果出现短缺,患者必须等待数月才能预约到医生,消费者和(或)健康保险

---

[1] 其中一些服务可能甚至不是由医生开出账单。例如,医院可能为使用手术室开出单独的账单,而只为"外科医生服务"开出外科医生账单。然而,消费者不会分别需要外科医生服务和手术室时间。

[2] 我们将在第 4.3 节中讨论医生企业的组织形式。

[3] 参见 Hamermesh(1986,1993)对劳动力需求更详细的处理。

[4] 或者,劳动力需求可能会因对健康生产函数的技术冲击而直接转移。

公司将抬高就诊费用,从而提高工资和医生收入。更高的收入将鼓励更多的学生进入医疗行业,直到长期供给再次与需求相等。

3. 劳动力供给议题

3.1 政府干预医务人员市场的理由

在实践中,医疗市场从来不允许按上述方式运作,所以我们不知道他们是否真的会这样做。大多数医务人员市场受到严格监管,因为政策制定者不相信一个不受管制的市场能产生最优数量、质量、专业组合和(或)地理位置的健康专业人士。最重要的问题是,由于信息不对称,消费者将无法确定医务人员所提供的服务质量(Arrow,1963)。应对措施之一是努力向消费者保证,对健康生产函数的投入超出了可接受的最低质量水平。[①] 这些政策包括以下几方面的组合:(1)要求员工在合法执业之前必须获得许可证;(2)对考试合格的员工进行鉴定,以区别于低素质员工;(3)对学校和项目进行认证,以确保毕业生面临严格的课程设置。例如,在美国,医生必须毕业于有资质的医学院,并在认证项目中接受至少一年的住院医师培训,才有资格获得执业医师证。在日本,一名有抱负的医生必须毕业于正规医学院,完成为期 2 年的实习,并通过全国医师资格考试,然后才被允许行医。

提高医疗队伍质量的另一个办法是对医学教育进行补贴,这就为成功的申请者创造了租金,并导致相对于可供名额的申请者过剩的情况。当医学院的位置实行配额时,高素质的学生更有可能被录取。入学配额可能会使执照发放与医生服务无关,医学院会拒绝那些在质量或能力分布处于较低水平的申请人(Arrow,1963)。对于没有教育津贴和配额的非医学类员工,以及那些可能没有像国内受训的医生一样经过严格录取流程的国际医学院毕业生,对其颁发医疗执照仍然可以发挥重要的质量保证作用(Cooper and Aiken,2001)。

一般发放医疗执照和进入医学院的限制都会产生相关费用。通过认定在某些工作任务里特定类型的劳动力投入之间互相替代是非法的,执照为健康生产函数设定了约束条件,发放执照费用和获得执照所必需的教育要求增加了进入行业的成本,减少了所有工资水平上的劳动力供给。医学院配额减少了医生服务的供给。产出市场(如医生服务)的成本上升,提高了有执照职业的工资,并限制了消费者可获得的产品种类。正如 Arrow(1963)在 50 年前指出的那样,"执业许可法规和医学院培训规范都制约了医疗服务质量改变的可能性。医疗保健行业里医生占雇员总数的比例递减表明,用缺乏训练的员工、技术人员或类似的人员替代这种情况并未完全得到阻止,但受过高度训练的医生的核心作用完全没有受到影响"(Arrow,1963,第 953 页)。

---

① 阿罗的隐含假设是,高质量的劳动力会生产高质量服务,而他们能生产更多的平均质量的服务。

对医务人员市场的监管创造了租金,进而激励医疗服务提供者组织起来获取(和提高)这些租金。事实上,政府往往允许医务人员界定和控制监管的核心内容,如允许专业学会规定获得执业许可证的条件、管理执照发放或在某些情况下,明确规定获准进入该行业或专业的人数。由此造成了限制进入医疗行业以创造租金的现象,那些允许规定最低质量门槛的专业群体,会制定一个超过社会最优水平基准的标准,这一结论已得到了理论预测的支持(Leland,1979)。

在美国,由美国医学院协会(the Association of American Medical Colleges,简称 AAMC)和美国医学协会(the American Medical Association,简称 AMA)组成的医学教育联络委员会对美国的医学院校进行认证。由于在未经认证的医学院就读的学生很难在美国行医,因此美国医学院校的数量基本上是由医生组织决定的。如第 3.5 节所述,美国的专业协会还决定有多少住院医师可以在各专业接受培训,从而决定了新入行者的数量。

非政府性医学劳工组织的自律在许多其他国家都很普遍。例如,印度医学委员会、韩国医学教育研究院、英国医学评议委员会、荷兰—佛兰芒认证组织和日本大学认证组织等在各自的国家批准课程并对医学院校进行认证。

3.2 许可、认证和鉴定:目标与影响

在本节中,我们将梳理包括政府如何解决信息不对称、实践中职业监管程度、职业监管对产出质量的影响、有无执业证书的劳动力数量、价格以及受管制职业的收入等问题的理论分析。

如果信息的生产是没有成本的,理想的解决方案是通过向消费者提供关于医疗服务性质和质量的信息,从而直接消除信息不对称(Leland,1979)。消费者主要关心的是从生产过程产生的预期健康结果,而不是进入生产过程的投入品质量。也就是说,他们想要了解关于某一医生在某一医院进行的搭桥手术的疗效信息,而不是关于该医院的医生、护士、手术室技术人员、药剂师和心理医生所接受的教育和培训的数量与类型等信息。

Dranove and Jin(2010)将质量披露定义为"认证机构系统地测量和报告市场中占比较大的产品质量的一项工作"。这种披露可以由卖方自愿披露,也可以由第三方披露。美国医疗保健市场正朝着后者这个方向发展,特别是《美国新闻与世界报道》(*US News & World Report*)、联邦医疗保险计划、飞跃集团(the Leapfrog Group)以及纽约和宾夕法尼亚州的心血管保健等组织的第三方报告。尽管大多数实证研究发现,排名高的医疗机构在信息传播后受益,但效果往往很小(Dranove and Jin,2010)。鉴于治疗前后难以衡量患者的健康状况,对此有两种可能解释,但都很难衡量医疗机构的附加值,且消费者和转诊医生已经知晓报告卡上的信息。

解决信息不对称问题的第二种办法是使卖方对劣质服务负责(Leland,1979),就像目前处理医疗事故一样。如果容易发现质量问题,由供应商承担质量低劣的代价,对医疗事故进行处理倒不失为一项有效的政策。然而遗憾的是,几乎没有证据可以表明医疗事故追责制

度能阻止医生渎职行为,因为实际上提起诉讼的患者很少。这些患者和未经历医疗事故的患者一样有可能打赢官司或达成和解。医生的医疗事故保险费缺乏经验评级(Danzon,2000)。

第三种办法是让健康保险公司作为消费者代理人与医疗机构签订高素质队伍补偿合同(Shapiro,1986)。如果健康保险公司能够观察到医疗服务的质量或患者的健康结果,那些投资于提高质量技能的高能力提供者和高水平提供者将获得奖励。与医疗机构报告卡一样,这也是市场发展的方向。例如,英国的初级保健医生每年因提供被认为是高质量服务而平均获得约 4 万美元的额外报酬(占其收入的 32%)。然而,在大多数国家,绩效工资在医疗机构收入或利润中所占比例很小。例如,一名获得最高业绩工资的美国医生,估计他会获得其底薪的 5%作为奖金,而一家医院估计仅能获得其利润的 2%(Nicholson,2008)。

与上述质量保障措施相比,一个费用可能较低的替代办法是对健康生产函数的某些投入进行管制,从而为消费者间接保障产出质量。这种间接的措施并不理想,但却可能是最可行的办法,特别是因为只有专业人员在接受培训时才执行一次许可证的制度,而不是对产出进行永久性监管(Shapiro,1986)。① Kleiner and Krueger(2009)强调了三种不同类型的职业监管。注册登记是限制最少的形式,要求个人在执业前向政府机构提供姓名、地址和执业资格证书。认证则允许任何人均可提供服务,但政府或私立的非营利机构要甄别出哪些供应商通过了考试。最严格的职业监管形式即许可证发放。一个人如果没有首先达到本州或联邦许可证标准的情况下从事有报酬的职业是非法的。许可证委员会通常会审查候选人的认证信息,确定其学校和学位是否符合最低培训标准,然后再设置许可证考试的通过率(Kleiner,2006)。

根据 2008 年的一项调查,约 29%的美国工人表示,他们必须持有政府颁发的工作许可证才能从事他们的工作(Kleiner and Krueger,2009)。相比之下,在英国,2008 年约有 13.5%的普通劳动力需要工作许可证。在与健康有关的职业中,许可证发放更为普遍。在美国除医生以外的医疗保健工作者中,约有 76%的人需要执照(Humphris et al.,2011),而所有医生都必须获得执照。② 在英国,约有 73%的医务人员(包括医生)需要执照。③

有两种突出的理论模型描述了职业许可证发放的动机和可能的影响。Leland(1979)的重点是,许可证发放如何改善信息不对称造成的逆向选择问题。就像 Akerlof(1970)的二手车模型一样,如果医生知道自己的能力但消费者却不知情,医生收费就无法因质量而异,能力相对较高的准医生将决定不进入这个行业。这种退出降低了医生服务的平均质量,降低了价格,只会导致庸医充斥这个行业。④ 如果许可证颁发机构规定了最低质量水平,社会福

---

① 美国的一些健康保险公司要求医疗机构重新认证,这使得这种间接方法比其他方法更加昂贵(但也许会更准确)。

② 这与对美国就业数据的另外一份分析是一致的。该分析发现,在两个与健康有关的主要 SOC 代码(包括医生)的 960 万从业人口中,约 81%的人需要许可证才能在特定职业中提供服务。这两类 SOC 为医疗保健从业人员和技术职业(29-0000)和医疗保健支持职业(31-0000)。这些类别包括了提供医疗服务的大多数员工,但并非医疗保健行业的所有雇员(例如制药公司的科学家)。

③ 如想获取对美国和英国的许可证发放分析的结果,可联系作者。

④ Leland(1979)没有将这种情况纳入其模型,这种情况在大多数国家很常见,在这些国家,认证机构限定了医学院的名额。随后的随机配给应该会淘汰庸医,并可能使许可证变得无关紧要(Arrow,1963)。

利水平就会得以提高;但如果允许专业团体确定许可证所必需的质量门槛,最低质量水平将超过社会最优水平。在以下市场,许可证发放将是最有利的:(1)消费者高度重视质量;(2)需求缺少弹性;(3)提供优质服务的边际成本相对较低。虽然第二个标准可能适用于大多数医疗服务,第一个标准也可能同样适用,但提供优质服务的边际成本可能会更相关。

在图14.1中,许可证增加了进入行业的成本,并使劳动力供给曲线向上平移。如果员工必须支付许可证费用,或者更重要的是,如果许可证颁发机构需要足够的教育(培训)或长期居留要求,进入行业的成本就会增加。如果消费者认为许可证提高了产出质量,对医疗服务的需求和这些服务的价格可能会上升,从而增加了执证职业的边际收入产品,转移了劳动力需求。[1] 这两种情形都会导致执证职业的工资上升。

许可证发放对健康产出的影响在理论上尚不清楚。许可证发放会淘汰低质量的供应商,限制供给,创造租金,并将提高旨在提升质量的培训的预期回报。这将提高劳动力投入的质量,从而提高医疗服务的质量。然而,持证人员的较高工资会鼓励企业在可能的情况下用资本和无证劳动力替代持证劳动力。[2] 许可证发放还会对健康生产函数产生约束,例如禁止助理护士给药或要求注册麻醉师必须接受麻醉师监管。这些约束条件再加上执证人员的工资上涨,将提高产出成本和产出价格并减少消费量。如果执证人员占据了很大一部分生产成本,那么执证人员和其他投入之间的边际技术替代率会很小,产出需求也是缺少弹性的,这可能是医疗服务真实的普遍经验。生产成本和价格可能会由于许可证发放而大幅增加。更高的价格将减少医疗服务数量。因此,由于许可证发放,实际提供的医疗服务质量应该会提高,但服务数量相应减少;对人口健康的净效应是不明确的(Kleiner and Kudrle,2000)。

在利兰模型中,质量与生俱来,发放许可证可以防止低素质工人进入某种职业,截断了能力/质量分布,从而提高了工人的人均(和产出)质量。另外,Shapiro(1986)认为,质量部分来自内生性的人力资本投资。在夏皮罗模型中,所有供应商在最初"入门"阶段所提供的服务都能获得相同的价格。然而,一旦消费者开始注意到声誉,那些对人力资本进行大幅投资的供应商获得的价格将高于那些人力资本积累较少的供应商。许可证发放要求工人获得最低水平的人力资本。这种约束提高了低质服务的价格(以鼓励进入行业),但由于培训增加会降低边际质量成本的关键假设,这种约束又会降低优质服务的价格。

在夏皮罗模型中,(由于优质服务的低价格)许可证发放有利于高度重视质量的消费者,但(由于劣质服务的高价格)却伤害了那些不重视质量的消费者。许可证发放的社会成本是低质服务提供者要接受过多的培训——这种培训不会得到那些不重视质量的消费者的赏识。虽然很难确定提高质量的好处是否会超过超额的培训成本,但夏皮罗强调,当发生下面情况时,严格的许可证发放制度可能会降低福利水平:(1)消费者和(或)转诊医生可以在培训期结束后不久观察到提供者的声誉;(2)当质量边际成本较大时;(3)当消费者对质量很少给予高度重视时。

---

[1] 如果质量高的工人生产效率更高,许可证实际上可以减少对医疗保健的需求。
[2] 被拒绝进入持照职业的个人可能会从事无证职业,从而增加劳动力供给,压低无证工资(Kleiner,2000)。

提供者的声誉是否有可能为员工投资人力资本提供足够有力的激励,以至于使许可证发放变得无关紧要?最近在心脏搭桥手术方面的经验研究表明,答案是否定的。Johnson(2010)发现,质量相对较低的心血管外科医生有10%的可能停止手术,或转移至相对质量更高的外科医生那里。然而,他没有发现任何证据可以表明,优质心血管外科医生比低质外科医生会进行更多的手术或产生更高的费用。在一定程度上,供应商的质量和收益之间的这种薄弱关系可能是由于信息匮乏。Kolstad(2009)提供的证据表明,由于医生的内在动机,当宾夕法尼亚州公开披露心脏外科医生的质量时,健康结果有明显改善。也就是说,一旦医生意识到他在质量分布中的位置,他将不仅仅出于增加其自身收入的原因才会投资于额外的人力资本。

现有的实证研究对医疗人员市场上发放许可证的福利效应,普遍持悲观态度。这些研究得出的结论是,许可证发放与劳动力供给受限、有执照职业的工资增加、租金、产出价格上涨有关,但对产出质量没有显著影响。Kleiner(2006)这样总结了关于许可证发放对收入影响的文献:"对于那些主要在准私营部门工作的受过高等教育和高收入的职业,如医生、牙医和律师,许可证发放似乎通过限制进入行业或限制流动,(对收入)产生了巨大的影响。"对于其他医务职业,结果通常显示对工资没有影响,如护士(White,1980)或对工资的影响很小,再如放射科技术人员(Timmons and Thornton,2008)和临床试验人员(White,1978)。Kleiner(2006)的结论是,独立工作和直接与客户(如医生和牙医)互动的职业比那些由其他人监督的辅助专业人员,如护士等,从许可证发放中获益更多。

然而,目前还没有研究分析许可证发放对医生服务需求的影响和医生服务产生的健康结果,鉴于医生发挥的核心作用,这可以说是最重要的许可证发放的政策问题。现有文献存在这一缺口并不是因为人们对结果缺乏兴趣,而是因为缺乏对许可证发放产生因果效应的研究设计。当所有发达国家的医生都获得执业证书时,很难预测无执业证书的相反事实。此外,医学院校的名额配给制度可能会淘汰低能医生,这样执业证书的要求就没有约束力。Arrow(1963)确信,至少在一定程度上,发放医生执业证书会带来相当可观的积极福利收益。

估计执业证书发放对工资影响的最简单方法,是将有类似技能和教育水平要求的有照职业与无照职业的工资进行比较。更复杂的研究还控制了个人层面的人力资本和可能具有独立工资效应的人口控制变量。Kleiner(2006)利用后一种方法以及1990年和2000年的美国人口普查数据发现,给定其他个人特质,医生和牙医的收入分别比生物学家和生命科学家(无照职业)高出50%和90%。

其他研究则是当各州都需要执业证书时,利用了各州在是否需要许可或许可程度(例如,申请人通过牙科执业证书考试的比例,或一个州是否接受来自其他州的牙科执业证书)等方面的差异。Anderson et al.(2000)发现,在美国对替代医学实施严格监管的州,执业医生收入更高。Kleiner and Kudrle(2000)发现,在执业证书要求最严格的州,执业牙医比在监管较少的州收入要高出12%;White(1978)发现,在有执照要求的州,临床实验室人员比无证要求的州的收入高17%。

上述结果与稍后第3.4节中梳理的研究结果不太一致,后者发现,相对于"类似"职业,牙医和医生的回报率相似（或更低）。前一段中的研究假定，在各州之间同一职业中，在不可观测的方面选择并不重要（例如，在有严格许可证要求的州，高效率的牙医的分布不会不成比例）；回报率研究假定，在不同职业之间，对不可观测的因素的选择并不重要（例如，高效率的大学毕业生在 MBA 学位和医学学位之间进行选择时，不会不成比例）。虽然这些选择效应之一可能比另一种更为重要，但很难确定是哪一种。

两项研究使用了工具变量或回归不连续性设计，来估计许可证发放对工资的影响，同时考虑到了具有相对较高或较低的可观测到的能力的个人，可能会选择从事有执照的职业（或要求在某一职业必须获得许可证的州）。Kugler and Sauer（2005）发现，那些从苏联移民到以色列的医生中，之前工龄超过 20 年的医生获得了在以色列的执业许可，收入是那些工龄不足 20 年医生的 3 倍多，而后者还面临着更烦琐的重新认证过程。[1] 有趣的是，OLS（最小二乘法）估计是低 50％，表明获得执照的医生移民比那些没有获得执照的医生移民收入潜力更低。也就是说，能力相对较低的工人可能会寻求执照所提供的经济保护。Timmons and Thornton（2008）发现放射科技术人员也有类似的负面选择。使用工具变量估计发放许可证对工资的影响（7％）是 OLS 估值的两倍。[2]

许可证制度似乎也提高了欧盟的工资水平。在英国，医生、药剂师、药理学家和牙医等持证职业的工资估计比无证的类似职业的人员要高 6％～65％（Kleiner，2006）。[3] 法国的医生和牙医的收入估计比无证同行要高 8％～21％，而德国这些职业的持证工人的工资与无证职业相似。

实证研究证实，许可证制度通过限制劳动力供给来增加工资。Kleiner（2006）发现，与需要这些职业执照的州相比，在不需要执照的各州，呼吸治疗师和营养师的供给增长更快。Kleiner and Kudrle（2000）发现，1980—1990 年，美国各州牙科执业许可规定更加严格，因此牙医人数增长缓慢。最后，Wanchek（2009）发现，在准入限制较少的美国各州，人均牙科保健员的供给量较高。

虽然有许多研究证明了许可证发放和受监管职业租金之间的联系，但目前已有的研究还不能确定许可证发放对医疗服务质量或患者健康结果的积极影响——即许可证发放的基本原理。Kleiner and Kudrle（2000）对空军新入伍的士兵进行了调查，收集他们在哪里长大、他们的家庭是否有牙科保险以及其他家庭特征的信息。他们将这些信息与美国各州严格的牙科执业要求数据结合起来，并在入伍时进行了全面的牙科检查。他们发现，严格的牙科执业证书发放与更好的牙科护理、更少的向州许可证委员会投诉或更低的牙科事故保费没有关系。然而，严格的执业证书发放与更高的牙科价格有关，这表明与执业证书发放有关的需求减少可能会抵消投入质量的任何改善（尽管它们在本研究中没有发现投入质量的差异）。Wanchek（2009）在牙科保健师执照发放方面得出了类似的结论：由于严格的执照发放制度，牙科保健师的收入越高，对牙科保健的需求就越低。不过，如上文所述，衡量医生执业证书

---

[1] 应当指出，许可证的这种实质性影响不可能推广到其他国家和其他情况，因为大多数在以色列没有获得许可证的苏联医生完全改了行，他们可能不仅仅是出于经济原因而移民。

[2] Timmons and Thornton（2008）使用许可证委员会的成员数量来衡量一个州许可证要求的严格程度。

[3] 这项分析基于 1993—1997 年间数据。没有执照的职业包括化学家、生物科学家和生物化学家。

发放的益处的经验困难值得重复进行。

一个政策建议是由政府认证而不是向医务劳动力发放执业证书。按照这一方案,由政府机构主管考试,并对通过考试的个人进行认证,同时仍然允许未通过考试的个人可以合法地从事这一职业。这将使消费者(或健康保险公司)能够决定是否要为那些被认定为高素质的员工支付更高的费用,且并不完全禁止低素质员工(Kleiner,2000)。这项政策仍将为人力资本投资提供激励措施,将力求消除或减少低质服务提供者接受过度培训——这是 Shapiro(1986)模型中许可证社会成本的来源。不过,夏皮罗指出,认证仍可能导致高素质员工为显示其质量而进行过度投资。

Humphris et al.(2011)分析了如果美国联邦政府不再支付非医师执照的劳工的工资溢价时的福利效应。[①] 他们估计,这样的政策会从医务人员那里转移 1020 亿美元(2008 年)到消费者身上,从而减少约 5% 的医疗支出。

如果给定负面的实证结果,为什么许可证发放在医疗劳动力市场上如此普遍? 一种选择是向直接与消费者互动的专业人员如医生和牙医发放许可证,并允许在专业人员监督下工作的辅助人员(如护士、技术人员)的质量由专业人士监管。White and Marmor(1982)考虑了这样的一个结构,即只要生产率的收益超过成本,专业人员就有使用辅助人员的动力。不过,他们认为,美国的医疗专业人员之所以规避了这一监管角色,是因为他们缺乏行政培训,且他们的时间机会成本很高。另一种解释认为,可能是在美国这样的按服务收费体系中,没有哪位专业人员要为消费者健康负责。当许多提供者独立工作(如家庭护理护士或理疗师)时,更需要向辅助专业人员发放许可证。这就提出了一种可能性,即在那些更依赖按人头收费或明确由医生负责的国家(例如英国)或健康系统里,发放许可证可能没那么重要。Cooper and Aiken(2001)认为,辅助人员(或非医师的临床医生)执照激增的主要影响是增强按摩医师、验光师、心理医师、医生助理、执业护士和护理麻醉师等提供替代医生服务的服务能力。根据这一解释,对辅助人员发放许可证提高了医生和非医师临床医生之间的边际技术替代率,并普遍降低了与许可证发放和进入壁垒有关的医生租金。

3.3 补贴医学教育

1906 年,美国医学会(the American Medical Association,简称 AMA)的医学教育委员会(the Council on Medical Education)视察了美国开办的 160 所医学院校,仅有 82 所完全通过检查。[②] 1910 年,卡耐基基金会发布了《弗莱克斯纳报告》,报告建议减少医学院数量,并加强控制以确保高质量的教学课程。医学院的数量在 1920 年下降到 85 所,1930 年下降到 73 所,1944 年下降到 69 所,然后上升到目前的 126 所(Kessel,1958)。早期经济研究得出的结论是,AMA 控制了医学院名额,并通过设定名额以产生租金(Friedman and Kuznets,1945;

---

① 政府可以通过降低医疗服务价格来实现这一点。Humphris et al.(2011)的计算隐含了一个假设,即私人健康保险公司将同比降低供应商价格。

② 委员会认为有 32 所学校是完全不能接受的。

Kessel,1958)。凯塞尔将 AMA 的角色比作"赋予美国钢铁研究所确定钢铁产量的权力"(Kessel,1958)。

申请人与医学(和牙科)学校名额的比例似乎支持这一假设,即卡特尔限制进入以产生租金。在英国和中国,申请牙科院校人数是现有名额的 10 倍左右,美国和荷兰的申请人数是现有名额的 2~3 倍,在英国申请数量是名额的 2 倍左右(Jetha,2002)。正如 McGuire(2000)所指出的,如果医学院的学费等于成本,那么申请人过剩确实将构成卡特尔理论的有力证据。

但是医学院有大量补贴,因此,对入学名额的需求当然会比学费与成本相等时要高。医学院财务的复杂性使得我们很难衡量医学院教育实际上由学生支付的比例。2006 年,学费和学杂费仅占美国医学院收入的 3.4%。最大的资金来源是向患者提供的医疗服务(38.0%),联邦研究基金和合同(20.0%),来自大学和教学医院的转移支付(20.0%),联邦、州和当地政府的拨款(6.1%)以及捐赠和捐赠收入(4.5%)。[①] 尽管这些数字可能夸大了补贴规模,但政府的拨款放松了医学院的预算约束,允许它们将学费设定在低于教育成本的水平。也就是说,医学院选择补贴学费,可能是为了满足捐献者的偏好,尽管他们没有被授权这样操作。一份较早的研究收集了详细的支出数据,得出的结论是,1993 年美国医学院的学费仅占当年教学费用的 16%(Ganem et al., 1995)。[②]

补贴医学教育有几个影响。第一,医学院对医疗队伍有很强的控制力;他们接受多少名学生的决策关系到国内受训医生的流动。第二,要确定医学院限制进入是为了创造医生租金还是为了实现其他更崇高的目标,就需要由几位学者设定的一个非营利行为模型(Hall and Lindsay,1980;Eckstein et al., 1988)。[③] 第三,医学院名额的配给制可能会使许可证变得无关紧要或不那么重要,因为学校会淘汰(一些)低质量申请人(Arrow,1963)。第四,目前尚不清楚如果医学院规定学费等于成本的话,接受培训的医生是会减少还是会更多(McGuire,2000)。一旦取消补贴,需要名额的学生就会减少,但现有名额将由供求关系而不是由法令决定。

3.4 医学培训与专业化的回报率

进入壁垒会产生租金。以上我们回顾了关于许可证发放对工资影响的文献,但许可证发放只是一种可能的进入障碍。在这一节中,我们将回顾关于医学培训和医学专业化的回

---

① LCME 年度财务问卷的 I-A 部分,2009 年 2 月。

② Jones and Korn(1997)对一些研究进行回顾,并得出结论,认为以 1996 年美元计算,一名医学生的教育费用从 4 万美元到 5 万美元不等。1996 年,私立医学院的学费中位数为 23700 美元,公立医学院里州内学生的学费中位数为 8800 美元。这意味着补贴比 Ganem et al.(1995)的估算略低。

③ Hall and Lindsay(1980)提供的证据表明,由于捐献者(如政府、患者、健康保险公司、慈善家、校友和行业)对训练有素的医生和申请数量的需求,医学校入学人数增加。Eckstein et al.(1988)构建了一个动态模型,以探讨一所大学如何决定它应该接受的工程师的质量和数量。针对申请者人数的增加,一所大学将同时提高被录取学生的数量和质量,从而降低培训现在和未来学生的边际成本,同时也通过增加工程师储备和降低他们未来的预期工资来减少未来的申请人数。

报率的文献。这些文献应该涵盖所有进入壁垒的全部影响。持续的高回报率为进入壁垒的存在提供了证据。计算回报率需要有关于医疗职业和替代职业的预期终身收入、教育费用和培训时间等数据。理想情况下,替代专业可以解释任何可能被忽视的特征的可能选择。

Nicholson(2008)梳理了 8 项研究,这几项研究估算了 1929—1990 年间美国医学院教育的回报率。一般性结论是,进入医学行业的经济回报与类似职业的回报一致。利用 1990 年的收入数据,Weeks et al.(1994)估计医生的投资回报率相对于高中毕业生可以达到 16%。同一研究报告称,牙医(21%)、律师(25%)和 MBA(28%)的回报率可能高于美国医生。Weeks and Wallace(2002)使用 1997 年的收入数据更新了他们的分析,并估计了类似的回报率。Vaughn et al.(2010)利用 2008 年的横截面收入数据,假设实际贴现率为 3%,报告称,扣除教育费用后,初级保健医生一生的平均收入可能为 250 万美元,MBA 毕业生为 170 万美元,普通大学毕业生为 24 万美元。这项研究没有报告不同受训时间长度的回报率。

上述三项研究假设目前的收入经验情况今后将保持不变,它们不允许特定职业的收入取决于一个人观察到或未观察到的能力。Weeks et al.(1994)的 16% 的回报率估计可能太高,因为如果医生们决定放弃医学,他们肯定会期望比普通高中毕业生赚更多的钱。利用 1979 年全国青年纵向调查(National Longitudinal Survey of Youth,简称 NLSY)关于 1979—2004 年期间的收入数据,Glied et al.(2009 年)模拟了如果医生根据他们所观察到的能力(例如 AFQT 考试成绩的 GPA)决定不上医学院的话他们将获得的收入水平。他们估计,美国初级保健医生的回报率相对较低,为 7%～9%。

在美国或其他国家,对其他医疗行业进行的回报率研究很少。Stark(2007)利用 1996 年的收入数据发现,加拿大的医生、牙医、验光师和兽医的回报率通常与工程、商业和大学毕业生等相似。Morris and McGuire(2002)估计,在 20 世纪 90 年代初,英国护士的回报率为 8%～13%。Mott et al.(1995)提供了证据,证明 20 世纪 80 年代和 20 世纪 90 年代初美国的药剂师回报率与高中毕业生相似。从整体上看,一般现有文献没有发现健康教育的过高回报率。

相比之下,大多数研究发现,与全科医生或家庭医生相比,专攻非初级保健的医生获得了可观的回报。Nicholson(2008)梳理了 4 项研究,这些研究估计了 1951—1998 年间美国医学专科化的回报率。这些研究的结果表明,医学某一领域(如外科、放射科、妇产科)专业人员的回报率很高,而且随着时间的推移急剧上升。例如,1987—1998 年,放射学(相对于家庭医生)的回报率为 47%～105%。这些高回报率的持续存在,加上申请人相对于现有名额的比例过高,表明存在进入壁垒。在下一节中,我们将讨论作为卡特尔的专业协会是否造成了这些壁垒,还是更良性的因素。Cordes et al.(2002)还发现,美国牙科专业的回报率很高:正畸为 16.6%,口腔和颌面外科医生为 26.8%。最后,Vaughn et al.(2010)估计,扣除所得税、生活费和教育费用后,心脏病专家的收入可能是初级保健医生的 2 倍(520 万美元对 250 万美元)。①

---

① 如果医生作为一个整体,他们的培训回报率与非医疗专业相当,但专科医生的回报率远远高于初级保健医生,这意味着初级保健医生的回报率可能低于市场回报率。

3.5 专业与专业协会的经济学

在本节中,我们将探讨为什么医生专科化的回报率会持续走高。医学院毕业生必须在经认证的住院医师培训项目中接受至少一年的住院培训,才能在美国行医。因此,住院医师培训市场作为一个中间市场在发挥作用,在很大程度上决定了美国医生的数量和专业分布。2008年,就26个专业,1200多家医院共提供了2.2万个第一年的住院医师职位。其中69%的职位由美国医学院毕业的学生占据,剩下的大部分由国际医学毕业生(international medical graduates,简称IMG)担任。由于住院医师的供给经常过剩,如果医院对住院医师的需求没有相应增加的话,美国医学院学生名额的任何增加(目前正在发生)都可能会挤出IMG,且不会影响新领注册医生的流动。

在美国,每年春季都会有一种计算机算法将未来的住院医师分配到全国住院医师匹配计划[the National Resident Matching Program,简称"匹配"(Match)]中。[①] 最受欢迎的专业通常是那些回报率很高的专业,往往住院医师供给会有过剩。例如,1991—2009年,整形外科住院医师的供给(即那些将该专科列为第一选择的申请者人数)与住院医师的需求(即可供选择的第一年住院医师职位的数量)在一年之内的比率超过1.40;1997—2009年,在皮肤科,这一比例在一年之内超过1.60。[②]

在运转良好的劳动力市场中,住院医师供大于求会降低申请人数过多专业的工资水平,鼓励医院在这些专业开设更多岗位,会最终增加进入这一市场持证医生的数量,并使各专业间的回报率趋于均衡。这种情况并没有发生,这也证实在某些非初级保健专业里存在进入的限制性壁垒。其他国家也有这种壁垒。希腊医学院毕业生通常要几年后才能等到非初级保健住院医师职位开放申请(Mariolis et al.,2007),只有3%的希腊医学院毕业生能成为工资相对较低的全科医生。

专科化的高回报率和进入壁垒在美国医学生中导致了类似锦标赛的竞争。近年来,在美国,在匹配系统中最难进入的四大专科是整形外科、皮肤科、骨外科和耳鼻喉科(即耳朵、鼻子和喉外科)。毫不奇怪,这些专科都有较高的平均收入或令人向往的工作时间表。在2007年的匹配系统中,在将这四大专科之一作为首选的美国医学院毕业生中,有18%～45%的人无法获得该专业的第一年住院医师职位。学生如果想在这些竞争激烈的专业中获得住院医师职位,就需要在医学院取得优异成绩。医学院二年级后,所有美国医学生都会参加全国医学考试委员会的一级考试。成功进入这四个专业的美国医学生的平均得分从236分(骨外科)到246分(整形外科)不等,高于220分的平均分。[③]

[①] 匹配是一种计算机算法,根据明确偏好将未来的住院医师分配到住院医师项目中。学生们同意参加分配给他们的项目。

[②] 1997年是第一次用匹配系统分配皮肤科职位。

[③] 无法进入高薪专业的医学生确实可以选择接受初级保健医生和转诊医生的培训,但初级保健医生要向患者推销自己。这一渠道可能会变得越来越普遍,特别是如果患者和转诊医生不了解情况,或人们没有认识到正规的专业培训的重要性时尤其如此。

日本似乎也有进入某些专业的类似比赛。通过制定价格，日本政府将医疗费用保持在相对较低的水平。但在国家健康保险中被排除在外的服务，如整容手术，价格并不受监管。Ramseyer（2008）发现，收入高于其他专科医生的日本整形外科医生会更有天赋，受过更好的训练，更有可能曾就读于享有盛誉的医学院。

基于医疗服务质量方面的提供者和消费者之间的信息不对称，专业层面的进入壁垒似乎是不合理的。无论是何种专业，所有医生都必须获得执照，所有未来的住院医师都已经接受了医学院的挑战并淘汰了低能学生。Nicholson（2003）探讨了在美国专业回报率居高不下的四种可能的解释：专业协会的卡特尔行为、教学材料短缺、工资刚性以及阻止供给引致性需求的进入壁垒。医生们对专业准入有很大的控制权，所以问题不在于医生是否限制了准入，而在于他们的动机是否纯粹是自利的。

一种可能的解释是，住院医师审查委员会（Residency Review Committees，简称 RRCs）作为美国的一家私立组织，主要由来自某一特定专业的医生组成，限制了新医生的流入以创造租金。研究生医学教育认证委员会（The Accreditation Council of Graduate Medical Education，简称 ACGME）是一个负责监督住院医师培训的私立组织，由五家医疗服务提供者组织赞助（Accreditation Council of Graduate Medical Education，1996）。[1] ACGME 制定总体政策，允许单个的 RRC 对 26 个专业中的每一个专科的住院医师项目进行审查和认证。每家赞助机构各自委派四名代表参加一个 RRC，政府指派一名无投票权的代表。

教学医院如果希望开设新的住院医师项目或增加现有项目中的住院医师人数，就必须向有关 RRC 提出申请。[2] 因此，RRC 基本上完全控制了医学生流入本专业，因为未参加由 ACGME 认证的住院医师项目的医学生就没有资格参加执业证书考试，因此也无法在美国行医。在荷兰，入行也受到医生自身的强烈影响，"医学院毕业生只有在完成特定培训项目后才能注册为全科医生或专科医生。培训项目的内容和登记标准主要由专业协会决定"（Schut，1995）。

RRC 拥有与工会相同的权力。工会是某种类型劳动力的唯一来源，并与一家或多家公司进行集体谈判（Nicholson，2003）。经济学家们通过建模令工会效用函数最大化，其参数是工会成员的就业数量和工人租金或工资总额，取决于企业的劳动力需求（Pencavel，1984；MaCurdy and Pencavel，1986）。工会选择工资，而企业的策略是雇用一定数量的工会工人使边际产品等于工资。

RRC 的相关制约因素是消费者对医生服务的总需求。正如工会选择工资，并允许企业根据利润最大化原则选择该工资水平上的劳动数量。RRC 选择了住院医师流量，在长期中能生产出所需的效用最大化的医生服务数量（和因此产生的医生数量）、这些服务的价格（及由此产生的租金）。[3] 这一观点的一个问题是，它未能解释为什么 RRC 在产生租金的能力或

① 这五个组织是美国医学协会、美国医学专业委员会（如美国皮肤病学委员会）、全美医学院协会、美国医院协会和医学专业协会理事会（如美国皮肤病学会）。
② RRC 还定期审查已有项目以确保这些项目符合标准。
③ Noether（1986）将医生的供给模拟为不存在进入壁垒的水平和使医生收入最大化的水平的组合。这与只关注租金生成的 RRC 是一致的。她发现，1965—1982 年美国的医生存量从卡特尔的极端走向了完全竞争的极端。

意愿方面似乎存在差异,非初级保健 RRC 显然比初级保健 RRC 更有效地设置进入壁垒。一个简单但却难以证明的解释是,对租金的偏好与该专业的医生数量可能因 RRC 而异。或者,规模较小的专业(如非初级保健专业)比规模较大的专业(如初级保健)更有能力限制相对较少的住院医师项目。尽管如此,Bhattacharya(2005)的结论是,在美国不同专业之间的进入壁垒存在差异,下文将讨论这一点。

对各种非初级保健专业的回报率居高不下的第二个可能的解释是:某些专科的患者短缺制约了能够发展专业素质的住院医师人数。RRC 在决定是否批准项目和每个项目可培训多少住院医师时考虑了若干因素,"住院医师数量(由某项目培训的住院医师)将主要基于带教老师、可用于教学目的的患者人数和种类、教学质量和全部机构资源"(研究生医学教育认证委员会,1996)。[1]

第三种可能的解释是,出于公平的考虑,教学医院可能不愿意或不能调整住院医师工资从而实现市场出清(Nicholson, 2003)。ACGME 过去要求无论是哪一种专业,教学医院都要向所有住院医师支付相同的工资。现在虽然他们改变了这一政策,但仍然要求向住院医师支付不确定的最低工资,该做法具有积极意义。这一限制可能会阻止工资调整,以清除对某些非初级保健专业住院医师的供给过剩。

第四种可能的解释是,RRC 可能不是为该专业创造租金而限制进入,而是为了通过阻止医生引致的需求行为来控制医疗支出(Cooper and Aiken, 2001)。根据这一观点,如果皮肤科 RRC 允许项目扩张,皮肤科执业医生的反应将是利用其信息优势向患者推广低值医疗服务。[2]

3.6 医务人员的供给弹性有多大?

我们现在讨论的问题是货币是否对医务工作者的六种不同决策产生重大影响:未来的医生的职业选择、医生的专业选择、医生的地理位置、护士的劳动力参工率以及护士和医生提供的劳动时间。如果货币对于这些决策很重要,而且工资或价格是由市场力量决定的,那么劳动力短缺和过剩将是短暂的:劳动力将重新安置、进入或离开这一职业、在不同专业之间变换以及通过更多的工作以应对更高的工资。

3.7 医生的专业选择

对医生专业选择的研究可以根据以下问题来分类:是否考虑了某些专业的进入壁垒?在预测医学生对每个专业的预期收入时是否允许专业选择是内生性的?确定职业选择预期收入弹性是不同专业之间预期收入差异的来源。有三项研究(Sloan, 1970;Bazzoli, 1985;Gagne and Leger, 2005)对多组即将毕业的医学生进行了分析,并根据特定专业预期收入的长

---

[1] 增加住院医师经验的一个方法是延长住院医师项目的时间,尽管这种情况在实践中从未发生过。

[2] 关于医生作为代理人的作用及其诱导服务需求的能力的综述,请参见 McGuire(2000)。

期变化或在一个案例中某地区内专业费用随时间的变化来确定弹性。这些研究中有两个关键假设:特定专业的非货币属性(如社会声誉、工作时间安排、与医疗事故诉讼相关的心理成本)的变化与特定专业预期收入的变化无关、所有同年毕业的学生都希望在相同的专业中获得相同的终身收入(即未被观察到的能力不会影响预期收入,或者在预测预期收入时,专业选择被假定为外生的)。

Sloan(1970)报告了特定专业的弹性估值[住院医师的比例变化与该专业预期收入的净现值(NPV)增加1%有关]范围为0~0.28。Bazzoli(1985)发现,在预期收入相对较高的情况下,医学生更有可能选择初级保健,但这种效应很小。具体而言,相较于非初级保健,初级保健预期收入每增加1万美元(平均值增加约20%),医学生选择初级保健的概率增加1.4个百分点。Gagne and Leger(2005)预测,例如魁北克的一名专科医生咨询费每增加10%,将使进入普通诊所的医学生比例减少0.4%,进入外科专业的比例增加2.5%。因此,这三个研究都得出结论:虽然预期收入确实会影响医学生的专业选择,但影响相当小;医学生在选择专业时非常重视非货币属性。[①]

上述论文都假设,医学生可以进入他们喜欢的任何专业。也就是说,这些研究并未考虑到一些想进入某专业的医科学生可能未必能成功。如前所述,高收入专业的住院医师职位是有配额的,许多医学生无法进入他们喜欢的专业。Nicholson(2002)的主要贡献是研究预期收入的差异如何影响那些希望进入该专业的学生人数,而不是实际进入该专业的人数。他发现,医学生的专业选择对预期收入相当敏感:七个专业的平均收入弹性为1.42。为确保获得某些非初级保健专业的巨额租金,医学生似乎愿意承担得不到任何住院医师职位的风险(将某一竞争激烈的专业列为首选)。

Bhattacharya(2005)是唯一对专业选择和预期收入进行联合建模并允许未观察到的因素影响这两项变量的学者。他提出的一些证据与上文讨论的前三项研究是一致的——货币并不是专业选择的最重要决定因素。例如,巴特查亚预测,决定成为家庭医生的医生实际上会比决定(并且能够)成为外科医生挣得更多。他的研究结果也对典型性假设提供了一些依据,即一群医学生中所有人都可以期望在同一专业获得同样的收入。在20次比较中,有17名医生预测,如果他进入的专业不是他实际想进入的专业,他的预期终身收入将在该专业观察到的收入的4%以内。巴特查亚发现,初级和非初级保健医生之间的收入差异只有一半可以用工作努力、所需的培训时间以及观察到和未观察到的能力等方面的差异来解释。他的结论是,不同专业的进入壁垒差异是剩余收入差异最有可能的原因。

3.8　医生的区位选择

20世纪70年代和80年代初的一些论文认识到,在美国,城市地区的医生与人口比远远高于农村地区,且随着时间的推移这种差异越来越大。传统的解释是,医生更偏好住在城

---

① 最近有几个国家的家庭医生工资相对于医院医生(例如在英国)的工资有所增加,这将为今后研究工资对专业选择的影响提供一个有趣的途径。

市,尽管已有供给量很高,但通过诱导对他们的服务的需求,医生可以继续在城市执业(Newhouse et al., 1982)。为鼓励医生在农村地区定居工作,很多政策颁布实施,例如全国卫生服务团项目,该项目将为那些愿意在服务供给不足地区执业的医生偿还医学院债务。

Newhouse et al.(1982)批评这些研究未能将标准的经济区位选择理论应用于医生市场。他们认为,临界面积以上的地区将能够在某一专业范围内吸引和支持医生,而低于这一阈值的地区则无法做到这一点。此外,随着时间的推移,特定专业的增长将取决于这一地区最初是否有该专业的医生。① 正如预测的那样,Newhouse et al.(1982)发现,全科或家庭医生在人口少的县的分布不均。1970—1979 年,与大城市相比,小城镇的全科医生人数下降得更快,而与此同时,专科医生则呈相反的模式。Frank(1985)的结论是,精神科医生在市场上的预期收费并不是区位选择决策的一个特别重要的决定性因素。他还发现,精神科医生的存量随着费用的变化而缓慢调整:每年精神科医生的现有数量和长期均衡数量之间的差距会缩小20%~40%。这与有经验的医生换地方执业的较高交易成本以及新受训医生流量相对于储备而言规模较小的事实是一致的。

Polsky et al.(2000)也得出结论认为,市场条件的变化对执业医生的区位选择影响不大,这与康复设施相对于收入以及较高交易成本很重要的观点是一致的。HMO 在市场中渗透率的提高并不影响初级保健医生、医院专科医生或职业生涯晚期的医学(外科)专科医生停止在该市场为患者提供医疗服务的可能性,对职业生涯初期的医学(外科)专科医生的影响很小。然而,在市场交易成本相同的情况下,新医生的预期收入似乎更为重要。在 1994 年完成住院医师培训的所有专科医生不太可能选择在 HMO 渗透率较高的市场执业,大概因为这些市场的预期收入相对较低(Escarce et al., 1998)。

3.9 护士的劳动力供给

Shields(2004)很好地概括了关于护士劳动力供给的早期文献:"在提高注册护士(registered nurse)工资率可能产生的影响方面,尽管在已有研究中存在相当大的差异和不一致之处,但其主要结论是工资弹性没有反应(或缺乏弹性),需要大幅增加工资以诱导护士劳动力供给的适度增加。"Shields(2004)还得出结论,认为护士工资对劳动力参工率的影响大于工作时间的影响。然而,应当指出,早期护理文献的工资弹性平均约为 0.30,实际上与一般(医学和非医学专业)女性员工的文献一致(Borjas, 2000)。

许多较早的研究没有以令人信服的方式解决估计劳动力供给所固有的关键经验挑战:确定不同工人间或不同时间的工资可能存在的外生性差异、准确地测量工资和工时、考虑劳动力的自我选择以及控制那些会影响工资的个别未观察到的异质性因素,如动机、能力和工作特征的差异(如轮班工作)。

最近的几项研究使用了自然实验、面板数据、综合管理数据集以及更复杂的计量经济学方法。Holmås(2002)在 5 年中跟踪研究了 5300 名挪威护士。他发现,护士工资每增长 1%,

---

① 这与之后 Bresnahan and Reiss(1999)构建的模型相似。

退出劳动力人口的风险就会降低 4.9％。这意味着,护士工资永久性提高 10％,将在 5 年内使离职率每年减少约 1％,而基准离职率约为每年 2％。当霍尔马斯省略了护士是否有需要在下班时间轮班工作这一指标时,工资估计要低 50％,这突出了对个体异质性进行建模的重要性。Frijters et al.(2007)在一年里跟踪研究了英国 2.8 万名护士。他们用护士的从业前学历作为工具变量来研究护士工资,发现护士工资增加 10％将使每年离职率降低 0.7％,比 Holmås(2002)的结论要小得多。

Askildsen et al.(2003)使用了与 Holmås(2002)相同的挪威面板数据。利用市政当局的财务状况,作为特别护士在同一机构工作的辅助护士的滞后工资以及护士的工作经验,来测量工资水平,他们估计非补偿性工资弹性为 0.21。如上所述,这种低弹性表明,通过增加工资来解决护士紧缺是很昂贵的。具体而言,他们估计,要解决挪威 4000 个护士职位的缺口问题,工资必须提高 43％,健康总支出会增加约 4％。Staiger et al.(1999)分析了 1991 年的一项政策,这项政策在美国不同市场上不同程度地、外生性地改变了荣军医院的护士工资。他们估计工资弹性范围为 0～0.2,这与 Askildsen et al.(2003)的研究一致。

2004 年,美国有 66％的注册护士为已婚状态(Buerhaus et al.,2007)。大多数护士劳动力供给研究得出的结论是,护士配偶工资的增加和非劳动性收入的增加减少了他们的工作时间(Antonazzo et al.,2003;Buerhaus et al.,2007;Holmås,2002)。此外,这些对劳动力参与决策的影响比对已参加工作的护士的工作时间的影响更大。正如我们在下一节中所讨论的,这些影响很可能会加剧医务人员市场在短缺和过剩情况之间波动的趋势。当经济强劲时,工资和非劳动性收入往往会增加。由于健康需求的收入弹性为正,对医务人员的需求是顺应经济周期的,而由于配偶工资和非劳动收入的强烈影响,护士劳动力的供给可能是反周期的。

3.10　医生的劳动力供给

Staiger et al.(2010)指出,1996—2008 年,美国执业医生每周工作时间减少了 7％。1981—2001 年,加拿大医生平均每周工作时间减少了 5 小时(Crossley et al.,2006)。这些趋势引起了政策制定者的担忧,他们认为发达国家已经或将很快出现医生短缺的情况(Cooper et al.,2002)。造成工作努力减少的最可能的原因是,在许多国家,医生收入一直在下降,人们对休闲的偏好也发生了变化。例如,1995—2006 年,美国的医生收入按实际价值计算下降了 25％(Staiger et al.,2010)。在这一节中,我们回顾了关于医生工资变化的收入效应和替代效应,以及医生劳动力供给曲线是否在实际上是向后弯曲的实证文献。与护士一样,大多数实证研究得出的结论是,医生的劳动力供给对工资的反应不如其他职业那么敏感。此外,最近使用微观数据的研究还得出结论,收入的变化对医生的工作努力没有很大的影响——即收入效应很小。

大多数早期研究都利用关于医生服务和费用的加总时间序列数据来推断医生劳动力供给曲线的形状。几乎所有的这些研究都得出结论:医生的劳动力供给函数是向后弯曲的——非补偿性工资的负弹性意味着工资增长的收入效应大于替代效应(Feldstein, 1970; Vahovich, 1977; Brown and Lapan, 1979; Hu and Yang, 1988; Brown, 1989)。有一个例外是 Sloan(1975),他发现医生的工作时间与工资或非劳动收入无关。向后弯曲的劳动力供给曲线可能会阻碍一项试图限制医生费用来控制医疗支出的政策。如果医生收入的边际效用很大,他们可能会通过诱导对自身服务的需求来应对费用削减,从而使医疗支出无法下降(McGuire and Pauly, 1991)。然而,使用加总数据的研究无法单独衡量收入效应和替代效应。研究收入效应的早期研究一般都发现收入弹性为零或很小(McGuire and Pauly, 1991)。

最近的研究结果利用微观数据估计了传统的劳动力供给方程,这些研究的结果通常都会发现非补偿性工资弹性不大、收入效应没有或很小。利用美国 20 世纪 80 年代中期的数据,Thornton(1998)先估计了医生服务的生产函数,然后得出了医生的边际影子工资。随后他估计,非补偿性工资弹性为 0.06,收入弹性为 20.09,这与 Sloan(1975)的结论一致,即医生对工资和非劳动收入不是特别敏感。Rizzo and Blumenthal(1994)利用经验来测度医生的工资。他们的主要假设是:经验只通过其对医生工资的影响来影响劳动力供给。考虑到他们只分析了 40 岁以下的医生而没有分析接近退休的医生,这样的结论似乎是合理的。他们发现替代效应超过了收入效应。具体而言,他们估计未补偿性工资弹性为 0.27,收入弹性为 -0.17,以及补偿性工资弹性为 0.44。[1] 里佐和布卢门萨尔还发现女医生的劳动力供给决策比那些男医生更加敏感。[2]

Thornton and Eakin(1997)使用市场层面的需求变量如人均收入和城市化程度来估算医生的工资。他们估计独立执业医师的工资弹性为一个较小的负数(-0.02,与 0 无显著差异),收入弹性也是较小的负数(-0.02)。虽然他们的结论是劳动力供给曲线向后弯曲,但它几乎是垂直的,结果与 Sloan(1975)和 Thornton(1998)的结论一致。

Showalter and Thurston(1997)研究了美国医生在 20 世纪 80 年代中期的劳动力供给行为是如何受到各州最高边际税率差异的影响的。他们估计个体医生的非补偿性(税后)工资弹性为 0.30,但发现雇员医生对工资差异没有反应。Baltagi et al.(2005)利用挪威医生的面板数据估计了一个动态劳动力供给模型。1996 年的一项工资协议在一定程度上确定了工资效应,该协议在不同市场上不同幅度地增加了医生的工资。他们报告了短期和长期非补偿性工资弹性估值分别为 0.30 和 0.55,不存在收入效应。最后,Sæther(2005)利用挪威医生的数据构建了一个静态劳动力供给模型,模型允许某个医生执业的部门(如医院、私人诊所)的工资变动可以影响另一个部门的劳动力供给。文章报告这两个部门的非补偿性工资弹性都有 0.18,诊所的反应大于医院的反应。[3]

总之,上面讨论的六类研究使用微观数据报告非补偿性工资弹性估值范围为 0~0.30,其中有四项值在 0.18~0.30 之间。研究收入效应的四项研究报告弹性估值为 0 到 -0.17。鉴于所用研究方法、数据来源和国家不同,人们似乎普遍认为,与大多数职业一样,医生对工

---

[1] Rizzo and Blumenthal(1994)运用了两个非执业性的收入变量:医学院债务和配偶收入。
[2] 女医生的非补偿性工资弹性为 0.49,是男医生(0.23)的 2 倍多。
[3] 尽管他们没有估计工资弹性,但 Whalley et al.(2008)报告说,在实施了一项慷慨的绩效工资计划后,英国全科医生的工作时间平均下降了 8%,平均收入增加 26%。然而,在政策改变之前工作时间已呈下降趋势。

资的变化不是特别敏感,而且收入弹性也很小。

3.11 医务人员的短缺和过剩:周期性与持续性

在本节中,我们将研究为什么许多国家的医务人员市场在过剩和短缺间循环,以及为什么短缺或过剩往往会持续多年。例如,在加拿大"短缺上升的速度更快(与相对较大的城市前所未有的家庭医生短缺相比)更加令人惊讶——在不到 10 年的时间里,加拿大的医生供给从过剩逆转到了明显的短缺"(Crossley et al., 2006)。1991 年,受加拿大卫生部委托编写的《巴瑞—斯托德报告》建议将医学院入学率降低约 10%,并减少加拿大对国际受训医生的依赖,以维持未来的医生/人口比(Barer and Stoddart, 1991)。第二年,加拿大政府接受了这些建议(Tyrell and Dauphinee, 1999)并开始实施。在 1993 年达到每 1000 人中有 2.2 名医生的峰值之后,这一比例一直稳定在 2.1。现在加拿大政府已经反其道而行之。自 1998 年以来,医学院名额增加了 39%(Esmail, 2005)。

日本也在很短的时间内扭转了医务人员政策。1986—2006 年,医学院名额减少了 8%(Toyabe, 2009)。[1] 教育部门最近改变了政策,决定批准新的医学院以扩大医生规模。[2] 2010 年医学院名额达到了历史新高。[3] 在美国,注册护士的短缺始于 1998 年并持续了 10 年,远远超出了标准经济模型的预测。在 2001 年的高峰期,医院注册护士职位有 13% 的空缺(Buerhaus et al., 2009)。挪威、英国、加拿大、澳大利亚和南非在 2000 年后都经历了护士短缺(Shields, 2004)。

人们是如何获知某种特定类型的医务人员的短缺或过剩的事实的? 在大多数市场,短缺会导致工资上涨、从业者收入增加、新进入者数量增加、病人等待预约的时间延长(就医生或牙医而言)、与医疗机构的预约时间缩短以及在生产函数允许的范围内更多地使用替代劳动力。实行价格管制时,除非公共和私人保险公司像市场一样做出反应,否则可能不会触发其中的几种机制。此外,进入壁垒可能会拖延或阻止供给反应。这些挑战使人们难以确定是否存在短缺或过剩。自 2000 年以来,有许多研究得出的结论是,美国已经或即将出现医生短缺——这是 2000 年以后来自各州医疗协会和医院协会的 18 份报告以及来自医疗机构的 19 份报告(Iglehart, 2008)。然而,这些研究通常是通过将人口预测应用于目前的治疗水平,而不是通过记录市场证据来得出这一结论的。

Long et al.(2008)认为,不应将护理短缺建立在职位空缺率的基础上,因为医院越来越多地使用临时或代理护士作为应对不稳定需求条件下的战略对策,通过减少全职护士的聘用和使用兼职护士来应对需求冲击,可以将成本降至最低。[4] 政府还可以放宽移民政策以应对医生短缺。大多数发达国家越来越依赖在国外受训的医生。例如,2007 年,在下列国家里受

---

[1]《日本时报》,2010 年 6 月 22 日。
[2]《日本时报》,2010 年 6 月 22 日。
[3] 最近荷兰还实施了一项积极的医生人力资源政策,在 1993—2003 年期间将医学院的招生人数增加了一倍。
[4] 不太多考虑职位空缺率的另一个原因是:医院可能不希望以现行工资填补空缺,这样"职位空缺"就仅仅是行政数据的输入。

训的国际医生在医生队伍中所占比例均高于 2000 年:爱尔兰(2007 年有 33％的医生在国外受训)、新西兰(31％)、美国(25％)和瑞士(21％)(OECD Health Data,2009)。

我们为医务人员过剩和短缺的持续性和周期性提供了几种解释。首先,健康需求具有合理的收入弹性。Acemoglu et al.(2009)利用油价变化与当地石油储备之间的相互作用衡量了收入对医院支出的因果影响,并估计收入弹性为 0.72。这表明,尽管还没有到将健康视作奢侈品的程度,但随着一个国家收入的起起落落,其公民对健康的需求也会同样上下起伏。因为对医务人员的需求来自对健康的需求,所以对劳动力的需求是顺周期的。然而,劳动力供给对收入引致性需求变化反应缓慢,其原因有几个:培训期往往很长、新培训的劳动力数量相对于已有劳动力存量通常很小、管制价格可能会阻碍获得符合条件的劳动力的市场信号。

其次,政府并不是特别善于预测未来的供需情况,但采取行动时却很严厉。Nicholson(2009)描述了美国政府从 20 世纪初开始试图预测医生服务未来供求情况的悠久历史。政府对于医生的人力政策是为了减缓(也许会加剧)从感知(也许是真的)过剩到感知医生短缺的振荡。本节开篇所描述的加拿大和日本经验与美国的经验相似。也许可以有一个政治上的解释,即为什么对专业性职业是否充沛的态度会是周期性的。

最后,医生短缺(无论是实际短缺还是感知短缺)持续存在,是由于政策制定者和学者对医生在医疗保健系统中的作用有不同的规范性观点。Nicholson(2009)提出了一个简化观点,即人们可以根据其回答两个问题的方式被分为两个阵营:(1)政策制定者是否愿意并且能够改革医疗体系并提高其效率?(2)如果有更多的医生开始执业,他们的增量服务的价值是否会超过他们的成本? Cooper et al.(2002)怀疑政策制定者(或市场)能否对医疗保健体系进行改革以提高医生生产率,并认为医生不能或不会诱导对自身服务的需求,预测由于人口增长、老龄化以及实际收入增加而对医生服务的需求增长,因此支持扩大医生队伍。Goodman and Fisher(2008)乐观地认为,政策制定者(或市场)可以改革支付体系以提高医生的生产率,他们认为增加医生数量会减轻政策制定者的压力,从而降低改革的可能性,他们相信医生的增量服务将是低价值的,可能会倾向于限制医生劳动力的增长。一个阵营颁布的政策将引发另一个阵营的"过剩"或"短缺"的叫嚣。

正如 Blumenthal(2004)所指出的,"因此,医生供给的辩论现在已经陷入并与关于医生提供服务的价值和医疗保健系统的未来更广泛的讨论联系在一起——它应该有多大? 如何组织? 以及其轨迹是否可以掌控? 短缺理论的支持者(即认为美国存在医生短缺)认为,忽视或抵制对医生服务需求的不可避免的增加只会导致'公众不满',并促使其他医疗专业人员取代传统上由医生扮演的角色。过剩理论(即认为不存在医生短缺)的支持者似乎认为,限制医生的供给是开始重组我们的医疗保健系统以提高其合理性和效率的一种方式"。

4. 劳动力需求议题

医务人员的生产率在单个提供者之间和不同组织形式之间差别很大。几项研究表明，在美国（Epstein et al.，2010；Phelps，2000；Welch et al.，1994）、加拿大（Roos et al.，1986）和挪威（Grytten and Sorensen，2003）等各国市场的医生生产率各不相同。此外，虽然小团队比大团队更有效率（Gaynor and Gertler，1990；Gaynor and Pauly，1990），但团队执业的医生似乎比个体医生效率更高（Reinhardt，1972；Brown，1988）。

劳动生产率的这些差异是持续存在的，这表明劳动力租金不会像在完全竞争市场中那样被套利。这就提出了一个问题，即哪些劳动力需求因素可以解释这些持续存在的生产率差异。在首先回顾了传统的要素需求实证研究之后，本节探讨了对劳动生产率变化的一些可能的解释，包括政府监管、补偿激励方面的差异、政治或组织内部管理人员的激励效应、人力资源管理和代理人激励问题。

4.1 要素需求：自身价格和交叉价格弹性估计

在本节中，我们回顾了各种医疗保健生产环境中自身价格和交叉价格弹性的经验估计。这些估计揭示了生产函数的性质和灵活性，许多职业的工资是如何可能对劳动力供给的变化做出反应的，以及短缺和过剩可能产生的影响。例如，考虑非医师性临床医生（non-physician clinicians，简称NPCs）的最新增长。2007年，美国有7万名医生助理，2004年有14万名护士从业人员，而在1970年这些数据基本上为零（Wilson，2008）。最近一份关于医生劳动力的报告预测，2005—2020年，美国的NPC数量将增长60%，每类NPC将提供目前由医生提供的40%的工作（Health Resources and Services，Administration，2006）。其隐含的假设是NPC和医生是互为替代品，NPC面临和进入壁垒很少，这就减少了预计中可能出现的医生短缺。

对美国医生执业的早期研究一致认为，医生未有效地使用非医生人员，但在他们使用的人数究竟是太少（Reinhardt，1972，1975）还是太多（Brown，1988）[①]的问题上意见不一。Reinhardt（1972）利用调查数据估计了生产函数，其中数据包含医生执业的三项产出指标[诊所就诊次数、总就诊次数（包括医院就诊和出诊）、年度账单]和包括医生的工作时间在内的要素投入。他的结论是，如果医生将注册护士、技术人员和办公室助理（作为"医生助手"组合在一起）的使用增加一倍，他们的产值可以提高25%。Brown（1988）还使用比莱因哈特更新、更详细的数据估计了生产函数。布朗确认医生会选择他们的工作时间，他使用了医生年

---

① 对医生执业和医院的规模经济和范围经济，以及个体医生和联合执业之间的生产率差异有大量研究，例如，关于分析医生执业的研究结果，可参见Pope and Burge（1992）。本章中并未回顾这一文献，而是主要关注劳动力需求。

龄(在市区执业的指标,同时也是医生工作时间的指标)。通过比较医生和其他要素投入的边际产量与工资的比值,布朗的结论是:医生过度地利用助手,但并没有充分利用执证护士(licensed practical nurses,简称 LPNs)。

其他作者使用成本回归来分析医生执业中的劳动力需求(Gillis et al., 1991;Pope and Burge, 1995;Escarce, 1996)。Escarce and Pauly(1998 年)评论说,这些回归忽略了医生时间的(重要)机会成本。美国医生通常拥有自己的诊所并使用要素投入以最大化其收入(或其他一些目标函数),因此研究人员无法观测医生的工资。他们构建了一个模型,医生同时选择他们的劳动力供给和其他要素投入,最大化由闲暇和净收入构成的效用函数。埃斯卡和波利发现,医生是所有其他投入组合的替代品,随着其产量的增长,他们使用非医生的投入与他们自己的劳动不成比例。

Thornton and Eakin(1997)对医生的劳动力供给和生产决策的相互依存性有着同样的见解。在第一阶段,医生根据自己的劳动投入的每一个可能的价值选择非医生的劳动投入,在第二阶段,医生选择他们的工作时间使效用最大化。[①] 他们发现,对助理(即所有非医生雇员)和医疗用品的需求是无弹性的,其自身价格弹性分别为 -0.26 和 -0.05。使用类似的方法对 1998 年的美国数据进行分析,Gunning and Sickles(2011)也发现投入需求是缺乏弹性的。具体而言,非医生员工和资本的自身价格弹性估值分别为 -0.22 和 -0.24。这些结果与较低的边际替代率是一致的,医生服务的生产函数相当有刚性。

估算医院成本函数面临一些经验挑战。第一,医院提供许多不同的服务产品(例如急诊室就诊、门诊就诊、手术入院、医学入院),这些产出无法用单个变量准确地反映出来。第二,患者病情的严重程度及由此产生的费用可能在不同的医院会有很大差异。第三,尽管医生是医院生产的重要投入,但往往缺乏可观察到的医生工资(特别是在美国,大多数医生的工资都是由健康保险公司而不是由医院支付的)。第四,在回归中使用的广义类型,如护士或技术人员之类的各医院的劳动力投入质量可能有所不同。Vita(1990)使用灵活的函数形式(如对数函数)估计了医院成本函数。通过观测五种投入的投入价格,他设定了五个独特的产出,并用一个混合变量来控制不同的患者严重程度。对护士(估计自身价格弹性为 -0.34)、医疗用品(-0.34)和非医师性执业医生和技术人员(-0.34)的需求是缺乏弹性的,而对管理人员和主管(-1.94)以及辅助人员(-1.94)的需求具有弹性。不出意外的,非临床工作人员似乎比临床人员更加灵活。

盖诺等人于 2011 年构建了一个新的产出指数模型,用来估计 2003 年加州 320 家医院的成本函数(Gaynor et al. 2011)。与早期研究将五种(或左右)产出作为回归量不同,盖诺等人在成本函数估算中使用了 350 万名患者所接受的诊断和服务的详细数据。自身价格弹性(绝对值)最低的要素投入是注册护士(-0.17)、医疗用品和设备(-0.17)和诊所员工(-0.17)。与 Vita(1990)一样,他们发现管理是最具价格弹性的投入(-1.06)。

其他研究为健康生产函数的灵活性提供了深入了解。如上所述,Gunning and Sickles(2011)将医生的劳动力供给决策与他们的要素投入决策结合起来,以估算多产品成本函数。

---

① 他们根据年龄和性别计算医生的工作时间。

他们估计非医生员工和资本(以诊所租金衡量)之间的交叉价格弹性为 0.45,这表明这两种投入是替代品。Doyle et al.(2010)分析了这样一种情况,即患者被随机分配到具有不同质量排名的医院的临床团队。虽然两家医院的患者预后没有显著差异,但在排名较低的医院里,患者住院时间更长,住院费用更高,接受的诊断测试更多。这与时间(医院劳动力,如护理时间)与对技能、判断的诊断测试的替代是一致的。Wanchek(2009)发现,牙科保健师是牙医和牙科助理的替代品,Anderson et al.(2000)认为顺势疗法者(即"替代医学"医疗机构)和医生是替代品。虽然各种投入形成替代关系,但结论仍然是,健康生产函数对投入品价格的差异或变化没有实质性的反应。但是,将不同的质量投入分为广义类型,将使回归系数趋近为零,因此真实的弹性绝对值可能会更大。

4.2 补偿、政治和政府监管

在传统的劳动力需求分析中,假定企业选择劳动力投入以实现利润最大化或成本最小化的前提条件是选择产出水平。在许多国家,医院由当地政府或国家经营,医生受雇于国家。如果医院和医生在这些竞争较弱的环境中偏离了标准的利润最大化行为,这可能会为各地劳动生产率和人口健康的差异提供一个解释。此外,医疗机构的补偿方式可能会影响他们的劳动力需求。服务收费的补偿是根据他们向患者提供的服务来支付费用的。然而,服务有时是根据劳动力投入的使用情况来定义的。例如,到初级保健医生的诊所就诊,补偿率会高于到执业护士处就诊,即使两种就诊行为对患者健康的影响相同或者涉及资本(如核磁共振检查)的就诊可能会带来更高付费而另一种不会。补偿可以对某些劳动力投入进行补贴或征税,除非这些费率的规定能在所有可能的服务中产生相同的利润率。在本节中,我们将研究可能影响医院和医生执业对劳动力需求的四个因素:补偿方式、竞争程度、政府工资监管和政治。

4.2.1 补偿方式

Schoen et al.(2009)对 11 个国家的初级保健医生进行了调查,除其他问题外还向他们询问了他们使用的健康生产函数。在瑞典和美国,分别只有 2% 和 6% 的医生表示,他们可以从雇用更多的非医师临床医生中获益。相比之下,在意大利和荷兰,44% 和 60% 的医生回答说,他们可以从这种雇佣中获益。法国的医生补偿体系是按服务付费,只有 11% 的受访者表示他们使用非医生员工来管理慢性病治疗,而在英国,这一数据是 98%,这是由于英国有强有力的绩效工资奖励措施。Jacobson et al.(1998)在美国的 9 个健康维护组织和多专科诊所进行了访谈。他们发现,那些管理式医疗人口相对较多的组织大概有很大一部分收入是通过按人头均摊产生,这给了执业护士和医生助理相当多的临床自主权。这两项研究表明,在按人头均摊方式比较重要的国家或组织中,医生的行为对雇用医生替代品和更广泛界定其职责具有较强的激励作用。

两项经济研究正式考察了补偿对要素需求的影响。Acemoglu and Finkelstein(2008)研究了 1983 年美国联邦医疗保险计划的一份医院补偿规则(预期支付系统或 DRG)的影响。发现该规则提高了劳动力相对于资本的价格。不出所料,他们发现,随着政策激励采用(昂贵的)医疗技术,资本劳动比随后有所上升。此外,医院的对策是提高其护士技能的组合,这大概是因为熟练劳动力是资本和技术的互补品。同样的支付政策还为教学医院雇用的每名住院医师额外提供了 7 万美元。由于补偿方式是以住院医师与床位数的比例为基础的,因此对住院医师进行补贴,并对床位征税。Nicholson and Song(2001)发现,面对这些激励措施,医院雇用了更多住院医师但没有减少床位。事实上,这项补贴可以解释为何 1984—1991 年间住院医师的增幅高达约 40%。

上述研究表明,现行的补偿制度对医疗机构的要素需求有很大影响。然而,两项对加拿大和美国医院的比较研究得出了与之相反的结论。魁北克的医院受到严格监管:它们的预算是由以前的经验和政治决策决定的,而非取决于市场力量,它们不直接与其他医院竞争。相比之下,美国医院监管较少但面临更多竞争。然而,Bilodeau et al.(2000)发现,加拿大和美国的医院具有类似的成本函数——这两种函数都符合短期成本最小化行为。这一结果与 Haber et al.(1992)的早期分析一致。他们发现,尽管环境和激励措施不同,1985 年美国和加拿大医院的劳动力份额非常相似。例如,两国注册护士都占医院劳动力的 45.6%。

4.2.2 投入工资管制

在许多经济部门,不同地区的劳动力市场要求的工资水平非常相似。在这种情况下,如果有竞争力的外部工资高于规定的工资,工资管制实质上是医务劳动力的工资上限。对劳动力数量限制(如解雇成本)和劳动力价格下限(如最低工资)的研究很多,但在经济学领域对这种类型的工资监管的研究却少得多。然而,由于公共部门作为劳动力的直接雇主扮演了很重要的角色,这一问题在医疗保健部门非常重要。在欧洲,这种集中的工资监管发生在英国、法国和西班牙。

Propper and Van Reenen(2010)提出了一个简单的两个部门、两个地区的职业劳动力市场均衡模型,以刻画护理劳动力市场工资监管的显著特征,并以此来探讨它是如何影响生产率的。他们是如此设计的:他们认为,一个经济体有两个部门构成,$j=\{1,2\}$,其中部门 1 是"技能敏感型部门",假设这是提供医疗保健服务的公共部门,即医院部门。部门 2 对技能不太敏感(他们提出养老院部门比医院部门的技术含量低得多,但雇用了一些受过护士培训的员工)。有两个地区,$r=\{L,H\}$,其中 L 是低价地区,H 为高价地区。价格为 P_r,且 $P_H>P_L$(例如,由于土地稀缺性导致的土地租赁价格)。$H(L)$ 地区是"外部工资高(低)"区域,因为不受监管的部门 2 的名义工资较高。有两类技能型,$s=\{S,U\}$,其中 S 是熟练技能,U 是非熟练技能,名义工资为 W_{js}。

他们假定 r 地区的消费者需要由位于 r 地区的医院提供服务,在同一个地区内生产者价格和消费价格相等。非熟练工人的工资在世界市场上是给定的,这种工人的供给具有无限弹性。基本前提是,护士会对他们被提供的工资做出反应,尽管可能有一些固定的迁移成本带来阻力,但他们在地理上是流动的。从这个模型可以得出以下三个预测。

首先,如果工资监管导致工资下降,护士很可能会迁移到工资相对较高的另一个地区。他们迁入地区的医院将通过获得更高质量的人力资本而使业绩受益。受管制的工资将使高价格地区对护士的吸引力不如低价地区。随后,一些熟练护士迁至低价地区,高价格地区的相对生产率恶化。其次,即使他们仍留在同一地区,护士们也可以进入工资不受监管的部门。随着技术工人转向这一部门,这往往会导致那些不受监管的部门生产率提高。最后,对于某些看似合理的受管制工资值,我们可以观察到"外凸性",即具有较高外部工资的地区公共医疗保健质量的恶化程度可能会大于那些具有较低工资地区的公共医疗保健质量的(可能的)提高程度。因此,这种监管会降低公共医疗保健系统的总生产率水平。

由于英国工资是由中央管制的,他们使用了英国国民保健服务系统(NHS)的数据来验证该模型的预测。作为衡量医院质量的一项指标,他们使用了因心脏病发作急诊入院后死亡(急性心肌梗死,acute myocardial infarction,简称 AMI)的数据。养老部门被视为模型中的非熟练部门。他们发现模型的三个预测都全部得到了支持。高外部工资地区的医院护理质量较低,而高外部工资地区养老院的护理质量较高,而且,质量效应不存在外凸性。在高成本地区(即受管制的工资远远低于外部工资),监管对医院质量的负面影响远远大于低成本地区(即受管制工资高于外部工资)的正面影响。因此,工资监管的总效应是提高总死亡率,大幅降低社会福利。从本质上讲,在高成本地区,工资监管在降低工资支出方面的任何收益都被低质量带来的额外死亡率所抵消。

如第 3.11 节所述,护士短缺是许多护理劳动力市场长期存在的问题。Propper and Van Reenen(2010)并未直接探讨其模型对护士短缺的影响,尽管在他们的模型中,高外部工资地区的工资冲击将导致护士转移到低工资地区或进入非熟练部门,因此高外部工资地区的医院出现护士短缺。他们可能会用更不熟练的临时护士来填补这些空缺,这可能是高外部工资地区生产率下降的一个原因。对此,Hall et al.(2008)提出了一些支持证据。

Elliott et al.(2007)明确关注了这一问题,并分析了英国 NHS 中护士在外部工资不同的地区的空缺率。他们的分析使用了大量的小区域横截面数据。他们发现,地方工资差距的缩小导致 NHS 护士的长期空缺率上升。护士工资的竞争力对 NHS 吸引和留住护士的能力有很大影响。虽然他们没有进行全面的成本效益分析,但他们与 Propper and Van Reenen(2010)一样得出结论认为:改变英国不同地区合格护士之间的相对工资是影响卫生当局空缺率的一种机制,也是为提高护士工资应对当地劳动力市场情况反应能力的一种措施。如第 3 节所述,护士工资弹性与一般女性劳动力供给文献的估值一致。

4.2.3 政治学

Clarke and Milicent(2008)还在分析法国医院的就业情况时探讨了政府行为与劳动力需求之间的联系。法国公立医院由地方政府资助和运营。克拉克和米利肯特认为,致力于降低失业率的左翼地方行政当局将把医院就业作为处理当地失业问题的一种方式,从而增加他们继续执政的机会。他们对法国医院进行了抽样分析,发现公立医院的就业率一直高于非营利组织或私人医院。公立医院就业与当地失业率呈正相关关系,而非公立医院则不相关。这与公立医院在贫困地区提供就业是一致的。他们发现在地方自治当局中左翼越多的地方,公立医院就业和地方失业之间的关系就越强。后一种结论尤其适用于选举竞争激烈时的情况,也符合再次竞选时的情况。

4.3 企业的组织形式:为什么医生们要组队执业?

在医生企业生产率方面存在很大差异,这些差异有据可查。联合执业中的医生似乎比个体执业者效率更高(Reinhardt,1972;Brown,1988),小团队比大团队效率更高(Gaynor and Gertler,1990;Gaynor and Pauly,1990)。医生企业的组织也发生了变化。例如,在1980年,美国大多数医生都是个体执业者,而在2006年,只有32%的初级保健医生单独执业(DeFelice and Bradford,1997;Bodenheimer and Pham,2010)。

迄今为止,关于医疗保健合伙人的研究大多是出于产业组织的理论和公司理论,这些理论分析了团队的生产问题和潜在的道德风险问题。因此,它采用"设计"的视角,强调不同的组织形式是对外部或内部约束的最优反应,因此,个体执业和联合执业在不同情况下都是最优的。

公司与其成员之间运作良好的委托代理关系的一个重大障碍,是与监督工作有关的困难。Holmstrom(1982)表明,在团队层面,如果难以监督工作努力,产出也难以得到奖励,且团队规模越大,则任何个体成员搭便车和卸责的可能性就越大。这项研究指出了公司规模和同质化对效率的重要性。相对同质的团队将由那些目标函数与"平均"成员的目标函数没有显著差异的成员构成。如果该集团的福利函数是其成员目标的简单加总,那么每个成员的目标将与公司的目标形成不那么严重的对比,这将减少(尽管不是完全缓解)与卸责有关的问题。另外,异质性更多的企业会有目标函数与企业有显著差异的成员,因此,成员们会更有动力采取符合他们利益(而不是团队整体利益)的行动。

如果推卸责任是个问题,那么公司的规模可能很重要。一方面,规模经济会鼓励公司规模更大,但随着公司的发展,对员工的努力程度进行监督也有可能变得更加困难。团队较小时,更便于及时监督,而且可能不需要明确和昂贵的合同(或至少使用不那么全面、更多依靠社会或同事压力的合同)就可以做到这一点。另一方面,在较大团队里,可能需要更完整的合同以及正式的监督和惩罚措施来解决推卸责任问题。作为极端情况,单独执业的医生和公司的目标函数在界定上没有任何区别——因为他们原本就是一体的,推卸责任与其无关。

医生公司由于规模相对较小且容易获得其财务和劳动力投入信息,因此通常被用于检验这些结论[可参见Scott(2000),DeFelice and Bradford(1997)的综述]。例如,Gaynor and Gertler(1995)研究了美国初级保健医生在医疗执业团体中风险分摊、报酬和工作努力程度之间的关系。他们对一个模型进行了详细说明,在此模型中,需求具有不确定性,而医生选择努力工作最大化其效用,以应对公司薪酬结构中的激励措施。努力的效用最大化时,努力的边际收入等于边际效用。他们得出了内部报酬变动对接诊患者人数影响的比较静态结果(模型将这一变量定义为努力程度)。他们还考察了风险规避对薪酬结构选择的影响。实证结果发现,薪酬与生产率之间的联系越紧密,会导致每周接诊次数增加(努力程度),随之医生的风险规避程度就越大,薪酬结构与生产率的关系就越不强烈。

Encinosa et al.(2007)将"团队规范"的社会学概念纳入风险分摊和多任务的经济框架,

探讨为什么薪酬并不总是与医疗团队的生产率挂钩。团队规范被界定为通过比较团队内部的努力和薪酬所产生的社会互动。他们表明,团队收入和努力规范使小团队比大团队更有可能采取平分规则,风险规避和多任务处理使大团体更有可能实现平分。他们发现了除委托代理模型中分析的常见因素(风险规避和多任务)以外,团队规范确实会影响薪酬模式选择的证据。

在同一主题中,Gaynor(1989)提出了公司内部竞争的问题,即诊所成员之间的竞争。在盖诺模型中,医生的收入部分取决于其个人生产率。提供更多接诊服务的医生在公司净收入中占了更大的份额。医生可能会从两个方面吸引患者:他们可能从公司外部带来患者,也可能是吸引患者离开诊所内的其他同事。因此,对单个医生的激励可能不符合团队利益。

从设计的角度来看,每个公司都会选择最优组织形式。因此,问题不在于联合执业或单独执业的效率是多是少,而在于在什么条件下某种形式比另一种形式更可取。这也意味着,测试哪种形式更有效率一般没有什么意义,因为在某些条件下,某种形式是最优的,而在另一组条件下,另一种形式是最优的。另外,将组织形式与风险分摊或风险程度与联合执业的最优规模联系起来的实证分析确实很有价值。

最近的一份文献强调将患者、医生和公司的匹配作为公司存在的一个原因。产业组织和组织经济学的理论工作已经确定,企业存在的一个原因是通过将机会、专业服务中的消费者匹配给有特定比较优势的员工以促进专业化(Garicano and Santos,2004;Garicano and Hubbard,2007,2009)。这种匹配鼓励员工专业化,因为当员工有更多机会使用其专门技能时,专业化的回报会更大。

在人力资本密集型生产的经济部门,企业的匹配可能特别重要。在法律、医药、汽车维修、咨询和财务咨询等专业服务市场,信息不对称可能会抑制市场的匹配量。这些领域的专业人员具有相当可观的人力资本。如果没有培训,消费者可能无法获知他们问题的具体情况,哪怕得到诊断,他们也无法确定解决这一问题的最适当专业人员会是谁。同样,专业人员之间的信息不对称导致的逆向选择也会抑制匹配。诊断出问题的专业人员有动力只将利润最低的消费者推荐给同事,反过来这又阻碍了其他专业人员接受来自同事的这些推荐(Garicano and Santos,2004)。

Epstein et al.(2010)在医疗公司的背景下对这一想法进行了检验。他们研究了产科诊所这一类型的专业服务公司是如何协调员工并将他们与消费者进行匹配的。他们基于人力资本合作的企业模型验证了两个假设。第一,企业是否克服了信息不对称和制度障碍,可以实现比市场更高水平的专业化和协作水平?第二,企业专业化是否能提高生产率,特别是是否能以有利于消费者的方式提高生产率?

在第一组分析中,他们检查了医生在某些医疗问题上的专业化程度,以及个体医生和联合执业医生的专业化程度是否有所不同。在第二组分析中,他们考虑了专业化对有利于消费者的生产率方面的影响。为了完成这组分析,他们利用产科医生周末电话时间表所产生的工作和员工的随机配对,以克服工人和消费者在匹配中的内生性,并利用这种随机配对来对每个医生实施剖宫产和阴道分娩技能进行无偏处理。他们根据员工的绝对优势和比较优势,考虑企业协作是否通过将患者与员工进行匹配以提高生产率。

他们的分析结果为这两个假设提供了支持。相对于个体医生,联合执业中的医生更有可能专攻治疗高危健康问题患者。此外,治疗这类患者的联合执业中的医生比个体医生治疗工作要多得多。尽管在联合执业和个体医生整体上也观察到了非常相似的病例总量和高危频率,他们还是发现上述这一点。因此,与独立执业者的患者相比,联合执业中的高危患者更有可能与合适的专科医生相匹配。总体来说,这表明产科市场本身提供了某种协作机制,但企业能够在这方面有所改善。

Huckman and Pisano(2006)还分析了企业和员工的匹配问题。在其研究中,他们对自由职业者进行了研究并询问他们与特定的公司匹配时生产率是否更高。在许多情况下,公司依靠独立的承包商或自由职业者来提供某些服务。这种关系对公司和员工的好处往往被理解为可增加灵活性。人们较少了解的是自由职业者对个人业绩的影响。虽然通常假定自由职业者的业绩在各组织之间基本上是通用的,但如果给定工作人员随着时间的推移掌握了公司特定的技能和知识,则该工作人员的业绩也有可能因组织而异。他们通过考虑心脏外科医生的业绩来对这一问题进行实证性研究,其中许多人在很短的时间段内在多家医院进行手术。他们发现,以患者死亡率作为结果指标,医生在某一医院的业绩质量随着该医院最近手术量的增加而显著提高,但并没有显著提高医生在其他医院的手术量。这些发现表明,外科医生的业绩并不可能完全在不同医院之间通用(即某部分业绩具有企业专属性)。

美国增长最快的医生专业是院派医生,他们只在患者住院时提供一般医疗服务,而不是将时间分属于门诊诊所和患者住院。Meltzer(2001)、Meltzer and Chung(2010)提出了解释这一趋势的理论。他们认为,那种在诊所和住院环境下由单个医生提供协调护理的好处曾经支配着医生要精于各科的模式,当患者在不同科室"交接"时会产生协调成本。然而,随着从一个部门转向另一个部门的交易成本增加(例如驱车横穿城镇),专业化人力资本模式成为首选。Cebul et al.(2008)使用类似的论点表明,在日益分散化的医疗保健系统中,院派医生的流动可能是降低协调成本的一种方法。这三份研究都为相对于独立执业者的联合执业形式提供了支持。

关于为什么联合执业趋于上升的其他理由包括平滑化生产和社会声誉。医生提供的服务显然不适合库存储存。对于某些专业,尤其是产科和妇科,生产是一个起伏不定的过程,因为分娩通常发生在一天之内。在公司内分担这种责任可能比在独立承包商之间签订合同更容易(DeFelice and Bradford,1997)。Getzen(1984)分析了社会声誉的作用。社会声誉是医生服务市场的重要组成部分;同时,用于形成社会声誉的信息对消费者来说可能是非常昂贵的。格腾认为,大型公司通过集聚医生或许可以利用"社会声誉的规模经济",从而支持在消费者搜索模型中更高的费用。总体而言,文献中并未有信息表明医生的最优组织形式。一般来说,关于医生组织的文献主要集中于作为对风险分担的反应以及在不完全合同的情况下需要诱导努力的组织形式。正如本手册第五章所讨论的那样,这更广泛地契合了健康经济学对财务激励的反应和最优合同的设计。但是,很少有人关注为什么医生公司的组织形式发生变化,以及市场层面因素的作用(例如竞争)。此外,医生组织及其相关生产率方面的问题可能受益于公司组织的"技术性"视角。下文第 4.4 节对此进行了更详细的讨论。简要而言,这一观点并不强调任何单一组织形式的最佳性,但强调摩擦和监管的影响可能会使某些并非效率最高的形式得以存在。例如,将组织视为一种允许技术扩散的形式。这一视角,可能有助于解释为什么不同的医生公司之间的生产率随着时间的推移仍然存在巨大差异,以及为什么在联合执业已被证明具有优势的许多市场中,仍继续存在着独立执业。此外,技术视角对外部因素变化的反应,如产品市场竞争或监管,也强调了这一点,为解释为什么某些形式的医疗劳动组织比其他形式更有成效提供了另一个探讨的视角。

在最后两节中,我们重点介绍了劳动经济学的两个领域,这两个领域在健康经济学之外正受到越来越多关注。在我们看来,以下两个领域都是医疗保健劳动经济学研究的充满希望的领域:其一是人力资源管理,其二是代理人激励。

4.4　医疗保健中的人力资源管理

传统上劳动经济学关注的是劳动力市场,而不是关注企业这个"黑匣子"内部。在过去的 20 年里,这种情况发生了巨大的变化,人力资源管理(Human Resource Management,简称 HRM)是劳动经济学中一个不断发展的领域。这类研究的特点是将标准的经济工具应用于公司内部管理雇员的特殊情形。人力资源管理涵盖的活动范围很广泛。Bond and Van Reenen(2007)认为包括了薪酬体系(例如个人或团队激励、偶然的支付)、考核体系、晋升和职业发展、经理与员工之间决策权的分配(自主和权力下放)、工作设计(如工作灵活性、轮岗)、团队合作(例如谁与谁合作)和信息提供。在本卷中,涵盖了医疗保健领域涌现出来的其中几个主题,但这些主题未必被归为 HRM。由于我们认为这是未来医疗保健研究的一个充满希望的途径,在此我们概述了最近 HRM 的经济学方法,并讨论了迄今为止这些方法在健康经济学中的应用。

Bond and Van Reenen(2007)认为,在考虑 HRM 和生产率变动的原因时,可以比较两种可能的方法。第一种是目前经典的人事经济学方法,他们称之为"设计法"。该观点认为,我们观察到的 HRM 实践是出于追求利润最大化的企业的选择;它们是企业明确的战略选择,HRM 的变化反映了企业环境的变化。这一视角源自契约经济学的更广泛领域(见 Bolton and Dewatripont, 2005 的回顾)和组织经济学(见 Gibbons and Roberts, 2008)。[①] 设计法的主要特点是我们观察到的 HRM 实践是由企业选择的,企业在偏离完全竞争的市场环境下追求利润最大化。这种方法将采用不同做法异质性的原因,归结于企业面临的环境不同,而不是归结于企业层面的低效率。例如,一个行业的技术将决定为什么采取这种而非那种劳动报酬方法。因此,那些允许更好地监测雇员产出的技术变化将允许实行绩效工资,这在以前是不可能实施的。从这一角度来看,绩效工资(pay-for-performance 简称 P4P)在医疗保健领域的

---

① 这种观点假定企业和员工是理性的最大化代理人(分别是利润和效用),劳动力和产品市场必须达到某种价格—数量平衡,私人效率的压力很大,重点是为什么有些雇佣方式表面上可能看起来令人困惑和效率低下(例如强制性退休和首席执行官的高薪酬),但它们实际上可能是最优的(至少是私人最优)(参见 Lazear and Oyer, 2009)。

增长可被视为对广泛发展的更好的医疗保健绩效核算系统的回应[对于医疗保健绩效核算方面的最新发展,可参见 Smith et al.(2009)]且能提高医疗保健行业的生产率。

Bond and Van Reenen(2007)将第二种方法确定为"管理技术"。按这一方法,HRM 的某些方面可被视为一种技术或"最优操作"。管理在一定程度上就像一项技术,所以肯定有明显的好(和坏)的操作会提高(或降低)生产率。这种方法认为效率低下是一个很重要的因素:企业可以在一段时间内坚持采用"坏"技术。随着时间的推移,虽然低生产率的企业会被淘汰出局,但会有一些随机因素,因此在稳态下生产率总会有一些离散。这种管理技术法提出了为什么管理质量仍然存在差异的问题。Bond and Van Reenen(2007)提出了几个原因。一是所有技术都有某种扩散曲线,即并非所有公司都会立即采用这些技术。二是存在不完全竞争。在竞争不完全情况下,企业有差异化效率但仍然在均衡中生存。在完全竞争的情况下,效率低下的企业被迅速赶出市场,因为效率较高的公司会以低价击败它们。一个必然结果是,竞争的加剧应导致更好的管理实践,从而提高生产率。三是"摩擦"。调整成本在资本投资中普遍存在,通常存在于劳动力特别是熟练劳动力中(参见 Bond and Van Reenen,2008 年的调查)。因此,即使采用相同的成本调整技术,面临不对称冲击的企业也只会随着时间的推移慢慢适应新的情况。在这样的环境下,全要素生产率(total factor productivity,简称 TFP)低的企业并不会立即消失,因为在该部门保持活跃是有选择价值的。

在医疗保健经济学里,尽管有大量文献涉及对激励薪酬的反应以及医院和医生企业激励措施的最优设计(如在本手册第九到十一章中有所讨论),人们对管理实践或管理质量兴趣并不大。然而,在最近的一篇论文中,Bloom et al.(2010)使用 Bond and Van Reenen(2007)提出的方法来核算英国医院的管理质量。他们发现,管理质量与一系列用于评估医院质量的绩效核算指标(如包括死亡率、财务业绩和员工满意度)呈正相关。此外,他们还调查了医疗保健系统的管理质量是否与竞争有关。利用英国边缘政治席位上的医院很少关闭的这一事实,他们得出了一个竞争工具变量,由位于某地区的医院数量来界定。他们发现,竞争似乎提高了英国医院的管理质量。这一结论与其他经济领域企业的调查结果一致(Bloom and Van Reenen,2007)。

4.5　代理激励

有一种模型设定代理人表现出某种与他人相关的偏好,而这种模型的使用直到最近才在经济学文献中变得较为普遍(例如 Fehr and Schmidt,2006)。健康经济学可能是一个例外。医生作为代理人的角色一直是健康经济学中反复出现的主题,McGuire(2000)对此进行了讨论。在这里,我们不讨论代理角色本身,而是关注最近出现的经济学中关于亲社会行为和代理激励的文献。这些文献对最优激励措施的设计、代理人激励的选择及其与货币奖励的互动,以及利用这些激励所需的最优组织形式具有重要意义。

在最近的一份综述中,Francois and Vlassopoulos(2008)区分了两种动机,一种是源于个人可能从外部获得的标准的金钱或其他物质奖励,另一种则源自内在动机,个人采取行动不是因为外在激励,而是因为行动本身是有价值的。在经济学文献中采用了两种内在动机的概念——不纯粹的或行动导向的利他主义和纯粹的或输出导向的利他主义,在前者,个人为公共产品做出贡献并从实际行动中得到"温暖的光芒";在后者,个人关心他所贡献的公共产品的整体价值,但却未直接从他所提供的公共产品中受益。

Besley and Ghatak(2005)研究了不纯粹利他主义及其在道德风险环境中对最优激励契约的影响。他们的论文研究了在委托代理模式下提供最优激励的问题,而有些代理是由亲社会动机驱动的,而另一些代理人则有传统的金钱动机。代理人与有"使命"的委托人相匹配。使命可以看作超出项目自身财务回报的属性。不纯粹利他主义的效果是降低了激励中对"权力"的需求。这个思想的实质是,当代理人与他们负有类似使命的委托人相匹配时,代理人对公司或委托人的"使命"的认同会降低代理人的努力成本,因此他们需要的货币报酬较少。这种情况类似于报酬差异,即代理人的动机越强,所需激励薪酬就越不高。一个推论是,当代理人受到激励时,努力程度将与激励薪酬呈负相关。这与通常的激励薪酬会用于提升努力程度的情况形成鲜明对比。这种不纯粹利他主义的方法表明,当人们有亲社会动机时,医疗保健等服务供给可能更便宜。

Francois(2000,2007)用纯粹的利他主义来解释为什么非营利公司会普遍存在于公共服务领域。其模型的妙处在于,由于没有剩余索取权,政府官僚或非营利公司可以由于其员工的服务动机获得劳动捐赠,而私人公司却不能这么做。这表明,这类组织将以更低的成本提供公共服务。这一理论或许可能解释为什么非营利组织普遍存在于医疗服务领域,尽管它没有解释为什么营利性公司没有完全被挤出医院市场。

然而,在医疗保健场景下,很少有人对利他主义模式加以验证。然而,人们增加了这样的论点:在医疗保健工作者中,动机可能超过对强有力激励的需要,而非营利组织可能是组织医疗活动的最优方式。

5. 未来研究领域

最后,我们强调了未来研究中具有价值的几个领域。关于医务人员的现有文献大多集中在美国市场,在劳动力供给弹性估计方面尤其如此。鉴于制度和激励对劳动力供求的重要性,对具有不同结构的医疗体系的非美国市场进行研究,将有助于证实现有的研究结果是否可以推广。

最棘手的政策挑战是如何提高医疗保健支出的价值。一个策略是鼓励医疗机构修正健康生产函数,以便在现有支出水平上提高健康水平,或在不降低健康水平的情况下减少支出。为应对这一挑战,决策者和医疗机构需要了解医疗保健生产函数,包括投入的要素如何容易地互相替代,投入如何应对价格的变动,以及投入如何应对产出补偿的变动。关于医疗保健生产函数的现有文献比较简单,并因如何准确地衡量投入和产出质量而备受阻碍。最后,劳动经济学中关于人力资源管理和代理激励的新思路可以有效地应用于医疗保健领域的劳动力供求关系。

参考文献

Accreditation Council of Graduate Medical Education (1996). Graduate medical education Directory, 1996-1997.

Acemoglu, D. & Finkelstein, A. (2008). Input and technology choices in regulated industries: Evidence from the health care sector. Journal of Political Economy, 116(5), 837-880.

Acemoglu, D., Finkelstein, A., & Notowidigdo, M. J. (2009). Income and health spending: Evidence from oil price shocks. National Bureau of Economic Research Working Paper 14744.

Akerlof, G. A. (1970). The market for 'lemons': Quality uncertainty and the market mechanism. Quarterly Journal of Economics, 84, 488-500.

Altarum Institute (2010). Labor Brief #10-09, October 15. ,www.altarum.org/>.

Anderson, G. M., Halcoussis, D., Johnson, L., & Lowenberg, A. D. (2000). Regulatory barriers to entry in the healthcare industry: The case of alternative medicine. Quarterly Review of Economics and Finance, 40, 485-502.

Antonazzo, E., Scott, A., Skatun, D., & Elliott, R. F. (2003). The labour market for nursing: A review of the labour supply literature. Health Economics, 12, 465-478.

Arrow, K. J. (1963). Uncertainty and the welfare economics of medical care. American Economic Review, 53(5), 941-973.

Askildsen, J. E., Baltagi, B. H., & Holmas, T. H. (2003). Wage policy in the health care sector: A panel data analysis of nurses' labor supply. Health Economics, 12, 705-719.

Baltagi, B., Bratberg, E., & Holma°s, T. H. (2005). A panel data study of physicians' labor supply: The case of Norway. Health Economics, 14, 1035-1045.

Barer, M. L. & Stoddart, G. L. (1991). Toward integrated medical resource policies for Canada. Report prepared for the Federal/Provincial and Territorial Conference of Deputy Ministers of Health.

Bazzoli, G. J. (1985). Does educational indebtedness affect physician specialty choice? Journal of Health Economics, 4, 1-19.

Besley, T. & Ghatak, M. (2005). Competition and incentives with motivated agents. American Economic Review, 95(3), 616-636.

Bhattacharya, J. (2005). Specialty selection and lifetime returns to specialization within medicine. Journal of Human Resources, 40(1), 115-143.

Bilodeau, D., Cremieux, P. -Y., & Ouellette, P. (2000). Hospital cost function in a non market healthcare system. Review of Economics and Statistics, 82(3), 489-498.

Bloom, N. & Van Reenen, J. (2007). Measuring and explaining management practices across firms and countries. Quarterly Journal of Economics, 122(4), 1341-1408.

Bloom, N., Propper, C., Seiler, S., & Van Reenen, J. (2010). The impact of competition on management quality: Evidence from public hospitals. NBERWorking Paper No. 16032.

Blumenthal, D. (2004). New steam from an old cauldron—the physician-supply debate. New England Journal of Medicine, 350(17), 1780-1787.

Bodenheimer, T. & Pham, H. H. (2010). Primary care: Current problems and proposed solutions. Health Affairs, 29(5), 799-805.

Bolton, P. & Dewatripont, M. (2005). Contract theory. Cambridge: MIT Press.

Bresnahan, T. F. & Reiss, P. C. (1991). Entry and competition in concentrated markets. Journal of Political Economy, 99(5), 977-1009.

Bond, S. & Van Reenen, J. (2008). Micro-econometric models of investment and employment. In J. Heckman, & E. Leamer (Eds.), Handbook of econometrics (Vol. 6A, pp. 4417-4498).

Borjas, G. (2000). Labor economics. Boston, MA: Irwin/McGraw-Hill.

Brown, D. M. (1988). Do physicians underutilize aides. Journal of Human Resources, 23, 342-355.

Brown, D. M. & Lapan, H. E. (1979). The supply of physicians' services. Economic Inquiry, 17, 269-279.

Brown, M. C. (1989). Empirical determinants of physician incomes — evidence from Canadian data. Empirical Economics, 14(4), 273-289.

Buerhaus, P. I., Auerbach, D. I., & Staiger, D. O. (2009). The recent surge in nurse employment: Causes and implications. Health Affairs-Web Exclusive 657-668.

Buerhaus, P. I., Staiger, D. O., & Auerbach, D. I. (2007). The future of the nursing workforce in the United States: data, trends, and implications. Sudbury, MA: Jones and Bartlett Publishing.

Cebul, R. D., Rebitzer, J. B., Taylor, L. J., & Votruba, M. (2008). Organizational fragmentation and care quality in the U.S. health care system. Journal of Economic Perspectives, 22(4), 93-113.

Clark, A., & Milcent, C. (2008). Public employment and political pressure: The case of French hospitals. Paris School of Economics, Discussion Paper No. 2008-18.

Cooper, R. A. & Aiken, L. A. (2001). Human inputs: The health care workforce and medical markets. Journal of Health Politics, Policy and Law, 26(5), 925-937.

Cooper, R. A., Getzen, T. E., McKee, H. J., & Laud, P. (2002). Economic and demographic trends signal an impending physician shortage. Health Affairs, 21(January/February), 140-154.

Cordes, D. W., Doherty, N., & Lopez, R. (2002). Assessing the economic return of specializing in orthodontics or oral and maxillofacial surgery. Journal of the American Dental Association, 132, 1679-1684.

Crossley, T. F., Hurley, J., & Jeon, S.-H. (2006). Physician labour supply in Canada: A cohort analysis. Social and Economic Dimensions of an Aging Population, SEDAP Research Paper No. 162.

Danzon, P. M. (2000). Liability for medical practice. In A. J. Culyer, & J. P Newhouse (Eds.), Handbook of health economics (Vol. 1). Amsterdam: Elsevier.

DeFelice, L. C. & Bradford, D. W. (1997). Relative inefficiencies in production between solo and group practice physicians. Health Economics, 6, 455-465.

Doyle, J. J., Ewer, S. M., & Wagner, T. H. (2010). Returns to physician human capital: Evidence from patients randomized to physician teams. Journal of Health Economics, 29, 866-882.

Dranove, D. & Jin, G. Z. (2010). Quality disclosure and certification: Theory and practice. NBERWorking Paper 15644.

Eckstein, Z., Weiss, Y., & Fleising, A. (1988). University policies under varying market conditions: The training of electrical engineers. Economics of Education Review, 7(4), 393-403.

Elliott, R. F., Ma, A. H. Y., Scott, A., Bell, D., & Roberts, E. (2007). Geographically differentiated pay in the labour market for nurses. Journal of Health Economics, 26, 190-212.

Encinosa, W. E., Gaynor, M., & Rebitzer, J. B. (2007). The sociology of groups and the economics of incentives; theory and evidence on compensation systems. Journal of Economic Behavior & Organization, 62, 187-214.

Epstein, A., Ketcham, J., & Nicholson, S. (2010). RAND Journal of Economics, 41(4), 811-834.

Escarce, J. (1996). Using physician practice cost functions in payment policy: The problem of endogeneity bias. Inquiry, 33, 66-78.

Escarce, J., Polsky, D., Wozniak, G., Pauly, M., & Kletke, P. (1998). Health maintenance organization penetration and the practice location choices of new physicians. Medical Care, 36, 1555-1566.

Escarce, J. J. & Pauly, M. V. (1998). Physician opportunity costs in physician practice cost functions. Journal of Health Economics, 17, 129-151.

Esmail, N. (2005). Canada's physician shortage: Problem solved, or disaster in the making? Fraser Forum, May, 15-20.

Fehr, E. & Schmidt, K. M. (2006). The economics of fairness, reciprocity and altruism: Experimental evidence. In S. Kolm & J. M. Ythier (Eds.), Handbook of the economics of giving, altruism and reciprocity (Vol. 1). New York: North Holland.

Feldstein, M. S. (1970). The rising price of physician's services. Review of Economics and Statistics, 52(2), 121-133.

Francois, P. (2000). "Public service motivation" as an argument for government provision. Journal of Public Economics, 78(3), 275-299.

Francois, P. & Vlassopoulos, M. (2008). Pro-social of social services motivation and delivery. CESifo Economic Studies, 54(1), 22-54.

Frank, R. G. (1985). Pricing and location of physician services in mental health. Inquiry, 38, 115-133.

Freeman, R. B. (1976). A cobweb model of the supply and starting salary of new engineers. Industrial Labor Relations Review, 29(2), 236-248.

Friedman, M. & Kuznets, S. (1945). Income from independent professional practice. New York: National Bureau of Economic Research.

Frijters, P., Shields, M. A., & Wheatley Price, S. (2007). Investigating the quitting decision of nurses: Panel data evidence from the British National Health Services. Health Economics, 16, 57-73.

Gagne, R. & Leger, P. T. (2005). Determinants of physicians' decisions to specialize. Health Economics, 14, 72-735.

Ganem, J. L., Beran, R. L., & Krakower, J. K. (1995). Review of US medical school finances, 199321994. JAMA, 274(9), 723-730.

Garicano, L. & Hubbard, T. N. (2007). Managerial leverage is limited by the extent of the market: Hierarchies, specialization, and the utilization of lawyers' human capital. Journal of Law and Economics, 50, 1-43.

Garicano, L. & Hubbard, T. N. (2009). Specialization, firms and markets: The division of labor within and between law firms. Journal of Law, Economics, and Organizations, 25, 339 -371.

Garicano, L. & Santos, T. (2004). Referrals. American Economic Review, 94(3), 500-525.

Gaynor, M. (1989). Competition within the firm: Theory plus some evidence from medical group practice. RAND Journal of Economics, 20, 59-76.

Gaynor, M. & Gertler, P. (1995). Moral hazard and risk spreading in medical partnerships. RAND Journal of Economics, 26, 591-613.

Gaynor, M. & Pauly, M. V. (1990). Compensation and productive efficiency in partnerships: Evidence from medical group practice. Journal of Political Economy, 98(3), 544-573.

Gaynor, M., Kleiner, S., & Vogt, W. B. (2011). Analysis of hospital production: An output index approach. Mimeo.

Getzen, T. E. (1984). A "brand name firm" theory of medical group practice. Journal of Industrial Economics, 33, 199-215.

Gibbons, R. & Roberts, J. (2008). The handbook of organizational economics. Princeton: Princeton University Press.

Gillis, K. D., Lee, D. W., Mandy, D. M., & Willke, R. J. (1991). The technical structure of physician practice costs: Estimation results and implications for Medicare payment. Paper presented at the APHA Meetings, Atlanta, GA, November.

Glied, S., Prabhu, A. G., & Edelman, N. (2009). The cost of primary care doctors. Forum for Health Economics & Policy, 12(1), 1–23.

Goodman, D. C. & Fisher, E. S. (2008). Physician workforce crisis? Wrong diagnosis, wrong prescription. New England Journal of Medicine, 358(16), 1658–1661.

Gregg, P., Grout, P., Ratcliffe, A., Smith, S., & Windmeijer, F. (2008). how important is pro-social behaviour in the delivery of public services. CMPO, University of Bristol, Working Paper 08/197.

Grossman, M. (1972). On the concept of health capital and the demand for health. Journal of Political Economy, 80, 223–255.

Grytten, J. & Sorensen, R. (2003). Practice variation and physician-specific effects. Journal of Health Economics, 22(3), 403–418.

Gunning, T. S. & Sickles, R. C. (2011). A multi-product cost function for physician private practices. Journal of Productivity Analysis, 35(2), 119–128.

Haber, S. G., Zwanziger, J., Thorpe, K. E., & Newhouse, J. P. (1992). Hospital expenditures in the United States and Canada: Do hospital worker wages explain the differences? Journal of Health Economics, 11, 453–465.

Hall, E., Propper, C., & Van Reenen, J. (2008). Can pay regulation kill? Panel data evidence on the effect of labor markets on hospital performance. NBERWorking Paper 13776.

Hall, T. D. & Lindsay, C. M. (1980). Medical schools: Producers of what? Sellers to whom? Journal of Law and Economics, 23(1), 55–80.

Hamermesh, D. S. (1986). The demand for labor in the long run. In O. Ashenfelter, & R. Layard (Eds.), Handbook of labor economics. Amsterdam: North-Holland.

Hamermesh, D. S. (1993). Labor demand. Princeton, NJ: Princeton University Press.

Health Resources and Services Administration (2006). Physician supply and demand: Projections to 2020. US Department of Health and Human Services, Bureau of Health Professions.

Holmås, T. H. (2002). Keeping nurses at work: A duration analysis. Health Economics, 11(6), 493–503.

Holmstrom, B. (1982). Moral hazard in teams. The Bell Journal of Economics, 13, 324–340.

Hu, T. & Yang, B. M. (1988). The demand for and supply of supply of physician services in the US: A disequilibrium analysis. Applied Economics, 20, 995–1006.

Huckman, R. & Pisano, G. (2006). The firm specificity of individual performance: Evidence from cardiac surgery. Management Science, 52, 473–488.

Humphris, A., Kleiner, M. M., & Koumenta, M. (2011). How does government regulate occupations in the UK and US? Issues and policy implications. In Labour Market Policy for the 21st Century. Oxford University Press.

Iglehart, J. K. (2008). Grassroots activism and the pursuit of an expanded physician supply.

New England Journal of Medicine, 358(16), 1741-1749.

Jacobson, P. D., Parker, L. E., & Coulter, I. D. (1998). Nurse practitioners and physician assistants as primary care providers in institutional settings. Inquiry, 35(4), 432-446.

Jetha, S. A. (2002). The economics of occupational licensing and dental practitioners. London School of Economics. Masters Thesis.

Johnson, E. (2010). Ability, learning and the career path of cardiac specialists. Working Paper.

Jones, R. F. & Korn, D. (1997). On the cost of educating a medical student. Academic Medicine, 72(3), 200-210.

Kessel, R. A. (1958). Price discrimination in medicine. Journal of Law and Economics, 1, 2053.

Kleiner, M. M. (2000). Occupational licensing. Journal of Economic Perspectives, 14(4), 189-202.

Kleiner, M. M. (2006). Licensing occupations: Ensuring quality or restricting competition? Kalamazoo, MI: W. E. Upjohn Institute for Employment Research.

Kleiner, M. M. & Krueger, A. B. (2009). Analyzing the extent and influence of occupational licensing on the labor market. NBER Working Paper 14979.

Kleiner, M. M. & Kudrle, R. T. (2000). Does regulation affect economic outcomes? The case of dentistry. Journal of Law and Economics, 43, 547-582.

Kolstad, J. (2009). Information and quality when motivation is intrinsic: Evidence from surgeon report cards. Mimeo.

Kugler, A. D. & Sauer, R. M. (2005). Doctors without borders? Relicensing requirements and negative selection in the market for physicians. Journal of Labor Economics, 23(3), 437-465.

Lazear, E. & Oyer, P. (2009). Personnel economics. In E. Gibbons & D. J. Roberts (Eds.), Handbook of organizational economics. Princeton: Princeton University Press.

Leland, H. E. (1979). Quacks, lemons, and licensing: A theory of minimum quality standards. Journal of Political Economy, 87(6), 1328-1346.

Long, M. C., Goldfarb, M. G., & Goldfarb, R. S. (2008). Explanations for persistent nursing shortages. Forum for Health Economics & Policy, 11(2), 1-35.

MaCurdy, T. E. & Pencavel, J. H. (1986). Testing between competing models of wage and employment determination in unionized markets. Journal of Political Economy, 94(3), S3-S39.

Mariolis, A., et al. (2007). General practice as a career choice among undergraduate medical students in Greece. BMC medical education, , http://www.biomedcentral.com/1472-6920/7/15/.

McGuire, T. G. (2000). Physician agency. In A. J. Cuyler & J. P. Newhouse (Eds.), Handbook of health economics (Vol. 1A). Amsterdam: Elsevier.

McGuire, T. G. & Pauly, M. V. (1991). Physician response to fee changes with multiple payers. Journal of Health Economics, 10, 385-410.

Meltzer, D. & Chung, J. W. (2010). Coordination, switching costs and the division of labor in general medicine: An economic explanation for the emergence of hospitalists in the United States." NBERWorking Paper 16040.

Meltzer, D. O. (2001). Hospitalists and the doctor-patient relationship. Journal of Legal Studies, 30, 589-606.

Morris, S. & McGuire, A. (2002). The private net present value and private internal rate of return to becoming a nurse in Great Britain. Applied Economics, 34(17), 2189-2200.

Mott, D. A., Kreling, D. H., & Cain, G. G. (1995). The relationship between internal rates of return, pharmacist supply and applications and admissions: A case study in Wisconsin. American Journal of Pharmaceutical Education, 59, 59-66.

Newhouse, J. P., et al. (1982). Does the geographical distribution of physicians reflect market failure? Bell Journal of Economics, 13, 493-505.

Nicholson, S. (2002). Physician specialty choice under uncertainty. Journal of Labor Economics, 20(4), 816-847.

Nicholson, S. (2003). Barriers to entering medical specialties. NBERWorking Paper 9649.

Nicholson, S. (2008). Medical career choices and rates of return. In F. A. Sloan & H. Kasper (Eds.), Incentives and choice in health and health care. Cambridge, MA: MIT Press.

Nicholson, S. (2009). Will the United States have a shortage of physicians in 10 years? Changes in Health Care Financing & Organization report: ,www/hcfo.org/.

Nicholson, S. & Song, D. (2001). The incentive effects of the Medicare indirect medical education policy. Journal of Health Economics, 20(6), 909-933.

Nicholson, S. & Souleles, N. (2001). Physician income expectations and specialty choice. NBERWorking Paper 8536.

Noether, M. (1986). The growing supply of physicians: Has the market become more competitive? Journal of Labor Economics, 4(4), 503-537.

Organization for Economic Cooperation and Development (OECD) Health Data (2009). , www.oecd.org/>, Accessed October 2010.

Pencavel, J. (1984). The tradeoff between wages and employment in trade union objectives. Quarterly Journal of Economics, 99(2), 215-231.

Phelps, C. E. (2000). Information diffusion and best practice adoption. In A. J. Cuyler & J. P. Newhouse (Eds.), Handbook of health economics. Amsterdam: Elsevier Science.

Phelps, C. E. (2010). Health economics (4th ed.). New York: Addison-Wesley.

Polsky, D., Kletke, P. R., Wozniak, G. D., & Escarce, J. J. (2000). HMO penetration and the geographic mobility of practicing physicians. Journal of Health Economics, 19(5), 793-809.

Pope, G. C. & Burge, R. T. (1992). Inefficiencies in physician practices. Advances in Health

Economics and Health Services Research, 13, 129-164.

Pope, G. C. & Burge, R. T. (1995). The marginal practice cost of physicians' services. Journal of Socioeconomic Planning Science, 29, 1-16.

Propper, C. & Van Reenen, J. (2010). Can pay regulation kill? Panel data evidence on the effects of labor markets on hospital performance. Journal of Political Economy, 118(2), 222-273.

Ramseyer, J. M. (2008). Talent and expertise under universal health insurance: The case of cosmetic surgery in Japan. American Law & Economics Association Annual Meetings, Paper 44.

Reinhardt, U. (1975). Physician productivity and demand for health manpower. Cambridge, MA: Ballinger Publishing Company.

Reinhardt, U. E. (1972). A production function for physician services. Review of Economics and Statistics, 54(1), 55-66.

Rizzo, J. & Blumenthal, D. (1994). Physician labor supply: Do income effects matter? Journal of Health Economics, 13, 433-453.

Roos, N. P., Flowerdew, G., Wajda, A., & Tate, R. B. (1986). Variations in physicians' hospitalization practices: A population-based study in Manitoba, Canada. American Journal of Public Health, 76(1), 45-51.

Rosen, S. (1986). The theory of equalizing differences. In O. Ashenfelter & R. Layard (Eds.), Handbook of labor economics (Vol. 1, pp. 641-692). Elsevier Science Publishers BV.

Ryoo, J. & Rosen, S. (2004). The engineering labor market. Journal of Political Economy, 112(1), S110-S140.

Sæther, E. M. (2005). Physicians' labor supply: The wage impact on hours and practice combinations. Labour, 19(4), 67-703.

Schoen, C., Osborn, R., Doty, M. M., Squires, D., Peugh, J., & Applebaum, S. (2009). A survey of primary care physicians in eleven countries, 2009: Perspectives on care, costs, and experiences. Health Affairs, w1171-w1183.

Schut, F. T. (1995). Health care reform in the Netherlands: Balancing corporatism, statism, and market mechanisms. Journal of Health Politics, Policy and Law, 20(3), 615-652.

Shapiro (1986). Investment, moral hazard, and occupational licensing. Review of Economic Studies, 53, 843-862.

Shields, M. A. (2004). Addressing nurse shortages: What can policy makers learn from the econometric evidence on nurse labour supply? Economic Journal, 114, F464-F498.

Showalter, M. H. & Thurston, M. (1997). Taxes and labor supply of high-income physicians. Journal of Public Economics, 66, 73-97.

Siow, A. (1984). Occupational choice under uncertainty. Econometrica, 52, 631-645.

Sloan, F. A. (1970). Lifetime earnings and physicians' choice of specialty. Industrial and Labor Relations Review, 24, 47-56.

Sloan, F. (1975). Physician labor supply behaviour in the short run. Industrial and Labor Relations Review, 28(2), 549−569.

Smith, P. C., Mossialos, E., Papanicolas, I., & Leatherman, S. (Eds.) (2009). Performance measurement for health system improvement: Experiences, challenges and prospects. Cambridge, UK: Cambridge University Press.

Staiger, D. O., Auerbach, D. I., & Buerhaus, P. I. (2010). Trends in the work hours of physicians in the United States. JAMA, 303(8), 747−753.

Staiger, D., Spetz, J., & Phibbs, C. (1999). Is there monopsony in the labor market? Evidence from a natural experiment. NBER Working Paper Series, Working Paper 7258, , http// www.nber.org/papers/w7258/.

Stark, A. (2007). Which fields pay, which fields don't? An examination of the returns to university education in Canada by detailed field of study. Department of Finance, Canada, mimeo.

Thornton, J. (1998). The labour supply behaviour of self-employed solo practice physicians. Applied Economics, 30(1), 85−94.

Thornton, J. & Eakin, K. B. (1997). The utility-maximizing self-employed physician. Journal of Human Resources, 32(1), 98−128.

Timmons, E. J. & Thornton, R. J. (2008). The effects of licensing on the wages of radiologic technologists.Journal of Labor Research, 29(4), 333−346.

Toyabe, S. (2009). Trend in geographic distribution of physicians in Japan. International Journal for Equity in Health, 8(5), 1−8.

Tyrell, L. & Dauphinee, D. (1999). Task force on physician supply in Canada. Report prepared for the Canadian Medical Forum Talk Force.

Vahovich, S. (1977). Physicians' supply decisions by specialty: TSLS model. Journal of Health Economics, 13, 433−453.

Vaughn, B. T., DeVrieze, S. R., Reed, S. D., & Schulman, K. A. (2010). Can we close the income and wealth gap between specialists and primary care physicians? Health Affairs, 29(5), 933−940.

Vita, M. (1990). Exploring hospital production relationship with flexible functional forms. Journal of Health Economics, 9, 1−21.

Wanchek, T. (2009). Dental hygiene regulation and access to oral health care: Assessing the variation across the U.S. States. Working Paper.

Weeks, W. B. & Wallace, A. E. (2002). The more things change: Revisiting a comparison of educational costs and incomes of physicians and other professionals. Academic Medicine, 77, 312−319.

Weeks, W. B., Wallace, A. E., Wallace, M. M., & Welch, H. G. (1994). A comparison of the educational costs and incomes of physicians and other professionals. New England Journal of Medicine, 330(18), 1280−1286.

Welch, H. G., Miller, M. E., & Welch, W. P. (1994). Physician profiling: An analysis of inpatient practice patterns in Florida and Oregon. New England Journal of Medicine, 330(9), 607–612.

Whalley, D., Gravelle, H., & Sibbald, B. (2008). Effect of the new contract on GPs' working lives and perceptions of quality of care. British Journal of General Practice, January, 814.

White, W. D. (1978). The impact of occupational licensure of clinical laboratory personnel. Journal of Human Resources, 13(1), 91–102.

White, W. D. (1980). Mandatory licensure of registered nurses: Introduction and impact. In S. Rottenberg (Ed.), Occupational licensure and regulation. Washington, DC: American Enterprise Institute.

White, W. D. & Marmor, T. R. (1982). New occupations, old demands. Journal of Policy Analysis and Management, 1(2), 243–256.

Wilson, J. F. (2008). Primary care delivery changes as nonphysician clinicians gain independence. Annals of Internal Medicine, 149(8), 597–600.

Zarkin, G. (1985). Occupational choice: An application to the market for public school teachers. Quarterly Journal of Economics, 100, 409–446.

第十五章　公私部门的互动

佩德罗·P. 巴罗斯 (Pedro P. Barros)

里斯本坎普利德校区新商业和经济学院

路易·西茨里安尼 (Luigi Siciliani)

约克大学经济系和健康经济学中心

目　录

摘要:卫生健康部门的一个主要特点是存在着公共或私人的医疗保险。二者往往共存于同一个国家。公共医疗保险通常伴随着公共医疗保健的供给。我们考虑公私互动的两个主要领域:医疗保健支出的筹资和医疗保健的供给。在每个领域都探讨了积极和规范的观点。在筹资问题上,讨论了三个主要资金来源——公共医疗保险、私人医疗保险和自付费用——的作用及其相互作用。医疗保健供给的主题涵盖了公共和私人供应商的互动、双重执业和公私伙伴关系。本文还回顾了经验证据。

关键词:公私互动;卫生支出的筹资;公私供应商的互动

JEL 代码:I18;H42; H44

1. 引言

在美国,政府对健康支出的资助达到卫生总支出的 46.6%,私人医疗保险占 38.3%。英国健康支出占公共资金的 82.6%,商业私人医疗保险占 1.4%。这两个国家的自付费用大致相当:美国占健康总经费的 12.1%,英国占 11.1%。他们是两个不同的国家:一个比另一个更依赖私人部门;政府在这两个国家都扮演着重要的角色,但在英国却要更广泛得多。这些差异背后的原因是什么? 这意味着什么? 许多国家都存在健康部门私人和公共活动的相互作用,而且相当多样化。

健康部门的主要特点是存在着公共或私人的医疗保险。通常两者共存于同一个国家。不同类型的医疗保险可能涉及组织提供医疗保健的不同方式。保险安排决定了支付医疗保健费用的资金来源,但也可能决定如何向民众提供医疗保健服务。

有几个国家选择了国民健康服务体系,这意味着公共资金和政府直接提供医疗保健服务。另一些国家则依赖私人医疗保险市场的方法,辅之以监管,主要是私人提供健康服务和商品。然而,不存在纯粹的系统。在拥有国民健康服务体系的国家,通常会观察(补充性的)私人医疗保险的作用。国民健康服务体系的基本定义特征是在资金方面征税,并且直接提供公共医疗服务。在拥有强大的私人医疗保险的国家,我们发现重要的政府资助项目并不亚于公共医疗保险的任何一种形式。另一种常见的医疗保险筹资形式是所谓的社会保险。其界定特征是强制性的(哪怕没有涵盖全部人口,也涵盖了大部分人口),并以与收入挂钩的缴款为基础。有时候,这些资金以政府的转移支付为主(因此引入了基于税收进行筹资的元素)。私人医疗保险是根据接受保险合同的人群的风险来缴费(支付)的。更多依赖私人医疗保险的国家要么遵循由雇主提供的保险模式,要么遵循强制性医疗保险模式,在这种模式下,保费可以将社区评级部分与风险挂钩的保费相结合。

在许多情况下,医疗保险安排确实要求患者们支付共同费用。如果患者愿意在消费时付费,他们可以自由选择医疗机构。根据医疗机构和支付者(医疗保险公司)之间的现有协议,共同支付可能有所不同。自付费用是另一种资金来源。其中一部分取决于患者们的纯粹需求,另一部分则源自医疗保险计划。税收系统通常对健康支出有特殊处理,导致了提供公共医疗保险的不同方式,所得税基数或是扣除医疗保健支出,也或是扣除私人医疗保险费。

继 Paris et al.(2010)之后,可以确定现代经济体中有四种不同的健康筹资系统:国民健康服务体系、分散的(地方)健康服务体系、单一支付体系和多重保险人体系,其中多重保险人体系在若干国家中与雇主提供的医疗保险有进一步的区别。拥有国民健康服务体系的国家包括澳大利亚、匈牙利、爱尔兰、冰岛、意大利、新西兰、葡萄牙、瑞典和英国。拥有本地健康服务体系的国家包括加拿大、丹麦、芬兰、挪威和西班牙。在单一支付体系里,我们可以找到比利时、韩国、卢森堡、波兰和土耳其。奥地利、法国、希腊、日本、墨西哥和美国都有多元支付和雇主提供的医疗保险。最后,有些国家有多个医疗保险公司,但与就业或其他定义性特征没有直接联系。这组国家包括捷克共和国、德国、荷兰、斯洛伐克和瑞士。

公私部门的互动既存在于医疗保险中,也存在于医疗保健服务中。这就产生了一个简单的 2×2 的"资金×服务"供给矩阵,它有助于凝练我们对卫生健康领域里公私互动的看法。当然,并不存在纯粹的系统。在所有国家,矩阵的所有四个单元都是非负的(见表 15.1)。

表 15.1　医疗保健中的公私组合

	公共资金	私人资金
公共服务	国民健康服务体系	
私人服务	社会保险	(受监管的)私人保险

注意:无论是公共或私人机构,在公共资金里我们包括了疾病基金中与收入挂钩的缴款和基于税收的缴款。

在私人筹资方面,我们既有现金支付,也有医疗保险,二者性质截然不同。我们在矩阵中描述了这一点,其中医疗保健的每一种重要的组织类型都包括其中。分类使用了卫生支出最重要的资金来源和供给方式。每种组合会引出一系列不同的问题。

在医疗保健方面,我们有两个主要的公私互动领域。医疗保健支出的资金和医疗保健的提供。在每个领域,人们可以探索实证的和规范的观点。

资金方面对应于资金的来源。主要的问题关系到所观测到的人们是自愿,还是在政府主导下为医疗保健提供资金的方式。关于如何组合不同的资金来源以实现效率和公平目标的规范性观点也是人们优先关注的问题。

公私互动的第二个领域是医疗保健的提供,因为医疗机构可以是公共的或私人的、营利的或不以营利为导向的。

自然,资金和服务供给在几个方面是相互依赖的。一个(技术层面上)效率较低的供给系统将需要更多的资金。从医疗保健供给不足的意义上来说,经济效率低下意味着所需资金较少。资金安排也影响供给效率(技术、分配或经济效率)。最著名的例子是,一个基于医疗机构所需要的任何医疗保健服务资金的系统(如过去的纯追溯性报销医疗保险模式)。它导致以过高的价格提供过多的医疗保健服务。

这两大类公私互动领域之间还有另一个重要区别。资金问题主要涉及在意识到不确定性之前做出的关于医疗保健需求的决策。供给主要与意识到"疾病"状态的性质后发生的事情有关。因此,疾病的不确定性是这两种公私互动的分界线。

Chalkley and Malcomson(2000)已经描述了政府在购买医疗保健服务方面的重要作用。在他们的文献回顾中讨论的主要问题是,不同的合同安排如何影响信息不对称情况下的结果(主要例子是无法核实的医疗服务质量)。在此我们着重讨论公共和私人医疗保险或医疗保健供给如何在医疗保健体系中共存的独特问题。

1.1 数据能告诉我们什么?

经济合作与发展组织(简称"经合组织")的健康数据(2010)被用于对公私部门互动主要特征进行跨国比较。表 15.2 和 15.3 描述了经合组织成员的基本特征。

表 15.2 经合组织国家资金的主要来源 单位:%

国家	公共资金		自付费用		私人健康保险	
	2000 年	2009 年	2000 年	2009 年	2000 年	2009 年
澳大利亚	66.8	67.5	19.8	18.0	13.3	14.4
奥地利	76.9	76.9	15.3	15.1	7.8	8.0
比利时	68.3	66.7	19.0	20.5	4.9	4.8
加拿大	70.4	70.3	15.9	14.8	13.7	15.0
捷克	90.9	82.6	9.7	15.7	0.2	1.8
丹麦	82.4	80.2	16.0	13.8	1.7	1.7
爱沙尼亚	77.1	77.8	19.9	19.7	2.9	2.5
芬兰	71.1	74.2	22.3	19.4	6.6	6.3
法国	79.4	77.7	7.1	7.4	13.5	14.8
德国	79.8	76.7	11.1	13.0	9.1	10.3
希腊	60.0	60.3				
匈牙利	70.7	71.0	26.3	23.9	4.4	5.1
冰岛	81.1	82.0	18.9	16.6	1.4	1.4
爱尔兰	75.3	76.9	15.2	14.4	9.4	8.6
以色列	57.5	53.0	24.1	29.7	8.6	11.9
意大利	72.5	77.3	24.5	19.4	3.0	3.2
日本	81.2	79.4	16.9	14.6	1.8	3.5
韩国	45.5	55.4	45.2	35.0	9.2	9.8
卢森堡	85.1	84.0	11.8	11.6	3.2	4.3
墨西哥	46.6	47.5	50.9	48.8	2.5	3.6
荷兰	63.1	75.3	9.0	5.7	26.9	10.8
新西兰	78.0	80.5	15.4	13.9	6.7	5.7

续　表

国家	公共资金		自付费用		私人健康保险	
	2000 年	2009 年	2000 年	2009 年	2000 年	2009 年
挪威	82.5	84.1	16.7	15.1	0.8	0.7
波兰	70.1	72.2	30.0	22.4	4.1	5.4
葡萄牙	72.5	71.5	22.2	22.9	6.0	5.5
斯洛伐克	89.4	67.8	10.6	25.2	0.0	7.0
斯洛文尼亚	71.9	72.2	11.9	12.8	16.2	14.9
西班牙	71.7	72.5	23.6	20.7	5.2	6.8
瑞典	84.9	81.9	15.9	15.6	2.3	2.5
瑞士	55.5	59.6	33.0	30.3	11.6	10.1
土耳其	62.9	67.8	27.6	21.8	9.4	10.4
英国	79.3	82.6	13.4	11.1	7.0	5.2
美国	43.2	46.6	14.5	12.1	42.4	41.4

注:(1)2009 年或最近一年的值,有些数据不完全或基于估值;(2)私立健康保险包括商业私立健康保险、公司计划和非营利性组织健康计划。

数据来源:OECD Health Data(2010)。

表 15.3　医疗保健支出　　　　　　　　　　　　　　　单位:美元

国家	医疗保健支出/GDP		人均支出		人均公共支出	
	2000 年	2009 年	2000 年	2009 年	2000 年	2009 年
澳大利亚	8.0	8.5	2266	2776	1514	1874
奥地利	9.9	10.5	2862	3431	2199	2638
比利时	9.0	11.1	2481	3460		
加拿大	8.8	10.4	2519	3292	1772	2311
智利	6.6	6.9	613	812	319	483
捷克	6.5	7.1	982	1490	887	1230
丹麦	8.3	9.7	2383	3074	1964	2597
爱沙尼亚	5.3	6.1	522	1028	403	800
芬兰	7.2	8.4	1855	2650	1318	1967
法国	10.1	11.2	2553	3048	2027	2371
德国	10.3	10.5	2669	3021	2130	2319
希腊	7.9	9.7	1451	2316	871	1398
匈牙利	7.0	7.3	853	1167	603	829
冰岛	9.5	9.6	2740	3157	2221	2649
爱尔兰	6.1	8.7	1763	3170	1328	2438
以色列	7.5	7.8	1766	2010	1097	1145

续　表

国家	医疗保健支出/GDP		人均支出		人均公共支出	
	2000 年	2009 年	2000 年	2009 年	2000 年	2009 年
意大利	8.1	9.5	2064	2384	1497	1843
日本	7.7	8.1	1969	2301	1600	1883
韩国	4.8	6.5	824	1527	375	845
卢森堡	7.5	7.8	3269	3214	2781	2702
墨西哥	5.1	5.9	508	657	237	308
荷兰	8.0	9.9	2340	3288	1476	
新西兰	7.7	9.9	1607	2329	1254	1873
挪威	8.4	8.5	3043	3469	2510	2921
波兰	5.5	7.9	583	1031	409	745
葡萄牙	8.8	9.9	1511	1736	1097	1242
斯洛伐克	5.5	8.0	604	1418	540	961
斯洛文尼亚	8.3	8.3	1453	2013	1076	1455
西班牙	7.2	9.0	1538	2217	1101	1608
瑞典	8.2	9.4	2286	3038	1941	2487
瑞士	10.2	10.7	3221	3729	1785	2205
土耳其	4.9	6.2	433	684	272	487
英国	7.0	8.7	1837	2637	1456	2178
美国	13.4	16.0	4703	6160	2032	2866

注:2009 年或最近一年值,人均支出按美国 2000 年购买力平价计算。

数据来源:OECD Health Data(2010)。

为了评估公私部门互动在医疗保健领域的作用,以下三个指标提供了一个良好的起点:医疗保健支出占 GDP 的比重、人均公共医疗保健支出以及公共医疗保健支出在医疗保健总支出中的份额。

公共资金在 2000—2009 年保持得相当稳定,占总资金的 50％以上(美国除外),许多国家超过了 75％。到 2009 年,对几个国家来说,总体医疗保健支出已经达到 GDP 的 10％。美国是一个例外,其总体医疗保健支出约占 GDP 的 16％。

对大多数经合组织国家来说,包括医疗保险覆盖(无论是公共的还是私人的)规定的共付额和决定参加外部保险的家庭的纯粹私人消费(例如,找私人部门的专科医生就诊或自用药)在内,现金支付一般在 10％～20％之间,尽管在 1990—2009 年中略有增加。

1.2　本章计划

本章组织如下:第 2 节侧重于理论。第 2.1 节提供了一个简单的框架,描述了患者在面临公共或私人医疗保健服务时的选择。然后,我们分别讨论第 2.2 节中与公私部门资金互动相关的问题和第 2.3 节中与公私部门供给相关的问题。第 2.2.1 节采用了政治经济学方法:它回顾了解释为什么公共和私人资金可能在卫生健康领域共存的理论文献。第 2.2.2 节转向规范性问题:它从福利角度调查公共和私人资金的混合是否是最优的。第 2.2.3 节调查公共保险覆盖面的扩大如何影响私人保险覆盖面(即到底是挤出还是挤入)。第 2.2.4 节调查了共同支付(即消费者的私人支出)在公共筹资的医疗保健系统中的作用。

第 2.3 节涵盖了与供给有关的四个不同问题:(1)公共部门的配给规则如何影响私人供给(第 2.3.1 节);(2)让医生同时在公共部门和私人部门工作的理由(也称为双重执业或兼职)(第 2.3.2 节);(3)公共和私人(营利和非营利)医疗机构之间差异化行为的来源(第 2.3.3 节);(4)公私伙伴关系(第 2.3.4 节)。

第 3 节转向经验证据。我们再次区分了与资金(第 3.1 节)和医疗保健服务供给(第 3.2 节)相关的问题。在资金方面,我们回顾了研究公共医疗质量如何影响私人健康保险覆盖(第 3.1.1 节)以及公共健康保险覆盖面如何影响私人健康保险覆盖的经验证据,首先是关于挤出的证据(第 3.1.2 节),然后是关于挤入的证据(第 3.1.3 节)。

关于医疗保险服务供给的问题,我们回顾了实证文献,这些文献观察了公共部门的质量如何影响人们选择私人服务和购买私人保险(第 3.2.1 节)以及如何获得医疗保健服务(由持有私人健康保险的个人代理,这有效地降低了私人医疗保健服务使用时的价格)如何影响公共医疗保健服务和私人医疗保健服务之间的选择(第 3.2.2 节)。第 3.2.3 节回顾了公共和私人医疗机构之间的质量和效率的差异。第 3.3 节讨论了未来公私互动实证研究的方向。第 4 节得出结论。

2. 理论

2.1 两个边界的故事

在本节中,我们给出了一个简单的框架,令个人在公共供给和私人供给之间做出选择。这些选择与两种不同的边际有关。我们用医疗保健服务供给的公私互动来说明它们,尽管同样的原则也适用于资金。

第一边界与公共部门和私人部门都提供医疗保健服务时的个人选择有关,但两个部门的质量和价格不同。私人部门提供的医疗保健服务是重复的,或者公共部门和私人部门提供的医疗保健服务在经济上互为替代品。

第二边界涉及不在公共部门范围内,却可能在私人部门范围内的医疗保健服务。公共部门和私人部门仍然相互作用,因为公共部门所覆盖的领域可能会挤出私人部门,因此私人部门是公共部门的补充。

更为正式地说,在许多拥有公共健康保险和公共供给的国家(例如,国民健康服务体系),生病的个人面临着一种选择:要么以零(或可以忽略不计的)价格进入公共部门,要么进入私人部门并支付价格 p(如果个人持有私人健康保险,p 可以被解释为共付额,在特殊情况下可以为零)。将 q 定义为在公立医院获得的临床质量,b 为医疗保健的收益,a 为医疗设施水平,w 为等待时间,y 为个人(或家庭)净收入(扣除税收或保险费),p 为私人部门收取的价格。[①] 将 $u(b,q,a,w,y)$ 定义为患者的效用函数。我们假设这一函数在收益、临床质量、医疗设施和收入(或某种复合产品)方面递增,但等待时间递减。此外,我们假设效用在收入上是凹的($u_{yy}<0$)。

公共医疗保健系统预算有限。他们的目标是提供医疗保健,使其有与通过政治进程分配给他们的预算相匹配的最高效益(或最高收益—成本比)。鉴于此,我们假设公共部门在 $b \geqslant b^{pu}$ 时提供医疗保健服务[②],其中 b^{pu} 代表公共部门提供服务时的收益水平,上标 pu 和 pr 分别为公共部门和私人部门的收益。

2.1.1 第一边界

假设一项治疗有 $b \geqslant b^{pu}$,因此由公共部门支付。如果一个具有福利 b 和收入 y 的人去了公共部门,那么他的效用为 $u(b,q^{pu},a^{pu},w^{pu},y)$。如果他去私人部门,则其效用是 $u(b,q^{pr},a^{pr},0,y-p)$。因此,我们假设私人部门的等待时间为零(这是一种简化,但与公共部门相比,等待时间可能很低或更低)。一般来说,公共部门和私人部门的临床质量会有所不同(但无须事先假设排序)。私人部门的设施水平可能更高($a^{pr}>a^{pu}$)。

如果 $u(b,q^{pr},a^{pr},0,y-p)>u(b,q^{pu},a^{pu},w^{pu},y)$,则个人就去私人部门治疗。如果效用函数在每个自变量中都是可分离的,$u(b,q,a,w,y)=b-g(w)+V(a)+v(q)+U(y)$,则条件变为:

$$V(a^{pr})-V(a^{pu})+g(w)+v(q^{pr})-v(q^{pu})>U(y)-U(y-p)$$

直觉上,只有从设施和更短的等待时间中获得的效用加上最终临床质量大于支付正价格造成的效用损失时,个人才会选择私人部门。私人部门的便利设施水平更高、等待时间更短的假设是直觉意义上的。私人部门的存在有赖于它们吸引患者的能力:高收入患者比贫困患者更有可能负担得起医疗支出。

到底是公共部门质量更高还是私人部门质量更高,就不那么简单地可以给出答案了。如果我们考虑去看医生,可能会认为,若能够(通过声誉或口碑)选择私人部门的专家,那么个人可能会得到比去公共部门的全科医生更准确的诊断。就实际治疗而言,例如外科手术,私人医院规模可能很小,且急救设施有限。公立医院可能受益于规模经济。如果在公立医院接受治疗的患者数量高于私人医院,那么公立医院的治疗结果可能会更好。请注意,即使公共部门的质量更高,如果一些患者重视更短的等待时间和更好的医疗设施,他们仍可能选

---

① 参见 Martin and Smith(1999)的类似模型。我们扩展了他们的模型,也包括质量和设施。又见 Lindsay and Feigenbaum(1984)、Goddard et al.(1995)与 Gravelle and Siciliani(2008)。

② 为了关注不同医疗机构间供给的个人选择,我们没有具体说明医疗保险的细节。公共供给通常与公共医疗保险相关联。私人供给可以在私立医疗保险下进行,也可以在病人自费时进行。如果私立部门与公共资助的患者签订了治疗合同,私人供给也可以在公共保险下进行。

择私人部门。

有些人有雇主提供的私人健康保险。假定选择一份工作不取决于保险覆盖(在许多国家这种假设在很大程度上是合理的),这些人应该更喜欢私人治疗而不是公共治疗,除非他们在私人部门提供的医疗保健服务中面临大额的共同支付,或者他们认为公共部门的质量更高。在私人部门规模较小的国家,私人医院往往不会在本土范围内均匀分布。因此,这一选项可能不一定存在。如果到最近的私人医院的距离成本足够高,个人即使已投保且私人部门的质量更高,他们也可能更喜欢当地的公立医院。[①]

假设医疗保健的收益 b 和收入 y 根据联合密度函数 $f(b,y)$ 分布在矩形图里。将 $y^*(b)$ 定义为收入水平,使得收入 $y>y^*(b)$ 的个人去私人医院(b 水平给定)。如果效用是可分的(如上所述),那么收入阈值 $y^*b=y^*$ 就不取决于收益。直觉上,这表明选择私人医院的是富裕人群(特别是当收入的边际效用小于 1 时)。如图 15.1 所示。

这就是我们所说的"第一边界"。在同时提供公共医疗保健服务和私人医疗保健服务时,有些患者选择后者,因为他们被较少的等待时间和更好的医疗设施所吸引,且不会被他们要支付的价格所吓倒。

某些情况下,在公共部门(例如癌症治疗或急诊),从治疗中获得高收益的患者的等待时间可以为零或很短。在这种情况下,选择私人医院的唯一动机是便利设施的不同。如果公共部门的质量更高,这种选择就会被进一步削弱。在这种情况下,我们预计选择私人部门进行治疗的患者比例将会很低或者根本不存在,因为这种选择主要是由临床质量决定的。

在某些国家,一些选择性治疗(例如白内障和髋关节置换)的等待时间往往很长。对于此类治疗,收入较高或私人收益较高的患者可能会选择私人部门。

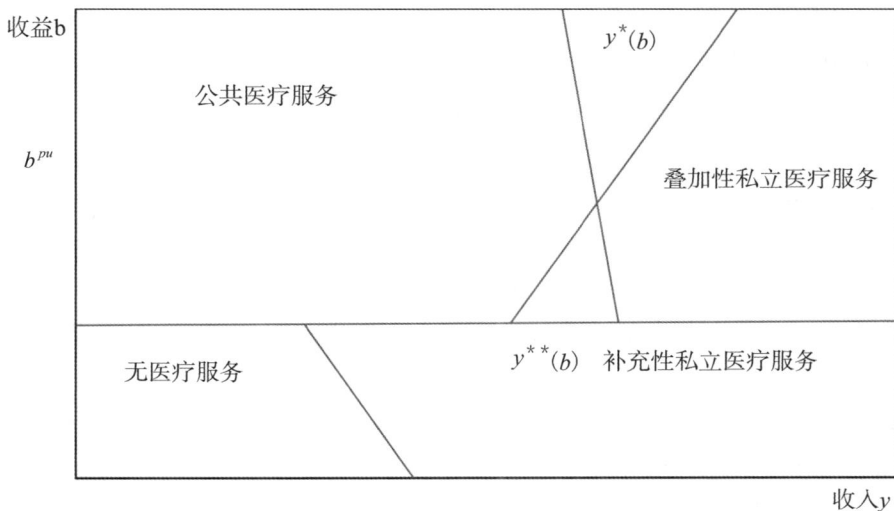

图 15.1 公立、私人医疗服务间的选择

---

① 通过给模型增加更多的结构和地理维度(使效用成为到最近的公立和私立医院的距离的函数),可以在上述模型中引入距离成本。在理论文献中,这通常是在霍特林或萨洛普框架内完成的(Brekke et al.,2006)。经验证据还表明,距离是患者选择医院的主要预测因素(Tay,2003)。

2.1.2 第二边界

对于某些类型的医疗保健,公共部门可能不提供保险。如基本类型的牙科保健或眼科治疗。它们根本不在公共部门的覆盖范围内,唯一的选择是私人部门。因此,我们假设 $b<b^{pu}$,所有 $b<b^{pu}$ 的患者都面临一个选择,要么接受私人治疗,要么得不到治疗。如果 $u(b,q^{pr},a^{pr},0,y-p)>u(0,0,0,0,y)$ 时个人会选择私人医疗服务。我们可以确认 $y^{**}b$ 为个人对私人医疗服务需求的收入阈值。在可分的效用函数下,如果 $V(a^{pr})+b+v(q^{pr})>U(y)-U(y-p)$,个人需要私人医疗服务。又见图 15.1。

重要的是,当公共部门变化时,私人部门覆盖的阈值 b^{pu} 也会变化。每当公共部门放宽阈值时,许多或所有患者都会从私人部门转向公共部门。这就是我们所说的"第二边界"。

总而言之,如果公共部门提供的医疗服务无须等待,且质量合理(例如癌症治疗),私人部门就没有空间(可能重视医疗设施的小群体除外):公共部门提供的服务挤出了私人部门。如果公共部门等候时间很长(如选择性手术),私人部门提供的医疗服务是重复的,类似于公共部门提供的医疗服务,但等待时间更短且设施更多。如果公共部门不提供医疗服务(例如牙科服务),私人部门的空间会更大。在这种情况下,私人部门是公共部门的补充:它提供了公共部门未涵盖的医疗服务。

我们确定了公共部门和私人部门之间的两个主要边界。第一个涉及公共和私人部门提供的医疗服务,但两者的等候时间、便利性和价格不同。更广泛地说,每个部门都可以满足同样的健康需求,但选择权在个人。

第二个边界涉及公共部门是否涵盖某种类型的医疗保健服务。公共医疗保健包容性越强,私人部门存在的空间就越小。如果公共部门不提供相关服务,那么病人的健康需求将由私人部门来满足。

下文回顾的理论性文献包括两种类型的边界:它们假设公共部门和私人部门在第一边界或第二边界上互动(很少兼而有之)。因此,记住这一区别是很重要的,因为建模所产生的含义是完全不同的。

2.1.3 保险

上述框架可以扩展到保险设定。它也可以被理解为模型的第二阶段,患者已经生病,必须决定是选择公共的还是私人的医疗保健服务供给。该框架可以通过允许患者在第一阶段选择是否购买私人健康保险来进行扩展。公共健康保险通常是强制性的,在大多数国家(尽管不是所有国家),个人不能选择不参保。

假设私人健康保险(private health insurance,简称 PHI)提供的保险是重复的(即它涵盖了公共部门提供的同类医疗保健服务,如选择性手术)。我们假设个人患病概率为 π,健康概率为 $(1-\pi)$。如果患者生病并在公共部门接受治疗,其效用是 $u^s(b,q^{pu},a^{pu},w^{pu},y(1-t))$,其中 y 为总收入,b 为治疗的收益,q 是质量,a 是医疗设施,w 是等待时间,t 是比例所得税 s。如果患者在私人部门接受治疗,其效用为 $u^s(b,q^{pr},a^{pr},0,y(1-t)-P)$,其中 P 是私人保险公司收取的保费。如果保费精算公平,那么将其设定为 $P=\pi p$,其中 p 是患病时私人医疗保健服务的价格,否则 $P>\pi p$。假设有全额保险。如果病人健康,没有私人健康保险时其效用是 u^h

$(y(1-t))$,有私人健康保险时其效用是 $u^h(y(1-t)-P)$。

当决定是否要购买 PHI 时,个人将其预期效用与不购买 PHI 时进行比较,后者的预期效用等于 $EU^{pu}=\pi u^s(b,q^{pu},a^{pu},w^{pu},y(1-t))+(1-\pi)u^h(y(1-t))$,有 PHI 的预期效用为 $EU^{pr}=\pi u^s(b,q^{pr},a^{pr},0,y(1-t)-P)+(1-\pi)u^h(y(1-t)-P)$。如果 $EU^{pr}>EU^{pu}$,则个人选择购买私人健康保险。

假设效用可分,如上所述,条件变为:

$$\pi[V(a^{pr})-V(a^{pu})+g(w)+v(q^{pr})-v(q^{pu})]>u^h(y(1-t))-u^h(y(1-t)-P)$$

直觉上,如果个人在生病时按更高水平的医疗设施、较少的等待(和质量)计算的预期收益高于支付保费造成的效用损失,他们就会购买 PHI。个人是否购买 PHI 还取决于他们所感知到的患病概率:有些人可能比较"乐观",低估了患病概率。此外,为满足这一条件,个人需要非常重视等待时间和医疗设施。如果保费被设定为非竞争性费率,或者有一个负荷因素来计算保险的管理成本,有些人可能会发现收取的保险费过高。

请注意,该模型假设 PHI 是与公共部门重复的,因为它涵盖了公共部门已经涵盖的医疗保健服务。对于提供补充性或补偿性医疗保健服务的保险来说,条件会更简单:$EU^{pr}>0$。如果个人是风险厌恶者,且保费精算公平,则应始终满足这一条件。同样,这一条件可能满足或可能不满足,取决于感知到的疾病概率和私人保险收取的保费。个人不购买 PHI 的另一个原因是,他们可以通过个人(预防性)储蓄实现自我保险:个人可以在每个时期留出一定数量的货币以应对未来的负面健康冲击。

另一种形式的 PHI 适用于在"公共部门"寻求治疗时发生的费用,例如,在法国卫生系统中,医疗费用里有大量共同支付(用于二级保健)。同样,这也可以应用于标准的保险理论设定。个人为预防生病时高额的自付费用,将会购买保险。[①]

2.2　资金

我们可以确定三个主要的资金来源:公共保险、私人保险和自付费用(见表 15.2)。这些资金来源各有不同。公共健康保险的鲜明特点是利用政府的权力强制缴费。缴款通常与工资或收入有关。这一块包括 NHS 类的健康保险和社会保险,前者的资金主要来自一般税收,后者的缴款直接用于疾病基金或专门的非营利机构或企业。

私人保险依赖于保险公司提供的合同,这些合同根据风险设定保费。根据保单的类型,保险可以是个人险或团体险。参加私人保险可以是自愿的,也可以是强制性的。在后者中,政府要求人们购买健康保险的同时,还提供严格的监管或保险合同条款,以防止健康保险公司滥用市场地位。

最后,自付费用包括私人和公共保险共同支付产生的费用,以及保险安排未涵盖的医疗

[①] Colombo and Tapay(2004)区分了私人健康保险的三种不同角色。当签约私人健康保险以提供公共保险的私人替代方案时,它是重叠的,允许获得公共医疗保健系统提供的服务之外的额外服务。当私人健康保险确保初级健康保险范围之外的服务和商品的保险时,它是补充性的。当私人健康保险用于支付医疗机构收取的费用,且并未包括在初级健康保险范围内时,它是补偿性的。

保健服务的消费决策。

卫生系统的任何筹资安排都意味着将资金来源划分为这三种广泛的来源。每个国家有不同的组合方式。第一个关键问题是理解公私部门资金混合背后的经济力量。

2.2.1 政治经济学

一个主要问题是如何解释在医疗保健服务中私人机构和公共机构的同时存在。本节讨论了在多数投票规则下决定公共医疗保健数量时的公共医疗保健资金。因此,它采取实证研究方法,依靠民主框架来确定政府参与提供商品和服务的程度。主要结果是,在私人部门存在的情况下,由政府提供公共资金的医疗服务往往供给不足。在本节的大部分内容中,除非另有说明,公共资金与公共医疗保健服务供给等同,私人医疗保健服务由现金支付提供资金。

Epple and Romano(1996a,1996b)使用中位选民法调查了公共和私人资金的混合情况。他们假设:(1)个人收入不同;(2)公共部门提供数量统一的医疗保健服务;(3)私人部门提供的数量不同。在一个没有私人部门的系统中,模型的预测是简单明了的:医疗保健服务的最优数量取决于中位收入个人的偏好最大化。只要中位收入低于平均收入,这个结果也意味着,如果医疗保健服务是正常品,这个数量就会低于功利主义政府决定的数量(Atkinson and Stiglitz,1980)。

在私人部门存在的情况下,选择私人部门的个人(富人)更喜欢公共医疗保健服务为零:他们纳税,但不接受公共医疗保健服务。由于这样一个群体与低收入个人形成了"联盟",低收入个人希望提供低水平的医疗保健服务以避免高额缴费,因此,中位选民的偏好不同于中位收入:中位选民的收入低于中位("中间偏下")。直观地说,这可能解释了对公共系统的低支持率(或者解释了规模缩减的公共系统)。

该模型假设公共部门按比例税率筹资。在许多国家,穷人完全免于缴纳或接受收入支持。这一假设的引入修正了中位选民。因为非常贫穷的人不用为这个系统缴款,所以他们和中上收入水平的人一起,更偏好数量更高的医疗保健服务。相反,中低收入人群和非常富有的人喜欢较少的公共医疗保健服务。中位选民也是如此,因此两个群体是情况相同(参见Epple and Romano,1996b)。我们推测,这意味着与边际税率对穷人有利的情况相比,中位选民现在有更高的收入,这反过来又意味着对公共医疗保健服务的更高支持。

"中等偏下"的关键结果是Epple and Romano(1996a,1996b)共有的。这两项研究的一个关键区别是,第一项假设个人可以消费公共产品或私人产品,但不能同时消费两者(我们在上文第2.1节中提到的第一边界)。这种情况发生在私人医疗保健服务重复的时候,例如选择性手术:病人可以在公共或私人部门接受髋关节置换(公共和私人医疗保健服务互相替代),但私人部门提供的质量或医疗设施水平更高。相反,第二项研究假设个人可以同时消费公共和私人物品(比如,就同一问题拜访不同的医生、实验室或成像检测)。私人医疗保健服务是对公共医疗保健服务的补充:公共医疗保健和私人医疗保健相辅相成(第2.1节中描述的第二边界)。

直觉上主要结果(中位选民的收入低于中位收入)是,非常富有的个人支付过高的边际税率以至于他们倾向于减少公共产品的提供。如果私人医疗保健服务与公共服务重叠,富人从公共产品的增加中获得的边际收益为零,因为他们只消费私人医疗保健服务。如果是补充性的,富人愿意用私人医疗保健代替公共医疗保健,因为可以在竞争激烈的私人市场上以更低的价格购买到私人医疗保健。

Epple and Romano(1996b)的另一个结论是,私人医疗保健补充公共医疗保健:在中位选民均衡下,多数人倾向于一个双重供给制度,即公共和私人消费并存的制度,而不是一个只提供公共产品或只提供私人产品的制度。选民可以选择零公共医疗保健服务,但他们没有这样做,双重(公共和私人)积极供给公共医疗保健服务的均衡击败了零公共医疗保健服务(即仅有私人医疗保健服务)的均衡。此外,由于在税收和公共医疗保健服务的给定组合中,双重供给的帕累托只能通过显性偏好(即如果选择私人机构表明他属于富裕人群)来支配私人供给,因此大多数人会更喜欢双重供给(Epple and Romano,1996b)。报告还显示,混合制度下的总体支出(公共+私人)高于仅有公共或仅有私人制度下的支出。

同期,Gouveia(1997)也得出了一个类似的结果,即在一个更普遍的环境中,个人的收入和健康状况不同(以患病概率衡量),个人可以购买补充性私人健康保险(埃普尔和罗曼诺假设可以自费购买私人医疗保健服务,但没有保险市场)。他表明大多数人反对取消私人替代方案。Gouveia(1997)未考虑道德风险,整个人口的医疗保健服务消费没有发生变化。

当期望效用理论被用于模拟个人行为时,公共—私人保险系统在多数人票数规则下出现。Hindriks and De Donder(2003)表明,在非期望效用框架下[即亚里(Yaari)在不确定条件下的双重选择理论,该理论采用了没有边际效用递减的风险规避],这一结果不再成立。经过优化设计的强制性社会保险制度会导致社会保险制度下的完全覆盖或完全没有保险。他们还表明,私人保险市场中逆向选择的存在还削弱了混合制度的情况。[1] Hindriks(2001)的相关论文还表明,在上述非期望效用框架内,只有当公共保险是扭曲的,且净损失随着公共保险水平足够快速的增长时,混合制度才可能是最优的。

上述分析的一个局限性是假设公共部门的公共供给是一致的,因此效率低下(因为个人是异质性的)。这似乎与公共部门的配置规则不一致,在公共部门,医疗保健服务是根据需要(或健康状况)提供的,因此不是统一的(尽管公共部门的供给的确不取决于收入)。然而,这将使政策具有多维性,从而引发关于均衡的存在性和唯一性的问题。Moreno-Ternero and Roemer(2007)解决了在多维政策空间通过投票决定的公共资金问题。医疗保健服务仅由两个来源提供资金:一般税收(公共医疗保险)或共同支付(自费)。选举竞争发生在两个变量上:资助公共卫生支出的税率和共同支付水平。他们认为民众在收入水平上是异质的,但健康风险是同质的。他们主要关注的是在投票模式的背景下,技术进步在促使公共卫生支出均衡增长方面所起的作用。选举竞争导致各政党提议采用最新且更昂贵的技术。政治进程促进了基于新技术的支出增长。

2.2.1.1 一个简单模型:公私混合的政治经济选择

该模型改编自 Epple and Romano(1996a,1996b)。假设个人需要非急诊(选择性)治疗,

---

① Besley and Gouveia(1994)包括了一项较早的定性调查。

如髋关节置换或白内障。这种情况不存在不确定性,因此健康保险在模型中没有作用。个人收入 y 不同,并根据密度函数 $f(y)$ 和累积密度函数 $F(y)$ 分布。如果个人在公共部门接受治疗,其效用为 $b+q^{pu}+u(y(1-t))$,其中 b 是治疗收益,q^{pu} 是公共部门的医疗保健质量,y 是收入,t 是比例收入税。个人选择到私人医疗机构治疗,则其效用为 $b+q^{pr}+u(y(1-t)-p)$,其中 q^{pr} 是私人部门的质量,p 是接受治疗的价格。[①] 我们假设 q^{pr} 和 p 是外生的,且是在竞争激烈的私人市场中决定的。相反,公共部门 q^{pu} 的质量是通过多数投票决定的。我们假设质量的服务成本很高,并且通过比例所得税筹资。公共部门的质量成本是 $c(q^{pu})$。

将 $\hat{y}$ 定义为收入阈值水平,使个人在公共部门和私人部门两者之间效用无差异:$b+q^{pu}+u(\hat{y}(1-t))=b+q^{pr}+u(\hat{y}(1-t)-p)$。由于效用是凹性的,所以收入 $y>\hat{y}$ 的富人选择私人部门,收入 $y<\hat{y}$ 的穷人选择公共部门。公共部门的质量必须满足以下预算约束 $c(q^{pu})F(\hat{y})=tY$,其中 $Y=\int yf(y)dy$ 为总收入。

对于选择公共部门的人来说,富人偏好更高还是更低的公共医疗保健质量?他们的偏好可以用以下方式表示。回想一下到公共部门的效用是 $b+q^{pu}+u(y(1-t))$。空间 (q^{pu},t) 中的无差异曲线是这样的:

$$M(y,t,q^{pu})=\frac{dt}{dq^{pu}}=\frac{1}{yu'}>0$$

函数 $M(y,t,q^{pu})$ 可以解释为公共医疗保健质量和税收之间的边际替代率。直觉上,只有高税收和高质量相结合,个人才会无差异。如果 M 随着收入的增加而增加(减少),那么越富有的人对更高质量的偏好会更高(更低)。对收入求微分我们可得:$\frac{dM(y,t,q^{pu})}{dy}=+\frac{(1-t)u''}{y(u')^2}-\frac{1}{y^2u'}$,一般来说是不确定的。有两种完全相反的效应。第一个效应是"收入"效应:由于收入更高,个人可以负担更多的质量。第二个效应是"替代"效应:由于收入较高,边际税率(即个人支付的有效价格)较高,对质量的偏好可能较低。

假设收入效应大于替代效应似乎是有道理的,更富有的人对公共部门的质量有更高的偏好 $\frac{dM(y,t,q^{pu})}{dy}>0$。对于公共部门的特定质量,收入大于 $\hat{y}$ 的个人会选择选择私人部门,因此倾向于公共部门的质量尽可能低:他们通过所得税向公共系统缴款,但并未从公共服务中受益。

在这种情况下,根据多数投票规则选择的公共部门的质量水平并不是中位收入选民所喜欢的:因为中位收入选民的支持率在下降。因此,决定性的中位选民低于中位收入。形式上,中位选民的收入 $y*$ 由 $\int_{y*}^{\hat{y}}f(y)dy=0.5$ 决定。

直觉上,有两类人会喜欢公共部门质量更低:非常贫穷的人和非常富有的人。非常贫穷(收入低于 $y*$)的人希望公共质量水平为正,但又低于中位选民的期望,因为他们(由于贫穷)会更重视其他消费。非常富有的人(收入超过 $\hat{y}$)选择私人部门,不需要公共服务。中位

[①] 如果对私人健康保险明确建模,会出现类似结果。见 Gouveia(1997)。

选民的情况是,希望减少公共医疗保健服务的人数(非常贫穷和非常富有的人群)等于希望增加公共医疗保健服务的人数(中等收入人群)。

2.2.2 规范分析

与前一节不同,本节采用规范的方法来处理公共和私人医疗保健服务之间的最优互动。下面回顾的大多数研究假设政府最大化了效用福利函数。

现有文献可以分为侧重于第一边界和第二边界的研究(见第2.1节)。他们假设:(1)有免费公共医疗保健,但政府决定公共部门提供的质量水平,还不能直接控制数量(如果公共部门的质量和私人部门一样高,私人部门就完全被挤出);(2)政府可以选择提供多少公共医疗保健服务,以及提供的任何单位的额外医疗保健挤出了私人医疗保健服务:私人医疗保健服务具有补充作用(公共医疗保健和私人医疗保健的质量完全相同)。第(2)项下的文献是建立在个人决定最优私人健康保险覆盖的保险体系内的,而第(1)项下的文献通常假设如果患者选择私人部门,他们将自掏腰包。

在第一组假设下,个人可以在价格为零但质量低劣的公共医疗保健和价格为正但质量上乘的私人医疗保健之间做出选择。此处,质量具有简单含义,即私人部门所能够提供的任何属性,而公共部门并没有得到患者的正面评价。接下来的问题是,将病人从公共部门转移到私人部门是否值得扭曲公共部门的质量。主要结果是,只有当政府对其能够征收的税收或能够执行的配置规则有限制时,被扭曲的质量并因此拥有公私混合才是最优的。

根据第二组假设,问题是公共医疗保健应该是零,并把医疗保健留给私人市场,还是100%的公共医疗保健完全挤出私人医疗保健,或者介于二者之间,未被公共保险提供的部分由私人保险补充。主要结果是,当收入能力与疾病之间较大负相关时,当存在逆向选择且(在某些情况下)道德风险较低时,公共保险覆盖应该更高。

2.2.2.1 资金和再分配:质量和等待时间

Besley and Coate(1991)调查了由公共部门提供私人物品(如医疗保健)的潜在再分配作用,当(1)有两种收入水平(富人和穷人);(2)两个收入群体中的每个人都同样通过一次总付的转移进行纳税,并为公共医疗保健提供资金:这是一个关键假设,因为这意味着税收体系是递减的(富人和穷人缴纳的税款相同);(3)政府不能通过从富人到穷人的一次性转移进行再分配;(4)每个人只能在公共或私人部门消费一单位医疗保健服务(例如外科治疗,如髋关节置换),但不能同时在两个部门消费(这样私人部门提供的医疗保健服务是重复的);(5)政府在公共部门提供共同的质量水平,而在私人部门,人们可以在不同的质量水平上购买(私人医疗保健服务按竞争性费率收费,并假设没有保险市场)。

他们表明,功利主义政府的最优选择可能是向下扭曲公共部门的质量,以诱导富人更偏好私人部门医疗保健。因此,富人将为他们的私人医疗保健服务买单,但也通过一般税收补贴穷人的公共护理——从富人到穷人的再分配。

这种类型的再分配总体上是次优的:如果政府能够通过直接向富人征税和向穷人再分配收入,实施个人间差异较大的一次性转移支付,就没有必要扭曲公共部门的质量。

上述结果已经扩展到政府可以使用任何非线性税收系统(并且是内生性的,而非外生性的),但是个人能力各有差异。能力是私人信息,因此再分配的数量是有限的[按 Mirrlees(1971)的设定]。[①]

卫生部门质量的一个重要方面是等待时间,即病人在接受治疗之前必须等待的时间。等待可以被解释为质量的一种负面形式。Hoel and Saether(2003)研究了按等待时间对公私混合进行配给的最优状态。[②]

与上述论文相反,他们假设个人等待的边际成本的差异甚于收入差异(尽管边际成本不同可能与收入有关,但不一定如此)。公共医疗保健的资金来源是比例所得税,这比统一的收入所得税更现实。政府最大化福利函数,这个福利函数通过比例所得税(轻微地)降低了边际等待成本较高的个人(也许是富人,即那些选择私人部门的人)的权重。他们表明,只有当等待成本较低的个人(穷人)在福利函数中被赋予更高的权重时,等待时间的增加和私人部门的规模扩大才会增加福利。[③] 因此,与 Besley and Coate(1991)相反,功利主义的福利函数不会设定正的等待时间。

假设劳动力供给是内生性的,Hoel and Saether(2005)对 Hoel and Saether(2003)的分析进行了扩展。总的来说,他们发现,在这种更普遍的次优结构中,通过延长私人部门等待时间带来的福利收益为正,但幅度却很小。

至于第 2.2.1 节,这些结果适用于次优的政府配给规则。如果政府只在收益高于成本的情况下才对患者进行治疗,那么私人部门的发展空间就很小:大多数(或所有)收益低的病人会发现私人部门设定的价格太高,因此没有人会选择私人部门。[④]

上述结果假设病人自掏腰包支付私人医疗费用。如果病人购买私人健康保险来覆盖私人费用,结果也可能成立:当质量低(或等待时间长)时,个人预期会有私人支出,并会理性地选择购买私人健康保险。

关键的一点是,不能将医疗保健资金视作具有独立于再分配的性质,因为质量和等待时间被用作再分配的间接工具。这种再分配是通过让富人在进入私人部门选择时自掏腰包来实现的,同时也通过所得税为公共部门筹资做出了贡献。私人健康保险的设计和实施缺乏不确定性,这将在下一小节中讨论。

2.2.2.2 具有收入再分配间接工具的医疗保健筹资简单模型

上面提到的要点可以用一个简单的模型来说明。假设有两类个体具有相同的规模和风险特征,但收入水平不同(每个收入群组的人口标准化为 1)$y^i = y^H, y^L$(高和低),且 $y^H > y^L$。去公共部门治疗的效用为 $b - dw + u(y^i - T)$,其中 b 是治疗收益,w 是等待时间,d 是每单位等待时间的负效用,而 T 是一种递减税,为公共部门提供资金(注意税收函数 T 不随收入变化)。去私人部门治疗的效用是 $b + u(y^i - p - T)$,其中 p 是私人部门收取的价格。无论去哪个部门,医疗保健成本都是 c。私人部门具有竞争力,因此收费价格 $p = c$。

---

① 见 Boadway and Marchand(1995),他们认为医疗保健服务是补充性的而非重复性的,后者可能只适用于某些类型的医疗保健服务。更有趣的是,Blomquist and Christiansen(1995)认为医疗保健是重复的。
② Iversen 早期的研究(1997)表明,引入私人部门可能会增加或减少等候时间。
③ 参见 Bucovetsky(1984)的一个模型,该模型包含两种类型的个人税和线性商品税。
④ 在 Hoel(2007)中讨论了公共分配和私人部门之间(在某种程度上)的相互作用。

如果不存在等待时间,两个患者都会去公共部门,富人和穷人缴税相同,都等于 $T=\dfrac{2c}{c}=$ c。他们的效用等于 $b+u(y^i-c)$。由于两类人支付相同费用,所以不存在再分配的问题。在效用主义框架下,总福利是 $2b+u(y^L-c)+u(y^H-c)$。

假设现在公共部门等待时间大于 0,所有富人都选择去私人部门。在这种情况下,选择在私人部门接受治疗的富人,除了在私人部门支付的医疗保健费用外,还必须缴纳公共部门支出的税款,即 $T=c/2$,并按最高价格 $p=c$ 支付私人医疗服务。在私人部门就诊的效用为 $b+u\left(y^H-\dfrac{3}{2}c\right)$。当他们更偏好在公立部门接受治疗时(即所有富人都去公共部门),支付 $T=c$,在这种情况下,效用是 $b+u(y^H-c)$。确保富人更偏好私人部门的最短等待时间如下:

$$d\hat{w}=u(y^H-c)-u\left(y^H-\frac{3}{2}c\right)$$

则穷人的效用为:

$$b+u\left(y^L-\frac{1}{2}c\right)-d\hat{w}=b+u\left(y^L-\frac{1}{2}c\right)-\left[u(y^H-c)-u\left(y^H-\frac{3}{2}c\right)\right]$$

富人的效用为:

$$b+u\left(y^H-\frac{3}{2}c\right)$$

总福利为:

$$2b+u\left(y^L-\frac{1}{2}c\right)+u\left(y^H-\frac{3}{2}c\right)-\left[u(y^H-c)-u\left(y^H-\frac{3}{2}c\right)\right]$$

如果把等待时间设定为大于 0,福利是否能提高?当满足以下条件时,在大于 0 的等待时间下福利水平更高:

$$u\left(y^L-\frac{1}{2}c\right)-u(y^L-c)-\left[u(y^H-c)-u\left(y^H-\frac{3}{2}c\right)\right]>u(y^H-c)-u\left(y^H-\frac{3}{2}c\right)$$

也就是说,当穷人仅支付一半医疗费用而获得效用收益减去等待带来的负效用,高于富人支付医疗费用 1.5 倍的效用损失时。这种情况减少到:

$$u\left(y^L-\frac{1}{2}c\right)-u(y^L-c)>2\left[u(y^H-c)-u\left(y^H-\frac{3}{2}c\right)\right]$$

如果效用函数在收入上足够凹时,总会满足上述条件。如果税收体系是成比例的,再分配的理由就会减弱。因此,等待时间(以及更普遍的医疗服务质量或医疗设施)可以替代累进税制。

显然,一个能够在不同收入群体之间设定差别转移支付的政府,能在不引入等待时间的条件下追求再分配目标。事实上,当等待时间为零且对收入进行再分配时,福利得以最大化,所有个人都具有相同的消费水平 $(y^L+y^H)/2$,福利等于 $2b+u\left(\dfrac{y^L+y^H}{2}-c\right)$。

实际上,政府对他们可以追求的再分配数量确实有限制(例如,由于劳动力市场的激励约束)。只要再分配不是完全的,公共部门就有一定程度的等待时间和质量来追求这种再分配目标,尽管这种作用会随着收入和其他形式税收的累进程度而降低。

2.2.2.3 最优公共健康保险——收入与发病率相关性的作用

大量文献分析了当公共医疗通过所得税(线性或非线性)提供资金、私人保险市场具有竞争力,并根据风险类型设定价格(保费精算公平)时,(强制性)公共保险和(自愿性)私人保险之间的组合才是最优的。在什么情况下,功利主义政府会将公共保险设置为零,而将医疗保健留给私人市场,或者100%将公共医疗保健完全挤出私人医疗保健,或者介于两者之间的某个地方,公共保险不能提供的服务会由私人保险补充呢?

Rochet(1991)的贡献在于强调了收入和发病率之间的相关性所发挥的作用。他假设个人在创造收入的能力(生产率)和生病的可能性(发病率)上是各不相同的。道德风险和逆向选择均被排除。基本内容是发病率和生产率之间的关系。在一个根据风险设定保险价格的私人健康保险市场中,负相关意味着低收入人群的保险价格会更高。他表明,如果发病率和生产率之间存在负相关性,功利主义政府将总是受益于公共供给的边际增长,从而(在弱监管条件下)完成社会保险,私人市场被完全挤出。

直觉上,负相关导致再分配效应的倒退。如果传统的政府再分配工具(税收和转移支付)不能实现政府期望的所有收入再分配,公共医疗保健允许(不完全)针对较贫困的公民,这些人从收入中获得较高的边际效用,并追求再分配目标。假设负相关是合理的(Wagstaff and van Dorslaer et al., 2000),Cremer and Pestieau(1996)通过允许非准线性偏好,扩展了罗彻特的分析。他们再次表明,充分的公共保险可能是可取的。[①]

Boadway et al.(2006)引入了逆向选择和道德风险。在他们的模型中:(1)个人按比例纳税;(2)私人市场的特征用发病率(发病率是私人信息)和逆向选择进行刻画,相比之下,私人部门可以观察到生产率;(3)无论发病率和能力(生产率)如何,政府都会支付一定比例的卫生支出(介于0和1之间);(4)患病个体选择消费多少医疗保健,会产生事后道德风险:当公共医疗保健费用报销比例较高时,患者会消耗更多的医疗保健费用。

国家级公共健康保险制度和私人健康保险制度的一个主要区别在于可能是由于收入差距或者其他原因产生的异质性偏好在不同群体间中的适用方式。在公共健康保险下,通常只有一个完全由政府决定的健康计划(就NHS而言)。相比之下,私人健康保险市场可以根据每个人的风险状况调整每份合同的价格。因此,即使收入再分配本身不是公共健康保险覆盖设计的目标,但对所有人普遍适用的单一保费或支付规则,也会导致跨风险的再分配。根据基于人口平均水平的单一保险合同,偏好较低保险额——较低缴款额的人口成员,将隐性地补贴偏好较高保险额——较高缴款额的人口成员。由于这种支付方式不是针对个人风险特征量身定做的,因此并非所有人都将寻求全额保险。

2.2.2.4 逆向选择作为公共健康保险的驱动器

在存在逆向选择的情况下,公共干预的理由更加充分。在没有政府干预的情况下,低风险个人只有部分保险,而他们希望得到充分保险[即标准Rothschild and Stiglitz(1976)的分析

---

① 又见 Henriet and Rochet(2006)和 Petretto(1999)。

结果]。公共医疗保健的增加减少了低风险人群的福利损失,并使公共干预对于功利主义政府来说更加可取。

Pauly(1974)提出了另一种看待政府干预的方式。这里使用的方法是,是否可以通过干预私人保险市场来实现帕累托改进(而不是通过将功利主义福利函数最大化的干预,这种干预可能导致某些个人效用的降低)。在存在逆向选择的情况下,强制性公共保险可能导致帕累托改进,因为从完全覆盖中获得的低风险收益高于补贴高风险造成的损失。然而,这种结果只有当高危人群比例相对较小时才成立。Feldman et al.(1998)表明,强制性部分覆盖的保险可能优于只有私人市场有效运作或公共保险完整的制度。Hansen and Keiding(2002)得出了类似的结果,但公共保险是由多数投票规则决定的。

2.2.2.5　一个简单模型:逆向选择和公共健康保险的作用

将 π^H 和 π^L 定义为高风险和低风险疾病的发病率,$\pi^H > \pi^L$。我们还假设个人创造收入的能力不同。有两种类型的能力(高和低),允许个人分别获得高和低的收入 y^H 和 y^L,$y^H > y^L$。这两组人数规模相等。我们区分了两种情况:(1)能力与患病风险完全相关,因此富人患病的概率也较低;(2)能力与患病风险不相关:富人和穷人患病的概率相同。

标准保险理论预测,风险厌恶者将在完全竞争的私人保险市场购买全额疾病保险。我们首先处理风险和收入完全负相关的情况。为了使陈述简单,我们假设效用不取决于健康状况,等于 $u(y)$,也排除了道德风险。如果医疗费用的损失是 D,那么在私人保险市场下,富人和低风险个人的预期效用等于 $u(y^H - \pi^L D)$,而穷人和高风险个人的预期效用等于 $u(y^L - \pi^H D)$。请注意,穷人会受到两次惩罚:他们收入更低,保费更高。

我们假设在"社会保险"下,每个人在生病时支付相同的保费以换取患病时覆盖医疗费用 D:$\pi^M = (\pi^L + \pi^H)/2$,因此富人效用为 $u(y^H - \pi^M D)$,穷人为 $u(y^L - \pi^M D)$。对于一个最大化所有个人效用的功利主义政府来说,在社会保险下福利水平总是更高。由于根据假设消费的边际效用是递减的,当 $u\left(y^H - \dfrac{\pi^L + \pi^H}{2}D\right) + u\left(y^L - \dfrac{\pi^L + \pi^H}{2}D\right) > u(y^H - \pi^L D) + u(y^L - \pi^H D)$ 时,社会保险从富人到穷人的再分配会使福利增加。

现在假设富人和穷人患病的概率相同,即 $\pi^H = \pi^L = \pi^M$,因此相关性为零。在私人保险市场和社会保险下,富人和穷人的效用相同,分别等于 $u(y^H - \pi^M D)$ 和 $u(y^L - \pi^M D)$。由于私人保险市场对富人和穷人收取相同的保费,因此社会保险不会产生再分配作用(也收取相同的保费)。请注意,如果富人发病率最高,那么社会保险将意味着从穷人到富人的再分配,这将使福利减少。

假设收入不可观测,社会保险的作用仍然存在,并可能在发病率的逆向选择存在的情况下得以加强。为符合罗斯柴尔德—斯蒂格利茨的预测,我们假设在私人保险市场下,高风险是充分覆盖的。我们关注的是低危人群和富人完全没有保险的特殊情况。高危人群和穷人的预期效用现在是 $u(y^L - \pi^H D)$,低危人群和富人的预期效用是 $\pi^L u(y^H - D) + (1 - \pi) u(y^H)$。在社会保险下,高危人群和穷人的效用现在是 $u(y^L - \pi^M D)$,低危人群和富人的效用是 $u(y^H - \pi^M D)$。因此,在社会保险下,穷人受益于较低的保费。如果富人充分规避风险,他们也可能受益,如果两者都受益,那么公共健康保险构成帕累托改进。显然,风险和收入之间完全相关的假设是极端的。请注意,在不完全(但仍然为正相关)的情况下,结论是相似的:富人更有可能得不到保险覆盖,也更热衷于社会保险。

假设现在是富人发病率更高,在这种情况下,穷人(低危人群)没有私人保险覆盖,富人(高危人群)完全覆盖。在社会保险下,穷人将获得全额保险,但代价是为富人补贴保费,富人从保费补贴中获益。社会保险可能还有发展空间,但已被削弱。

2.2.2.6 道德风险与私人健康保险

相比之下,道德风险的存在削弱了公共干预的理由:高水平的公共覆盖鼓励过度消费。[1] Barigozzi(2006)与 Jacob and Lundin(2005)利用中位选民模型明确指出了这一点。Barigozzi(2006)假设:能力和发病率之间的相关性为零;排除了逆向选择;只考虑事后道德风险。她表明,如果道德风险足够彰显,那么富人会比穷人购买更多的私人保险。而且严重的是他们会比穷人更多地过度消费。在这种情况下,公共保险的引入会加剧道德风险(即过度消费),同时无助于再分配。因为富人消费得比穷人更多(因此,如果道德风险足够彰显,穷人在一定程度上补贴了富人的过度消费)。公共保险覆盖的边际增加不会增加功利主义的福利函数,因此也不会改善福利状况。[2] 一个关键的假设是决策的顺序,首先是公共部门,其次是私人部门:公共部门预期私人市场均衡,并相应地调整公共保险覆盖。这种简单设定的显著结果是,一家理性的公共保险公司会选择公共保险零覆盖。

Jacob and Lundin(2005)的研究旨在说明在公共健康保险系统的基础上自愿获取私人健康保险的问题。补充性(自愿性)私人健康保险的存在,为那些偏好不同于中位选民的人群创造了(不对称的)调整空间。那些希望获得比政治均衡结果下覆盖面更大的保险的人口有机会在私人健康保险市场购买保险。很明显,那些希望保险覆盖面更小的人群没有调整余地。一个有趣的问题是,当自愿性私人健康保险存在时,公共的共付额会如何变化? 保险覆盖面的扩大加剧了道德风险问题,给公共部门带来了外部性。为了更好地控制这种情况,公共健康保险系统所需的共付额增加了。在序列决策下,如 Barigozzi(2006)认为,如果私人市场覆盖能够实现次优配置,这将带来公共健康保险为零的极端结果。

这一结果背后的逻辑判断值得详述。首先假设一家"天真的"公共健康保险公司。它忽略了补充性私人健康保险的作用,并设定了一个由患者(消费者)共同支付(通常作为共同保险)的覆盖水平,以对医疗保健需求中的事后道德风险问题施加一些控制。然后,从这种次优配置开始,私人健康保险(在完全竞争下)从他们的角度提供精算公平的合同。然而,私人健康保险覆盖的竞争性定价没有考虑到额外覆盖会增加公共健康保险部分的支出。这是因为额外的私人健康保险加剧了公共和私人健康保险共同的道德风险问题。因此,私人健康保险公司提供了太多的健康保险,消费者也承担了太多的健康保险。

2.2.2.7 道德风险下私人健康保险导致福利削减的简单模型

令 X 为一名代表性患者所需的医疗保健。患者生病后选定医疗保健服务水平。令

---

[1] Boadway et al.(2003)指出,这一结论在引入事前道德风险(即预防性努力影响发病率)后仍然成立。

[2] 见 Blomqvist and Johansson(1997),在只有道德风险的模型中有类似的结果。

$u(\cdot)$ 为来自消费（或收入）的效用，$H(X)$ 是来自医疗保健消费 X 的健康收益。两个函数边际估值为正值但均递减。疾病造成的健康损失是 $\overline{H},\overline{H}>H(X)$，$\forall X$。即个人即使在接受医疗保健后也不能完全恢复健康。我们假设消费效用和健康效用是可分的（为了简化说明）。收入用扣除税款后的 y 表示。前一阶段支付的私人健康保险费是 P，而 c 表示公共保险公司支付的医疗保健费用的比例，s 表示私人健康保险政策支付的医疗保健费用的比例。

医疗保健 X 的选择是在疾病出现后决定的，并由以下问题的解给出：

$$\max_{\{X\}} u(y-P-X+cX+sX)-(\overline{H}-H(X))$$

效用最大化的一阶条件为：

$$H'(X)=u'(y-P-X=cX+sX)(1-c-s)$$

简单的比较静态运动可得出：

$$X=X(c+s),X_c=X_s>0$$

其中，X_i 表示一阶导数。更高的（公共或私人）覆盖鼓励消费。现在就以选择私人保险覆盖的前一阶段为例。假设发病率为 π。私人健康保险可以用公平的价格购买到。选择最优私人健康保险覆盖的问题是：

$$\max_{\{s\}} \pi u[y-\pi X(c+s)s-X(c+s)+sX(c+s)cX(c+s)]+(1-\pi)u[y-\pi X(c+s)s]$$

在这类模型中，相关的一阶条件使 $s<1$ 为均衡标准。公共健康保险公司的预期健康支出为 $c\pi X(c+s)$。s 的增加提高了这一公共开支。如果在前面的阶段中，公共健康保险公司的承保水平 c 值在没有私人健康保险的情况下被天真地设定为其（次优）最优值，那么从定义上来说，从零开始的 s 增长将是次优的。个人购买私人健康保险的原因是附加保险的价格。从社会角度来看，这个价格过低，因为它没有考虑到公共健康保险公司支出的增加。

仅根据公共健康保险合同，收取的保费等于预期健康支出：$T(y^G)=\pi cX(c+0)$，其中 $T(y^G)$ 表示与收入相关的公共健康保险公司支付资金的缴款，y^G 为总收入。在有私人健康保险的情况下，总约束条件为：

$$T(y^G)+P=(c+s)\pi X(c+s)$$

按照之前的公共健康保险人缴费规则，确保全部支付能涵盖所有支出的私人健康保险费是：

$$P^+=(c+s)\pi X(c+s)-c\pi X(c+0)=s\pi X(c+s)+\pi c[X(c+s)-X(c+0)]$$

然而，在竞争激烈的私人健康保险市场中，公平的保险价格不包括最后一项。

我们还可以直观地看到，在假设 $s=0$ 的情况下，一旦最优选择 c 以最大化个人期望效用，那么当私人健康保费为 P^+ 时，期望效用在 $s=0$ 时为零，$s>0$ 时为负。如果外部预期成本 $\pi c(X(c+s)-X(c+0))$ 包含在保险价格中，则对私人健康保险没有需求。

公共保险公司理性地预期到附加私人保险将会减少公共保险。这种调整可能导致公共健康保险完全消失。由于这种效应的核心在于私人健康保险对公共健康系统的外部性，它建议不允许补充性私人健康保险的存在（在最简单的情况下）或对其征税，目的是将整个健康保险安排中的道德风险外部性问题内部化。[①]

2.2.2.8 撒玛利亚人的困境

另一个相关的选择是对健康保险的实物或现金支持。在当今社会，没有保险的患者得不到治疗是无法让人相信的，至少在某些类型的治疗中是如此。现金转移允许消费者做出购买健康保险以外的其他决定。基于规范的理由，因为利他主义的存在和支持政策的动态不一致，公共保险的供给也是合理的（Coate，1995）。向穷人提供现金支持放松了他们的预算约束。如果足够大，现金转移允许穷人购买健康保险。问题是，穷人是愿意这样做，还是更愿意用其他方式使用收到的现金。答案在很大程度上取决于人口中富人的承诺，即如果穷人生病并且没有医疗保险就得不到治疗。只要这种承诺存在，现金转移就是扩大健康保险覆盖的充分工具（只要健康保险合同变得负担得起）。

当社会不接受让需要治疗的人得不到治疗时，相反的情况就会发生。在这种情况下，对穷人来说，最好的做法是将现金用于其他消费，当生病时再向富人求助。利他主义的存在将确保富人投入更多的资源来治疗患病穷人。这样，富人为穷人的医疗保健支付双倍代价。提供健康保险合同直接避免了这一问题，因为它保证以预期的方式使用可用的初始资金。

2.2.3 挤出和挤入

公共健康保险和私人健康保险的组合已经在前面讨论过了。我们现在感兴趣的是一个相关但不同的问题：两种保险之间的战略互动。

由于提供公共健康保险的决定不是由市场的正常运作做出的，挤出（或最终挤入）的更相关效应与公共健康保险的拓展（或创建）对私人健康保险市场的影响相关联。

我们在这里不再重复公共健康保险存在的动机，因为这个主题已经在上面讨论过了。然而，值得注意的是，根据理论，公共健康保险可以完全挤出私人健康保险。由强制性缴款资助的全面和普遍的公共健康保险几乎没有给私人健康保险留下空间。

此外，当公共健康保险的设计预期到私人健康市场的发展时，它将减少其覆盖面（在某些情况下，公共健康保险的覆盖会降为零）。

尽管如此，当公共健康保险计划不普及或不全面时，那么，私人健康保险市场就可能存在。私人健康保险市场可以更小一点，也可以更大一点，这取决于公共健康保险计划的特殊特点。

当公共保险引入到私人市场时，一个主要问题是可能出现挤出效应，其形式是一些人放弃私人保险而选择公共保险。因此，挤出效应如果存在，公共健康保险的资格标准必须包括那些目前选择拥有私人健康保险合同的人。挤出的问题主要是定向健康保险计划的问题。典型的例子是美国联邦医疗补助和联邦医疗保险计划。

挤出现象的存在很大程度上取决于特定的制度环境。美国联邦医疗补助计划就是一个很好的例子。它在长期护理支出方面的特殊特征可能会产生强烈的挤出效应。Pauly（1990）

[①] Chetty and Saez（2010）在私人保险也可获得的情况下开发了一个最优公共保险模型。他们还发现，在存在道德风险的情况下，公共保险应该为零，而私人健康保险应该是最优的（次优）。他们的贡献是在私人健康保险市场的背景下，报告了一个相对简单的公式来计算扩大公共健康保险计划的福利效应。

阐述了理论动机。Pauly(1990)提出的论点依赖于联邦医疗补助计划的具体特征——公共健康保险作为第二支付人;它需要先由任何私人保险支付,只有该款项用完之后才由联邦医疗补助计划支付。这些特征意味着,任何将收入从良好的自然状态转移到不良状态(疾病)的私人健康保险都意味着公共保险支付的一对一减少。保险费的支付不会增加患病时的净财富,除非所有私人健康保险已经用完。没有保险可以节省保险费,生病时其效用不存在成本,因此不存在保险。此外,由于私人健康保险补偿处于“患病”状态的个人,这也降低了符合联邦医疗补助计划的资格标准(收入和财富门槛)的可能性。作为公共健康保险,联邦医疗补助计划的具体规则对预算约束有影响,它挤出了私人健康保险市场。联邦医疗补助计划下,个人以零成本享受重复的福利,这对于遏制私人健康保险市场的增长是非常重要的。根据 Brown and Finkelstein(2008)的模拟实验,由于联邦医疗补助制度的存在,2/3 的人不会参加私人健康保险。此外,联邦医疗补助计划只为收入分配链上的低端人群提供足够的长期医疗保险。因此,公共保险系统的有限覆盖可能会在私人健康保险市场中产生显著的挤出效应。

挤出效应依赖于福利的重复。引入公共医疗保险后,当私人保险市场同时调整价格和质量时,就会出现更丰富的可能性。Encinosa(2003)的研究讨论了在私人健康保险市场引入公共健康保险计划后价格和数量的调整。除了预期的简单挤出效应之外,私人健康保险合同的调整还创造了进一步的可能性。特别是,如果私人健康保险市场的反应是降低价格和质量,一些以前没有保险的消费者现在可能会购买私人健康保险(挤入效应)。另外,如果私人保险公司的反应导致更高的医疗质量和更高的保险价格,那么就会产生挤出效应(Encinosa,2003),从而使更多的人停止在私人市场上购买健康保险。挤出效应的影响尤其消极,因为它可能会增加没有保险的人数,而挤入效应将是引入公共计划的额外积极效应。

Encinosa(2003)的模型基于 Cutler and Gruber(1996),包含了无法观测的消费者类型(支付医疗保健费用的意愿不同)和收入异质性(尽管类型分布和收入分布是独立的)。收入的异质性提供了一个临界点,低于临界点时人们负担不起,也不会在私人市场上购买健康保险。

公共健康保险的引入起初会产生挤出效应:有的人放弃了私人健康保险合同,而他们更有可能是对医疗保健有强烈偏好的人。私人保险下的个体转变为总体上对质量评价较低的人群。私人部门应对这一群体变化的调整是降低质量与保险价格。这是其中一种效应。

另一个效应是源自需要用更低的医疗质量(和保险价格)来吸引更多的人参加私人健康保险。有了公共保险计划,这些消费者与较低质量评价的相关性就会大大降低。私人保险公司的调整集中于对质量有更高偏好的人群,可能涉及更高质量和更高价格。这两种效应的方向相反,先验地说,没有理由相信一种效应会强于另一种效应。

挤入效应源自公共健康保险作为一种诱导消费者市场细分的手段。

挤入和挤出效应可能发生的另一个渠道是税收制度,因为它可能改变两种保险的相对价格收益比较。Gruber(2001)着眼于美国私人健康保险的税收补贴及其对保险决策的影响。健康保险费被排除在所得税基数之外。由此产生的财政收益取决于边际税率。税收是公司决定向员工提供健康保险的一个重要因素。这也影响了完全持有公共健康保险的决策。

2.2.4 共同支付

共同支付是私人健康支出的一小部分。在这里,我们主要讨论共同支付(私人支出)在公共卫生系统中的作用。无论是事前道德风险预防,还是事后道德风险对医疗保健服务的过度需求,共同支付都是保险理论开出的标准处方,其作用通常是约束需求,并为医疗保健消费提供更好的激励。

共同支付给家庭带来了医疗支出的风险。医疗保健中的共同支付通常采取共同保险或免赔额的形式。共同保险意味着患者必须在消费时支付一部分费用。免赔额是由患者支付的固定金额,超出部分将提供全额保险。此外也可以使用免赔额与超过阈值水平时的共同保险的组合。

共同支付是公私互动的一种特殊形式,因为它是取决于公共健康保险公司的私人缴款。

我们关于共同支付效应的许多知识来自兰德健康保险实验(见 Newhouse 和保险实验组,1993 年摘要)。这项社会实验发生在 20 世纪 70 年代初的美国。它在随机健康计划下用 5 年时间跟踪了数千个家庭,这些随机健康计划共同支付各不相同。研究结果清楚地指出,共同支付(更确切地说是共同保险)确实关系到医疗保健的需求和广泛的医疗服务。

在公共筹资的卫生系统中,对于住院护理(例如外科手术),共同支付往往为零或可以忽略不计。但是有时对药品或牙科却非常高昂(例如,在英国,家庭医生开出的每张处方都要支付处方费,尽管一些较弱势群体可以得免单)。将这些不同的共同支付合理化的方法就是将它们与需求弹性联系起来。可以说,对大手术的需求是无弹性的,因为接受手术是相当不愉快的,而对药物或牙科保健来说,它更有弹性,道德风险是一个较重要的问题。共同支付可能会抑制过度消费。

共同支付是解决道德风险的一种手段,但还有其他手段。因此,在遏制道德风险方面,共同支付是否比其他工具更好,这是一个问题。一个特定的其他工具是候诊时间。Gravelle and Siciliani(2008)调查了拥有这两种工具(共同支付和候诊时间)的决策者是同时使用这两种工具,或是仅使用候诊时间(将共同支付设置为零),还是仅使用共同支付(将候诊时间设置为零)。他们建议决策者应该总是选择使用共同支付,并将等待时间设置为零。这一结果背后的直觉是,共同支付和候诊时间都能遏制道德风险。然而,候诊时间会给病人带来任何人都无法挽回的损失。相比之下,共同支付哪怕不是主要的资金来源,但还是会有助于医疗保健融资。

自付费用在发达国家和发展中国家发挥的作用大不相同。在发展中国家,特别是贫困国家,自付费用是公共保险以外的主要资金来源。此外,这些国家的公共保险范围往往很小。原因之一是初期的税收制度不允许筹集足够的公共资金来建立一个完整的供应商网络和提供广泛的服务。贫困国家的政府通常无法以有效的方式向民众提供保健服务(Banerjee and Duflo, 2006; Xu et al., 2003)。

在发展中国家,医疗保健服务的自付费用通常可能是"灾难性的"(广义而言,使人们陷入贫困)。公共保险越弱,自掏腰包的医疗支出就越有可能变成灾难性的(Xu et al., 2007)。

公共和私人（健康保险）的互动在减少发展中国家负面健康冲击的财务方面的作用［见（Sepehri et al.,2006）对越南经验的分析］还意味着政府资助的医疗保险的大幅扩张。在越南，自愿公共健康保险体系的创建显著地降低了自付费用的比例，对穷人尤其如此（Jowett et al.，2003）。

援助捐助者经常发挥积极作用。在发展中国家，尤其是较贫穷的国家，在公私互动方面面临着一系列不同的问题。自付费用是主要的资金来源，而医疗保险仍有待发展。

2.3　供给

本节研究公共和私人供给之间的四种不同类型的互动方式。第一个涉及当公共部门只治疗公共资助的患者，而私人部门只治疗私人资助的患者时公私之间的互动。第二个涉及允许医生同时在公共和私人部门工作的系统。第三个调查了公共和私人供应商之间的行为差异。第四个互动调查公立医院的某些活动是否可以根据长期合同转移给私人一方（例如，建筑、建筑物维护和非临床活动的管理）。

2.3.1　公共和私人供给之间的互动

在本节中，我们调查公共和私人提供医疗保健之间的互动。与下文关于医生兼职的第2.3.2节相反，我们始终假设在私人部门工作的医生只治疗私人资助的患者（自费或私人投保），而在公共部门工作的医生只治疗公共资助的患者。

2.3.1.1　作为配给设置的价格和候诊时间

在经济学的传统供求模型中，价格是均衡因素，它为生产和消费提供信号：更高的价格会刺激需求和供给，从而实现均衡。在医疗保健中，候诊时间是可以平衡需求和供给的另一个变量，并且充当非货币价格。这种情况在那些公共供给医疗保健服务和公共健康保险的国家尤为如此，他们去掉了通常作为消费者决策指南的货币价格。由于价格仍然在私人供给和对私人服务的需求中发挥作用，私人和公共部门将以不同的方式使用两个"配给"变量——价格和候诊时间（非货币价格）。公共部门更依赖于候诊时间（尽管也可能存在小额货币价格，如共同支付），而私人部门更依赖于价格（尽管也可能存在较短的候诊时间）。

这样，公共和私人供应商之间的互动可以根据每个部门特定的可用工具进行不同的市场配置。我们可以提出的第一个问题是私人部门对公共部门的影响（一个实证分析）。

Iversen（1997）调查了向免费的公共部门引入私人部门（这一部门治疗私人筹资的患者）的效果。他指出，如果对公共医疗保健的需求和候诊时间有足够的弹性，引入私人部门可能会延长在公共部门接受治疗的病人的候诊时间。出现这种情况是因为，通过增加候诊时间，公共部门可以大幅削减公共开支。

Olivella（2003）也得到了类似的分析结果。私人部门的存在削弱了公共部门减少候诊时间的动机。如果对私人部门收取的费用进行监管，这种动机甚至会更弱，因为这增加了相对于需求在候诊时间方面的弹性，并增加了公共购买者设定的最优候诊时间。因此，私人部门的竞争程度影响了公共部门的决策。

2.3.1.2 候诊时间作用的简单模型

个体的收入 y 各不相同,其特征是分布函数为 $F(y)$ 。如果个体在公共部门接受治疗,他们的效用为 $bg(w)+u(y)$,其中 b 是治疗收益,w 是候诊时间,$g(w)<1$ 是考虑了候诊负效用的贴现函数。如果个体在私人部门就诊,其效用为 $b+u(y-p)$,其中 p 是接受治疗的价格。将 $\hat{y}$ 定义为收入阈值水平,使公共部门和私人部门对于个体而言无差异:$bg(w)+u(\hat{y})=b+u(\hat{y}-p)$ 。对公共医疗保健的需求是 $F(\hat{y})$ 。政府通过选择候诊时间来最大化 $B(w)-C(w,F(\hat{y}))$,其中 $B(w)$ 是候诊时间的负效用(例如,患者更高的不满和健康状况,选举获胜概率较低或政府受欢迎程度较低所产生的政治成本),$C(w,F(\hat{y}))$ 是提供医疗保健的成本:我们假设成本随接受治疗的患者数量 $F(\hat{y})$ 增加而增加,随候诊时间 w 减少。后一种假设是合理的,因为候诊时间较长时闲置概率较低(即医生没有任何患者可接诊与治疗的概率)。如果没有私人部门,设候诊时间最大化:$B(w)-C(w,1)$,以便使从较低成本获得的边际收益等于候诊带来的边际负效用:$\dfrac{\mathrm{d}B(w)}{\mathrm{d}w}-\dfrac{\mathrm{d}C(w,1)}{\mathrm{d}w}=0$ 。在私人部门,最优候诊时间为:

$$\frac{\mathrm{d}B(w)}{\mathrm{d}w}-\frac{\mathrm{d}C(w,F(\hat{y}))}{\mathrm{d}w}-\frac{\mathrm{d}C(w,F(\hat{y}))}{\mathrm{d}F}f(\hat{y})\frac{\mathrm{d}\hat{y}}{\mathrm{d}w}=0$$

最后一项为正:候诊时间的增加减少了需求,节约了成本。因此,在私人部门存在的情况下,最优候诊时间更长。

2.3.1.3 优先级、撇脂及定量配给原则

假设收益较高的人在候诊中损失更多。这似乎是合理的,因为候诊的一个主要影响是推迟收益。例如,如果患者不得不等待治疗时的收益是 $bg(w)$,且 $0<g(w)<1$ 。那么,使用第2.1节中提供的相同模型,如果 $V(a^{pr})-V(a^{pu})+b[1-g(w)]+v(q^{pr})-v(q^{pu})>U(y)-U(y-p)$ 。此时,$\partial y^*(b)/\partial b<0$:当治疗收益较高时,收入门槛较高。也就是说,当收益更高时,更多的患者会选择私人部门。

这似乎是一个与直觉相反的结果,因为几个公共筹资系统背后的基本原则之一是,收益较高的患者应该在获得公共部门治疗方面享有某种形式的优先权。因此,如果高收益患者倾向于私人化,那将被视为公共系统的失灵。

上述模型基于这样的假设,即候诊时间是固定的,并且不会因患者受益不同而有所变化。在实践中,公共系统对患者优先级别进行排序,高收益病人候诊时间更少。

形式上,如果候诊时间是 $w(b)$,且 $\partial w/\partial b<0$,那么如果优先级足够高,我们有 $\partial y^*(b)/\partial b>0$:当收益较高时,在私人(公共)部门治疗的患者较少(更多)(见图15.1)。可能有别的途径令 $\partial y^*(b)/\partial b\neq0$ 。如果价格 p 是收益的函数,且 $\partial p/\partial b>0$ (或者是因为更高的成本,或者是提取了更多的消费者剩余),我们可以再次得到 $\partial y^*(b)/\partial b>0$:收益更高的患者更有可能选择公共部门。

Barros and Olivella(2005)调查了当患者选择私人供给而不得不自掏腰包时,医生采取撇脂行为的动机。他们描述了医生撇脂的动机如何取决于公共购买者实施的配给规则。如果符合公共医疗条件的患者的严重程度阈值处于中等水平,撇脂的激励将是最高的。撇脂可

能适用于中等严重程度的患者,而不是严重程度最低的患者,因为严重程度最低的患者可能不符合公共医疗条件,也不愿意支付私人部门收取的费用(如果健康收益与严重程度成比例)。

Cuff et al.(2011)研究了定量配给规则在公共和私人部门互动中的作用。其主要观点表明,公共部门决定的配给规则对私人部门的需求和行为(包括收取的价格)有影响。他们假设公共部门有容量约束,并着重于两个配给规则:基于需求和随机配给。他们表明,当公共部门根据需要定量配给时,私人市场规模比随机配给时要小。这是因为随机配给使得私人医疗保健服务更受欢迎。因此,私人部门收取的价格也更高。

Gravelle and Siciliani(2008)也发表了类似的观点。他们调查了候诊时间配给下的公共和私人部门的配置情况。公共部门的配给规则影响了私有化的选择。优先级别增加了选择私人部门的低收益患者数量,也增加了选择公共部门的高收益患者数量。

Grassi and Ma(2011)调查了在公共部门存在两种可供选择的配给规则情况下私人部门的定价行为:(1)与财富挂钩的公共部门配给(如通过收入验证获得医疗保健的机会:只有贫困患者才能获得像联邦医疗补助之类的公共医疗服务);(2)与财富和成本(或成本效益)挂钩的公共部门配给。

在第一种情况下,收费价格随着配给公共部门的预算而增加。人们的直觉是,预算越高,意味着私人部门中支付意愿越低且不重视医疗保健的人数越少。私人部门可以向他们收取更高费用。然而,这种定量配给的规范性方面很难令人接受。从字面上理解,它意味着公共部门应该把贫困患者丢给私人部门,这样富裕患者就可以从较低的价格中获益(因为供给者面临着不太有利可图的患者组合)。在第二种情况下,价格独立于配给公共部门的预算。根据第二条配给规则,患者福利水平会更高。

2.3.1.4　成本控制激励

公共和私人部门在不同配给规则下的互动及其对控制医疗保健费用的激励措施的影响是一个重要问题。Ma(2003)的研究在一个模型中解决了这个问题。在这个模型中,个人位于霍特林线上,而(有代表性的)公立和私人医院位于线的两端。个体的异质性可能是由包括收入在内的几个因素造成的。私人部门在模型中被描述为一个竞争性市场(价格等于平均成本,但代表性公司以利润最大化的方式设定价格)。

私人部门的治疗质量(给定不变)和边际成本为正,而公共部门则一般为零。此外,私人部门可以采取成本控制措施。这项研究的主要结果是,如果公共部门不定量配给,那么私人部门的成本控制努力和接受治疗的患者人数将会过低。

私人部门的收费等于平均成本,(由于可竞争性)大于边际成本,因此私人部门治疗的患者数量偏低(如果在边际成本上设定价格,患者数量为最优数量)。接受治疗的患者人数越少,成本控制努力就越小,因为成本控制的边际收益与成本控制行为成正比。

数量和成本控制努力的最优水平可以通过公共配给规则来获得,该规则强制规定接受治疗的患者的最优数量(例如,向贫困患者而非富裕患者提供公共服务)。通过实施最优行为,它增加了在最优水平上提供努力的激励。在大多数国家,这种配给制并未得以遵守,因为每个人都有权享受公共服务。在随机配给的替代配给规则下,霍特林线上的每位患者都以一定的概率接受治疗,与"无配给"相比,福利仍然可以得到改善,但根据可观察的特征来看,其效率低于配给制。

2.3.1.5 混合市场中的公共领袖

当公共医疗机构与私人医疗机构竞争时(在本章最初描述的第一边界的意义上),公私部门的一个对接口出现在市场中。也就是说,在医疗保健领域,混合市场并不少见。一个特点是扩大了医疗保健混合市场的范围。即使筹资机构是私有的(比如说,疾病基金或保险公司),它也经常被定义为一组优先医疗机构的集合。并非市场上的所有供应者都会等于支付者。筹资机构和医疗保健机构之间的特殊关系始于托管式医疗背景,并已变得相当广泛(甚至在拥有国民健康服务的国家)。

由于公共支付者(直接作为医疗保健医疗机构进行运作)相对于市场来说往往很大,并且背后有政府的强制力,公共机构在决策方面承担领导责任是很自然的。在质量和价格决策的背景下,Barros and Martinez-Giralt(2002)研究了两种不同的情况。在第一种情况下,公共医疗机构的所有决策都是率先做出的。在第二种情况下,公共医疗机构选择其质量水平,私人医疗机构也观察到这一点,然后私人医疗机构再决定其自身的质量。接下来,两类医疗机构都对价格进行决策。在患者眼中,医疗机构们并非完全替代品。二者提供的医疗保健服务存在纵向和横向上的差异。市场均衡的特征是在患者的共同支付和决策时序的替代假设下被刻画的。公共医疗机构作为斯塔克伯格领袖的角色(可以致力于容量决策)得到了明确的阐述。当患者选择去私人医疗机构时,公共保险公司(也指经营医疗保健服务的公共供给)会采取另一种共同支付制度。

主要结果是,在公共医疗机构(斯塔克伯格)领袖和关于质量的序列决策下,在两个共同支付系统下实现质量的最优选择(如果选择私人医疗机构,则不支付,或者无论选择什么医疗机构,公共健康保险公司支付相同的费用,并且等于公共医疗机构的收费)。否则,公共医疗机构将在质量上过度投资以获得战略优势,而私人医疗机构将紧随其后,由于战略互补性,导致均衡中的质量过高。更高的质量(与最优质量相比)也意味着提供医疗保健的成本更高。先发制人的优势和适当的共同支付规则是实现最优质量选择的充分手段。[①]

公共医疗机构发挥领袖作用的第二种方式是在质量上的序列选择,然后由两种医疗机构同时做出价格决定。在这种决策时机下,从社会角度来看,公共医疗机构的最优选择总是质量过高,而私人医疗机构也会提供过高质量。公共医疗机构的高质量也意味着公共医疗机构的高价格。

Barros and Martinez-Giralt(2002)的主要观点是报销制度和领导能力对于混合市场效率的重要性。这两个方面对通过市场提供医疗保健服务的公私互动产生了至关重要的影响。

2.3.2 双重执业

在许多国家,为(NHS类)公共筹资的医疗保健系统工作的医生也可以私人执业。例如,

---

① 由于 Barros and Martinez-Giralt(2002)的结构中固定总需求的设定,而价格只是分享剩余。

法国、意大利、葡萄牙、西班牙和斯堪的纳维亚国家就是这种情况。这种制度特征被称为"医生双重执业"(医生在公共和私人双重系统中执业)或"兼职"(医生在公立医院义务工作时间以外,在晚上或在周末工作)。

医生通常在公共部门领薪水,在私人部门按服务收费。这种设置可能会引发一些激励问题。例如,医生可能存在一个动机:减少在公共部门的工作(怠工),因为他们在公共部门领薪水,如将精力转移到边际收入为正且较高的私人部门、"夸大"候诊队伍,以诱使患者到私人部门就诊(Yates,1995)、从候诊队伍中撇脂。

另外,购买者可能会付给那些同样在私人诊所工作的医生更少的钱。如果医生需要为他们的私人诊所建立声誉,双重执业也可以提高公共部门的质量;如果患者得到私人部门的治疗和资助,私人诊所可能会减轻公共部门的压力。此外,如果禁止双重执业,假如整体医生能力有限,公共部门可能会难以招聘到医生(见 Socha and Bech,2011;Eggleston and Bir,2006;Garcia-Prado and Gonzalez,2007 的最新综述;后者还提供了不同国家双重执业安排的类型)。

各国医疗保健系统在管理双重执业的方式上各不相同(Garcia-Prado and Gonzalez,2007)。一些国家禁止双重执业(例如加拿大)。在其他国家,双重执业则是被允许的,但对私人执业获得的收入(法国和英国)或私人执业提供的小时数或数量(奥地利和意大利)有一定限制。一些国家向专门为公共部门工作的医生提供更高的工资(葡萄牙和西班牙)。最后,双重执业可以在公立医院之外或公立医院内部进行。

最近的一些论文正式讨论了双重执业是否会改善福利。与上文相反,我们现在假设为公共和私人部门工作的是同一批医生。上面提到的研究对这一方面并未提及:私人诊所的患者付出较高费用,但却不清楚由哪个医生提供治疗。

双重执业的一个优点是,它可以促使医生在公共部门提供更多的诊断工作:医生需要建立良好的声誉以吸引其在私人部门执业时的患者。Gonzalez(2004)正式描述了这个观点并提供了一个模型,其中需求是无弹性的,医生可以做出不同水平的诊断努力,使得该诊断准确度可高可低。允许双重执业可能会促使医生在公共部门提供更多的诊断努力,因为这将有助于他们在私人执业中建立良好的声誉并吸引患者。因此,这种效应增加了公共部门患者的福利。然而,如果这种效应太强,可能会出现过度治疗。如果根据购买者是否更重视患者的利益而不是成本控制,那么,当禁止双重执业时福利可能会增加或减少。

双重执业的一个缺点是可能产生"挤出效应",比如减少了公共部门的努力。Brekke and Sørgard(2007)正式讨论了这一观点,他们调查了医生在公共和私人部门之间劳动力供给的分配(即他们决定在每个部门花费多少小时),医生人数是固定的(即至少在均衡状态下也没有医生仅在私人部门工作)。他们认为[也许与(Gonzalez,2004)的观点相反],双重执业可能会产生"挤出效应":允许带薪医生的双重执业将减少他们在公共部门的努力程度。给医生更多的报酬可以消除(或减少)这种挤出效应。然而,禁止双重执业可能是更有效的政策,但前提是:(1)医生人数少(这样医生之间的竞争就不那么激烈);(2)公共和私人医疗保健服务可以完全替代(显然,无替代则无挤出);(3)相对于医生的利润,赋予患者的权重很高。

Brekke and Sørgard(2007)的研究明确不包括候诊时间。双重执业可能导致候诊时间更长的观点已由 Iversen(1997 年)正式提出。他表明,允许双重执业时,即允许医生既可以在公共部门工作,也可以在私人部门工作,与医生只能在公共或私人部门工作(而非在两个部门都可以工作)相比,候诊时间会更长。Morga and Xavier(2001)提供了类似的见解,并表明扩大双重执业(以及由此产生的收入)与公共部门接受治疗的患者减少(即被挤出)有关,而这又与更长的候诊时间有关。

双重执业还可能具有吸引医生进入公共部门的优势,否则医生只会在私人部门工作。Bir and Eggleston(2003)正式提出这一点。他们表明,在双重执业的情况下,医生将注意力和精力转移到私人执业上,公立医院的患者候诊时间更长,医疗服务质量更低。然而,如果双重执业吸引了更多合格的和有才华的医生,他们在公共部门提供更高质量的服务,如果没有双重执业,他们就不会在公共部门工作,那么这种正面影响会被抵消。

双重执业还可能通过将"较简单"的病例从公共医疗机构转移到私人诊所来鼓励医生对病人进行撇脂。Gonzalez(2005)在一个模型中描述了这种效应。在这个模型中,由公共资助的患者可以由公共和私人医疗机构共同治疗(因此,重要的是,患者在公共和私人部门都无须支付任何费用)。允许双重执业加剧了私人医疗机构的撇脂行为,这反过来又增加了公共部门普遍的压力。由于现在治疗患者的边际成本在公共部门更高,购买者可能有更强的动机将患者外包给私人部门。

如果采用费用分摊并将其设定在适当的水平,双重执业(或挤出效用)的不利影响可能会减弱。Rickman and McGuire(1999)研究了医生在公共和私人部门都能行医时的最优激励方案。该模型是 Ellis and McGuire(1986)的扩展。他们发现(半)利他医疗机构的最优支付方案包括固定支付(一次性转移)和一定程度的成本分摊。当医生同时在公共和私人部门行医时,这一结果也成立,尽管这一结果需要充分考虑到公共与私人部门之间的替代或互补程度。如果相互替代,成本分摊的最优程度会更高:医生们倾向于提供较少的公共医疗服务,需要通过降低边际成本(通过降低成本分摊)来激励他们;相反,如果互补,成本分摊的最优程度会更低:医生们倾向于提供过多的医疗服务。如果假设成本分摊的程度为零,并向医疗机构支付固定的报酬(比如诊断相关税),那么当公共和私人医疗服务互相替代时,在私人部门存在的情况下,公共医疗服务的数量比以往任何时候都更不理想:通过减少公共医疗服务,医疗机构可以将更多的医疗服务转移到私人部门。

在医生能力有差异的模型中,Gonzalez and Macho-Stadler(2011)比较了三种监管形式:(1)禁止双重执业;(2)向专职在公共部门行医的医生提供奖励;(3)限制双重执业,要么限制收入,要么限制参与私人部门活动。他们表明,如果限制双重执业是最优选择,那么限制收入总是比限制参与更糟糕。这是因为限制参与私人部门活动直接影响双重执业的强度。禁止双重执业从来都不是最优选择,因为保留公立医院医生所需的较低工资所带来的好处总是小于双重执业带来的扭曲所产生的成本。只有在执行限制双重执业的政策方面存在限制时,向自愿选择在公共部门专职行医的医生提供独家合同才是最优选择。

Biglaiser and Ma（2007）在一个模型中研究了双重执业对医疗服务质量和福利的影响,在这个模型中,医生的动机程度不同（一些医生是专职的,而另一些医生则不然）。他们表明,通过价格上限限制兼职的政策可以减少对公共部门的负面影响,从而提高质量。总的来说,他们认为兼职能普遍提高福利,尽管在某些情况下影响是模糊的。

在他们的分析中,有两种类型的医生:专职医生和兼职医生;以及两种类型的患者:只能负担公共系统费用的贫穷患者,能通过付费选择私人部门的富裕患者。一个关键假设是,在公共部门监测医生（关于质量）的决策不如在私人部门有效。

患者与医生相匹配。专职医生选择他们为每位患者提供的质量水平。兼职医生可以在公共部门治疗病人,也可以将患者介绍给私人诊所。当与患者匹配时,医生从治疗中了解患者的收益值。私人部门的价格由患者和医生之间的纳什议价过程决定。

在兼职禁令下,如果质量没有受到监控,而且报酬与质量无关,兼职医生会将质量设定在最低水平,而专职医生会将其设定在严格的正向水平。如果公共部门审计机制到位,兼职医生将提供比最低质量水平更高的医疗服务。

当允许兼职时,重要的是富裕或贫穷的患者是否与兼职医生相匹配。如果一名贫穷患者与兼职医生配对,医生所提供的质量水平最低,因为患者无法从私人部门提供的治疗中受益。与不兼职的区别在于当一名富裕病人和兼职医生匹配时会发生什么。由于他们进入了一个谈判过程,在这个过程中没有人拥有所有的议价能力,分歧的结果是对不存在兼职均衡的一种对应。因此,允许兼职意味着只有当兼职对富裕患者和医生双方都有利时才会发生。兼职医生提供的质量将超过他们在公共部门选择的质量。由于这种效应（所有其他患者和医生都不受兼职的影响）,在兼职条件下,总福利水平会更高。

Biglaiser and Ma（2007）指出,在审计博弈中,公共部门的兼职医生自述质量水平并接受审计,上述这一论点是成立的。兼职带来的好处仍然存在,因为可以在私人部门检查质量,而与高质量相对应的价格可以用来实现质量的效率水平。由于质量选择是特定于患者的,并且在患者之间不存在外部性,所以这一论点也在引入不对称信息（无论是患者还是医生拥有关于收益的更多信息）之后仍然成立。

要从兼职的可能性中发现对公共部门的负面影响,有一个共同的资源约束（比如工作时间）就足够了。只要资源约束对公共部门不兼职的医生有约束力,并允许兼职将稀缺资源转移到私人部门,就必须减少公共部门的工作时间,以便医生能够在私人部门尽力工作。

兼职的另一种外部性是它影响专职医生的方式,在基本模型中,专职医生不受兼职的影响。如果专职医生不满意他们相对于兼职者的地位,并决定也成为兼职医生,他们在公共部门提供的质量就会下降。总的来说,这可能是一个足以降低兼职福利的强大效应（尽管选择私人市场的富裕患者无论如何福利水平都会更高）。这种外部性也为私人市场的价格监管创造了一个角色,因为价格上限将阻止专职医生成为兼职医生（尽管在私人部门带来了质量水平的扭曲）。

Delfgaauw（2007）调查了当医生利他主义程度不同时,医生在公共部门和私人部门之间的分配情况。他表示,引入混合市场,由公共医疗机构免费治疗患者,由私人医疗机构按平均成本向患者收费,可以惠及所有患者(与仅有公共医疗机构的系统相比)。因为越是利他主义的医生越会自我选择进入公共医疗机构,公共(贫困)患者由于接受了利他主义医生治疗的机会,将获得更高的医疗服务质量,私人医疗机构的患者也由于竞争会获得更高质量的医疗服务。

2.3.2.1 双重执业下一个候诊时间失真的简单模型

我们给出了一个简单模型,说明当允许双重执业时,候诊时间可能会更长。假设患者收入 y 各不相同,其分布函数为 $F(y)$。如果患者个人在公共医疗机构接受治疗,效用为 $bg(w)+u(y)$,其中 b 为治疗收益,w 是候诊时间,$g(w)<1$ 为贴现函数,用于解释候诊的负效用。如果患者个人选择私人医疗机构就诊,其效用为 $b+u(y-p)$,其中 p 是接受治疗的价格。将 $\hat{y}$ 定义为收入阈值水平,令个体患者选择公立或私人医疗机构效用无差异:$bg(w)+u(\hat{y})=b+u(\hat{y}-p)$。

对公共医疗服务的需求是 $F(\hat{y})$。医疗机构(医院)选择候诊时间来最大化其盈余 $p^{drg}F(\hat{y})-C(F(\hat{y}))$,其中 p^{drg} 是政府为每位患者向医院支付的诊断相关组的费用,$C(F(\hat{y}))$ 是提供医疗服务的成本:假设医疗服务成本随被治疗患者数量的增加而增加,即 $C'(\cdot)>0$,增速为 $C''(\cdot)>0$。后一种假设可以看作平稳的容量约束(给定床位数,每多治疗一名患者会越来越困难)。选择候诊时间,以使 $\left(p^{drg}-\dfrac{dc(\cdot)}{dF}\right)\dfrac{dF}{dw}=0$,因此边际效益等于边际成本。

假设现在私人部门的患者由在公共部门工作的同一位医生治疗(双重执业)。假设他为每个接受治疗的患者收取费用 s(例如,可以是 $s=p-c$,即私人部门中患者支付的价格 p 和治疗患者的成本 c 之间的差额)。医疗机构的效用函数现在是 $p^{drg}F(\hat{y})-C(F(\hat{y}))+s[1-F(\hat{y})]$,且最优候诊时间如下:

$$\left(p^{drg}-\frac{dC(\cdot)}{dF}-s\right)\frac{dF}{dw}=0$$

双重执业减少了候诊时间带来的边际效益:候诊时间越短,意味着选择私人诊所的患者越少,医生的收入随之减少。有双重执业时,候诊时间更长。

2.3.2.2 双重执业下质量供给的简单模型

以下内容节选自 Biglaiser and Ma(2007)。它阐明了双重执业增加消费者福利的主要机制。模型中有两类医生和两类患者。所有医生都在公共医疗机构工作。如果允许双重执业,那么他们可以在私人诊所中治疗部分患者。

假设个人的收入 y 不同,并且有两种类型的收入 y^R 和 y^P,且 $y^R>y^P$。如果患者个人在公共部门接受治疗,其效用为 $b+q^{pu}+u(y^i)$,其中 $b+q^{pu}$ 是治疗收益,q^{pu} 是公共部门提供的医疗服务质量。如果个人选择私人部门就诊,其效用为 $b+q^{pr}+u(y-p)$,其中 p 是接受治疗的费用,q^{pr} 是私人诊所提供的医疗服务质量。

有一半的医生是敬业的(或利他的),另一半是利己的。利己的医生在公共部门治疗病人的效用是 $T-c(q^{pu})$,其中 T 是医生的工资,$c(q)$ 是提供质量 q 的成本。利己的医生总是提供零质量服务(这可以解释为尽可能低的可伸缩的质量)。如果医生是敬业的,他的效用是

$T+(b+q^{pu})-c(q)$。敬业的医生提供正向的质量水平,这样边际收益等于其成本:$1=c'(q^*)$。

如果富人和穷人随机分配,那么总效用为:

$$\left[b+\frac{q^*}{2}+u(y^R)\right]+\left[b+\frac{q^*}{2}+u(y^P)\right]$$

一半的患者接受零质量服务,一半的患者接受正质量服务。假设现在允许医生双重执业。再次假设患者的分配是随机的。对于每个医生来说,一半的患者是富人,一半是穷人。由于敬业的医生总是提供最优质量服务,其病人总是选择公共医疗服务(他们获得最优质量而不用支付正价格)。

利己的医生在公共部门提供零质量服务,但愿意在私人诊所以较高的价格提供正(最优)质量服务 q^*。如果 $q^*>u(y^i)-u(y^i-p)$,患者在私人医疗服务下福利水平更高,其中 p 是私人诊所收取的价格,严格来说高于质量最优时的成本 $c(q^*)$(否则利己的医生会对无论是在私人诊所还是在公共部门治疗的患者漠不关心;如果医生有议价能力,这个假设是贴近现实的)。我们假设富裕患者负担得起这样的质量,但贫穷患者则负担不起。

医生双重执业时患者福利水平更高。也请注意,敬业医生的患者总是获得相同的福利 $b+q^{pu}+u(y^i)$。利己医生的患者如果是穷人就会得到 $b+u(y^P)$,如果是富人就会得到 $b+q+u(y^*-p)$。通过显示性偏好,后一组人在医生双重执业时福利水平更高(否则他们不会选择在私人诊所接受医疗服务)。

2.3.3　公私医疗机构的对比

在英国、法国、意大利和西班牙等实行全民医保的国家,公共或私人医院都可以治疗公立患者。通常,公立医院只治疗公立患者。相比之下,私人医院通常既治疗公立患者,也治疗私人患者。[①]

在一些国家,由私人医疗机构治疗的公立患者只占总数的一小部分(例如在英国),而在其他国家,这一比例要高得多。美国(和其他没有强制性公共保险的国家)的制度设置不同,65 岁以下(不属于联邦医疗保险范畴)或非贫困(也不属于联邦医疗补助计划范畴)的个人依靠自愿的私人健康保险治疗。在这种情况下,私人患者也可以获得公共和私人医疗机构的服务。总的来说,私人医院有两种可能的所有权类型:营利性或非营利性组织。后者通常对剩余盈余的使用有限制,但可能受益于更优惠的税收制度。

各国公立和私人医院的构成在各国差异很大。例如,2001 年,意大利的医院中大约 39% 是营利性医院,38% 是公立医院,22% 是非营利性医院;公立医院规模更大,雇用了从业人员总数的 79%,而非营利性医院和营利性医院分别雇用了 11% 和 10%(Barbetta et al., 2007)。2003 年,德国公立、私人和非营利医院的比例分别为 36%、25% 和 39%(Herr, 2009)。1998 年,美国的这一比例分别为 26%、60% 和 14%,因此非营利性医院占大多数(Lakdawalla and Philipson; 2006; Shen, 2002)。

公立和私人医院可能在几个方面有所不同。第一,支付系统可能不同。私人医院通常

---

① 一些非营利医院只治疗公立患者,另一些非营利医院只治疗私立患者。

按服务收费。在私人医院工作的医生通常也是按服务收费。这与公立医院形成鲜明对比,那里的医生通常是领薪水的。同样,在一些欧洲国家,公立医院过去根据固定预算规则收费,尽管自20世纪90年代初以来,就采用了DRG支付,即DRG为每个接受治疗的病人支付一定的费用。然而,这种系统往往与金额限制相结合:收费在达到一定金额后下降。总的来说,公立医院比私人医院在金额上有更多的限制。

第二,公立和私人医疗机构可以在利润利用方面有所不同:营利性医院可以将利润分配给股东;公立和非营利医院则不能(例如,利润盈余必须用于再投资)。

第三,除利润分配约束有所不同之外,不同程度的动机或利他主义也可能导致他们的目标函数存在差异:这可能是由更利他(或贪婪)的医生选择在公立(或私人)医院工作造成的(Lakdawalla and Philipson, 2006)。

第四,"软性"预算方面可能存在差异,公立医院的预算比私人医院"软"(Duggan, 2000),税收制度、养老金制度和法律制度设置方面也存在差异(Street et al., 2010)。

第五,在一些国家,私人医疗机构不提供急诊服务,而公共医疗机构提供。在严重并发症的情况下,患者可以从私人诊所转院到公共医疗机构。

必须强调的是,公共和私人医疗机构之间的行为差异可能是由于上述任何一种原因,因此很难将行为差异归因于某个特定的决定因素。例如,假设我们发现公立医院的死亡率较低,这可能是由于利润动机、支付系统或不同程度的利他主义。在一些机构设置中,公共和私人医疗机构的支付系统是相同的(例如,公共和私人医疗机构都使用DRG支付),在这种情况下,由于差异性支付引发的不同可以被排除。

现有的理论文献在对医疗机构的行为和他们的目标函数(甚至对于给定的支付系统)建模方面远未达成一致。一些研究假设,公立医院像私人医院一样追求利润最大化。[1] 他们认为,虽然这一假设从表面上看似乎不现实,因为公立医院对利润分配有限制,但公立医院仍然可以在建模时被当作利润最大化者,因为它们可以将获得的财政盈余增加到储备中。此外,医院管理者可能会将盈余用于追求其他目标,如增加医生人数、扩大服务范围、甚至提高管理津贴。

相反,其他研究认为,医疗机构(可能与其公共或私人身份无关)在某种程度上是利他的或有动机的,并且最大化患者利益(或产出)和利润的加权总和。[2] 那么可能有:(1)公共和私人医疗机构都是利润最大化者;(2)公共和私人医疗机构(在相同程度上)都是利他的或有动机的;(3)公共医疗机构比私人医疗机构更利他、更有动机。

Lakdawalla and Philipson(2006)认为,如果市场自由进入,利他主义者比营利者更有可能进入医院市场。此外,在某些情况下,他们也更有可能选择非营利身份,而不是营利性。对第一个结果的直觉是,非营利医院在负利润率边际上运行,这为他们带来竞争优势。对第二个结果的直觉是,由于利润为负,所以虽然能够分配利润(即选择营利性身份)却无法获益。

---

[1] 见 Dranove and White(1994)、Ma(1994)、Chalkley and Malcomson(1998b)、De Fraja(2000)、Bos and De Fraja(2002)、Mougeot and Naegelen(2005)。

[2] 见 Newhouse(1970)、Ellis and McGuire(1986)、Chalkley and Malcomson(1998a)、Rickman and McGuire(1999)和Eggleston(2005)。

相反,非营利医院的税收优惠减少了负利润,增加了产出的空间。此外,非营利属性使他们有资格接受捐赠,可用于弥补部分负利润。他们还指出,非营利医院的行为类似于营利性医院,但至关重要的是,它们的边际治疗成本更低。

Glaeser and Shleifer(2001)表明,当质量对医疗机构而言成本较高,对患者而言又无法验证时,且非营利医院更关注声誉或质量时,非营利医院会提供更高的质量。由于医院拥有与盈余产生的现金一样多的额外津贴,非营利性医院更愿意提供高质量的产品。Brekke et al.(2011)也进行了类似的研究,调查了非营利性医院提供的质量是否高于营利性医院,并假设医疗机构是半利他的(医疗机构之间的利他主义是一致的),医院(在霍特林设定下)对质量进行竞争。这种比较通常是不确定的,取决于不同的作用力。一方面,对利润的约束降低了非营利医院在质量上竞争的动机,因为更高需求带来的额外收入和利润不太容易被挪用。另一方面,它们提高了赋予患者而非利润的相对权重,从而诱导非营利医院提供更高的质量。当利他主义足够高(低)时,第二个(第一个)效应占主导地位,非营利医院提供更高(更低)的质量。

Francois(2003)提供了另一个观点,当供给者是利他主义者时,受利润约束的供给者更愿意提供更高的努力(更好的服务)。当利他的供给者增加努力时,营利性供给者有降低其他投入的动机:但是由于供给者可以预见到这一点,他将在营利性管理下减少努力。利润约束确保管理层不会为了降低成本或提高利润而剥夺员工付出的更大努力,从而增加员工提供更大努力的意愿。

就成本控制而言,我们可能期望私人医疗机构有更强的动力来实施成本控制,因为他们可以占有任何剩余盈余。对非营利医院来说,这种激励将会减弱,因为不能轻易挪用利润。公立和私人医疗机构在"虚报医药费"的动机上也可能不同,私人医疗机构在更容易获得财政盈余的驱动下,有更强的虚报医药费动机。

受较低利他主义或更强利润动机的驱动,私人医疗机构也可能采取(更强的)撇脂行为,选择病情不严重的患者,也被称为"摘樱桃",以及劝阻或拒绝治疗病情严重的患者,也分别称为"淘汰"和"抛弃"。[①] 当公立和私人医院在同一个市场下运作时,公立医院有义务治疗所有患者,而私人医院可以灵活处理其患者,这些影响可能会得到加强。

最后,如果价格不是固定的(就像美国对非医保患者一样),非营利和营利性医疗机构可能收取不同的价格,营利性医疗机构价格更高(Gaynor and Vogt, 2003)。这适用于给定水平的成本控制工作。如上所述,非营利医院控制成本的动机可能较弱,而这反过来又往往会导致价格上涨(Brekke et al., 2011)。

在实行全民医疗保险的国家,政府可以通过立法选择是否授予医院非营利还是营利性地位。他们也可以对利润的使用施加更多的限制,或者促进利润的使用。例如,在2003年之前,英国所有公立医院对如何支出盈余都有严格的限制,但到2014年,它们都将被强制赋予一个新身份,即基金会信托(Foundation Trusts),这意味着财务灵活性更高。从2003年到现在,这一身份是在自愿的基础上指定的,前提是医院满足若干绩效指标(Marini et al., 2008)。

---

① Ellis(1998)观测到了医院对撇脂和抛弃行为的鼓励,但没有对营利性医院和非营利性医院进行比较。

规范性问题是,公立医院是否应该限制或促进盈余的使用。上述分析表明,在存在足够高的利他主义或声誉问题的情况下,限制措施将提高质量,但会降低成本控制方面的激励。净福利效应取决于高质量带来的收益是否能超过更低成本控制努力带来的成本。

下文第 3.2.3 节回顾了研究公立和私人医疗机构之间差异的实证文献。

2.3.4 公私合营

在过去的 20 年里,政府资助医疗保健新基础设施的方式发生了变化,尤其是在 NHS 存在的情况下。从 20 世纪 90 年代初开始,在英国,私人融资倡议(Private Finance Initiative,简称 PFI)条款下,公私合营(public-private partnerships,简称 PPPs)已经广泛应用。卫生部门最重要的合营关系与医院的建设,有时是与医院的运营有关。PPPs 旨在取代标准的采购安排,即政府向私人承包商支付建造医院的费用,然后由政府或其他公共机构拥有。PPP 接受传统上由公共部门执行的项目,并将其部分转让给私人机构运营。转让受到合同(或一组合同)约束。因为一个项目包含几个阶段(设施设计、设施建造、筹集资金以执行项目、运营设施等)。因此世界各地出现了不同的模式也就不足为奇。不同模式取决于 PPP 合同中包含了哪些阶段。

有几个例子可以说明这种多样性。在英国,私人融资倡议(PFI)意味着私人建造和维护医院(仅经营非临床活动)。在西班牙巴伦西亚,私人组织建造并全面运营医院,包括临床活动。合同将提供全面医疗保健服务的责任交给了私人组织。在意大利、瑞典和葡萄牙已经出现了一种 PPP 模式,它不包括医院建造,而是将医院管理权授予一个私人实体。公共部门承包公共设施的私人管理。PPP 的应用已经超出了发达经济体的卫生部门,其他国家也采用了这种方式。[①]

公私伙伴关系有多种定义,但主要有两个突出的特点:是长期合同(通常为 30 年或更长时间)、向私人承包商转移的风险高于传统的公共采购。

对英国 PFI 的一个早期研究来自 Grout(1997)和 Dawson(2001)。虽然不是专门针对卫生部门,但格劳特已经解决了 PFI 带来的潜在利益和成本问题。他认为,政府的主要收益是降低了公共部门投资公立医院所需的借款。请注意,这并不一定意味着医院总支出减少:在 PFI 下,公共部门仍须支付服务费用,而服务费用将反过来支付建造医院的费用。他还认为,在 PFI 下,建造医院的相关风险较低:增加公共借款的政府也必须像大型私人投资者一样支付利息,但政府可能比私人部门更能分散风险。Grout(1997)还表明,PFI 的一个问题是,与标准采购合同(期限较短)相比,它有可能在更大程度上重新谈判。

卫生部门公私合营的经济条款主要是在不完全契约理论框架[②]内发展起来的,还有一小部分是在最优契约理论框架内发展起来的(如 Martimort and Pouyet,2008)。[③]

[①] 例如,参见 Venkat-Raman and Bjorkman(2009)关于印度的个案。美国的个案见 Rosenau(2000),其中有一章专门讨论医疗保健的 PPPs。

[②] 不完全契约方法可以追溯到 Williamson(1975)、Grossman and Hart(1986)、Hart and Moore(1990)和 Hart(1995)的研究。

[③] 最优契约理论的基本经济学理论可以在 Laffont and Tirole(1993)、Laffontand Martimort(2001)、Bolton and Dewatripont(2005)等人的著作中找到。

Hart(2003)与 Bennett and Iossa(2006)讨论了不完全契约方法。虽然他们没有明确考虑卫生部门的特点,但这些论点可以很容易地适用于医院部门。一个关键的假设是,合同不可能与新医院的设计和建造相关的所有特征都完全契合,因此与传统采购相比,PPP 给予了不同的激励,这反过来又会对福利水平产生影响。

Hart(2003)的模型假设私人承包商(或私人承包方)可以就医院的设计和建筑选择两种类型的投资(即有两个关键的选择变量),然而这却是不可验证的。第一类投资,我们可以解释为质量变量,与医院的设计架构有关:它增加了病人的收益,降低了成本。从福利角度来看,这种投资显然是有益的(它们被称为"生产性"投资)。第二种类型的投资,我们可以将其解释为成本控制努力变量,虽然这是以降低患者利益为代价来降低成本的:Hart(2003)假设这种投资大大减少了病人的利益,以至于它们是不受欢迎的,即尽管降低了成本,但它们却减少了福利,因此从福利的角度来看,应该将其优化设置为零(因此,这些投资被称为"非生产性"投资)。

在传统的采购流程中,政府聘请承包商建造医院,然后直接运营。根据 PPP 安排,私人机构必须建造和维护设施,并提供服务(即临床活动)。在仅提供基础设施的模式中,私人机构只负责建设和维护(即不包括临床活动)。

在传统采购中,私人机构将两项投资都设定为零。由于投资是在合同签订后决定的,而且成本很高,私人机构没有投资的动机。因此,承包商可能在"生产性"投资(即设计、建筑投资)方面严重不足。承包商在"非生产性"项目上也投资不足,但因为成本控制的努力是社会浪费(也是对私人机构的浪费),那么"非生产性"投资被设定在最优值。

与传统采购相比,PPP 能改善福利吗?一方面,在 PPP 下,私人机构现在有动力在设计、建筑方面进行"生产性"投资,从而增加福利。另一方面,它也有增加"非生产性"投资的动机,这会降低成本,从而降低福利。随之而来的结论很简单。与传统采购相比,PPP 增加了福利,因为:(1)设计、建筑投资相对更为重要,因为它影响患者利益;(2)合同中难以明确规定;(3)降低成本的投资易于监控(即合同中规定的)。

关于医疗保健 PPP 的大多数讨论都源于这一议题的总体结果,但是,医疗保健 PPP 中有一些特别的特点值得特别关注。

就医院而言,临床活动是一项复杂的任务,不容易描述和监控。由于我们观察了包括和不包括临床活动管理在内的 PPP,因此讨论在何种条件下哪一种才是优先选择非常重要。也就是说,一个新医院的 PPP 应该只包括建筑的建造和合同有效期内的维护,还是应该把在新医院进行的临床活动的管理也包括在 PPP 的合同范围内?这必须仔细评估每种投资的收益和成本。根据上述原则,涉及医学研究和先进教学与培训的医院可能比低分化的医院对质量投资更敏感。后者比前者更容易接受 PPP,包括临床活动的运作。

让我们将上述设计或架构投资解释为改善临床活动管理的投资,并将投资与医院实体基础设施的建设和维护相关联。

在不包括临床活动的 PPP 下,私人机构只决定与建筑相关的投资,政府决定临床活动投资,而在 PPP 的综合模式中,两种投资都由私人实体决定。建筑投资的外部性收益不仅从来没有内部化,而且做得太多了。鉴于两种投资效果的独立性,两种制度之间唯一不同的投资是临床活动投资。由于每个制度下内部化的部分不同,因此不可能确定两者中哪一个产生更高的投资。只能说它总是达不到社会最优水平。

Bennett and Iossa(2006)扩展了 Hart(2003)提供的框架,允许在传统采购和 PPP 下,私人机构和政府之间可能(在合同签署后)进行重新谈判。这一假设是现实的,因为重新谈判在很长一段时间内都很常见:例如,Guasch(2004)指出,41% 的重新谈判案例大多是政府发起的,平均在项目启动前 2～3.5 年(以拉丁美洲和加勒比国家的样本而言)。因此,与 Hart(2003)相反,投资是可验证的,但只能事后验证。每当重新谈判发生时,假设双方就投资水平进行谈判(使用对称的纳什谈判过程)。

像 Hart(2003)一样,Bennett and Iossa(2006)假设有两种类型的投资。他们假设其中一项投资是在设施建设阶段(第一阶段)决定的,而另一项投资是在管理阶段(第二阶段)决定的。与 Hart(2003)相反,他们允许"生产性"投资(例如,临床活动)为两种类型之一:投资增加收益并降低成本(如 Hart,2003)或投资增加收益但增加成本。后者对于在建造阶段的更易获利和更昂贵的技术似乎也是可能的,这种技术在管理阶段也具有更高的维护成本。此外,与 Hart(2003)不同,他们假设在管理阶段存在成本控制努力,这也是生产性的(即代理人发挥积极努力的最优水平)。最后,他们还允许生产性投资在合同结束时具有余值,这对于医院来说似乎是合理的(例如,今天对 MRI 技术的投资可能会在 25 年后使医院获得更高的价值)。

与 Hart(2003)相似,Bennett and Iossa(2006)认为,在 PPP 下,提供生产性投资的激励比传统采购下更强,尤其是在降低成本的情况下。如果"生产性"投资增加了管理阶段的成本(例如维护成本),那么 PPP 的理由变弱了,因为私人机构投资这种技术的动机较低。他们还表明,由于余值取决于临床活动的投资,当余值对投资较敏感时,PPP 更有可能占主导地位。

Bennett and Iossa(2006)的结果不能直接转化应用于医院部门,因为他们对公共所有权的描述不同于医院部门常见的描述。我们观察的不是政府与企业在投资水平上进行议价,而是政府在仅提供基础设施模式下直接进行临床活动的。同样,PPP 的综合模式意味着投资由私人机构决定,这也与政府直接运作形成对比。这些投资给患者带来的收益不是由私人部门来分配的,因此也没有纳入投资金额的决策中。在 Bennett and Iossa(2006)中,政府对临床活动管理期间的建设和维护投资进行决策,也没有明确涉及 PPP 仅涵盖基础设施的情况。

Iossa and Martimort(2008)的研究通过在分析中引入风险和不确定性,扩展了 Bennett and Iossa(2006)以前的研究。他们假设成本具有随机成分(高、低成本的冲击),私人承包商规避风险,因此风险转移是一个问题(假设政府为风险中性)。他们的分析包含了不完整和完整的契约理论文献的两个要素:一方面,他们允许运营成本是可验证的,并解决了公共和私人之间分担运营风险的需求;另一方面,他们调查了不同所有权设定下的激励,这与产权文献是一致的。关于"捆绑"的关键洞见,即允许私有方建造、管理和维护设施,Hart(2003)和 Bennett and Iossa(2006)一致。另一个结果是,当捆绑为最优方案时,更多的风险被转移给承包商,这意味着 PPP 下的风险溢价更高。因此,他们得出结论,PPP 下的捆绑与较高激励并行。

上述文献的一个关键信息是,PPP 的建立可能允许外部性问题内部化。通过将所有权分配给决定不同投资水平的一方,该方将有更强的激励来进行此类投资,反过来将比标准采购更能提高福利。总之,所有权跟随实施有利投资的一方。Besley and Ghatak(2001)表明,这一结果并不普遍。在允许重新谈判的框架内,他们建议,如果投资创造的价值构成公共利益,那么估价最高的一方应该是 PPP 的所有人,这可能与在产生投资方面具有相对优势的一方不一致。一个关键的假设是,双方都重视投资带来的收益,这与 Hart(2003)和 Bennett and Iossa(2006)的假设相反,后者假设私人机构追求利润最大化。

Martimort and Pouyet(2008)提出的模型使用了完全契约理论方法,其中投资是不可完全缔约的(例如,通过噪声指标)。尽管方法不同,但关键的观点与 Bennett and Iossa(2006)一致。如果高质量的投资也能降低成本,那么捆绑是最佳选择,而如果它们增加了成本,那么就有理由进行拆分。这一结论适用于不同的情景(福利政府、非福利政府)。

2.3.4.1 PPP 与具体投资的简单模型

为了强调建造阶段后建筑和管理(或维护)之间正外部性和负外部性的作用,我们给出了一个简单模型。与 Hart(2003)相似,我们假设投资是不可验证的,而 Bennett and Iossa(2006)认为投资无法缔约但事后可验证(允许重新谈判)。

定义 q 为建造阶段质量投资的指标。这种投资对患者的收益是 $B(q)$,其成本是 $C(q)$。将 e 定义为管理(或维护)阶段的努力程度。管理(或维护)医院的成本是 $[c(e)+k(q)]$,其中 $c'(e)<0$:越努力越会降低成本。我们假设 $k'(q)$ 可正可负。如果 $k'(q)<0$,那么质量投资对管理成本具有正外部性:例如,在管理阶段,越昂贵的技术会越便宜。如果 $k'(q)>0$,则质量表现出管理成本的负外部性:越昂贵的技术会令管理和维护越昂贵。努力的负效用是 $g(e)$,$g'(e)>0$,$g''(e)>0$。我们还假设努力不影响消费者收益。

最优解是最大化所有收益和成本之间的差异 $B(q)-c(q)-[c(e)+k(q)]-g(e)$,其最优条件为:

$$B'(q)-k'(q)=C'(q),\ -c'(e)=g'(e),$$

其中 $k'(q)$ 可正可负。因此,在正外部性的情况下 $k'(q)<0$,最优质量较高,而在负外部性的情况下 $k'(q)>0$,最优质量较低。

在传统采购模式下,建造和管理由两家独立的企业进行。假设这些企业是利润最大化者,他们获得了一次性转移支付款项,用于建设和管理,分别等于和。负责建造的企业将选择质量以最大化 $T-C(q)$,因此将选择零质量。负责管理的公司将选择努力程度以最大化 $F-[c(e)+k(q)]-g(e)$,并由此选择最优努力程度。

在捆绑模式或 PPP 模式下,建造和管理都由同一家企业进行(得到两项转移支付的总额)。公司现在最大化:

$$U=T+F-C(q)-[c(e)+k(q)]-g(e)$$

因此努力是最优选择。关于质量,如果存在负外部性 $k'(q)>0$,质量仍然为零,因为:

$$\frac{\mathrm{d}U}{\mathrm{d}q} = -C'(q) - k'(q) < 0$$

高质量总是会降低利润。在存在正外部性($k' < 0$)的情况下,情况并非如此。在这种情况下,选择最优质量以使$-k'(q) = C'(q)$。请注意,质量仍然低于最优水平,因为企业没有考虑消费者收益。不过,在捆绑或 PPP 模式下,质量和福利更高。

现有文献仍然忽略了卫生部门 PPP 的一个重要的重新谈判驱动因素:一项新技术的发现,对于这项新技术 PPP 服务提供商可以采用,也可以不采用。该技术的价格无法事先确定(该技术本身可能完全出乎人们意料)。

总体而言,最优 PPP 模式的选择并不明显。除了文献中已经提到的外部性之外,还需要考虑新技术未来价格的影响。然而,这些影响并不清楚。如今,针对临床活动的更高投资为当前治疗带来了更高的收益和更低的成本。这改变了未来谈判对双方的威胁点。每当对政府的价值提高并大于对私人机构的价值时,新技术的未来价格往往会下降,而企业方面的投资激励会更小。因此,用不完全契约方法对医疗保健 PPP 模式进行界定并不能提供一个预测。根据每个代理决策过程中未考虑的影响,分析给出了不同的解决方案。

3. 经验证据

3.1 筹资

下面报告的经验证据验证了第 2 节中提出的一些理论或它们的一些基本假设。由于部分理论是规范性的,除了与给定制度环境的微小偏离之外,它们无法被验证。

首先以 NHS 模式为例,相关的实证文献涉及补充性私人保险的决定因素以及公共和私人部门在提供医疗保健服务方面的互动。

反过来,看看根植于私人健康保险的健康系统,其兴趣在于与公共健康保险的引入和拓展相关的证据(无论是否涉及公共医疗保健服务的供给)。

3.1.1 补充性私人健康保险的决定因素

理论预测很简单。以提供保险预防和直接医疗保健服务的 NHS 为例。公共和私人医疗保健服务之间的质量差异越大,私人医疗保险的覆盖率就越高。

经验证据支持这一预测。私人健康保险被认为是在私人部门获得更高质量服务的一种方式。医疗保健质量通常用候诊时间来衡量。

现有证据表明,质量和候诊时间会影响国家购买补充性私人健康保险的一系列选择。Besley et al.(1999)利用英国的地理数据发现,候诊队伍较长的地区也有较高的私人健康保险覆盖率。他们将调查数据与英国卫生当局的行政数据进行了匹配,在 20 世纪 90 年代中

期,英国有 12%的家庭拥有私人健康保险。候诊名单上等候时间超过 12 个月的患者数量每
1000 人中增加 1 人,购买私人健康保险的概率就会增加 2%。那些收入较高的、支持保守党
的中年人也更有可能购买私人健康保险。在其同系列论文中(Besley et al., 1998),作者们关
注的是相反的关系:私人健康保险如何影响候诊名单。他们表明,更高的私人健康保险覆盖
率与候诊名单正相关,即使是在考虑了内生的私人健康保险覆盖变量之后也是如此。这些
工具包括死亡率(与资源配置相关)和在不同公共或私人部门工作的人口比例(与私人健康
保险相关)。他们对这一结果的解释是,认为政策制定者有动机将更少的资源配置给私人健
康保险覆盖率更高的地区。较低的资源转化为较低的公共医疗保健服务的供给,导致更高
的超额需求和更长的候诊名单。

与 Besley et al.(1999)相反,Propper et al.(2001)发现,在英国,候诊名单在解释私人健康
保险方面没有多大作用。相反,私人医院和资深医生的数量(和年龄)是私人健康保险的最
大决定因素。作者使用了与 1978—1996 年在地区级测量的行政数据相匹配的调查数据。公
共部门的质量是通过人均卫生支出、候诊队伍和公共床位数量来衡量的。在私人部门,质量
通过私人医院的数量和在公立医院兼职的医生数量来体现。

有证据表明,在澳大利亚、挪威和西班牙,候诊时间也会影响私人健康保险覆盖。Johar
et al.(2011)对新南威尔士(澳大利亚最大的州之一)的调查和行政数据进行了匹配。他们的
研究结果好坏参半:平均候诊时间对私人健康保险没有或有负面影响,但是候诊时间超过 12
个月的患者比例增加了私人健康保险的覆盖。Aarbu(2010)发现,候诊时间(按县级衡量)越
长,私人健康保险覆盖率就越高。同样,Jofre-Bonet(2000)发现,在西班牙,公立医院候诊时
间每增加 15 天(按省级衡量),私人健康保险覆盖率就会增加 0.36%。

西班牙的证据表明,公共部门感知质量较低会提高私人健康保险的覆盖率。Costa and
Garcia(2003)利用了加泰罗尼亚自治区的调查数据,并调查感知质量对私人健康保险的作用,
发现这一地区约有 20%～22%的个人持有私人健康保险。与之前的研究不同,感知质量
是在个人层面上衡量的,衡量的是对私人和公共医疗保健的整体判断,分值为 1 到 10,范围
从"非常差"到"优秀"不等。他们发现,与理论相一致的是,公立部门(较低)和私人部门(较
高)在感知质量上的差距增加了私人健康保险的需求。给定公立医疗保健服务质量不变,私
人医疗保健质量每提高 10%,私人健康保险就会增加 8.4%。他们还发现更富有、年龄更大、
受教育程度更高,并且生活在巴塞罗那加泰罗尼亚自治区的个人更有可能购买私人健康保
险。较高的保险费降低了私人健康保险的覆盖。[1]

在爱尔兰,持有"医疗卡"并有权享受更慷慨公共保险的个人购买私人健康保险的概率
较低(Harmon and Nolan, 2001)。

因此,健康保险覆盖所提供的整体医疗保健服务质量确实重要。特别是,在公共健康保
险下获得医疗保健服务的种种障碍确实引发了对医疗保健服务的需求。

---

[1] López and Vera-Hernéndez((2008)利用调查数据估计保险费对西班牙私人健康保险的影响。他们发现,尽管较高
的保费降低了私人健康保险覆盖,但对私人健康保险的需求是缺乏弹性的。其含义是,减少私人健康保险费用的
税收抵免不会在很大程度上阻止个人购买私人健康保险。

3.1.2 挤出效应

在许多经合组织国家,公共保险非常普遍,覆盖了100%的人口。只有在私人部门的医疗保健服务质量更高,或私人保险能覆盖公共部门的缺口时,私人保险才能发挥作用。购买私人健康保险的个人是在强制性公共保险的基础上购买的,因为他们不能选择退出后者。

相比之下,在其他国家,如美国,公共保险并不普及,只覆盖目标群体,如老年人(如65岁以上老人的联邦医疗保险计划)和穷人(如联邦医疗补助计划)。那些不属于这些目标群体的人可以在没有保险或私人健康保险之间做出选择。很大一部分人决定不买任何保险。在这种情况下,如果政策制定者扩大公共保险的覆盖范围,一些没有保险的个人将投保于公共保险,但一些私人投保的个人将放弃他们的私人保险,因为他们可以从公共保险中受益。此外,还有补充性的私人健康保险;也就是说,私人健康保险弥补了公共健康保险留下的缺口。缺口可能在覆盖范围外(例如,接受不包括在公共健康保险中的某些类型的医疗保健服务),也可能在所提供的服务覆盖范围内。在后一种情况下,主要的例子是美国的补充性医疗保险计划(Medigap)。

因此,公共保险可能会"挤出"私人保险(Cutler and Gruber,1996)。如果是完全挤出,公共覆盖的增加将使被保险人的总数保持不变。如果不存在挤出效应,公共覆盖的增加将使医疗保险的总覆盖增加相同的数量。

在美国,超过15%的人没有保险。一些实证研究调查了增加医疗补助计划覆盖的影响。美国医疗补助计划为公共健康保险计划挤出私人健康保险提供了一个实证检验。实证文献中讨论的两个主要问题是扩大州立儿童健康保险方案(State Children's Health Insurance Program)和长期医疗保健保险覆盖。Cutler and Gruber(1996)的开创性研究调查了20世纪80年代末和90年代初公共保险扩张的影响。报告表明,与公共保险人数的增加相比,没有保险的人数仅下降了50%。有些实证研究为这项研究做出了贡献,并且发现较小的影响取决于所使用的方法。对联邦医疗补助计划挤出效应的大部分初步分析集中在美国州立儿童健康保险计划的扩张上。

Card and Shore-Sheppard(2004)发现挤出效应比Cutler and Gruber(1996)的分析结果更小。他们采用不同的研究策略以及不同的数据集来确定挤出效应,利用联邦医疗补助计划覆盖范围的两次扩张,并根据谁受到覆盖范围扩张的影响来定义控制组和处理组。

在20世纪80年代和90年代上半叶,联邦医疗补助计划(公共健康保险)的扩张似乎产生的挤出效应较小,而20世纪90年代中期至21世纪初挤出效应似乎更大。

Gruber and Simon(2008)使用了一种考虑了收入作用的更详细方法,发现了扩大公共健康保险覆盖面对挤出私人健康保险的强烈影响。尽管估计值对所选择的方法很敏感,他们回顾了1996—2002年60%的最大挤出量。LoSasso and Buchmueller(2004)得到的估值在50%以内,数量级与之前的研究工作大致相同。①

Shore-Sheppard(2008)对挤出效用估值的重新估算指出,需要查明私人健康保险覆盖减

---

① 其他测度联邦医疗补助计划挤出效应的研究工作是由 Sloan and Norton(1997)与 Gruber(2003)完成的。

少的其他原因。Cutler and Gruber(1996)的早期重要结果基于他们的经验策略中的一个特殊假设：所覆盖的年龄不变。一旦放松这一假设，挤出效应就会降至零或接近零。

另一类关于挤出效应的文献使用了来自老年人而不是儿童的数据，来估计与联邦医疗补助计划相关的大规模挤出效应。其焦点是私人长期护理保险，其私人健康保险覆盖率很低。Brown et al.(2007)的分析发现联邦医疗补助计划这一公共项目对私人健康保险有重要影响。他们认为先前研究中的数据可能被低估了，这给早期研究的精准度带来了不确定性。Brown and Finkelstein(2008)的模拟结果补充了他们的实证分析。他们着眼于Pauly(1990)对健康保险挤出效应的对应论点。主要结果是，即使联邦医疗补助计划有很大变化，也不太可能导致老年人长期护理保险的显著增加。因此，薄弱的私人健康保险市场并不是挤出效应的结果。① 长期护理保险的保险高利润率的存在也作为一种可能的解释被抛弃。即使在精算公平的保险定价下，市场也会很小(Brown and Finkelstein, 2008)。

在评估现有挤出效应估值中的一个相关问题是，它是着眼于公共健康保险计划扩张产生的边际效应，还是在不存在任何保险计划时创建公共健康保险计划所产生的离散效应。

到目前为止，讨论的证据仅涉及边际挤出效应。Kim(2010)阐述了公共健康保险计划的离散效应。她像Brown et al.(2007)一样使用了健康与退休调查数据，并发现了离散效应比较小。考虑到储蓄决策(影响联邦医疗补助计划的资格)的反事实模拟表明，取消联邦医疗补助计划将使长期医疗保险增加5.3%。② 对联邦医疗补助计划假设性取消的主要调整手段是通过资产积累，而不是通过购买医疗保险来实现的。

尽管关于联邦医疗补助计划挤出效应的文献相对较多，但关于挤出私人医疗保险市场的实证测量的一个经验挑战是公共医疗保险的缓慢扩散。这使得检测任何显著的统计效应变得更加困难(因为这些方法不能识别趋势的缓慢变化)。

3.1.3 挤入效应

当公共健康保险扩张也带来私人健康保险扩张时，公共健康保险就会产生挤入效应。在实行NHS或强制性全民健康保险的国家，挤入效应只会相应地导致保险覆盖的重叠。

美国为这种效应的分析提供了主要依据，因为联邦项目的变迁为检测挤入效应提供了必要的政策变化。Lakdawalla and Yin(2010)利用联邦医疗保险计划D部分的拓展将保险延伸到以前没有保险的老年人，以分析这类效应。这种拓展采取了一种特殊的形式：它将保险的管理委托给私人健康保险公司，由它们来竞争联邦医疗保险计划D部分的合同。现有的保险公司承接了联邦医疗保险计划D部分的拓展，实际上几乎没有新参与者的加入。因此，私人医疗保险公司的规模有所扩大，从而增强了与公共医疗保健提供者的议价能力。较低的价格适用于所有投保人。这种新增议价能力的运用有利于私人健康保险公司的所有合同，而不仅仅局限于联邦医疗保险计划D部分的合同。这就产生了从公共健康保险扩大到

① 税收激励在长期护理保险市场中的作用在Courtemanche and He(200)以及Goda(2010)中有所论述。对私人长期护理保险的补贴不太可能导致与联邦医疗补助计划支出减少有关的私人保险的大幅增加。税收补贴在诱导更多长期护理保险方面的效果集中在高收入群体，这一群体不太可能符合联邦医疗补助计划的资格标准。
② Kim(2010)使用随机动态设置来模拟购买长期护理保险的决策。

私人健康保险的正外部性,因为可以向联邦医疗保险计划 D 部分未覆盖的人口提供更好的保险合同,从而增加私人健康保险的覆盖范围。Lakdawalla and Yin(2010)在面临治疗竞争的仿制药和品牌药物的降价中发现了这种效应的证据。Duggan and Scott-Morton(2010)的分析证实了由拉克达瓦拉和尹提出的挤入效应的潜在渠道。在文献中,我们没有发现有研究能证实 Encinosa(2003)理论上指出的挤入效应。

3.2 供给

3.2.1 候诊时间和医疗机构的选择

第 3.1.1 节分析的证据表明,公立部门的质量和候诊时间影响了购买补充性私人健康保险的选择。一旦个人生病,质量和候诊时间也可能影响公立和私人医疗机构之间的选择。如果个人持有私人健康保险,他将有很强的动力选择私人医疗机构。即使他没有私人健康保险,如果私人部门更短的候诊时间和潜在的额外质量和便利设施带来的收益超过私人部门收取的价格,他仍然可以选择私人部门。

如果个人持有私人健康保险,他可以用公共医疗保健代替私人医疗保健,也可以消费公共部门所不包括的私人医疗保健服务,从而产生更高的总消费。下面回顾的经验证据与这些预测大体一致。

无论健康保险安排如何,在生病的情况下,个人都不得不寻求医疗保健服务(或选择不就医)。此时要支付的相对价格和在每个部门(公共或私人)的感知质量和速度决定了选择。保险安排直接影响个人支付的价格,间接影响其余变量。

Hanson et al.(2004)利用调查数据表明,质量和候诊时间会影响公共和私人部门之间的选择,质量是通过一系列问题来衡量的,这些问题要求每个人评估公共和私人部门的质量。通过一系列分类变量(从 1 到 10)创建质量度量。质量细分为技术质量(医生进行准确诊断和治疗的能力;治疗结果)、人际质量(医生用于患者的时间;医生的解释、检测、流程;医生的礼貌和帮助)和系统质量(候诊区和咨询处的清洁和舒适;选择医生的能力)。候诊时间也可以通过询问每一个人在这两类部门中预期的候诊时间来衡量。研究表明,感知质量和候诊时间的差异在解释选择私人部门还是公立部门的可能性方面具有重要意义。

英格兰的证据则各有侧重。Martin and Smith(1999,2003)分别利用英格兰的小区域数据进行了横截面和面板数据分析。他们发现候诊时间越长,对公共医疗保健服务的需求(通过住院总人数来衡量,并控制了每个小区域内的私人部门的规模指数)就越少。他们还发现,私人部门床位的增加减少了对公共医疗服务的需求。公共医疗服务需求对候诊时间缺乏弹性,估值为-0.1:候诊时间每增加 10% 会使需求减少 1%。[1] 候诊时间增加会减少对公共医疗保健服务的需求,途径之一是部分患者会选择私人医疗服务。然而,Propper(2000)没有发现公共部门候诊时间会增加私人医疗服务的直接证据。她使用英国家庭追踪调查(BHPS)

---

[1] 又见 Gravelle et al.(2003)的类似结果。

来研究公共部门、私人部门和不就医三者之间的选择。通过使用多元逻辑模型,她发现收入、就业和政治态度(如果病人是保守党的支持者)是选择私人医疗机构的重要预测因素。用候诊队伍衡量的质量则不在此列。她还发现,过往消费是当期消费的重要预测因素,而过往的公共(或私人)消费提升了当期对私人(或公共)的消费,因此私人和公共医疗机构似乎是互补的。

McAvinchey and Yannopoulos(1993)的一项较早的研究使用了英国1955—1987年的年度时间序列数据,并估计了候诊队伍(公共医疗服务的非货币价格)和私人保险价格对公共和私人医疗服务消费份额的影响。他们发现,正如预期的那样,候诊时间减少了公共医疗服务消费,更高的保费则增加了私人医疗服务消费。他们还发现,公共和私人医疗服务在短期内可以互补,但在长期均衡中则不然。

Fabbri and Monfardini(2009)也提供了来自意大利的混合证据。他们使用意大利的调查数据,调查候诊时间和费用对公共和私人专科医生就诊(以及家庭医生就诊)的影响。虽然他们发现候诊时间和费用分别减少了对公共和私人专科医生医疗服务的需求,但交叉弹性在统计学意义上并不显著:更长的候诊时间不会增加到私人医疗机构就诊的消费,更高的费用也不会增加到公共医疗机构就诊的消费。他们的结论是:对公共和私人专科医生的需求之间总体上不存在替代效应。收费只是对私人部门消费的一种遏制,从而使其不能取代更多的公共医疗保健。同样,候诊时间也是对公共医疗机构消费的一种遏制,公共医疗服务并没有被更多的私人医疗服务所取代。这样的结果可能是由于个人向公共和私人部门寻求不同类型的医疗服务(即私人部门的医疗服务补充公共部门的医疗服务),因为该研究只观察了找专科医生就诊的次数。

相反,在Atella and Deb(2008)的研究结果表明,在意大利,公共和私人医疗服务是替代品。他们使用调查数据测了公共和私人专科医生提供的就诊在多大程度上替代或补充。直觉上,我们希望它们是替代品。阿特拉和德布指出,如果没有对内生性进行足够的控制,可能会导致虚假的回归结果。例如,公共部门的专科医生接诊相对于私人医疗机构专科医生接诊的回归可能给出一个正系数,表明公共和私人专科医生接诊是互补的。他们认为这可能主要是由于未被观察到的异质性:例如,找公共部门专科医生就诊的个人也倾向于找私人部门专科医生就诊。一旦联立方程模型纳入这种内生性,更多的公共部门就诊确实会挤出私人部门就诊:二者是相互替代的。

3.2.2　私人健康保险的通道效应

健康保险在几个方面影响着患者会选择公共医疗机构还是私人医疗机构。要注意的第一个要点是,在大多数情况下,公共健康保险也伴随着公共医疗保健服务的供给。选择私人医疗保健服务需要权衡公共部门的共同支付和质量特征以及私人部门的价格和质量特征。人们在选择私人医疗机构时支付的价格取决于是否存在自愿的私人健康保险。在我们关于选择公共部门还是私人部门的实证结果的讨论中,(补充性)私人健康保险的作用主要是代理私人医疗机构提供较低价格。

私人健康保险的存在触发了两种不同的效应:扩张效应——考虑到较低的价格,个人可能会寻求更多的医疗保健服务;转移效应——私人健康保险降低了医疗保健服务的相对价格,一些需求从公共医疗保健转向私人医疗保健。

来自西班牙的证据表明,持有私人健康保险的个人更有可能选择私人部门而非公共医疗保健服务,并需要更多的全面医疗保健服务。López and Vera-Hernández(2008)利用调查数据发现,拥有私人健康保险的个人去看私人医生(家庭医生或专科医生)的概率更高(6.3%),在公立医院住院的概率更低(5.3%)。Vera-Hernandez(1999)利用来自西班牙的调查数据研究了私人健康保险对专科医生接诊总数(公共部门和私人部门)的影响。通过估计就诊和私人健康保险二者的决定因素,他控制了未观测到的异质性,这种异质性(例如,观察不到的健康)可能同时影响到私人部门就医和购买私人健康保险的选择。他表明,持有私人健康保险使专科医生接诊总数增加了27%。持有私人健康保险的个人会消费更多的(公共和私人)医疗保健服务,这一结果也适用于爱尔兰、意大利、葡萄牙、英国(Jones et al., 2006)和法国(Buchmueller et al., 2004)。

Barros et al.(2003)以及 Moreira and Barros(2010)利用强制性双重健康保险论述了附加健康保险的作用。Moreira and Barros(2010)的分位数回归方法允许补充性保险对医疗保健服务(就诊)使用的影响随条件分布而变化。识别策略有赖于雇主提供医疗保险的外生性。葡萄牙为公务员提供的由政府部门(独立于卫生部)管理的补充性医疗保险发挥了突出作用。这一附加的保险覆盖基于 NHS。NHS 由卫生部直接向所有居民提供医疗服务。结果表明,附加健康保险在医疗服务利用分布的不同方面上确实有不同的影响。对不经常使用医疗服务的人影响更大。平均效应掩盖了重要差异,而补充性医疗保险对低收入人群的影响更大。当雇主来自目前的私人部门时,其影响更加强烈(强制性的双重保险只存在于十多年前私有化的大型前国有企业中)。这些结果扩展了巴罗斯的证据,他使用了相同的识别策略和匹配的估算方法,检测由于补充性保险而对医疗保健的过度利用。

3.2.3 行为差异

在大多数国家,患者可以交由公共和私人医疗机构治疗。一般来说,公立医院主要治疗由公共资助的患者[①],而私人医疗机构可以与公共购买者签订专门合同,也可以治疗自费或私人投保的患者,或者两者兼而有之。有大量文献检测了公共和私人(营利或非营利)医院的行为是否有不同,医疗机构可能在质量、成本效率、患者选择和编码升级激励(以某种方式编码以从第三方付款人那里获得更高的付款)方面存在潜在差异。大多数基于所有权状况的医院间差异的文献来自美国,其他国家的贡献也在不断增加,Sloan(2000)回顾了美国的文献。因此,我们侧重于 2000 年后的进展。

3.2.3.1 质量

最近的一项分析表明,美国公共和私人医疗机构之间的质量差异有了混合证据(Eggleston et al., 2008)。他们发现营利性医院提供的质量是低还是高取决于环境(地区、数

---

① 在拥有 NHS 的国家,与公共医疗机构直接竞争的私人医疗机构往往规模较小,私人健康保险可以从公共医疗机构那里购买。

据源和分析周期）。死亡率和不良事件（手术并发症和医疗事故）被用来衡量质量。对于大多数研究，他们发现医院所有权在死亡率或不良事件方面的差异在统计学上并不显著。此外，与私人非营利机构相比，政府医院的死亡率和不良事件要么更高，要么类似。他们总结道：“总体而言，代表美国的研究倾向于发现营利组织的质量低于私人非营利组织。”Shen et al.（2007）的回顾和 Devereaux et al.（2002）的早先回顾表明，私人营利性医院死亡率更高。对患者选择的关注导致“调整”死亡率这一指标的使用。

Eggleston et al.（2008）的大多数研究都是横截面研究。Picone et al.（2002）提供了一项有趣的研究。他们并未依赖横截面数据，而是调查了美国从非营利到营利的性质变化是否对不可观测的质量产生了影响。面板方法允许更好地控制医院间未观测到的异质性（放松了产权带来的问题，而是关注其他与时间变化无关的特征，如位置、辐射面等）。研究显示死亡率（用 30 天、6 个月和 1 年的死亡率来衡量）在性质变化后的两年内有所上升。相比之下，从营利性转变为政府性或非营利性到营利性医院在转变前后质量水平基本持平。Shen（2002）也沿用了类似的方法。他发现，在一家非营利医院转为营利医院后，不良后果的发生率（用急性心肌梗塞死亡率衡量）增加了 8％～9％。营利医院质量较低的这一结果与强调非营利地位隐性地将患者权重提高至与货币盈余相同水平的理论是一致的，因此使医疗机构更愿意提供更高的质量。

在比较公立医院和私人医院的死亡率时，考虑不同患者的病例组合至关重要。Milcent（2005）调查了法国公立和私人（营利性和非营利性）医院的质量差异（用急性心肌梗死的死亡率衡量）。公立医院和私人非营利医院受总预算的约束。私人营利医院是按服务收费。此外，私人医院可以选择患者，并在员工招聘方面有更大的灵活性。基本的描述性统计数据表明，当地公立医院死亡率是当地私人医院的两倍（15％对 7％），且私人非营利医院为中等水平（约 10％）。通过对多目的进行持续分析，并在（按年龄、性别、病例组合、诊断和其他控制变量）控制了病情严重程度的差异后，研究发现公立医院和私人非营利医院的结果类似。私人营利医院的死亡率低于非营利医院（尽管按医疗流程创新的规模和数量，即 PTCA，差异并不显著）。这项研究提供的信息主要是死亡率的差异（通常被用作质量的一个代表性指征）要小得多，并且一旦考虑适当的控制变量，差异可能不会非常大。

Lien et al.（2008）也提出了类似的观点。患者可以根据病情的严重程度选择医院的类型（公立和私人，营利性和非营利性），这可能会产生内生性（预期健康结果影响医院类型）。使用工具变量方法，Jensen et al.（2009）通过在澳大利亚医院的样本中仅纳入首次急性心肌梗死（AMI）患者来控制可能的选择。他们发现，私人医院的再住院率以及与急性心肌梗死相关的死亡率较低（计划外）。

3.2.3.2　成本效率

非营利医院和营利医院在成本、技术和配置效率、成本控制努力、收入和明显的利润方面也可能不同。此外，这种差异可能会根据市场竞争程度和支付系统（例如，DRG、固定预算或成本报销）而弱化或强化。

根据 Eggleston et al.（2008）、Shen et al.（2007）进行的一项多元分析，比较了美国营利性、

非营利性和公立医院的财务绩效。作者们聚焦于四个维度:成本、收入、利润率(定义为收入减去利润除以收入)和效率,将医院视为一个整体。基本的经验方法是总成本、收入和利润率对医院所有权的虚拟变量(和其他控制变量)进行回归。关于效率的研究包括两个步骤,一是,测量效率(可以通过参数法,通常为随机前沿技术;或者通过非参数法,例如数据包络分析或者无界分析法),二是,他们进行元分析以探索结果的变化。总的来说,这项研究发现不同类型的医院在成本上几乎没有差异。营利医院比非营利医院有更多的收入和利润,但从经济角度来看差异并不大。政府医院和非营利医院在利润和收入方面没有显著差异,营利医院往往比非营利医院更有效率。Rosko(2001)利用了 1990—1996 年美国 1631 家医院的样本,发现营利性医院效率更低。

最近的几项研究测度了不同欧洲国家公立和私人医院的效率差异,结果各不相同。Barbetta et al.(2007)使用了 500 家意大利医院的样本。他们采用数据包络分析和(计量经济学中的)随机前沿技术来比较公立和私人非营利医院对意大利国民医疗保健系统引入 DRG 支付系统的反应。他们的研究注重技术效率,产出用接受治疗的患者数量和住院天数衡量,而投入用员工人数和床位数(代表资本)来衡量。他们发现,一般来说,(当支付系统上有所不同时)在 DRG 系统引入之前,非营利医院比公立医院更有效率,这意味着引入 DRG 系统后效率趋于一致。Herr(2008)使用 1500 家德国医院的大样本来测算成本和配置效率的差异。技术效率通过生产边界来衡量(如 Barbetta et al., 2007)。成本效率是用产出和投入价格对医院总成本进行回归来衡量。这项研究采用随机前沿分析。由于数据集是一个面板数据,因此需要对误差项进行较弱的分布假设来估计效率。报告发现,私人和非营利医院比公立医院成本更低,技术效率更高。Farsi and Filippini(2008)也使用随机前沿法来测试瑞士公立医院、营利医院和非营利医院之间的成本效率差异,未发现不同产权之间的显著差异。Marini et al.(2008)调查了英国医院从"公立医院"到"基金会信托"的性质变化,这种性质赋予了在管理最终盈余方面更多的财务独立性和较少的监管和控制。由于基金会信托的引入是分阶段进行的,考虑了由于自愿决定成为基金会信托而产生的潜在内生性。他们使用了双差分析法,研究发现,新的性质影响有限。

在大多数国家,公立和私人医院的准入受到高度管制。Chakravarty et al.(2006)提供的证据表明,在美国,与非营利医院相比,营利医院更有可能在应对需求冲击时进入或退出市场。

Gaynor and Vogt(2003)构建了加州医院行业的一个结构模型,发现非营利医院的需求(价格)弹性更小且价格更低。他们认为非营利医院的运作方式与营利医院相似,但关键是,它们的边际成本更低。

3.2.3.3 患者的选择

有证据表明,私人医院可能有更强的动机选择病情不太严重的患者。Duggan(2000)调查了公立、私人营利性和私人非营利性医院是否对外源性政策变化做出了不同的反应。外源性政策变化使得加州对贫困患者的治疗报销(Disproportionate Share Programme,不均衡份额方案)更加慷慨。他发现,私人医院,不管是营利还是非营利的,都会对新方案下有利可图的患者进行撇脂,将无利可图的留给公共部门来应对。相比之下,公立医院反应相当迟钝。他还提供证据证明公立医院有软预算约束,私人营利性和非营利性医院在利他主义程度上没有区别。

在英国,也有一些可供选择的证据。Street et al.(2010)调查了公立医院与仅供非急诊(选择性)治疗的治疗中心(包括私人和公立医院,后者称为 NHS 治疗中心)的比较,分析是否有不同的病例组合。他们发现在公立医院接受治疗的患者比在治疗中心接受治疗的患者更有可能来自贫困的地区,更有可能得到更多的诊断,接受更多的治疗,这表明公立医院治疗的是更复杂的病例。因此,该分析表明,当私人医疗机构(以及公共专用医疗机构,如 NHS 治疗中心)被用于治疗公共资助的患者时,他们的病例组合的病情可能"较轻"。请注意,这些结果是在只有一小部分选择性医疗服务外包给私人部门的制度背景下得出的。

3.2.3.4　对虚报医药费的激励

与公立医院相比,美国私人医院似乎更有动力虚报医药费。Dafny(2005)利用了美国 DRG 细化对医院价格产生的外源性冲击(消除了一些 DRG 的并发症),发现美国公立医院比私人医院(私人非营利医院的虚报医药费少于营利性医院)有更低的虚报医药费动机,其结果与 Silverman and Skinner(2004)一致。他们发现在 1989—1996 年,营利医院中与肺炎和呼吸道感染相关的 DRG 支付中虚报医药费金额(23%)高于非营利医院(10%)。医院从非营利性转变为营利性时,虚报医药费也更高(37%)。有趣的是,在非营利医院比例较高的市场中,非营利医院的虚报医药费更高。营利医院对非营利医院产生负外部性。

3.3　公私部门互动:未来实证研究的方向

公私部门互动的其他领域尚未产生一套系统的实证研究。公共和私人健康保险和供给的政治经济模型是未来研究的一个潜在领域。撒玛利亚人问题①的经验意义仍然是一个公开的问题。

对医生双重执业的分析主要是描述性的或理论性的。Socha and Bech(2011)提供了最近的文献综述,其中包括少数实证性研究。这些研究有赖于对医生的调查。他们解决了动机问题,但并未涉及医生双重执业的潜在含义。特别是,他们并未对医生双重执业可以提高福利的前提条件审核进行细化处理。

建立医疗保健基础设施的 PPP(以及在若干情况下运营这些基础设施)不太容易受到当前实证检测的影响,因为它们受长期合同(通常跨越 30 年)的制约。实证知识可能是通过分

---

① 译者注:"撒玛利亚人困境",是指因救助他人的疏忽导致其受到伤害的情况下,无法得以免责。要理解"撒玛利亚人困境",需要了解"善良撒玛利亚人法则",即"好心人免责"法则。2004 年在美国加州,一位叫亚历山德拉的年轻女子发生车祸被卡在车里动弹不得。一个名叫丽莎的女子将其救出,但丽莎由于没有专业的施救技能,导致了亚历山德拉车祸后瘫痪。之后亚历山德拉将丽莎告上法庭,称丽莎救助疏忽致她瘫痪,所以丽莎要为她的瘫痪负责。2009 年,加州议会以 75∶0 票通过"好心人免责条款",条款宣布了类似丽莎这样的案例:因救助他人的疏忽导致其受到伤害的情况下,得以免责。而我们身边最近继续出现的救助困境,简称"撒玛利亚人困境",原因正是缺少这种社会法则的帮助。

析案例研究和确定其规律而积累起来的。

4. 结论

本章旨在系统地介绍卫生部门的公私互动。本章按照 2×2×2 的框架组织:两个部门(公共部门和私人部门)、两个不同的层面(筹资和供给)和两种观点(理论和经验证据)。

我们没有一个关于公私联合融资的一般性理论。各国选择了不同的模式。目前还没有任何理论或实证工作能够对医疗保健支出筹资中组织公私互动的几种方式进行综合比较。

我们的回顾清楚地表明,制度性细节对于确定和分析卫生系统中更相关的公私互动至关重要。根据卫生系统的具体组织,会出现与公私互动相关的不同问题。

在更多依赖私人健康保险作为主要资金来源的国家,主要关注的是公共健康保险的存在和扩大是如何影响私人健康保险市场的。有必要对健康保险计划中公共干预规则的优化设计进行理论研究,以解决挤出效应的问题。

重点在于融资方面的公私互动。在很大程度上,现有文献中关于健康保险挤出效应的讨论仍然主要围绕美国展开。

在以 NHS 为基础的卫生系统中,人们的主要注意力集中在候诊队伍,以及它如何影响公共和私人医疗机构的选择,以及持有私人健康保险以实现更快获得医疗保健服务的意愿。

比较公共和私人医疗机构(几乎完全覆盖医院市场)的文献强调质量(大多时候用死亡率衡量)和成本效率。这种实证研究和关于公私互动的经济理论之间的联系(无论是在筹资方面还是在供给方面)往往都很弱。

有大量关于公共和私人医疗机构之间质量和效率差异的文献。结果往往各有千秋,对这种差异有太多相互矛盾的解释。未来的研究工作需要识别和分解这种差异的来源。

每当政府(公共部门)参与直接提供医疗保健服务时,就会出现医生双重执业的问题。目前已经提出了几个支持和反对它的理论依据,但是还没有系统的经验证据。

服务供给方面公私互动的新形式也正在出现,特别是在公共部门提供广泛医疗保健服务的国家:PPP。将来应该对此进行评估和评价。

我们没有回顾医疗保健领域公私互动的两个重要领域:导致(广义上)技术创新的 R&D 努力和药品市场。两者都有广泛的政府参与和私人代理。这些领域的问题性质完全不同。此外,医疗保健和药品市场的技术创新和知识产权在本手册中各有自己的章节。

总体而言,无论是在筹资(健康保险)还是医疗保健服务供给方面,都还有进一步的理论分析和更多的实证研究的空间。

参考文献

Aarbu, K. O. (2010). Demand patterns for treatment insurance in Norway. Cesifo Working Paper.

Atella, V. & Deb, P. (2008). Are primary care physicians, public and private sector specialists substitutes or complements? Evidence from a simultaneous equations model for count data. Journal of Health Economics, 27(3), 770−785.

Atkinson, T. & Stiglitz, J. (1980). Lectures in public economics. New York: McGraw Hill.

Banerjee, A. & Duflo, E. (2006). The economic lives of the poor. Journal of Economic Perspectives, 21(1), 141−167.

Barbetta, G. P., Turati, G., & Zago, A. M. (2007). Behavioral differences between public and private not-for-profit hospitals in the Italian national health service. Health Economics, 16(1), 75−96.

Barigozzi, F. (2006). Supplementary health insurance with ex-post moral hazard: Efficiency and redistribution. Annales d'Economie et Statistique, 83−84, 295−325.

Barros, P. P. & Martinez-Giralt, X. (2002). Public and private provision of health care. Journal of Economics and Management Strategy, 11, 109−133.

Barros, P. P. & Olivella, P. (2005). Waiting lists and patient selection. Journal of Economics and Management Strategy, 14, 623−646.

Barros, P. P., Machado, M., & Sanz de Galdeano, A. (2008). Moral hazard and the demand for health services: A matching estimator approach. Journal of Health Economics, 27(4), 1006−1025.

Bennett, J. & Iossa, E. (2006). Building and managing facilities for public services. Journal of Public Economics, 90(10−11), 2143−2160.

Besley, T. & Coate, S. (1991). Public provision of private goods and the redistribution of income. American Economic Review, 81, 979−984.

Besley, T. & Ghatak, M. (2001). Government versus private ownership of public goods. Quarterly Journal of Economics, 116(4), 1343−1372.

Besley, T. & Gouveia, M. (1994). Alternative systems of health care provision. Economic Policy, 19, 199−258.

Besley, T., Hall, J., & Preston, I. (1998). Private and public health insurance in the UK. European Economic Review, 42, 491−497.

Besley, T., Hall, J., & Preston, I. (1999). The demand for private health insurance: do waiting lists matter? Journal of Public Economics, 72(2), 155−181.

Biglaiser, G. & Ma, C. T. (2007). Moonlighting: Public service and private practice. RAND Journal of Economics, Winter, 1113−1133.

Bir, A. & Eggleston, K. (2003). Physician dual practice: Access enhancement or demand inducement? Discussion Papers Series, Department of Economics, Tufts University.

Blomquist, S. & Christiansen, V. (1995). Public provision of private goods as a redistributive device in an optimum income tax model. Scandinavian Journal of Economics, 97(4), 547–567.

Blomqvist, A. & Johansson, P.-O. (1997). Economic efficiency and mixed public/private insurance. Journal of Public Economics, 66(3), 505–516.

Boadway, R. & Marchand, M. (1995). The use of public expenditures for redistributive purposes. Oxford Economic Papers, 47(1), 45–59.

Boadway, R., Leite-Monteiro, M., Marchand, M., & Pestieau, P. (2003). Social insurance and redistribution. In S. Cnossen & H.-W. Sinn (Eds.), Public finance and public policy in the new century (pp. 333–358). Cambridge, MA: MIT Press.

Boadway, R., Leite-Monteiro, M., Marchand, M., & Pestieau, P. (2006). Social insurance and redistribution with moral hazard and adverse selection. Scandinavian Journal of Economics, 108 (2), 279–298.

Bolton, P. & Dewatripont, M. (2005). Contract theory. Cambridge, MA: The MIT Press.

Bos, D. & De Fraja, G. (2002). Quality and outside capacity in the provision of health services. Journal of Public Economics, 84(2), 199–218.

Brekke, K. & Sørgard, L. (2007). Public vs. private health care in a National Health Service. Health Economics, 16(6), 579–601.

Brekke, K., Siciliani, L., & Straume, O.-R. (2011). Quality competition with profit constraints: Do nonprofit firms provide higher quality than for-profit firms? CEPR Discussion Paper No. 8284.

Brekke, K. R., Nuscheler, R., & Straume, O. R. (2006). Quality and location choices under price regulation. Journal of Economics and Management Strategy, 15, 207–227.

Brown, J. & Finkelstein, A. (2007). Why is the market for long term care insurance so small. Journal of Public Economics, 91(10), 1967–1991.

Brown, J. & Finkelstein, A. (2008). The interaction of public and private insurance: Medicaid and the long-term insurance market. American Economic Review, 98(3), 1083–1102.

Brown, J., Coe, N., & Finkelstein, A. (2007). Medicaid crowd-out of private long-term care insurance demand: Evidence from the Health and Retirement Survey. Tax Policy and the Economy, 21, 1–34.

Buchmueller, T. C., Couffinhal, A., Grignon, M., & Perronnin, M. (2004). Access to physician services: Does supplemental insurance matter? Evidence from France. Health Economics, 13(7), 669–687.

Bucovetsky, S. (1984). On the use of distributional waits. Canadian Journal of Economics, 17 (4), 699–717.

Card, D. & Shore-Sheppard, L. (2004). Using discontinuous eligibility rules to identify the effects of Federal Medicaid expansions on low income children. Review of Economics and Statistics, 86(3), 752−766.

Chakravarty, S., Gaynor, M., Klepper, S., & Vogt, W. B. (2006). Does the profit motive make Jack nimble? Ownership form and the evolution of the US hospital industry. Health Economics, 15(4), 345−361.

Chalkley, M. & Malcomson, J. (1998a). Contracting for health services with unmonitored quality. Economic Journal, 108(449), 1093−1110.

Chalkley, M. & Malcomson, J. (1998b). Contracting for health services when patient demand does not reflect quality. Journal of Health Economics, 17(1), 1−19.

Chalkley, M. & Malcomson, J. (2000). Government purchasing of health services. In A. J. Culyer & J. P. Newhouse (Eds.), Handbook of health economics (Vol. 1). Amsterdam, The Netherlands: Elsevier Science.

Chetty, R. & Saez, E. (2010). Optimal taxation and social insurance with endogenous private insurance. American Economic Journal: Economic Policy, 2(1), 85−114.

Coate, S. (1995). Altruism, the Samaritan's dilemma and government transfer policy. American Economic Review, 85(1), 46−57.

Colombo, F. & Tapay, N. (2004). Private health insurance in OECD countries: The benefits and costs for individuals and health systems. OECD Health Working Papers no. 15.

Costa, J. & Garcia, J. (2003). Demand for private health insurance: How important is the quality gap? Health Economics, 12, 587−599.

Courtemanche, C. & He, D. (2009). Tax incentives and the decision to purchase long-term care insurance. Journal of Public Economics, 93(1), 296−310.

Cremer, H. & Pestieau, P. (1996). Redistribution taxation and social insurance. International Tax and Public Finance, 3, 281−298.

Cuff, K., Hurley, J., Mestelman, S., Muller, A., & Nuscheler, R. (2011). Public and private health-care financing with alternate public rationing rules. Health Economics (forthcoming).

Cutler, D. & Gruber, J. (1996). Does public insurance crowd out private insurance? Quarterly Journal of Economics, 111(2), 391−430.

Dafny, L. (2005). How do hospitals respond to price changes? American Economic Review, 95(5), 1525−1547.

Dawson, D. (2001). The private finance initiative: A public finance illusion? Health Economics, 10(6), 479−486.

De Fraja, G. (2000). Contracts for health care and asymmetric information. Journal of Health Economics, 19(5), 663−677.

Delfgaauw, J. (2007). Dedicated doctors: Public and private provision of health care with altruistic physicians.Tinbergen Institute DP 07−010.

Devereaux, P. J., Choi, P. T., Lacchetti, C., Weaver, B., Schunemann, H. J., Haines, T., et al. (2002). A systematic review and meta-analysis of studies comparing mortality rates of private for-profit and private not for-profit hospitals. Canadian Medical Association Journal, 166, 1399-1406.

Dranove, D. & White, W. D. (1994). Recent theory and evidence on competition in hospital markets. Journal of Economics and Management Strategy, 3(1), 169-209.

Duggan, M. (2000). Hospital ownership and public medical spending. Quarterly Journal of Economics, 115 (4), 1343-1373.

Duggan, M. & Scott-Morton, F. (2010). The effect of Medicare Part D on pharmaceutical prices and utilization. American Economic Review, 100(1), 590-607.

Eggleston, K. (2005). Multitasking and mixed systems for provider payment. Journal of Health Economics, 24, 211-223.

Eggleston, K. & Bir, A. (2006). Physician dual practice. Health Policy, 78, 157-166.

Eggleston, K., Shen, Y.-C., Lau, J., Schmid, C. H., & Chan, J. (2008). Hospital ownership and quality of care: What explains the different results in the literature? Health Economics, 17(12), 1345-1362.

Ellis, R. P. (1998). Creaming, skimping, and dumping: Provider competition on the intensive and extensive margins. Journal of Health Economics, 17(5), 537-555.

Ellis, R. P. & McGuire, T. (1986). Provider behavior under prospective reimbursement: Cost sharing and supply. Journal of Health Economics, 5(2), 129-152.

Encinosa, W. (2003). The economics of crowd-out under mixed public/private health insurance. Portuguese Economic Journal, 2(2), 71-86.

Epple, D. & Romano, R. (1996a). Public provision of private goods. Journal of Political Economy, 104, 57-84.

Epple, D. & Romano, R. (1996b). Ends against the middle: Determining public service provision when there are private alternatives. Journal of Public Economics, 62(3), 297-325.

Fabbri, D. & Monfardini, C. (2009). Rationing the public provision of healthcare in the presence of private supplements: Evidence from the Italian NHS. Journal of Health Economics, 28 (2), 290-304.

Farsi, M. & Filippini, M. (2008). Effects of ownership, subsidization and teaching activities on hospital costs in Switzerland. Health Economics, 17(3), 335-350.

Feldman, R., Escribano, C., & Pellisé, L. (1998). The role of government in health insurance markets with adverse selection. Health Economics, 7(8), 659-670.

Francois, P. (2003). Not-for-profit provision of public services. Economic Journal, 113 (486), C53-C61 (March).

Garcia-Prado, A. & González, P. (2007). Policy and regulatory responses to dual practice in the health sector. Health Policy, 84, 142–152.

Garcia-Prado, A. & González, P. (2011). Who do physicians work for? An analysis of dual practice in the health sector. Journal of Health Politics, Policy and Law, 36(2), 265–294.

Gaynor, M. & Vogt, W. B. (2003). Competition among hospitals. RAND Journal of Economics, 34, 764–785.

Glaeser, E. L. & Shleifer, A. (2001). Not-for-profits entrepreneurs. Journal of Public Economics, 81, 99–115.

Goda, G. S. (2010). The impact of state tax subsidies for private long-term care insurance on coverage and Medicaid expenditures. Journal of Public Economics, 95(7–8), 744–757.

Goddard, J. A., Malek, M., & Tavakoli, M. (1995). An economic model of the market for hospital treatment for non-urgent conditions. Health Economics, 4, 41–55.

Gonzalez, P. (2004). Should physicians' dual practice be limited? An incentive approach. Health Economics, 13, 505–524.

Gonzalez, P. (2005). On a policy of transferring public patients to private practice. Health Economics, 14, 513–527.

Gonzalez, P. & Macho-Stadler, I. (2011). A theoretical approach to dual practice regulations in the health sector. University of Pablo Olavide, Department of Economics, Working Paper 11.01.

Gouveia, M. (1997). Majority rule and the public provision of a private good. Public Choice, 93, 221–244.

Grassi, S. & Ma, C.-T. A. (2011). Public sector rationing and private sector selection. Journal of Public Economic Theory (forthcoming).

Gravelle, H. & Siciliani, L. (2008). Optimal quality, waits and charges in health insurance. Journal of Health Economics, 27, 663–674.

Gravelle, H., Smith, P., & Xavier, A. (2003). Performance signals in the public sector: The case of health care. Oxford Economic Papers, 55(1), 81–103.

Grossman, S. & Hart, O. (1986). The costs and benefits of ownership: A theory of vertical and lateral integration. Journal of Political Economy, 94, 691–719.

Grout, P. (1997). The economics of the private finance initiative. Oxford Review of Economic Policy, 13, 53–66.

Gruber, J. (2001). The impact of the tax system on health insurance coverage. International Journal of Health Care Finance and Economics, 1(3/4), 293–304.

Gruber, J. (2003). Medicaid. In R. Moffit (Ed.), Means tested transfer programs in the United States (pp. 15–27). University of Chicago Press.

Gruber, J. & Simon, K. (2008). Crowd-out 10 years later: Have recent public insurance expansions crowded out private health insurance? Journal of Health Economics, 27, 201–217.

Guasch, J. L. (2004). Granting and renegotiating infra-structure concessions—doing it right.

Washington, DC: WBI Development Studies, World Bank Institute.

Hansen, B. O. & Keiding, H. (2002). Alternative health insurance schemes: a welfare comparison. Journal of Health Economics, 21, 739-756.

Hanson, K., Yip, W. C., & Hsiao, W. (2004). The impact of quality on the demand for outpatient services in Cyprus. Health Economics, 13(12), 1167-1180.

Harmon, C. & Nolan, B. (2001). Health insurance and health services utilization in Ireland. Health Economics, 10(2), 135-145.

Hart, H. (1995). Firms, Contracts and Financial. Oxford: Structure, Oxford University Press, UK.

Hart, O. (2003). Incomplete contracts and public ownership: Remarks, and an application to Publicprivate partnerships. Economic Journal, 113(486), C69-C76.

Hart, O. & Moore, J. (1990). Property rights and the nature of the firm. Journal of Political Economy, 98, 1119-1158.

Henriet, D. & Rochet, J.-C. (2006). Is public health insurance and appropriate instrument for redistribution? Annales d'Economie et de Statistique, 83/84, 61-88.

Herr, A. (2008). Cost and technical efficiency of German hospitals: Does ownership matter? Health Economics, 17(9), 1057-1071.

Hindriks, J. & De Donder, P. (2003). The politics of redistributive social insurance. Journal of Public Economics, 87, 2639-2660.

Hindriks, J. (2001). Public versus private insurance with dual theory: A political economy argument. Geneva Papers on Risk and Insurance Theory, 26, 225-241.

Hoel, M. (2007). What should (public) health insurance cover? Journal of Health Economics, 26(2), 251-262.

Hoel, M. & Saether, E. M. (2003). Public health care with waiting time: the role of supplementary private health care. Journal of Health Economics, 22, 599-616.

Iossa, E. & Martimort, D. (2008). The simple micro-economics of public-private partnerships. The Centre for Market and Public Organisation 08/199, Department of Economics: University of Bristol, UK.

Iversen, T. (1997). The effect of a private sector on the waiting time in a national health service. Journal of Health Economics, 16, 381-396.

Jacob, J. & Lundin, D. (2005). A median voter model of health insurance with ex-post moral hazard. Journal of Health Economics, 24(2), 407-426.

Jensen, P. H., Webster, E., & Witt, J. (2009). Hospital type and patient outcomes: an empirical examination using AMI readmission and mortality records. Health Economics, 18(2), 1440-1460.

Jofre-Bonet, M. (2000). Public health care and private insurance demand: the waiting time as a link. Health Care Management Science, 3, 51-71.

Johar, M., Jones, G., Keane, M., Savage, E., & Stavrunova, O. (2011). Waiting times for elective surgery and the decision to buy private health insurance. Health Economics (forthcoming). DOI: 10.1002/hec.1707.

Jones, A., Koolman, X., & Van Doorslaer, E. (2006). The impact of supplementary private health insurance on the use of specialists in selected European countries. Annales d'Economie et de Statistiques, 83, 251-275.

Jowett, M., Contoyannis, P., & Vihn, N. D. (2003). The impact of public voluntary health insurance on private health expenditures in Vietnam. Social Science and Medicine, 56(2), 333-345.

Kim, G. (2010). Medicaid crowdout of long-term care insurance with endogenous Medicaid enrolment. University of Pennsylvania.

Laffont, J. -J. & Martimort, D. (2001). The theory of incentives—the principal agent model. Princeton University Press.

Laffont, J.-J. & Tirole, J. (1993). A theory of incentives in procurement and regulation. Cambridge, MA: MIT Press.

Lakdawalla, D. & Philipson, T. (2006). The nonprofit sector and industry performance. Journal of Public Economics, 90, 1681-1698.

Lakdawalla, D. & Yin, W. (2010). Insurers' negotiations, leverage and the external effects of Medicare Part D. NBERWorking Paper Series 16251, August.

Lien, H.-M., Chou, S.-Y., & Liu, J.-T. (2008). Hospital ownership and performance: Evidence from stroke and cardiac treatment in Taiwan. Journal of Health Economics, 27(5), 1208-1223.

Lindsay, C. M. & Feigenbaum, B. (1984). Rationing by waiting lists. American Economic Review, 74(3), 404-417.

López, N. A. & Vera-Hernández, M. (2008). Are tax subsidies for private medical insurance self-financing? Evidence from a microsimulation model. Journal of Health Economics, 27(5), 1285-1298.

LoSasso, A. & Buchmueller, T. (2004). The effect of the State Children's Health Insurance Program on health insurance coverage. Journal of Health Economics, 23, 1059-1082.

Ma, C.-T. A. (1994). Health care payment systems: cost and quality incentives. Journal of Economics and Management Strategy, 3(1), 93-112.

Ma, C. -T. A. (2003). Public rationing and private cost incentives. Journal of Public Economics, 88, 333-352.

Marchand, M. & Schroyen, F. (2005). Can a mixed health care system be desirable on equity grounds? Scandinavian Journal of Economics, 107(1), 1-23.

Marini, G., Miraldo, M., Jacobs, R., & Goddard, M. (2008). Giving greater financial independence to hospitals—does it make a difference? The case of English NHS Trusts. Health Economics, 17(6), 751-775.

Martimort, D. & Pouyet, J. (2008). To build or not to build: Normative and positive theories of public-private partnerships. International Journal of Industrial Organization, 26(2), 393 -411.

Martin, S. & Smith, P. C. (1999). Rationing by waiting lists: An empirical investigation. Journal of Public Economics, 71, 141-164.

Martin, S. & Smith, P. C. (2003). Using panel methods to model waiting times for National Health Service surgery. Journal of the Royal Statistical Society, Series A, 166(3), 369-387.

McAvinchey, I. D. & Yannopoulos, A. (1993). Elasticity estimates from a dynamic model of interrelated demands for private and public acute health care. Journal of Health Economics, 12(2), 171-186.

Milcent, C. (2005). Hospital ownership, reimbursement systems and mortality rates. Health Economics, 14(11), 1050-1099.

Mirrlees, J. (1971). An exploration in the theory of optimum income taxation. Review of Economic Studies, 38(2), 175-208.

Moreira, S. & Barros, P. P. (2010). Double coverage and demand for health care: evidence from quantile regression. Health Economics, 19(9), 1075-1092.

Moreno-Ternero, J. & Roemer, J. E. (2007). The political economy of health care finance. CORE Discussion Paper.

Morga, A. & Xavier, A. (2001). Hospital specialists' private practice and its impact on the number of NHS patients treated and on the delay for elective surgery. The University of York, Discussion Papers in Economics 2001/01.

Mougeot, M. & Naegelen, F. (2005). Hospital price regulation and expenditure cap policy. Journal of Health Economics, 24(1), 55-72.

Newhouse, J. P. (1970). Toward a theory of nonprofit institutions: an economic model of a hospital. American Economic Review, 60, 64-74.

Newhouse, J. P. & the Insurance Experiment Group (1993). Free for all? Lessons from the RAND health insurance experiment. Cambridge, MA: Harvard University Press.

Olivella, P. (2003). Shifting public-health-sector waiting lists to the private sector. European Journal of Political Economy, 19, 103-132.

Paris, V., Devaux, M., & Wei, L. (2010). Health systems institutional characteristics: A survey of 29 OECD countries. OECD Health Working Papers No. 50.

Pauly, M. (1974). Overinsurance and public provision of insurance: The roles of moral hazard and adverse selection. Quarterly Journal of Economics, 88, 44-54.

Pauly, M. (1990). The rational non-purchase of long-term-care insurance. Journal of Political Economy, 98 (1), 153-168.

Petretto, A. (1999). Optimal social health insurance with supplementary private insurance. Journal of Health Economics, 18(6), 727-745.

Picone, G., Shin-Yi, C., & Sloan, F. (2002). Are for-profit hospital conversions harmful to patients and to Medicare? RAND Journal of Economics, 33(3), 507-523.

Propper, C. (2000). The demand for private health care in the UK. Journal of Health Economics, 19(6), 855-876.

Propper, C., Rees, H., & Green, K. (2001). The demand for private medical insurance in the UK: A cohort analysis. Economic Journal, 111(471), C180-C200.

Rickman, N. & McGuire, A. (1999). Regulating providers' reimbursement in a mixed market for health care. Scottish Journal of Political Economy, 46, 53-71.

Rochet, J.-C. (1991). Incentives, redistribution, and social insurance. Geneva Papers on Risk and Insurance Theory, 16(2), 143-165.

Rosenau, P. V. (Ed.) (2000). Public-private policy partnerships. Cambridge, MA: MIT Press.

Rosko, M. D. (2001). Cost efficiency of US hospitals: A stochastic frontier approach. Health Economics, 10(6), 539-551.

Rothschild, M. & Stiglitz, J. E. (1976). Equilibrium in competitive insurance markets: An essay on the economics of imperfect information. Quarterly Journal of Economics, 90, 629-649.

Sepehri, A., Sarma, S., & Simpson, W. (2006). Does non-profit health insurance reduce financial burden? Evidence from the Vietnam living standards survey panel. Health Economics, 15, 603-616.

Shen, Y.-C. (2002). The effect of hospital ownership choice on patient outcomes after treatment for acute myocardial infarction. Journal of Health Economics, 21, 901-922.

Shen, Y.-C., Eggleston, K., Lau, J., & Schmid, C. H. (2007). Hospital ownership and financial performance: What explains the different empirical literature findings? Inquiry, 44, 41-68.

Shore-Sheppard, L. (2008). Stemming the tide? The effect of expanding Medicaid eligibility on health insurance coverage. B.E. Journal of Economic Analysis and Policy, 8(2)(Advances), Article 6.

Silverman, E. & Skinner, J. (2004). Medicare upcoding and hospital ownership. Journal of Health Economics, 23(2), 369-389.

Sloan, F. (2000). Not-for-profit ownership and hospital behaviour, chapter 21. In A. J. Culyer & J. P.Newhouse (Eds.), Handbook of Health Economics (pp. 1141-1174). Amsterdam: North-Holland.

Sloan, F. & Norton, E. (1997). Adverse selection, bequests, crowding-out, and private demand for insurance: evidence from the long-term care insurance market. Journal of Risk and Uncertainty, 15(3), 201-219.

Socha, K. Z. & Bech, M. (2011). Physician dual practice: A review of literature. Health Policy, 102(1), 1-7.

Street, A., Sivey, P., Mason, A., Miraldo, M., & Siciliani, L. (2010). Are English treatment centres treating less complex patients? Health Policy, 94(2), 150–157.

Tay, A. (2003). Assessing competition in hospital care markets: The importance of accounting for quality differentiation. RAND Journal of Economics, 34, 786–814.

Venkat-Raman, A. & Bjorkman, J. N. (2009). Public-private partnerships in health care in india: Lessons for developing countries. London: Routledge.

Vera-Hernandez, M. (1999). Duplicate coverage and demand for health care—the case of Catalonia. Health Economics, 8(7), 579–598.

Wagstaff, A. & van Doorslaer, E. (2000). Equity in health care finance and delivery, Chapter 34. In A. J. Culyer & J. P. Newhouse (Eds.), Handbook of health economics (Vol. 1, pp. 18031862). Elsevier.

Williamson, O. (1975). Markets and hierarchies. New York: Free Press.

Xu, K., Evans, D. B., Carrin, G., Aguilar-Rivera, A. M., Musgrove, P., & Evans, T. (2007). Protecting households from catastrophic health spending. Health Affairs, 26, 972–983.

Xu, K., Evans, D. B., Kawabata, K., Zeramdini, R., Klavus, J., & Murray, C. J. (2003). Household catastrophic health expenditure: a multicountry analysis. The Lancet, 362, 111–117.

Yates, J. (1995). Private eye, heart and hip. London: Churchill Livingstone.

第十六章　健康与医疗保健的公平[①]

马克·福勒贝(Marc Fleurbaey)　　普林斯顿大学

埃里克·斯卡特(Erik Schokkaert)　　鲁汶天主教大学

目　录

---

① 马克·福勒贝在 CORE 担任研究助理时撰写了本章内容,感谢克莱尔坎塔、汤姆·麦克奎尔、汤姆·万·奥尔蒂和弗雷德·施罗德根对本文提出极富建设性的评论。

摘要:我们讨论了衡量健康(不)公平和医疗保健(不)公平的概念基础。在概述了社会经济不公平和种族不平等的发展之后,我们将会讲述如何将这些局部方法视为更广义的社会选择方法的特例,以实现公平配置和机会均等。我们认为这将为以后的研究提供一个全新的分析框架,且能适用于各种不同的伦理视角。我们强调横向公平和纵向公平之间的互相关联,它们的关系错综复杂。此外,我们还认为有必要将健康(及医疗保健)局部结果的公平性放在一个更宽广的视角下(来看待)。我们讨论了评估健康和收入联合分配的不同方法的利弊:多维不等式指数、占优法、幸福指标的应用以及等值收入的概念。本章通篇采用了基于经验研究的理论分析法。

关键词:公平;种族不平等;机会均等;等值收入;占优

JEL 代码:D630 公平;公正;不公平,和其他名义原则和衡量;I140 健康和不公平;J150 少数民族和种族的经济学;非劳动歧视

1. 引言

自 Wagstaff and Van Doorslaer(2000b)在《健康经济手册(第一卷)》发表他们的研究结果以后,经济学文献中关于健康公平和医疗保健公平的研究迅猛增加。首先,经验研究的文章数量爆炸式增长。其次,包括受欢迎的集中指数在内,多个关于不公平衡量方法的规范性定义引发热议。本章将从 Wagstaff and Van Doorslaer(2000b)结束的部分开始讨论。我们的目的不是对以往经验研究进行综合,或者聚焦在以往文献中所提到的方法论和理论上的问题。本研究最终的目的是定义能够用数据衡量的不公平,我们将评估如何实施不同的理论建议。

起初关于社会经济不公平的研究(瓦格斯塔夫和万·道斯莱尔已经进行过综述)主要是从收入不公平的衡量方法中获得灵感。然而,之前的理论框架还不足以囊括并解释新近发表的文献中提及的所有相关问题。为什么我们应该关注健康(医疗保健)不公平?更准确地说,不公平研究是在什么时候引起关注的?它们又是在什么时候成为一个伦理问题?关于这些问题,对不公平进行衡量的方法是什么?我们将尝试通过探讨它们对现代社会选择理论中的健康经济研究有哪些潜在的贡献而继续开展相关研究。我们将尝试探讨更宏观的哲学问题、衡量问题和数据。

本章也有一些局限性。我们将会重点关注健康不公平和医疗保健不公平,并且简述一些关于经济公平的文献。这不仅仅是空间的原因,而是因为我们认为经济公平只有在更宏观的福利框架下分析才是有意义的。关于这点我们在第五章中进行了详细的讨论。此外,我们正在关注关于公平(或正义)的概念和可操作化研究。我们不会将此视为激励因素,因而我们也不会讨论公平—效益的权衡。最后,我们仅接触到大量经济学之外的文献(如公共卫生领域)。这也就说明了经济学在争论中拥有最终决定权。来自不同学科的研究方法是互补的,但我们希望描述的是经济学对这个联合体的特殊贡献。依我们之见,经济学方法最

为重要的特点在于形成了一个稳健的分析框架。形成这样一个成熟的框架正是我们的主要目的。

可以肯定,描述和解释健康和医疗保健的区别是比较少见的一项研究。但是,在既定背景下衡量和评估什么是不公平却是一项常见的工作。的确,在既定状态下的评估要求分析经验数据的价值。有些可能会声称一些常规问题并不属于经济学。但是,如果连经济学家都拒绝解决这些关键问题,谁又肯来为他们做这些基础性的工作呢? 阿马蒂亚·森在他开创性的专著《集体选择和社会福利》(1970)中,介绍了两种不同价值判断的区别。基本价值判断仅仅是哲学上的一种状态。康德分类绝对是一个例子。当评估经济状态,比如健康(医疗保健)不公平程度的时候,都涉及那些非常规的价值判断。这是基于偶然的经验事实(或者,至少是一种对现实观察的解释)。的确,它们在很大程度上取决于相关的经验概念。我们认为社会科学能够而且应该致力于阐释这些非基本的价值判断。

我们将会通过实例来论述健康和医疗保健规范性理论与数据之间的复杂关系。这将为我们在本章后面讨论一些话题提供一个契机。

2. 实例

显然,在人群中,健康和医疗保健并未以相同的概率均匀分布。早期一些研究集中在健康不公平(比如 Le Grand, 1987),但是也有人质疑是否所有的健康不公平都是其本身的不公平。一些健康决定因素(比如年龄)并不受政策的影响——如果两个国家的健康不公平是因为它们的人口年龄构成存在差异,但却很少有人看到由此引起的其他不公平。另外一个类似的看法是,健康不公平反映的仅仅是人们自身生活方式选择不同,就此来看,并非所有的健康不公平都是真正意义的不公平。这可能更常见于医疗保健服务利用的不公平。几乎所有人都清楚医疗保健服务利用的不同意味着健康状况的不同。关键是如何执行纠偏。首先,人们必须看到哪些因素可以用来解释这些被观测到的不公平。其次,人们必须站在一个客观的位置来判断在伦理上是否能够接受这些因素。

让我们通过一些关于经验研究的非常具体(也非常详细)的例子来进一步论述这一话题。Morris et al.(2005)调查了英国国家医疗保健体系下的医疗保健服务利用不公平的问题。其研究的第一步是估计医疗保健可及性和调查对象个体特征之间的经验关系。他们从英国卫生调查(1998,1999,2000)数据中抽取了总样本量的50977位为研究对象。这些数据包括所有常用的人口学和社会经济学信息,但是更为重要的是,也包括一些个体水平上异常的健康信息[不仅仅是主观评估的健康信息,还有一些疾病持续时间、类型,甚至一般健康问卷(GHQ-12)]。他们分析了所有这些变量在四个医疗保健服务利用指标上的效应:第一个指标是调查对象过去两周是否咨询过全科医生,另外三个指标是在过去一年中他们是否有看过门诊、住日间病床或者住院。通过一些统计学检验以后,他们倾向在前两个案例中采用线性概率模型,在后面两个案例中采用概率模型。如表 16.1 所示,研究总结了有统计学意义的一些分组变量,显著性水平设置为 $p <= 0.0001$。[1] 如果表中没有特殊说明,变量预示着期望的方向(例如:健康的人更少利用医疗保健服务)。

显然,很多有统计学意义的系数显示,不同个体使用不同服务并不存在不公平。但是什么是不公平呢?正如前文所提到的,我们必须控制不同的健康状态。的确,对横向不公平普遍的解释应基于两个发病率相同的个体所接受到的医疗保健服务总量不同。按照这一解释,就不难理解表 16.1 中的信息。在控制大量的健康指标、社会经济和种族变量后,1998—2000 年的英国国家医疗保健体系中仍存在着水平上的医疗保健服务利用不公平。这进一步证实了日常照护回归中的供给效应。即便如此,仍存在一些难以解释的问题。社会经济和种族变量可能会优先捕捉到某种程度上的差异。但是,如果这种差异仅仅源于患者的选择不同,那么还能被认为是利用的不公平吗?

表 16.1 医疗保健利用解释(Morris et al., 2005)

要素	咨询全科医生	看门诊	日常照护	住院
年龄和性别	显著[a]	显著[a]	显著[a]	显著[a]
自报一般健康	显著	显著	显著	显著
急性疾病	显著	–	–	–
病房条件(Ward-level)住院健康变量	显著[b]	不显著	不显著	不显著
长期疾病	显著	显著	显著	显著
长期疾病数量	不显著	显著	显著	不显著
一般健康得分	显著	显著	显著	显著
收入	不显著	显著[d]	不显著	不显著
社会阶层	不显著	不显著	不显著	不显著
经济活动[c]	显著[e]	显著[f]	显著	显著[f]
教育	不显著	不显著	不显著	不显著
种族	不显著	显著[g]	不显著	不显著
供给效应	不显著	不显著	显著[h]	不显著

注释:a 和年龄的曲线关系,基于性别和各种类型的医疗保健。

b 个体处于比较健康的环境较少咨询全科医生。

c (总体而言)上学、长期患病、退休、临时患病有显著影响;表示健康变量不足。

d 高收入群体更倾向于就诊。

e 有工作的个体较少获取全科医生咨询。

f 在家的个体到门诊更少,但住院更多。

g 巴基斯坦、孟加拉国和中国人更偏好看门诊。

h 每千人患者对应的全科医生越多,日间照顾越多。

---

[1] 之所以选择这样严格的标准是因为样本量非常大。

　　假设我们对这些问题已有共识,并且接受许多非需求变量的显著效应表明系统中的确存在水平上的不公平。因此,仍然存在一个方法学上的问题,即如何得出一种衡量方法,使我们能对不同程度的横向不公平进行排序? 不公平的不同组成应该赋予怎样的权重? 正如诸实例所示,有两个不同的问题。首先,不同医疗保健项目的不公平模式不同。巴基斯坦人更常去向全科医生获取咨询的事实能弥补他们较少去门诊看病的情况吗? 简单的医疗保健总费用可能也是一个比较粗糙的指标。其次,如何从整体上看待不同形式的不公平? 比如,卫生条件不公平、种族歧视和地区差异(供给)。仅仅从这些内容的某个方面着手,容易导致一些有失公允的指标,指标如果便于使用的话,可能会由此引发新的问题。假设我们想要衡量医疗保健服务利用的社会经济不公平,除了我们研究的变量以外,应该将所有其他变量都作为控制变量进行回归吗? 假设(实际上)供给和个体的社会经济地位(socioeconomic status,简称 SES)正相关,不同地区的个体社会经济地位越低,供给就越有限。控制供给方面的差异后这种关系是否仍然能够被接受呢? 或者我们是否应该将社会经济不公平纳入我们的指标中? 如果应该,那么该怎么纳入呢?

　　至今,我们的研究聚焦在横向不公平。另一个应该关注的是纵向不公平问题,即"不同需求水平的个人相应地消费不同数量的医疗保健服务"(见 Morris et al., 2005)。很明显,像表 16.1 里面提到的估值只能反映被观测健康状况和医疗保健服务利用之间的关系,但这并不能保证所有被观测的关系都是公平的。纵向公平的问题实证文献没有进行探讨,这可能主要是因为他们一直苦苦探索的是"医疗保健服务适量的不同"(见 Sutton,2002)。这似乎是一个几乎无法解决的医学问题,但更糟糕的是:在有限范围内,给出一个适当的答案需要超越狭义的健康背景,因为它不可避免地提出了一个问题:健康和福利在其他维度之间的权衡。无疑,在资源稀缺的世界里,在不损害其他任何人利益的前提下,根据不同层次的需求适当为人们提供最优的医疗保健服务数量,在技术上是可行的。

　　Morris et al.(2005)的例子聚焦在医疗保健服务利用的公平和不公平问题上,但是应该清楚的是,在健康公平与不公平方面,也出现了类似的问题。我们曾提及,健康不公平也受到一系列因素的影响,有一些甚至是完全合法的因素。此外,衡量健康应该包括多个不同的维度。实际上,我们可能会发现衡量健康甚至比衡量医疗保健服务利用更加困难,我们也将认识到这可能会使不公平程度的评估更加复杂。最后,广义健康不公平视角促使我们从一个更广阔的视角来看待福利。

　　我们这里提及的所有问题已经在近期的一篇关于健康和医疗保健公平性的文献中有所论述。在第 3 节将对最流行的"局部"方法进行全面描述,主要聚焦于社会经济不公平和种族不公平。之后我们将会在第 4 节介绍关于资源配置公平性的社会选择方法和机会均等,并且从理论上提供一个整合框架来回答这些不同的问题。第 5 节我们将从宏观的视角来探讨医疗保健、健康和福利之间的关系,并讨论它们对衡量不公平性的意义。第 6 节为结论。

3. 健康和医疗保健领域中的社会经济不公平与种族不平等

上一节中的例子提出健康(医疗保健)不公平是一种多维度的社会现象。然而,迄今为止,已有文献主要聚焦在衡量某个特定群体的影响因素研究(如收入、社会经济地位、种族、性别)或一些利益变量(健康、医疗保健)之上。这种单一研究方法对信息量的需求少于多维度研究方法。更重要的是,这些因素可能会被政策制定者或者普通民众因其关注的某些特定问题而夸大。有两个话题尤为明显。第3.1小节中,我们将讨论健康(医疗保健)领域中喷薄发展的关于"社会经济"不公平的文献,在这些文献中,集中指数这个概念已经占据主导地位。第3.2小节中,我们介绍种族(或性别)不平等的问题。由于种族和性别都是离散变量,集中曲线法不再适用,已经提出并实施了其他方法。

3.1 健康和医疗保健服务中的社会经济不公平:集中曲线和指数

集中曲线和集中指数已经成为关于健康和医疗保健社会经济公平性实证研究中广为使用的指标。Wagstaff and Van Doorslaer(2006b)撰写的章节中有关于集中度指标的内容,Van Doorslaer and Van Ourti(2011)的新近研究也有这方面的继续推进。世界银行已经出版了实践指南,包括实施方法在内的相关理论主题(O'Donnell et al., 2008)。我们不会重复这些复杂的研究,也不会覆盖这些主要的研究方法和问题,这将为第4节讨论机会均等研究方法埋下伏笔。我们首先在第3.1.1节中简要提出集中指数的主要规范性假设。然后在第3.1.2节中对健康特定属性的一些相关变量的衡量方法进行评述。最后我们将会在第3.1.3节中讨论整体效应的组成部分,这在近期的研究中相当受欢迎,之前的章节里曾提到过我们要面临的这些问题。

3.1.1 原则

我们先简要回顾一下用来衡量健康和医疗保健的社会经济不公平的集中指数基本原则。按照前面章节的内容,这些原理旨在衡量由不同群体间经济社会地位差异引发的不公平。它可用于任何社会经济状态指标,能为不同经济状态的个体所处的社会经济地位按照从低到高的顺序进行排序。实际上,不同指标可能导致不同的排序结果,他们的选择是一个开放性问题,我们在这一章先将这个话题置于一边。为了方便起见,我们集中关注收入I,相关结果用y来表示(文中将会用h来专指健康,用hc专指医疗保健服务)。例如图16.1(引自Wagstaff and van Doorslaer, 2000a)展示的是关于医疗保健的集中曲线$L_M(R)$,绘制了按照人口经济社会地位排序后计算医疗保健服务集中曲线部分(I)。如果集中曲线与图中所示的斜线一致,表明不存在社会经济不公平。如果曲线位于斜线之下(上)表明不公平性更好

（差）。有利于富人的不公平性表明富人的结果好于穷人。

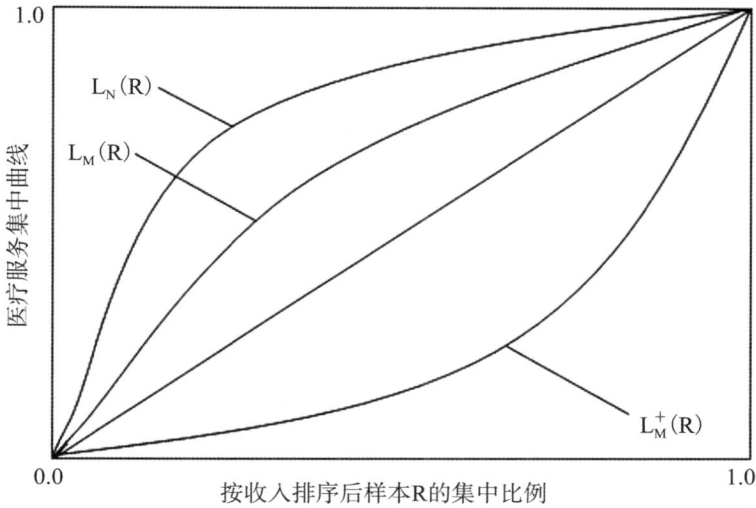

图 16.1　医疗保健服务集中曲线——直接和间接标准化（Wagstaff and van Doorslaer，2000a）

显然，集中曲线和对角线之间的距离反映了不公平的程度。这种差异可以用集中指数（concentration index，简称 CI）来反映。它是指集中曲线与对角线之间面积的两倍，或者也可以用如下公式表示

$$CI(\gamma) = 1 - 2\int_0^1 L_\gamma(r)\,\mathrm{d}r\,. \tag{1}$$

个体 n 的取值为离散变量时，该公式也等同于：

$$CI(\gamma)\frac{1}{n\mu(\gamma)}\sum_{i=1}^n \left[\gamma_i \left(2r_i^I - \frac{n+1}{n} \right) \right], \tag{2}$$

这个公式里 $\mu(\gamma)$ 表示 γ_i 的平均数，r_i^I 表示个体 i 在分布 I 中的分数排序。$CI(\gamma)$ 取值范围从 $-1\sim1$。当集中曲线位于对角线之下（上）时，CI 对应的值为正（负）值。正（负）值表示不公平性与富裕（贫穷）的关联性。既然集中曲线可以与对角线重合，那么 $CI(\gamma)$ 也可以取值为 0，不同分布下各部分的不公平性方向不同并且能够相互抵消的时候，即存在不公平性。

如式（2）所示，CI 主要取决于 γ_i 和 r_i。[①] 因此它是对 r_i^I 的线性回归 γ_i 的正比例系数。更准确地说，回归函数

$$\frac{2\sigma_r^2}{\mu(\gamma)}\gamma_i = \alpha + \beta r_i^I + \varepsilon_i\,, \tag{3}$$

该公式中，σ_r^2 是 r_i^I 的方差，估计值等于 $\hat{\beta}$（Kakwani et al.，1997）。这是一个计算 CI 的简便方式，也可以用来检查它的统计属性。

这个方法可以用来迅速衡量健康（h）领域的社会经济不公平，CI 也将用于衡量不公平，如果有人认为所有的社会经济健康不公平是不合理的。我们稍后将回到这一假设上来，但

---

① 受 Milanovic（1997）的启发，Koolman and van Doorslaer（2004）表明，集中度指数取决于变动系数和与分数秩的相关关系。

此刻让我们先假设它们就是如此。[①] 然而,如前文所述,人们很难想象,像医疗保健这样的服务应该被所有民众公平地使用。再次回想下图 16.1 中关于医疗保健服务的集中曲线 $L_M(R)$。该曲线显示穷人更多地利用了医疗保健服务,但如果他们的确需要更多的医疗保健服务,那这就算不上是不公平。文献中提及的两个方法已经对不同的健康状态进行调整(Wagstaff and van Doorslaer, 2000a)。我们可以简单地用这样一个函数来表示医疗保健与医疗保健需求 N 以及社会经济地位 SES 之间的关系(假定不考虑其他影响因素),如 $hc_i = f(N_i, SES_i)$。第一种方法是直接标准化,人们可以计算当每个个体与样本人群的整体医疗保健需求程度一致时,他(她)应该接受到的医疗保健服务,如 $hc_i^+ = f(\overline{N}, SES_i)$,这里 $\overline{N}$ 表示样本整体需求的平均值。重新计算的医疗保健水平 hc_i^+ 被用于构建图 16.1 中的新集中曲线 $L_M^+(R)$。第二种方法是非标准化。这种方法中,假设每个个体应接受的医疗保健服务总量应该等同于其他人有同样的需求时所接受到的医疗保健服务总量,如 $f(N_i, \overline{SES})$,这里的 $\overline{SES}$ 表示样本人群整体社会经济地位的平均水平。按照集中曲线的内涵,总体估计是基于医疗保健服务曲线 $L_M(R)$ 和需求集中曲线 $L_N(R)$ 之间的比较。后者是集中曲线 $f(N_i, \overline{SES})$,如间接标准化的医疗保健服务。相关集中指数 $C^{IND}(hc)$ 是需求集中曲线 $L_N(R)$ 和医疗保健集中曲线 $L_M(R)$ 面积的两倍,而且所有的规则都采用直接修正的方法。

CI 是用来衡量健康和医疗保健社会经济不公平性的一个比较便捷的指标。当然,它是忽略其他相关不公平因素之后的单一的评价指标。考虑到这个局限性,它的主要规范性原则是什么呢? 首先,规定不公平性是指集中曲线和对角线之间面积的两倍,意味着特定的权重模式。其次,$CI(\gamma)$ 是由部分加权后计算得到,它等于 $2r_i^I - \dfrac{n+1}{n}$。尽管这些权重也是收入不公平的基尼指数,它们仍然是任意的。因此,Wagstaff(2002)提出一般的集中指数 $CI(\gamma)$,它等同于基尼指数的扩展:

$$ECI(\gamma) = \frac{1}{n\mu(\gamma)} \sum_{i=1}^{n} \{ \gamma_i [1 - \nu(1 - r_i^I)^{V-1}] \}, \tag{4}$$

这里的参数 ν 表示不公平厌恶。当 $\nu = 1$ 时,不存在不公平厌恶,而且 $ECI(\gamma) = 0$。当 $\nu = 2$ 时,我们发现在最大样本量 n 的情况下的标准 CI。这种情况在文献中还没有被广泛应用。

Fleurbaey(2006)、Bleichrodt and van Doorslaer(2006)率先对 CI 及其一般形式表示怀疑。Bleichrodt and van Doorslaer(2006)集中关注健康的社会经济不公平(而非医疗保健),并认为一般 CI 的社会福利函数由一系列条件构成,包括匿名性以及他们所谓的与收入相关的健康转移。[②] 匿名性意味着影响社会福利判断的唯一因素是个体的健康及其社会经济地位排序。这反映了该方法的单一性,但是在这个精确的共识里,它的可观测性是非常有限的。与收入

[①] 请注意,健康方面的社会经济不公平(以集中指数衡量)与健康方面的不公平并不一致。例如,参见 Wagstaff and van Doorslaer(2004)。

[②] 在描述中使用的其他较少争议的条件是:(1)单调性(如果每个人的健康水平提高,社会福利就会增加);(2)每个健康剖面都存在着一个均匀分布的等值健康水平;(3)可加性(取三个有序健康向量 h, h', h''。如果且仅如果 $h + h''$ 的社会偏好大于 $h' + h''$,则 h 的社会偏好大于 h')。要确定 CI(而非 ECI)的特征,就必须进一步加强与收入挂钩的健康转移原则,以得到(2)中所体现的具体权重结构。

相关的健康转移支付的原则表明,与社会经济地位较低的个体相比,社会经济地位较高的个体转移的健康并没有导致社会福利降低。Bleichrodt and van Doorslaer(2006)强调,这一原则似乎并不可行。"当一个富人健康状况较差时,将一个富人的健康转换到一个穷人身上的做法看起来似乎是不值得的,生活在不同标准下的差异很小。"实际上,这两种方法都明确提出CI的缺陷。这些问题将会在第4节和第5节继续讨论。此刻,让我们先回到CI框架上来。

3.1.2　关于衡量的问题

如前文所述,CI主要从衡量收入不公平的文献中获得灵感。收入是以比例水平衡量的无边界变量。医疗保健支出亦然,因而,衡量收入不公平的工具也可以应用于医疗保健。然而,健康的度量并不明确。近期人们对如何在CI框架下对健康变量进行度量展开了争论。[①]

CI只能被用于在比例尺度上测量的变量,比如自然值有零的数据。以主观健康评估(subjectively assessed health,简称SAH)为例,其已成为实际工作中流行的健康指标。由于它是一种分类数据,研究者们过去尝试绘制一个类别的基数。van Doorslaer and Jones(2003)的文章就是一个极好的例子。他们用主观健康作为因变量估计了一个有序概率模型,并且定义潜在变量 γ_i^* 作为反映社会经济特征的一个矢变量,如 $\gamma_i^* = x_i\beta + \varepsilon_i$,这里 $\varepsilon_i \sim N(0,1)$。然后他们用改变尺度类型的个体健康数据预测线性指数。但是,正如 Erreygers and Van Ourti (2010)所强调的,这种改变衡量尺度的方法无伤大雅,因为要计算的CI取决于所选择的零点。如果有一个自然零点,用比例尺度来衡量健康就毫无问题。如果没有,研究者就应该检查研究结论的稳健性,比如对于一些分布比较的关于零点的选择。如果零点上仍然有结论值,那就不必担心。否则,有必要确定他们的具体范围。

如果健康变量的取值有边界,问题就变得比较复杂,比如,如果 $h^{min} \leqslant h_i \leqslant h^{max}$,这里的 h^{min} 和 h^{max} 都是有边界的。Wagstaff(2005)指出二分健康指标(如是否存活),CI的理论边界取决于健康变量的值(这个例子中的0和1)以及平均数。这使不同人群的结果比较变得复杂。Clarke et al.(2002)指出另一个问题。对任何有边界的健康变量而言,界定相应的非健康状态是自然而然的一件事情。

$$s_i = h^{max} - h_i. \tag{5}$$

比如,通过发育迟缓来说明儿童慢性营养不良的问题。我们可以用0—1型数据来反映个体健康状况,1表示儿童没有发育迟缓;如果儿童确实患有慢性营养不良,则0—1型指标非健康状态取值为1。这二者之间的选择基本上是随机的,无论健康与否,对社会经济不公平的估计值都应该一致。然而,CI的结果对这种选择非常敏感。

Erreygers(2009a,2009b)与 Erreygers and Van Ourti(2010)在综合性研究方法中对这些问题进行了分析。他们专门聚焦有界变量的矢相关族指标,用公式表示为:

$$I(\gamma) = f(\gamma^{min}, \gamma^{max}, \mu(\gamma), n) \sum_{i=1}^{n} z_i \gamma_i, \tag{6}$$

这里 $z_i = n\left(\gamma_i^l - \dfrac{n+1}{2n}\right)$,$\gamma = h$,$s$ 和 $f(\cdot)$ 是连续函数。如果 γ 是无边界的,$f(\cdot)$ 降为 $f[\mu(\gamma)$,

---

① 请注意,对于CI的应用,根据社会经济地位对所有个体进行排序就足够了,换言之,对于社会经济地位变量,一个有序的指标就够了。

n]。显然,$CI(h)$($=[2/n^2\mu(h)]\sum_{i=1}^{n}z_ih_i$)是式(6)的一个特殊案例。Erreygers and Van Ourti(2010)认为一个富有吸引力的健康社会经济不公平的秩相关指数应该至少满足两个条件。第一个条件是尺度恒定性,如果健康分布的变化是在基数(比例)尺度上测算的,那么该指数与之呈正(线性)相关。第二个是映射条件。如果 h 是既定的健康分布,s 与非健康分布相关,然后在两种情形下应用该指数都会产生连续结果。例如,$I(h) = -I(s)$。[①] 下面为秩相关指数(6)满足两个条件的二级参数:

$$I^{\theta}(h) = \frac{8}{n^2[4\mu(h^*)(1-\mu(h^*))]^{\theta}}\sum_{i=1}^{n}z_ih_i^*,\tag{7}$$

这里,$h_i^* = (h_i - h^{min})/(h^{max} - h^{min})$。既然 CI 和一般集中指数不包括指示族(7)。的确,CI 既不满足尺度恒定性也不满足映射性。一般集中指数无尺度恒定性。指示族包括 Wagstaff(2005)认为 $\theta = 1$ 时的一般性提议。也包括 Erreygers(2009a,2009b)提出的当时的指数。

有必要对参数 θ 加以解释。Erreygers(2009b)与 Erreggers and Van Ourti(2010)提出尺度恒定的秩相关指数不能同时满足映射属性和相关不公平的衡量。例如,当 $0<r<1$ 的时候,满足 $I(\gamma) = I(r\gamma)$。然后他们建议秩相关指数给予绝对不公平等一些权重是可取的,即满足以下条件,比如当 $0<r<1$ 的时候,(1)如果 $I(\gamma)>0$,那么 $0<I(r\gamma)<I(\gamma)$;(2)如果 $I(\gamma)<0$,那么 $I(\gamma)<I(r\gamma)<0$;(3)如果 $I(\gamma) = 0$,那么 $I(r\gamma) = I(\gamma)$。对于式(7)中的分类参数而言,当 $0 \leq \theta \leq 1$,就会出现绝对不公平。瓦格斯塔夫和埃雷格斯的指数处于两个极端,但二者都能给出一个合理的解释。

Erreygers(2009b)与 Erreygers and Van Ourti(2010)提出了收敛性 $lim_{r\to0}I(rh) = 0$,这里的 h 是一个既定分布。对于式(7)中的参数分布,只有当 $\theta<1$ 的时候才成立。即它对于瓦格斯塔夫指数就不成立。而且,如果让线性条件 $I(r\gamma) = rI(\gamma)$ 中的 $0 \leq r<1$,θ 就等于 0,如以埃雷格斯指数为终点。然而,对线性条件的规范性修正并不是那么明显,而且人们想知道的是收敛属性是否必要。对于 $r = 0$ 的非连续性变量是否真的是个问题?Wagstaff(2009)认为按照假设检验的偏差支持他的规则。假设最大的健康投入得到的健康得分是最大值 1 或者最小值 0。假定最初平均数是 0.1,而且有 100 人参与。按照先验分布可能最富有的 10 人健康得分为 1,而其他人的健康得分是 0。

现在假设健康平均数上升到 0.2。然后最富裕者的健康分布可能是最富裕的前 20 个人,健康状况为 1,其他人的健康状况为 0。由于所有这些最大不公平性是可及的,从最富裕者的视角看,这种不公平是自然而然的事情,因此也应该被赋予同样的数值。瓦格斯塔夫指数($\theta = 1$)满足这一条件,而埃雷格斯指数($\theta = 0$)不满足该条件。

最终,(不必惊讶)不同指数之间的选择变成不同规范间的伦理选择。然而,表 16.2 对这些选择进行了论述[这些选择来自(Erreygers,2009a)的表 16.1]。表中列出不同国家和不

[①] 在纯粹(而非社会经济)健康不公平的背景下,"成就"和"短板"不公平之间的区别也具有相关性。在此背景下,Erreygers(2009c)推导出两个不公平指标——绝对基尼系数差异和变异系数的差异——以满足其"镜像"条件,即成就不公平和短板不公平在基数上是相同的,即 $I(h) = -I(s)$。这个镜像条件非常强,一个更自然的"一致性"要求是 h 分布的排序应该与 s 的分布排序相同。然而,Lambert and Zheng(2011)表明,(对于更大的一类不公平指标)所有满足此弱一致性条件的指标也满足埃雷格斯的强镜像条件。

同时期采用不同计算方法计算的发育迟缓的社会经济不公平。如果发育迟缓率接近 h^{min} 和 h^{max} 的中间值，$C(h)$ 与 $-C(s)$ 两者之间比较接近，这同样适用于瓦格斯塔夫指数 $W(h)$ 和埃雷格斯指数 $E(h)$。然而，那些发育迟缓率较低的国家，瓦格斯塔夫指数取值大于埃雷格斯指数[而且它的效应接近 $-C(s)$]。这当然是之前论述过的关于收敛属性的实证论述。选择式(6)中一个特定的秩相关指数并非没有结果。

表 16.2 不同衡量方法下发育迟缓的社会经济不公平

国家	$\mu(s)$	$-C(s)$	$C(h)$	$W(h)$	$E(h)$
马拉维(2000)	0.4902	0.0756	0.0727	0.1483	0.1482
埃塞俄比亚(2000)	0.4730	0.0390	0.0350	0.0740	0.0738
麦卡龙(2004)	0.3165	0.1698	0.0786	0.2484	0.2150
奎宁(1999)	0.2607	0.1067	0.0376	0.1443	0.1113
海地(2000)	0.0797	0.2154	0.0187	0.2341	0.0687
巴拉圭(1990)	0.0394	0.3216	0.0132	0.3348	0.0507
哥伦比亚(2005)	0.0215	0.2699	0.0059	0.2758	0.0232

注释：按照发育迟缓的均数 $\mu(s)$ 降序排列各国。发育迟缓是一个哑变量。各列对应地减去发育迟缓的集中指数 $-C(s)$，非发育迟缓集中指数[$C(h)$]，非发育迟缓瓦格斯塔夫指数 $W(h)$ 和非发育迟缓埃雷格斯指数。

数据来源：Erreygers(2009a)。

3.1.3 实证文献的发展

前一节提到的衡量问题仅仅出现在文献中，它们还没有机会在实践领域产生影响。这些应用性文献迅速增长。正如 van Doorslaer and Van Ourti(2011)提出的关于实证结果和政策实施的综合性概述，我们将仅聚焦于三个方面的发展。

首先，尽管 CI 实证研究方法起初集中在欧洲和北美国家，但现在它们已经涵盖了很多发展中国家(如 Cisse et al.，2007；Lu et al.，2007；O'Donnell et al.，2008；Schneider and Hanson，2006；Van de Poel et al.，2007；Wagstaff，2000)，这些国家对医疗保健与贫穷之间的关系研究与日俱增。我们将在第5节继续探讨这一关系。

其次，从方法学的视角看，值得指出的是，各种分化出来的新方法日益多样化。Wagstaff et al.(2003)指出，如果相关结果 γ 可以用 x 的一系列特征的线性函数来表示，那么就有如下公式：

$$\gamma_i = \beta_0 + \sum_{j=1}^{k} \beta_j x_{ij} + \varepsilon_i, \tag{8}$$

继而，$CI(\gamma)$ 也可以被分解为：

$$CI(\gamma) = \sum_{j=1}^{k} \eta_j CI(x_j) + \frac{2\text{cov}(\varepsilon^i, r_i^l)}{\mu(\gamma)}, \tag{9}$$

当 $\eta_j = \dfrac{\beta_j \mu(x_j)}{\mu(\gamma)}$，式(9)表示任一变量 x_j 在集中指数 $CI(\gamma)$ 上的效应将会取决于其自身的 CI (或者，如果 x_j 本身就是一种社会经济地位指标，即基尼系数)和 γ 对于 x_j 的"弹性"n_j。

这个分解方法被用于解释不同国家或不同时期的 CI 的差异。[①] 的确,正如 Oaxaca (1973)和 Blinder(1973)提出等式(9)的线性结构使得将 CI 进一步分解为变化和差异成为可能。为方便起见,不考虑等式(9)中的最后一项,情况 1 和情况 2 之间的差异可以被写为:

$$CI^1(\gamma) - CI^2(\gamma) = \sum_{j=1}^{K} \eta_j^1 [CI^1(x_j) - CI^2(x_j)] + \sum_{j=1}^{K} CI^2(x_j)][\eta_j^1 - \eta_j^2]. \tag{10}$$

van Doorslaer and Koolman(2004)以及 van Doorslaer et al.(2004)就健康和医疗保健分别给出一个极好的例子,这两项研究都使用了欧洲社区家庭面板数据。van Doorslaer and Koolman(2004)的研究显示葡萄牙、英国、丹麦等这些国家的健康不公平性特别高。人口统计变量可以作为部分"解释"变量,但是其他诸如收入、教育、劳动力状态和区域等因素也非常重要。令人惊讶的是丹麦的结果反映了这样一个事实:早退休的丹麦人健康状况更糟,而且更可能成为低收入群体。至于就诊服务利用的收入相关不公平。van Doorslaer et al.(2004)的研究指出,实际上每个国家都存在医疗保健资源使用上穷富人的健康不公平性。收入、教育和区域是重要的贡献因素。虽然这些分解结果在解释社会经济不公平模式上提供了比较有趣的见解,但解释时一定要特别谨慎。更准确地说,那两篇文章都认为分解的变量能够对社会经济差异做出有力的"解释"。然而,这是一个误解,因为它错误地暗示人们可以给式(8)一个因果解释。

分解方法还被用于解决一些标准化问题。如前文所述,由于医疗保健需求差异而引起的医疗保健的社会经济不公平不必过于担心。因此,对需求进行修正是必要的。同理,在衡量健康上的社会经济地位不公平时,通过对人口因素标准化健康数据分析也是常见的一种做法,其前提是假设健康差异是由年龄和性别等因素引起的。分解方法通过计算式(9)中的各项使得计算"局部"CI 成为可能(Gravelle,2003)。让我们重新论证医疗保健领域中的社会经济地位不公平性。假设我们能将矢量划分为需求(或标准化)变量 n_i 和非需求变量 z_i,那么我们就可以将式(8)重新表达为:

$$hc_i = \beta_0 + \sum_{j=1}^{L} \beta_j^n n_{ij} + \sum_{j=1}^{M} \beta_j^z z_{ij} + \varepsilon_i \tag{11}$$

如前所述,直接标准化方法将式(11)中的需求因素作为一个固定值,由此可以推导出:

$$hc_i^+ + \beta_0 + \sum_{j=1}^{L} \beta_j^n \overline{n_j} + \sum_{j=1}^{M} \beta_j^z z_{ij} + \varepsilon_i$$

因此,

$$CI^{DIR}(hc) = CI(hc^+) = \sum_{j=1}^{M} \eta_j^z CI(z_j) + \frac{2\text{cov}(\varepsilon_i, r_i^l)}{\mu(hc)}$$

在间接标准化情形中,人们首先通过对式(11)中的非需求变量计算的医疗保健"局部"的值作为固定值,然后集中关注实际医疗保健水平和那些被修正的医疗保健水平之间的差

[①] Jones and Lopez-Nicolas(2004)使用了类似的方法,将长期社会经济不公平分解为短期集中指数(和一个刻画流动性的术语)的加权和。参见 Allanson et al.(2010)在这方面的进展。

距。[①] 按照 CI 的含义,可以推导出:

$$CI^{IND}(hc) = CI(hc) - \sum_{j=1}^{L} \eta_j^n CI(n_j) = \sum_{j=1}^{M} \eta_j^z CI(z_j) + \frac{2cov(\varepsilon_i, r_i^I)}{\mu(hc)}$$

这个情况表明,直接标准化和间接标准化方法是一致的。主要是因为在变量 n_i 和 z_i 之间增加的部分意味着式(11)中的线性假设。如果存在 Gravelle(2003)声称的必要非线性,直接标准化和间接标准化将会产生不同的结果,比如,如果医疗保健 z 变量的边际效应取决于被需求变量取代的价值(Gravelle,2003)。然而,容易分解的方法高度依赖线性假设。

最后,从计量经济学的视角出发,面板数据用于捕捉不可观测的差异。也有进一步拓展得到的非线性模型估计,它能够更好地捕捉因变量的属性[如,Van Ourti,(2004)的随机效应计数数据模型,或者 Bago d'U va et al.(2009)的潜在变量模型]。人们不再使用简单的线性分解方法,并提出了近似法,但(根据定义)这些只是近似的,并且缺乏相当复杂的误差项的解释(van Doorslaer et al.,2004)。

关于 CI 的文献中,这些问题有时候被认为是统计学问题。然而,正如我们在前一节的例子中所讨论的,不同医疗保健差异是由健康需求差异而引起的,区分式(8)中的需求和非需求变量最终归结为价值判断,而非道德合法。事实是,这又迅速引起一个新的问题:为什么我们仅仅将关注点放在社会经济不公平上?为此,我们将在下一节中继续讨论这个问题,我们会从基于公平分配和机会均等社会选择理论的近期发展开始。继而,回到这个子话题已经提及的实证研究中来。

3.2 健康服务的种族不平等

尽管欧洲学者在社会经济不公平性研究领域一枝独秀,美国在医疗保健的种族不平等(不公平)衡量研究上也取得了一定的成就。这也是一种片面的方法,只关注不公平的某个可能维度。CI 法显然不太适用,因为种族是一个分类变量,并不存在一个天然的排序。而且,正如我们将要看到的,衡量种族不平等的一些问题与我们前面提到的一些话题密切相关。我们首先要谈论一些基本原则,然后简要描述一些实证应用。

正如种族不平等的研究聚焦于医疗保健,在这部分我们也会这样做。但是,我们将会提出一个类似的方法来衡量健康不平等。而且,这里介绍的方法也能用于衡量其离散变量之间的不平等,比如性别。

3.2.1 原则

简单地讲,我们只聚焦两个不同的人群:黑人和白人。一个可以用来迅速反应医疗保健不公平性的指标是,它可以简单地反映白人和黑人的平均医疗保健费用的差异。然而,如前

---

① Gravelle(2003)认为,传统的间接方法受制于被忽略的变量偏差,因为它在式(8)中只包括标准化变量。然而,通过下面包括所有解释变量和文本中描述的流程,这个问题很容易解决(参见 Schokkaert and Van de Voorde,2004,2009, and Fleurbaey and Schokkaert,2009)。在最近关于健康和医疗保健方面的社会经济不公平的应用研究中,也遵循了这一流程。

文所述,这个差异并没有真正反映任何不公平,如果白人和黑人的需求真的存在差异。显然,在我们讨论不公平"差异"前很有必要对需求进行修正。而且,正如表 16.1 所论述的,医疗保健服务利用除了受种族和需求的影响,还受很多其他因素的影响。这种方法的部分性质引发了一个新的问题,即如何考虑其他因素。

我们来区分 4 个系列的变量:种族(R_i,哑变量,取值 1 表示白人)、医疗保健需求(hn_i)、社会经济地位(SES_i)和偏好(P_i)。后面三个变量可以被看作是矢变量。社会经济地位变量可以包括收入、受教育程度和所在区域等。医疗保健需求可以用健康直接度量,以及年龄和性别等人口统计学变量来近似估计。如何衡量不公平差异的基本问题可以被简单地表述为:在此情况下,一个额外的离散函数描述这些变量之间的关系。[1]

$$hc_i = \alpha + \beta R_i + \gamma \psi(SES_i) + \delta \chi(hn_i) + \theta v(Pi) + \varepsilon_i, \qquad (12)$$

此处,ε_i 为干扰项。

衡量医疗保健种族不平等的一个自然方法似乎就是估计参数 $\hat{\beta}$,比如,在校正式(12)中的所有其他变量之后,白人和黑人间医疗保健的平均差值。然而,对 $\hat{\beta}$ 的约束,意味着我们不仅要修正医疗保健的差异 hn_i,还要修正社会经济地位的差异。这是一个有争议的方法。假设(现实中)黑人在社会经济地位较低的群体中比例过高,而社会经济地位也导致了医疗保健差异(即使在根据需求进行了调整之后):通过社会经济地位这种间接效应是否能被用于考虑衡量整体的种族不平等?

美国医学会(Institute of Medicine,简称 IOM)将医疗保健不平等界定为"种族或者民族在医疗保健质量上的差异不是由可及性相关因素,或临床需求、偏好和干预的适宜性引起"(Institute of Medicine,2002)。这个概念对差异给出了明确的"合理"原因(需求和偏好),意味着其他因素(如社会经济地位)对医疗保健差异的影响是不合理的,而且衡量不平等时应将其考虑在内。按照这一定义需要构建一个反事实的情况:即白人和黑人健康状况相同(而且偏好一致),但社会经济地位不同。这产生了两种衡量不平等的可能方法。第一种平衡方法,将黑人的医疗保健消费作为参考,可按下式计算:

$$dis = E(hc_i | R = 1, \ SES = W, \ hn = B, \ P = B) - E(hc_i | B), \qquad (13)$$

此处,$E(hc_i | R = 1, SES = W, hn = B, P = B)$ 分别为反事实情况下白人平均医疗保健、白人社会经济地位分布、黑人医疗保健需求分布和黑人偏好分布的一个简化式。这个表达式中 $E(hc_i | B)$ 表示黑人医疗保健平均数。

第二种衡量方法,以白人消费作为参考,可以推导出:

$$dis^* = E(hc_i | W) - E(hc_i | R = 0, SES = B, hn = W, p = W). \qquad (14)$$

在这两种界定之间,没有明显的理论理由进行选择,尽管有人会声称,前者可能更有政治相关性,因为它显示了不存在不公平的情况下黑人的医疗保健消费与其假设消费之间的差异。在额外可离散的情况下,这种差异无关紧要。在这种情况下,只需要知道关于解释变量的分布信息,就可以很容易地计算出种族不平等:

----

[1] 这是对我们讨论 CI 法时引入的线性式(8)和(11)的轻微扩展。在此情况下,式(12)也被解释为一种简化形式。

$$dis = dis^* = \hat{\beta} + \hat{\gamma}(E(\varphi(SES_i)|W) - E(\varphi(SES_i)|B)). \tag{15}$$

解释很简单。种族不平等是种族 $\hat{\beta}$ 的"直接"效应和通过平均 SES 差异（乘以 SES 对医疗保健的 $\hat{\gamma}$ 效应）产生的间接效应的总和，这个方法可以很容易地拓展到更一般的情况，式（12）的系数是白人和黑人的差异。

$$hc_i = \alpha + \beta R_i + (\gamma + \mu R_i)\varphi(SES_i) + (\delta + \eta R_i)\mathcal{X}(N_i) + (\theta + \tau R_i)\nu(P_i) + \varepsilon_1, \tag{16}$$

利用等式（10）的布林德—瓦哈卡分解法可得：

$$dis = \hat{\beta} + \hat{\gamma}(E(\varphi(SES_i)|W) - E(\varphi(SES_i)|B)) + \hat{\mu}E(\varphi(SES_i)|W) + \hat{\eta}E(\mathcal{X}(N_i)|B) + \hat{\tau}E(v(P_i)|B).$$

附加项说明了一个事实：社会经济地位、需求和偏好可能对白人和黑人的医疗保健有不同的影响。

然而，一旦将医疗保健与种族、社会经济地位、需求以及偏好联系起来的函数不能离散，种族不平等的计算就变得更加棘手。关于分布平均值的信息就不再足以计算相关的反事实情形。实际上，有多种情形可以建立反事实。Cook et al.（2009）已经对此提出两个有意思的衡量方法。而且，这两种方法（主要是 dis 和 dis^*）不再相同。为方便阐释，我们忽略偏好效应，并且假设 SES 和 hn 是一维的（比如是实际的数字）。式（14）[①]中 dis^* 的衡量可以用下式表达：

$$E(hc_i|W) - \iint hc(B, SES, hn)f^*(SES, hn)\mathrm{d}SES\mathrm{d}hn, \tag{17}$$

虚构的分布 f^* 与 SES 边际效应相同，正如黑人与白人在 hn 上有着相同的边际效应。不同的计算方法得到的结果不同。

一种方法是秩次替代法。通过对黑人样本和白人样本的医疗保健需求排序来调整健康状态（需求），然后用白人个体的排序替代相应的每位黑人的医疗保健。这意味着在形式上 hn 是种族和百分位数的函数，$\eta(R_i, \pi_i)$，其中 π_i 表示个体所在种族群体中分布的百分位数。为了计算 dis^*，可以用 $\eta(W, \pi_i)$ 取代每一个黑人的医疗保健需求 hn_i。不平等可以计算为：

$$E(hc_i|W) - \iint hc(B, SES, \eta(W, \pi))f(SES, \pi|B)\mathrm{d}SES\mathrm{d}\pi, \tag{18}$$

与式（17）相等，则：

$$f^*(SES, hn) = f(SES, F(hn|W)|B)f(hn|W),$$

这里，$F(hn|W)$ 是 hn 的条件 CDF，比如，方程 $\eta(W, \pi) = hn$ 的解 π。

Cook et al.（2009）提出的另一种方法是将秩次替代法与倾向性评分修正相结合。第一步是按照下式的人工分布构建倾向性得分：

$$f(SES, hn|W)\frac{f(SES|B)}{f(SES|W)} = f(hn|SES, W)f(SES|B),$$

默认黑人社会经济地位服从边际分布。然而，第一步的修正并不是充分的，因为它没有产生白人医疗保健需求的边际分布。因此，第二步秩次替代法就应运而生，而且之后产生的分布是：

———————————

① Cook et al.（2009）关注了另一个以黑人消费为参照的案例。为方便起见，我们在这里调换了 B 和 W 的角色。

$$E(hc_i \mid W) - \int hc(B,SES,\eta(W,F_0(hn)))f(hn \mid SES,W)f(SES \mid B)\mathrm{d}SES\mathrm{d}hn,$$

这里,$F_0(hn) = \int F(hn \mid SES,W)f(SES \mid B)\mathrm{d}SES$。

如何在这两种方法中进行选择并不明显。在下一小节,我们将会看到当应用于实证数据时,它们可能会得到一个类似的结果,但这只是一个便捷的答案。在下一节,我们将探讨更深层次的规范问题。

多数情况下,衡量种族不平等的局部方法也面临我们前文提及的使用 CI 时遇到的类似情况。首先,为什么我们仅关注种族不平等?如果由社会经济不同而引发的种族差异在伦理上是不合法的,那么,医疗保健服务利用方面的社会经济地位差异也同样如此,当然也是在修正了需求差异之后。基于此,Kawachi et al.(2005)认为"种族"和"阶级"应该被视为独立的部分,对不公平进行充分衡量应该明确分析它们的独立性和相互作用。他们强调,将种族问题作为经济政策中一个非常抢眼的特征,其结果(从政策分析甚至目标的视角来看)是隐藏或掩饰阶级差异。正如后面将会清楚的那样,我们认为人们应该从一个更加宽泛的视角来看待(不)公平,整合多个不同维度。然而,即使在这样一个宽泛的视角下,侧重于某项指标的具体影响也是有意义的,比如侧重种族不平等。因此,问题仍然是如何将这样一个局部指标纳入整个图景中。从先验的角度看,由于降低种族不平等的政策措施并非不可能加剧整个医疗保健系统的不公平。

其次,与第一个问题密切相关的是:为什么用平均数反映差异?如果有人仅仅对不同群组的医疗保健整体平均数的不平等感兴趣,并将其看作是自然而然的事情。然而,从更宽广的视角看,它能够隐藏不同群体之间的不公平程度。一个国家不同地区和不同社会经济地位的黑人与白人之间普遍存在一些差异。但是这也可能是一个黑人被合理对待的个案,而对其他群组来说,这种情况却是极其糟糕的。如果开发一个能够适应组内不公平的更好方法,那么这是很有价值的。

3.2.2 实证应用

大量文献显示,美国种族和其他健康不公平显而易见。研究结果的详细阐述,包括大量的文献,可以在全美医疗保健不平等年度报告(例如 Agency for Healthcare Research and Quality,2010)中找到。种族不平等的确存在,而且对于包括黑人、拉丁裔等少数族群而言是不利的。我们将同以前一样关注一些重要的方法论发展及问题,而非对这些文献进行不完整的回顾。

首先,有必要回顾一下前一节中提到的不同方法所导致的不同结果。Cook et al.(2010)的代表性研究结果显示:黑人与白人之间的医疗费用有不平等(2003—2004 年数据)。表 16.3 中显示,Cook et al.(2010)提出黑人和白人在精神保健的不平等(2002—2006 年数据)。显然,已测量的不平等并不是简单地等同于非调整差异,而且修正方法确实很重要。比较前两行结果,在线性模型中,医疗总支出中未修正的结果大于种族系数。这可能是因为社会经济地位和医疗总支出之间呈负相关关系。精神保健支出则正好相反。无论是秩次替代法还是改进的倾向评分法,SES 的间接效应都对被测算不平等有强烈的影响。在所有情况下,之前界定的种族不平等,即包括 SES 的间接效应,都大于未经修正的差异。

其次,实证数据显示,超越线性模型对解释医疗保健支出是非常重要的。这不仅仅是因为对被测算不平等有影响(与表 16.3 中最后两行和其他行比较),它还提供了一幅更丰富的现实图景,使人们有可能得出更令人信服的政策结论。例如,Cook et al.(2010)采用两部广义线性模型来解释精神健康支出,其研究发现,黑人和白人在首次接受精神保健和首次配药时存在不平等,但对于那些已经在利用精神医疗保健服务的人来讲,黑人和白人之间并不存在不平等。[1] 这说明,歧视可能没有进入壁垒那么重要,并建议政策措施应着重于后者。只有当人们估计一个丰富的解释模型时,才能得出这样的差异化结论,这当然也就意味着使用非线性模型时需要不平等度量。请记住,正是由于同样的原因,我们在第 3.1.3 节中对 CI 法中使用线性分解模型进行了批评。

表 16.3　黑人和白人在医疗保健和精神医疗保健上的差异　　　　单位:美元

项目	医疗费用总支出 (2003—2004 年)	精神健康费用 (2002—2006 年)
未修正差异	1082	57
全部修正(线性模型中的系数)	489	96
Oaxaca-Blinder 分解	913	NA
秩次替代法	1407	83
秩次替代法倾向评分	1454	111

数据来源:Cook et al.(2009, 2010)

再次,一旦我们想调整不同需求和偏好的人的医疗保健费用时,那么我们也需要同时纳入 CES 的间接效应,显然,结果将取决于需求、偏好和 SES 等信息的质量。Cook et al.(2009)建立了一个包括大量医疗条件和不同 SES 维度(包括教育、收入、地区、投保现状等)等详细信息的数据库,在不使用这些信息的情况下,他们测试了其结论的可靠性。事实证明,忽略医疗条件确实对测算种族不平等有着很强的(负面)影响,而使用 SES 的不完全信息并没有多大坏处,这或许并不令人惊讶。人口统计学变量(如年龄和性别)和自述健康状况绝对不足以对需求进行适当的修正。而且,需要注意的是,使用诸如年龄、性别等人口统计变量作为需求的指标会使分析性别或者年龄差异变得更加困难。如果某一特定的性别或者年龄群体受到医疗保健体系的歧视,就不可能用简化模型界定这种影响。因为这种潜在的歧视和需求差异都将通过相同的系数得到体现。

最后,几乎所有的实证研究中缺失的变量都是偏好。如前所述,美国医学研究所在对医疗保健不平等的界定中明确提到,偏好是医疗保健差异的一个合理原因。然而,在实证研究中,如果没有直接的偏好指标,这些偏好差异是无法识别的。因此,一般而言,"种族"变量的影响不仅代表着直接的不合法的医疗保健不平等,同时也能体现偏好差异。这有多重要?Ayanian et al.(1999)的一项个人调查收集了人们对肾移植偏好的直接信息。他们报告说黑人患者没有白人患者那么想要移植。然而,这些偏好差异只能解释在获得移植方面的种族

[1] 对拉丁美洲人的结果则不同,参见 Cook et al.(2010)。

差异的一小部分。其他研究者对此提出了很多关键性问题(Ashton et al.，2003；Armstrong et al.，2006)，他们指出，不同的态度也反映了沟通技巧的差异，以及医护人员的沟通方式可能与患者的期望不一致；它们能够反映出对卫生系统的信任差异，或者由于文化原因导致的供给侧缺失———些文化偏好(白人中的那些中产阶级)比其他文化偏好更易适应，是因为这些人更愿意去适应。所有这些案例中，似乎可以看到任何偏好差异最终都是由医疗保健体系本身所决定的。对偏好的处理引发了一系列棘手的问题，从哲学的视角来看，也是一个非常重要的话题。我们会在第 4.2 节中进一步深入讨论。

4. 更一般的方法？健康和医疗保健服务的机会均等

前面章节中我们论述了单一的不公平衡量方法对特定个体或者群体特征(收入、社会经济地位、种族)的健康或者医疗保健的影响。我们提出这样一个观点(并不是直接的)：从更高层次的视角整合这些单一的方法非常重要。这也有助于强化关于公平的哲学争论和健康经济研究应用之间的关系。在本节，我们提出将这些问题与最近处理机会均等概念的规范经济学这个子学科中出现的类似考虑联系起来。两者联系紧密，是因为机会均等理论也涉及赔偿的目标，(或者中和)某些特征(如社会背景或者天赋)对相关的结果影响，而无视其他变量(比如努力或偏好)导致的不公平性。该理论的核心是关于这个部分赔偿问题的结构，并且可以应用于多个不同的背景。这取决于如何界定被补偿变量和其他变量之间的边界。因此，从这个视角出发可能会有助于理解健康和医疗保健服务方面的不公平[比如(Rosa Dias and Jones，2007)的社论]。的确，该框架的实证研究数据正在健康领域内外迅速增长。

我们首先引入的是机会均等理论，并且检验它在健康和医疗保健服务领域的应用，并探讨与上一章介绍的单一研究方法的关联性。第二小节我们将讨论健康和医疗保健领域中"合法"与"非法"原因的界限如何划定，比如哪些变量不需要进行补偿，哪些变量需要补偿。我们用生活方式差异的具体案例来说明这种有点哲学意义的讨论，这将再次让我们面对如何解释偏好的问题。最后，我们概述了该方法在健康和医疗保健领域中最重要的实证应用。

4.1 健康和医疗保健的机会均等与公平

在规范经济学中，之所以提出机会均等这一概念，源于有研究探讨如何区分合理的和不合理的不公平这个问题。[①] 假设不同个体的不同因素导致不公平，有一些因素必然不会导致不合理不公平，而有些则会。在机会均等的背景下，进行这种因素划分的通常动机与个人责任有关。例如，个人的社会背景通常会被视为合理不公平的源头。这一节我们将忽略关于划分的哲学讨论。然而，我们将会集中于补偿问题的正式结构。在第 4.2 节时将会开展更加

---

① Fleurbaey and Maniquet(2011)对文献进行了调查，Roemer(1998)和 Fleurbaey(2008)撰写了综合性专著。

广泛的讨论。

对 Roemer(1993，1998，2002)提出的方法进行描述非常有用,这是健康经济领域最受欢迎的一个应用领域。假定决定个体成功或者优势的某个特定变量可以用 r_i 表示,它由表示"环境"不公平的不合理因素(用 c_i 表示)和被称为"努力"的合理因素(用 e_i 表示)并通过函数决定。这个函数不仅包括 γ_i 的生产技术,还有在具有不同特征的个体间组织再分配的主流机构:

$$\gamma_i = \gamma(c_i, e_i). \tag{19}$$

在罗默的术语里,生活在相同环境下的个人被定义为同类。然后,他声称,机会均等要求处于同等水平的个体应该实现同样水平的优势。其他条件等同时,在任何给定的努力水平 $\tilde{e}$,社会目标是最大化个体最糟糕情况时的优势,即最低水平的优势。[①]

$$\max_c \min \gamma(c, \tilde{e})$$

这个标准是不完全的,因为人们还不得不对不同的水平加权。由于努力导致的差异从伦理的视角看还是不合理,罗默认为中立的加权方法是在不同水平和不同结果上简单地加总(或者取平均数)。

这可以推导出如下的社会目标:

$$\max \int_e \min_c \gamma(c, e) f(e) \, de , \tag{20}$$

这个公式里 $f(e)$ 是社会努力的密度函数。

至今,我们假设"努力"的衡量和不同类型之间的比较仍然是比较模糊的。然而,这一论断的证据总是不太明显。这一理论发展早期,Roemer(1993)用一个健康例子来论述过这一问题。假设健康是结果,这儿有两种类型(蓝领和白领),努力是相当数量的人吸烟。如果蓝领组吸烟者高于平均水平,那么推论个体蓝领应对他们高水平的吸烟问题负责的说法还有待商榷,这最终取决于他们的属性。罗默因此提出采用个体 i 在他所属群体中吸烟分布的秩次(或百分位)来界定直接贡献。如果健康和吸烟数量之间是单一关系,个体 i 在他所属群体的秩次将与他所属类型的健康分布秩次一致。我们可以将式(20)重新写为:

$$\max \int_\pi \min \gamma(c, \pi) \, d\pi , \tag{21}$$

这里 π_i 表示个体 i 在他所属类型的条件 $F(\gamma|c)$ 结果分布中所处的百分位。

尽管罗默的方法在应用领域很受欢迎,但这仅仅是集中可能的方法中的一种。假设这并未那么有吸引力,而文献中包括了大量有趣的可替代的方案。因此,我们将会先接受一个最为常见的由不合理公平性引起的衡量不公平的正式框架。在这个一般框架里,罗默方法将会是一个特殊的案例。之后我们会阐述选择理论(或者责任敏感安全模型)如何在实际应用中来衡量健康不公平性和医疗保健不公平性。最后,我们会讨论集中指数和种族差异衡量在这个框架下如何做出新的解释。

[①] 如果一个人也关心效率,这个最大最小准则就是平均主义的自然延伸。事实上,这意味着,只有当不平等对社会中最穷的人有利时,才可以接受不平等。

4.1.1 选择性公平主义的正式框架

为了使我们的讨论更加接近现有文献,让我们在检验这些方法如何应用于健康领域之前先简要地介绍一些基本概念。[1] 自然地,我们首先要做的是从"总体优势"γ_i中分离出衡量不公平的方法,构建个体i的局部优势指标,这与"对不公平而言e_i并不重要,只有c_i差异才会导致不合理不公平"的观点一致。一个明显的解决方案是,给定c_i的情况下关注结果的期望值,即$E(\gamma|c_i)$。对个体i而言,$E(\gamma|c_i)$可以被看作是衡量其个体优势γ_i的一部分,后者与c_i有关。人们可以采用任何合适的不公平指标应用于人口中的$E(\gamma|c_i)$分布。我们称这种方法为"均数不公平"方法。[2]

然而,这一方法先天不足,要知道这个方法的基本社会目标是消除式(19)所推导出的个体优势中的不合理不公平,而不合理不公平与c_i有关。消除这种不公平的目标体现在补偿原则中,根据该原则,具有相同e_i的个体之间应优先考虑更贫穷的个体。[3] 个体间的$E(\gamma|c_i)$相等[或者等价地说,由不同c_i值形成的类型间的$E(\gamma|c_i)$相等]能与具有相同e特征的个体间任意大的不公平是相容的。因此,"均数不公平"方法不符合补偿原则。有一个简单的图形化方法可以解释这一点。令所有人公平获取相同的e_i的取值范围,如果c_i是每一个个体i的固定特征,可以认为整个图$\gamma(c_i, \cdot)$代表的机会提供给每个个人i。则均衡$E(\gamma|c_i)$对应于$\gamma(c_i)$下方的区域,如图16.2左图所示,而全面消除不合理不公平将要求所有$\gamma(c_i, *)$都相等,如图16.2右图所示。

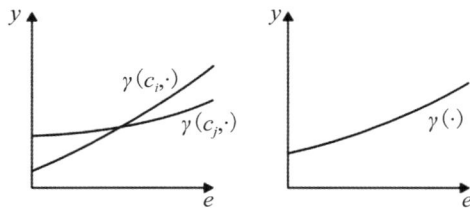

图16.2 机会均等

下述方法可以弥补此不足。对每一个个体i来说,考虑到具有相同特征的i的e_i亚群,计算具有相同e_i的个体在每一个亚群中所形成的γ_i的分布等价e_i:$EDE(\gamma|e_i)$。[4] $EDE(\gamma|e_i)$的值并不能衡量从其自身的c_i中获得的局部利益,但如果亚群中能消除共享e_i的不合理不公平,那么它可以用来体现γ_i。对于不同的e_i值取这些量的平均值(或总和),将会得到一个比较合理的社会福利目标。让我们称之为"平均EDE"方法。如式(20)所定义,罗默法则属于不公平厌恶为无穷的一员,即$EDE(\gamma|e_i) = \min_c \gamma(c, e_i)$。

虽然这种方法不能提供局部收益的个体指标,但如果令每个个体的γ_i等于$EDE(\gamma|e_i)$,有一个不合理、不公平的有趣指标可以通过总量γ除以可能损失(或者说被"挽救")的人口

---

[1] 在文献里的范例中,γ可以代表收入(或福利),c代表禀赋或社会经济地位,e代表努力。

[2] 一些作者(如Lefranc et al., 2009)已经根据条件分布$F(\gamma|c)$的更一般特征来分析机会不公平的程度。我们将在实证应用的讨论中回到这个方法(第4.3节)。在这一节中,我们重点讨论具体不公平指标的推导。

[3] 在罗默的方法中,给予最糟糕情况的绝对优先权,但可以考虑不那么极端的优先权程度。

[4] 回忆一下,平均分布的等值是个体结果的值,因此,从社会福利的角度来看,一个完全公平的分布,即每个人都享有这种结果的价值,被认为与预期分布一样好。在严格厌恶不公平的情况下,当存在不公平时,等分布的等值严格低于分布的均值。

（相对指数）或人均数量（绝对指数）计算。只有 $\gamma_i = EDE(\gamma | e_i)$ 时（根据补偿原则,这一等式只有具有相同 e 值的每个亚群中的 γ 相等时才能得出）,该指标才会等于零。在众多衡量指标中,每一个指标都对应一种衡量 $EDE(\gamma | e_i)$ 的具体方法,尤其是一种特定程度的不公平厌恶。[1]

到目前为止,我们所考虑的指标都有一个重要但值得怀疑的特征。为了说明这一点,我们考虑这样一种特殊情况,人口中只有一个 c 值,因此不存在不合理不公平的来源。所有个体的 $EDE(\gamma | e_i)$ 相同,且对于每位 i,都有 $EDE(\gamma | e_i)$ 与 γ_i 一致,因此,人均 $EDE(\gamma | c_i)$ 等于 $E(\gamma | c_i)$。换言之,这里介绍的两种方法（均数不公平和 EDE 均数）将共同关注 $E(\gamma | c_i)$。这种特定情况下,社会福利就可以归结为整体人口 γ_i 的总和或平均值。乍看似乎这并不合理。毕竟,最大化总和或均数,就等于在应用一个对不公平不厌恶的社会标准。这似乎非常符合不公平来自 e 时就无关紧要的观点。这也是罗默在式（20）社会目标函数背后的直觉。然而,对于人口中只有一个 c 值的特殊情况,大多数机会均等理论都提倡实行不同的政策。他们建议实行自由放任政策,在此政策下,具有不同 e 值的个体之间没有特定的现金转移。实际上,如果不合理不公平的根源不存在,我们又有什么理由进行干预呢？如果要使 γ 的总和或均值在人口中最大化,需要进行大规模的再分配,以有利于那些 e 的价值提高了 γ 相对于资源的边际生产率的个体,那么就会与不发生现金转移的自由主义建议产生严重冲突。

这个讨论提供了一个重要见解。当 $\gamma(c_i, \cdot)$ 的曲线在个体（或类型）之间相等时,完全满足补偿原则,但对 $\gamma(c_i, \cdot)$ 曲线的形状却没有影响。因此,有可能以所谓的"功利主义"的方式来满足补偿原则,即寻求最大化 $\gamma(c_i, \cdot)$ 曲线下的面积,或以"自由主义"的方式使 $\gamma(c_i, \cdot)$ 与自由放任政策相对应,或通过其他众多方式实现。在补偿原则没有被奖励原则补充之前,机会均等理论是不完整的,**奖励原则告诉我们收益应该如何按努力进行分配**。也就是说,它规定了图 $\gamma(c_i, \cdot)$ 的理想形状。这也对由 c_i 产生的用局部方法衡量收益的思想产生影响。这种方法必然反映了一种特殊的奖励原则,因此,人们必须谨慎地选择一种与自己所信奉的奖励原则相一致的指标。由于某项具体指标所指向的奖励原则往往隐含在指标结构中。因此,在采用一个指标之前,对其进行检查是必要和重要的初步步骤。如前所述,这可以通过观察 c 中没有不公平时会发生什么情况来判断。

在讨论自由奖励原则的指标之前,让我们先介绍机会均等理论的另一项重要观察结果。补偿原则和奖励原则,无论后者是什么,往往会引发冲突,因为满足补偿原则的指标通常对奖励原则来说不那么令人满意,反之亦然。这一点完全可以用前面介绍的两种方法来说明。当我们衡量 $E(\gamma | c_i)$ 中的不公平时,只要 γ 的总和在这个亚群体中保持不变,具有相同 c 的一组亚群中 γ 的分布变化就完全无关紧要。这很好地反映了"功利主义"的奖励原则,即个体具有相同的 c,群体间就不存在不公平厌恶,并且仅对总量和均数感兴趣。然而,正如前面所强调的,这种"均数不公平"方法并不能满足补偿原则。相反,基于 $EDE(\gamma | e_i)$ 的衡量能够反映一个具有相同 c 的个体所组成的亚群的重新分布。因为对 e_i 的不同值,$EDE(\gamma | e_i)$ 可能

---

[1] 显然,也可以为共享相同 e 值的每个亚群简单地计算一个不公平指数。然后将整个人口的指数相加。然而,这种方法很难与社会福利的合理概念相融。

会发生变化。只有当所有的个体收益相同时,第二种方法才会忽略这种再分配。因此,满足补偿原则的"平均 EDE"指标对功利主义奖励原则的要求较低。

补偿和奖励之间的这种紧张关系也可以通过基于奖励原则的自由模式的措施来解释。这种关于奖励的"自由"观点需要一个更丰富的框架,在这个框架中,提交给个人的现金转移在结果函数中得到明确区分。用 t_i 表示个体 i 的现金转移,式(19)就可以细化为:

$$\gamma_i = \gamma(t_i, c_i, e_i) \tag{22}$$

这个新函数只反映了 γ_i 的生产技术,而不再是明确的现金转移政策。自由奖励原则规定,具有相同 c_i 的个体中,应优先考虑具有较低 t_i(独立于其 e_i)的个体。这意味着,假设只有一个 c 值时,现金转移是完全不可能发生的。

同样,新框架中有一个自然解,它包括 e_i、$\tilde{e}$ 指定固定参数和考虑到 $\gamma(t_i, c_i, \tilde{e})$ 的值出现了不合理不公平。我们可以只关注这些值的分布而不是 γ_i 的分布。每一个体 i 都被当作 γ_i $=e$,忽略来自 e_i 与 $\tilde{e}$ 之间的差异所导致的 γ_i 的部分。这一方法在文献中被称为"有条件的公平",即寻求对采用 $\tilde{e}$ 的个体的有条件公平。值得注意的是,按照自由奖励原则的要求,令具有相同 c 的个体间 $\gamma(t_i, c_i, \tilde{e})$ 值相等,意味着要给予它们相同的 t。当个体 i 和 j 具有相同的 e_i 时,这种方法就不符合补偿原则,这样就会出现 $\gamma_i < \gamma_j$,而 $\gamma(t_i, c_i, \tilde{e}) > \gamma(t_j, c_j, \tilde{e})$[①]。补偿原则仅适用于 $e_i = \tilde{e}$ 的情况。

二元法可满足补偿补偿原理,该方法确定了 c_i 的一个参考值 $\tilde{c}$,并关注个体间的不公平,其中 t_i^* 是方程的解:

$$\gamma_i = \gamma(t_i^*, \tilde{c}, e_i). \tag{23}$$

通过观察个体间 t_i 相等时发生的情况,可以直观地理解这种方法。有一个类似的情况是 γ_i 的差异只是由 e_i 引起的,因为对于给定 t^*,$\gamma_i = \gamma(t^*, \tilde{c}, e_i)$。这种不公平就是不合理的。因此,这种方法被称为"公平对等",因为它寻求一种与公平情况的对等。满足补偿原则的代价是,t_i 中的不公平有时可能会与 c_i 相同的一些个体的 t_i 中的不公平相反,这意味着对这些个体的自由奖励原则是失败的。只有在 $c_i = \tilde{c}$ 时,奖励的原则才成立。[②]

总之,在机会公平的文献中提到过一些方法,这些方法旨在界定个体 i 的收益的局部指标。然后,可以将不合理不公平作为这些部分指标的不公平来衡量(表 16.4)。这里要强调两个观点:首先,除了补偿原则之外,每一种方法都对奖励问题采取了自己的立场,即对可接受的不公平的界定,即使只想衡量不合理不公平,也不能忽视这一点;其次,补偿原则与奖励原则之间存在矛盾。这种紧张关系和可能的奖励原则的多样性创造了各种各样的解决方案。这里介绍四个主要的观点(表 16.4)。要在这些指标之间做出选择,必然取决于补偿原则的吸引力和有待分析的具体情况中不同的奖励原则的吸引力。

---

① 注意,条件公平确实满足补偿原则,如果函数 $\gamma(\cdot)$ 采用特定形式,如果是可分的,则 $\gamma_i = f(g(t_i, c_i), e_i)$。在 $f(g(t_i, c_i), \tilde{e})$ 的糟糕情况也就是在 $g(t_i, c_i)$ 的糟糕情况,而且给定 e_i,γ_i 也会比较糟糕。

② 同样的,如果 $\gamma_i = f(g(t_i, c_i), e_i)$,满足自由奖励原则。式(23)则等同于 $g(t_i, c_i) = g(t_i^*, \tilde{c})$,对于任意给定的 c_i,t_i 的不公平类似于 t_i^* 的不公平。

表 16.4　责任敏感型平等主义的变体

	功利主义	自由主义
满足补偿原则	平均 $EDE * EDE(\gamma\|e_i)$	公平对等 $t_i^* \ s.t. \gamma_i = \gamma(t^*, \bar{c}, e_i)$
满足奖励原则	均数不公平 $E(\gamma\|c_i)$	有条件的公平 $\gamma(t_i, c_i, \bar{e})$

注释：* 这一指标体系中,总体不公平不能简单地视作 $EDE(\gamma\|e_i)$ 值的不公平。

问题是,c 和 e 并不是独立分布的,c 与 e 之间可能存在因果关系,如前面描述的 Roemer(1993)关于吸烟的例子。在这些例子中,似乎个体对于不同的 c 会有不同的 e 值,并且 $\gamma(c_i, \cdot)$ 的曲线不再描述个体 i 的因素。解释这一问题的一个简单的理论假设是有一个潜在变量 e^* 在发挥作用,这个潜在变量独立于 c,所有的个体都有同样的机会获得它。e 的价值就在于它是 c 和潜在变量 e^* 的函数。因此,可将 γ_i 看作是 c 和 e^* 的函数进行推导。在特定情况下,随着 e^* 增加而递增,对于任意给定 c,重新标度 e^* 能够使得任意给定的 c 在区间 $[0,1]$ 上均匀分布。正如我们所看到的,同样,Roemer(1993,1998)提出了衡量努力程度 e_i^* 可以采用直接等级(或百分比)的方法,用于衡量给定 c 的分布。这与我们的讨论结果一致,如果预期将随着 e^* 递增,且基于这一理念构建的不公平衡量方法对重新标度的 e^* 并不敏感,那么这种衡量方法就是可行的。后者可能适用于这里介绍的这四种方法。然而,前者的属性最终取决于实际情况,它并不一定适用于所有具体情况。

请注意,c 和 e 之间的相关性并不一定意味着由 e 引起的不公平部分是不合理的。对于偏好责任论而言,偏好与环境有关是很自然的(身体特征影响着根据这些特征进行的活动的喜好),但是这一事实并不会削弱尊重偏好和这些偏好所激励的选择。也有可能 e 与 c 的关联是偶然发生的,但实际上这两者之间并没有因果关系。[①] 这种情况下,"均数不公平"法并不适用,因为 $E(\gamma\|c_i)$ 受 e 在 c_i 上的条件分布的影响。通过 c_i 对所有取值都有同样分布的期望计算标准化是解决这一问题的有效方法。反之,"平均 EDE"方法不受影响是因为计算 $EDE(\gamma\|e_i)$ 时涉及 c 对于不同 e_i 的不同组成部分没有关系,个体所属的 c 组在某种程度上对这个方法来讲可以说是无关紧要的。条件公平和公平对等两种理论并不受这个问题的影响,因为前者忽略了 e_i(除非在 t_i 依赖于它的情况下),而后者是一种假设情况,即每个人都有相同的 $\bar{c}$。

4.1.2　在健康和医疗保健中的应用

在健康和医疗保健中的应用需要对一般框架进行细化,这里有两个问题尤其重要。首先,从对 CI 和种族差异的讨论中,我们已经很清楚,e 和 c 中不同变量之间的相关性普遍存在,它们的解释是必要的。当 c 和 e 不是独立分布时,一个人必须确定自己是只对 c 产生的不公平有兴趣,还是通过 c 对 e 的影响(或与 e 的相关)进而直接或间接地对 c 产生的不公平有兴趣。其次,需要仔细反思奖励原则。事实上,功利主义和自由主义原则都是为幸福而构想的。在健康和医疗保健的例子中,特殊的理想状况是健康和医疗保健需要之间保持一种

---

① 每当 c 和 e 相关时,关于机会均等的文献往往会假定因果关系。当然,人们可能会把二者之间的显著相关性解释为它们都与相同的潜在变量有关。我们将在健康方面看到,这种情况的伦理含义可能因个案而异。

良好的关系,这种理想并不符合任何一项原则,它需要我们进一步解释概括。结果表明,补偿原则与横向公平的概念紧密相关,而不同的补偿原则体现了不同的纵向公平概念。

我们将依次检验医疗保健和健康方面的不公平。事实上,医疗保健和健康之间错综复杂的联系引发了两者之间有趣的联系。

4.1.2.1 医疗保健

迄今,文献中关于医疗保健不公平的局部方法,主要侧重于关注由特定社会人口特征(如性别、种族或社会经济地位)的影响而造成的不公平。从更广泛的视角看,人们可能对所有医疗保健消费的不公平都感兴趣,而这些不公平并不是由健康需求差异来解释的。在这些应用中,e 中的"努力"变量是那些不会导致医疗保健中不合理不公平的变量,而由 c 中的情况导致的不公平在道德上令人反感。因此,在局部方法中,c 变量衡量的是相关社会人口特征(例如性别或种族),而 e 则包含所有其他特征。用更一般化视角来看,e 变量衡量需求,c 衡量所有其余因素。关于偏好和信息的差异是否会触发医疗保健方面的不公平一直存在着争议,即利益变量究竟是医疗保健服务的使用还是可及性。根据 c 和 e 之间在这一框架中切割点的变动,辩论中的各种立场会有所不同。一旦特定的医疗保健函数表达为 $\gamma(c,e)$,原则上可以应用理论中提出的不同指标。然而,在这方面,c 和 e 之间的关系是关键所在,因为可以预期,在这里属于 e 的医疗保健需要会受到 c 的影响。

当构建一个局部指数(即由于一个 c 变量如种族,造成的不公平)时,人们感兴趣的可能不仅是该变量的直接影响,还对该变量通过另一个变量(如社会经济地位)产生的间接影响感兴趣。我们已经看到,这一概念在界定种族差异上发挥了重要作用。在这种情况下,人们可以将社会经济地位作为种族和其他变量的函数,然后将社会经济状态的影响相应地分配到函数中 c(种族)和 e(其他)之间。因为数据的限制或者在理解相关因果机制方面的更深层次的限制,这种影响的分解在实践中一般不可能发生。但是人们可以通过函数方式来表达这种依赖关系,状态=f(种族,π),π 是在个体所在种族条件分布状态下的百分位数。如果状态是类别极少的离散变量,那么在给不同的个体赋 π 值时可能仍然比较随意。

为了更加具体地了解这个问题的不同层面,有必要构建医疗保健函数[与收益函数式(22)一致]:

$$\gamma(t_i, c_i, e_i) = hc_i = hc(hn(SES_i, d_i, P_i^1), SES_i, d_i, P_1^2). \tag{24}$$

式中,hn 如前所示表示"健康需求",由社会经济变量 SES(包括经济地位、种族和地区)、人口统计学变量 d(如年龄和性别)以及影响生活方式的偏好变量 P^1 决定。获取医疗保健服务的差异也受治疗偏好 P^2 的影响。式(24)可以明确区分两种效应:社会经济地位(SES)的间接效应和人口因素(d)作用对医疗保健服务产生的影响,这表明,如果需求相同,则直接效用指差别对待(或歧视)。[①]

假设我们按照社会经济不公平的文献,分别令 $c=SES$ 和 $e=(d,P^1,P^2)$。在这一解释中,补偿原则将强制规定,对于 e 值相同的个人(即人口统计学变量和偏好变量相同)医疗保健

---

① 在这个意义上,式(24)是一种编写简单的程式化结构模型的简洁方式。当然,在应用研究中,通常需要更加详细的规范(如 Fleurbaey and Schokkaert, 2009)。

是公平的。这并不吸引人,因为这意味着我们可能忽略了 SES 对医疗保健需求的影响。更好的方法是令 $c = SES$ 和 $e = (hn, d, P^2)$,这意味着 e(更准确地说是 hn)与 c 相关,因此这样会排除没有适宜标准的"均数不公平"方法。① 对于其他指标,这种关联性不会引起什么问题。让我们将关注点放在社会经济不公平上,比如令 $c = SES$ 仅仅是其中一种可能,然而其他伦理方法可以通过对式(24)中的变量 c 和 e 中进行不同的划分来适应。一个人可以站在某个立场上认为不同的治疗是合理的,因为这些不同的治疗反映了不同生活方式偏好背后的不同需求。这意味着我们必须重新定义"合理"需求。或者,人们也可能关注与 d(例如年龄和性别)有关的医疗保健服务中的歧视,这意味着 $c = (SES, d)$ 和 $e = (hn, P^2)$。为使陈述更加聚焦,我们将对后一种情况进行分析。我们的讨论也很适用于其他伦理选择。

关于式(24)的解释,我们可以提出一些意见。第一,c 和偏好变量之间可能存在相关性:这是不是有问题,将取决于对合理变量和不合理变量之间的边界所采取的立场。第二,区分 SES 对医疗保健的直接效应与它通过医疗保健需要产生的间接效应,对数据提出了很高的要求。如果我们将人口统计学变量包含在 c 中,情况会更糟糕,因为在实证模型中,我们通常需要用 d 代替医疗保健需求。

当 $e = (hn, P^2)$ 时,对于具有相同医疗保健需求和相同治疗偏好的个人,补偿原则意味着医疗保健应该是相同的。显然,这是对横向公平原则的直接理解。如果按照文献中所倡导的方法来关注横向不公平,那么不满足补偿原则的衡量方法在这种情况下就没有吸引力。那么奖励原则呢? 如前所述,考虑奖励的最佳方法是考虑处于同一组环境中的个体 $c = (SES, d)$。这些个体可能有着不同的医疗保健需求和治疗偏好:将医疗保健分配给这些人与纵向公平有关。很明显,纵向公平应该在评估不同的情况中发挥作用。的确,如果不管个体的实际医疗保健需求,每个人都能获得相同水平的医疗保健,就能实现横向公平(Sutton,2002),然而这显然是不公平的。事实上,文献中已经强调,如果不能同时明确纵向公平,就不可能检查横向公平原则被违反的程度(见 O'Donnell et al., 2008)。这类似于从关于机会公平的文献中得出的观点,即每一种不合理不公平的衡量方法都意味着对奖励原则的说明。然而,机会均等理论中的奖励原则并没有很好地体现纵向公平的概念。功利主义的奖励关注每个组的医疗保健环境平均水平 $c = (SES, d)$。对这一群体中的医疗保健重新分配就好似否认纵向公平的相关性,即分配医疗保健需求和医疗偏好。即使在对照环境组本身的水平上它可能被认为是可以接受的,在一组情况下的平均医疗保健量是评价个人横向不公平的一个很糟糕的基础。同样,自由奖励也是有问题的,因为它需要确定一个对结果变量有贡献的"现金转移"变量。医疗保健本身可以被看作是一种资源的转移,但是提倡同等情况下每个人都应该得到同等数量的医疗保健毫无意义。同样,健康需求和偏好也只能解释一定数量的医疗保健。

由于医疗保健本身就是一个政策变量,因此很难根据可观察到的经验证据推导出医疗保健函数的最佳形式。医疗保健应对健康需求的规范理想方式与现有医疗技术和资源有

---

① 请记住,这种对简单的"收入不平等"办法的拒绝是制定更复杂的种族不公平指标的起点。我们将在下一小节中回到这个应用上,但是这里我们将停留在一个更一般的层次上。

关。我们假设在同一组中的每个人都有一个给定的理想医疗保健量,这取决于健康需求和治疗偏好:

$$hc^*(hn_i, P_i^2; SES, d_i)$$

认为这一理想状态不应取决于社会经济地位是有道理的,但它可能取决于人口统计变量。例如,如果不同年龄的病人被优先给予不同程度照顾(这并不妨碍分析人员寻求因歧视而进一步产生的差异),那么我们以后就把它表示为 $hc^*(hn_i, P_i^2; d_i)$。这样个体 i 的利益就可以被定义为他实际使用的数量与理想数量之间的差距:

$$\Delta_i = hc_i - hc^*(hn_i, P_i^2; d_i) \tag{25}$$

不合理不公平可以用这些个人优势指标的不公平来衡量。

接下来面临的困难是定义 $hc^*(hn_i, P_i^2; d_i)$。针对不同需求的患者的最佳治疗信息有助于界定这一函数。但是由于 $hc^*(\cdot)$ 还必须刻画可用资源,因此仅仅是医疗信息是不够的。从可观测的数据中可以总结出一些有用的方法。假设 d_i 在函数 $hc^*(hn_i, P_i^2; d_i)$ 中没有实际作用。然后,我们期望实际状态偏离理想状态,这样我们就可以将最优医疗保健量定义为"具有相同需求和偏好的个人获得的平均医疗保健量"。如果用 N_e 表示这组个体,用 n_2 表示他们的数量,则得到:

$$hc^*(hn_i, P_i^2) = hc^{AV}(hn_i, P_i^2) \equiv \frac{1}{n_e} \sum_{i \in N_e} hc_i. \tag{26}$$

这是关于医疗保健服务提供中的社会经济不公平的文献中常见的假设,表述为"平均而言,系统是正确的"(van Doorslaer et al., 2000; O'Donnell et al., 2008)。[1] 当 d_i 在 $hc^*(hn_i, P_i^2; d_i)$ 中扮演重要角色时,不能把表示群体的平均医疗保健量 $(hn_i, P_i^2; d_i)$ 作为理想的医疗保健需求量,因为歧视也会影响平均量。而且,似乎没有简单的统计方法能够将 d_i 从与歧视相关的异常影响 P_1^2 中剥离出来。

另一种可能是为 c 选择一个参考值,$(\widetilde{SES}, \tilde{d})$ 认为最优数量是具备如下特征的个体所获得的数量:

$$hc^*(hn_i, P_i^2) = hc^{REF}(hn_i, P_i^2) \equiv hc(hn_i, \widetilde{SES}, \tilde{d}, P_i^2) \tag{27}$$

如果认为不同的社会经济群体应受到不同的治疗,并且某一特定群体(如富人或白人)得到的治疗接近"最优"治疗,那么这种方法就很有意义。

Fleurbaey and Schokkaert(2009)受条件公平和对等公平(前一小节介绍的两个自由主义准则)的启发,提出了两种可以应用于医疗保健和健康的指标。与对等公平相关的指标是公平差距,在医疗保健的例子中,在保留 c、e 的分类假设下,它可表述为:

$$hc_i - hc(hn_i - \widetilde{SES}, \tilde{d}, P_i^2) \tag{28}$$

通用公式为 $\gamma_i - \gamma(\tilde{c}, e_i)$。这个式子"参照"式(27),对应于式(25)。请注意,从纵向公平的角度进行的诠释为考虑参考值提供了一种有趣的选择 $(\widetilde{SES}, \tilde{d})$,在选择性公平主义理论中很大

---

[1] Sutton(2002)提出了对该方法的改进。我们将在下一小节讨论他的方法。

程度是开放式的。

与对等公平相似的是来自公式 $\tilde{c}$ 的参数。按照补偿原则，式（28）中个体间的表达式相等，意味着具有相同 $e_i = (hn_1, P_1^2)$ 的个体必然具有相同的 $\gamma_i = hc_i$。因此，式（28）中的不公平是一个可接受的横向不公平的指标。就奖励原则的含义而言，假设所有个体的 c 相同，并且这个值保留为参考 $\tilde{c}$。不管 γ 函数是什么，公平差距对所有个体都是没有意义的。然而，如果我们看到一个普通情况下人群中有各种 c 值，并研究如何改善 c 值相同的同一组特定群体的这种情况，这可以用一种特定的方式来解决，这种方法对 e 而言不是中性的。为了说明这一点，假设 $\gamma(c, e) = \alpha + \beta c + \gamma e + \delta ce$，所有符号都代表实数。然后会有如下公式：

$$\gamma_i - \gamma(\tilde{c}, e_i) = \beta(c_i - \tilde{c}) + \delta(c_i - \tilde{c}) e_i$$

这意味着，为了减少不公平，应该优先帮助在 $c_i < \tilde{c}$ 亚组中有较高 e_i 的人（即不健康的穷人）和 $c_i > \tilde{c}$ 组中 e_i 值低的人（即健康的富人）。如此一来，就容易理解 $\gamma^*(\tilde{c}, e) = \alpha + \beta\tilde{c} + \gamma e + \delta\tilde{c}e$ 的"理想"医疗保健水平（式 27）。

与条件公平相关的另一个替代方案是评估个人优势 $\gamma(c_i, \tilde{e})$，在我们所举例的例子中，为 $hc(\widetilde{hn}, SES_i, d_i, \widetilde{P^2})$。这种方法被 Fleurbaey and Schokkaert（2009）称为直接不公平，它与条件公平有惊人的相似之处，但又有所不同，因为条件公平通常是通过保持 t_i 不变，而不是通过计算参考值 $\tilde{e}$ 来计算。与条件公平类似，它也不满足补偿原则。因此，在衡量横向不公平上它没有什么优势。按照补偿原则来讲，在本质上它仅考虑了那些 $e_i = \tilde{e}$ 的个体。事实上，所有其他个体都被忽略了，因为他们的情况是由具有相似 c 但参考 e 的个体所衡量的。因此，为实现规范的目的，在使用这种指标时必须要谨慎。

最后我们必须作出决定，因为这将有助于将本节所述的指标与种族或性别差异的指标联系起来。当参数（如 c 或 e）被引入时，也可以考虑通过引入变量值的分布而不是单个值来考虑。例如，通过计算相对于参考参数分布的个体优势测度的期望值，可以概括直接不公平和公平差距。对于直接不公平，如果 $f(\tilde{e})$ 是 $\tilde{e}$ 的参考分布，则可以计算

$$\int \gamma(c_i, \tilde{e}) f(\tilde{e}) \mathrm{d}\tilde{e}. \tag{29}$$

对于公平差距，用 $g(\tilde{c})$ 表示 $\tilde{c}$ 的参考概率分布函数，则可计算：

$$\gamma_i - \int \gamma(\tilde{c}, e_i) g(\tilde{c}) \mathrm{d}\tilde{c}. \tag{30}$$

请注意，当 $\tilde{e}$ 的参考分布对应实际分布，当 e 独立于 c，那么 $\int \gamma(c_i, \tilde{e}) f(\tilde{e}) \mathrm{d}\tilde{e} = E(\gamma \mid c_i)$，而且直接不公平符合均数不公平方法。当 $\tilde{c}$ 的参考分布与实际分布对应，e 独立于 c，函数 $\int \gamma(\tilde{c}, e_i) g(\tilde{c}) \mathrm{d}\tilde{c}$ 就是拥有 e_i 的个体所在组中的平均结果。显然，就隐性奖励原则而言，这些概括并无伤大雅。

4.1.2.2　健康不公平

在健康领域，我们可以沿着式（24）进一步拓展优势函数（22）：

$$\gamma(c_i, e_i) = h_i = h(hc(hn(SES_i, d_i, P_i^1), SES_i, d_i, P_i^2), hn(SES_i, d_i, P_i^1)). \tag{31}$$

根据此函数，健康取决于健康需要和医疗保健。[1] 一如既往，医疗保健取决于健康需要。同样，不同责任视角将反映在将 RHS 中的变量分配给 c 或 e 的不同方式上。几乎所有人都会同意，社会经济变量的差异不应导致健康方面的差异（在控制了偏好差异之后）。自然而然，大量的文献也认为，由人口统计学变量 d 引起的健康差异不应该被视为不合理的，因为它们显然不受政策的影响。这一观点无可厚非。这一立场没有超越批评。然而，随着健康差异由于人口变量可能会通过政策加剧或弱化（考虑到医疗保健的分配决策），人们也可以采取这样的立场，即在比较跨国或跨时不公平时，将（短期内）不受政策影响的变量的影响考虑进来可能是有用的。最敏感的问题出现在对偏好变量的解释上。我们将在下一节中讨论。在本节中，我们将遵循主流方法，重点讨论由社会经济地位造成的不公平。正如在前一小节中所述，我们的讨论也很容易适用于其他伦理选择。

在这种情况下，补偿原则是令人信服的，可以用这样的要求来表达"如果不公平和不平等的衡量标准是零，就不应该存在任何不合理的差异，即两个具有同值 e 变量（即相同的偏好和人口统计学变量）的个体应该有相同的健康状况，即相同的结果 γ"。就奖励而言，必须仔细地重新解读奖励原则，因为健康不是一个关于幸福的全球指数。

我们首先考虑一下基于功利主义奖励原则的指标。均值不公平法是 Bommier and Stecklov（2002）为衡量社会经济健康不公平而提出的一种计算（$E(h \mid SES_i)$）不公平的方法。正如我们看到的，这种方法在补偿方面并不能令人满意，而且还需要处理 c（社会经济地位）和 e（人口统计变量）之间的关系。如上所述，在这两方面，一般的 EDE 方法都是可取的。这两项指标都依赖于功利主义的奖励原则，这说明重要的是每个特定环境组的平均（或总体的）健康。健康最大化是一个持久的原则，并且也是成本效益分析文献的主导目标。然而，直到今天，人们才充分理解了它的伦理局限性。按照这些指标，可以通过对社会底层群体实施健康政策，向那些接受医疗保健且能够更好体现医疗保健价值的群体提供更多的医疗保健服务，通过提高这些群体的平均健康水平进而改善社会经济不公平。例如，如果可以通过牺牲重病患者和集中资源于可治愈的疾病和预防，来提高处于社会底层群体的平均健康，那么这就被看作是改善了健康状况。这种健康最大化做法往往难以被人们所接受，并且遭到多数人的强烈反对（Gaertner and Schokkaert，2011）。

正如前面医疗保健这一节所指出的，自由奖励原则并没什么吸引力，因为它不考虑个体的健康需要，而一味地要求所有处于相同环境的群体每个人都应该接受公平的医疗保健，这一点似乎不够通情达理。然而，一旦确定了理想的医疗保健函数 $hc^*(hn_i, P_i^2; d_i)$，就可以进一步拓展该理论，以引入该准则作为奖励原则。就可以考虑个人优势的衡量指标：

$$h(\Delta_i + hc^*(hn(SES_i, \tilde{d}, \widetilde{P^1}), \widetilde{P^2}; \tilde{d}), hn(SES_i, \tilde{d}, \widetilde{P^1})). \tag{32}$$

式（25）界定了 Δ_i，这导致了条件公平方法的泛化。确实，如果理想状态下 $hc^*(hn_1, P_1^2; d_i)$（在一组 SES 环境中）是常数（但是由于它不直接依赖于这个变量，所以总体上可以被看作是

---

[1] 初看上去，"健康"和"健康需求"之间可能有些混淆。由式（31）可以清楚地看出，我们将最终健康解释为医疗保健和（预防医疗保健）需求的结果。

一个常数），式（32）可以整理为：

$$h(hc_i, hn(SES_i, \widetilde{d}, \widetilde{P^1}))\tag{33}$$

这正是传统条件公平法中对个体优势的衡量。如果不相关的特征（如"责任"）d_i, P_i^1, P_i^2 是参考水平，一般化式（32）计算的是个体 i 享有的健康水平，其医疗保健处于相应的理想水平加上 i 目前拥有的医疗保健水平与理想状态下 i 应享有服务（给定 i 的实际特征）的差额 Δ_i。这个差额可以理解为 i 在特定条件下所面临的情况。广义条件公平的观点是在人们具有无关的参考特征和保持 Δ_i 的情况下评估个人应如何行事。在计算中保持 Δ_i 不变，可以将结果（健康）作为一个"参考"状态，来评估当前资源不公平所导致的结果。当式（32）满足个体具有相同的 SES 时，Δ_i 也应相同。

或者，人们也可以将对等公平一般化。求解 t_i^* 的等式：

$$h_i = h(t_i^* + hc^*(hn(\widetilde{SES}, d_i, P_i^1), P_i^2; d_i), hn(\widetilde{SES}, d_i, p_i^1))\tag{34}$$

不合理和不公平可以用个体 t_i^* 的不公平来衡量。如果能确保个体具有相同的 t_i^*，就能得到这样一种情况：假设每个人都会享受相同的健康水平，那么个体的医疗保健需求将不再受到社会经济地位影响，每个人都将获得理想的医疗保健。

可以说，广义的对等公平能够满足补偿原则，而广义条件公平不满足补偿原则。当两个个体具有相同的无关特征，并且只有健康状况相同而社会经济地位不同的人，他们的 t_i^* 才相等。相反，如果两个人的无关特征不在参考水平，即使他们的实际健康水平不同，他们的个体优势可能是相同的。由于补偿原则在这种情况下是自然而然的，所以广义对等公平比广义条件公平更有吸引力。

然而，这两种方法都使用了"理想的"医疗保健函数 $hci(hn_i, P_i^2; d_i)$。如前所述，此函数非常棘手，它需要额外的假设或可观察数据中获取不到的信息。为方便起见，Fleurbaey and Schokkaert（2009）提出了一个听起来像弱奖励原则的东西。它规定，个体之间的 e_i 差异（这里指的是人口统计变量和偏好）对衡量不合理不公平的影响应该尽可能小。如果认为理想的医疗保健函数 $hc^*(hn_i, P_i^2; d_i)$（通常取决于 e_i）应该作为一个基准以衡量个人层面的不公平。事实上，在某些情况下，"直接不公平"和"公平差距"分别与广义条件公平和广义对等公平是重合的。

在健康方面，直接不公平将个人情况衡量为

$$\gamma(c_i, \widetilde{e}) = h(hc(hn(SES_i, \widetilde{d_i}, \widetilde{P^1}), SES_i, \widetilde{d}, \widetilde{P^2}), hn(SES_i, \widetilde{d}, \widetilde{P^1}))\tag{35}$$

与前面式（32）中的衡量方法相比，这一衡量方法对医疗保健差异的 e 特征值的反应方式不敏感。衡量个体 i 的不公平性等于其具有广义条件公平的个体优势：

$$\Delta_i \equiv hc_i - hc^*(hn_i, P_i^2; d_i) = hc(hn(SES_i, \widetilde{d}, \widetilde{P^1}), SES_i, \widetilde{d}, \widetilde{P^2}) - hc^*(hn(SES_i, \widetilde{d}, \widetilde{P^1}), \widetilde{P^2}; \widetilde{d})$$

这意味着，个体 i 的实际医疗保健服务与最优医疗保健服务之间的差异只取决于社会经济地位，而不受个体特征的影响，即不受人口统计学和偏好变量的影响。这种情况下，公平差距就可以被定义为两者之间的差距：

$$\gamma_i - \gamma(c, e_i) = h_i - h(hc(hn(\widetilde{SES}, d_i, P_i^1), \widetilde{SES}, d_i, P_i^2), hn(\widetilde{SES}, d_i, P_i^1))$$

现在考虑这样一种情况,所有人的公平差距都为零。对于这种不存在不合理和不公平的情况,式(34)意味着:

$$t_i^* + hc^*(hn(\widetilde{SES}, d_i, P_i^1), P_i^2; d_i) = hc(hn(\widetilde{SES}, d_i, P_i^1), \widetilde{SES}, d_i, P_i^2)$$

如果我们现在想要广义公平也能计算没有不合理和不公平的情况,在个体间必须相等,即:

$$hc^*(hn(\widetilde{SES}, d_i, P_i^1), P_i^2; d_i) = hc(hn(\widetilde{SES}, d_i, P_i^1), \widetilde{SES}, d_i, P_i^2) - t^*$$

这意味着,对于参考组中所有人口统计学变量和偏好变量而言,实际医疗保健服务等于理想医疗保健服务,且等于一个常数。这一解释将有助于为公平差距法的应用提供最佳的方案。

4.1.3 用集中指数和种族不平等做的比较

前一小节描述的方法与更传统的方法如集中指数或种族差异的衡量之间的主要区别在于,后者(集中指数或种族差异)只对总结衡量 c 对于 γ 的影响感兴趣,而前者(除了"均数 EDE"方法)始于单个指标的计算,如不公平和不平等这些具体指标。这就使得分析亚群体的情况成为可能。的确,集中指数方法和衡量种族差异都是通用方法的特殊情况。

4.1.3.1 集中指数

集中指数方法已被应用于 γ 代表的健康以及 γ 代表的医疗保健。在这两种情况下,c 可以被用来解释社会经济地位和 e 中的所有其他变量。正如我们在 3.1 节中所看到的,γ 对 c(社会经济地位)的集中指数与 γ_i 对 r_i^c 的线性回归系数成正比。假设如下函数,类似于式(3):

$$\frac{2\sigma_r^2}{\mu(\gamma)}\gamma_i = \alpha + \beta r_i^c + \varepsilon_i$$

它描述了如何有效率地生产 $\gamma_i/\mu(\gamma)$,以及由 ε_i 触发的合理不公平。当然,前面小节中提出的微妙的伦理争论还不能用这种简化的方法来解释。此外,需要注意的是,当 c 是多维的且无序时,它是不适用的,并且我们必须假设 γ 函数与 r_i^c 线性相关。在更广义的机会公平方法中,不需要这两种假设。

然而,如果我们接受约束性假设,假定可以明确 c,也可以接受线性近似。集中指数近似等同于前面一节中讨论的指标,因为它们都关注 $\bar{\beta}$。实际上,$E(\gamma_i/\mu(\gamma)|c_i)$ 与 $\hat{\alpha} + \hat{\beta}r_i^c$ 成正比,个体 i 和 j 在这些指标上的差异就等于 $\hat{\beta}(r_i^c - r_j^c)$。集中指数直接反映了不公平 $E\left(\frac{\gamma_i}{\mu(\gamma)}|c_i\right)$ 的程度,这意味着在分布上反映"不公平"的方法相一致。此外,该函数的线性函数还能评估当个体 ε_i 相等时的函数 $\hat{\alpha} + \hat{\beta}r_i^c + \varepsilon_i$,由此可得到同样的公式 $\hat{\beta}(r_i^c - r_j^c)$。直接不公平也会用表达式近似地评估不公平 $\hat{\alpha} + \hat{\beta}r_i^c + \bar{\varepsilon}$,公平差距将与 $\hat{\alpha} + \hat{\beta}r_i^c + \varepsilon_i - (\hat{\alpha} + \hat{\beta}\bar{r} + \varepsilon_i) = \hat{\beta}(r_i^c - \bar{r})$ 成正比。同样,可推导出该公式也适用于个体间的不公平。

显然,当一些 e 变量与 c 相关,但同时又是合理不公平的来源(比如 y 代表健康时的年龄,或者 y 代表医疗保健时的健康需求)时,可能会出现一些问题。正如第 3 节所解释的,这通常通过标准化相关变量来解决。上一节的分析表明,这种标准化在伦理上并没害处,因为它涉及补偿和奖励问题。直接标准化替代 $y(c_i,\bar{e})$,其中 $\bar{e}$ 是 e 在总体上的均值。如果函数 $y(c,e)$ 在 c 中是递增的(相对于集中指数中使用的 c 的顺序),则 $y(c_i,\bar{e})$ 的集中指数与基尼系数相同。计算 $y(c_i,\bar{e})$ 的集中指数就相当于计算在 $\bar{e}=\bar{e}$ 时的直接不公平 $\gamma(c_i,\bar{e})$ 的基尼系数。间接标准化的重点是 $\gamma_i-\gamma(\bar{c},e_i)$,这又与上一小节的概念公平差距惊人地相似。这些相似性表明了两个重要的观点。首先,由于直接不公平不符合补偿原则,基于直接标准化的指标也是如此。这使得直接标准化对于衡量医疗保健提供方面的横向不公平就显得特别没价值。其次,间接标准化相当于 $\tilde{c}=\bar{c}$ 之间的公平差距。正如前面所描述的,这强化了"平均而言系统正确"的假设,虽然这一假设并非不合理(在文献中也有明确的说明),但我们在前一节中已经表明,可以将这种方法推广到其他关于"理想"医疗保健函数的假设如式(28),这些假设同样或更有吸引力。

当集中度指标的计算不同于对不公平应用适当的方法来衡量不公平或公平差距时,例如由于个体优势的测度与 c 不是共态的,它更倾向于依赖不公平的衡量。正如 Bleichrodt and van Doorslaer(2006)明确提出的集中指数法,给有更低 c 的个体绝对的优先位置,它不同于个体优势,且很难界定(见第3节)。这使得给处于更糟状况的个体以优先的考虑具有一定的优势,这一衡量方法更加强调由于 c 引起的优势。随后,一个自然的解决方法是计算前一小节中描述的局部优势所衡量的不公平。对于应用于 y(或其标准化变体)的集中曲线与应用于直接不公平、公平差距或局部个人优势的类似度量的洛伦茨曲线之间的选择,也可以做类似的评述。

4.1.3.2 种族不平等

现在我们谈谈种族不平等的分析。不考虑偏好的简单差异,第3.2节中描述的方法可以在更一般的场景中将 γ_i 解释为医疗消费,c_i 可解释为种族(B 或 W)。这个问题的特殊结构[国际移民组织(IOM)对种族不平等的定义]需要进行额外说明。我们会说,向量 e 有两个组成部分:社会经济地位 e_i^1,它与 c_i 的相关性产生了不合理不公平;而健康需求 e_i^2 与 c 的相关性不会产生不合理不公平。注意,在这种方法中,c_i 和 e_i^1 之间的相关性是充分的,没有必要推断因果关系。

记住,"均数不公平"方法通常只是简单地应用于计算 B 和 W 之间的 y 的均数。之所以不被接受,是因为在这种情况下应该计算 c 和 e 之间的相关性,比如,健康服务需求之间的差异不会产生不合理不公平。然而,可以看出,种族不平等与条件公平(直接不公平)和对等公平(公平差距)的概念有着密切的联系。由于种族不平等首先与横向不公平有关(请记住 IOM 的定义),因此在医疗保健方面,自然而然地就把重点放在满足补偿原则的指标上。因此,我们将只讨论后者。我们首先考虑加性可分的情况,然后再考虑更一般的情况。

4.1.3.2.1 加性可分性

在加性可分性假设下,我们从式(12)开始,可以用现在的符号将其重新表述为:

$$\gamma_i=\alpha+\beta\varphi(c_i)+\gamma\psi(e_i^1)\delta\chi(e_i^2)+\varepsilon_i$$

这里,令 $\varphi(B)=0,\varphi(W)=1$。种族不平等的指标就变为[见式(15)]:

$$dis = \hat{\beta} + \hat{\gamma}(E(\psi(e_i^1)|W) - E(\psi(e_i^1)|B))$$

按照 IOM 关于种族不平等的概念,社会经济地位本身是不公平的一个合法来源,我们使用了上一节所述的方法,发现只有它与种族的关系是有问题的。所以我们定义 $e_i^k(k=1,2)$ 作为 c_i 的函数,且分数排名(百分比)的分布 $e^k:e_i^k=\eta^k(c_i,\pi_i^k)(k=1,2)$。$y$ 函数就可以写为:

$$\gamma_i = \alpha + \beta\varphi(c_i) + \gamma\psi o\eta^i(c_i,\pi_i^1) + \delta\chi(e_i^2) + \varepsilon_i$$

公平差距变为:

$$\hat{\beta}(\varphi(c_i)-\varphi(\tilde{c})) + \hat{\gamma}(\psi(e_i^1)-\psi o\eta^1(\tilde{c},\pi_i^1))$$

如果令参照值 $\tilde{c}=W$,这个表达式可以写为:

$$\hat{\beta}(\varphi(c_i)-1) + \hat{\gamma}(\psi(e_i^1)-\psi o\eta^1(W,\pi_i^1)) \tag{36}$$

显然,种族不平等等于减去黑人的平均公平差距。请注意,所有白人个体的公平差距都等于零。

将这一结果与我们认为种族和社会经济地位都是不公平的非法来源时所得到的结果进行比较,是非常有益的。这种方法与前几节的方法有异曲同工之处,但不符合 IOM 对种族差异的衡量。[1] 那么公平差距等于:

$$\hat{\beta}(\varphi(c_i)-\varphi(\tilde{c})) + \hat{\gamma}(\psi(e_i^1)-\psi(\tilde{e}^1))$$

如果 $\tilde{c}=W$,并且白人中 e^1 的分布为参数 $\tilde{e}^1$,正如式(30)中定义的期望公平差距,那么公平差距也可以表示为:

$$\hat{\beta}(\varphi(c_i)-1) + \hat{\gamma}(\psi(e_i^1)-E(\psi(e_i^1)|W))$$

所以种族不平等又等于减去黑人的平均公平差距。需要注意的是,关于参考值的假设意味着"理想"医疗保健水平的定义,是指就平均水平而言,系统对白人是不错的。事实上,白人之间的平均公平差距为零。然而,如果满足条件:$\varphi(e_i^1)=E(\varphi(e_i^1)|W)$[2],白人的个人公平差距只会是零。

当然,尽管在这两种情况下,差距都是减去黑人之间的平均公平差距,但对参考值的选择以及因此对"理想"医疗保健参考值水平的假设是不同的。在第一种(IOM)情况中,我们假设对于任何黑人来说,理想的医疗保健水平都是具有相同医疗需求的白人在(白人)社会经济地位分布中所占的分数位置,与黑人在黑人分布中所占的分数位置相同。所有白人个体的公平差距在模型构建时都等于零。在第二种情况下,我们假设系统对白人的平均值是不错的。当然,由于现在社会经济地位是不公平的一个不合理来源,白人个体的公平差距可能也不等于零。这些解释都是合乎情理的。

综上所述,对于加性可分的情形,种族不平等成为公平差距的特殊情形,并且满足补偿条件。对参考值的不同选择将会导致一系列不同的衡量结果。前一节所建议的解释可能有助于从这一节中选择最适当的措施。此外,通过式(36),我们可以看到,公平差距为我们展

---

[1] 如果遵循 Kawachi et al.(2005)关于衡量种族不平等的批评,这可能是一种受欢迎的方法。

[2] 如果我们令 $\tilde{c}=B$,且令黑人间 e^1 的分布为参数 $\tilde{e}^1$,可以得到类似的结果。种族不平等就等于白人的平均公平差距。这种紧密的类似只适用于加性可分的假设。

现了一个有趣的个人指数分布,这使得详细分析种族对健康消费的影响成为可能,而健康消费是由社会经济地位所调节的。例如,可能发生的情况是平均公平差距(以及因此而产生的差距)没有发生变化,但当种族对整个社会经济地位的影响变得更加均匀时,公平差距的分布却明显改善了。这些个体指数的可用性(以及它们与衡量种族不平等的标准的一致性)开启了许多有趣的新可能。

4.1.3.2.2 不可分的情况

对于不可分的情况,我们将重点放在 IOM 对种族不平等的定义上,并将对衡量公平差距的不同方法进行比较,这些方法主要是针对不可分的情况(见第 3.2 节)。

$$\gamma_i - \gamma(c, \eta^1(c, \pi_i^1), e_1^2)$$

在此情况下,秩次替代法[见式(18)]可表示为:

$$E(\gamma_i \mid W) - \iint \gamma(B, e^1, \eta^2(W, \pi^2)) f(e^1, \pi^2 \mid B) \mathrm{d}e^1 \mathrm{d}\pi^2 \tag{37}$$

和

$$f^*(e) = f(e^1, F(e^2 \mid W)B) f(e^2 \mid W)$$

考虑到 $\tilde{c} = B$ 时的公平差距,有:

$$\gamma_i - \gamma(B, \eta^1(B, \pi_i^1), e_i^2)$$

这意味着每位黑人的公平差距为零。白人之间的平均公平差距就变为:

$$E(\gamma_i \mid W) - \iint \gamma(B, \eta^1(B, \pi^1), e^2) f(\pi^1, e^2 \mid W) \mathrm{d}\pi^1 \mathrm{d}e^2 \tag{38}$$

式(38)表明,选择 $\tilde{c} = B$ 可以归结为改变白人 e^1 的分布,想象如果他们被当作黑人对待时会发生什么。白人的平均公平差距与种族差异的衡量结果一致。事实上,式(38)中的第二项相当于用下式计算:$\int \gamma(B, e^1, e^2) f^*(e) \mathrm{d}e$

$$f^*(e) = f(F(e^1 \mid B), e^2 \mid W) f(e^1 \mid B)$$

而且,

$$f(e^1, F(e^2 \mid W) \mid B) f(e^2 \mid W) = f(F(e^1 \mid B), e^2 \mid W) f(e^1 \mid B)$$

也等于:

$$f(F(e^2 \mid W) \mid e^1, B) = f(F(e^1 \mid B) \mid e^2, W)$$

该等式是成立的,因为百分位数均匀分布。因此,在秩次替换法及上述参考参数下,白人与黑人公平差距的平均差距一致。在公平差距方法中采用其他参数,可能会提出有趣的关于差距的替代指标。

机会均等法和种族不平等法概念之间的类比,对于秩次替代修正的倾向得分法来说,就不那么清楚了。

4.1.4 结论

总之,通过研究形式上类似的机会公平理论,可以对衡量健康和医疗保健方面的社会经济或人口不公平做出以下建设性贡献:

(1)可以构造个体局部优势的分布,提供比平均幅度或集中曲线更丰富的信息;

（2）在一个统一的框架内,很容易适应和比较不同的伦理方法;事实上,迄今为止,文献中最常见的方法(集中指数和种族差异)可以解释为这种更一般方法的特例;

（3）在处理具有不止一个不合理和不公平来源或具有非线性基础结构的情况时没有任何问题;

（4）并非所有的方法都满足补偿原则,这可能是一项有益的选择标准,特别是标准化程序不仅是纯粹的统计,而且在这方面具有伦理价值;

（5）奖励原则也是一种可能的选择标准,人们可以改进这些指标,以引入关于医疗保健分配的道德偏好;

（6）不公平指标要么与需要对社会经济进行特别排序的集中度指标一致,要么更加可取;

（7）在条件公平和对等公平的影响下,可以构造出多个衡量不公平和差距的方法(如直接不公平和公平差距)。"平均EDE"是其中一种。

最后,我们重点来回顾一下研究方法。机会均等理论明确区分了函数 γ 和对特定情况的规范性评价。将估算方程 $\gamma(c,e)$ 的经验的、纯事实的步骤与绘制 c 和 e 之间的边界以及选择一种不公平特定度量方法的规范步骤分开是合理的。根据所采用的特定方法,需要或多或少的关于函数 γ 的信息。例如,如果需要一个无偏系数,在 c 上回归 γ 而忽略 e,可能会有问题。一旦明确区分"估计"和"评估"阶段,并使用能够适应 $\gamma(c,e)$ 的复杂非线性结构的不公平指标,就有可能在估计阶段拥有完全的自由。鉴于确定因果关系对于解释 c 和 e 之间的相关结构至关重要,这似乎是占有绝对优势。

4.2 实质性争论:"合理"与"不合理"不公平的界限何在?

机会均等理论的不同形式可用于在 c 和 e 之间进行的划分。在前面小节中,我们探讨了该理论与社会经济卫生不公平或医疗保健中的种族差异问题之间的形式相似性。但机会均等理论也表明,c 和 e 之间的界限应该考虑到伦理。例如,只关注种族差异而忽视社会经济地位独立造成的不公平可能在反映普遍存在的不公平现象上失之偏颇。关注社会经济不公平,而忽视遗传禀赋对健康不公平的影响,可能无法追踪个体在他们的健康状况中到底有多大的差异。此外,在规范性文献中,关于 c、e 划分的说法与健康政策中关于生活方式和冒险的个人责任的重要辩论有不谋而合之处。本节中,我们将讨论这些一般性的规范问题。在下一节中,我们将说明这些哲学上的思考将如何影响实证研究。

我们将简要阐述机会均等理论的正式框架的一些有趣特征。首先,它的内容很丰富,可以把迄今为止大量的文献联系起来。具体而言,它允许在关于不公平衡量的正式文献中,一方面是哲学文献,另一方面是关于健康与医疗保健不公平原因的实证研究。其次,它足够灵活,可以容纳不同的伦理和实证方法,并能比较这些方法在衡量不公平对健康的影响。这是一个具有决定性优势的领域,往往有许多冲突的观点。

第4.2.1节中,我们讨论了文献中两种常用的方法:一种是让个人对他们的偏好负责,另一种是让他们对自己的选择负责。我们将从生活方式和健康方面的文献中选取一些具体的例子来说明这些抽象的论点。① 在第 4.2.2 节中，我们更深入地讨论了风险和不确定性的应对。为了避免混淆，这里增加一些术语是有必要的。在哲学文献中，我们所说的责任敏感型的平均主义通常被称为运气公平主义，运气指的是个人无法控制的所有情况。因此，这种运气公平主义与我们所谓的"选择"方法密切相关。在这种解释下，运气比大多数经济学家所称的风险或不确定性更广泛，当然，所有情况都可以被视为一种自然或社会彩票的结果。

4.2.1 偏好和选择方法

关于"削减责任"的哲学辩论催生了各种观点。主要在于所谓的偏好和选择方法之间的区别。前者在 Rawls(1971,1982)的著作中已经得到了强有力的论证。他认为，把人当作自主的道德行动者，必然意味着他们应该为自己的目标和美好生活承担责任。接着，他在差别原则（或极大极小原则）中指出，应该分配初级商品（如收入和财富、自尊的社会基础），以便最大限度增加最贫穷国家的机会。Dworkin(1981a,1981b,2000)进一步阐述了个人应该对他们的偏好负责这一观点。在他看来，一个人不能一边因为偏好而维持一种特定生活状态，却同时请求从公共机构获取特殊帮助，此时他的偏好本身就是一种障碍。只有那些并未将自己的偏好视为负担或渴望的人，才能要求额外的资源支持。

"偏好方法"受到了 Arneson(1989)、Cohen(1989)和 Roemer(1998)等作者的质疑。他们声称偏好往往是教育和社会影响的产物，因而个人对此并不应该承担什么责任。与之相反，他们主张"常识"观点，即个人只应该对自己真正选择的东西负责，而不是他们所继承的环境。在他们看来，一个人只有在拥有控制权的情况下才能承担责任。

文献中提及的第二个区别与偏好和选择方法之间的区别有些交叉。它在评价正义时考虑到引入责任。一种方法（前面提到的大多数研究者都含蓄地采用了这种方法）认为，责任削减是人们获得社会机构和个人之间进行适当分工的主要数据。在另一种方法中，削减责任是根据与自由价值、政治参与的重要性等有关的其他原则提出的。在这一点上，Anderson(1999)、Sen(1999)和 Fleurbaey(2008)认为，个人应该被置于良好的自治和自由的条件下，这样他们才能成为自己生活的主人并充分参与到社会交往中。然而，当超越这一普遍原则时，偏好和选择方法之间的区别也会在这种"自由"方法中出现。过分简化的是，Sen(1999)将自由解释为一种从能力集合中进行选择的能力（因此，应该将其归类于选择—控制方法中），而 Fleurbaey(2008)则认为，对自由的尊重意味着尊重个人偏好。

在健康领域，不同的方法意味着不公平因素之间的不同划分。我们将重点讨论偏好和选择方法之间的区别。然而，第二个区别也很重要。虽然"自由"方法很难与健康方面的具体建议联系起来，但可以想象，它会认为所有不能追溯至行使某些有价值的自治和自由形式的不公平都是不可取的。那么，难点就在于确定什么是与人们的偏好或个人选择有关且有价值的自治形式。

4.2.1.1 选择方法

在第一种方法中，个人对他们自己所控制的特征负责。从狭义上讲，人们可以将这解释

---

① 关于健康行为的经济学文献综述由考利和卢姆在本手册的第三章给出。

为个人只需要对他们所有的选择负责。然而,这可能并不符合该方法的本义,因为选择也可能受非个人控制因素决定。举例来说,乍一看,人们可能会认为个体应该在很大程度上对他们的 BMI 负责,因为这与他们的饮食行为和体育活动水平有关。然而,设计缜密的实证研究结果表明,环境中的潜在因素可能对这些决策有很大的影响。印第安纳州波利斯市的娱乐设施(健身区)的建设导致到儿科诊所就诊儿童的 BMI 显著下降(Sandy et al., 2009)。在纽约,星巴克张贴食物和饮料的卡路里含量会降低食物卡路里的摄入量——甚至会影响到之后去其他城市星巴克门店的通勤者的行为,哪怕这些门店并没有公布卡路里含量(Bollinger et al., 2011)。当然,个别的孩子(或他们的父母)不需要对健身场所的可及性负责,也不需要对星巴克提供的卡路里含量信息负责。我们也知道健康行为中存在教育梯度,这种梯度在某种程度上可以由认知能力的差异来解释(Cutler and Lleras-Muney, 2010)。个体能够合理地控制(或选择)他们的认知能力吗?

似乎"真正的控制"需要纠正环境中个体间的差异以及个体在选择能力方面的差异。如果有人可以从自由方法提出责任敏感型的公平主义,就更有意义了。然而,这会让我们陷入一个滑坡。如果我们能越来越好地理解和解释行为,那么在一个确定性的世界里,是否还有真正控制的空间呢?在一个笃信决定论的世界里,"在不破坏人作为负责任主体的观念的情况下,要令人满意地扩大机会公平,解决社会环境、性别社会化、文化信念等制约影响,是非常困难的"(Phillips,2006)。选择方法使责任削减依赖于自由意志理论,因此出现了罗尔斯和德沃金有意避免的各种棘手的形而上学问题。

对于遵循理性选择范式的经济学家来说,这个问题有一个特殊的转折。在这个模型中,真正的选择是一个难以捉摸的概念,因为个体的决策是由一个给定目标(偏好)和一组给定选项(由预算集和可能的附加约束决定)的机械优化操作产生的。所有内生变量都受到模型其他变量的因果影响,因而不能体现自由意志(Fleurbaey, 2008)。

研究者们尝试选择了一种务实的方式,来摆脱选择方法所面临的这种僵局。如我们所见,最受欢迎的解决方案是 Roemer(1998)提出的。他建议每个社会都应该自己解决形而上学的争论。"类型"(环境类)是预先定义的,而且由于在实践中努力通常是不可观察的,所以它被视为所有与类型无关的差异的剩余部分。已有的统计方法,包括界定个人在其所属类别的健康分布中处于相同等级时,他们付出的努力是相同的,因此可以间接地考虑到其他条件因素的影响。假设我们根据社会经济地位和教育程度来定义类型,社会经济地位和教育与外部环境的特征或认知能力相关,罗默对努力的衡量将会考虑这些因素的相关性。然而,这种方法在某种程度上是一个黑盒子,并没有提供一个真正令人信服的答案来回答基本的哲学批评,即在决定论的世界中,控制到底是什么是难以描述的。此外,即使从更世俗的角度来看,它充其量也只能产生一个真正机会不公平的下限。的确,总有一些无法观察到的情况,例如遗传禀赋。因此,根据先天条件将人口划分为不同的情况类别,总是比人们期望的更加粗糙。考虑类型与这些不可观测因素之间的相关性,并不能令人满意地解决这个问题。

4.2.1.2 偏好方法

偏好方法认为个人对他们的偏好负责,比如他们对美好生活的认知,即便这些偏好没有被选择,或者说没有在他们的控制下被选择。在实际应用中,这可能会导致机会不公平截然不同的评估。以文化背景不同的两组人为例,第一组人工作(太)努力,没有足够的时间放松,而第二组人选择了更健康的生活方式。在选择方法中,人们可能认为由此产生的健康差异是不公平的,因为它们只是反映了儿童时期父母的影响,个人并不能对此负责。事实上,在罗默的方法中,偏好不同与个体类型之间的关系将会被不同程度的努力所矫正。然而,在偏好的方法中,这两组人群中健康与财富之间的差异将不会被视为不公平的表现,如果不同的生活方式反映的是真正不同的偏好,比如有关食品消费和体育活动,或者更普遍的关于健康和财富之间的权衡。

由于偏好是所有经济模型的组成部分之一,偏好方法似乎与经济方法完全吻合。然而,我们应该小心地将立即"显示出来的"偏好与必须得到尊重的真实美好生活观点等同起来。如果一个人依赖自由为责任敏感型公平主义辩护,那就更加需要注意。困难在于将渴望和非意识成瘾从真正的偏好中剥离开来(人们常常怀疑不健康的生活方式)。人们甚至可以声称广告和社会压力可能导致偏好的差异,而这些差异并不可信。

让我们再举一个健康行为领域的例子。Chou et al.(2008)的研究表明,电视上的快餐店广告对肥胖有非常明显的影响。根据他们估计,禁止这类广告将使美国超重青少年的数量减少12%。我们的目的不是讨论这些估计的可靠性,也不是讨论这样一项禁令的可取性。与此相关的是,这些结果提出了这样一个问题:由电视广告引起的儿童偏好(可能会持续到他们成年后)应该被看作是必须得到尊重的真实偏好,或者更确切地说,还是应该被视为由社会环境引起的渴望?这确实是一个很难的问题,因为我们再次面临陷入滑坡的风险。确定真实偏好的标准是什么?如何避免分析人员最终将自己对美好生活的看法以家长式作风强加于个人?显然,这种家长式作风非常不利于尊重偏好。关于偏好形成的实证研究可能是这类辩论中一个有价值的投入。

一些哲学家提出了更一般的方法,在正义理论和健康应用问题之间建立明确的联系。Segall(2010)关注运气公平主义(广义上的选择方法)面临的一个主要挑战。它描述了一个可怕前景:即拒绝为那些可能被认为对自身健康问题负责的人提供医疗保健服务。西格尔建议,为避免这种情况出现,应将运气公平主义的公正与保证所有人的基本需求都应得到满足的充分因素结合起来,而不管他们的责任如何。

Daniels(1985,2008)提出了另一项健康政策评估建议,他从罗尔斯提出的社会成员都是健康的简化假设出发,并寻求如何扩展罗尔斯的正义原则,以便为处理健康不公平腾出空间。他反对按照差别原则扩大初级产品清单的简单解决办法,并建议考虑到医疗保健对民众机会的贡献,给予医疗保健特别重要的地位。根据这一拓展,罗尔斯的"机会平等"原则将要求提供医疗保健和管理的其他决定因素,以便尽可能保证所有人都能获得正常的功能,这是自主生活的先决条件。丹尼尔斯并没有就如何衡量健康不公平提出具体建议,但他认为,健康不公平残差将只是当受机会均等原则和差别原则支配的商品都得到公平分配时才会出现。很明显,即使这样,也没有具体规定在一般健康政策决策中应如何确定健康优先事项。关于这个问题,丹尼尔斯的建议是程序性而非实质性的,即他认为应该通过公平的审议程序作出决定。虽然这种程序性的解决方法可能会令人失望(毕竟,哲学家的任务之一就是为这种审议过程提供有价值的实质性投入),但丹尼尔斯至少为实现目的提供了两个有趣的见解。首先,一旦所有商品都被公平分配,健康不公平就会消失,这一论点与罗尔斯主义方法所提倡的观点很接近,即反映在生活中不同目标的不公平观点。然而,丹尼尔斯认为,不能单独评估健康方面的不公平,而必须从更广泛的角度来看待整体生活情境中的不公平。这是本章第 5 节的主要内容。其次,这一更广泛的观点支持了一些怀疑,即是否有可能让个人对自己的生活方式及其健康后果承担责任。首要任务是保证正常功能的推广机会,从这个角度看,那些养成危险生活方式并成为医疗保健系统负担的人所造成的社会负担可以通过教育和激励等预防性措施来处理,而不是通过惩罚追究责任和否认医疗保健方面的公平来对待。

4.2.2 运气与风险

正如我们所看到的,正义理论主张消除环境对个人成功的差异影响,而环境可以被视为纯粹的运气问题,这些理论被贴上了“运气公平主义”的标签。然而,大多数作者遵循 Dworkin(2000)的观点,认为并不是所有的运气都能消除差异。想想赌徒的情况,德沃金确实区分了“选择运气”和“纯粹运气”,前者是赌徒故意让自己屈服的那种运气,后者是即使是理性和谨慎的人也容易受到这种无法保证的运气影响。这一区别显然与健康领域的许多问题产生了共鸣,因为人们可能会考虑区分那些故意以不健康的生活方式冒险的人和那些仅仅是不幸的不可预见事件的受害者。

然而,很难通过具体的事实证据更精确地说明这种区别。德沃金自己也承认,选择运气和纯粹运气情况之间的界限是模糊的,而且是一个比例问题。特别是,当风险选择随机多于安全选择时,很难让个人对他们获得的不公平结果负责,因为即使是不幸的人也做出了最谨慎的选择。相反,虽然当安全选择多于风险选择时,让不幸的人承担赌博失利的责任更有意义,但一个良好的社会是否应该在安全选择主导性存在时让这种不利的赌博成为可能,这一点就不再清楚。然而,即使通常的赌场赌博确实是不利的(至少在二阶随机优势方面),在这方面的文献中,关于运气不佳的赌徒选择听天由命的人似乎占了大多数,正如德沃金所指出的,这种直觉的动机是对冒险生活方式的某种尊重。

更有原则和更激进的态度得到了捍卫。在一种极端情况下,Vallentyne(2002)提出可以在个体生命开始时公平化初始前景,既不补偿选择运气效应,也不补偿纯粹运气效应,这消除了明确区别的问题。该方法的一个困难之处在于,它与生活中由于运气差异而导致的巨大不公平相容。此外,可以在生命开始时通过彩票人为地组织公平的前景[正如海萨尼(Harsanyi)在 1977 年设想的那样,婴儿可以通过抽签被重新分配给家庭],而不会明显地使最终情况的分配更加公正。有人可能会说,在另一个极端的情况下,所有的运气都是超越个人责任的(Le Grand, 1991),每个人都应该得到他的行为预期的结果,而不是由于随机事件所带来的不同的收益或损失。即使人们接受这一观点,人们仍然可以承认赌博的存在,在某些情况下,即使是不幸的人事后也比有更安全的选择时感觉更好,因为他们真正享受的是风险带来的刺激(Lippert-Rasmussen, 2001)。

作为区分选择运气和纯粹运气的后续,德沃金提出了一种评估健康政策和组织医疗保健系统的特殊方法。这个想法很简单。他认为,在理想的医疗保健体系中,每个人都应该完全了解健康风险和医疗技术,并且能够在公平预算和一个完全医疗保险市场的基础上,对各种不良健康事件(包括不利的遗传禀赋)有所了解,然后才去选择一项保险。这样的保险体系能把所有的纯粹运气都转化为选择运气。这显然是不可能的,但他的建议是让真正的健康系统尽可能地模仿这一理想,用税收、公共转移和医疗保健补贴来取代将在理想(假设)系统下实施的资源流动。

这一设想遭到 Roemer(1985)的严厉批判,他发现,当不良健康事件降低了收入的边际效用时,个人就会拒绝购买保险(或者当他们幸运和健康时,甚至会反对为自己投保并更多消费)。即使个人确实有机会投保,这也是有问题的,因为事后倒霉的人处境会变得不妙。他们拒绝投保是由于事先不知道自己的最终处境。如果他们知道自己会很不幸,他们就会选择保险。事前偏好比事后偏好要基于更少的关于世界状态的信息,后者应该在社会评价中具有优先权,正如 Fleurbaey(2010)所主张的那样。这是社会选择上的经典分歧,即对个人预期效用适用标准社会福利事前方法和事后方法,前者着眼于可能的最终福利分配。

如果将德沃金的保险机制应用于不同个人之间的转移时,就更值得怀疑了,因为不同的人先天禀赋不同。将较低的资源分配给禀赋较差的个人似乎极不公平,因为如果他们有机会获得更好的禀赋,他们就会更愿意把资源集中在幸运的一方。综上所述,如果人们认为普通的损失保险不会影响效用函数,那么德沃金假设的保险建议乍一看似乎很有吸引力,但如果不良健康事件降低了收入的边际效用,那么它可能不适合应用于医疗保健。

从这些关于衡量健康和医疗保健方面的不公平的辩论中可以得出什么教训呢?我们将在下一小节的实证应用概述中讨论一些具体的方法论观点。从更一般的视角来看,重点在于不应将种族、性别差异或不公平的社会经济因素的衡量指标完全等同于衡量不公平的综合概念。因为这些指标只反映了部分导致个人在生活中不公平的因素。既然公共政策的宗旨在于提高最贫困人群的生活机会,而不仅仅是消除某些特定因素引起的不公平。那么,拉近不公平的相关因素和不相关因素的差距可能是对健康不公平文献的重大改进。具体而言,应该抵制这样一种观点,即由于社会经济不公平之所以导致不同群体之间的不公平,是因为它们是由人类制度造成的。最糟糕的不公平是那些最不公平和最容易消除的不公平。社会制度并不一定比自然因素更具可塑性,也不一定比自然因素的影响更具可补救性。如果某些先天残疾可以轻易治愈,那么这比早期教育造成的根深蒂固的不公平现象更为紧迫。

4.3 实证应用

健康机会不公平概念的实证应用始于对一些简单结果函数 $\gamma = f(z)$ 的估计,其中 γ 可以指健康或医疗保健,具体取决于实际应用的需要。正如前面所强调的,明确区分这一估计阶段和规范评价阶段是很重要的。实证分析人员应该尽可能自由地估计最好的解释模型。前几节至少提出了从估计阶段到评价阶段应考虑的四个重要方法问题。

　　第一个关键的步骤是对向量 z 在 (c,e) 中进行划分,这种划分将根据所采取的伦理立场而有所不同。从应用的视角看,控制和偏好方法之间的区别似乎是最相关的。虽然这一区别在原则上很明显,但对于应用分析人员来说,仍然有一些棘手的问题需要解决。在前几节中,我们已经给出了一些示例。假设一个人发现宗教对医疗保健服务的利用有显著的影响:这是否反映了偏好的差异(例如对身体痛苦和死亡的不同态度)或由于灌输或缺乏正确信息而产生的偏见? 如果教育对生活方式和健康有影响,这是由于不同的认知能力、社会经济环境的差异,还是由于深思熟虑的选择? 如果存在显著的区域效应,这是否反映了供给、需求或偏好方面的差异? 事实上,许多可观察到的变量都可以反映出 c 和 e 的混合。

　　我们接着探讨第二点:大多数情况下,估计简化形式 $\gamma=f(z)$ 下的结构模型是非常有用的。关于 c 或 e 中变量分类的许多问题最终都是识别问题,如果能够用一套完整的数据估计出一个完全确定的结构模型,原则上就可以回答这些问题。我们将不再需要像罗默提出的那种统计工具——除非有人从理论上认为,这些统计工具不仅是近似的,而且反映了一种实质性的、具有道德吸引力的地位。

　　第三点,在估计工作结束时,仍会有一些无法解释的变化。原则上,向量 z 包含了误差项在内的所有变量,因此误差项也必须分配给 c 或 e。通常的做法是简单地忽略残差,而专注于模型的确定性部分。然而,在这种情况下,这可能具有极大的误导性。或者,更准确地说,它暗示了一种特定的伦理立场。误差项在某种程度上会捕捉到纯粹的随机效应。将它包含或者不包含在 c 中,都涉及关于纯粹与选择运气的哲学讨论,或者事前与事后的哲学讨论。然而,在实际工作中,残差也会捕捉到被忽略变量和未观察到的个体异质性的影响。反过来,又可以看作是 c 或 e 变量。没有简单的解决办法,但是绝对有必要仔细和明确地考虑这个问题。

　　最后,我们认为衡量横向公平需要对纵向公平采取明确的立场。"理想的医疗保健"函数 $hc^*(hn_i,P_i^2;SES_i,d_i)$ 对理解不同机会不公平的衡量标准之后的奖励原则至关重要。如果对"平均而言,系统是正确的"这一实用假设不满意,就必须考虑如何指定 $hc^*(\cdot)$ 这一额外附加的问题。

　　在谈到适当的机会均等方法的应用之前,值得一提的是,最近 Sutton(2002)从传统的方法(集中指数或种族差异)中推演出一些新的衡量方法,这些方法与衡量纵向公平高度相关。他从下面的医疗保健等式开始阐述:

$$hc_i=f^0(h_i)+\gamma d_i+\delta SES_i+\varepsilon_i \tag{39}$$

在这个等式里,$f^0(h_i)$ 是一个非线性函数,近似等同于他实证工作中的多项式。图16.3显示了萨顿对苏格兰健康和全科医生接触之间关系的实证估计。之后萨顿声称,这个实证函数不一定能刻画出理想的"目标"函数 $f^T(h_i)$,并将其解释为刻画了"纵向不公平":

$$hc_i=[f^T(h_i)+f^{VI}(h_i)]+\gamma d_i+\delta SES_i+\varepsilon_i$$

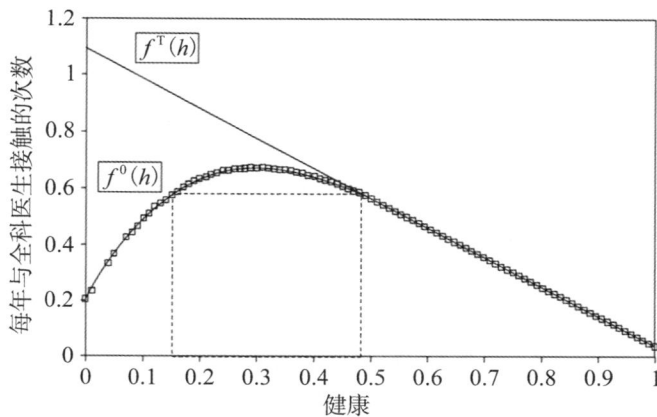

图 16.3　实际的与理想的医疗保健函数（Sutton,2002）

为了确定 $f^T(h_i)$，他采用 Arrow（1971）的观点，即最优政策应该是渐进投入的，也就是说，如果糟糕的健康状况与从医疗保健中获益的能力增强相关，那么 df^T/dh 应该为负，这个假设也就自然而然可以被看作是成立的。因此，他的结论是，（对于 $h<0.31$）估计函数 $f^0(h)$ 中的正斜率部分不能反映"理想的"医疗保健。然后他重估了式（39）中当 $df^0/dh<0$ 时的健康取值范围，并将这个估计函数解释为 $f^T(h_i)$ 的近似值。如图 16.3 所示，这个函数的目标函数 $f^T(h)$ 几乎是线性的。显然，萨顿需要强有力且有争议的假设才能得出他的结论。在这个方向上的进一步研究可以帮助人们更好地了解如何确定（更丰富的）函数 $hc^*(hn_i, P_i^2; SES_i, d_i)$，它在衡量纵向和横向公平方面发挥着至关重要的作用。

Bago d'Uva et al.（2009）在降低集中指数横向不公平的背景下做出了第二个有趣的贡献（参见 Van Ourti, 2004 and van Doorslaer et al., 2004）。正如我们已经注意到的，近年来人们越来越意识到，要纠正衡量横向不公平所必要的需求，就需要明确哪些是需求变量，哪些是非需求变量。最近的应用工作实现了复杂的非线性模型，因为线性分解方法不能很好地发挥作用。Bago d'Uva et al.（2009）用一个潜在的层级模型来说明未观察到的个体异质性，并解释了其所属个体特征不随时间变动的给定层级的概率。然后，可以按照通常的方式将后者划分为需求变量和非需求变量。这允许用（c,e）划分来更丰富地解释这个个体的异质性。至于剩余的无法解释的残差，Bago d'Uva et al.（2009）区分了他们所谓的"传统"和"保守"方法。在前一种方法中，假设所有剩余变量都由非需求因素决定；在后一种方法中，只有观察到的收入和非需求因素之间的系统联系所造成的不公平才被认为是不公平的。也就是说，剩余的残差可以被看作是未被发现的需求。因此，这两种方法可以看作是两种极端情况，其中一种方法分别将医疗保健方程中的余值解释为完全 c 或完全 e。这种区别与实证有关，保守的方法更高地估计了社会经济不公平。残差的处理确实很重要。

现在让我们谈谈机会均等方法在健康方面的一些应用。在这些应用中，"环境"通常被定义为包括社会经济背景，更具体地说，包括个人的童年环境。生活方式变量（如吸烟、饮食行为、体育活动）被视为影响因素，其他变量（如教育水平或地区）的分类则不那么明确。这些文献与我们在前一节中描述的哲学方法没有明确的关系。它通常含蓄地接受选择方法，并利用罗默的统计近似数。

Lefranc et al.(2009)对运气的处理为第一组实证结果提供了理论基础。这些作者明确地把运气作为努力和环境之外的第三个因素,声称"运气可能是不公平的一个公平来源,简而言之,它与环境无关,是公平的"。定义条件结果的分布情况和努力为$F(\gamma|c,e)$,因此他们认为,如果符合条件$\forall(c,c')\forall e,F(\gamma|c,e)=F(\gamma|c',e)$,则可以实现机会公平。在之前介绍的术语中,这意味着一个事前方法,即人们可能无法因为不幸而获得相应的补偿。如果采用罗默的方法,将努力定义为个人在其自身所属类型的结果分布中的排序,即在考虑了环境之后余值是努力,这个条件就可以进一步简化。在这些条件下,如果$F(\gamma|c)=F(\gamma|c')$[①]成立,则满足机会均等。正如我们之前所强调的,在大多数实证应用中,不可能观察到所有相关的c变量,类型的界定必然是粗糙的。然而,很容易看出,$F(\gamma|c_1)=F(\gamma|c')$与$c_1$的子向量$c$是机会均等的必要条件(但不是充分条件)。这仍然是一个非常严格的条件。因此,作者提出在随机优势条件进行推导。他们声称,如果$F(y|c_1)$一阶结果优于$F(\gamma|c')$,就必然存在机会不公平,即$F(\gamma|c_1)\leqslant F(\gamma|c_1')$对于$\gamma$的所有值都成立,不公平对于$\gamma$的某些值是严格的。[②]

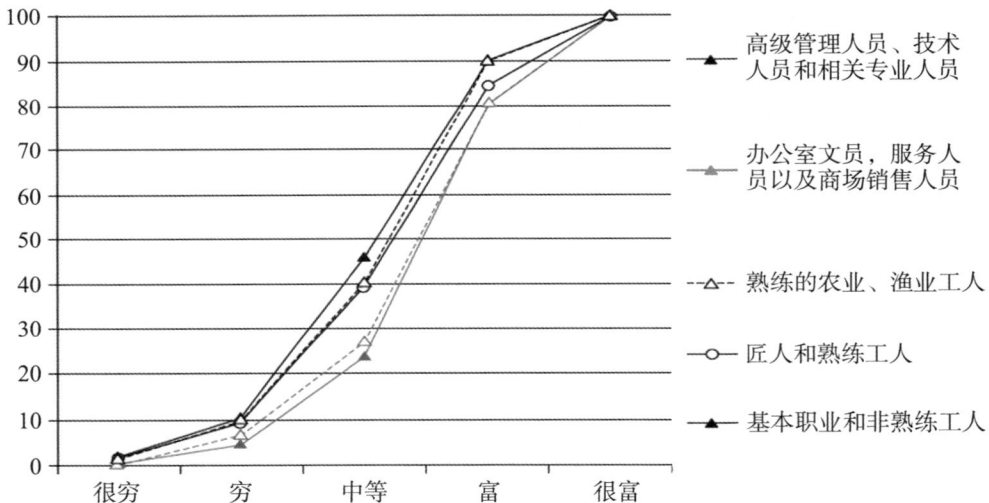

图 16.4 基于母亲的社会经济状况构建的自我健康评估的累积分布函数(Trannoy et al., 2010)

Trannoy et al.(2010)和 Rosa Dias(2010)提出的方法分别利用法国和英国的数据进行了验证。在这两种情况下,外在环境主要根据父母的特征来界定。图16.4阐释了法国母亲的社会经济地位所反映的结果。正式检验之后,特兰诺伊等人和罗莎·迪亚斯推断,父母社会经济地位较高的成年人的健康分布高于父母社会经济地位较低的成年人的健康分布。

[①] Lefranc et al.(2009)强调,在这种方法中,所有的随机因素都应该归因于努力。否则,给定类型的结果分布中的等级将无法用于检索努力。人们可能会想,既然环境涵盖了所有不需要个人负责的变量,而努力涵盖了其余变量,为什么这些作者将运气作为"第三个"因素引入呢? 他们把所有随机出现在数据中的变量都放在努力这一类别中,这样理解起来更简单。

[②] Lefranc et al.(2009)也考虑了二阶随机优势的情况。然而,健康应用侧重于一阶优势,这主要是归因于健康变量的序数性质。

Trannoy et al.(2010)也发现,如果根据父母的健康状况来定义环境,也会得到类似的结果。这里对类型的粗略定义以及对一阶随机优势的极端准则的应用,都强化了法国和英国在健康方面存在机会不公平的结论。

　　Trannoy et al.(2010)和Rosa Dias(2010)认识到,这种随机优势的方法并没有给出机会不公平程度的具体衡量标准。因此,他们从结果函数$f(z)$的参数形式开始,显示了第二组结果。按照罗默的观点,罗莎·迪亚斯认为,努力和环境变量之间的所有相关性最终都应被解释为环境的一部分。因此,他(故意)省略了$f(z)$中的所有e变量,并估计了方程:

$$h_i = \alpha + \beta c_i + \varepsilon_i,$$

ε_i是余值,c_i是一个与童年情况(如吸烟行为、父母的健康和社会经济地位)相关的向量变量。然后计算伪基尼系数[①]:$\hat{h}_i = \hat{\alpha} + \hat{\beta} c_i = h_i - \hat{\varepsilon}_i$。这基本上是Fleurbaey and Schokkaert提出的(2009)"直接不公平"(有条件的公平),把残差ε_i视为唯一努力变量,在构建模型时将其独立于c_i环境,并把它的(平均)参考价值设为零。Rosa Dias(2009)发现,应用于$\hat{h}_i$的伪基尼系数在21%~26%(呈波型变化)。Trannoy et al.(2010)将教育(ED_i)和社会经济状况解释为努力变量,但是未考虑他们与环境(社会经济状况和父母健康)的关系,给出以下模型:

$$ED_i = \alpha_0^a + \alpha_1^a d_i + \beta^a c_i + u_i^a \tag{40}$$

$$SES_i = \alpha_0^b + \alpha_1^b d_i + \beta^b c_i + \eta^b \hat{u}_i^a + u_i^b \tag{41}$$

$$h_i = \alpha_0^c + \alpha_1^c d_i + \beta^c c_i + \eta^c \hat{u}_i^a + \theta^c \hat{u}_i^b + u_i^c \tag{42}$$

上式中,$\hat{u}_i^a$和$\hat{u}_i^b$是二元概率模型(40)和(41)的广义残差。然后,他们比较h_i的基尼系数和埃雷格斯指数,以及假设所有人都处于良好环境情况下所可能拥有的健康状况h_i^*。如果所有人都有幸在最好的环境中长大,基尼系数将下降57%,埃雷格斯指数将下降44%。[②]

　　这些应用基于罗默的理念,即应该控制所有来自环境的影响。Jusot et al.(2010)对罗默的方法与他们称作为"巴里法"的方法进行了比较,后者是一个以哲学家布莱恩·巴里命名的理念[Roemer(1998)总结的]。该理念认为,"虽然家庭压力通常会给他们带来高水平努力,但是与那些没有过大压力的人相比,这并不会使他们付出的高水平努力不那么令人敬佩和值得尊重"。罗默和巴里的方法显然分别与选择和偏好密切相关。Jusot et al.(2010)使用了法国关于主观健康评估的数据(一个二元变量,用1表示个体自述健康状况为良好或非常健康),数据包括儿童成长环境c_i以及生活方式变量(吸烟和饮食行为)e_i。然后他们使用概率模型预测了潜在的健康状态。在巴里的研究中,预测健康状况计算公式为:

$$\hat{h}_i^B = \hat{\alpha}_0^B + \hat{\alpha}_1^B d_i + \hat{\beta}^B c_i + \hat{\eta}^B e_i \tag{43}$$

　　罗默的研究方法实际上类似于Trannoy et al.(2010)的方法:

$$\hat{h}_i^R = \hat{\alpha}_0^R + \hat{\alpha}_1^R d_i + \hat{\beta}^R c_i + \hat{\eta}^R \hat{u}_i \tag{44}$$

式中,$\hat{u}_i$代表概率模型中生活方式与环境之间的广义残差,即:

---

① 采用伪基尼系数是必要的,因为h是用自评的健康状况,即离散序数量表来衡量的。

② 为具体情况确定一个参考值会让人想起公平差距(Fleurbaey and Schokkaert,2009)。然而后者会用$h_i - \hat{h}_i$来计算不平等。总之,它与h_i和$\hat{h}_i$之间的不平等差距并不一致。

$$e_i = \lambda + \delta c_i + u_i$$

然后他们使用方差分解法(Shorrocks,1982)将不公平分解为 $\hat{h}_i^B$ 和 $\hat{h}_i^R$ 两部分。请注意,他们对预测健康的关注意味着他们忽视了运气对完全不公平的贡献。事实证明,罗默方法和巴里方法之间的差异很小。环境因素对总体不公平的贡献,前者为 46.4%,后者仍为 45.7%。

Jusot et al.(2010)仍然采用简化形式的方法。然而,如果有足够的关于努力和环境的信息,就可以构建结构模型 $\gamma = f(c,e)$。构建这样一个完整的结构方程模型,可以详细解释 c 和 e 变量之间的相关性。这可能对如何对变量进行分类提供有用的见解(例如教育或地区),它明显是不同机制的混合。而且,如果我们想把衡量不公平与更深层次的关于不公平的合理和不合理原因的哲学辩论联系起来,就绝对需要一个结构模型。为此,我们需要能够识别"真正的控制"和"真实的偏好"。在这方面,治疗未观察到的异质性特别重要。正如 Deaton(2011)所写:"没有对因果关系的理解,事实和相关性既不足以指导政策,也不足以做出伦理判断……可能一种表面上看起来不公平的不公平,实际上可能是一种更深层次的机制的结果,这种机制在一定程度上是善意的,或者是另一种方式的不公平。"

至今,在机会不公平中引入结构性模型的情况在有关文献中还很少见。一个典型的例子是 Balia and Jones(2011)。他们为开始吸烟、戒烟和死亡率指定了一个潜在因素模型,并表明父母吸烟在吸烟动态中起着重要作用,并间接影响死亡率。Bago d'Uva et al.(2009)也对潜在因素进行了分析,这使我们更好地了解到偏好中未观察到的差异的重要性。Balia and Jones(2011)分析了两种假设情景的预测:一种是每个人都得到了与父母吸烟有关的最佳环境,另一种是每个人都得到了最高水平的努力,即没有人开始吸烟。实际数据预测中位平均寿命为 79.5 岁,在最佳情况下为 82.2 岁,在最优努力情景下为 86.0 岁。以基尼系数来衡量,预期寿命的不公平在实际数据中为 0.041,在最佳情况下为 0.039,在最优努力情况下为 0.027。因此,环境对不公平的贡献相对较小。这很容易解释:父母吸烟的程度只是环境的一个方面(或许相当小)。

如果我们想在实证工作中充分利用机会均等框架的丰富性,对结构模型的分析会是一条很有前途的道路。随着有关吸烟和肥胖原因的文献越来越多(见本卷中考利和卢姆的一章,即第三章"健康风险行为经济学"),这一理念更是深入人心。此外,越来越多的数据表明,关于儿童环境对成人健康和财富影响的文献在快速增长(Case et al., 2002,2005;Currie and Stabile, 2003;Currie, 2009; Rosa Dias, 2010; Van den Berg et al., 2006)。这项工作使分析儿童环境与成人健康之间的不同途径(从胎儿影响到通过教育表现和成人社会经济地位产生的间接影响)的相对重要性成为可能。这样看的话,将这篇文献中的实证观点整合到上一节概述的规范框架中,似乎也是顺理成章的。

5. 为什么要关心健康公平？健康和福祉

在前面的章节中,我们沿着健康经济学文献重点讨论了健康和医疗保健本身的不公平。然而,人们可能会想,为什么社会应该对这些局部的不公平感兴趣。让我们首先考虑健康方面的不公平:如果个人主要关心整体福祉(这似乎是合理的);如果不同维度的幸福在某种程度上是可替代的,而且除了健康均匀分布,不幸者与幸运者的健康状态并无差异(Hausman,2007);如果只关注健康(或者就此而言,关注福祉的任何其他方面),会容易引起整体不公平的误导性结论。拒绝可替代性方案使我们进入特定的平均主义(Tobin,1970),最终出现要求所有维度的公平都应该单独实现的状况。然而,这一要求极其苛刻,似乎忽视了一个事实:"人们的生活方式不同,所处的环境也不同,使得平均主义变成完全一致的共同幻想。"(Hausman,2007)对每一个方面的单独关注也与机会公平理论的精神背道而驰,这种理论有可能会留下选择和偏好差异的情况。

所有这些并不意味着衡量健康方面的不公平毫无意义。第一,有一个务实(或许微弱)的理由。关于这一研究的大量政策性文件表明,不仅政策制定者对健康不公平感到担忧,一般人也是如此。第二,按照Daniels(2008)的说法,人们可以认为,健康可能不像其他方面那样是一个维度,而是作为一个特殊的因素对人的总体机会有重要影响,然而,这应该反映在一个能够体现总体福祉的衡量指标上。第三,收集关于健康不公平的信息可能纠正大部分经济文献中提及的不平衡,这些文献将总体福祉不公平的减少视为收入或物质福利的不公平。例如,增加关于健康方面的社会经济不公平的信息通常表明,福祉方面的总体不公平比只看收入可能产生的怀疑更大。可能正是由于对累积匮乏的关注,人们关注到最贫困的人口同时也更不健康,这激发了科学文献和政策对健康方面的社会经济不公平的兴趣。当然,如果结果是相反的,关于医疗保健方面不公平的信息对关于收入不公平的信息将是同样宝贵的补充。然而,在某些情况下,评估总体福祉的分布(包括健康和物质福利)是分析累积匮乏问题的一种常用方法。

关于医疗保健不公平,有一个些许不同的故事。没人会争辩说,医疗保健本身是一种积极的结果,应该出现在个人福祉的理想维度清单中。医疗保健的公平首先应被视为一个工具性目标,因为它有助于健康的公平,这一点很重要。人们可以通过考虑医疗保健的公平性与个人福祉的其他相关因素的相关性来拓展这一工具,例如被社会公平对待的感觉。拒绝为遭受疾病和痛苦的人提供医疗保健服务,可能被视为对其人格尊严特别严重的侵犯,这与对健康的影响无关。当然,将福祉有关方面的范围扩大到包括尊重人的尊严,使我们更接近这样一种观点,即社会不仅关心结果,而且也关心实现这些结果的过程。在这种对过程敏感的正义观中,医疗保健的公平显然可以被视为一个重要因素(Sen,2002)。

尽管健康和医疗保健不公平仍是非常有趣的研究主题,但有必要通过一个关于整体福祉的研究将有关健康不公平的部分结果纳入更广阔的视角。因此,在本节中,我们将考虑健康(医疗保健)公平与福祉公平之间的关系。我们首先从这个角度简要地回顾一下关于财务公平的文献。然后讨论不同个体在二维(收入、健康)向量上的不公平评估问题。

5.1　财务公平

在大多数社会中,人们普遍认为,医疗保健不像其他产品一样是一种商品,因为医疗保健支出大部分是强加于个人而不是自由选择的。因此,财务负担不应不成比例地落在那些遭受疾病的人身上,也就是说,财务负担应在很大程度上独立于健康风险。许多关于医疗保健筹资公平性的研究甚至更进一步,调查医疗保健筹资是否与支付能力有关,部分原因是决策者似乎对这一原则有普遍承诺(Wagstaff and van Doorslaer, 2000b)。如果富人医疗保健支出占收入的比例大于穷人,那么这种融资结构就被称为累进式,反之,为累退式。

比较研究调查了不同国家医疗保健总体筹资的进展程度(van Doorslaer et al., 1999; Wagstaff and van Doorslaer 2000b; De Graeve and Van Ourti, 2003)。然而,我们并不完全清楚"进展"这个概念的伦理相关性(表16.5的简单示例)。A国和B国的税前收入分配相同,穷人的收入为50,富人的收入为150。总医疗费用是20,我们假设医疗费用是免费的,也就是说病人不需要自付费用。A国用税收来为医疗保健费用筹资,是按照支付能力原则的累进式。B国实行按比例缴纳社会保险费用的制度,因此其健康筹资不是累进的。然而,在本例中,B国的累进税制度(用于资助其他政府支出)比A国的累进税制更加完善。总的来说,A国和B国的医疗保健支出和净收入分配是相同的。在这种情况下,很难证明两国筹资结构的差异有任何直接的社会关联。最重要的是穷人和富人的总体福祉在A国和B国是一样的。

表16.5　医疗保健筹资——假设案例　　　　　　　　单位:亿美元

	A(税收筹资)健康份额	税收	合计	B(社会保险)健康份额	税收	合计
穷人(50)	2.5	10	12.5	5	7.5	12.5
富人(150)	17.5	70	87.5	15	72.5	87.5
合计	20	80	100	20	80	100

表16.5中,例子的问题直接与以下事实有关:医疗保健支出由一般预算提供资金,在这种情况下,将医疗保健支出分配给不同的筹资来源基本是任意的。如果人们只关注用户收费或病人自付费用的影响,就不会出现这个问题。实证研究表明,这些自掏腰包的开支通常是医疗保健筹资的一个特别累退的组成部分(Schokkaert and Van de Voorde, 2011),这很容易理解。如果穷人和富人的医疗保健支出的绝对水平大致相同(这似乎是一个保守的假设,因为现有的证据表明,在健康方面存在社会经济不公平),那么从构建的角度看,这些支出将占较贫穷家庭收入的更大比例。然而,如果富人不成比例地消费更多的医疗保健服务,用户收费可能会变成累进式。O'Donnell et al.(2008)对亚洲地区的结果说明了这一后果。他们发现,自付医疗费用在日本是累退的,在中国、韩国、吉尔吉斯斯坦和印度旁遮普邦,这一费用则与支付能力成比例,甚至在孟加拉国、印度尼西亚、尼泊尔、菲律宾、斯里兰卡和泰国也

是累进的。然而,这主要反映出,在这些国家中,穷人得到的医疗保健较少,因为他们根本付不起,因此只好放弃治疗。这表明,在消费不足的情况下,孤立地看待筹资问题可能常具有误导性。有必要同时考虑(公平的)供应和(公平的)融资。

因此,我们赞同这一结论,即"在医疗保健融资中,使普遍接受的支付能力原则合理化似乎比预想的要困难"(Wagstaff and van Doorslaer, 2000b)。从我们的角度来看,研究结果表明,人们确实应该在更广泛的福祉概念范围内进行推理,包括供应(健康和医疗保健服务)和净物质消费。当我们放弃支付能力原则,考虑到有健康问题的个人不应该因其治疗而付费这一不太雄心勃勃的目标时,即他们不应该在遭受健康困扰的同时又陷入经济窘境,这一结论仍然有效。在应用这一原则时,最近的文献主要集中于发展中国家的医疗保健支出与贫困之间的关系上。

人们已经提出了两种方法(Wagstaff and van Doorslaer, 2003; Wagstaff, 2008)。第一个是研究所谓的灾难性支出,即自费医疗支出在家庭总预算中占(太)大比例的情况。当医疗支出超过家庭非生存性支出(即家庭总支出减去全国家庭总支出食品份额中位数的家庭食品支出)的40%,Xu et al.(2003,2007)将医疗保健支出定义为灾难性的。根据这一定义,他们估计(基于对89个国家的调查,覆盖了全球89%的人口)全球有1.5亿人遭受财务灾难。在他们对亚洲的研究中,van Doorslaer et al.(2007)根据自付费用在家庭总支出和非食品支出中所占的比例来定义灾难性支出,他们给出了一系列"阈值"结果。例如,在吉尔吉斯斯坦、尼泊尔等地,医疗财务灾难是指超过5%的家庭承担的医疗保健费用占家庭总开支的10%以上;在孟加拉国、中国、印度、韩国和越南,则有超过10%的家庭有灾难性支出。第二种方法将家庭定义为拥有灾难性医疗支出的家庭,如果将医疗支出考虑在内的话,家庭的医疗支出虽然低于贫困线,但如果没有这些支出就不会贫困——即所谓的"医疗贫困陷阱"。van Doorslaer et al.(2006)报告称,在11个亚洲国家中,尚有2.7%的人口(不少于7800万人)由于医疗支出而最终生活在每天1美元的贫困线以下。

这些关于健康支出的贫穷后果的研究为累积匮乏问题研究提供了有用资料。然而,他们也面临与支付能力原则类似的限制。首先,大多数研究假设医疗费用是由当前收入或当前非医疗支出支付的。实际上,家庭还会采取其他应对策略,比如借入或出售部分金融和实物资产。认真考虑这些策略可以改变贫困状况(Flores et al., 2008; Wagstaff, 2008)。因此,一项全面评估将需要使用一个考虑到资产耗竭长期后果的全面跨期模型。其次,在这方面,还需要结合健康和收入(贫困)信息来全面描述个人福祉。个人可以避免灾难性的医疗保健支出,或者摆脱"医疗贫困陷阱",要么他们足够富有,要么医疗保健系统免费提供医疗保健服务,要么是因为他们没有消费他们需要的医疗保健服务。从福利的角度来看,这三种情况大不相同。事实上,考虑到自付费用对医疗保健需求有负面的价格效应,提高自付费用原则上可能导致陷入贫困的人数减少,仅仅因为医疗保健的消费减少,就把这解释为福利改善是很古怪的。

人们可以尝试用两种方式来纠正这些"财务公平"指标的部分性质。首先是用其他指标来补充，以形成一个完整的框架。① 一项关于医疗保健支出对贫穷影响的研究可以辅之以关于医疗保健服务提供和结果公平的信息，或采用收入不公平指标进行衡量。然而，由于不清楚如何以一种连贯的方式整合不同的信息，整体情况仍面临印象主义的挑战。第二种方法更为激进，它包括评估总体福祉（不公平），这需要综合考虑包括健康和收入在内的不同方面。接下来，让我们谈谈这个问题。

5.2　健康和福祉

个体关心很多事情——收入或消费，但也关心健康、工作保障、生活环境、他人命运等等。因此，福祉似乎天生具有多维性。例如，Sen（1993，1999）关于功能和能力的研究明确承认了这一点，这在健康经济学中已经产生了一些影响（Anand and Dolan，2005）。接下来的问题是，是否需要或可能将这些不同的维度聚合到一个目录下。如果需要，如何聚合？具有强烈功利主义根源的传统经济倾向于认为，所有这些维度都只在它们对"效用"有贡献的情况下才重要。但关于"效用"概念的可测量性及人与人之间的可比较性，长期存在着争议。

在第 5.1 节中，我们描述了多维不公平指数构建背后的内涵。然后，我们通过占优方法放松了多维不公平度量背后的一些严格（和任意）假设。多维的不公平指标和占优方法都没有侧重关注不同维度之间权衡的个人偏好。最近蓬勃发展的关于福利的文献正是这么说的。然而，在第 5.3 节中，我们认为，尽管它做出了有价值的贡献，但也存在一些弱点。最后，我们讨论了另一个关于个人偏好的概念，即所谓的当量收入。

为简单起见，本节将分析限制在两个维度上。假设有 n 个成员，我们用一个二维向量 (y_i, h_i) 表示成员 i 的福利水平，其中 y_i 代表收入或物质福利，h_i 代表健康。在某些小节中，用 (x_{i1}, x_{i2}) 表述更方便。此时，x_{i1} 代表收入，x_{i2} 代表健康。问题是如何计算这些向量 (y_i, h_i) 或 (x_{i1}, x_{i2}) 中的不公平。本节讨论的大部分文献并没有在传统的健康经济学期刊上发表。然而，大多数作者将健康作为除收入或消费外的幸福相关维度的主要例子。

5.2.1　多维不公平指数

关于多维不公平指数的文献基本思想是保持福祉本身的多维性质，即不明确地制定福祉的标量指数。这意味着不公平度量的要求必须直接由向量 $(x_{i1}, x_{i2}) i =_1, \cdots, n$ 表示。在这方面，两个重要的直觉已经得到验证［参见 Weymark（2006）的综述］。

第一个维度是庇古－达尔顿原理，指出收入从收入较低的个人转移到收入较高的个人会加剧不公平。为了将这一思想转化为多维的语境，Kolm（1977）提出了一致优化原则（uniform majorization，简称 UM）。考虑矩阵 X，向量 (x_{i1}, x_{i2}) 为行。UM 条件表明至少有一样不公平体现在 X 上，即 $X' = BX$，B 是一个矩阵（一个非负矩阵，所有行和列的数目等于 1）。一致优化原则，抓住了一个直观的想法，即减少均值分布会降低不公平程度。将 UM 与不同的尺度和可分性假设结合起来，可以自然地推导出最著名的单维不公平指数［如 Tsui（1995）

---

① 例如，在 Wagstaff and van Doorslaer（2003）的论述中，这个立场是明确的。

提到的阿特金森和科尔姆—普洛克指数、Gajdos and Weymark(2005)提到的基尼系数]。

第二是多维情况。正如本节开始时 Hausman(2007)的引文所述,我们也可能对维度之间的相关性感兴趣(Atkinson and Bourguignon,1982)。Tsui(1999)将其形式化为相关递增优化原则(correlation increasing majorization,简称 CIM),应用到我们只有两个维度的简化情形下,可以认为 X' 是在满足条件:$x'_{i1} = \max(x_{i1}, x_{j1})$,$x'_{i2} = \max(x_{i2}, x_{j2})$,$x'_{j1} = \min(x_{i1}, x_{j1})$,$x'_{j2} = \min(x_{i2}, x_{j2})$,并且 $x_{kd} = x'_{kd}(d=1,2$ 且 $k \neq I, j)$ 的一种变形。然后 CIM 声明的原则表明至少 X 与 X' 一样不公平。Tsui(1999)表明 UM 和 CIM 都是独立的原则。他还推导出一组能够满足这两个指标的多属性广义熵指标。

奇怪的是,在健康经济学文献中,几乎没有任何关于这些多维不公平指数的实证应用。尽管如此,该领域的研究为前面几节中提出的一些问题提供了有意义的解释。从矩阵 X 出发,人们可以区分出两种可能的聚合过程,从而得到一个整体的判断。一种方法是首先计算收入不公平 $I(x_1)$ 和健康不公平 $I(x_2)$ 的指标,其中 x_1 和 x_2 分别是 X 的第一列和第二列,然后计算总体不公平函数 $f[I(x_1), I(x_2)]$。这提醒我们必须将衡量不公平的不同"局部"指标(例如健康和医疗保健筹资方面的指标)结合起来,才能全面了解情况。另一种方法首先为每个个体定义一个福祉指数 $v_i = (x_{i1}, x_{i2})$,然后计算这些个体指数的总体不公平。事实证明,这两种方法只能在非常严格的条件下产生相同的结果,基本上可归结为维度之间的相关性无关紧要的假设(Dutta et al.,2003),这很容易理解。Abul Naga and Geoffard(2006)的论文给出了一种表达同一信息更有建设性的方法。他们指出,对于一类相对的二维不公平指标,整体不公平可以分解为两个单变量的阿特金森—科尔姆—森不公平指数(一个代表收入,一个代表健康)和第三个统计数据取决于收入和健康的联合分布。如果函数 $v(x_{i1}, x_{i2})$ 是可加可分的,那么最后一项就消去了,即可以写成 $v^1(x_{i1}) + v^2(x_{i2})$。由于这不是一个现实的假设,因此必须结合个人层面的收入和健康信息,才能对社会不公平取得一致的看法。

回到健康和个人福祉关系的基本问题,应该强调的是 UM 和 CIM 原则都是在矩阵 X 上形成的,都没有提到偏好。因此,它们与尊重个人偏好的道德要求相冲突(Fleurbaey and Trannoy,2003)。从一个维度转向多个维度确实在本质上改变了衡量不公平的问题。在一维背景下,我们的目标是衡量一个属性(收入或健康)的不公平,这个属性可以被认为是每个人都想要的:所有人都同意收入越多越好,健康也是如此。序数偏好是相同的,不同的不公平度量则实现了关于如何度量个体之间不公平的不同想法,即如何评估一个普遍期望的属性的偏离。相反,在二维环境中,假设所有人对收入和健康状况的偏好都是相同的,这是非常不现实的。虽然有人声称,多维不公平指标尊重福祉的内在多维性质,但它们最终是通过强加一项具体的规则来聚合不同的维度。从福祉的角度来解释,这些衡量指标不仅(含蓄地)假设每个人都具有相同的偏好,而且(同样含蓄地)选择了这些偏好的一种特定表达方式,却不能保证这种选择能够代表全体人口。

在这类文献中,"责任"的问题没有得到处理。但是,原则上可以用上一节所介绍的个体占优指标来代替。

5.2.2 占优法

随机优势法通过关注两种分布之间的比较与所选择的特定加权系统无关的情况,绕过了不同维度的任意加权问题。在这种情况下,结论似乎特别有力,其缺点是这只能在有限的情况下实现。寻找可信的案例看似简单,但是要真正实现可能还很复杂,因为考虑到许多可能的权重向量和足够精细的网格,可能需要进行大量的计算。即使是计算机工作,当应用程序涉及大量的人口样本时,也有惊人的工作量。占优文献的目的是开发简单的指标可以将之应用于合理的步骤。这种准则的主要例子是洛伦兹曲线,它是为一维分布构建的。Hardy et al.(1952)的一个显著结果是建立了一个当量关系,用于比较有限总体中连续变量的两个分布(具有相同的平均值):更高的洛伦兹曲线(*HLP*1)、为提供更大社会福利的更广义社会福利函数(*HLP*2)、数量有限的排列和渐进转移(*HLP*3)。

Atkinson and Bourguignon(1982,1987)首先提出将这种方法扩展到多维分布①,研究聚焦在哈迪—利特尔伍德—波利亚定理的等效性(*HLP*1)⇔(*HLP*2)。相关转换原理(即*HLP*3)的研究比一维情况下显得困难得多(Trannoy,2006;Gravel and Moyes,2011)。根据我们在本节中的假设,大多数文献是关于二维情况的。这又可以区分两种情况:一种情况是两个变量都是连续的;另一种情况是一个变量是连续的,还有一个变量是离散的。② 这两部分文献与我们的背景有关。收入是一个连续变量,而健康有时可以看作是一个连续变量(QALYs),有时可以看作是一个离散变量(例如,有 4 或 5 个类别的自评健康状况)。

在形式上,社会福利被定义为效用之和:

$$\sum_{i=1}^{n} U(x_{i1}, x_{i2}) \tag{45}$$

其中,i 是运行于 n 个成员人口之上的个体指数。这种明显的功利主义形式只涉及可分性和连续性,因为没有承诺对任何特定的效用进行度量。事实上,在这篇文献中,函数 $U(\cdot)$ 并不一定被视为个人偏好的表征,而是反映了社会规划者的权重方案。因此,它可以很容易地解释为多维不公平度量所体现的具体函数形式的概括。虽然可分性和连续性都是值得怀疑的假设,但它们在福利经济学中非常流行。在这两个假设下定义一类社会福利函数,归结起来就是定义一类效用函数 U。

随机优势的思想推导出关于联合分布 $F(x_1, x_2)$(洛伦兹曲线占优的拓展)的易于验证的条件,这些条件等价于对一类效用函数的更高社会福利,这里我们不会停留在这些特定的标准。他们很容易在引用的文献中找到。对我们来说,更有趣的是考察当第一个变量是收入、第二个变量是健康时,效用函数的类别是否合理。这些类型的特征是 U 的导数的属性,比如令 $U_t = \partial U / \partial x_{it}, t = 1, 2, U_{st} = \partial U / \partial x_{is}, s, t = 1, 2,$ 等。当 x_{i2} 是非连续变量时,$k = 1, \cdots K$,人们可以将导数看作 $U_2(x_{i1}, x_{i2}) = U(x_{i1}, x_{i2}) - U(x_{i1}, x_{i2} - 1), U_{12}(x_{i1}, x_{i2}) = U_1(x_{i1}, x_{i2}) - U_1(x_{i1}, x_{i2} - 1),$ $U_{122}(x_{i1}, x_{i2}) = U_1(x_{i1}, x_{i2}) - 2U_1(x_{i1}, x_{i2} - 1) + U_1(x_{i1}, x_{i2} - 2)$ 等。表 16.6 总结了已研究的各种类型,并为其找到洛伦兹类的准则。③ 上标 d 表示第二个变量是离散的。

---

① 在风险理论中有一个正式的平行分析(如 Richard,1975;Levy and Paroush,1974)。多维复杂占优的综述可以在 Trannoy(2006)的文献中找到。

② 激励使用离散变量主要应用于当统计单位是不同大小的家庭时。家庭收支和家庭规模(或人口统计学组成,如果区分为成人和儿童)形成一对变量。

③ 我们忽略了一阶随机显性的研究,而关注洛伦兹显性的延伸。此外,我们未包括变量 2 的边际分布保持不变的情况(Bourguignon,1989),或对于大的 x_{i1},有 $U_2 = 0$(Jenkins and Lambert,1993),因为这些与我们要评估的收入和健康配置问题不太相关。

表 16.6　占优法:社会福利函数的类别

类别	参考
$C1:U_1,U_2\geq0,U_{11}U_{12}\leq0,U_{112}\geq0$	Moyes(1999)
$C2:U_1,U_2\geq0,U_{12},U_{22}\leq0,U_{112}\geq0$	Moyes(1999)
$C3:U_1,U_2\geq0,U_{11},U_{22},U_{12}\leq0,U_{112},U_{122}\geq0,U_{1122}\leq0$	Atkinson and Bourguignon(1982),Moyes(1999)
$C4:U_1,U_2\geq0,U_{11},U_{22},U_{12}\leq0,U_{112},U_{122}\leq0,U_{1122}\geq0$	Atkinson and Bourguignon(1982)
$C5:U_1,U_2\geq0,U_{11},U_{22},U_{12}\leq0,U_{111},U_{112}\geq0$	Muller and Trannoy(2003)
$C6:U_1,U_2\geq0,U_{11},U_{22},U_{12}\leq0,U_{222},U_{122}\geq0$	Muller and Trannoy(2003)

条件越多,类型就越小,因此就符合一个更具歧视性的占优标准——但显然,累积条件会引起伦理上的问题。直观地理解导数条件的一个简单方法是将它们对评估一个或多个个体的情况变化的含义形象化(Moyes,1999)。图 16.5 显示了这种变化(个人的初始位置用圆圈表示,最终位置用星号表示)[①],如果满足 U 的相应条件,则为改进。注意,m 阶导数的一个条件需要一个包含 2^{m-1} 个个体的图。

我们现在可以检查这些条件,并在第一维度是收入(或消费)、第二维度是健康的特定背景下评估它们的相关性。

$U_1,U_2\geq0$:要求两个变量的效用都增加是非常合理的。

$U_{11},U_{22}\leq0$:这两个维度的边际效用都有可能下降。这就证明了在每个方面从富裕到贫穷的现金转移是合理的(就健康而言,"转移"只是一种符号表达,描述一种分配不公平程度低于另一种分配的情况)。

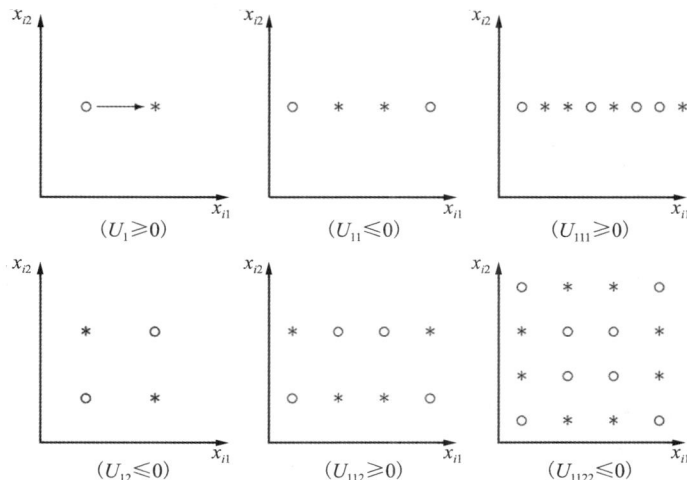

图 16.5　关于 U 条件的简要图解

$U_{12}\leq0$:这一关键条件意味着,健康状况较差的个人在收入分配方面享有更大的优先权。

[①] 箭头说明了第一个图的变化。除第一张图之外,其他图都省略了箭头,因为有几种可能的方法可以通过箭头将初始位置与最终位置连接起来。

如图所示,一个富人生病而穷人健康的社会被认为比一个财富和健康集中在同一个人身上的社会要好。这反映了多维不公平指标文献中的 CIM 原则(相关递增优化)所捕捉到的直觉。这与功利主义逻辑相悖,功利主义逻辑认为,健康的人是那些能从收入中获益的人。

$U_{112} \geq 0$:这种情况意味着,当病人变得更富有时,他们分配收入的优先次序就会降低。如图所示,这意味着减少穷人收入与健康之间的相关性比减少富人收入与健康之间的相关性更重要。这也意味着穷人在收入再分配方面的优先级在健康人群中较低。因此,这个条件似乎比相反的条件更为合理。

$U_{122} \geq 0$:这种情况意味着,在较健康的人群中,病人在分配收入方面的优先次序降低了,在较富裕的人群中,病人在分配健康方面的优先次序也降低了。同样,在健康的背景下,这种情况似乎不是不合理的,而且在道德上比相反的情况 $U_{122} \leq 0$ 更容易发生。

$U_{111}, U_{222} \geq 0$:这一相当合理的条件意味着边际效用随收入减少的幅度较小,(与此同时)健康增加。富人比穷人更不希望再分配。

$U_{1122} \leq 0$:这是最难直观理解和评估的条件。这意味着,当病人变得更富有(更健康)时,他们的优先级的下降对更健康(分别是更富有)的人来说就不那么明显了。如图所示,这意味着降低收入与健康之间的相关性在极端情况(病重贫困和健康富有)中比在混合情况(病重富有和健康贫困)中更为重要。从这个角度来看,它显然比相反的条件 $U_{1122} \geq 0$ 更合理。

总之,这些评论表明,大多数分类都值得在收入和健康的背景下进行考虑。然而,人们可能对 C4 类有疑问。Trannoy(2006)认为,C5 更符合收入被用作疾病补偿工具的情况,而 C6 认为健康是贫困的补偿。这两种观点似乎都有道理,尽管前者可能更容易被人们接受。

最近,Duclos and Echevin(2011)在一篇论文中阐述了占优方法的特点。他们比较了加拿大和美国的情况,并分析了该方法随时间的推移在两国的变化。为了说明这一点,我们在图 16.6 中展示了加拿大和美国的累积收入分布,表明美国的收入高于加拿大。而在图 16.7 中,我们只考虑了身体欠佳或健康状况良好的个人的累积性收入分布。Duclos and Echevin (2011)检验了这些曲线(和其他类似的健康水平)的统计差异,并且得出结论:从表 16.6 效用函数在 C1 类型上的作用看,如果一个人只关注那些贫穷和公平的健康状态,加拿大的社会福利比美国高。这是因为,加拿大的收入分配越差,健康分配就越好,健康与收入之间的相关性就越低,收入不公平也就越小。使用类似的技术还表明,在 1996—2005 年的 10 年里,尽管整体收入有所增加,但美国的社会福利并没有得到真正改善。这是因为,随着时间的推移,美国的医疗资源分配状况更加恶化,而这种恶化还没有被健康状况最差人群的收入增长所抵消。对加拿大来说,对于随时间变化的规范性评估取决于健康和收入联合分布的哪一部分被认为具有更高的规范性权重。

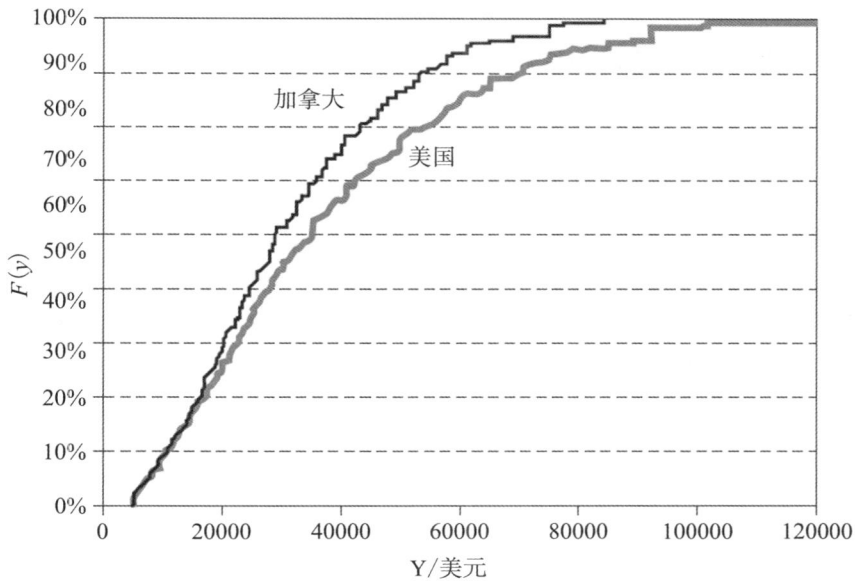

图 16.6　加拿大和美国的累积性收入分配（Duclos and Echevin，2011）

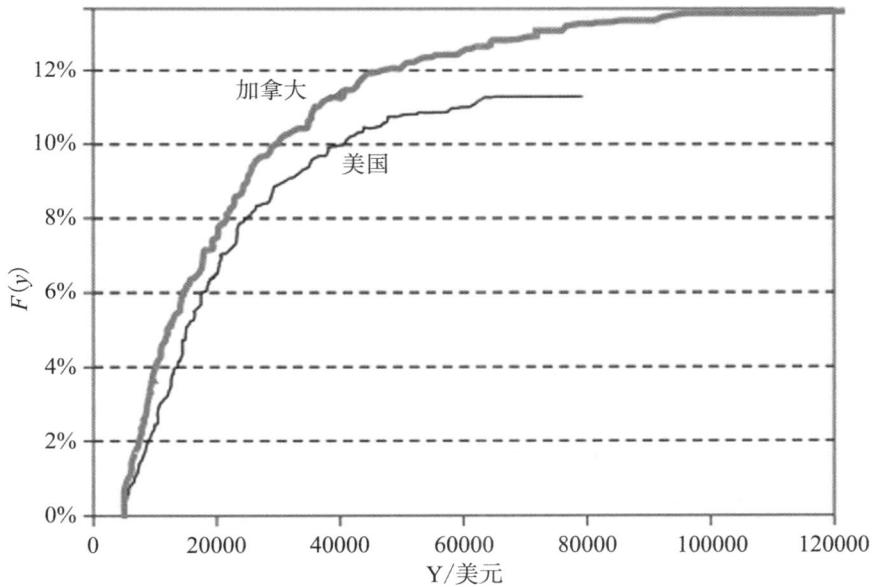

图 16.7　加拿大和美国对健康不佳和较健康的个人的累积性收入分布函数（2003）

最后，我们来分析一下占优方法的两个局限。首先，并不是所有的比较都具有优势，因此由这些标准得到的分布排序总是不完整的。更严格的类型产生不完全的排名，但从不产生完整性。其次，潜在的社会标准包含一个单一的效用函数，因此忽略了个体偏好的多样性。即使一个类型内提及的效用函数总是受通用标准的影响，对各种效用函数 U 所做的一类社会福利函数 $\sum_{i=1}^{n} U(x_{i1}, x_{i2})$ 的一致判断，与基于函数 $\sum_{i=1}^{n} U_i(x_{i1}, x_{i2})$ 的判断同时在使用，而后者包含了不同个体的不同效用函数。下一小节中将主要介绍不同个体之间的主观视角的多样性。

5.2.3 福利主义:快乐与健康

社会选择理论因 Arrow(1951)的不可能定理而闻名。该定理意味着,在尊重一些伦理条件(比如非独裁)的同时,不可能根据个人偏好推导出社会状态的福利秩序。[①] 乍一看,这种不可能性使得寻求基于偏好的收入和健康联合分布的评估变得毫无意义。然而,可以通过取消一个或多个阿罗条件得到可能的结果。在这方面,许多研究都集中在无关选择的独立性公理上,这一公理要求将两种选择与关于个人偏好的信息进行比较,而个人偏好的信息仅限于任何给定的个人是喜欢这一种选择还是另一种选择。这一公理可以通过两种方式得到放松假设,这两种方式都允许我们考虑更多的关于个人幸福的信息。一种方法由 Sen(1970)提出,包括引入可比的效用函数,并允许一些关于效用水平或差异的信息在两个互变量的比较中发挥作用。Hansson(1973)等人提出的另一种方法包括了考虑无差异曲线的信息。在本节中,我们考虑第一种方法。

在有着强烈功利主义思想的传统经济中,如果效用函数 $U_i(x_{i1}, x_{i2})$ 是基数可测的,并且在不同个体间具有可比性,那么把效用作为幸福的指标似乎就没有必要了。长期以来,这些可测性和个体可比性的假设一直被认为是不现实的。微观经济学家强调,选择行为只能揭示有序偏好,因此,代表这些个人偏好的效用函数只能被定义为单调变换。然而,最近越来越多的经济学家对传统的怀疑态度提出了质疑,认为个人对调查问题的回答可以作为衡量幸福或生活满意度的直接标准。在不同的调查中,这些问题的表述是不同的,但一个典型的例子是:"综合考虑所有因素,你对你的生活有多满意?"在不同国家的调查结果显示,人们对这个问题的回答在时间上具有一定的一致性,而且个体主观满意度的衡量有时候与应答者所处的环境下对特定事物的认知情况有关。有人认为,既然我们终于能够衡量效用,我们就可以开始直接检验一些经济理论的预测(Frey and Stutzer, 2002)。其他人则从中得出了明确的规范性结论(Layard, 2005)。[②]

文献中提到的典型方法的估计被称作一个所谓的"幸福方程",$SWB_i = f(\gamma_i, h_i, z_i, \varepsilon_i)$,这个方程里,$SWB$ 代表主观幸福感,z_i 是可以观察到的个人特征的向量(不同于收入和健康),ε_i 表示误差项。一般而言,健康和幸福之间有很强的统计相关性(Graham, 2008)。尽管因果关系是双向的,但有充分的证据表明,良好的健康会增加幸福感,而健康受到的冲击——如严重疾病或永久性残疾——则会产生负面影响。健康的影响甚至比收入的影响更强大。估计结果使计算健康和收入 $(\partial f / \partial h_i) / (\partial f / \partial \gamma_i)$ 之间的边际替代率成为可能,这也可以解释为更好的健康支付意愿。事实证明,这种支付意愿对于慢性病来说占有很大的比例。例如,研究发现,对于德国的工人来说,听力障碍者的平均收入减少约 20%,心脏或血液问题者收入减少 47%(Ferrer-i-Carbonell and Van Praag, 2002)。对于一名 25 岁的荷兰男性来说,根据福

[①] 在我们简化设定中,一个社会状态是所有个体收入—健康束的集合,即 $[(\gamma_1, h_1), \cdots, (\gamma_n, h_n)]$。

[②] 关于幸福以及如何衡量幸福的经济文献已变得如此庞大,以至于不可能用几页纸来总结它们。因此,我们只能提出一些一般性的观点,但我们相信,我们积极的和批判性的评论都与幸福测量的所有变量相关。此外,请注意,我们在这里只关注对生活总体满意度的测量,而不是健康经济学传统 QALY 测量中的主观生活质量,也不关注主观健康满意度或自我评估的健康。在本节中,我们重点是寻找幸福的总衡量标准,使收入与健康的权衡成为可能。

利水平的不同,心脏病的自愿估价从 11.4 万～38 万美元不等(Groot et al., 2004;Groot and Maassen van den Brink, 2006)。虽然医疗保健是必要的,因为结果取决于函数 $f(\cdot)$ 的说明和用于 SWB 的精确衡量,但毫无疑问,在这些估计中清楚地显示了收入和健康之间的权衡。

这表明,将调查所得的个体 SWB_i 的值作为衡量个人幸福感的直接指标是可行的。然后,人们可以立即计算这些估值中的不公平,并分析它与(不公平)医疗保健、社会经济地位和必须支付医疗保健费用的收入构成之间的关系。但这意味着我们基本上回到了功利主义。在社会哲学文献中,功利主义受到了严厉的批评,Rawls(1971)极具影响力的著作就是例证。这一批评也被大量的社会选择理论家所采纳。他们怀疑主观效用是否真的是一种具有道德吸引力的幸福感指标。

Sen(1985)提出了两套论点。Loewenstein and Ubel(2008)从健康的角度研究了这两个问题。首先,森认为功利主义遭受着"估值忽视","评估生命的价值是一种反思活动,在某种程度上,并不等同于快乐或渴望"(Sen,1985)。人们活着不仅是为了快乐,他们还关心他们所从事活动的意义。非情感(即认知)的幸福成分对大多数人来说是必不可少的。或者,用Loewenstein and Ubel(2008)的话来说,"体验效用无法捕捉到人们深切而合理的关心的广泛存在的维度"。例如,人们很在意"善终"。其次,适应现象带来了严重的问题,森谈到了"忽视身体状况"。Loewenstein and Ubel(2008)指出,许多研究发现,患有肾衰竭或截瘫等慢性疾病的人自述的情绪与健康人自述的情况相对接近。然而,尽管人们或许能够在情感上适应各种各样的健康状况,但这并不意味着他们对这些健康状况漠不关心。恰恰相反,尽管自述的幸福水平与健康相似,但健康状况较差的人愿意付出巨大的金钱或非金钱的牺牲来恢复健康。

最后一点带我们回到偏好之间的区别,偏好一方面可用效用函数表示,另一方面可用基数幸福度量。以个体 i 为例,相对于$((\gamma'_i,h'_i)$,他更偏好(γ_i,h_i)(为方便起见,我们暂且不考虑 z 和 ε)。如果他如实回答了关于幸福的问题,那么他的偏好将反映在报告的幸福值上,即 $SWB_i=f(\gamma_i,h_i)>SWB'_i=f(\gamma'_i,h'_i)$。这意味着幸福指数对应于代表他偏好的效用函数的基数。现在我们选取两个都偏好(γ,h)大于(γ',h')的个体。那么 $SWB_i>SWB'_i$ 仍成立,而且 $SWB_j=f(\gamma_j,h_j)>SWB_j=f(\gamma'_j,h'_j)$。然而,如果两个个体的预期水平不同,因为个体 j 已经适应了恶劣的环境(γ',h'),很有可能出现 $SWB'_j>SWB_i$。换言之,与个体 i 的(γ_i,h_i)相比,个体 j 并没有在收入—健康状况之间的关系(γ'_j,h'_j)上感到不快乐,尽管他们都更偏好(γ,h)而不是(γ',h')。如果我们考虑个体预期会随着时间的推移而发展变化,他的愿望会发生变化,也会发生类似的现象。这一推论显示了一些令人惊讶的结果:基于主观幸福感衡量指标来评估个人幸福感并不一定尊重偏好,因为这些幸福指标受到了适应和愿望差异的影响。如果我们想尊重个人偏好,我们必须寻找另一种方法。这就引出了第二个摆脱阿罗不可能定理的方法,即利用关于个体无差异曲线的信息。

5.2.4　尊重偏好:等值收入

如果幸福指数不能反映偏好,那么什么可以呢? 为了直观地了解什么是危险的,让我们考虑这样一个简单的世界,在这个世界里,每个人只关心他们生命中的某个维度,称之为 X。

因此,尊重个人对各种生活质量的判断,需要用 X 作为衡量生活成功的标准。即使是在这个简单的单维世界里,幸福的衡量指标一般也不反映偏好,因为一个人可能有 $X_i > X_j$ 且 SWB_i(X_i) < SWB_j(X_j)。显然,人们关心的是 X,而不是 $SWB(X)$,人们不应该把评价[$SWB(X)$]误认为是对(X)进行估值。采用 X 度量,社会偏好应该简单地定义为对 X 分布的偏好。

当生活有多个维度且个体可能有不同的偏好时,会发生什么情况呢?让我们回到我们的二维设定:收入 γ 和健康 h。直观地说,就像 X 在一维情况下是一个合适的指标一样,在这种情况下,一些与 γ 和 h 性质相同的东西应该成为度量指标。一种有效的方法就是健康等值收入(Fleurbaey,2005)。[①] 它与 γ 以相同的单位计量,并被定义为收入水平 γ_i^*,这样一来,个体对他目前的状况和收入为 γ 的健康状况就不关心了,比如(γ_i,h_i)和(γ_i^*,h^*),这里 h^* 指理想的健康状态。我们有理由将理想的健康状态作为参考。具体而言,这一选择意味着健康的等值收入满足这样一种性质,即健康状况良好的个人可以直接根据收入进行比较,而不受其偏好的影响。事实上,不管他们的偏好是什么,他们的等值收入就等于他们的普通收入。这是一个相当不错的属性,因为一般而言,当个体健康状况良好,其收入比其他人高,即使偏好不同,他的处境也会更好。

图 16.8 阐明了这个概念,假设我们要比较个体 i 在情景 A 中和个体 j 在情景 B 中的福祉,如果我们要尊个体 i 的偏好,我们必须把情景 A 和 A' 等值看待,因为它们在同一条无差异曲线上。同样的情况也适用于个人 j 的情形 B 和 B'。然而,考虑到 A' 和 B' 都拥有完美的健康状况,从收入的角度比较它们是有意义的——这两个个体的健康等值收入分别是 γ_i^* 和 γ_j^*。

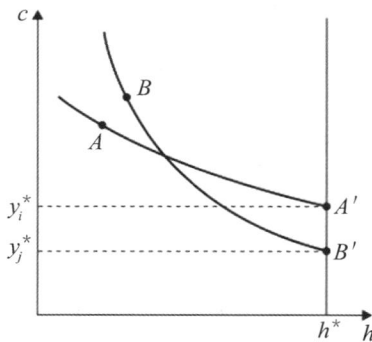

图 16.8 健康—等值收入

显然,任何配置方式下的等值收入计算都需要知道该配置下的人的无差异曲线,这与之前引入的阿罗不可能定理的第二个解完全对应。这种方法比主观的福利主义更尊重偏好。的确,为个人提供他自己喜欢的工作环境,必然会提高他的等值收入。此外,两个具有相同偏好的人将以一种与他们等值收入相一致的方式对自己的情况进行排序。健康—等值收入

[①] 等值收入的概念及其在经济学中的有趣历史在 Fleurbaey(2009)的文章中有更详细的阐释。这一概念最初是由 Samuelson(1974)、Samuelson and Swamy(1974)在"货币度量效用"的标签下引入的,其目的是寻找一种指数,比通常的拉氏、帕氏和费舍指数更能追踪个人偏好。随后,King(1983)将其用于分析家庭福利分布——他创造了"等值收入"这个词——并在 Deaton and Muellbauer 的经典著作(1980)中备受赞誉。然而,当观察到一个加性可分的社会福利函数(使用货币度量效用作为个人幸福的指数)在数量上不可能是准凹的,因此违背了不公平厌恶的基本要求时,这种趋势很快就消退了。最新的公平分配理论为这一概念带来了新的兴趣。正如 Fleurbaey(2005)所表明的,它可以看作是对 Pazner and Schmeidler(1978)提出,并在本章已提及的"平等对待"理念的进一步阐述。

显然不是以这种方式尊重偏好的唯一方式。我们可以用健康代替收入作为计算的数字,也可以用健康以外的水平作为计算等值收入的参考。以另一个健康水平为参考并不是很有趣,但是由于它的属性不会很好,我们只能在收入的基础上比较健康状况良好的个体,相反,当个体健康状况没那么良好时,比较就需要考虑偏好。事实上,对于一些健康状况不佳的人,如果个体有更加关注健康的偏好,那么他的收入比其他人高时,状况未必更好。此外,如果以较低的健康水平为参照,人们可能会发现处于良好状况的个人永远不会接受用他们的状况换取较差的健康,即使他们有无限的收入。相反,每个人都认为健康至少和他们现在的健康一样好,所以等值收入总是低于现在的收入。从理论上讲,有人可能会认为,如果一个人的处境非常糟糕,健康的身体再加上零收入会比他们目前的状况要好,但这是相当牵强的,因为零收入是无法维持生活的。此外,即使人们发现处于这种情况的人,虽然他们不能按等值收入进行排序,但至少与所有收入为正的人相比,他们显然处于不利地位。[①]

　　一旦采用等值收入作为衡量个人福祉的指标,他们就可以用计算福祉不公平以及幸福的指标来衡量。这种分析整合了对健康或医疗保健(不公平)的关注,以及自掏腰包支付医疗保健费用的收入后果。当然,就数据而言,这种方法要求很高。实际上,理想情况下,它需要对偏好的联合分布和个体的收入—健康状态进行估计。这些很难获取,即使是直接询问偏好问题的特定调查,也只能估计出亚群体的平均偏好。然而,请注意,实际收入 γ_i 与等值收入 γ_i^* 之间的差异在整体上可以理解为个体为了获取理想的健康状况所愿意付出的代价,即 $\gamma_i^* = \gamma_i - WTP_i$。一旦我们获取了 γ_i 及其支付意愿的观测值,我们就可以近似得到 γ_i^*。

　　关于支付意愿的信息可以从不同的途径获得。首先,可以使用前面小节中描述的由幸福方程推导出的估值。Graham et al.(2010)利用这一信息对不同国家的平均收入进行调整,以适应健康问题的成本。注意,在这种方法中,只需要收入和健康之间的边际替代率($\partial f/\partial h_i$)/($\partial f/\partial \gamma_i$),它们在 $f(\cdot)$ 的单调变换下是不变的。因此,这些指标对适应性问题就不那么敏感了,因为可以假定适应首先影响的是所测得的幸福水平,而不是偏好的方向。其次,人们可以开发一种有条件评估方法,在调查中衡量人们是否愿意为完全健康买单(参见Fleurbaey et al., 2010)。最后,人们可以利用不同来源的信息,包括观察到的选择行为,来校准有意义的支付意愿指标。之后,Becker et al.(2005)采用这种方法开展研究,对 96 个国家计算提高预期寿命的货币等值的等效增长率;在一个包括了预期寿命在内的众多维度清单基础上,Fleurbaey and Gaulier(2009)比较了 24 个 OECD 国家的生活水准。这项最近的研究不仅表明计算等值收入是可行的,而且还证实了健康是幸福的一个基本因素,明确地将其考虑在内可能会对不公平的度量产生重大影响。例如,Becker et al.(2005)对 1960—2000 年等值收入的年均增长率进行了分析,发现相对于 1996 年,到 2000 年,最贫困的 50% 的国家平均每年的等值收入增长 4.1%[②],其中 1.7% 得益于健康,与此形成对应的是,最富有的 50% 的国家只增长了 2.6%,其中只有 0.4% 是受益于健康。

[①] 人们可能会想到一个占优原则,即更多的收入和更好的健康总是意味着更好的状况,这无关偏好(例如,Sen,1985)。这意味着在图 16.8 中,B 点的个体 j 比 A 点的个体 i 生活得更好。然而,这一方法意味着偏好在情况评估中不起作用。这有悖于本小节所探究的基本动机。

[②] 他们使用了术语"完全收入"。

在此,将上一节介绍的关于机会公平的不同观点联系起来是非常有趣的。我们在那里区分了所谓的"选择"和"偏好"方法。现在必须清楚的是,等值收入的概念与占优法相一致。在衡量福祉时,尊重个人偏好的变化与让人们对自己的偏好负责密切相关。从理论上讲,除了收入和健康之外,通过引入对生活方式的偏好来丰富这一方法,以解决前几节已经剖析过的个人对健康的责任问题,其实并不十分困难。这似乎是未来研究中一个有前景的方向。

最后,我们提到尊重个人偏好这一理想所面临的一项重要挑战。等值收入方法假定,有可能获得关于个人对生活中有价值之物的真实偏好的可靠信息,更基本的假设是,这些个人偏好是明确的。既然行为研究已经揭示了个人偏好可能有多种方式偏离这一理想状态,那么就不能轻率地实施等值收入衡量。人们甚至可能认为,为了适应行为文献中所揭示的最常见的对理性的背离,应该对基本理论进行改进。

6. 结论

分配问题在所有关于健康(和医疗保健)政策的社会讨论中都有着非常重要的作用。如果经济学家们想提供相关建议,他们需要一个连贯的规范框架来进行政策评估。这种规范框架还可以通过提出什么是重要的事实以及应该分析什么因果关系来指导实证研究。在这方面,最近的健康经济学文献通过关注具体问题产生了许多有趣的见解,例如健康方面的社会经济不公平、医疗保健提供方面的不公平、种族差异和自费支付的收入后果。然而,将这些片面的见解整合到一个更广泛的框架中是有益的。

首先,对健康和医疗保健不公平的关注不应局限于诸如社会经济地位或种族等具体特征。本质上,只有当所有具有相同需求和偏好的个人得到相同水平的医疗服务时,"横向公平"才会实现——所有导致这种理想破灭的因素都应一并考虑。此外,横向公平问题与纵向公平问题错综复杂地联系在一起。同样,只有将其余的健康不公平完全归因于个人可以负责的因素,才能实现健康方面的公平。当然,对于这些因素究竟是什么,人们的看法各不相同。例如个人必须在多大程度上承受他们选择的生活方式对健康的影响等。

其次,从分配的角度来看,我们最终关心的是整体福祉。尽管健康至关重要,但它不是唯一相关的方面。正如有关财务公平的文献所显示的那样,至少有必要明确说明健康与消费之间的权衡。显然,一个足够丰富的福祉概念必须包括健康与消费之外的其他方面。

福利经济学文献的最新发展为解决这两类问题提供了一个充满前景的框架。健康和医疗保健方面的不公平可以被视为机会不公平的一个主要例子,而公平分配理论为这一概念提供了许多有趣的建模方法,并对这些不同方法的规范含义做出了清晰的界定。在寻求福利的全面概念方面也取得了很大进展。现在看来,衡量主观福祉不仅是可能的,而且我们也更好地理解了这一概念面临的伦理局限性,并开发出了一些有趣的替代方法(例如等值收入)。在本章中,我们试图展示这些文献如何与健康经济学家分析过的具体问题相关联。事实证明,它们之间并没有真正的冲突,恰恰相反,典型的健康经济学方法可以被视为在更广泛的实践中的有用组成部分。此外,沿着这些思路进一步思考,也将有可能更好地看到,衡量不公平的操作性问题如何与关于正义和个人责任的更深层次的社会哲学问题相关联,并指出为什么以及在何处需要良好的计量经济学来估计结构模型。构建这些桥梁可以丰富健康经济应用的理论内容,为福利经济理论的适用性提供有益的见解。

参考文献

Abul Naga, R. & Geoffard, P.-Y. (2006). Decomposition of bivariate inequality indices by attributes. Economics Letters, 90(3), 362–367.

Agency for Healthcare Research and Quality (2010). National healthcare disparities report 2009. Rockville, MD: US Department of Health and Human Services, AHRQ Publication no. 10–0004.

Allanson, P., Gerdtham, U.-G., & Petrie, D. (2010). Longitudinal analysis of income-related health inequality. Journal of Health Economics, 29(1), 78–86.

Anand, P. & Dolan, P. (2005). Equity, capabilities and health. Social Science and Medicine, 60, 219–222.

Anderson, E. (1999). What is the point of equality? Ethics, 109, 287–337.

Armstrong, K., Hughes-Halbert, C., & Asch, D. (2006). Patient preferences can be misleading as explanations for racial disparities in health care. Archives of Internal Medicine, 166 (8), 950–954.

Arneson, R. (1989). Equality and equal opportunity for welfare. Philosophical Studies, 56, 77–93.

Arrow, K. (1951). Social choice and individual values. New York: Wiley.

Arrow, K. (1971). A utilitarian approach to the concept of equality in public expenditures. Quarterly Journal of Economics, 85, 409–415.

Ashton, C., Haidet, P., Paterniti, D., Collins, T., Gordon, H., O'Malley, K., et al. (2003). Racial and ethnic disparities in the use of health services: Bias, preferences, or poor communication? Journal of General Internal Medicine, 18(2), 146–152.

Atkinson, A. & Bourguignon, F. (1982). The comparison of multi-dimensioned distributions of economic status. Review of Economic Studies, 49, 183–201.

Atkinson, A. & Bourguignon, F. (1987). Income distribution and differences in needs. In G. Feiwel (Ed.), Arrow and the foundations of economic policy, pp. 350–370,. London: Macmillan.

Ayanian, J., Cleary, P., Weissman, J., & Epstein, A. (1999). The effect of patients' preferences on racial differences in access to renal transplantation. New England Journal of Medicine, 341, 1661–1669.

Bago d'Uva, T., Jones, A., & van Doorslaer, E. (2009). Measurement of horizontal inequity in health care utilisation using European panel data. Journal of Health Economics, 28(2), 280–289.

Balia, S. & Jones, A. (2011). Catching the habit: A study of inequality of opportunity in smoking-related mortality. Journal of the Royal Statistical Society A, 174(1), 175-194.

Becker, G., Philipson, T., & Soares, R. (2005). The quantity and quality of life and the evolution of world inequality. American Economic Review, 95(1), 277-291.

Blackorby, C. & Donaldson, D. (1988). Money metric utility: Harmless normalization? Journal of Economic Theory, 46(1), 120-129.

Bleichrodt, H. & van Doorslaer, E. (2006). A welfare economics foundation for health inequality measurement. Journal of Health Economics, 25, 945-957.

Blinder, A. (1973). Wage discrimination: Reduced form and structural estimates. Journal of Human Resources, 8, 436-455.

Bollinger, B., Leslie, P., & Sorensen, A. (2011). Calorie posting in chain restaurants. American Economic Journal: Economic Policy, 3, 91-128.

Bommier, A. & Stecklov, G. (2002). Defining health inequality: Why Rawls succeeds where social welfare theory fails. Journal of Health Economics, 21, 497-513.

Bourguignon, F. (1989). Family size and social utility: Income distribution dominance criteria. Journal of Econometrics, 42, 67-80.

Case, A., Fertig, A., & Paxson, C. (2005). The lasting impact of childhood health and circumstance. Journal of Health Economics, 24, 365-389.

Case, A., Lubotsky, D., & Paxson, C. (2002). Economic status and health in childhood: The origins of the gradient. American Economic Review, 92(5), 1308-1334.

Cawley, J. & Ruhm, C. J. (2011). The economics of risky health behaviors. In Handbook of health economics (Vol. 2, Chapter 3). Amsterdam: Elsevier.

Chou, S.-Y., Rashad, I., & Grossman, M. (2008). Fast-food restaurant advertising on television and its influence on childhood obesity. Journal of Law and Economics, 51(4), 599-618.

Cisse, B., Luchini, S., & Moatti, J. P. (2007). Progressivity and horizontal equity in health care finance and delivery: What about Africa? Health Policy, 80(1), 51-68.

Clarke, P., Gerdtham, U.-G., Johannesson, M., Bingefors, K., & Smith, L. (2002). On the measurement of relative and absolute income-related health inequality. Social Science and Medicine, 55(11), 1923-1928.

Cohen, G. (1989). On the currency of egalitarian justice. Ethics, 99, 906-944.

Cook, B., McGuire, T., Lock, K., & Zaslavsky, A. (2010). Comparing methods of racial and ethnic disparities measurement across different settings of mental health care. Health Services Research, 45(3), 825-847.

Cook, B., McGuire, T., Meara, E., & Zaslavsky, A. (2009). Adjusting for health status in non-linear models of health care disparities. Health Services and Outcomes Research Methodology, 9, 1-21.

Currie, J. (2009). Healthy, wealthy and wise: Socioeconomic status, poor health in childhood, and human capital development. Journal of Economic Literature, 47(1), 87-122.

Currie, J. & Stabile, M. (2003). Socioeconomic status and child health: Why is the relationship stronger for older children? American Economic Review, 93(5), 1813-1823.

Cutler, D. & Lleras-Muney, A. (2010). Understanding differences in health behaviors by education. Journal of Health Economics (forthcoming).

Daniels, N. (1985). Just health care. Cambridge: Cambridge University Press.

Daniels, N. (2008). Just health. Meeting health needs fairly. Cambridge: Cambridge University Press. Deaton, A. (2011). What does the empirical evidence tell us about the injustice of health inequalities? Princeton University Mimeo.

Deaton, A. & Muellbauer, J. (1980). Economics and consumer behavior. Cambridge: Cambridge University Press.

De Graeve, D. & Van Ourti, T. (2003). The distributional impact of health financing in Europe: A review. World Economy, 26, 1459-1479.

Duclos, J. -Y. & Echevin, D. (2011). Health and income: A robust comparison of Canada and the US. Journal of Health Economics, 30, 293-302.

Dutta, I., Pattanaik, P., & Xu, Y. (2003). On measuring deprivation and the standard of living in a multidimensional framework on the basis of aggregate data. Economica, 70, 197-221.

Dworkin, R. (1981a). What is equality? Part 1: Equality of welfare. Philosophy and Public Affairs, 10, 185-246.

Dworkin, R. (1981b). What is equality? Part 2: Equality of resources. Philosophy and Public Affairs, 10, 283-345.

Dworkin, R. (2000). Sovereign virtue. Cambridge: Cambridge University Press.

Erreygers, G. (2009a). Correcting the concentration index. Journal of Health Economics, 28, 504-515.

Erreygers, G. (2009b). Correcting the concentration index: A reply to Wagstaff. Journal of Health Economics, 28, 521-524.

Erreygers, G. (2009c). Can a single indicator measure both attainment and shortfall inequality? Journal of Health Economics, 28, 885-893.

Erreygers, G. & Van Ourti, T. (2010). Measuring socioeconomic inequality in health, health care and health financing by means of rank-dependent indices: A recipe for good practice. Tinbergen Institute, Discussion Paper TI 2010-076/3.

Ferrer-i-Carbonell, A. & Van Praag, B. (2002). The subjective costs of health losses due to chronic diseases. An alternative model for monetary appraisal. Health Economics, 11, 709-722.

Fleurbaey, M. (2005). Health, wealth and fairness. Journal of Public Economic Theory, 7 (2), 253-284.

Fleurbaey, M. (2006). Health, equity and social welfare. Annales d'Economie et Statistique, 83–84, 21–60.

Fleurbaey, M. (2008). Fairness, responsibility and welfare. Oxford: Oxford University Press.

Fleurbaey, M. (2009). Beyond GDP: The quest for a measure of social welfare. Journal of Economic Literature, 47(4), 1029–1075.

Fleurbaey, M. (2010). Assessing risky social decisions. Journal of Political Economy, 118, 649–680.

Fleurbaey, M. & Gaulier, G. (2009). International comparisons of living standards by equivalent incomes. Scandinavian Journal of Economics, 111(3), 597–624.

Fleurbaey, M. & Maniquet, F. (2011). A theory of fairness and social welfare. Cambridge: Cambridge University Press.

Fleurbaey, M. & Schokkaert, E. (2009). Unfair inequalities in health and health care. Journal of Health Economics, 28(1), 73–90.

Fleurbaey, M. & Trannoy, A. (2003). The impossibility of a Paretian egalitarian. Social Choice and Welfare, 21(2), 243–263.

Fleurbaey, M., Luchini, S., Muller, C., & Schokkaert, E. (2010). Equivalent income and the economic evaluation of health care. CORE-Discussion Paper 2010/6.

Flores, G., Krishnakumar, J., O'Donnell, O., & van Doorslaer, E. (2008). Coping with health-care costs: Implications for the measurement of catastrophic expenditures and poverty. Health Economics, 17(12), 1393–1412.

Frey, B. & Stutzer, A. (2002). What can economists learn from happiness research? Journal of Economic Literature, 40(2), 402–435.

Gaertner, W. & Schokkaert, E. (2011). Empirical social choice. Cambridge: Cambridge University Press.

Gajdos, T. & Weymark, J. (2005). Multidimensional generalized Gini indices. Economic Theory, 26, 471–496.

Graham, C. (2008). Happiness and health: Lessons—and questions—for policy. Health Affairs, 27(1), 72–81.

Graham, C., Higuera, L., & Lora, E. (2010). Which health conditions cause the most unhappiness? Health Economics (forthcoming).

Gravel, N. & Moyes, P. (2011). Bidimensional inequalities with an ordinal variable. In M. Fleurbaey, M. Salles, & J. A. Weymark (Eds.), Social ethics and normative economics. Berlin: Springer.

Gravelle, H. (2003). Measuring income related inequality in health: Standardisation and the partial concentration index. Health Economics, 12, 803–819.

Groot, W. & Maassen van den Brink, H. (2006). The compensating income variation of cardiovascular disease. Health Economics, 15, 1143–1148.

　　Groot, W., Maassen van den Brink, H., & Plug, E. (2004). Money for health: The equivalent variation of cardiovascular disease. Health Economics, 13, 859–872.

　　Hansson, B. (1973). The independence condition in the theory of social choice. Theory and Decision, 4, 25–49.

　　Hardy, G., Littlewood, J., & Polya, G. (1952). Inequalities. Cambridge: Cambridge University Press.

　　Harsanyi, J. (1977). Rational behavior and bargaining equilibrium in games and social situations. Cambridge: Cambridge University Press.

　　Hausman, D. (2007). What's wrong with health inequalities? Journal of Political Philosophy, 15(1), 46–66.

　　Institute of Medicine (2002). Unequal treatment: Confronting racial and ethnic disparities in health care. Washington, DC: National Academy Press.

　　Jenkins, S. & Lambert, P. (1993). Ranking income distributions when needs differ. Review of Income and Wealth, 39, 337–356.

　　Jones, A. & Lopez Nicolas, A. (2004). Measurement and explanation of socioeconomic inequality in health with longitudinal data. Health Economics, 13, 1015–1030.

　　Jusot, F., Tubeuf, S., & Trannoy, A. (2010). Effort or circumstances: Does the correlation matter for inequality of opportunity in health? IRDES, Paris, Working Paper DT 33.

　　Kakwani, N., Wagstaff, A., & van Doorslaer, E. (1997). Socioeconomic inequalities in health: Measurement, computation, and statistical inference. Journal of Econometrics, 77, 87–103.

　　Kawachi, I., Daniels, N., & Robinson, D. (2005). Health disparities by race and class: Why both matter. Health Affairs, 24(2), 343–352.

　　King, M. (1983). Welfare analysis of tax reforms using household data. Journal of Public Economics, 23, 183–214.

　　Kolm, S.-C. (1977). Multidimensional egalitarianisms. Quarterly Journal of Economics, 91 (1), 1–13.

　　Koolman, X. & van Doorslaer, E. (2004). On the interpretation of a concentration index of inequality.Health Economics, 13, 649–656.

　　Lambert, P. & Zheng, B. (2011). On the consistent measurement of achievement and shortfall inequality. Journal of Health Economics, 30(1), 214–219.

　　Layard, R. (2005). Happiness: Lessons from a new science. London: Allan Lane.

　　Lefranc, A., Pistolesi, N., & Trannoy, A. (2009). Equality of opportunity and luck: Definitions and testable conditions, with an application to income in France. Journal of Public Economics, 93, 1189–1207.

　　Le Grand, J. (1987). Inequalities in health: Some international comparisons. European Economic

Review, 31(1/2), 182-191.

Le Grand, J. (1991). Equity and choice. London: Harper Collins Academic.

Levy, H. & Paroush, J. (1974). Towards multivariate efficiency criteria. Journal of Economic Theory, 7, 129-142.

Lippert-Rasmussen, K. (2001). Egalitarianism, option luck, and responsibility. Ethics, 111, 548-579.

Loewenstein, G. & Ubel, P. (2008). Hedonic adaptation and the role of decision and experienced utility in public policy. Journal of Public Economics, 92, 1795-1810.

Lu, R., Leung, G., Kwon, S., Tin, K., van Doorslaer, E., & O'Donnell, O. (2007). Horizontal equity in health care utilization—evidence from three high income Asian economies. Social Science and Medicine, 64, 199-212.

Milanovic, B. (1997). A simple way to calculate the Gini coefficient and some implications. Economics Letters, 56, 45-49.

Morris, S., Sutton, M., & Gravelle, H. (2005). Inequity and inequality in the use of health care in England: An empirical investigation. Social Science and Medicine, 60, 1251-1266.

Moyes, P. (1999). Comparison of heterogeneous distributions and dominance criteria. Economie et Prévision, 138-139, 125-146.

Muller, C. & Trannoy, A. (2003). Multidimensional inequality comparisons: A compensation perspective. Mimeo.

Oaxaca, R. (1973). Male-female wage differentials in urban labor markets. International Economic Review, 14(3), 693-709.

O'Donnell, O., van Doorslaer, E., Rannan-Eliya, R., Somanathan, A., Adhikari, S. R., Akkazieva, B. et al. (2008). Who pays for health care in Asia? Journal of Health Economics, 27, 460-475.

O'Donnell, O., van Doorslaer, E., Wagstaff, A., & Lindelow, M. (2008). Analyzing health equity using household survey data. Washington, DC: World Bank.

Pazner, E. & Schmeidler, D. (1978). Egalitarian equivalent allocations: A new concept of economic equity. Quarterly Journal of Economics, 92, 671-687.

Phillips, A. (2006). "Really" equal: Opportunities and autonomy. Journal of Political Philosophy, 14, 18-32.

Rawls, J. (1971). A theory of justice. Cambridge, MA: Harvard University Press.

Rawls, J. (1982). Social unity and primary goods. In A. Sen & B. Williams (Eds.), Utilitarianism and beyond (pp. 159-185). Cambridge: Cambridge University Press.

Richard, S. (1975). Multivariate risk aversion, utility independence and separable utility functions. Management Science, 22, 12-21.

Roemer, J. (1985). Equality of talent. Economics and Philosophy, 1, 151-187.

Roemer, J. (1993). A pragmatic theory of responsibility for the egalitarian planner. Philosophy and Public Affairs, 22, 146–166.

Roemer, J. (1998). Equality of opportunity. Cambridge, MA: Harvard University Press.

Roemer, J. (2002). Equality of opportunity: A progress report. Social Choice and Welfare, 19 (2), 455–471.

Rosa Dias, P. (2009). Inequality of opportunity in health: Evidence from a UK cohort study. Health Economics, 18, 1057–1074.

Rosa Dias, P. (2010). Modelling opportunity in health under partial observability of circurmstances. Health Economics, 19, 252–264.

Rosa Dias, P. & Jones, A. (2007). Giving equality of opportunity a fair innings. Health Economics, 16,109–112.

Samuelson, P. (1974). Complementarity: An essay on the 40th anniversary of the HicksAllen revolution in demand theory. Journal of Economic Literature, 12, 1255–1289.

Samuelson, P. & Swamy, S. (1974). Invariant economic index numbers and canonical duality: Survey and synthesis. American Economic Review, 64(4), 566–593.

Sandy, R., Liu, G., Ottensmann, J., Tchernis, R., Wilson, J., & Ford, O. 2009. Studying the child obesity epidemic with natural experiments. NBERWorking Paper No. 14989.

Schneider, P. & Hanson, K. (2006). Horizontal equity in utilisation of care and fairness of health financing: A comparison of micro-health insurance and user fees in Rwanda. Health Economics, 15(1), 19–31.

Schokkaert, E. & Van de Voorde, C. (2004). Risk selection and the specification of the conventional risk adjustment formula. Journal of Health Economics, 23, 1237–1259.

Schokkaert, E. & Van de Voorde, C. (2009). Direct versus indirect standardization in risk adjustment. Journal of Health Economics, 28, 361–374.

Schokkaert, E. & Van de Voorde, C. (2011). User charges. In S. Glied & P. Smith (Eds.), Oxford handbook on health economics (pp. 329–353). Oxford: Oxford University Press.

Segall, S. (2010). Health, luck and justice. Princeton: Princeton University Press.

Sen, A. (1970). Collective choice and social welfare. San Francisco: Holden Day.

Sen, A. (1985). Commodities and capabilities. Amsterdam: North-Holland.

Sen, A. (1999). Development as freedom. New York: Knopf.

Sen, A. (2002). Why health equity? Health Economics, 11, 659–666.

Shorrocks, A. (1982). Inequality decomposition by factor components. Econometrica, 50, 193–211.

Sutton, M. (2002). Vertical and horizontal aspects of socio-economic inequity in general practitioner contacts in Scotland. Health Economics, 11, 537–549.

Tobin, J. (1970). On limiting the domain of inequality. Journal of Law and Economics, 13,

263-278.

Trannoy, A. (2006). Multidimensional egalitarianism and the dominance approach: A lost paradise? In F. Farina & E. Savaglio (Eds.), Inequality and economic integration (pp. 284-302). London: Routledge.

Trannoy, A., Tubeuf, S., Jusot, F., & Devaux, M. (2010). Inequality of opportunities in health in France: A first pass. Health Economics, 19(8), 921-938.

Tsui, K.-Y. (1995). Multidimensional generalizations of the relative and absolute inequality indices: The Atkinson-Kolm-Sen approach. Journal of Economic Theory, 67, 251-265.

Tsui, K.-Y. (1999). Multidimensional inequality and multidimensional generalized entropy measures: An axiomatic derivation. Social Choice and Welfare, 16, 145-157.

Vallentyne, P. (2002). Brute luck, option luck and equality of initial opportunities. Ethics, 112, 529-557.

Van de Poel, E., O'Donnell, O., & van Doorslaer, E. (2007). Are urban children really healthier? Evidence from 47 developing countries. Social Science and Medicine, 65, 1986-2003.

van den Berg, G., Lindeboom, M., & Portrait, F. (2006). Economic conditions early in life and individual mortality. American Economic Review, 96(1), 290-302.

van Doorslaer, E. & Jones, A. (2003). Inequalities in self-reported health: Validation of a new approach to measurement. Journal of Health Economics, 22, 61-87.

van Doorslaer, E. & Koolman, X. (2004). Explaining the differences in income-related health inequalities across European countries. Health Economics, 13, 609-628.

van Doorslaer, E. & Van Ourti, T. (2011). Measuring inequality and inequity in health and health care. In S. Glied, & P. Smith (Eds.), Oxford handbook on health economics (pp. 837-869). Oxford: Oxford University Press.

van Doorslaer, E., Koolman, X., & Jones, A. (2004). Explaining income-related inequalities in doctor utilisation in Europe. Health Economics, 13, 629-647.

van Doorslaer, E., O'Donnell, O., Rannan-Eliya, R., Somanathan, A., Adhikari, S., Garg, C. et al. (2006). Effect of payments for health care on poverty estimates in 11 countries in Asia: An analysis of household survey data. The Lancet, 368, 1357-1364.

van Doorslaer, E., O'Donnell, O., Rannan-Eliya, R., Somanathan, A., Adhikari, S., Garg, C. et al. (2007). Catastrophic payments for health care in Asia. Health Economics, 16, 1159-1184.

van Doorslaer, E., Wagstaff, A., van der Burg, H., Christiansen, T., Citoni, G., Di Biase, R., et al. (1999). The redistributive effect of health care finance in twelve OECD countries. Journal of Health Economics, 18, 291-313.

van Doorslaer, E., Wagstaff, A., van der Burg, H., Christiansen, T., De Graeve, D., Duchesne, I., et al. (2000). Equity in the delivery of health care in Europe and the US. Journal of

Health Economics, 19, 553-583.

van Ourti, T. (2004). Measuring horizontal inequity in Belgian health care using a Gaussian random effects two part count data model. Health Economics, 13, 705-724.

Wagstaff, A. (2000). Socioeconomic inequalities in child mortality: Comparisons across nine developing countries. Bulletin of the World Health Organization, 78(1), 19-29.

Wagstaff, A. (2002). Inequality aversion, health inequalities and health achievement. Journal of Health Economics, 21, 627-641.

Wagstaff, A. (2005). The bounds of the concentration index when the variable of interest is binary, with an application to immunization inequality. Health Economics, 14, 429-432.

Wagstaff, A. (2008). Measuring financial protection in health. World Bank: Policy Research Working Paper 4554.

Wagstaff, A. (2009). Correcting the concentration index: A comment. Journal of Health Economics, 28, 516-520.

Wagstaff, A. & van Doorslaer, E. (2000a). Measuring and testing for inequity in the delivery of health care. Journal of Human Resources, 35(4), 716-733.

Wagstaff, A. & van Doorslaer, E. (2000b). Equity in health care finance and delivery. In A. Culyer & J. Newhouse (Eds.), Handbook of health economics (Vol. 1B, pp. 1803 - 1862). Amsterdam: Elsevier (North-Holland).

Wagstaff, A. & van Doorslaer, E. (2003). Catastrophe and impoverishment in paying for health care: With applications to Vietnam 1993-1998. Health Economics, 12(11), 921-933.

Wagstaff, A. & van Doorslaer, E. (2004). Overall versus socioeconomic health inequality: A measurement framework and two empirical illustrations. Health Economics, 13, 297-301.

Wagstaff, A., van Doorslaer, E., & Watanabe, N. (2003). On decomposing the causes of health sector inequalities with an application to malnutrition inequalities in Vietnam. Journal of Econometrics, 112, 207-223.

Weymark, J. (2006). The normative approach to the measurement of multidimensional inequality. In F. Farina & E. Savaglio (Eds.), Inequality and economic integration (pp. 303 - 328). London: Routledge.

Xu, K., Evans, D., Carrin, G., Aguilar-Rivera, A., Musgrove, P., & Evans, T. (2007). Protecting households from catastrophic health spending. Social Science and Medicine, 26(4), 972-983.

Xu, K., Evans, D., Kawabata, K., Zeramdini, R., Klavus, J., & Murray, C. (2003). Household catastrophic health expenditure: A multicountry analysis. The Lancet, 362, 111-117.

主题对照

A

调整后的人均成本(AAPCC,adjusted average per capita cost)

新药申请的简称(abbreviated new drug application, ANDA)

腹部主动脉瘤(Abdominal aortic aneurysms)

医疗人员矿工、缺勤(absenteeism of health workers)

平价医疗法案(ACA,Affordable Care Act,)

通道效应,公私部门互动(access effects, public-private sector interface)

可信赖的医疗组织(Accountable care organizations, ACOs)

认证,鉴定,评审(accreditation)

研究生医学教育评审委员会(Accreditation Council for Graduate Medical Education)

员工间差异(across-worker variation)

青蒿素综合疗法(ACTs,artemisinin combination therapies)

实际医疗保健函数(actual health care function)

急性心肌梗塞(acute myocardial infarction, 见"心脏病患者"heart attack patients)

成瘾(addiction)

  戒瘾激励(abstinence incentives)

  相邻互补性(adjacent complementarity)

  攀比效应(bandwagon effects)

  特征(characteristics)

  消费/价格关系(consumption/price relationship)

  应急管理(contingency management)

  渴望(cravings)

    消费信号理论(cue-theory of consumption)

    周期(cyclicality)

  贴现率(discount rates)

  常用/耐用商品对比(habitual/durable goods comparison)

  边缘系统(limbic system)

C

免费运输（free delivery）

人力资本投资模型（human capital investment model）

激励（incentives）

学习与价格锚定（learning vs price anchoring）

有限注意模型（limited attention model）

低成本产品（low-cost products）

市场失灵（market failures）

患者访问（patient visits）

绩效激励（performance incentives）

现时偏见模型（present bias models）

定价（pricing）

改革（reform）

研究（research）

社会经济变量（socio-economic variables）

供给（supply）

女性赋权（women's empowerment）

健康教育/信息（health education/information）

健康保险（health insurance）

健康政策（health policies）

健康系统（health system）

医务人员旷工（health worker absenteeism）

人力资本投资（human capital investment）

注射防疫行为（infectious disease prevention behavior）

注射（injections）

预期寿命（life expectancy）

流动性约束与消费者行为（liquidity constraints and consumer behavior）

低成本公众健康产品（low-cost public health products）

小额信贷（microfinance）

道德风险（mortality risks）

护士，药品管理（nurses, drug administration）

污染（pollution）

私人保健（private health care）

公私部门互动（public-private sector interface）

随机估值研究（random evaluation studies）

监管政策（regulatory policy）

学者（scholarships）

E

IQWiG 见卫生保健和质量效率研究所（IQWiG see Institut für Qualität und Wirtschaftlichkeit im Gesundheitswesen）

铁强化面粉项目（iron-fortified flour program）

IT，见 信息技术（IT see information technology）

ITNs 见 经杀虫剂处理过的蚊帐（ITNs see insecticide-treated nets）

ITT，治疗意向（ITT, intention to treat）

J

日本（Japan）

共同利益（joint benefits）

卫生保健认证联合委员会（joint Committee for the Accreditation of Healthcare Organizations）

共同成本（joint costs）

联合密度函数（joint density functions）

K

凯瑟家族基金会/健康研究与教育信托基金（Kaiser Family Foundation/Health Research& Education Trust）

凯瑟医疗集团（Kaiser Permanent MCO）

肯尼亚（Kenya）

    抗疟治疗（antimalarial treatment）

    有条件的现金转移项目（conditional cash transfer programs）

    除虫治疗（deworming treatment）

    艾滋病教育（HIV/AIDS education）

    杀虫剂处理过的蚊帐（insecticide-treated nets）

    疟疾检测（malaria testing）

    马路安全（road safety）

    储蓄信贷流转协会（Rotating Saving and Credit Associations）

    学者（scholarships）

    "甜心老爹"警醒运动（Sugar Daddy Awareness Campaign）

    水加氯处理（water chlorination）

    水质信息（water quality information）

    害虫防治教育（worm prevention education）

核密度估计（Kernel density estimates）

肾移植（kidney transplantation）

膝部手术（knee surgery）

知识创新（knowledge innovation）

L

法定专营权,知识产权(legal exclusivity,intellectual property)

兰德模型(Leland models)

柠檬问题,药品市场(lemons problem,pharmaceutical product markets)

医学教育联络委员会,医疗劳动力(Liaison Committee on Medical Education,medical workforce)

慷慨奖励原则(liberal reward principle)

执证护士,LPNs(licensed practical nurses,LPNs)

许可证发放,医疗劳动力(licensing,medical workforce)

预期寿命(life expectancy)

生活方式的选择(lifestyle choices)

生命周期风险变化(lifetime risk variation)

生命周期效用(lifetime utility)

生命周期 见 质量调整后的生命周期 (life years see quality-adjusted life years)

边缘系统(limbic system)

有限注意力模型(limited attention model)

利奈唑胺(药品名)[Linezolid（drug）]

利普妥(药品名)[Lipitor（drug）]

流动性约束与消费者行为(liquidity constraints and consumer behavior)

低门槛技术(little ticket technologies)

承载,保险市场竞争(loads,insurance market competition)

当地行政部门(local administrations)

分对数竞争指数,LOCI(Logit Competition Indices,LOCI)

分对数需求模型(logit demand models)

狭长的专利(long and narrow patents)

长期劳动总供给(long-run aggregate labor supply)

长期护理设施(long-term care facilities)

长期合同(long-term contracts)

洛伦兹曲线(Lorenz curve)

彩票中奖者(lottery winners)

低体重新生儿(low-birth weight infants)

低收入国家 见 发展中国家(low-income countries see developing countries)

低收入家庭(low-income households)

又见穷人;贫穷(see also poor people;poverty)

LPNs,执证护士(LPNs,licensed practical nurses)

运气,机会均等理论(luck,equal opportunities theory)

M

MAC,最大允许的费用清单(MAC,maximum allowable cost lists)

P

供给方治疗方案(supply-side treatment)

供给方利用率控制(supply-side utilization controls)

外科医生/外科手术(surgeons/surgery)

竞争(competition)

医疗劳动力、医务人员(medical workforce)

护理质量(quality of care)

报告卡(report cards)

专业化(specialization)

专科医院(specialty hospitals)

供给商驱动(supply-side drivers)

第三方信息披露(third party information disclosure)

疗法选择(treatment choices)

又见护士/护理;医师(see also nurses/nursing; physicians)

医疗劳动力过剩(surpluses in medical workforce)

监管、流行病学与最终结果(SEER)数据库[Surveillance, Epidemiology and End Results (SEER) databases]

SWB 见 主观幸福(SWB see subjective well-being)

切换研究,健康保险(switcher studies, health insurance)

瑞士(Switzerland)

系统质量,公私部门互动(system quality ,public-private sector interface)

系统层面的医疗保健资源(systems-level health care resources)

T

最终报价(take-it-or-leave-it offers)

坦塔姆非洲健康公司(TANTAM Africa)

坦桑尼亚(Tanzania)

目标收入模型(target-income models)

税收(taxation)

酒精(alcohol)

香烟(cigarettes)

补偿行为(compensating behavior)

跨境购物(cross-border shopping)

回避(evasion)

食品(food)

健康行为(health behaviors)

收入税(income tax)

V

W

Y

Z

图书在版编目（CIP）数据

健康经济学手册. 第二卷 /（美）马克·V.波利(Mark
V. Pauly)，（美）托马斯·G.麦克奎尔(Thomas G. McGuire)，
（葡）佩德罗·P.巴罗斯(Pedro P. Barros) 主编；孙艳香主
译. -- 杭州：浙江大学出版社，2025.3
　　书名原文：Handbook of Health Economics（Volume 2）
　　ISBN 978-7-308-23947-9

　　Ⅰ.①健… Ⅱ.①马… ②托… ③佩… ④孙…
Ⅲ.①卫生经济学 Ⅳ.①R1-9

　　中国国家版本馆CIP数据核字（2023）第111527号

This edition of Handbook of Health Economics, Vol2, by Mark V. Pauly, Thomas G.
McGuire, Pedro P. Barros is published by arrangement with ELSEVIER BV, of Radarweg
29, 1043 NXAmsterdam, Netherlands. ISBN:978-0-444-53592-4.
《健康经济学手册(第二卷)》，作者马克·V.波利、托马斯·G.麦克奎尔、佩德罗·P.
巴罗斯，由荷兰爱思唯尔出版公司出版。中文版由浙江大学出版社翻译出版。

浙江省版权局著作权合同登记图字：11-2022-095

健康经济学手册(第二卷)
JIANKANG JINGJIXUE SHOUCE DIERJUAN

（美）马克·V.波利（Mark V. Pauly）
（美）托马斯·G.麦克奎尔（Thomas G. McGuire）　　主编
（葡）佩德罗·P.巴罗斯（Pedro P. Barros）

孙艳香　主译

责任编辑	钱济平
责任校对	许艺涛
责任印制	孙海荣
封面设计	雷建军
排　　版	杭州兴邦电子印务有限公司
出版发行	浙江大学出版社
	（杭州市天目山路148号　邮政编码310007）
	（网址：http://www.zjupress.com）
印　　刷	杭州捷派印务有限公司
开　　本	787mm×1092mm　1/16
印　　张	61.5
字　　数	1385千字
版印次	2025年3月第1版　2025年3月第1次印刷
书　　号	ISBN 978-7-308-23947-9
定　　价	368.00元

Handbook of Health Economics（Volume 2）

Mark V. Pauly, Thomas G. McGuire, Pedro P. Barros

ISBN：978-0-444-53592-4

Copyright © 2012 Elsevier BV. All rights reserved.

Authorized Chinese translation published by Zhejiang University Press.

《健康经济学手册(第二卷)》孙艳香 主译

ISBN 978-7-308-23947-9

Copyright © Elsevier BV. and Zhejiang University Press. All rights reserved.

注意

本书涉及领域的知识和实践标准在不断变化。新的研究和经验拓展我们的理解,因此须对研究方法、专业实践或医疗方法作出调整。从业者和研究人员必须始终依靠自身经验和知识来评估和使用本书中提到的所有信息、方法、化合物或本书中描述的实验。在使用这些信息或方法时,他们应注意自身和他人的安全,包括注意他们负有专业责任的当事人的安全。在法律允许的最大范围内,爱思唯尔、译文的原文作者、原文编辑及原文内容提供者均不对因产品责任、疏忽或其他人身或财产伤害及／或损失承担责任,亦不对由于使用或操作文中提到的方法、产品、说明或思想而导致的人身或财产伤害及／或损失承担责任。